国家卫生健康委员会"十四五"规划教材

全国高等学校器官-系统整合教材

Organ-system-based Curriculum

供临床医学及相关专业用

运动系统与疾病
Motor System and Disorders

第2版

OSBC

器官-系统
整合教材
OSBC

主　审　邱贵兴

主　编　贺西京　朱　悦

副主编　邓忠良　张雅芳　程黎明

U0208149

编　者　(以姓氏笔画为序)

王自立(宁夏医科大学总医院)　　　　沈慧勇(中山大学附属第二医院)

邓忠良(重庆医科大学附属第二医院)　宋跃明(四川大学华西医院)

冯世庆(天津医科大学总医院)　　　　张　青(陆军军医大学新桥医院)

吕国华(中南大学湘雅二医院)　　　　张长青(上海交通大学附属第六人民医院)

朱　悦(中国医科大学附属第一医院)　张雅芳(哈尔滨医科大学)

朱泽章(南京大学医学院附属鼓楼医院)陈伯华(青岛大学医学院附属医院)

刘　强(山西白求恩医院)　　　　　　罗卓荆(空军军医大学西京医院)

刘宏建(郑州大学第一附属医院)　　　郑元义(上海市第六人民医院)

刘忠军(北京大学第三医院)　　　　　郑召民(中山大学附属第一医院)

李　锋(华中科技大学同济医学院附属　赵东宝(海军军医大学长海医院)
　　　　同济医院)　　　　　　　　　赵德伟(大连大学附属中山医院)

李中实(中日友好医院)　　　　　　　贺西京(西安交通大学第二附属医院)

李严兵(南方医科大学)　　　　　　　袁　文(海军军医大学长征医院)

李建军(中国康复研究中心)　　　　　郭　卫(北京大学人民医院)

李浩鹏(西安交通大学第二附属医院)　郭顺林(兰州大学第一医院)

杨　波(中国医学科学院北京协和医院)曹　阳(锦州医科大学)

杨茂伟(中国医科大学附属第一医院)　程黎明(同济大学附属同济医院)

杨惠林(苏州大学附属第一医院)　　　雷　伟(空军军医大学西京医院)

邱裕生(西安交通大学第一附属医院)　裴福兴(四川大学华西医院)

邹利光(陆军军医大学新桥医院)

学术秘书　秦　杰（西安交通大学第二附属医院）

人民卫生出版社
·北京·

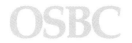

图书在版编目（CIP）数据

运动系统与疾病 / 贺西京，朱悦主编 . —2 版 . —
北京：人民卫生出版社，2021.5（2023.1 重印）
全国高等学校临床医学专业第二轮器官 – 系统整合规
划教材
ISBN 978–7–117–31032–1

Ⅰ.①运… Ⅱ.①贺…②朱… Ⅲ.①运动系统疾病
—诊疗 —高等学校 —教材 Ⅳ.①R68

中国版本图书馆 CIP 数据核字（2021）第 015832 号

人卫智网　www.ipmph.com　医学教育、学术、考试、健康，
购书智慧智能综合服务平台
人卫官网　www.pmph.com　人卫官方资讯发布平台

运动系统与疾病
Yundong Xitong yu Jibing
第 2 版

主　　编：贺西京　朱　悦
出版发行：人民卫生出版社（中继线 010-59780011）
地　　址：北京市朝阳区潘家园南里 19 号
邮　　编：100021
E - mail：pmph @ pmph.com
购书热线：010-59787592　010-59787584　010-65264830
印　　刷：人卫印务（北京）有限公司
经　　销：新华书店
开　　本：850×1168　1/16　　印张：39.5
字　　数：1169 千字
版　　次：2015 年 8 月第 1 版　　2021 年 5 月第 2 版
印　　次：2023 年 1 月第 2 次印刷
标准书号：ISBN 978-7-117-31032-1
定　　价：135.00 元
打击盗版举报电话：010-59787491　E-mail：WQ @ pmph.com
质量问题联系电话：010-59787234　E-mail：zhiliang @ pmph.com

20 世纪 50 年代，美国凯斯西储大学（Case Western Reserve University）率先开展以器官 - 系统为基础的多学科综合性课程（organ-system-based curriculum，OSBC）改革，继而遍及世界许多国家和地区，如加拿大、澳大利亚和日本等国的医学院校。1969 年，加拿大麦克马斯特大学（McMaster University）首次将以问题为导向的教学方法（problem-based learning，PBL）应用于医学课程教学实践，且取得了巨大的成功。随后的医学教育改革不断将 OSBC 与 PBL 紧密结合，出现了不同形式的整合课程与 PBL 结合的典范，如 1985 年哈佛大学建立的"New Pathway Curriculum"课程计划，2003 年约翰斯·霍普金斯大学医学院开始的"Gene to Society Curriculum"新课程体系等。

20 世纪 50 年代起，西安医学院（现西安交通大学医学部）等部分医药院校即开始 OSBC 教学实践。20 世纪 80 年代，西安医科大学（现西安交通大学医学部）和上海第二医科大学（现上海交通大学医学院）开始 PBL 教学。20 世纪 90 年代，我国整合课程教学与 PBL 教学模式得到了快速的发展，北京医科大学（现北京大学医学部）、上海医科大学（现复旦大学上海医学院）、浙江医科大学（现浙江大学医学院）、华西医科大学（现四川大学华西医学中心）、中国医科大学、哈尔滨医科大学、汕头大学医学院以及锦州医学院（现锦州医科大学）等一大批医药院校开始尝试不同模式的 OSBC 和 PBL 教学。

2015 年 10 月，全国高等学校临床医学及相关专业首轮器官 - 系统整合规划教材出版。全国 62 所院校参与编写。教材旨在适应现代医学教育改革模式，加强学生自主学习能力，服务医疗卫生改革，培养创新卓越医生。教材编写仍然遵循"三基""五性""三特定"的教材编写特点，同时坚持"淡化学科，注重整合"的原则，不仅注重学科间知识内容的整合，同时也注重了基础医学与临床医学的整合，以及临床医学与人文社会科学、预防医学的整合。首轮教材分为三类共 28 种，分别是导论与技能类 5 种，基础医学与临床医学整合教材类 21 种，PBL 案例教材类 2 种。主要适应基础与临床"双循环"器官 - 系统整合教学，同时兼顾基础与临床打通的"单循环"器官 - 系统整合教学。

2015 年 10 月，西安交通大学、人民卫生出版社、国家医学考试中心以及全国 62 所高等院校共同成立了"中国医学整合课程联盟"（下称联盟）。联盟对全国整合医学教学及首轮教材的使用情况进行了多次调研。调研结果显示，首轮教材的出版为我国器官 - 系统整合教学奠定了基础；器官 - 系统整合教学已成为我国医学教育改革的重要方向；以器官 - 系统为中心的整合教材与传统的以学科为中心的"干细胞"教材共同构建了我国临床医学专业教材体系。

经过 4 年的院校使用及多次调研论证，人民卫生出版社于 2019 年 4 月正式启动国家卫生健康委员会"十四五"规划临床医学专业第二轮器官 - 系统整合教材修订工作。第二轮教材指导思想是，贯彻《关于深化医教协同进一步推进医学教育改革与发展的意见》（国办发〔2017〕63 号）文件精神，进一步落实教育部、国家卫生健康委员会、国家中医药管理局《关于加强医教协同实施卓越医生教育培养计划 2.0 的意见》，适应以岗位胜任力为导向的医学整合课程教学改革发展需要，深入推进以学生自主学习为导向的教学方式方法改革，开展基于器官 - 系统的整合教学和基于问题导向的小组讨论式教学。

第二轮教材的主要特点是：

1. 以立德树人为根本任务，落实"以本为本"和"四个回归"，即回归常识、回归本分、回归初心和回归梦想，以"新医科"建设为抓手，以学生为中心，打造我国精品 OSBC 教材，以高质量教材建设促进医学教育高质量发展。

2. 坚持"纵向到底，横向到边"的整合思想。基础、临床全面彻底整合打通，学科间全面彻底融合衔接。加强基础医学与临床医学的整合，做到前后期全面打通，整而不乱、合而不重、融而创新；弥合临床医学与公共卫生的裂痕，加强疾病治疗与预防的全程整合；加强医学人文和临床医学的整合，将人文思政教育贯穿医学教育的全过程；强调医科和其他学科门类的结合，促进"医学 + X"的快速发展。

3. 遵循"四个符合""四个参照""五个不断"教材编写原则。"四个符合"即符合对疾病的认识规律、符合医学教育规律、符合医学人才成长规律、符合对医学人才培养岗位胜任力的要求；"四个参照"即参照中国本科医学教育标准（临床医学专业）、执业医师资格考试大纲、全国高等学校五年制本科临床医学专业规划教材内容的深度广度以及首轮器官 - 系统整合规划教材；"五个不断"即课程思政不断、医学人文不断、临床贯穿不断、临床实践和技能不断、临床案例不断。

4. 纸数融合，加强数字化，精炼纸质教材内容，拓展数字平台内容，增强现实（AR）技术在本轮教材中首次大范围、全面铺开，成为新型立体化医学教材的精品。

5. 规范 PBL 案例教学，建设与整合课程配套的在线医学教育 PBL 案例库，为各院校实践 PBL 案例教学提供充足的教学资源，并逐年更新补充。

6. 适应国内器官 - 系统整合教育"单循环"教学导向，同时兼顾"双循环"教学实际需要。

7. 教材适用对象为临床医学及相关专业五年制、"5+3"一体化本科阶段，兼顾临床医学八年制。

第二轮教材根据以上编写指导思想与原则规划为"20+1"模式，即 20 种器官 - 系统整合教材，1 种在线数字化 PBL 案例库。20 种教材采用"单循环"器官 - 系统整合模式，实现基础与临床的一轮打通。导论和概论部分重新整合为《医学导论》（第 2 版）、《人体分子与细胞》（第 2 版）、《人体形态学》（第 2 版）和《人体功能学》（第 2 版）等 7 种。将第一轮教材各系统基础与临床两种教材整合为一种，包括《心血管系统与疾病》（第 2 版）等教材 13 种，其中新增《皮肤与感官系统疾病》。1 种 PBL 综合在线案例库，即中国医学教育 PBL 案例库，案例范围全面覆盖教材相应内容。

第二轮教材有全国 94 所院校参与编写。编写过程中正值新冠肺炎疫情肆虐之际，参编专家多为临床一线工作者，更有很多专家身处援鄂抗疫一线奋战。主编、副主编、编委一手抓抗疫，一手抓教材编写，并通过线上召开审稿会和定稿会，确保了教材的质量与出版进度。百年未遇之大疫情必然推动百年未有之大变局，新冠肺炎疫情给我们带来了对医学教育深层次的反思，带来了对医学教材建设、人才队伍培养的深刻反思。这些反思和器官 - 系统整合教材的培养目标不谋而合，也印证了我们教材建设的前瞻性。

第二轮教材包括 20 种纸数融合教材和在线数字化中国医学教育 PBL 案例库，均为**国家卫生健康委员会"十四五"规划教材**。全套教材于 2021 年出版发行，数字内容也将同步上线。希望广大院校在使用过程中能够多提宝贵意见，反馈使用信息，以逐步修改和完善教材内容，提高教材质量，为第三轮教材的修订工作建言献策。

OSBC 主审简介

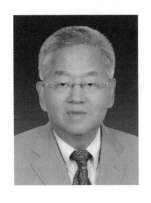

邱贵兴

中国工程院院士,北京协和医院主任医师、教授、博士研究生导师。白求恩公益基金会理事长,骨骼畸形遗传学研究北京市重点实验室主任,中国医学装备协会医用耗材装备技术专业委员会及医用增材制造专业委员会主任委员,北京医师协会常务理事及骨科分会会长,《中华骨与关节外科杂志》主编,《中华关节外科杂志(电子版)》主编,国际矫形与创伤外科学会(SICOT)中国部主席,国际华人脊柱学会(ICSS)主席等。享受国务院政府特殊津贴专家,香港骨科医学院荣誉院士。

长期从事骨科医教研,20世纪80年代初就对骨关节炎进行病因学研究并构建动物模型,在国际上首次提出"特发性脊柱侧凸的PUMC(协和)分型系统",并在国际权威杂志 *Spine* 发表。首先发现先天性脊柱侧凸患者最重要的致病基因(*TBX6*)并在 *The New England Journal of Medicine* 发表。研制了自主知识产权的"脊柱内固定系统"等。曾获国家科学技术进步奖二等奖2项、三等奖1项,教育部自然科学奖一等奖、北京市科学技术奖二等奖、中华医学科技奖二等奖、卫生部科技进步奖二等奖、中国生物材料学会科学技术奖二等奖等奖项。授权专利9项(发明3项),发表论著600余篇,主编《骨科手术学》等专著39部。

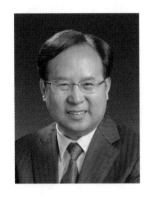

贺西京

教授、一级主任医师、博士研究生导师。西安国际康复医学中心医院院长、西安交通大学第二附属医院原院长。享受国务院政府特殊津贴专家，国家临床重点专科及陕西省"三秦学者"创新团队带头人，获卫生部突出贡献专家、国之名医等称号。兼任教育部临床教育指导委员会委员、中国医师协会神经修复学专业委员会前任主任委员、国际神经修复学会副主任委员、陕西省康复医学会会长、中国医药生物技术协会 3D 打印技术分会副主任委员、陕西医学会骨科分会副主任委员、脊柱脊髓专业副主任委员等。

擅长脊柱脊髓损伤及畸形、退变等的诊治，以及可动人工颈椎关节的研制与应用。施行了国际第一例人工寰齿关节置换术并取得成功，开拓国际脊柱可动固定领域的发展方向；应用 3D 打印技术，设计制作个体化颈椎钛板，经口前路寰齿关节复位融合术，避免二次后路手术的创伤与风险；开展同种异体嗅鞘细胞移植治疗脊髓损伤，取得良好的效果。

主持国家重点研发计划项目 1 项、国家自然科学基金 4 项、省部级课题等 20 余项。第一完成人获陕西省科学技术奖一等奖 2 项，二等奖 3 项；获国际、国内发明专利 40 多项；主编及参编全国规划本科教材、研究生教材及专著等 8 部。发表学术论文 570 余篇，其中 SCI 收录 160 余篇，单篇最高引用 200 余次，培养博士后、博士、硕士研究生 150 多名。

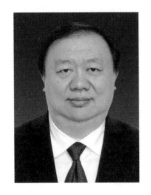

朱　悦

教授、主任医师、博士研究生导师。中国医科大学附属第一医院副院长、骨科主任，中国医科大学骨科中心主任。兼任中华医学会骨科分会委员、中国医师协会骨科医师分会委员、中国康复医学会脊柱脊髓专业委员会委员、国家骨科手术机器人应用中心技术指导委员会副主任委员、SICOT 中国部数字骨科学会常务委员、国家创伤医学中心专家委员会委员、辽宁省医学会骨科分会主任委员、辽宁省康复医学会脊柱脊髓专业委员会主任委员。

从事教学工作 26 年，培养博士、硕士研究生 90 余人。为辽宁省特聘教授、首届"辽宁青年名医"；获辽宁省普通高等教育教学成果二等奖 1 项。承担国家及省部级以上课题 20 项，其中国家重点研发计划课题 1 项、国家科学自然基金 4 项等。以第一发明人获国家级发明专利 5 项、实用新型专利 3 项；以第一完成人获辽宁省科技进步奖二等奖 2 项、三等奖 1 项。发表学术论文 240 余篇，其中 SCI 收录 54 篇；主编或主译专著 8 部；副主编专著 1 部；参编专著 6 部。任《中国骨与关节杂志》常务编委，《中华骨科杂志》《中华创伤杂志》《中国脊柱脊髓杂志》等编委。

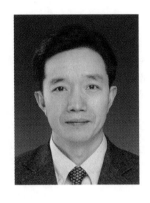

邓忠良

主任医师、教授、博士研究生导师。重庆医科大学附属第二医院副院长。兼任国际内镜脊柱外科学会(ISESS)执行委员、中国中西医结合学会骨科微创专业委员会副主任委员兼脊柱内镜学组组长、中国康复医学会脊柱脊髓专业委员会脊柱脊髓基础研究学组副主任委员、教育部临床实践分教指委委员。承担国家自然科学基金 3 项、中央干部保健委员会科研课题 1 项及多项厅局级课题。主编教材 1 本。曾获中华医学会科技奖二等奖,重庆市科技进步奖二等奖。

从事教学工作 30 余年,享受国务院政府特殊津贴专家,先后获国家卫生计生委突出贡献的中青年专家、全国教育系统抗震救灾先进个人等荣誉。

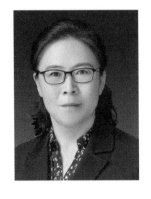

张雅芳

教授、博士研究生导师。哈尔滨医科大学基础医学院人体解剖学教研室主任,黑龙江省级学科领军人才梯队带头人。兼中国解剖学会理事,黑龙江省解剖学会理事长,《解剖学报》《解剖学杂志》《解剖科学进展》《解剖学研究》编委等。

从事人体解剖学教学工作 33 年,曾主持省部级教学改革项目 4 项,参与获得国家级和省级教学成果奖 3 项。从事肿瘤淋巴管研究 30 年,获省部级科技进步奖 8 项。主编、副主编规划教材和专著 13 部,在国内外学术期刊发表研究论文近百篇。

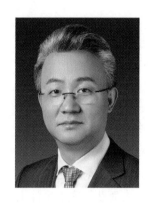

程黎明

教授、博士研究生导师。同济大学附属同济医院院长、骨科主任。国家重点研发计划项目首席科学家、脊柱脊髓损伤再生修复教育部重点实验室主任、上海市重中之重重点学科骨外科带头人。担任国际神经修复学会(IANR)理事、教育部临床医学教学指导委员会委员、中国医师协会神经修复专委会常务委员、中国医师协会骨科医师分会常务委员、上海市医师协会骨科分会第二届委员会副会长、上海医学会骨科专科委员会委员；*Neural Regeneration Research*(NRR)、《中华医学杂志(英文版)》《中华医学杂志》编委。

从事教育工作 28 年，致力于脊柱脊髓损伤修复重建的力学与生物学及临床研究。获得华夏医学科技奖一等奖、上海市科技进步奖一等奖、中华医学会教育技术优秀成果奖一等奖、上海市教学成果一等奖等。享受国务院特殊津贴专家，荣获国家"新世纪百千万人才工程"人选、有突出贡献中青年专家、上海市科技精英、上海市领军人才、上海市模范教师等称号。

OSBC 前　言

为了适应医学科学理论和国内临床医学专业改革及发展的需要,人民卫生出版社在2014年组织专家、教授共同编写了全国高等学校临床医学专业"器官-系统"整合规划教材之《运动系统》和《运动系统损伤与疾病》。教材在出版以后,受到了广大读者的一致好评。通过该教材,实现了国家规划器官-系统整合教材从"无"到"有"的历史,奠定了我国临床医学专业教材以传统学科为中心的教材和以器官-系统为中心的整合教材两大体系,实现了"早临床、多临床、反复临床",适应国家的教学改革方向。培养了学生临床思维能力及解决临床实际问题的能力。通过教材建设引领和促进医学教育改革,成立了整合课程联盟,器官-系统整合教育已经成为我国医学教育改革的主流方向,为我国分阶段医学考试改革和命题提供了依据。

在总结了第一版经验的基础上,人民卫生出版社再次组织了全国31所医学院校的39名教学、科研第一线的专家、教授们编写了《运动系统与疾病》第2版教材,将上版的两本教材内容进一步整合,实现医学整合教学的"单循环"。相较上版教材,我们秉承先进性和引领性,以全新的教育理念、临床医学教育发展趋势,集中学界智慧、凝聚专家共识的学科前沿知识;以临床岗位胜任力为导向,基于器官-系统进行以疾病为中心的教学内容整合,实现基础与临床的纵向整合、学科间的横向整合;强化了医学人文和课程思政,注重体现医学人文的内容,将显性人文课程与隐性人文教育相结合;创新性地进行纸数融合,精练纸质教材内容,拓展数字平台内容,构建立体化教材体系。

本教材坚持"三基"(基本理论、基本知识、基本技能)、"五性"(思想性、科学性、先进性、启发性、适用性)和"三特定"(特定目标、特定对象、特定限制)的基本原则,对临床区段课程进行了科学整合,并基于第1版的使用经验,对全书的整体内容做了调整。全书共分为7篇34章,内容上以骨科学基本知识为主体,涵盖了解剖学、影像学、风湿病学、病理学、康复医学等学科的部分内容,并对其进行了重新整合,剔除了重复的内容,更加注重与临床疾病相关的重点知识介绍。本教材每章后的小结基本涵盖本章需要掌握的重点知识,促进学生更加高效地学习,充分满足了国家执业医师考试及研究生考试的总体要求;思考题既巩固了本章内所学的基础知识,又可以进一步发散学生的思维。全书插图400余幅,更新了传统插图,增加了一些新图,直观生动,提高了全书的视觉效果,并与PBL案例及数字资源内容相配合,能够大大提升学习效果。

本书的适用对象为临床医学专业5年制、"5+3"一体化临床医学专业本科段、兼顾八年制,也可作为骨科医师、住院医师规范化培训人员及其他相关人员更新知识,提高临床工作能力的重要参考书籍。

在教材编写过程中,各位编委认真负责、精益求精,查阅了大量的国内外文献资料,对稿件多次修改、反复审校,历时8个月完成了本书的编写工作。在此,对各位编委的辛勤付出、不懈努力表示诚挚的感谢。本教材编写时间紧迫,加之水平有限,不当之处或者疏漏之处在所难免,敬请医学同仁及广大读者批评指正,提出宝贵意见,使本教材日臻完善。

贺西京　朱　悦

2020年6月

OSBC 目　录

第七篇　肿瘤

数字资源 AR 互动　｜　**AR图 12-1**

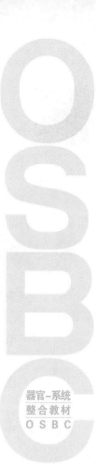

器官—系统
整合教材
O S B C

第一篇
总　论

第一章
运动系统应用解剖

运动系统由骨、关节和骨骼肌组成,约占成人体重的 60%~70%。骨通过关节形成骨骼,并为骨骼肌提供附着部位。

顾名思义,运动系统首要的功能是运动,在神经的支配下,骨骼肌收缩,牵拉其所附着的骨,以关节为支点牵引骨改变位置,产生运动。在运动中,骨起杠杆作用,关节为枢纽,骨骼肌则提供动力;为此骨骼肌是运动的主动部分,而骨和关节则是被动部分。另外,运动系统的骨骼形成人体的支架,并围成人体体腔,如胸腔、腹腔和盆腔等,以支撑体重、保护这些体腔中的器官及维持体态姿势。

本章内容包括上、下肢骨和关节及上、下肢有关的局部解剖,脊柱、脊髓和骨盆及支配骨骼肌的周围神经。

第一节　四肢骨与关节解剖

人体的四肢在运动系统中主要体现的是运动功能,但随人类进化发展,上、下肢功能逐渐分工,因此与之相适应的形态结构出现差异。与下肢相比,上肢骨骼轻巧,关节囊薄而松弛,韧带较薄弱,骨骼肌形小,但数目多,而下肢骨骼粗壮,关节构造复杂,稳固性突出,骨骼肌强大而有力。

一、上肢骨与关节

(一)上肢骨

上肢骨每侧有 32 块,分为上肢带骨和自由上肢骨。

1. **上肢带骨**　包括锁骨和肩胛骨。锁骨(clavicle)为横架在胸廓前上方、呈 S 形、全长可触及的长骨。内侧 2/3 凸向前,其末端为粗大的胸骨端,外侧 1/3 凸向后,末端为扁平的肩峰端。因锁骨所在的位置和结构特点其骨折较常见。肩胛骨(scapula)为贴于胸廓后外侧上份的三角形扁骨。其有 2 面、3 缘和 3 个角。前面为大而浅的肩胛下窝。后面有横行的肩胛冈、冈上窝和冈下窝,肩胛冈的外侧端为肩峰。上缘外侧的指状突起称喙突。内侧缘也称脊柱缘。外侧缘是肥厚的腋缘。上角平对第 2 肋。下角平对第 7 肋或第 7 肋间隙,可作为计数肋序数的标志。外侧角朝向外侧的梨形关节面是关节盂,与肱骨头相关节。体表可触及肩胛冈、肩峰、喙突及肩胛骨下角。

2. **自由上肢骨**　包括臂部的肱骨、前臂的尺骨和桡骨以及手骨。

(1)肱骨(humerus):为臂部的长骨。肱骨头为上端朝向上后内方的半球形膨大;头下方为解剖颈;其外侧和前方隆起为大结节和小结节;结节之间有结节间沟;肱骨上端与体交界处略细处为外科颈,为骨折易发部位。肱骨体的中部外侧有三角肌粗隆;其后面中部有自内上斜向外下的桡神经沟,有桡神经和肱深血管经过,肱骨中部骨折可能伤及这些结构。下端外侧部前面是肱骨小头;内侧部为肱骨滑车;滑车后面上方的深窝称鹰嘴窝;肱骨两侧的突起分别称内上髁和外上髁;内上髁后方有尺神经沟,内有尺神经经过。肱骨大结节及内、外上髁于体表可触及。肱骨下端与体交界处,骨质较薄弱易发生肱骨髁上骨折。

(2)尺骨(ulna):为前臂内侧的长骨。上端前面半月形深凹为滑车切迹,在其后上方和前下方的突起分别是鹰嘴和冠突;冠突的外侧面有桡切迹;冠突下方有尺骨粗隆。尺骨体外侧缘为骨间缘。下端为尺骨头,头后内侧向下的锥状突起称尺骨茎突,体表可触及,其比桡骨茎突约高1cm。尺骨全长和鹰嘴于体表可触及。

(3)桡骨(radius):为前臂外侧的长骨。上端膨大称桡骨头,其周围有环状关节面;桡骨头下方为桡骨颈;桡骨颈下方前内侧的突起为桡骨粗隆。桡骨体内侧缘为骨间缘。下端外侧向下的突出为桡骨茎突,体表可触及;下端内侧的关节面称尺切迹,下面有腕关节面。

(4)手骨:包括腕骨、掌骨和指骨,共27块。腕骨有8块,属短骨,位于尺、桡骨和掌骨之间。排成近侧和远侧两列。由桡侧向尺侧,近侧列依次为手舟骨、月骨、三角骨和豌豆骨;远侧列为大多角骨、小多角骨、头状骨和钩骨。腕骨在掌面形成凹陷的腕骨沟。掌骨有5块,属长骨,位于腕骨和指骨之间。由桡侧向尺侧分别为第1~5掌骨。近端、中间部和远端分别为底、体和头。第1掌骨短粗,其底与大多角骨相关节。指骨共14块,属长骨,拇指为2节,其余各指为3节,由近侧至远侧分别为近节、中节和远节指骨。每节指骨的近端、中间部和远端分别为底、体和滑车。远节指骨远侧端掌面称远节指骨粗隆。全部掌骨和指骨于体表均可触及。

（二）上肢关节

上肢关节以运动较灵活的滑膜关节为主,包括上肢带连结和自由上肢连结。

1. **上肢带连结**　包括胸锁关节、肩锁关节、喙肩韧带等结构。胸锁关节由胸骨柄的锁切迹和锁骨的胸骨端及第1肋软骨的上面组成;关节囊坚韧并有多条韧带加强;囊内有关节盘,将关节腔分为外上和内下两部分;此关节的活动幅度小,但以此为支点扩大了上肢的活动范围。肩锁关节由肩峰的关节面与锁骨的肩峰端构成;其上方和下方皆有韧带加强;关节的活动度小。喙肩韧带为连于喙突与肩峰之间的三角形扁韧带,其与喙突、肩峰三者共同构成喙肩弓,有防止肱骨头向上脱位的作用。

2. **自由上肢连结**　包括肩关节、肘关节、桡尺连结和手的关节。

(1)肩关节(shoulder joint):由肱骨头与关节盂构成,也称盂肱关节;肱骨头较大,关节盂浅小,虽然关节盂的周缘有以加深关节窝的盂唇附着,但关节盂仅能容纳关节头的1/4~1/3;关节囊薄而松弛;肱二头肌长头腱在结节间滑液鞘内穿过肩关节;关节囊的上壁有喙肱韧带与冈上肌肌腱交织在一起并融入其外层,囊的前壁和后壁有许多肌腱加强,而囊的下壁相对薄弱。故肱骨头常从肩关节下份滑出,肩关节发生前下方脱位。肩关节可做三轴运动,为全身最灵活的关节,同时也是最易损伤的关节之一。

(2)肘关节(elbow joint):由肱骨下端与桡、尺骨上端构成的复关节,包括由肱骨滑车和尺骨的滑车切迹构成的肱尺关节,由肱骨小头和桡骨头上面的关节凹构成的肱桡关节,由桡骨的环状关节面和尺骨的桡切迹构成的桡尺近侧关节。这3个关节位于一个关节囊内,囊的前、后壁薄而松弛,两侧壁厚并有桡侧副韧带和尺侧副韧带加强,另有围绕环状关节面的桡骨环状韧带,其两端附着于尺骨桡切迹的前、后缘,并与该切迹围成一个容纳桡骨头的完整骨纤维环。肘关节的运动以肱尺关节的屈、伸运动为主,另外参与前臂的旋前和旋后。

(3)桡尺连结:包括桡尺近侧关节、前臂骨间膜、桡尺近侧关节。桡尺近侧关节(见肘关节);前臂骨间膜是从桡骨骨间缘斜向下内止于尺骨骨间缘的坚韧纤维膜;桡尺远侧关节由尺骨头环状关节面构成关节头,由桡骨的尺切迹及桡骨外下缘至尺骨茎突根部的关节盘共同构成关节窝。桡尺近侧和远侧关节是联合关节,共同完成前臂的旋转运动。前臂处于半旋位时,间膜最紧张,这时骨间膜最宽,因此前臂骨折作固定处理时应注意。

(4)手的关节:由近侧至远侧包括桡腕关节、腕骨间关节、腕掌关节、掌骨间关节、掌指关节和指骨间关节。桡腕关节(radiocarpal joint)或称腕关节(wrist joint),由手舟骨、月骨和三角骨的近侧关节面作为关节头,桡骨的腕关节面与尺骨头下方的关节盘作为关节窝而构成;该关节可做屈、伸、收、展以及环转运动。腕掌关节中拇指腕掌关节是由大多角骨与第1掌骨底构成的鞍状关节,为人类及灵长目所特有;该关节可做屈、伸、收、展、环转和对掌运动;但因第1掌骨的位置向内侧旋转了近90°角,拇指的屈、伸运动发生在冠状面上,收、展运动则发生在矢状面上。

二、下肢骨与关节

(一) 下肢骨

下肢骨每侧有31块,包括下肢带骨即髋骨和自由下肢骨中大腿的股骨,小腿的胫骨、腓骨和髌骨以及足骨。

1. **髋骨(hip bone)** 属不规则骨,由髂骨、耻骨和坐骨组成(详见本章第四节"脊柱、脊髓与骨盆解剖")。

2. **股骨(femur)** 属长骨,长度约为身高的1/4。上端有股骨头;头中央稍下有股骨头凹;头外下方较细的部分称股骨颈;颈与体连接处上外侧的方形隆起为大转子,是重要的体表标志,内下方的隆起称小转子;大、小转子之间的前面有转子间线,后面有转子间嵴。股骨体略弓向前,后面有纵行骨嵴形成的粗线,其上端向上外延续于臀肌粗隆,向上内侧延续为耻骨肌线。下端两侧向后突出分别为内侧髁和外侧髁,髁的前面、下面和后面都是光滑的关节面,其前面是与髌骨相接的髌面;两侧髁后份之间的深窝称髁间窝;两侧髁侧面最突起处,分别为内上髁和外上髁;内上髁后上方的小突起,称收肌结节。股骨内、外侧髁以及各上髁体表皆可触及。

3. **髌骨(patella)** 是全身最大的籽骨,位于股四头肌腱内,上宽下尖。

4. **胫骨(tibia)** 为小腿内侧的长骨。上端两侧即内侧髁和外侧髁,其上面为关节面,关节面之间的粗糙小隆起为髁间隆起,外侧髁后下方有腓关节面;上端前面的V形隆起称胫骨粗隆。胫骨体的外侧缘称骨间缘。下端稍膨大,其内下突起为内踝。内侧髁和外侧髁、胫骨前缘及内踝于体表皆可触及。

5. **腓骨(fibula)** 为胫骨外后方的细长骨。上端称腓骨头;头下方缩窄处称腓骨颈。下端膨大,形成外踝。

6. **足骨** 包括跗骨、跖骨和趾骨。跗骨共7块,属短骨;分前、中、后3列;后列包括上方的距骨和下方的跟骨;中列为位于距骨前方的足舟骨;前列为内侧楔骨、中间楔骨、外侧楔骨及跟骨前方的骰骨。距骨上面有前宽后窄的关节面,称距骨滑车,与内、外踝和胫骨的下关节面相关节。距骨下方与跟骨相关节。跟骨后端的隆凸为跟骨结节。足舟骨内下方隆起的舟骨粗隆。跖骨有5块,属长骨。由内侧向外侧依次为第1~5跖骨,每一跖骨分为头、体和底3部分。第5跖骨底向后突出,称第5跖骨粗隆。趾骨共14块,属长骨。踇趾为2节,其余各趾为3节,形态和命名与指骨相同。

(二) 下肢关节

下肢为适应支持体重和运动,以及维持身体的直立姿势的需要,其关节更加稳定、牢固,包括下肢带连结和自由下肢连结。

1. **下肢带连结** 包括骶髂关节、髋骨与脊柱间的韧带连结和耻骨联合等结构(详见本章第四节"脊柱、脊髓与骨盆解剖")。

2. **自由下肢连结** 包括髋关节、膝关节、胫腓连结和足关节。

(1)髋关节(hip joint):由髋臼与股骨头构成;髋臼的周缘附有髋臼唇;髋臼切迹被髋臼横韧带封闭;髋臼窝内充填有脂肪组织;关节囊紧张而坚韧,向下附着于股骨颈,前面达转子间线,后面包裹股骨颈的内侧2/3(转子间嵴略上方处);关节囊周围有多条韧带加强,如髂股韧带上端起自髂前下棘,呈人字形向下经关节囊的前方止于转子间线,可限制大腿过伸。位于关节囊内、连结股骨头凹和髋臼横韧带的股骨头韧带,为滑膜所包被,内含营养股骨头的血管。髋关节可作三轴运动,但其运动幅度远不及肩关节,具有较大的稳固性,以适应其承重和行走的功能。

(2)膝关节(knee joint):由股骨下端、胫骨上端和髌骨构成,是人体最大、最复杂的关节。关节囊薄而松弛,周围有多条韧带加固,主要韧带有前方自髌骨向下止于胫骨粗隆的髌韧带;位于关节的外侧、条索状的腓侧副韧带;位于关节内侧后份,呈宽扁束状的胫侧副韧带,其与关节囊和内侧半月板紧密结合;于关节囊内,起自胫骨髁间隆起的前方内侧,斜向后上方外侧的前交叉韧带;起自胫骨髁间隆起的后方,斜向前上方内侧的后交叉韧带。胫侧副韧带和腓侧副韧带在伸膝时紧张,屈膝时松弛,半屈膝时最松弛,并允许关节作少许旋转运动。前交叉韧带在伸膝时最紧张,能防止胫骨前移;后交叉韧带在屈膝时最紧张,可防止胫骨后移。

关节囊的滑膜层向上突起形成深达5cm左右的髌上囊;部分滑膜层突向关节腔内,形成一对翼状襞。

半月板是垫在股骨和胫骨内、外侧髁关节面之间的纤维软骨板,其中内侧半月板呈C形,较大,外缘与关节囊及胫侧副韧带紧密相连;外侧的较小、近似O形。半月板使关节面更为相适,也能缓冲压力,吸收震荡,起弹性垫的作用;半月板还增加了关节窝的深度;又能连同股骨髁一起对胫骨作旋转运动。半月板的位置随关节的运动而移动,屈膝时,半月板滑向后方,伸膝时滑向前方;在半屈膝旋转小腿时,一个半月板滑向前,另一个滑向后。当膝关节做急剧强力动作时,半月板尚未来得及随之滑动,将发生半月板挤伤或破裂。因内侧半月板与关节囊及胫侧副韧带紧密相连,因而内侧半月板损伤的机会较多。

膝关节以屈、伸运动为主,在半屈膝时,还可作轻微的旋转运动。

(3)胫腓连结:其上端由胫骨外侧髁与腓骨头构成微动的胫腓关节,两骨干之间有坚韧的小腿骨间膜相连,下端有胫腓前、后韧带连结。

(4)足的关节:由近侧至远侧包括距小腿(踝)关节、跗骨间关节、跗跖关节、跖骨间关节、跖趾关节和趾骨间关节。距小腿关节(talocrural joint)又称踝关节(ankle joint),是由胫、腓骨的下端与距骨滑车构成的屈戌关节;关节囊的前、后壁薄而松弛,而内侧有扇形坚韧的内侧韧带(或称三角韧带)加强,外侧有较薄弱的不连续的3条独立的韧带;踝关节能作背屈(伸)和跖屈(屈)运动,当背屈时,关节面契合较稳定,而跖屈时,较窄的滑车后部进入关节窝内,足能作轻微的侧方运动,故踝关节扭伤多发生在跖屈(如下山、下坡、下楼梯)的情况。跗骨间关节以距跟关节又称距下关节、距跟舟关节和跟骰关节较为重要。跟骨与舟骨连同其余的足骨一起对距骨作内翻或外翻运动。跟骰关节和距跟舟关节联合构成跗横关节,又称Chopart关节,此两个独立的关节横过跗骨中份,临床上可沿此线进行足的离断。除上述关节外,跗骨各骨之间还借许多坚强的韧带相连。

(5)足弓(arches of foot):为跗骨和跖骨借其连结,使足底形成凸向上的弓。分为前后方向的内、外侧纵弓和内外方向的一个横弓,内侧纵弓比外侧纵弓高,活动性大,更具有弹性。足各骨的连结、足底的韧带和肌及其肌腱的牵引维持足弓。足弓增加足的弹性,使人体的重力分散传递,从而保证直立时足底着地支撑的稳固性,在行走和跳跃时发挥弹性和缓冲震荡的作用;足弓还可保护足底的血管、神经免受压迫,减少地面对身体的冲击,以保护体内器官,特别是大脑免受震荡。

第二节　上 肢 解 剖

上肢与颈部、胸部和脊柱区相连。上肢可分为肩、臂、肘、前臂、腕和手等6部分。各部有肌及其筋膜配布,局部结构迥异。

一、上肢肌

上肢肌按其所在部位分为上肢带肌、臂肌、前臂肌和手肌。

（一）上肢带肌

上肢带肌又称肩带肌，配布于肩关节周围，起自上肢带骨，止于肱骨，能运动肩关节并能增强关节的稳固性。

1. **三角肌**（deltoid）　位于肩部外侧，呈三角形，形成肩部的圆形隆起。起自锁骨的外侧段、肩峰和肩胛冈，肌束逐渐向外下方集中，止于肱骨体外侧的三角肌粗隆。作用：使肩关节外展；前部肌束可以使肩关节屈和旋内；后部肌束能使肩关节伸和旋外。

2. **其他上肢带肌**　冈上肌起自肩胛骨的冈上窝；冈下肌起自冈下窝；小圆肌起自肩胛骨外侧缘背面；大圆肌起自肩胛骨下角的背面；肩胛下肌起自肩胛下窝。作用：使肩关节外展、旋外及内收和旋内。位于肩关节周围的冈上肌、冈下肌、肩胛下肌、小圆肌腱维持，这些腱纤维与关节囊纤维相交织，形成肌腱袖或肩袖，以加强肩关节的稳定性。肩关节扭伤或脱位常导致肌腱袖撕裂。

（二）臂肌

臂肌分成前、后两群，前群为屈肌，后群为伸肌。前群包括浅层的肱二头肌和深层的肱肌和喙肱肌。后群为肱三头肌。

1. **肱二头肌**（biceps brachii）　呈梭形，起端有两个头，长头以长腱起自肩胛骨盂上结节，通过肩关节囊，经结节间沟下降；短头在内侧，起自肩胛骨喙突。两头在臂的下部合并成一个肌腹，向下止于桡骨粗隆。作用：屈肘关节；当前臂在旋前位时，能使其旋后。

2. **喙肱肌**（coracobrachialis）　在肱二头肌短头的后内方，起自肩胛骨喙突，止于肱骨中部的内侧。作用：协助肩关节屈和内收。

3. **肱肌**（brachialis）　位于肱二头肌的深面，起自肱骨体下半的前面，止于尺骨粗隆。作用：屈肘关节。

4. **肱三头肌**（triceps brachii）　起端有 3 个头，长头以长腱起自肩胛骨盂下结节；外侧头与内侧头分别起自肱骨后面桡神经沟的外上方和内下方的骨面，3 个头向下以一坚韧的肌腱止于尺骨鹰嘴。作用：伸肘关节，长头还可使肩关节后伸和内收。

（三）前臂肌

前臂肌位于尺、桡骨的周围，分为前、后两群，主要运动桡腕关节、指骨间关节。主要功能是屈和伸，此外还有旋转功能。

1. **前群**　共 9 块肌，分 4 层排列。第一层有 5 块肌，自桡侧向尺侧依次为肱桡肌、旋前圆肌、桡侧腕屈肌、掌长肌及尺侧腕屈肌；第二层有 1 块肌，即指浅屈肌；第三层有 2 块肌，即拇长屈肌和指深屈肌；第四层只有 1 块肌，即旋前方肌。

肱桡肌起自肱骨外上髁的上方，向下止于桡骨茎突。其他 4 块肌以屈肌总腱起自肱骨内上髁及前臂深筋膜。旋前圆肌止于桡骨外侧面的中部。桡侧腕屈肌止于第 2 掌骨底。掌长肌肌腹小而腱细长，连于掌腱膜。尺侧腕屈肌止于豌豆骨。作用：前三者皆屈肘关节，后三者皆屈腕关节，另旋前圆肌使前臂旋前、桡侧腕屈肌外展腕关节、掌长肌紧张掌腱膜，尺侧腕屈肌内收腕关节。

指浅屈肌起自肱骨内上髁、尺骨和桡骨前面，肌束向分成 4 条肌腱，通过腕管和手掌，分别进入第 2~5 指的屈肌腱鞘，至近节指骨中部时，每一条肌腱分为二脚，止于中节指骨体的两侧。作用：屈近侧指骨间关节、掌指关节和腕。

拇长屈肌位于外侧，起自桡骨前面和前臂骨间膜，长腱通过腕管和手掌，止于拇指远节指骨底。作用：屈拇指指骨间关节和掌指关节。指深屈肌位于内侧，起自尺骨的前面和骨间膜，向下分成 4 条肌腱，经腕管入手掌，在指浅屈肌腱的深面分别进入第 2~5 指的屈肌腱鞘，止于远节指骨底。作用：第

2~5 指的远侧指骨间关节、近侧指骨间关节、掌指关节和腕。

旋前方肌贴在桡、尺骨远端的前面,起自尺骨,止于桡骨。作用:使前臂旋前。

2. **后群** 共 10 块肌,分为浅、深两层。浅层有 5 块肌,深层也有 5 块肌。浅层肌以共同的伸肌总腱起自肱骨外上髁及邻近的深筋膜,自桡侧向尺侧依次为桡侧腕长伸肌、桡侧腕短伸肌、指伸肌、小指伸肌和尺侧腕伸肌,主要作用是伸腕和伸指,桡侧腕长伸肌和桡侧腕短伸肌还有外展腕关节作用,尺侧腕伸肌则使腕内收。深层肌由外上至内下依次为:旋后肌、拇长展肌、拇短伸肌、拇长伸肌及示指伸肌,旋后肌使前臂旋后,其余各肌外展和伸相应各指。

(四)手肌

位于手的掌侧,为短小肌。可做屈、伸、收、展和对掌功能。分为外侧、中间和内侧 3 群。

1. **外侧群** 有 4 块肌,在手掌拇指侧形成一隆起,称鱼际(thenar),分浅、深两层排列。包括位于浅层外侧的拇短展肌,内侧的拇短屈肌,拇对掌肌位于拇短展肌的深面,拇收肌位于深层、拇对掌肌的内侧。4 肌可使拇指分别作展、屈、对掌和收等动作。

2. **内侧群** 有 3 块肌,在手掌小指侧形成一隆起,称小鱼际(hypothenar),也分浅、深两层排列。包括小指展肌、小指短屈肌和小指对掌肌。

3. **中间群** 位于掌心,包括蚓状肌和骨间肌。后者分为骨间掌侧肌和骨间背侧肌。蚓状肌为 4 条细束状小肌,起自指深屈肌腱的桡侧,绕掌指关节的桡侧第 2~5 指背面,止于指背腱膜。骨间掌侧肌位于第 2~4 掌骨间隙内,起自掌骨,止于指背腱膜。骨间背侧肌位于 4 个掌骨间隙的背侧,各有两头起自相邻骨面,止于第 2 指的桡侧、第 3 指的桡侧及尺侧、第 4 指尺侧的指背腱膜。作用:骨间掌侧肌使第 2、4、5 指向中指靠拢(内收),骨间背侧肌以中指为中心能外展第 2、4、5 指,三种肌都可以屈掌指关节、伸指骨间关节。

二、上肢的表面解剖

(一)体表标志

上肢重要的骨性标志见各骨描述。三角肌、腋前襞、腋后襞、肱二头肌及其内侧沟和外侧沟体表可见及触及。屈肘时,肘前横纹易见,其中点可触及肱二头肌腱。腕前区表面有腕近侧、中间纹及远侧纹。握拳屈腕时,腕前区有 3 条隆起的肌腱,外侧为桡侧腕屈肌腱,桡动脉位于其外侧;尺侧为尺侧腕屈肌腱;两者之间为掌长肌腱。伸腕、伸指时,手背皮下可见指伸肌腱。在腕后区外侧可见鼻烟窝,其外侧界为拇长展肌腱和拇短伸肌腱,内侧界为拇长伸肌腱,窝内可扪及桡动脉搏动。

(二)上肢的轴线及对比关系

1. **上肢的轴线及提携角** 上肢轴线为自肱骨头中心起始,经肱骨小头至尺骨头中心的连线。经过肱骨长轴的线称为臂轴,经过尺骨长轴的线称为前臂轴。正常前臂伸直时,臂轴与前臂轴不在一条直线上,两轴线的延长线构成向外开放的角,约为 165°~170°,其补角为 10°~15°,称为提携角(carrying angle)(图 1-1)。提携角在 0°~10° 之间时为直肘,小于 0 为肘内翻,大于 20° 为肘外翻。

2. **对比关系** 在肘部屈肘时,肱骨内上髁、外上髁和尺骨鹰嘴之间形成一个等腰三角形,称肘后三角。当肘关节伸直时,三者位于同一条直线上。肘关节脱位或肱骨内、外上髁骨折时,三者的等腰三角形关系发生改变。

三、上肢的局部结构

(一)上肢骨筋膜鞘

1. **臂筋膜及其骨筋膜鞘** 臂筋膜是臂部的深筋膜,其发出臂内侧和臂外侧肌间隔。它们和臂筋膜及肱骨围成臂前和臂后骨筋膜鞘,分别容纳臂前群肌和肱三头肌及其血管和神经等。

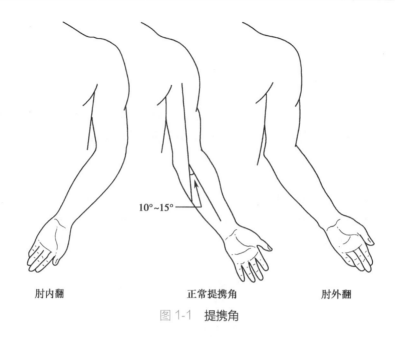

肘内翻　　　　　　　　正常提携角　　　　　　　肘外翻

图 1-1　提携角

2. **前臂筋膜及其骨筋膜鞘**　前臂筋膜为前臂部的深筋膜,前区的薄而韧,发出前臂内侧肌间隔和前臂外侧肌间隔,它们与尺骨、桡骨及前臂骨间膜共同围成前臂前和前臂后骨筋膜鞘;内分别容纳前臂肌前群,桡、尺血管,骨间前血管神经束及正中神经和前臂肌后群及骨间后血管神经束等。

前臂前骨筋膜鞘内因敷料包扎过紧或局部严重受压引起的容积骤减;或因出血、毛细血管通透性增加引起的内容物体积骤增等原因引起的病变,称之为前臂前骨筋膜鞘综合征或前臂掌侧筋膜间隙综合征。表现为前臂肌前群受累,正中神经和 / 或尺神经受损体征。

3. **手筋膜及其骨筋膜鞘**　手掌的深筋膜分浅、深两层,由掌内、外侧肌间隔和第 1、5 掌骨在两层之间形成 3 个骨筋膜鞘,即外侧鞘、中间鞘和内侧鞘。中间鞘由掌腱膜,掌内侧、外侧肌间隔,骨间掌侧筋膜内侧半和拇收肌筋膜共同围成。内有指浅、深屈肌的 8 条肌腱、4 块蚓状肌、屈肌总腱鞘、掌浅弓及其分支和神经等。在中间鞘的后方外侧半还有拇收肌鞘,由拇收肌筋膜、骨间掌侧筋膜、第 1 掌骨和第 3 掌骨共同围成,内容拇收肌。

(二)腋窝

腋窝(axillary fossa)又称腋区(axillary region),位于肩关节的下方、臂上部与胸上部之间。腋窝表面的皮肤薄,含有大量的皮脂腺和汗腺,少数人汗腺分泌过多且有臭味,称腋臭。

1. **腋窝的构成**　腋窝向深部形成一锥体形的腔,由 1 顶、1 底和 4 壁围成(图 1-2)。顶是腋窝的上口,由锁骨中 1/3 部、第一肋外缘和肩胛骨上缘围成,向上通颈根部,有臂丛和腋血管通过。底朝向下外,由皮肤、浅筋膜和腋筋膜(腋窝底的深筋膜)构成。

腋窝内侧壁由前锯肌、上位 4 个肋及肋间隙构成;外侧壁由肱骨的结节间沟、肱二头肌长、短头和喙肱肌组成;前壁由胸大肌、胸小肌、锁骨下肌和锁胸筋膜构成,锁胸筋膜(clavipectoral fascia)是位于喙突、锁骨下肌和胸小肌上缘之间的深筋膜,有头静脉、胸肩峰血管和胸外侧神经穿过;后壁由肩胛下肌、大圆肌、背阔肌和肩胛骨构成。肱三头肌长头在大圆肌的后方和小圆肌的前方之间穿过,在腋窝后壁上形成 2 个肌间隙。内侧者称为三边孔(trilateral foramen),其上界为小圆肌、肩胛下肌、肩胛骨外缘和肩关节囊,下界为大圆肌,外侧界为肱三头肌长头,内有旋肩胛血管通过;外侧者称为四边孔(quadrilateral foramen),其上界和下界与三边孔相同,内侧界为肱三头肌长头,外侧界为肱骨外科颈,内有旋肱后血管和腋神经通过。

锁胸筋膜在臂外展时紧张,因锁胸筋膜与腋鞘相连紧密,故当结扎腋动脉时,需将臂部贴于胸侧壁,使锁胸筋膜松弛,便于操作。锁胸筋膜向上与颈根部的疏松结缔组织相续,故锁骨上大窝的感染或血肿可扩散至腋窝。

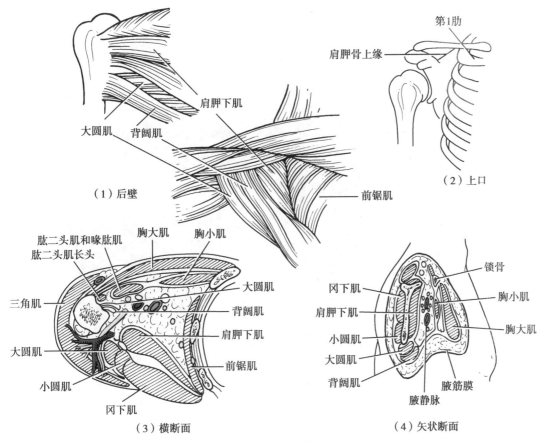

图 1-2 腋窝的构成

2. **腋窝的内容** 内有腋动、静脉及其分支和属支、臂丛及其分支、腋淋巴结和疏松结缔组织等（图 1-3）。

（1）腋动脉（axillary artery）及腋静脉（axillary vein）：腋动脉自第 1 肋外缘接续锁骨下动脉，至大圆肌腱和背阔肌的下缘续为肱动脉；因其前方被胸小肌覆盖，故以胸小肌为界分为 3 段。腋静脉位于腋动脉内侧并与之伴行。

（2）臂丛（brachial plexus）：在腋窝内的部分是臂丛的锁骨下部，形成内、外侧束和后束，分别位于腋动脉的内侧、外侧和后方；在腋动脉的第 3 段，臂丛的各束发出分支。

（3）腋淋巴结（axillary lymph nodes）：位于血管周围的疏松结缔组织中，分为外侧淋巴结、胸肌淋巴结、肩胛下淋巴结、中央淋巴结、尖淋巴结。乳腺的淋巴有 75% 回流到腋淋巴结。因此，腋淋巴结是乳腺癌转移的重要途径。各类乳腺癌手术在清除腋窝淋巴结时，需要仔细解剖腋窝内的血管和神经，避免损伤。

（4）腋鞘及腋窝蜂窝组织：包裹腋动、静脉和臂丛周围的结缔组织膜称为腋鞘（axillary sheath），亦称颈腋管（图 1-3）。腋窝内的被腋鞘包裹的血管神经束、淋巴结和大量疏松结缔组织，称为腋窝蜂窝组织。腋窝内的感染沿着蜂窝组织间隙和腋鞘蔓延。临床上作锁骨下臂丛麻醉时，可将药液注入腋鞘内，即可达到麻醉上肢的目的。

（三）肩胛动脉网

肩胛动脉网是由肩胛上动脉、旋肩胛动脉和肩胛背动脉的分支在肩胛骨的背面相互吻合而成的动脉网。肩胛上动脉经肩胛上横韧带的浅面至冈上窝；旋肩胛动脉经三边孔至冈下窝；肩胛背动脉沿肩胛骨内侧缘下行，分支至冈下窝（图 1-4）。该网是肩部的重要侧支循环途径，腋动脉血流受阻时，可维持上肢的血供。

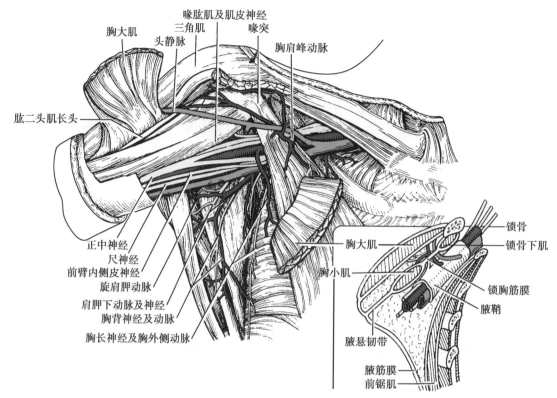

图 1-3　腋窝内容

(四) 肱骨肌管

臂肌后群的肱三头肌的 3 个头与肱骨的桡神经沟围成一个供血管神经束通行的管道,称为肱骨肌管(humeromuscular tunnel),又名桡神经管。管内通过桡神经和肱深血管(图 1-5)。临床上肱骨骨折,当骨折发生在三角肌止点之上时,骨折近侧端因胸大肌、背阔肌等的牵拉而内收,远侧端则受三角肌的作用而向外上方移动。骨折在三角肌止点之下时,近侧端由于受三角肌等肌的牵拉而向前外方移位,远侧断端则因肱二头肌和肱三头肌的作用而向上移位。

(五) 肘窝

肘窝(cubital fossa)是指肘前区的三角形凹陷,尖朝向上肢远端。上界为肱骨内、外上髁的连线,下内侧界为旋前圆肌,下外侧界为肱桡肌。顶由浅向深依次为皮肤、浅筋膜、深筋膜及肱二头肌腱膜。底由肱肌、旋后肌和肘关节囊构成。肱二头肌腱居肘窝正中,其内侧为肱动脉,有 2

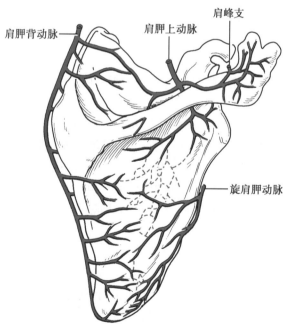

图 1-4　肩胛动脉网

条肱静脉与其伴行,肘深淋巴结位于肱动脉分叉处,正中神经于肱动脉内侧,前臂外侧皮神经在肱二头肌腱的外侧,桡神经在肱肌与肱桡肌之间走行,然后进入肱肌与桡侧腕伸肌之间(图 1-6)。

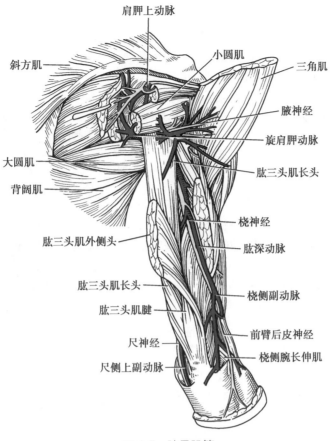

肩胛上动脉

斜方肌

小圆肌

三角肌

腋神经

旋肩胛动脉

大圆肌

背阔肌

肱三头肌长头

桡神经

肱深动脉

肱三头肌外侧头

肱三头肌长头

桡侧副动脉

肱三头肌腱

尺神经

前臂后皮神经

尺侧上副动脉

桡侧腕长伸肌

图 1-5　肱骨肌管

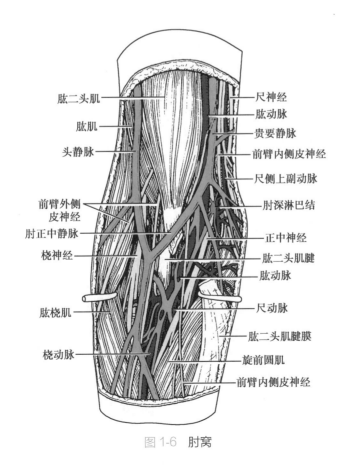

肱二头肌

肱肌

头静脉

前臂外侧
皮神经

肘正中静脉

桡神经

肱桡肌

桡动脉

尺神经

肱动脉

贵要静脉

前臂内侧皮神经

尺侧上副动脉

肘深淋巴结

正中神经

肱二头肌腱

肱动脉

尺动脉

肱二头肌腱膜

旋前圆肌

前臂内侧皮神经

图 1-6　肘窝

（六）肘关节动脉网

肘关节动脉网位于肘关节周围，由肱动脉、桡动脉和尺动脉的数条分支吻合而成，包括：①桡侧副动脉与桡侧返动脉吻合；②中副动脉与骨间返动脉吻合；③尺侧上副动脉、尺侧下副动脉后支与尺侧返动脉后支吻合；④尺侧下副动脉前支与尺侧返动脉前支吻合（图1-7）。在肱深动脉发出点以下结扎肱动脉时，肘关节动脉网可起到侧支循环代偿的作用。

（七）前臂屈肌后间隙

前臂屈肌后间隙位于前臂远侧1/4段的潜在性间隙，在指深屈肌和拇长屈肌腱的后方，旋前方肌的前方，其内侧界为尺侧腕屈肌和前臂筋膜，外侧界为桡侧腕屈肌和前臂筋膜。向远侧经腕管与掌中间隙相通。当前臂远段或手掌间隙感染时，炎症可经此间隙互相蔓延。

（八）腕管、腕尺侧管和腕桡侧管

1. 腕管（carpal canal）　由屈肌支持带与腕骨沟共同围成。内有指浅、深屈肌腱及屈肌总腱鞘、拇长屈肌腱及其腱鞘和正中神经通过（图1-8）。腕管对通过其内的屈指肌腱和神经有重要的保护作用，并为它们提供了一定的活动空间。但因其相对狭窄、缺乏延展性和对压力的缓冲，故当腕骨骨折及脱位、韧带增厚、腱滑膜鞘肿胀等因素皆能引起腕管内容积增加、压力增高，出现腕管综合征，主要表现为手部正中神经支配区疼痛、麻木、鱼际肌无力或进行性萎缩。

2. 腕尺侧管及腕桡侧管　由腕掌侧韧带的远侧部与屈肌支持带尺侧部之间形成的间隙称为腕尺侧管，内有尺神经和尺血管通过（图1-8）。尺神经在腕部表浅，易受损伤。屈肌支持带桡侧端分两层附着于舟骨结节和大多角骨结节，其间的间隙称为腕桡侧管，内有桡侧腕屈肌腱及其腱鞘通过（图1-8）。

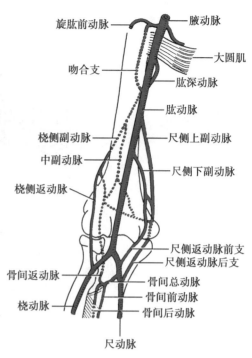

图 1-7　肘关节动脉网

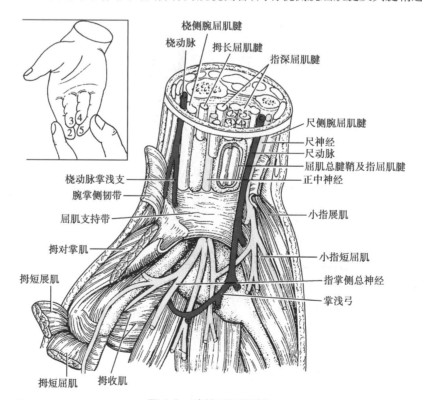

图 1-8　腕前区深层结构

(九) 手的深筋膜及其间隙

手的深筋膜在掌侧和背侧皆分为浅、深两层。

手掌侧筋膜间隙位于中间鞘内,包括外侧的鱼际间隙和内侧的掌中间隙(图 1-9)。掌中间隙(midpalmar space)位于中间鞘尺侧半深方。其近侧达屈肌总腱鞘的深面,可经腕管与前臂屈肌后间隙相交通,其远侧经第 2~4 蚓状肌鞘与第 2、3 指蹼间隙相连,并与指背相通。此间隙有感染时,可经上述渠道蔓延。掌中间隙感染可因第 3、4、5 掌骨骨髓炎及掌指关节关节炎、直接刺伤等原因引起,也可因尺侧三指腱鞘炎、鱼际间隙感染蔓延所致。其感染后出现手掌肿胀,掌心正常的凹陷消失,局部活动受限,疼痛加剧。鱼际间隙(thenar space)位于中间鞘桡侧半深方。其近端为盲端,远端经第 1 指蹼间隙通向示指背侧。

手背深筋膜浅层是腕后区伸肌支持带的延续,深层为骨间背侧筋膜。手背腱膜由指伸肌腱与手背筋膜的浅层结合形成。手背皮下间隙(dorsal subcutaneous space)为浅筋膜与手背腱膜之间的间隙。腱膜下间隙(subaponeurotic space)为手背腱膜与骨间背侧筋膜之间的间隙(图 1-9)。上述间隙均比较疏松,且常有交通。因此,当手背有感染时,炎症可互相扩散,致使整个手背肿胀。

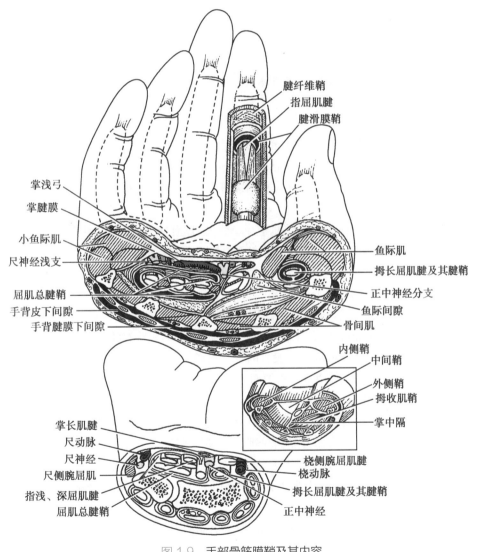

图 1-9　手部骨筋膜鞘及其内容

(十) 指髓间隙

指髓间隙(pulp space)又称指髓(pulp of finger),是位于远节指骨的骨膜与皮肤之间的密闭间隙。

指髓内有许多纤维束或隔连于皮肤与骨膜之间,将指腹的脂肪分成许多小叶,其内有营养手指的指掌侧固有动脉及其伴行的静脉和指掌侧固有神经末梢。指髓间隙感染时,因致密的纤维隔的限制使间隙内压力升高,压迫神经,引起剧烈疼痛;若压迫手指骨的营养血管,则可引起末节指骨缺血性坏死。炎症严重者也可侵袭指骨,形成化脓性骨髓炎。故指髓间隙感染时,应及时从指端侧方纵向切开脓腔,切断纤维隔,充分引流,避免炎症扩散。

第三节 下 肢 解 剖

下肢与躯干直接相连,分为臀部、股部、膝部、小腿部及踝和足部。各部有肌及其筋膜配布,局部结构不同。

一、下肢肌

较上肢肌粗大,这与维持人体直立、支持体重和行走有关。按部位可分为髋肌、大腿肌、小腿肌和足肌。

(一) 髋肌

髋肌又称盆带肌,起自骨盆的内面和外面,包绕髋关节周围,止于股骨上部,主要运动髋关节。其包括前、后两群。前群经过髋关节前方,包括髂腰肌和阔筋膜张肌;后群主要位于臀部,又称臀肌,主要包括臀大、中、小肌和梨状肌。臀肌之间存在诸多肌间隙,内有血管神经穿行,也构成肌间隙感染蔓延的通道。

1. **髂腰肌**(iliopsoas) 由腰大肌和髂肌组成。腰大肌起自腰椎体侧面和横突。髂肌起自髂窝。两肌向下会合,经腹股沟韧带深面,止于股骨小转子。腰大肌被一筋膜鞘包裹,当腰椎结核有积脓时,脓液可沿此鞘流至髂窝或大腿根部。作用:使髋关节前屈和旋外。下肢固定时,可使躯干前屈。

2. **阔筋膜张肌**(tensor fasciae latae) 位于大腿上部前外侧,起自髂前上棘,肌腹在阔筋膜两层之间,向下移行于髂胫束,止于胫骨外侧髁。作用:紧张阔筋膜,屈髋关节。

3. **臀大肌**(gluteus maximus) 位于臀部皮下,大而肥厚,形成特有的臀部隆起,起自髂骨翼外面和骶骨背面,肌束斜向下外,止于髂胫束和股骨的臀肌粗隆。作用:伸和外旋髋关节。下肢固定时,能伸躯干,防止躯干前倾,是维持人体直立的重要肌。

4. **臀中肌**(gluteus medius)**和臀小肌**(gluteus minimus) 臀中肌前上部位于皮下,后下部位于臀大肌的深面。臀小肌位于臀中肌的深面。臀中、小肌皆起自髂骨翼外面,肌束向下集中形成短腱,止于股骨大转子。作用:两肌均可使髋关节外展,前部肌束能使髋关节旋内,后部肌束则使髋关节旋外。

5. **梨状肌**(piriformis) 位于臀中肌下方,起自盆内骶骨前面,向外出坐骨大孔达臀部,止于股骨大转子尖端。该肌将坐骨大孔分为梨状肌上孔和梨状肌下孔。作用:外旋、外展髋关节。

(二) 大腿肌

大腿肌位于股骨周围,包括股骨前面的前群、股骨内侧的内侧群和股骨后面的后群。前群有缝匠肌和股四头肌;内侧群有耻骨肌、长收肌、股薄肌、短收肌和大收肌;后群有股二头肌、半腱肌、半膜肌,均起自坐骨结节,跨越髋、膝两个关节,分别止于胫骨和腓骨的上端。

1. **缝匠肌**(sartorius) 为全身最长的肌,呈扁带状,起于髂前上棘,经大腿的前面,斜向内侧,止于胫骨上端的内侧面。作用:屈髋关节和膝关节,并使已屈的膝关节旋内。

2. **股四头肌**（quadriceps femoris） 为全身最大的肌,有 4 个头,即股直肌、股内侧肌、股外侧肌和股中间肌。股直肌位于大腿前面,起自髂前下棘;股内侧肌和股外侧肌分别起自股骨粗线内、外侧唇;股中间肌位于股直肌的深面。该肌肌腱向下续为髌韧带,止于胫骨粗隆。作用:伸膝关节,股直肌还能屈髋关节。

3. **内侧群肌** 共有 5 块肌,位于股骨内侧,均起自闭孔周围的耻骨支、坐骨支和坐骨结节等骨面,包括耻骨肌、长收肌、股薄肌、短收肌和大收肌。除股薄肌止于胫骨上端的内侧以外,其他各肌都止于股骨粗线,大收肌还有一个腱止于股骨内上髁上方的收肌结节,此腱与股骨之间有一裂孔,称为收肌腱裂孔,有股血管通过。作用:使髋关节内收、旋外。

4. **股二头肌**（biceps femoris） 位于股后部的外侧,有长、短两个头,长头起自坐骨结节,短头起自股骨粗线,两头会合后,以长腱止于腓骨头。作用:屈膝关节、伸髋关节。屈膝时可使小腿旋外。

5. **半腱肌**（semitendinosus）**和半膜肌**（semimembranosus） 位于股后部的内侧,半腱肌位于浅层,肌腱细长,半膜肌上部是扁薄的腱膜,两肌止于胫骨上端。作用:屈膝关节、伸髋关节。屈膝时半腱肌和半膜肌可使小腿旋内。

（三）小腿肌

小腿肌的数目较前臂少,可分为 3 群。前群包括胫骨前肌、趾长伸肌和踇长伸肌;后群分浅、深两层,浅层有小腿三头肌,深层主要包括趾长屈肌、踇长屈肌、胫骨后肌;外侧群包括腓骨长肌和腓骨短肌。

1. **胫骨前肌**（tibialis anterior） 起自胫骨外侧面,肌腱向下经伸肌上、下支持带的深面,止于内侧楔骨内侧面和第 1 跖骨底。作用:伸踝关节（背屈）、使足内翻。

2. **趾长伸肌**（extensor digitorum longus） 起自腓骨前面、胫骨上端和小腿骨间膜,向下经伸肌上、下支持带深面至足背分为 4 个腱到第 2~5 趾,成为趾背腱膜,止于中节、末节趾骨底。作用:伸踝关节、伸趾。由此肌还分出另外一腱,止于第 5 跖骨底,称第 3 腓骨肌,使足外翻。

3. **踇长伸肌**（extensor hallucis longus） 位于上述两肌之间,起自腓骨内侧及小腿骨间膜,肌腱经距小腿关节前方至足背,止于踇趾远节趾骨底。作用:伸踝关节、伸踇趾。

4. **小腿三头肌**（triceps surae） 为一强大的肌,包括浅层的腓肠肌（gastrocnemius）和深层的比目鱼肌（soleus）。腓肠肌有两个头和比目鱼肌的肌腱合成粗大的跟腱,止于跟骨。作用:屈踝关节和屈膝关节。在站立时,能固定踝关节和膝关节,以防止身体向前倾斜。

5. **趾长屈肌**（flexor digitorum longus） 位于胫侧,起自胫骨后面,肌腱经内踝后方、屈肌支持带深面至足底,然后分为 4 条肌腱,止于第 2~5 趾的远节趾骨底。作用:屈踝关节和屈第 2~5 趾。

6. **踇长屈肌**（flexor hallucis longus） 起自腓骨后面,肌腱经内踝之后、屈肌支持带深面至足底,与趾长屈肌腱交叉,止于踇趾远节趾骨底。作用:屈踝关节和屈踇趾。

7. **胫骨后肌**（tibialis posterior） 起自胫骨、腓骨和小腿骨间膜的后面,位于趾长屈肌和踇长屈肌之间,肌腱经内踝之后、屈肌支持带深面到足底内侧,止于舟骨粗隆和内侧、中间及外侧楔骨。作用:屈踝关节和使足内翻,也有维持足纵弓的作用。

8. **腓骨长肌**（peroneus longus）**和腓骨短肌**（peroneus brevis） 两肌皆起自腓骨外侧面,分别止于足底内侧楔骨、第 1 跖骨底和第 5 跖骨粗隆。作用:使足外翻和屈踝关节（跖屈）。

（四）足肌

足肌分为足背肌和足底肌。主要作用是维持足弓。足背肌较弱小。足底肌配布情况和作用与手肌相似,也分为内侧群、外侧群和中间群。

二、下肢的表面解剖

（一）体表标志

下肢重要的骨性标志见各骨描述。另体表可见腹股沟、腘窝、跟腱,腘窝外侧可触及股二头肌腱,内侧为半腱肌腱和半膜肌腱等结构。

(二)颈干角与膝外翻角和测量线

1. 颈干角与膝外翻角 颈干角为股骨颈长轴与股骨体长轴间向内的夹角。正常成人为125°~130°，平均127°。大于此角，为髋外翻，小于此角者为髋内翻(图1-10)。股骨体长轴与胫骨体长轴在膝关节处形成向外的夹角，正常约170°，其补角称膝外翻角，男性者略小于女性。若外侧夹角小于170° 为膝外翻(X 形腿)；大于170° 则为膝内翻，呈 O 形腿或弓形腿。

2. 测量线 下肢某些部位发生骨折或关节脱位时，正常骨性标志间的位置关系可能发生变化，这些位置对比关系的改变有助于进行疾病的诊断和治疗。

(1)罗斯 - 奈拉通线：又称髂坐线。身体侧卧并屈髋关节 90°~120° 时，自髂前上棘至坐骨结节最明显处的连线称罗斯 - 奈拉通线(Rose-Nelaton line)。

(2)休马克线和卡普兰点：仰卧位，两下肢自然伸直并拢，两髂前上棘处于同一水平面，自两侧大转子尖过同侧髂前上棘向腹部作延长线，称休马克线(Schomarker line)。正常情况下，两侧休马克线应相交于脐或脐以上，此相交点称卡普兰点(Kaplan point)。

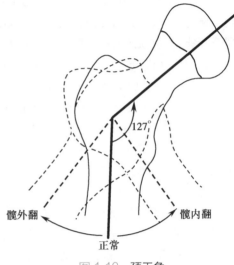

图 1-10 颈干角

(3)布兰安线和布兰安三角：又分别称髂股线和髂股三角。仰卧位，自髂前上棘向床面画一垂线，过大转子尖画一线与此垂线垂直，该线称布兰安线(Bryant line)，正常约5cm。再由大转子尖至髂前上棘画一线，3 条线构成的三角称布兰安三角(Bryant triangle)。

三、下肢的局部结构

(一)下肢骨筋膜鞘

1. 大腿深筋膜及其骨筋膜鞘 大腿的深筋膜称阔筋膜，其发出股内侧、股外侧和股后3 个肌间隔，伸入肌群之间并附着于股骨粗线，形成前骨筋膜鞘、内侧骨筋膜鞘和后骨筋膜鞘，分别容纳股前群肌、内侧群肌和后群肌，以及相应的血管及神经等。

2. 小腿深筋膜及其骨筋膜鞘 小腿深筋膜较致密，在外侧向深面发出两个肌间隔，与胫、腓骨及其间的骨间膜共同围成前骨筋膜鞘、外侧骨筋膜鞘和后骨筋膜鞘，分别容纳小腿前群肌、小腿外侧群肌和后群肌，以及相应的血管及神经等。

3. 足深筋膜及其骨筋膜鞘 足的深筋膜分为足背深筋膜和足底深筋膜，都分为浅、深两层。足底深筋膜形成内侧骨筋膜鞘、中间骨筋膜鞘和外侧骨筋膜鞘。

(二)梨状肌上、下孔及坐骨小孔

梨状肌上孔和梨状肌下孔位于臀大肌的深面，在梨状肌上、下两缘和坐骨大孔之间。上孔有臀上血管和神经出骨盆，下孔有坐骨神经、臀下血管和神经、阴部血管和神经等出骨盆(图1-11)。因坐骨神经与梨状肌的密切位置关系，当梨状肌损伤、肿胀时，压迫坐骨神经而出现梨状肌损伤综合征。

坐骨小孔为臀部和会阴的交通孔道，由骶棘韧带、坐骨小切迹、骶结节韧带围成，阴部内动、静脉和阴部神经由外侧向内依次通过坐骨小孔，进入坐骨肛门窝，分布于会阴和外生殖器(图1-11)。

(三)血管腔隙和肌腔隙

腹股沟韧带与髋骨之间被髂耻弓(腹股沟韧带连至髂耻隆起的结构)分隔为内侧的血管腔隙、外侧的肌腔隙。二者是腹、盆腔与股前内侧区之间的重要通道(图1-12)。

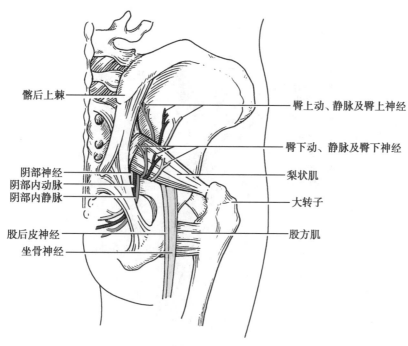

图 1-11　梨状肌上、下孔及坐骨小孔

1. 肌腔隙　前界为腹股沟韧带外侧部,后外界为髂骨,内侧界为髂耻弓。该腔隙内有髂腰肌、股神经和股外侧皮神经通过。当患腰椎结核时,脓液可沿腰大肌及其筋膜流经此腔隙而扩散至大腿根部,并可能刺激股神经产生相应症状。

2. 血管腔隙　前界为腹股沟韧带内侧部,后内界为耻骨肌筋膜及耻骨梳韧带,内侧界为腔隙韧带(又称陷窝韧带),后外界为髂耻弓。该腔隙内有股鞘及其包含的股动、静脉及生殖股神经股支和淋巴结通过。股鞘内有两条纵行的纤维隔将鞘分为三个腔,外侧腔容纳股动脉,中间腔容纳股静脉,内侧腔形成股管;股管上口称股环。

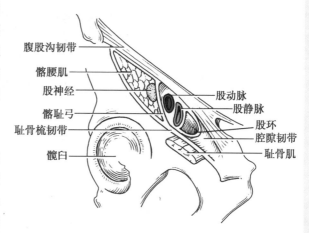

图 1-12　肌腔隙与血管腔隙

（四）股三角

股三角位于股前内侧区上 1/3 部,其由肌围成的一个底向上,尖向下的倒三角形凹陷区域,其尖向下接续收肌管。上界为腹股沟韧带;外下界为缝匠肌内侧缘;内下界为长收肌内侧缘;顶为阔筋膜和筛筋膜;底部凹陷,自外向内依次为髂腰肌、耻骨肌和长收肌及其筋膜。股三角内的结构由外向内依次为股神经及其分支,股鞘及其包含的股动脉、股静脉、股管和其内的股深淋巴结、淋巴管、脂肪组织等(图 1-13)。

（五）髋周围动脉网

髂内、外动脉及股动脉等的分支在髋关节周围组成吻合丰富的动脉网,通常称为"臀部十字吻合"或髋周围动脉网。其位于臀大肌深方、股方肌与大转子附近。该动脉网由两侧的旋股内、外侧动脉,上部的臀上、下动脉,下部的股深动脉发出的第 1 穿动脉等组成。另外,在髋关节附近的盆腔侧壁,还有诸多动脉等参与该网的构成(图 1-14)。故结扎一侧髂内动脉时,可借此动脉网建立侧支循环,以代偿髂内动脉分布区的血液供应。

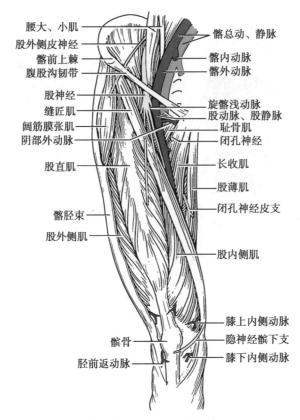

腰大、小肌
股外侧皮神经
髂前上棘
腹股沟韧带
股神经
缝匠肌
阔筋膜张肌
阴部外动脉
股直肌
髂胫束
股外侧肌
髌骨
胫前返动脉

髂总动、静脉
髂内动脉
髂外动脉
旋髂浅动脉
股动脉、股静脉
耻骨肌
闭孔神经
长收肌
股薄肌
闭孔神经皮支
股内侧肌
膝上内侧动脉
隐神经髌下支
膝下内侧动脉

图 1-13　股三角及其结构

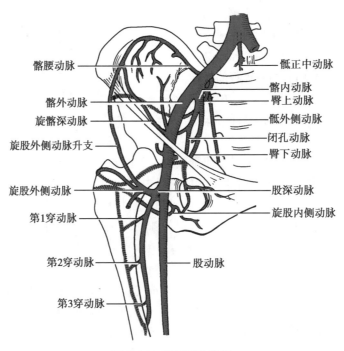

髂腰动脉
髂外动脉
旋髂深动脉
旋股外侧动脉升支
旋股外侧动脉
第1穿动脉
第2穿动脉
第3穿动脉

骶正中动脉
髂内动脉
臀上动脉
骶外侧动脉
闭孔动脉
臀下动脉
股深动脉
旋股内侧动脉
股动脉

图 1-14　髋周围动脉网

（六）收肌管

收肌管位于股前区中 1/3 段前内侧,缝匠肌的深面,为大收肌和股内侧肌之间的管状间隙;前壁为大收肌腱板,后壁为大收肌,外侧壁为股内侧肌;管的上口为股三角尖,下口为收肌腱裂孔,通向腘窝;管内有股血管、隐神经通过。

（七）腘窝

腘窝在膝关节的后方,呈菱形。窝的上外侧界为股二头肌,上内侧界为半腱肌和半膜肌,下外侧界和下内侧界分别为腓肠肌的外侧头和内侧头,底为膝关节囊。窝内有腘血管、胫神经、腓总神经、脂肪和淋巴结等(图 1-15)。

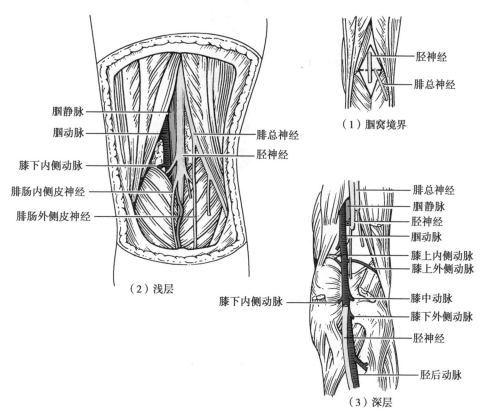

图 1-15　腘窝及其内容物

（八）膝关节动脉网

膝关节的血供十分丰富,由股动脉、腘动脉、胫前动脉和股深动脉的多个分支在膝关节周围吻合形成动脉网。主要有旋股外侧动脉降支、膝降动脉、膝上内侧动脉、膝上外侧动脉、膝中动脉、膝下内侧动脉、膝下外侧动脉、股深动脉的第 3 穿动脉和胫前返动脉(图 1-16)。膝关节动脉网不仅能保证供给膝关节的营养,而且腘动脉损伤或栓塞时,可成为侧支循环的重要途径,以保证下肢远端的血供。

（九）踝管

踝后区的深筋膜在内踝和跟结节内侧面之间的部位增厚,形成屈肌支持带(又称分裂韧带)。此韧带与跟骨内侧面及内踝共同围成踝管。其内通过的结构由前向后依次为:胫骨后肌腱及其腱鞘、趾长屈肌腱及其腱鞘、胫后动、静脉和胫神经、姆长屈肌腱及其腱鞘(图 1-17)。

踝管是小腿后区与足底间的一个重要通道,故小腿后区或足底感染时,可借踝管互相蔓延。由于某种原因(如跟骨畸形、腱鞘囊肿等)使踝管通道变狭窄时,有可能压迫踝管内容物,导致"踝管综合征"。

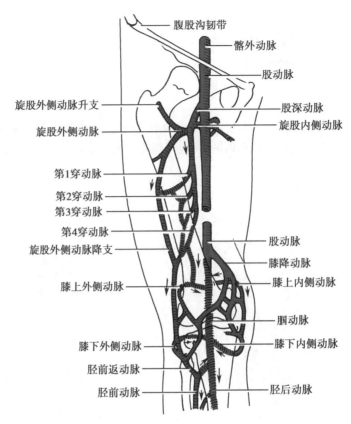

腹股沟韧带
髂外动脉
股动脉
旋股外侧动脉升支
股深动脉
旋股外侧动脉
旋股内侧动脉
第1穿动脉
第2穿动脉
第3穿动脉
第4穿动脉
股动脉
旋股外侧动脉降支
膝降动脉
膝上外侧动脉
膝上内侧动脉
腘动脉
膝下外侧动脉
膝下内侧动脉
胫前返动脉
胫前动脉
胫后动脉

图 1-16   膝关节动脉网

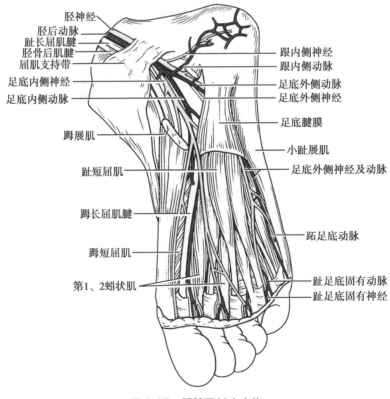

胫神经
胫后动脉
趾长屈肌腱
胫骨后肌腱
屈肌支持带
跟内侧神经
足底内侧神经
跟内侧动脉
足底内侧动脉
足底外侧动脉
足底外侧神经
足底腱膜
蹈展肌
小趾展肌
趾短屈肌
足底外侧神经及动脉
蹈长屈肌腱
跖足底动脉
蹈短屈肌
第1、2蚓状肌
趾足底固有动脉
趾足底固有神经

图 1-17   踝管及其内容物

（张雅芳）

第四节 脊柱、脊髓与骨盆解剖

一、脊柱

脊柱（vertebral column）位于人体背部中央，构成人体的中轴，上承托颅，中段与胸骨、肋构成胸廓，下端与下肢带骨构成骨盆，具有容纳脊髓，保护胸、腹、盆腔器官，支持体重以及运动等功能。幼儿时期，脊柱骨由 32~33 块椎骨组成，其中颈椎 7 块、胸椎 12 块、腰椎 5 块、骶椎 5 块及尾椎 3~4 块。随着年龄增长，5 块骶椎融合成 1 块骶骨、尾椎融合成 1 块尾骨。因此，成人的脊柱由 24 块椎骨、1 块骶骨和 1 块尾骨借骨连结构成。

（一）脊柱的骨骼

1. 椎骨的一般形态（图 1-18）

（1）椎体（vertebral body）：呈短圆柱状，是椎骨负重的主要部分。椎体后面略凹，与椎弓共同围成椎孔（vertebral foramen）。各椎孔上下连通构成椎管（vertebral canal），容纳保护脊髓。

（2）椎弓（vertebral arch）：为弓形骨板。其与椎体相连的缩窄部分称椎弓根（pedicle of vertebral arch），其上缘有椎上切迹，下缘有椎下切迹。相邻椎骨椎上、下切迹共同围成椎间孔（intervertebral foramina），有脊神经和血管通过。椎弓根向后内扩展变宽形成椎弓板（lamina of vertebral arch）。椎弓上有七个突起：①棘突（spinous process）1 个，由椎弓正中向后方或后下方伸出；②横突（transverse process）1 对，椎弓根和椎弓板连接处伸向两侧；③关节突（articular processes）2 对，椎弓根与椎弓板结合处各有一对向上、下的突起，称为上关节突和下关节突，相邻椎骨的上、下关节突组成关节突关节。

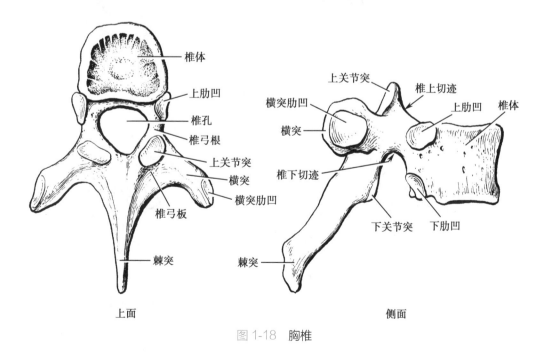

上面　　　　　　　　　　　　　　　　側面

图 1-18　胸椎

2. 各部椎骨的形态特征

（1）颈椎（cervical vertebrae）（图 1-19）：椎体较小，横断面呈椭圆形。第 3~7 颈椎体上面侧缘向上突起,称椎体钩。椎体钩与上位椎体下面两侧的唇缘相接,则形成钩椎关节,又称 Luschka 关节。若椎体钩过度增生肥大,可使椎间孔狭窄,压迫脊神经而产生颈椎病的症状和体征。颈椎的椎孔大,呈三角形;上、下关节突的关节面卵圆形,几乎呈水平位。横突根部有横突孔(transverse foramen),有椎动脉和椎静脉通过。横突末端分为前、后结节,两结节间的沟为脊神经前支通过,第 6 颈椎横突的前结节较大,颈总动脉经其前面上行,故称为颈动脉结节(carotid tubercle)。当头部受伤出血时,可用手指将颈总动脉压于此结节暂时止血。第 2~6 颈椎棘突短而分叉。

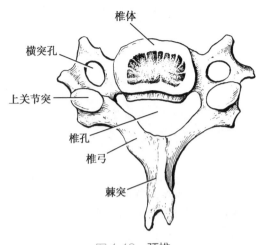

图 1-19 颈椎

第 1 颈椎又称寰椎(atlas)(图 1-20),呈环状。无椎体、棘突和关节突,主要由前弓、后弓及侧块组成。前弓较短,前面正中央处有前结节,后面有齿突凹。后弓较长,后面中点向后方突起为后结节,上面横行的椎动脉沟。侧块的上面有上关节凹,与枕骨髁相关节,下面有圆形的关节面与枢椎上关节面相关节。

第 2 颈椎又称枢椎(axis)(图 1-21),椎体向上伸出指状突起称齿突,与寰椎的齿突凹相关节。

第 7 颈椎又名隆椎(vertebra prominens)(图 1-21),棘突特别长,末端不分叉,活体容易扪到,是临床上计数椎骨序数和针灸取穴的标志。

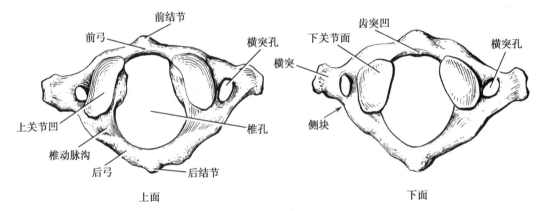

上面

下面

图 1-20 寰椎

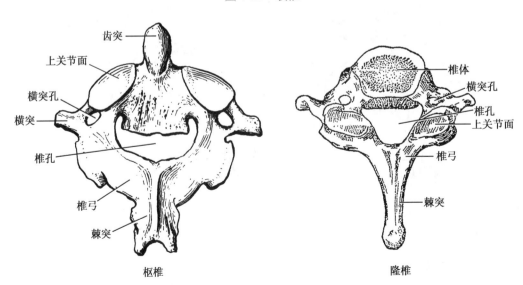

枢椎

隆椎

图 1-21 枢椎和第 7 颈椎(上面)

（2）胸椎（thoracic vertebrae）（图 1-18）：椎体横断面呈心形，自上而下逐渐增大。上位胸椎椎体近似颈椎椎体，下位胸椎椎体与腰椎的相似。椎体的后外侧上、下缘处有与肋骨头相关节的半圆形浅凹，分别称上、下肋凹。横突末端前面也有横突肋凹，与肋结节相关节。棘突较长，斜向后下方，依次呈叠瓦状排列。关节突关节面几乎呈冠状位，上关节突关节面朝向后，下关节突关节面则朝向前。

（3）腰椎（lumbar vertebrae）（图 1-22）：椎体粗壮，横断面呈肾形，椎孔大呈卵圆形或三角形，关节突粗大，关节面几乎呈矢状位，上关节突后缘的卵圆形突起称乳突，横突根部后下方有一副突。棘突宽而短，呈板状，水平伸向后方，棘突间隙较宽，临床上常在此做腰椎穿刺。

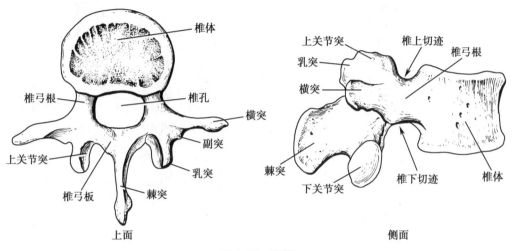

图 1-22　腰椎

（二）脊柱的连结

脊柱各骨之间借韧带、软骨、滑膜关节和骨性结合相连，分为椎体间连结和椎弓间连结。

1. 椎体间的连结　相邻各椎体间借椎间盘及前、后纵韧带相连。

（1）椎间盘（intervertebral discs）：是连结相邻两个椎体的纤维软骨盘，由中央部的髓核（nucleus pulposus）和周围部的纤维环（anulus fibrosus）构成。髓核是柔软而富有弹性的胶状物质，为胚胎时脊索的残留物。纤维环由多层纤维软骨环按同心圆排列组成，富于坚韧性，牢固连结各椎体上、下面，保护髓核并限制髓核向周围膨出。椎间盘既坚韧，又富弹性，承受压力时被压缩，除去压力后又复原，具有"弹性垫"样缓冲作用，并允许脊柱做各个方向的运动（图 1-23）。成人有 23 个椎间盘，各椎间盘厚薄不一，以中胸部最薄，颈部较厚，腰部最厚，故脊柱颈、腰部活动度较大，尤其腰部最大。颈、腰部的椎间盘前厚后薄，胸部的则与此相反。其厚薄和大小因年龄而异。

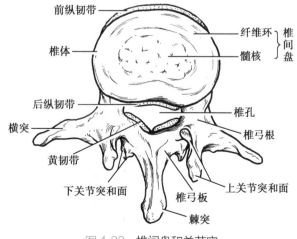

图 1-23　椎间盘和关节突

（2）前纵韧带（anterior longitudinal ligament）：位于椎体前面，宽而坚韧，上起枕骨大孔前缘，下达第1或第2骶椎体，其纤维与椎体及椎间盘连结牢固，有防止脊柱过度后伸和椎间盘向前突出的作用。

（3）后纵韧带（posterior longitudinal ligament）：位于椎管内、椎体后面，细长而坚韧，起自枢椎并与覆盖枢椎体的覆膜相续，向下达骶管，与椎体后面疏松结合，而与椎间盘纤维环及椎体上下缘紧密联结，有限制脊柱过度前屈的作用。

2. **椎弓间的连结**　包括椎弓板之间和各突起之间的连结（图1-24）。

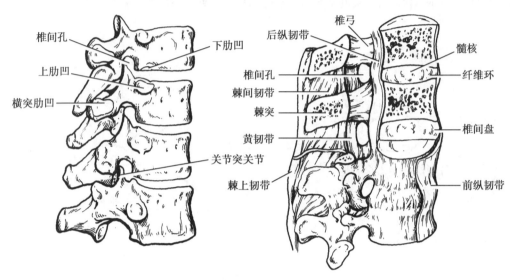

图 1-24　椎骨间的连结

（1）黄韧带（ligamenta flava）：连结相邻两椎弓板间的韧带，由黄色的弹力纤维构成。参与围成椎管，并有限制脊柱过度前屈的作用（图1-25）。

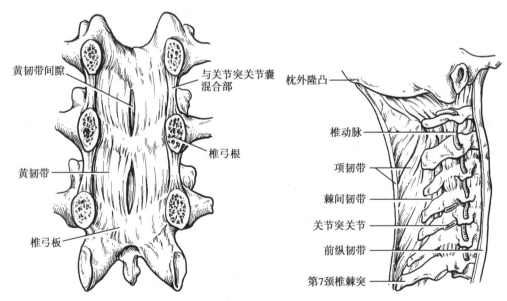

图 1-25　黄韧带与项韧带

（2）棘间韧带（interspinal ligaments）：连结相邻棘突间的薄层纤维，前接黄韧带，后方移行于棘上韧带。

（3）棘上韧带（supraspinal ligaments）和项韧带（ligamentum nuchae）：棘上韧带是连结胸、腰、骶椎各棘突尖之间的纵形韧带，其前方与棘间韧带融合，有限制脊柱前屈的作用。在颈部，从颈椎棘突尖向后扩展成三角形板状的弹性膜,称项韧带。其向上附着于枕外隆凸及枕外嵴,向下达第7颈椎棘突并续于棘上韧带(图1-25)。

(4)横突间韧带(intertransverse ligament):连结相邻椎骨的横突之间的韧带,部分与横突间肌混合。

(5)关节突关节(zygapophysial joints):由相邻椎骨的上、下关节突的关节面构成,属平面关节,可作轻微滑动。

3. 寰枕及寰枢关节(图1-26)

(1)寰枕关节(atlantooccipital joint):为两侧枕骨髁与寰椎侧块的上关节凹构成的联合关节。双侧同时运动,可使头作俯仰和侧屈运动。关节囊松弛,与寰枕前、后膜相连结。

(2)寰枢关节(atlantoaxial joint):包括3个独立的关节,即2个寰枢外侧关节和1个寰枢正中关节。寰枢外侧关节(lateral atlantoaxial joint)由寰椎下关节凹和枢椎上关节突构成。关节囊的后部及内侧均有韧带加强。寰枢正中关节(median atlantoaxial joint)由枢椎齿突与寰椎前弓后面的关节面和寰椎横韧带构成。

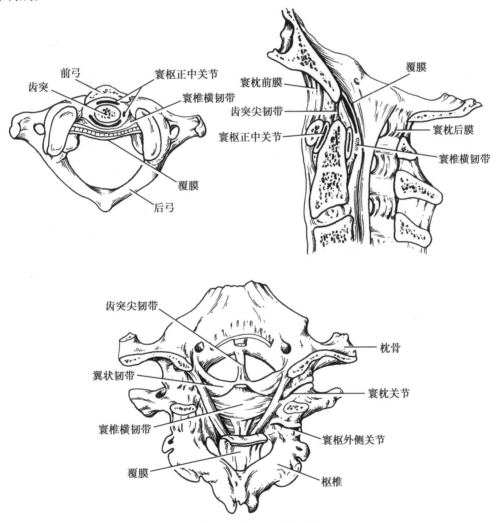

图 1-26　寰枕、寰枢关节

(三) 脊柱的整体观及运动

1. 脊柱的整体观　成人脊柱长约70cm,女性略短,约60cm,其长度可因姿势不同而略有差异(图1-27)。因站立时椎间盘被压缩,静卧比站立时,可长出2~3cm。椎间盘的总厚度约占脊柱全长的1/4。老年人的脊柱可因胶原成分改变致椎间盘变薄,骨质疏松致椎体变宽而高度变小,以及脊柱肌肉动力学下降使脊柱弯曲度改变而变短。

（1）脊柱前面观：从前面观察脊柱可见，自上而下随负载增加椎体逐渐加宽，到第 2 骶椎为最宽。自骶骨耳状面以下，由于重力经髋骨传至下肢骨，椎体已无承重意义，体积也逐渐缩小。在前面观上，正常人的脊柱有轻度侧屈，惯用右手的人，脊柱上部略凸向右侧，下部则代偿性略凸向左侧。

（2）脊柱后面观：从后面观察脊柱可见，于背部正中线上，所有椎骨棘突连贯形成纵嵴。颈椎棘突短而分叉，近水平位。胸椎棘突细长，斜向后下方，呈叠瓦状。腰椎棘突呈板状，水平伸向后方。

（3）脊柱侧面观：从侧面观察脊柱可见，成人脊柱 4 个生理性弯曲：颈曲和腰曲凸向前，胸曲和骶曲凸向后。这些弯曲增大了脊柱的弹性，对维持人体的重心稳定和减轻震荡有重要意义。同时可以增加胸腔和盆腔的容积。

2. 脊柱的运动　脊柱可做屈、伸、侧屈、旋转和环转运动。在相邻两椎骨之间的运动有限，但整个脊柱的活动范围较大。脊柱各部的运动性质和范围与年龄、性别和锻炼程度有关，并因椎间盘的厚度、关节突关节面的方向和形状、韧带的位置及厚度的不同而不同。在颈部，椎间盘较厚，颈椎关节突的关节面略呈水平位，关节囊松弛，其屈伸及旋

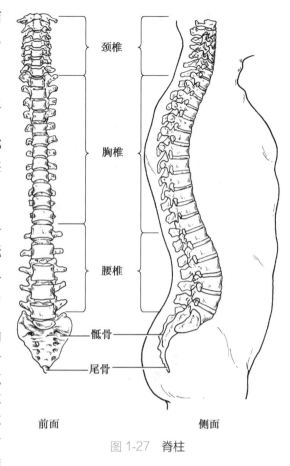

图 1-27　脊柱

转运动幅度较大。在胸部，胸椎与肋骨相连，椎间盘较薄，关节突关节面呈冠状位，棘突呈叠瓦状，这些因素限制了胸椎的运动，故脊柱胸段活动范围较小。在腰部，椎间盘最厚，关节突关节面几乎呈矢状位，限制了旋转运动，屈伸运动灵活。由于颈、腰部运动灵活，因而损伤也多见。

二、脊髓

（一）脊髓的位置和外形

脊髓（spinal cord）脊髓位于椎管内，全长 42~45cm。其上端在枕骨大孔处与延髓相连，下端变细呈圆锥状称脊髓圆锥（conus medullaris），约平对第 1 腰椎下缘（新生儿可达第 3 腰椎下缘）。

脊髓呈前、后略扁的圆柱形，全长粗细不等，有两个梭形膨大。颈膨大（cervical enlargement）由第 4 颈髓节段至第 1 胸髓节段构成。腰骶膨大（lumbosacral enlargement）由第 1 腰髓节段至第 3 骶髓节段构成。两个膨大的形成是由于此处的神经元数目相对较多所致，与四肢的发展有关。膨大的发展与四肢的发展相适应，人类的上肢功能特别发达，因而颈膨大比腰骶膨大明显（图 1-28）。

脊髓表面有 6 条平行的纵沟。前面正中较明显的沟称前正中裂（anterior median fissure），后面正中较浅的沟为后正中沟（posterior median sulcus）。这两条纵沟将脊髓分为左右对称的两半。脊髓的前外侧面有 1 对前外侧沟（anterolateral sulcus），有脊神经前根的根丝附着；后外侧面有 1 对后外侧沟（posterolateral sulcus），有脊神经后根的根丝附着。此外，在颈髓和胸髓上部，后正中沟和后外侧沟之间，还有一条较浅的后中间沟（posterior intermediate sulcus），是薄束和楔束在脊髓表面的分界标志。

脊髓在外形上没有明显的节段标志，每一对脊神经前、后根的根丝附着处即是一个脊髓节段。由于脊髓与 31 对脊神经根相连，故脊髓可分为 31 个节段，包括颈髓 8 节、胸髓 12 节、腰髓 5 节、骶髓 5 节和尾髓 1 节。

胚胎早期,脊髓几乎与椎管等长,脊神经根基本呈直角与脊髓相连。从胚胎第 4 个月起,脊柱的生长速度快于脊髓,脊髓的长度短于椎管。脊神经根在椎管内自上而下逐渐倾斜从各自的椎间孔处合成脊神经后穿出,因而腰骶部的神经根几乎垂直下行,在脊髓圆锥下方聚集成束而形成马尾(cauda equina)。因第 1 腰椎以下已无脊髓,故临床上进行脊髓蛛网膜下隙穿刺抽取脑脊液或麻醉时,常选择第 3、4 或第 4、5 腰椎棘突间进针,以免损伤脊髓。

成人脊髓的长度与椎管的长度不一致,所以脊髓的各个节段与相应的椎骨不在同一高度。成人上颈髓节段(C_1~C_4)大致平对同序数椎骨体,下颈髓节段(C_5~C_8)和上胸髓节段(T_1~T_4)约平对同序数椎骨的上 1 块的椎骨体,中胸髓节段(T_5~T_8)约平对同序数椎骨的上 2 块的椎骨体,下胸髓节段(T_9~T_{12})约平对同序数椎骨的上 3 块的椎骨体,腰髓节段约平对第 10~12 胸椎,骶髓、尾髓节段约平对第 1 腰椎。了解脊髓节段与椎骨的对应高度,对判断脊髓损伤的平面及手术定位,具有重要的临床意义(图 1-29)。

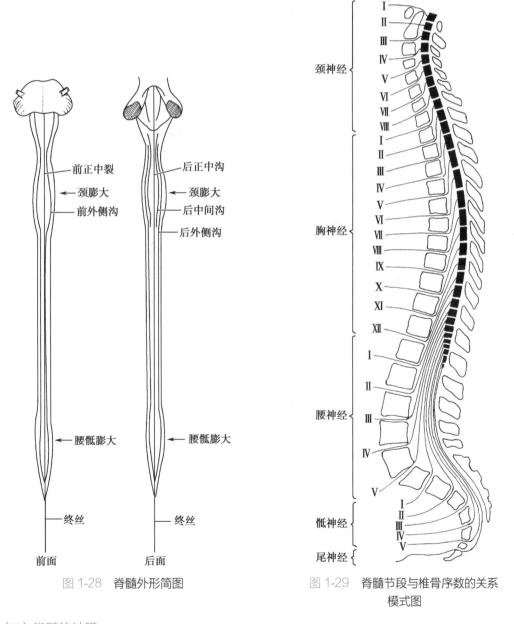

图 1-28 脊髓外形简图

图 1-29 脊髓节段与椎骨序数的关系模式图

(二)脊髓的被膜

脊髓表面包被 3 层被膜,由内向外为软脊膜、脊髓蛛网膜和硬脊膜(图 1-30)。

1. **软脊膜**（spinal pia mater）　薄而富含血管,紧贴脊髓表面,并延伸至脊髓沟裂中,向上与软脑膜相延续,向下移行为终丝（filum terminale）,止于尾骨的背面,起固定脊髓的作用。软脊膜在脊髓两侧脊神经前、后根之间,形成齿状韧带（denticulate ligament）。脊髓借齿状韧带、终丝和脊神经根固定于椎管内。齿状韧带还可作为椎管内手术的标志。

2. **脊髓蛛网膜**（spinal arachnoid mater）　为半透明的薄膜,位于硬脊膜与软脊膜之间,向上与脑蛛网膜相延续。脊髓蛛网膜与软脊膜之间有一较宽阔的间隙,称蛛网膜下隙（subarachnoid space）。两层膜之间有许多结缔组织小梁,间隙内充满脑脊液。脊髓蛛网膜下隙的下部,自脊髓下端至第2骶椎水平扩大为终池（terminal cistern）,内容马尾。临床上进行腰椎穿刺,将穿刺针插入终池抽取脑脊液或注入药物。

3. **硬脊膜**（spinal dura mater）　由致密结缔组织构成,厚而坚韧。上端与硬脑膜相延续,并附于枕骨大孔边缘;下部在第2骶椎水平逐渐变细,包裹马尾,末端附于尾骨。硬脊膜与椎管内面的骨膜之间的间隙称硬膜外隙（epidural space）,内含疏松结缔组织、脂肪、淋巴管和静脉丛等,略呈负压,有脊神经根通过。临床上进行硬膜外麻醉,就是将药物注入此间隙,以阻滞脊神经根内的神经传导。在硬脊膜与脊髓蛛网膜之间有潜在的硬膜下隙。硬脊膜在椎间孔处与脊神经的被膜相延续。

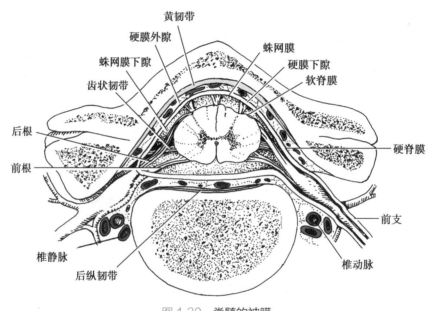

图 1-30　脊髓的被膜

（三）脊髓的血管

1. 脊髓的动脉有两个来源:①来自椎动脉发出的脊髓前动脉（anterior spinal artery）和脊髓后动脉（posterior spinal artery）;②来自一些节段性动脉,如肋间后动脉、腰动脉、髓外侧动脉等的脊髓支。脊髓前、后动脉在下行过程中,不断得到节段性动脉的增补,以营养脊髓（图1-31）。

（1）脊髓前动脉在延髓脑桥沟下方起自两侧椎动脉,在延髓腹侧面下行,至锥体交叉平面两侧合成一支,改称为脊髓前正中动脉。沿脊髓前正中裂下降,沿途不断接受前根动脉（节段性动脉的分支）补充。至脊髓圆锥向下,脊髓前动脉续为一细支与终丝伴行。

（2）脊髓后动脉为椎动脉颅内位置较低的分支,发出后绕至颈髓的外侧,沿脊髓后外侧沟、在脊神经后根内侧迂曲下行。下行途中接受经椎间孔进入椎管的根动脉,延续至脊髓下部。

（3）节段性动脉按顺序来自椎动脉颈段、颈升动脉、肋间后动脉、肋下动脉、腰动脉、髂腰动脉和髓外侧动脉。节段性动脉一般成对,除供应椎旁肌和脊柱外,沿相应椎间孔进入椎管,分为前根动脉和后根动脉,分别伴脊神经前根和后根走行,并与脊髓前、后动脉吻合。

2. 脊髓的静脉其分布方式与动脉相似,在软膜内形成静脉丛,并吻合成纵行的静脉干,再经脊髓前、后静脉引流至椎静脉丛和节段性静脉,从而与颈、胸、腰及盆部其他静脉相交通。脊髓的纵行静脉干向上直接或经过椎内静脉丛与颅内静脉相续。

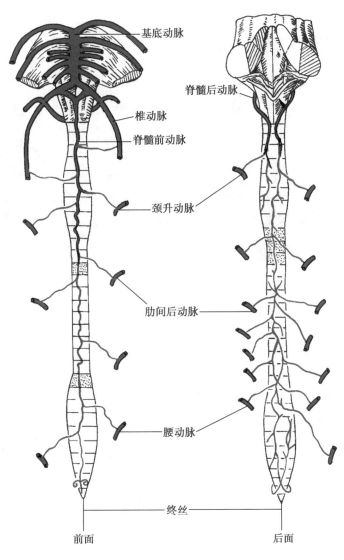

图 1-31　脊髓的动脉

三、骨盆

骨盆(pelvis)由左右髋骨、骶骨和尾骨借关节和韧带连结构成。除支持体重、保护盆腔脏器之外,对女性而言,骨盆还是胎儿娩出的通道。

(一) 骨盆的骨骼

1. 髋骨(hip bone):髋骨为形状不规则的扁骨。上部扁阔,中部窄厚,中部外侧面朝向下外的深窝称髋臼(acetabulum),其下缘的缺口为髋臼切迹(acetabular notch);下部的大孔称闭孔(obturator foramen)。髋骨由髂骨、坐骨和耻骨组成(图 1-32、图 1-33),16 岁前三者间借软骨彼此相结合,成年后因软骨骨化而融为一体。

(1)髂骨(ilium):位于髋骨的后上部,分体和翼两部分。髂骨体(body of ilium)肥厚,位于髂骨的下部,参加构成髋臼的上部。髂骨翼(ala of ilium)位于髂骨的上部呈扁宽状,其上缘称髂嵴(iliac crest),

全长可在皮下触及。髂嵴前、后端的突出部分别称髂前上棘（anterior superior iliac spine）和髂后上棘（posterior superior iliac spine），两者均可在体表触及，是体重重要的骨性标志。髂前上棘下方另有一突起称髂前下棘（anterior inferior iliac spine），相应地髂后上棘下方有髂后下棘（posterior inferior iliac spine）。髂嵴外缘距髂前上棘5~7cm处，有向外突出的髂结节（iliac tubercle）。

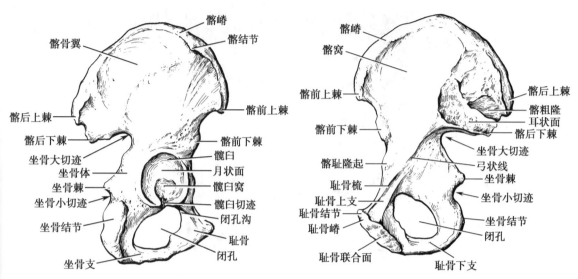

图 1-32　髋骨

髂骨翼的后外面稍凸，前内面大多平滑而略凹，称髂窝（iliac fossa），其下界为弓状线（arcuate line），此线向后达耳状面（auricular surface）。耳状面形如耳廓，是一关节面，与骶骨的同名关节面相关节。耳状面后上方有髂粗隆（iliac tuberosity），与骶骨相连接。耳状面的下方，髂骨后缘有深陷的切迹，称坐骨大切迹（greater sciatic notch）。

（2）坐骨（ischium）：位于髋骨的后下部，分为坐骨体及坐骨支两部分。坐骨体（body of ischium）为坐骨的后上部，上端参与组成髋臼的后下部，背侧有一突出的锐棘，称坐骨棘（ischial spine）。坐骨棘上方即坐骨大切迹，棘的下方有较小的坐骨小切迹（lesser sciatic notch）。坐骨小切迹下方是粗糙而肥厚的坐骨结节

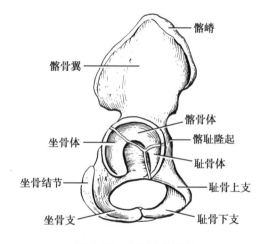

图 1-33　6 岁幼儿髋骨

（ischial tuberosity），在活体容易触及，是体表重要的骨性标志。坐骨结节参与构成坐骨体的下端，自坐骨结节向前上延伸为较细部分，称坐骨支（ramus of ischium）。

（3）耻骨（pubis）：位于髋骨前下部，分为体和上、下支三部分。耻骨体（body of pubis）是耻骨的最前部分，前后略扁，内侧面为椭圆形的耻骨联合面（symphysial surface），与对侧耻骨的相对面连结成耻骨联合（pubic symphysis）。体的上缘称耻骨嵴（pubic crest），其外侧端终于一钝圆的突起，称耻骨结节（pubic tubercle）。由耻骨体上外方伸向后上的部分为耻骨上支（superior ramus of pubis）。耻骨上支参与构成髋臼的前下部，与髂骨衔接的骨面上有一粗糙的隆起，称髂耻隆起（iliopubic eminence）。耻骨上支的后上缘突出称为耻骨梳（pecten pubis），向前终于耻骨结节，向后与弓状线相续。耻骨体下外部向后下延续为耻骨下支（inferior ramus of pubis），其末端与坐骨支末端融合，这样耻骨和坐骨共同围成闭孔（obturator foramen）。

2. 骶骨和尾骨

(1)骶骨(sacral bone)(图 1-34):由 5 块骶椎融合而成,呈三角形。骶骨底朝上,其前缘中部向前突出称岬。尖朝下,接尾骨。骶骨前面又称盆面,凹陷而光滑,中部有 4 条横线。横线两端有 4 对骶前孔。骶骨后面粗糙隆凸,沿中线的纵行突起为骶正中嵴,可在体表扪及,棘两侧有 4 对骶后孔。骶前、后孔均与骶管相通,分别有骶神经的前、后支通过。骶管为骶椎椎孔连接而成,是椎管的下段,其下端的 U 形裂孔称骶管裂孔(sacral hiatus)。裂孔两侧有向下突出的第 5 骶椎下关节突称骶角,可在体表扪及,是骶管麻醉进针定位标志。骶骨的外侧面上宽下窄,上部有耳状面与髂骨的耳状面构成骶髂关节。耳状面上端平对第 1 骶椎,下端一般平第 3 骶椎,耳状面后方的骨面凹凸不平,称骶粗隆。

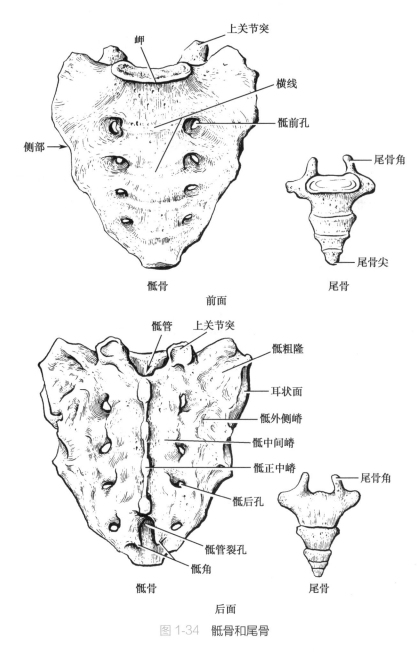

图 1-34　骶骨和尾骨

(2)尾骨(coccyx):由 3~4 块退化的尾椎融合而成。呈三角形,上接骶骨,下端游离为尾骨尖。

(二) 骨盆的连结

1. 骨盆的韧带　髋骨与脊柱间常借下列韧带加固(图 1-35)。

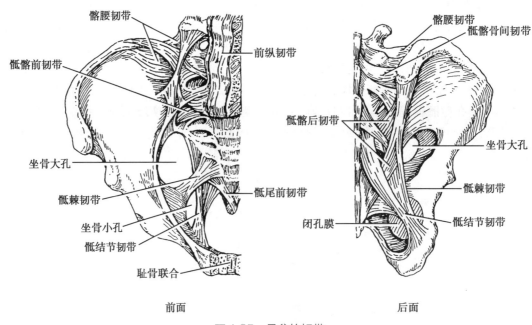

前面   后面

图 1-35   骨盆的韧带

（1）髂腰韧带（iliolumbar ligament）：强韧肥厚，由第 5 腰椎横突横行放散至髂嵴的后上部。

（2）骶结节韧带（sacrotuberous ligament）：位于骨盆后方，起自骶、尾骨的侧缘，呈扇形，集中附着于坐骨结节内侧缘。

（3）骶棘韧带（sacrospinous ligament）：位于骶结节韧带前方，起自骶、尾骨侧缘，呈三角形，止于坐骨棘，其起始部为骶结节韧带所遮掩。

骶棘韧带与坐骨大切迹围成坐骨大孔；骶棘韧带、骶结节韧带和坐骨小切迹围成坐骨小孔。有肌肉、血管和神经等从盆腔经坐骨大、小孔达臀部和会阴。

此外，左、右髋骨的闭孔有闭孔膜（obturator membrane）封闭，为肌肉提供附着点。闭孔膜的上部与闭孔沟围成闭孔膜管（obturator canal），有血管及神经通过。

2. 骨盆的关节

（1）耻骨联合（pubic symphysis）：由两侧耻骨联合面借纤维软骨构成的耻骨间盘连结构成。耻骨间盘中往往出现一矢状位裂隙。耻骨间盘女性较男性厚，裂隙也较大，孕妇和经产妇女尤为显著。在耻骨联合的上、下方分别有连结两侧耻骨的耻骨上韧带和耻骨弓状韧带。耻骨联合的活动甚微，但在分娩过程中，耻骨间盘中的裂隙可增宽（图 1-36）。

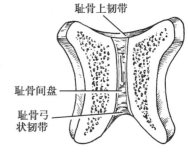

图 1-36   耻骨联合（冠状切面）

（2）骶髂关节（sacroiliac joint）：由骶骨和髂骨的耳状面构成。关节囊紧张，有骶髂前、后韧带加强。骶髂关节承担身体重量并传递至髋骨，其活动性较小，妊娠妇女其活动度可稍增大。

（3）骶尾关节（sacrococcygeal joint）：由第 5 骶椎体与第 1 尾椎体借纤维性椎间盘构成。前面和后面分别有前纵韧带和后纵韧带加强。中年以后骶骨与尾骨中间的椎间盘常骨化而变成不动关节。

（三）骨盆的分部

骨盆可由骶骨岬向两侧经髂骨弓状线、髂耻隆起、耻骨梳、耻骨结节至耻骨联合上缘构成的环形界线，分为上方的大骨盆或称假骨盆和下方的小骨盆或称真骨盆。其内腔即盆腔。

大骨盆（greater pelvis）由界线上方的髂骨翼和骶骨构成。由于骨盆向前倾斜，故大骨盆几乎没有前壁。

小骨盆（lesser pelvis）是在骨盆向下延伸的骨性狭窄部，可分为骨盆上口、骨盆下口和骨盆腔。骨盆上口由界线围成，呈圆形或卵圆形。骨盆下口由尾骨尖、骶结节韧带、坐骨结节、坐骨支、耻骨支和耻骨联合下缘围成，呈菱形。两侧坐骨支与耻骨下支连成耻骨弓，它们之间的夹角称为耻骨下角。骨盆上、下口之间的腔为骨盆腔，也称固有盆腔。

（四）骨盆的位置与作用

骨盆的位置可因人体姿势不同而变动。人体直立时，骨盆向前倾斜，骨盆上口的平面与水平面构成 50°~55° 的角（女性可为 60°），称为骨盆倾斜度。骨盆倾斜度的增减将影响脊柱的弯曲。

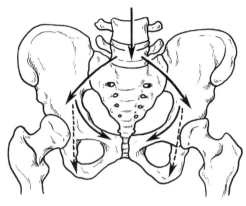

图 1-37 骨盆力的传导方向

骨盆的作用：人体直立时，体重自第 5 腰椎、骶骨经由两侧的骶髂关节、髋臼传导至两侧的股骨头，再由股骨头向下到达下肢，这种弓形力传递线称为股骶弓。当人处坐位时，重力由骶髂关节传导至两侧坐骨结节，此种弓形力传递称为坐骶弓。骨盆前部还有两条约束弓，以防止上述两弓向两侧分开。一条在耻骨联合处连结两侧耻骨上支，可防止股骶弓被压挤。另一条为两侧坐骨支和耻骨下支连成的耻骨弓，能约束坐骶弓不致散开。约束弓不如重力弓坚强有力，外伤时，约束弓的耻骨上支较下支更易骨折（图 1-37）。

（五）骨盆的性别差异

骨盆的性别差异显著，这与其功能有关（表 1-1）。虽然骨盆的主要功能是运动和支持腹部脏器，但女性骨盆还要适合分娩的需要。

表 1-1 男、女骨盆特点比较

骨盆	男性	女性
一般结构	厚而重	薄而轻
大骨盆	深	浅
小骨盆	窄而深	宽而浅
骨盆入口	心形	横椭圆形
骨盆出口	较小	较大
耻骨弓及耻骨下角	窄 48°~81°	宽 64°~100°
闭孔	圆形	卵圆形
髋臼	大	小

（李严兵）

思考题

1. 简述肩关节灵活性和髋关节稳固性的结构基础。
2. 使前臂旋前和旋后、使足内翻和外翻的肌有哪些？
3. 为何膝关节内侧半月板损伤常见？
4. 手和手指有哪些间隙？各位于何处？

5. 比较上肢和下肢结构的主要特征，阐述其功能的异同。

6. 如何理解椎骨间的连结形式？

7. 脊柱运动幅度最大的部位是何处？其解剖学基础是什么？

8. 腰椎穿刺术的解剖学基础是什么？

9. 骨盆结构存在哪些性别差异？

参考文献

［1］丁文龙, 刘学政. 系统解剖学. 9 版. 北京：人民卫生出版社, 2018.

［2］崔慧先, 李瑞锡. 局部解剖学. 9 版. 北京：人民卫生出版社, 2018.

［3］丁文龙, 王海杰. 系统解剖学. 3 版. 北京：人民卫生出版社, 2018.

［4］张绍祥, 张雅芳. 局部解剖学. 3 版. 北京：人民卫生出版社, 2015.

［5］全国科学技术名词审定委员会. 人体解剖学名词. 北京：科学出版社, 2013.

［6］ZHANG X G, ZHAO X Y, SONG M. et al. Biomechanical research progress of osteoporotic vertebra compressive fracture. Journal of Medical Biomechanics, 2017, 32 (2): 199-204.

［7］ZEHRA U, NOEL-BARKER N, MARSHALL J, et al. Associations Between Intervertebral Disc Degeneration Grading Schemes and Measures of Disc Function. J Orthop Res, 2019, 37 (9): 1946-1955.

［8］PARK G Y, KWON D R, CHO H K. Anatomic Differences in the Sacral Hiatus During Caudal Epidural Injection Using Ultrasound Guidance. J Ultrasound Med, 2015, 34 (12): 2143-2148.

［9］SIRIBUMRUNGWONG K, SINCHAI C, TANGTRAKULWANICH B, et al. Reliability and Accuracy of Palpable Anterior Neck Landmarks for the Identification of Cervical Spinal Levels. Asian Spine J, 2018, 12 (1): 80-84.

［10］KARAKAS HM, HARMA A, ALICIOGLU B. The subpubic angle in sex determination: Anthropometric measurements and analyses on Anatolian Caucasians using multidetector computed tomography datasets. Journal of Forensic and Legal Medicine, 2013, 20 (8): 1004-1009.

［11］刘勇, 谭德炎, 蔡道章, 等. 运动系统. 北京：人民卫生出版社, 2015.

［12］丁文龙, 刘学政, 孙晋浩, 等. 系统解剖学. 9 版. 北京：人民卫生出版社, 2018.

第二章
理 学 检 查

理学检查（physical examination）又称体格检查，是临床上最基本、最重要的检查方法之一。临床医生需要结合病史、理学检查和其他辅助检查结果进行综合分析判断，指导疾病的诊断和治疗。

骨骼与关节疾病的诊断是一个复杂的认知过程，而在这个过程中病史的采集和理学检查起到了重要的作用，而理学检查又是病史和辅助检查及进一步治疗的承接和纽带。详细而准确的病史采集可以使可能的诊断更有方向性，而理学检查既能验证和指导病史的采集，又能进一步指导辅助检查及最后的诊断和治疗。

对于复杂病例，医生需要通过理学检查和病史及影像学检查的反复验证，将复杂的临床情况如抽丝剥茧般的整理，最后得到针对特定患者最合适的个体化治疗方案。

第一节　理学检查的基本原则

一、理学检查的目的

理学检查作为患者整体检查的一部分，在不同的时间点有不同的目的：①在初始阶段的目的是疾病筛查，进一步指导辅助检查。②经过系列的检查之后再进行的理学检查，其目的是完成最后的诊断和鉴别诊断，并指导治疗和预后判断。

无论是初步筛查，还是为了最终的诊断和鉴别诊断，理学检查都需要精准地进行，这样才能为最终的治疗提供客观有效的证据。理学检查可能会在不同情况下出现假阳性或假阴性的结果，需要按一定标准反复检查。

二、检查顺序

一般按视诊、触诊、叩诊、听诊、动诊和量诊顺序进行。

1. **先健侧后患侧**　有健侧作对照，可发现患侧的异常。

2. **先健处后患处**　否则由于检查引起疼痛，易使患者产生保护性反应，难以准确判定病变的部位及范围。

3. **先主动后被动**　先让患者自己活动患肢，以了解其活动范围、受限程度、痛点等，然后再由医生作被动检查。反之，则因被动检查引起的疼痛、不适会影响检查结果的准确性。

三、充分暴露、两侧对比

充分暴露检查的部位是为了全面了解病变的情况,也便于两侧对比。两侧对比时要有确切的两侧同一的解剖标志,对患者双侧进行比较检查,如长度、宽度、周径、活动度、步态等。

四、全面、反复、轻柔、到位

1. **全面**　不可忽视全身检查,不能放过任何异常体征,防止漏诊、误诊。
2. **反复**　每一次主动、被动或对抗运动等检查都应重复几次以明确症状有无加重或减轻,及时发现新症状和体征。
3. **轻柔**　检查操作时动作要轻柔,尽量不给患者增加痛苦。
4. **到位**　检查关节活动范围时,主动或被动活动都应达到最大限度。检查肌力时肌肉收缩应至少 5s,以明确有无肌力减弱。

第二节　理学检查的基本内容

一、视诊(inspection)

整体上,从各个侧面和不同体位观察躯干和四肢姿势、轴线及步态有无异常。局部观察:患部皮肤有无创面、窦道、瘢痕、静脉曲张及色泽异常,肢体有无畸形,软组织有无肿胀及肿物,伤口形状与深度,局部包扎和固定情况等,并与健侧相应部位是否对称等。

二、触诊(palpation)

检查病变的部位、范围,肿物的大小、硬度、活动度、压痛,皮肤感觉及温度等。

三、叩诊(percussion)

为明确骨折、脊柱病变或做反射检查时常用叩诊,如四肢骨折时常有纵轴叩痛;脊柱病变常有棘突叩痛。

四、听诊(auscultation)

不借助听诊器即可听到的关节弹响和摩擦音,并伴有相应的临床症状时,多有病理意义,临床上常见于弹响髋、肩峰下滑囊炎和膝关节半月板损伤等。但如果响声不伴有临床症状,如正常人肩、手和髋部出现的单一响声,不伴有疼痛则没有临床意义。

五、动诊（mobility）

检查关节的活动范围和肌肉的收缩力。先观察患者的主动活动，再进行被动检查。当神经麻痹或肌腱断裂时，关节均不能主动活动，但可以被动活动。当关节强直、僵硬或有肌痉挛、皮肤瘢痕挛缩时，则主动和被动活动均受限。

六、量诊（measurement）

根据检查原则测量肢体长度、周径、关节活动范围、肌力和感觉障碍范围。

1. **肢体长度测量（measurement of limb length）** 测量时患肢和健肢必须放在对称位置，以相同的解剖标志为起止点，双侧对比测量。

（1）上肢长度：肩峰至桡骨茎突或肩峰至中指尖。

（2）上臂长度：肩峰至肱骨外上髁。

（3）前臂长度：肱骨外上髁至桡骨茎突或尺骨鹰嘴至尺骨茎突。

（4）下肢长度：间接长度测量自髂前上棘至内踝下缘（棘踝线）；直接长度测量自大转子至外踝下缘。

（5）大腿长度：大转子至膝关节外侧间隙。

（6）小腿长度：膝关节内侧间隙至内踝下缘，或外侧间隙至外踝下缘。

2. **肢体周径测量（measurement of limb circumference）**

（1）上肢周径：在双侧肩峰下同一距离测量，通常在 10cm 或 15cm 处测量。

（2）大腿周径：在双侧髌骨上同一距离测量，通常在 10cm 或 15cm 处测量。

（3）小腿周径：在双侧胫骨结节下同一距离测量，通常在 10cm 或 15cm 处测量，也可以选择小腿肌腹的最大径处测量。

3. **关节活动范围测量（measurement of joint motion）** 用量角器较准确地测量，采用目前国际通用的中立位作为 0 的记录方法。以关节中立位为 0，测量各方向的活动度。记录方法：四肢关节可记为 0（伸）⇔ 150°（屈），数字代表屈伸角度，两数之差代表活动范围，"⇔"代表活动方向。如膝、肘等关节在中立位 0 以后存在过伸，可记为过伸 10° 或屈曲 −10°。

七、神经系统检查（examination of nervous system）

1. **肌张力检查（examination of the muscular tension）** 肌张力指肌肉松弛状态下做被动运动时检查者所遇到的阻力。肌张力减低可见于下运动神经元病变及肌源性病变等。肌张力增高见于上运动神经元病变和锥体外系病变，前者表现为痉挛性肌张力增高，即上肢屈肌及下肢伸肌张力增高明显，开始做被动运动时阻力较大，然后迅速减小，称折刀样肌张力增高；后者表现为强直性肌张力增高，即伸肌和屈肌的肌张力均增高，做被动运动时向各个方向的阻力是均匀一致的，亦称铅管样肌张力增高（不伴震颤），如伴有震颤则出现规律而断续的停顿，称齿轮样肌张力增高。

2. **肌力检查（examination of myodynamia）** 需要结合视诊、触诊和动诊来了解肌肉随意运动的功能状态。根据抗引力或阻力的程度可将肌力分级，进行手动肌力检测（manual muscle test，MMT）（表 2-1）。

3. **感觉异常区检查（examination of paresthesia area）** 一般只检查痛觉及触觉，必要时还要检查温觉、位置觉、两点辨别觉等，并用不同的标记画在人体素描图上。常用棉花测触觉；用注射针头测痛觉；用分别盛有冷热水的试管测温度觉。并分别以"----""∨∨∨∨""~~~"记录触觉、痛觉、温觉的障碍边界。用以了解神经病损的部位和程度，如脊髓损伤后 ASIA 评分，并可观察疾病的发展情况和治疗结果。

表2-1　肌力测定的分级(5级分法)

级别	运动
0	无肌肉收缩,为完全性瘫痪
1	有轻度肌肉收缩,但不产生关节运动
2	2^- 不抗引力时只有运动的起始动作 2 不抗引力时有完全运动幅度 2^+ 抗引力时只有运动的起始动作
3	3^- 抗引力时只有部分运动幅度 3 抗引力时有完全运动幅度 3^+ 抗引力抗最小阻力时有完全运动幅度
4	抗引力抗中度阻力时有完全运动幅度
5	抗引力抗最大阻力时有完全运动幅度——正常

4. **反射检查**(examination of reflex)　应在肌肉放松体位下进行,两侧对比,检查特定反射。常用的有:

(1)深反射(deep reflex):肱二头肌(腱)反射($C_{5~6}$,肌皮神经),肱三头肌(腱)反射($C_{6~7}$,桡神经),桡反射($C_{5~6}$,桡神经),膝(腱)反射($L_{2~4}$,股神经),踝反射或跟腱反射($S_{1~2}$,胫神经)。

(2)浅反射(superficial reflex):腹壁反射:上方($T_7~T_8$),中部($T_9~T_{10}$),下方($T_{11}~T_{12}$);提睾反射($L_1~L_2$);跖反射($S_1~S_2$);肛门反射($S_4~S_5$);球海绵体反射。

(3)病理反射(pathologic reflex):一般在中枢神经系统受损时出现,常见的有:①霍夫曼征(Hoffmann sign);②巴宾斯基征(Babinski sign);③髌阵挛(patellar clonus);④踝阵挛(ankle clonus)。

5. **自主神经检查**(autonomic nerve examination)(又称植物神经检查,vegetative nerve examination)

(1)皮肤、毛发、指甲营养状态:自主神经损害时,表现为皮肤粗糙、失去正常的光泽、表皮脱落、发凉、无汗;毛发脱落;指(趾)甲增厚、失去光泽、易裂。此外,可显示血管舒缩变化:毛细血管充盈迟缓。

(2)皮肤划痕试验:钝针快划皮肤,数秒后出现白色划痕(血管收缩),并高起皮面,一般持续1~5min。如果持续时间延长,提示有交感神经兴奋性增高。

第三节　各部位检查法

一、肩部检查

肩关节(shoulder joint,也称盂肱关节)是全身最灵活的关节。它由肩胛骨的关节盂和肱骨头构成。由于肱骨头大而关节盂浅,因而其既灵活又缺乏稳定性,是肩关节易脱位的原因之一。肩部的运动很少是由肩关节单独进行的,常常是肩关节、肩锁关节、胸锁关节及肩胛骨-胸壁连结均参与的复合运动,因此检查肩部活动时需兼顾各方面。

【视诊】

肩的正常外形呈圆弧形,两侧对称。三角肌萎缩或肩关节脱位后弧度变平,称为"方肩"(square shoulder)。先天性高肩胛患者患侧明显高于健侧。斜方肌瘫痪表现为垂肩,肩胛骨内上角稍升高。前锯肌瘫痪向前平举上肢时表现为翼状肩胛(winged scapula)。

【触诊】

喙突尖在锁骨下方肱骨头内侧,与肩峰和肱骨大结节形成肩等边三角称为肩三角。骨折、脱位时此三角有异常改变。肩带区的肌筋膜疼痛非常多见,常由于过度使用引起。肩关节的疼痛有时与颈椎病的放射痛和心绞痛相类似。肩关节周围常见的压痛点有:股二头肌长头腱腱鞘炎,压痛点在结节间沟;冈上肌腱损伤,压痛点局限在大结节的顶点部。

【动诊和量诊】

广义的肩关节活动包括盂肱关节、肩锁关节、胸锁关节和肩胛胸壁之间联接的共同活动。所以检查肩关节活动范围时,须先将肩胛骨下角固定,以鉴别是盂肱关节的单独活动还是包括其他关节的广义的肩关节活动。肩关节的运动包括内收、外展、前屈、后伸、内旋和外旋。肩关节中立位为上臂下垂屈肘 90°,前臂指向前。正常活动范围:外展 80°~90°,内收 20°~40°,前屈 70°~90°,后伸 40°,内旋 45°~70°,外旋 45°~60°(图 2-1)。

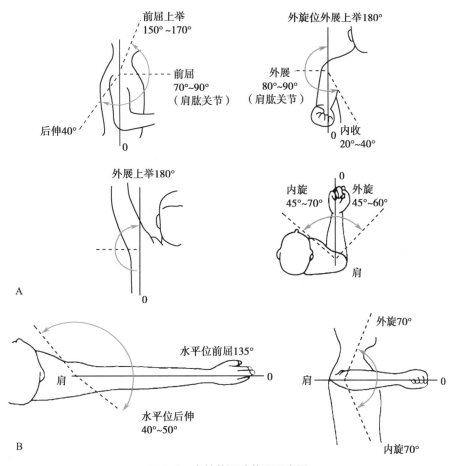

图 2-1 肩关节活动范围示意图

肩外展超过 90° 时称为上举(160°~180°),须有盂肱关节、肩锁关节、胸锁关节和肩胛胸壁之间的联接共同参与才能完成。如为肩周炎仅外展、外旋明显受限;关节炎则各个方向运动均受限。

【特殊检查】

1. 杜加斯征(Dugas sign) 正常人将手搭在对侧肩上,肘部能贴近胸壁。肩关节前脱位时肘部内收受限,伤侧的手搭在对侧肩上,肘部则不能贴近胸壁,或肘部贴近胸部时,则手搭不到对侧肩,此为杜加氏征阳性。

2. 痛弧(pain arc) 冈上肌腱有病损时,在肩外展 60°~120° 范围内有疼痛,因为在此范围内肌腱与肩峰下面摩擦、撞击,此范围以外则无疼痛。常用于肩峰增生和冈上肌腱病损引起撞击的检查判定。

二、肘部检查

肘关节(elbow joint)包括肱尺关节、肱桡关节、上尺桡关节三个关节。除具有屈伸活动功能外,还有前臂的旋转功能。

【视诊】

正常肘关节完全伸直时,肱骨内、外上髁和尺骨鹰嘴在一直线上;肘关节完全屈曲时,这三个骨突构成一等腰三角形(称肘后三角)。肘关节脱位时,三点关系发生改变;肱骨髁上骨折时,此三点关系不变。前臂充分旋后时,上臂与前臂之间有 10°~15° 外翻角,又称提携角(carrying angle)。该角度小于 0 时称为肘内翻(cubitus varus),增大时称为肘外翻(cubitus valgus)(图 2-2)。肘关节伸直时,鹰嘴的桡侧有一小凹陷,为肱桡关节的部位。桡骨头骨折或肘关节肿胀时此凹陷消失,并有压痛。桡骨头脱位在此部位可见到异常骨突,旋转前臂时可触到突出的桡骨头转动。肘关节积液或积血时,患者屈肘从后面观察,可见鹰嘴之上肱三头肌腱的两侧胀满。肿胀严重者,如化脓性或结核性关节炎时,肘关节呈梭形。

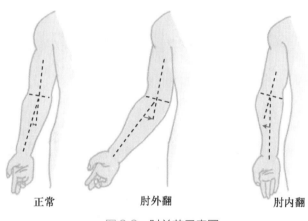

正常   肘外翻   肘内翻

图 2-2   肘关节示意图

【触诊】

肱骨干可在肱二头肌与肱三头肌之间触之。肱骨内、外上髁和尺骨鹰嘴位置表浅容易触之。肘部慢性劳损常见的部位在肱骨内、外上髁处。外上髁处为伸肌总腱的起点,肱骨外上髁炎(网球肘 tennis elbow)时,局部明显压痛。

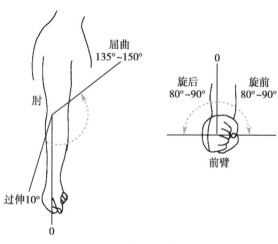

屈曲
135°~150°

肘

旋后   旋前
80°~90°   80°~90°

过伸10°

前臂

0

图 2-3   肘关节活动范围

【动诊和量诊】

肘关节屈伸运动通常以完全伸直为中立位 0。活动范围:屈曲 135°~150°,伸 0,可有 5°~10° 过伸(图 2-3)。肘关节的屈伸活动幅度,取决于关节面的角度和周围软组织的制约。在肘关节完全伸直位时,因侧副韧带被拉紧,不可能有侧方运动,如果出现异常的侧方运动,则提示侧副韧带断裂或内、外上髁骨折。

【特殊检查】

米尔征(Mill's sign):又称腕伸肌紧张试验,患者肘部伸直,腕部屈曲,将前臂旋前时,肱骨外上髁处疼痛为阳性,常见于肱骨外上髁炎(lateral epicondylitis of humerus,或称网球肘)。

三、腕部检查

腕关节（wrist joint）是前臂与手之间的移行区，包括桡尺骨远端、腕骨掌骨基底、桡腕关节、腕中关节、腕掌关节及有关的软组织。前臂的肌腱及腱鞘均经过腕部。这些结构被坚实的深筋膜包裹，与腕骨保持密切的联系，使腕部保持有力并容许广泛的运动以适应手的多种复杂功能。

【视诊】

微屈腕时，腕前区有 2~3 条腕前皮肤横纹。用力屈腕时，由于肌腱收缩，掌侧有 3 条明显的纵行皮肤隆起，中央为掌长肌腱，桡侧为桡侧腕屈肌腱，尺侧为尺侧腕屈肌腱。桡侧腕屈肌腱的外侧是扪桡动脉的常用位置，皮下脂肪少的人可见桡动脉搏动。解剖学"鼻烟窝"是腕背侧的明显标志，它由拇长展肌和拇短伸肌腱、拇长伸肌腱围成，其底由舟骨、大多角骨、桡骨茎突和桡侧腕长、短伸肌组成。其深部是舟骨，舟骨骨折时该窝肿胀。腕关节结核和类风湿关节炎表现为全关节肿胀。腕背皮下半球形肿物多为腱鞘囊肿。畸形提示 Colles 骨折；垂腕提示桡神经损伤。

【触诊】

舟骨骨折时"鼻烟窝"有压痛。正常时桡骨茎突比尺骨茎突低 1cm，当桡骨远端骨折时这种关系有改变。腱鞘囊肿常发生于手腕背部，为圆形、质韧、囊性感明显的肿物。疑有舟骨或月骨病变时，让患者半握拳尺偏，叩击第三掌骨头时腕部近中线处疼痛。

【动诊和量诊】

通常以第 3 掌骨与前臂纵轴成一直线为腕关节中立位 0。正常活动范围：背屈 35°~60°，掌屈 50°~60°，桡偏 25°~30°，尺偏 30°~40°（图 2-4）。腕关节的正常运动对手的活动有重要意义，因而其功能障碍有可能影响到手的功能，利用合掌法容易查出其轻微异常。

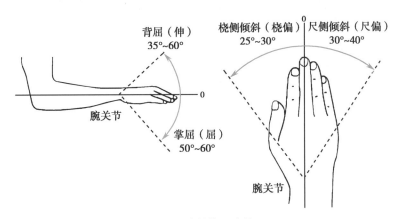

图 2-4　腕关节活动范围

【特殊检查】

1. **握拳尺偏试验（Finkelsein sign）**　患者拇指握于掌心，使腕关节被动尺偏，桡骨茎突处疼痛为阳性。为桡骨茎突狭窄性腱鞘炎的典型体征。

2. **腕关节尺侧挤压试验**　腕关节中立位，使之被动向尺侧偏并挤压，下尺桡关节疼痛为阳性。多见于腕三角软骨损伤或尺骨茎突骨折。

四、手部检查

手（hand）是人类劳动的器官，它具有复杂而重要的功能，由 5 块掌骨和 14 个指骨组成。人类的拇指具有对掌功能是区别于其他哺乳动物的重要特征。

【视诊】

常见的畸形有并指、多指、巨指（多由脂肪瘤、淋巴瘤、血管瘤引起）等（图2-5）。钮孔畸形见于手指近侧指间关节背面中央腱束断裂；鹅颈畸形系因手内在肌萎缩或作用过强所致；爪形手畸形提示尺神经损伤；梭形指多为结核、内生软骨瘤或指间关节损伤。类风湿关节炎呈双侧多发性掌指、指间和腕关节肿大，晚期掌指关节尺偏。

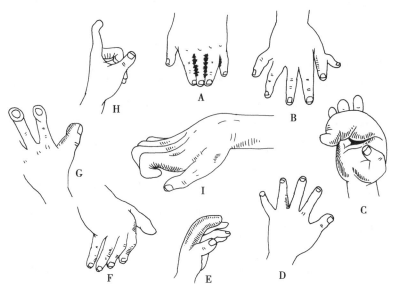

图2-5　手部常见畸形

A.先天性并指；B.多指；C.巨指；D.指骨结核；E.化脓性腱鞘炎；F.类风湿性关节炎（晚期）；
G.杵状指；H.锤状指（伸肌腱断裂）；I.爪形手（缺血性肌挛缩）。

【触诊】

指骨、掌骨均可触到。手部瘢痕检查需配合动诊，观察是否与肌腱、神经粘连。

【动诊和量诊】

手指各关节完全伸直为中立位0。活动范围掌指关节屈60°~90°，伸0，过伸20°；近侧指间关节屈90°，伸0，远侧指间关节屈60°~90°，伸0（图2-6）。

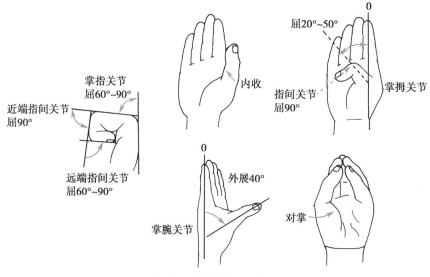

图2-6　手部各关节活动范围

手的休息位（position of rest）：是手休息时所处的自然静止的姿势，即腕关节背屈 10°~15°，示指至小指呈半握拳状，拇指部分外展，拇指尖接近示指远侧指间关节（图 2-7A）。

手的功能位（functional position）：腕背屈 20°~35°，拇指外展、对掌，其他手指略分开，掌指关节及近侧指间关节半屈曲，而远侧指间关节微屈曲，相当于握小球的体位。该体位使手能根据不同需要迅速做出不同的动作，发挥其功能，外伤后的功能位固定即以此为标准（图 2-7B）。拇指向手掌垂直方向合拢为内收，反向为外展；拇指指腹与其他手指指腹的对合称对掌。

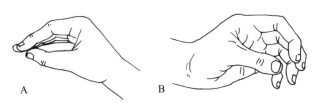

图 2-7　手的休息位及功能位
A. 手的休息位；B. 手的功能位。

手指常发生屈肌腱鞘炎，屈伸患指可听到弹响，称为弹响指（snapping finger）或扳机指（trigger finger）。

五、脊柱检查

脊柱（spine）由 7 节颈椎、12 节胸椎、5 节腰椎、5 节骶椎、4 节尾椎构成。常见的脊柱疾病多发生于颈椎和腰椎。

【视诊】

脊柱居体轴的中央，并有颈、胸、腰段的生理弯曲。如有异常的前凸、后凸和侧凸则应记明其方向和部位，脊柱侧凸的方向常以骨盆为参照点。脊柱侧凸如继发于神经纤维瘤病，则皮肤上常可见到黄褐斑，为该病的诊断依据之一。腰骶部如有丛毛或膨出是脊椎裂的表现。常见的脊柱畸形有：角状后凸（结核、肿瘤、骨折等），圆弧状后凸（强直性脊柱炎、青年圆背等），侧凸（特发性脊柱侧凸、先天性脊柱侧凸、椎间盘突出症等）。另外，尚有先天性肌性斜颈等。还应观察患者的姿势和步态。腰扭伤或腰椎结核的患者常以双手扶腰行走；腰椎间盘突出症的患者，行走时身体常向前侧方倾斜。

Adam 前屈试验（Adam's forward-bend test）：嘱患者双腿伸直，双膝并拢，双手并拢，弯腰前屈身体，观察患者在弯腰过程中背部是否对称、有无隆起以及棘突是否居中，出现异常者为阳性，提示胸腰椎畸形。对胸椎侧凸尤其敏感（图 2-8）。

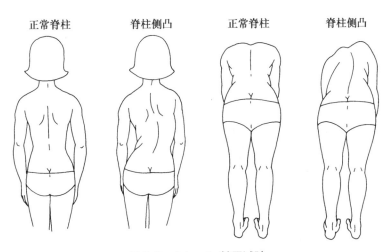

图 2-8　Adam's 前屈试验

【触诊】

颈椎从枕骨结节向下，第一个触及的是第 2 颈椎棘突。脊柱的表面标志：从枕骨结节向下，第 1 个能触及的棘突为第 2 颈椎。颈前屈时第 7 颈椎棘突最明显，故又称隆椎。两肩胛下角连线，通过第 7 胸椎棘突，约平第 8 胸椎椎体。两髂嵴最高点连线通过第 4 腰椎棘突或第 4、5 腰椎椎体间隙，常依此确定胸腰椎位置。棘突上压痛常见于棘上韧带损伤、棘突骨折；棘间韧带压痛常见于棘间韧带损伤；腰背肌压痛常见于腰肌劳损；腰部肌肉痉挛常是腰椎结核、急性腰扭伤及腰椎滑脱等疾病的保护性现象。

【叩诊】

脊柱深部疾患，如肿瘤、椎间隙感染（包括结核）等，握拳或用叩诊锤叩打相应的腰背部可出现相应深部的疼痛，而浅部的压痛不明显或较轻，可与浅部的韧带损伤、韧带炎相鉴别。

【动诊和量诊】

脊柱中立位是身体直立，目视前方。颈段活动范围：前屈后伸均 45°，侧屈 45°（图 2-9）。腰段活动：前屈 45°，后伸 20°，侧屈 30°（图 2-10）。颈椎活动范围的简易测定法：正常时屈颈下颌可抵前胸；后伸时鼻尖与前额的连线与体轴垂直；侧屈肩稍耸耳可触肩。腰椎间盘突出症患者，脊柱侧屈及前屈受限；脊椎结核或强直性脊柱炎的患者脊柱的各个方向活动均受限制，失去正常的运动曲线。腰椎管狭窄症的患者主观症状多而客观体征较少，脊柱后伸多受限。

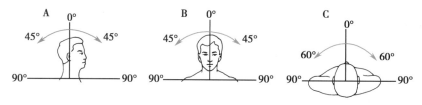

图 2-9　颈部活动范围

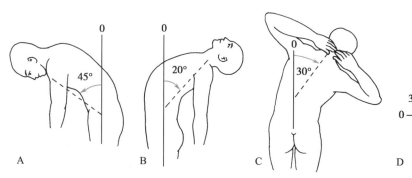

图 2-10　腰部活动范围

【特殊检查】

1. **上臂牵拉试验**（Eaton's sign）　又叫颈脊神经根张力试验，患者坐位，检查者一手将患者头部推向健侧，另一手握住患者腕部向外下牵引，如出现患肢疼痛、麻木感为阳性。见于颈椎病。

2. **压头试验**（Spurling's sign）　又叫椎间孔挤压试验，患者端坐，头后仰并偏向患侧，术者用手掌在其头顶加压，出现颈痛并向患手放射为阳性，颈椎病时可出现此征（图 2-11）。

3. **幼儿脊柱活动检查法**　患儿俯卧，检查者双手抓住患儿双踝上提，如有椎旁肌痉挛，则脊柱生理前凸消失，呈板样强直为阳性，常见于脊柱结核患儿（图 2-12）。

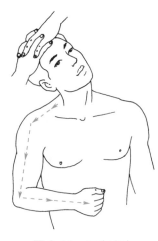

图 2-11　压头试验

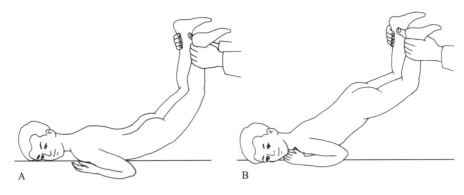

图 2-12 幼儿脊柱活动试验
A. 正常;B. 僵直。

4. **拾物试验**　在地上放一物品,嘱患儿去拾,如骶棘肌有痉挛,患儿拾物时只能屈曲两侧膝、髋关节而不能弯腰,多见于下胸椎及腰椎病变(图 2-13)。

5. **髋关节过伸试验(Yeoman's sign)**　患者俯卧,检查者一手压在患者骶部,一手将患侧膝关节屈至 90°,握住踝部,向上提起,使髋过伸,此时必扭动骶髂关节,如有疼痛即为阳性。此试验可同时检查髋关节及骶髂关节的病变(图 2-14)。

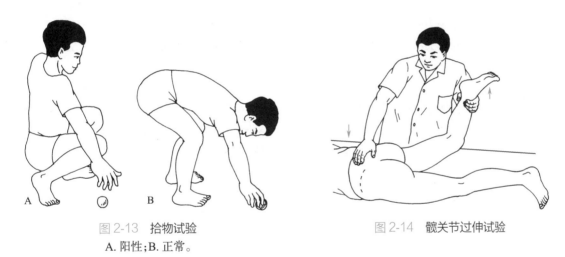

图 2-13 拾物试验
A. 阳性;B. 正常。

图 2-14 髋关节过伸试验

6. **骶髂关节扭转试验(Gaenslen's sign)**　患者仰卧,屈健侧髋、膝,让患者抱住;病侧大腿垂于床缘外。检查者一手按健侧膝,一手压病侧膝,出现骶髂关节痛者为阳性,说明腰骶关节有病变(图 2-15)。

7. **腰骶关节过伸试验(Naoholos' sign)**　患者俯卧,检查者的前臂插在患者两大腿的前侧,另一手压住腰部,将患者大腿向上抬,若骶髂关节有病,即有疼痛。

8. **骶髂关节斜扳试验**　患者仰卧,充分屈曲病侧髋、膝关节,检查者一手按住患侧肩部,另一手按住患侧膝部的外侧,向健侧推去,骶髂关节疼痛者为阳性。

9. **直腿抬高试验(Lasègue's sign)**　患者仰卧,检查者一手托患者足跟,另一手保持膝关节伸直,缓慢抬高患肢,如在 60° 范围之内即出现坐骨神经的放射痛,称为直腿抬高试验阳性。在直腿抬高试验阳性时,缓慢放低患肢高度,待放射痛消失后,再将踝关节被动背屈,如再度出现放射痛,则称为直腿抬高加强试验(Bragard's sign)阳性。此试验阳性为腰椎间盘突出症的主要诊断依据(图 2-16)。

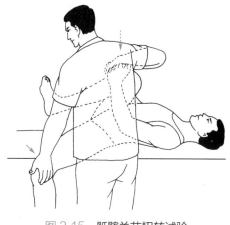

图 2-15　骶髂关节扭转试验

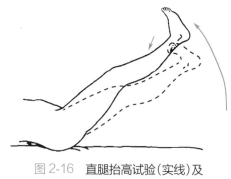

图 2-16　直腿抬高试验(实线)及
加强试验(虚线)

六、骨盆和髋部检查

髋关节(hip joint)是人体最大、最稳定的关节之一,属典型的球窝关节。它由股骨头、髋臼和股骨颈形成关节,下方与股骨相连。其结构与人体直立所需的负重与行走功能相适应。髋关节远较肩关节稳定,没有强大暴力一般脱位机会很少。负重和行走是髋关节的主要功能,其中负重功能更重要,保持一个稳定的髋关节是各种矫形手术的原则。由于人类直立行走,髋关节是下肢最易受累的关节。

【视诊】

应首先注意髋部疾病所致的病理步态,常需行走、站立和卧位结合检查。特殊的步态,骨科医生应明了其机制,对诊断疾病十分重要。髋关节患慢性感染时,常呈屈曲内收畸形;髋关节后脱位时,常呈屈曲内收内旋畸形;股骨颈及转子间骨折时,伤肢呈外旋畸形。

【触诊】

先天性髋关节脱位和股骨头缺血性坏死的患者,多有内收肌挛缩,可触及紧张的内收肌。骨折的患者有局部肿胀压痛;髋关节感染性疾病局部多有红肿、发热且有压痛。外伤性脱位的患者可有明显的局部不对称性突出。挤压分离试验对骨盆骨折的诊断具有重要意义。

【叩诊】

髋部有骨折或炎症,握拳轻叩大粗隆或在下肢伸直位叩击足跟部时,可引起髋关节疼痛。

【动诊】

髋关节中立位 0 为髋膝伸直,髌骨向上。正常活动范围:屈 130°~140°,伸 0,过伸可达 15°;内收20°~30°,外展 30°~45°;内旋 40°~50°,外旋 30°~40°(图 2-17)。除检查活动范围外,还应注意在双腿并拢时能否下蹲,有无弹响。臀肌挛缩症的患者,双膝并拢不能下蹲,活动髋关节时会出现弹响,常称为弹响髋(snapping hip)。

【量诊】

发生股骨颈骨折、髋脱位、髋关节结核或化脓性关节炎股骨头破坏时,大转子向上移位。测定方法有:① Shoemaker 线:正常时,大转子尖与髂前上棘的连线延伸,在脐上与腹中线相交;大转子上移后,该线与腹中线相交在脐下。② Nelaton 线:患者侧卧并半屈髋,在髂前上棘和坐骨结节之间画线。正常时此线通过大转子尖,如大转子尖上移超过此线,则为异常。③ Bryant 三角:患者仰卧,从髂前上棘垂直向下和向大转子尖各画一线,再从大转子尖向近侧画一水平线,该三线构成一个三角形。水平的底边一般长度约为 5cm。大转子上移时底边比健侧缩短(图 2-18)。

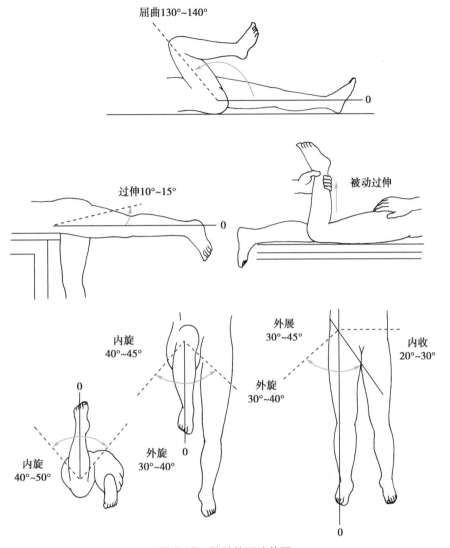

图 2-17　髋关节活动范围

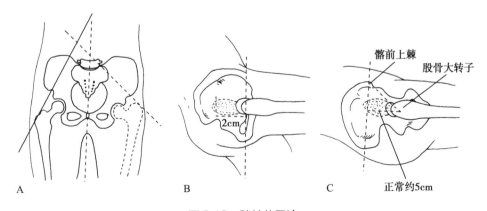

图 2-18　髋关节量诊

A. Shoemaker 髂转线测量法：右侧正常，左侧不正常；B. Nelaton 髂坐线测定法；C. 股骨大转子与髂前上棘间的水平距离测定法（Bryant 三角）。

【特殊检查】

1. **滚动试验**（rolling test）　患者仰卧位，检查者将一手掌放在患者大腿上轻轻使其反复滚动，急性关节炎时可引起疼痛或滚动受限。

2. **"4"字试验(Patrick's sign)**　患者仰卧位,健肢伸直,患侧髋与膝屈曲,大腿外展、外旋将小腿置于健侧大腿上,形成一个"4"字,一手固定骨盆,另一手下压患肢,出现疼痛为阳性。见于骶髂关节及髋关节内有病变或内收肌有痉挛的患者(图2-19)。

3. **托马斯征(Thomas sign)**　患者仰卧位,充分屈曲健侧髋膝,并使腰部贴于床面,若患肢自动抬高离开床面或迫使患肢与床面接触出现代偿性腰部前凸时,称托马斯征阳性(图2-20)。见于髋部病变的髋关节屈曲畸形或屈髋肌挛缩或痉挛。

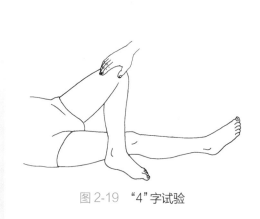

图 2-19　"4"字试验

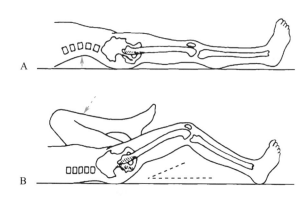

图 2-20　托马斯征(Thomas'sign)
A. 试验前,腰椎有代偿性前凸,因此患髋可伸直;B. 把健髋屈曲后,腰椎代偿性前凸被纠正,患髋的屈曲畸形就出现了,虚线的角度即患髋屈曲畸形的角度。

4. **骨盆挤压分离**　试验患者仰卧位,从双侧髂前上棘处对向挤压或向后外分离骨盆,引起骨盆疼痛为阳性。见于骨盆骨折。须注意检查时手法要轻柔以免加重骨折端出血。

5. **单足独立试验(Trendelenburg's test)**　患者背向检查者,健肢屈髋、屈膝上提,用患肢站立,如健侧骨盆及臀褶下降为阳性。多见于臀中、小肌麻痹和松弛,小儿麻痹后遗症,髋关节脱位及陈旧性股骨颈骨折等(图2-21)。正常人阴性时,为保持姿势平衡抬起侧骨盆应上抬,臀褶上升。

6. **艾利斯征(Allis'sign)**　患者仰卧位,屈髋、屈膝,两足平行放于床面,足跟对齐,观察双膝的高度,如一侧膝比另一侧高时,即为阳性。见于髋关节脱位、股骨或胫骨短缩(图2-22)。

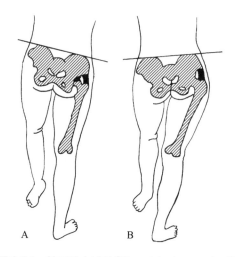

图 2-21　单足独立试验(Trendelenburg's test)
A. 阴性;B. 阳性。

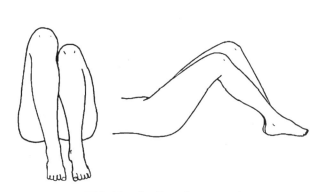

图 2-22　艾利斯征(Allis'sign)

7. 推拉试验（又名望远镜试验，telescope test）　患者仰卧位，下肢伸直，检查者一手握住患侧小腿，沿身体纵轴上下推拉，另一手触摸同侧大转子，如出现活塞样滑动感为阳性，多见于儿童先天性髋关节脱位。

七、膝部检查

膝关节（knee joint）是人体中结构功能最复杂的关节，解剖学上被列为屈戍关节。功能为屈伸活动，还包括内收外展，沿肢体长轴旋转运动。膝部内外侧韧带、关节囊、半月板和周围的软组织保持其稳定。

【视诊】

检查时患者首先呈立正姿势站立。正常时，两膝和两踝应能同时并拢互相接触，若两踝能并拢而两膝不能互相接触则为膝内翻（genu varum），又称"O形腿"。若两膝并拢而两踝不能接触则为膝外翻（genu valgum），又称"X形腿"（图2-23）。膝内、外翻是指远侧肢体的指向。在伸膝位，髌韧带两侧稍凹陷。有关节积液或滑膜增厚时，凹陷消失。比较两侧股四头肌有无萎缩，早期萎缩可见内侧头稍平坦，用软尺测量更为准确。

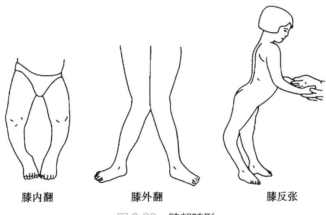

膝内翻　　　　膝外翻　　　　膝反张

图 2-23　膝部畸形

【触诊】

触诊的顺序为先检查前侧，如股四头肌、髌骨、髌腱和胫骨结节之间的关系等，然后再俯卧位检查膝后侧，在屈曲位检查腘窝、外侧的股二头肌、内侧的半腱肌半膜肌有无压痛或挛缩。

髌骨前方出现囊性肿物，多为髌前滑囊炎。膝前外侧有囊性肿物，多为半月板囊肿；膝后部的肿物，多为腘窝囊肿。考虑膝关节积血或积液，可行浮髌试验。膝关节表面软组织较少，压痛点的位置往往就是病灶的位置，所以，检查压痛点对定位诊断有很大的帮助。髌骨下缘的平面正是关节间隙，关节间隙的压痛点可以考虑是半月板的损伤处或有骨赘之处。

内侧副韧带的压痛点往往不在关节间隙，而在股骨内髁结节处；外侧副韧带的压痛点在腓骨小头上方。髌骨上方的压痛点代表髌上囊的病灶。另外，膝关节的疼痛，要注意检查髋关节，因为髋关节疾病可刺激闭孔神经，引起膝关节牵涉痛。如果膝关节持续性疼痛、进行性加重，可考虑股骨下端和胫骨上端肿瘤的可能性。

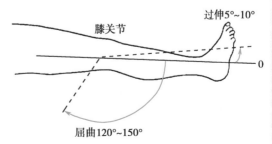

图 2-24　膝关节活动范围

【动诊和量诊】

膝伸直为中立位0。正常活动范围：屈120°~150°，伸0，过伸5°~10°（图2-24）。膝关节伸直时产生疼痛的原因是由于肌肉和韧带紧张,导致关节面的压力加大所致。可考虑为关节面负重部位的病变。如果最大屈曲时有胀痛,可推测是由于股四头肌的紧张,髌上滑囊内的压力增高和肿胀的滑膜被挤压而引起,这是关节内有积液的表现。总之,一般情况下伸直痛是关节面的病变,屈曲痛是膝关节水肿或滑膜炎的表现。

当膝关节处于向外翻的压力下,并做膝关节屈曲动作时,若产生外侧疼痛,则说明股骨外侧髁和外侧半月板有病变。反之,内翻同时有屈曲疼痛者,病变在股骨内髁或内侧半月板。

【特殊检查】

1. **侧方应力试验(Böhler's sign)** 患者仰卧位,将膝关节置于完全伸直位,分别做膝关节的被动外翻和内翻检查,与健侧对比。若超出正常外翻或内翻范围,则为阳性。说明有内侧或外侧副韧带损伤(图 2-25)。

2. **抽屉试验(drawer test)** 患者仰卧屈膝 90°,检查者轻坐在患侧足背上(固定),双手握住小腿上段,向后推,再向前拉。前交叉韧带断裂时,可向前拉 0.5cm 以上;后交叉韧带断裂者可向后推 0.5cm 以上。将膝置于屈曲 10°~15° 进行试验(Lachman's test),则可提高本试验的阳性率,有利于判断前交叉韧带的前内束或后外束损伤(图 2-26)。

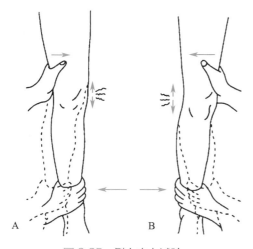

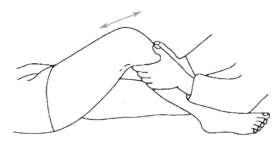

图 2-25 侧方应力试验
A. 内侧副韧带损伤;B. 侧副韧带损伤。

图 2-26 抽屉试验

3. **麦氏征(McMurray's test)** 患者仰卧位,检查者一手按住患膝,另一手握住踝部,将膝完全屈曲,足踝抵住臀部,然后将小腿极度外展外旋,或内收内旋,在保持这种应力的情况下,逐渐伸直,在伸直过程中若能听到或感到响声,或出现疼痛为阳性。说明半月板有病变。

4. **浮髌试验(floating patella test)** 患者仰卧位,伸膝,放松股四头肌,检查者的一手放在髌骨近侧,将髌上囊的液体挤向关节腔,同时另一手示指、中指急速下压。若感到髌骨碰击股骨髁部时,为浮髌试验阳性。一般中等量积液时(50mL),浮髌试验才呈阳性(图 2-27)。

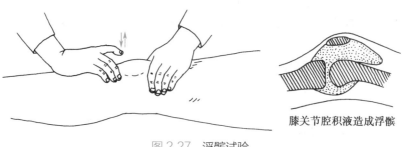

膝关节腔积液造成浮髌

图 2-27 浮髌试验

5. **髌骨研磨试验（Soto-holl sign）**　患者仰卧位,伸膝,检查者一手按压髌骨,使其在髌股关节面上下活动,出现摩擦音或疼痛者为阳性,见于髌骨软化症。

6. **局部压痛征（McGregor）**　内侧半月板损伤时,内侧副韧带中间的关节面部分有明显的压痛点。

八、踝和足部检查

踝关节（ankle）属于屈戍关节,其主要功能是负重,运动功能主要限于屈伸,可有部分内外翻运动。与其他负重关节相比,踝关节活动范围小,但更为稳定。其周围多为韧带附着,有数条较强壮肌腱。由于其承担较大负重功能,故扭伤发病率较高。足（foot）由骨和关节形成内纵弓、外纵弓及前部的横弓,是维持身体平衡的重要结构。足弓还具有吸收震荡,负重,完成行走、跑跳动作等功能。

【视诊】

观察双足大小和外形是否正常一致。足先天性、后天性畸形很多,常见的有:马蹄内翻足、高弓足、平足、蹈外翻等（图 2-28）。脚印对检查足弓、足的负重点及足的宽度均有重要意义。外伤时踝及足均有明显肿胀。

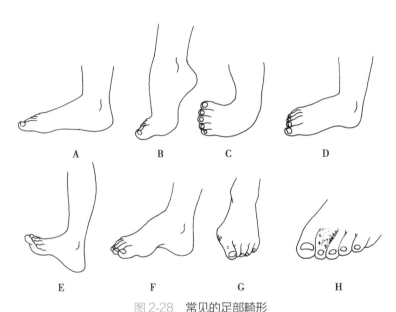

图 2-28　常见的足部畸形
A. 扁平足;B. 马蹄足;C. 内翻足;D. 外翻足;E. 仰趾足;F. 弓形足;G. 蹈外翻;H. 锤状趾。

【触诊】

主要注意疼痛的部位、性质,肿物的大小、质地。注意检查足背动脉,以了解足和下肢的血液循环状态。一般可在足背第 1、2 跖骨之间触及其搏动。足背的软组织较薄,根据压痛点的位置,可估计疼痛位于某一骨骼、关节、肌腱和韧带。然后再根据主动和被动运动所引起的疼痛,就可以推测病变的部位。例如:跟痛症多在足跟跟骨前下方偏内侧,相当于跖腱膜附着于跟骨结节部。踝内翻时踝疼痛,而外翻时没有疼痛,压痛点在外踝,则推断病变在外踝的韧带上。

【动诊和量诊】

踝关节中立位为小腿与足外缘垂直,正常活动范围:背屈 20°~30°,跖屈 40°~50°（图 2-29）。足内、外翻活动主要在胫距关节;内收、外展在距跗和距间关节,范围很小。跖趾关节的中立位为足与地面平行。正常活动范围:背屈 30°~40°,跖屈 30°~40°（图 2-30）。

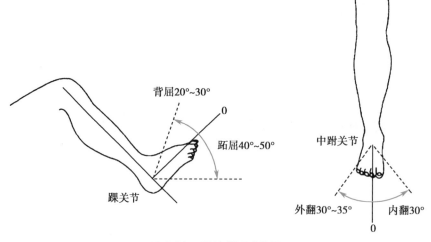

图 2-29　踝关节活动范围

九、上肢神经检查

上肢的神经支配主要来自臂丛神经,它由 C_5~T_1 神经根组成。主要有桡神经、正中神经、尺神经和腋神经。通过对神经支配区感觉运动的检查可明确病变部位。

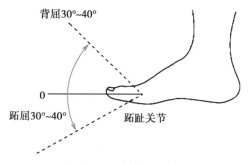

图 2-30　跖趾关节活动范围

1. **桡神经**　发自臂丛后束,为臂丛神经最大的一支,在肘关节水平分为深、浅二支。根据损伤水平及深、浅支受累不同,其表现亦不同,是上肢手术中最易损伤的神经之一。在肘关节以上损伤,出现垂腕畸形(wrist-drop deformity),手背"虎口"区皮肤麻木,掌指关节不能伸直。在肘关节以下,桡神经深支损伤时,因桡侧腕长伸肌功能存在,所以无垂腕畸形。单纯浅支损伤可发生于前臂下 1/3,仅有拇指背侧及手桡侧感觉障碍。

2. **正中神经**　由臂丛内侧束和外侧束组成。损伤多发生于肘部和腕部,在腕关节水平损伤时,大鱼际瘫痪,桡侧三个半手指掌侧皮肤感觉消失,不能用拇指和示指捡起一根细针;损伤水平高于肘关节时,还表现为前臂旋前和拇指示指的指间关节不能屈曲。陈旧损伤还有大鱼际萎缩,拇指伸直与其他手指在同一水平面上,且不能对掌,称为"平手"或"猿手"畸形(ape hand deformity)。

3. **尺神经**　发自臂丛内侧束,在肘关节以下发出分支支配尺侧腕屈肌和指深屈肌尺侧半;在腕以下分支支配骨间肌、小鱼际、拇收肌、第 3、4 蚓状肌。尺神经在腕部损伤后,上述肌麻痹。查 Froment征可知有无拇收肌瘫痪(见第九章第四节手外伤)。肘部尺神经损伤,尺侧腕屈肌瘫痪(患者抗阻力屈腕时,在腕部掌尺侧摸不到)。陈旧损伤出现典型的"爪形手"(claw fingers):小鱼际和骨间肌萎缩(其中第 1 骨间背侧肌萎缩出现最早且最明显),小指和无名指指间关节屈曲,掌指关节过伸。

4. **腋神经**　发自臂丛后束,肌支支配三角肌和小圆肌,皮支分布于肩部和上臂后部的皮肤。肱骨外科颈骨折、肩关节脱位或使用腋杖不当时,都可损伤腋神经,导致三角肌瘫痪,臂不能外展、肩部感觉丧失。如三角肌萎缩,则可出现方肩畸形。

5. **腱反射**

(1)肱二头肌腱反射($C_{5~6}$):患者屈肘 90°,检查者手握其肘部,拇指置于肱二头肌腱上,用叩诊锤轻叩该指,可感到该肌收缩和肘关节屈曲。

(2)肱三头肌腱反射($C_{6~7}$):患者屈肘 60°,用叩诊锤轻叩肱三头肌腱,可见到肱三头肌收缩及伸肘。

十、下肢神经检查

1. **坐骨神经**　坐骨神经损伤后,下肢后侧、小腿前外侧、足底和足背外侧皮肤感觉障碍,不能屈伸足踝各关节。损伤平面高者尚不能主动屈膝。

2. **胫神经**　胫神经损伤后,出现仰趾畸形,不能主动跖屈踝关节,足底皮肤感觉障碍。

3. **腓总神经**　腓总神经损伤后,足下垂内翻,不能主动背屈和外翻,小腿外侧及足背皮肤感觉障碍。

4. **腱反射**

(1)膝(腱)反射(L$_{2~4}$):患者仰卧位,下肢肌肉放松。检查者一手托腘窝部使膝半屈,另一手以叩诊锤轻叩髌腱,可见股四头肌收缩并有小腿上弹。

(2)踝反射或跟腱反射(S$_{1~2}$):患者仰卧位,肌肉放松,两髋膝屈曲,两大腿外展。检查者一手掌抵足底使足轻度背屈,另一手以叩诊锤轻叩跟腱,可见小腿屈肌收缩及足跖屈。

(3)髌阵挛和踝阵挛:是腱反射亢进的表现,在锥体束损害时出现。

十一、脊髓损伤检查

脊柱骨折、脱位及脊髓损伤的发病率在逐年升高,神经系统检查对脊髓损伤的部位、程度的初步判断及进一步检查和治疗具有重要意义。其检查包括感觉、运动、反射、交感神经和括约肌功能等。

【视诊】

检查时应尽量不搬动患者,去除衣服,注意观察:①呼吸:若胸腹式主动呼吸均消失,仅有腹部反常活动者为颈髓损伤。仅有胸部呼吸而无主动腹式呼吸者,为胸髓中段以下的损伤。②伤肢姿势:上肢完全瘫痪显示上颈髓损伤;屈肘位瘫为第 7 颈髓损伤。③阴茎可勃起者,反映脊髓休克已解除,尚保持骶神经功能。

【触诊和动诊】

一般检查躯干、肢体的痛觉、触觉,根据脊髓节段分布判断感觉障碍平面所反映的损伤部位,做好记录;可反复检查几次,前后对比,以增强准确性并为观察疗效作依据。麻痹平面的上升或下降表示病情的加重或好转。不能忽视会阴部及肛周感觉检查。检查膀胱有无尿潴留。肛门指诊以检查肛门括约肌功能。触诊脊柱棘突及棘突旁有无压痛及后凸畸形,判断是否与脊髓损伤平面相符。

详细检查肌力、腱反射和其他反射。①腹壁反射:用钝针在上、中、下腹皮肤上轻划。正常者可见同侧腹肌收缩,上、中、下各段分别相当于胸髓 7~8、9~10、11~12。②提睾反射:用钝针划大腿内侧上 1/3 皮肤,正常时同侧睾丸上提。③肛门反射:针刺肛门周围皮肤,肛门皮肤出现皱缩或肛诊时感到肛门括约肌收缩。④球海绵体反射:用拇、示两指挤压龟头或阴蒂,或牵拉插在膀胱内的蕈状导尿管,球海绵体和肛门外括约肌收缩。脊髓损伤早期(脊髓休克期),损伤平面远端所有反射消失,脊髓休克期一般持续至伤后 24h。肛门反射、球海绵体反射和屈趾肌反射(Babinski 征)恢复,表示脊髓休克期已过,此时检查损伤平面远端感觉运动功能有无恢复,如仍无任何恢复,提示脊髓完全损伤,恢复功能的希望不大。注意检查会阴部感觉,如有残留或恢复,则提示有恢复部分神经功能的可能。

本章小结

随着医学科学的发展,各种辅助检查方法的提高,疾病被越来越清晰而准确地显示出来。但是,要时刻牢记,医生治疗的对象是患者的整体,而不是疾病的局部。单单依靠显示病变的 MRI 等辅助检查来决定治疗方案永远是不可取的,也是对患者不负责任的做法。

理学检查是病史、临床表现和辅助检查之间的纽带,也是最终决定治疗方案的重要参考指标。临床医生需要结合病史、理学检查和其他辅助检查结果进行综合分析判断,指导疾病的诊断和治疗。同时,理学检查也是随着医学科学的发展而不断发展的,医生需要在临床诊疗的过程中不断积累经验,充分发挥理学检查的重要作用。

(刘宏建)

思考题

1. 请结合本章内容,简述腰椎间盘突出症和颈椎病的理学检查要点。
2. 请结合本章内容,查阅相关文献,简述右膝关节疼痛不适的可能诊断及鉴别诊断要点。

参考文献

［1］胥少汀,葛宝丰,徐印坎.实用骨科学.4版.北京:人民军医出版社,2019.

［2］DAVID MAGEE, ROBERT MANSKE. Orthopedic Physical Assessment. 7th edition. Elsevier, 2020.

［3］S TERRY CANALE, JAMES H BEATY.坎贝尔骨科手术学,11版.王岩,译.北京:人民军医出版社,2011.

第三章
影像检查与治疗

影像学检查方法有普通 X 线检查、CT、MRI、超声和核素检查等,尽管各种成像技术的成像原理和检查方法不同,但是都主要是通过检查获取的影像来显示人体内部组织器官的形态和生理功能状况,以及疾病所造成的病理改变,借以达到疾病诊断的目的。运动系统损伤与疾病原因多而复杂,除外伤、炎症和肿瘤等疾病外,全身性疾病如营养代谢和内分泌疾病也可引起骨关节的改变。综合运用各种影像检查技术,多数病变可作出正确诊断。

第一节　X 线与 CT 检查

一、X 线检查

X 线平片(plain film of X-ray)是运动系统首选影像学检查方法,由于骨与软组织具备良好的自然对比,因此,一般摄影即可使骨关节清楚显影。X 线平片摄影要注意以下几点:①常规摄取正位和侧位片,某些部位还要加用斜位、切线位和轴位等特殊体位,如肋骨骨折应加摄斜位,髌骨骨折和跟骨骨折应加摄轴位。②四肢长骨摄片要包括邻近的一个关节,脊柱摄片时要包括相邻节段脊椎,例如投照腰椎应包括下部胸椎,以便计数;有时需要拍摄站立位全脊柱、全下肢。③两侧对称的骨关节,病变在一侧而症状与体征较轻,或 X 线片上一侧有改变,但不够明显时,应在同一技术条件下摄取对侧,以便对照。④应包括周围软组织。

关节摄片要求与四肢骨骼相同,必须包括正、侧两个摄影位置。投照技术上要求有更好的对比度,以便对关节的软组织进行初步的观察。但由于除相应的骨端以外,关节其他的结构如关节囊、关节软骨等均为软组织,缺乏天然对比而显示较差。对关节病变的观察,在 X 线平片的基础上,一般应选用 CT、MRI 进一步检查。

二、CT 检查

1. 平扫检查　CT 平扫(CT plain scan)检查时尽量将病变部位及其对侧部位同时扫描,以便两侧对照观察。一般行横断面扫描,根据病变的可能性质和范围决定层厚。由于骨和软组织的 CT 值相差很大,对同一层图像需用骨窗和软组织窗两种窗技术来观察,即用较高的窗位和较大窗宽(WL400,WW1500)来观察骨组织,用较低的窗位和较窄的窗宽(WL60,WW300)来观察软组织。对于结构复杂的颌面部、脊柱和关节,应行薄层横轴位扫描,再进行多平面重组(multiple planar reconstruction,MPR)、最大强度投影(maximum intensity projection,MIP)、容积再现(volume rendering,VR)等后处理技术观察。

2. **增强检查**　增强扫描（enhancement scan）对于软组织病变和骨关节病变的软组织肿块常须进行增强扫描以进一步了解病变是否强化,强化的程度和消退的快慢等。增强扫描对于确定病变的范围和性质有较大的帮助。

3. **CT 引导下的介入诊疗**　CT 引导下骨、软组织病灶的穿刺活检术,是利用 CT 具有较高的密度分辨率和空间分辨率,对病变定位准确,并能清楚了解病变内部及周围软组织的情况,提供确切的进针角度及深度,做到精准取材,获得病变的病理诊断。经皮椎体成形术（percutaneous vertebroplasty, PVP）是在 CT 和透视设备引导下,通过穿刺直接向椎体病变中注入骨水泥,主要是通过骨水泥的机械性加固作用使椎体增加强度、恢复形状并通过骨水泥聚合反应来灭活肿瘤细胞及杀伤神经细胞来增加椎体的稳定程度,缓解疼痛等治疗目的的一种介入治疗新技术。对于椎体骨质疏松压缩性骨折、转移性恶性肿瘤、多发性骨髓瘤、淋巴瘤造成的椎体破坏以及椎体血管瘤病变,通过此治疗技术一方面可以增加椎体的稳定程度,另一方面可以防止病理性骨折发生。

三、正常影像表现

（一）长骨

1. **小儿长骨**　小儿长骨一般有 3 个以上的骨化中心,一个在骨干,另外两个在长骨的两端。前者为原始或一次骨化中心,后者为继发或二次骨化中心。出生时,长骨骨干已大部骨化,两端仍为软骨,即骺软骨。因此,小儿长骨的主要特点是骺软骨,且未完全骨化。可分为骨干、干骺端、骨骺和骺板等部分（图 3-1）。

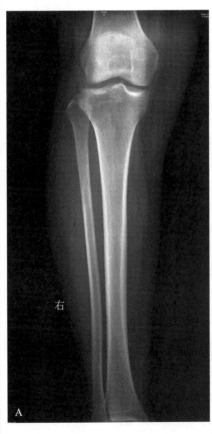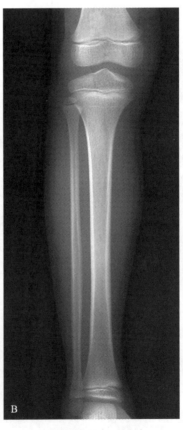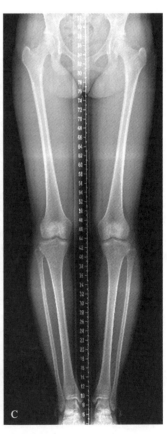

图 3-1　正常胫腓骨（正位片）

A. 成人长骨,可见胫骨和腓骨的骨干和骨端;B. 儿童长骨,男,8 岁,
可见胫骨和腓骨的骨干、干骺端、骨骺和骺板;C. 成人全下肢。

（1）骨干：管状骨周围由密质骨构成，为骨皮质，含钙多，X线表现为密度均匀致密影，外缘清楚，在骨干中部最厚，越近两端越薄。骨干中央为骨髓腔，含造血组织和脂肪组织，X线表现为由骨干皮质包绕的无结构的半透明区。骨皮质外面和里面（除关节囊内部分的骨表面以外）均覆有骨膜，前者为骨外膜，后者为骨内膜。骨膜为软组织，X线上不能显影。CT上骨皮质为高密度线状或带状影，骨髓腔视骨髓性质不同而密度不一，可为软组织密度影（红髓）或脂肪密度影（黄髓）。正常骨膜在CT、MRI和超声上均不能显示。

（2）干骺端：为骨干两端向骨骺移行的较粗大部分，周边为薄层骨皮质，内由松质骨构成，骨小梁彼此交叉呈海绵状。顶端为一横行薄层致密带影，为干骺端的临时钙化带。此临时钙化带随着软骨内成骨而不断向骨髓侧移动，骨骼即不断增长。骨干与干骺端间无清楚分界线。在CT骨窗上干骺端骨松质表现为高密度的骨小梁交错构成细密的网状影，密度低于骨皮质，网格间为低密度的骨髓组织。先期钙化带在CT上呈致密影而在MRI上呈低信号。

（3）骨骺：为未完成发育的长骨末端。在胎儿及幼儿时期为软骨，即骺软骨，X线平片上不能显示。骺软骨有化骨功能。在骨化初期于骺软骨中出现一个或几个二次骨化中心，X线片上表现为小点状骨性致密影。骺软骨不断增大，其中的二次骨化中心也不断由于骨化而增大，形成松质骨，边缘由不规则变为光滑整齐。CT上骺软骨为软组织密度影，其中的骨化中心的结构和密度类似于骺端。

（4）骺板：当骨骺与干骺端不断骨化，二者间的软骨逐渐变薄而呈板状时，则称为骺板。因为骺板是软骨，X线片上呈横行半透明线，位于骺与干骺端之间，称之为骺线。骺板不断变薄，最后消失，即骺与骨干结合，完成骨的发育，X线表现为骺线消失。原骺线所在部位可见不规则线样致密影为骨骺遗迹。

2. **成年长骨** 成年骨骼的外形与小儿骨骼相似，但骨发育完全。骺与干骺端愈合，骺线消失，只有骨干和骨端（图3-1）。骨端主要由骨松质构成，表面有一薄层壳状骨板为骨性关节面，表层光滑。其外方覆盖的一层软骨，即关节软骨，X线平片不能显示。成年长骨骨皮质较厚，密度高。骨端各部位所承受重力、肌肉张力以及功能活动不同，其骨小梁分布的比例和排列方向也不同。此外，某些关节附近，还常有光滑的籽骨附于骨骼附近的肌腱中，位置与数目正常时有所差异，以手及足部为多见。成年骨的CT所见与小儿骨类似。

3. **骨龄** 在骨的发育过程中，原始骨化中心和继发骨化中心的出现时间、骨骺与干骺端的骨性融合时间及其形态的变化都有一定的规律性，这种规律以时间（月和年）来表示即骨龄（bone age）。测定骨龄的方法有简单计数法、图谱法、评分法和计算机骨龄评分系统，在实际工作中可根据情况选择或混合应用。理想的骨龄评价方法是对全身不同部位的骨骼进行评价，但由于X线的辐射危害，在临床应用中，不能为了评估骨龄同时进行全身各部位X线摄影。骨龄评价摄片部位，2岁以下儿童一般拍摄手-腕、足及膝部X线片；2岁以上只拍摄手-腕部X线片，如成熟延迟仍需拍摄足及膝部X线片；8~10岁以上者可加摄肘部X线片。将摄取的X线片与相应的图谱对照，找寻相符的一张，可做出骨龄的判断。检测骨龄是了解被检查者骨骼实际发育的年龄，并与正常儿童骨龄标准相比。如骨龄与被检查者实际年龄不符，且相差超出一定范围，常提示骨发育过早或过晚，对诊断内分泌疾病和一些先天性畸形和综合征有一定的价值。骨龄是判断骨骼发育的参考资料之一，但因种族、地区及性别而有所不同，正常标准还有一个范围。在进行骨龄判定时，应考虑到这些因素。图3-2是天津地区国人的四肢骨龄正常标准，可供参考。

（二）脊柱

脊柱由脊椎、椎间盘和周围韧带所组成。除第1颈椎外，每个脊椎分椎体及椎弓两部分。椎弓由椎弓根、椎板、棘突、横突和关节突组成。同侧上下两个关节突组成脊椎小关节，有关节软骨和关节囊。

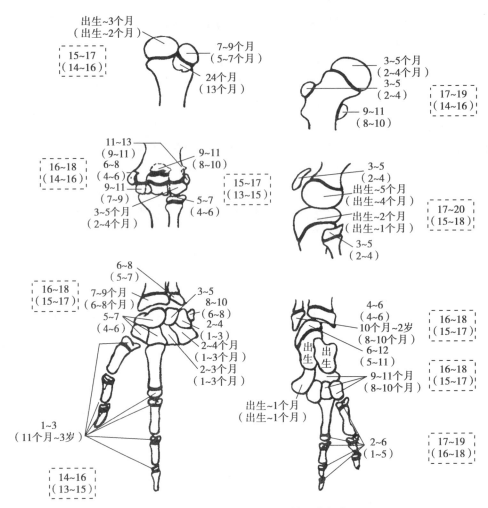

图 3-2　天津地区国人四肢骨龄正常标准

图内数字是骨骺最早出现年龄到最晚出现年龄的正常范围(除标注的以外,单位均为岁);虚线框内
数字为骺间和骺与干骺端愈合年龄的正常范围;括号内数字为女性人群,不加括号的数字为男性人群。

1. X线平片　在正位片上,椎体呈长方形,从上向下依次增大,主要由松质骨构成,纵行骨小梁比横行骨小梁明显,周围为一层致密的骨皮质,密度均匀,轮廓光滑。椎体两侧有横突影。在横突内侧可见椭圆形环状致密影,为椎弓根横断面影像,称椎弓环。在椎弓根的上下方为上下关节突的影像。椎板由椎弓根向后内延续,在中线联合成棘突,投影于椎体中央的偏下方,呈尖向上类三角形的线状致密影,大小与形状可有不同。

在侧位片上,椎体也呈长方形,其上下缘与前后缘成直角,椎弓居其后方。在椎体后方的椎管显示为纵行的半透明区。椎板位于椎弓根与棘突之间。棘突在上胸段斜向后下方,不易观察,在腰段则向后突,易于显示。上下关节突分别起于椎弓根与椎板连接处之上、下方,下关节突在下一脊椎上关节突的后方,以保持脊椎的稳定,不向前滑。脊椎小关节间隙为匀称的半透明影。颈、胸椎小关节侧位显示清楚,腰椎则正位清楚。椎间盘的纤维软骨板、髓核及周围的纤维环系软组织密度,故呈宽度匀称的横行半透明影,称之为椎间隙。椎间孔居相邻椎弓、椎体、关节突及椎间盘之间,呈半透明影,颈椎斜位显示清楚,胸腰椎侧位清楚,呈类圆形(图 3-3)。

2. CT　在脊椎 CT 的横断像上,椎体在骨窗下显示为由薄层骨皮质包绕的海绵状松质骨结构。在椎体中部层面上有时可见骨松质骨中的 Y 形低密度线条影,为椎体静脉管。由椎体、椎弓根和椎板构成椎管骨环,硬膜囊居椎管中央,呈低密度影,与周围结构有较好的对比。黄韧带为软组织密度,附着在椎弓板和关节突的内侧,正常厚 2~4mm。腰段神经根位于硬膜囊前外侧,呈圆形中等密度影,两

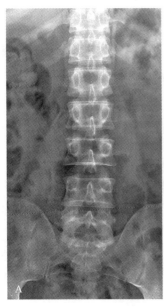
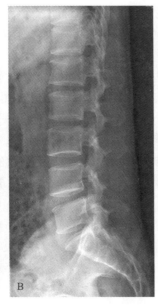
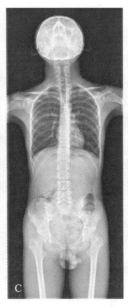
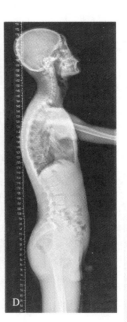

图 3-3 正常腰椎（X线片）

A. 腰椎正位片；B. 腰椎侧位片；C. 全脊柱正位片；D. 全脊柱侧位片。

侧对称。侧隐窝呈漏斗状，其前方是椎体后外面，后方为关节突，侧方为椎弓根内壁，其前后径不小于3mm，隐窝内有穿出的神经根。椎间盘由髓核与纤维环组成，其密度低于椎体，CT 值为 50~110HU，表现为均匀的软组织密度影，但由于层厚和扫描位置的原因常见椎体终板影混入其中。

（三）关节

人体关节有三种类型：①不动关节，即纤维性关节如颅缝等；②微动关节，即软骨性关节，可有部分活动如耻骨联合等；③能动关节，即滑膜性关节，能自由活动，具有关节腔和关节囊，关节骨端覆有关节软骨。滑膜关节的正常解剖结构包括关节骨端、关节囊和关节腔（图 3-4）。关节骨端覆盖有关节软骨，关节囊内层衬以滑膜，关节腔内有少量滑液。另外，不少关节有囊外或 / 和囊内韧带，有的关节还有关节盘。

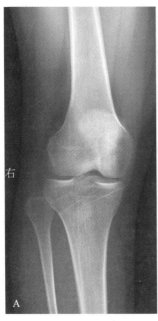
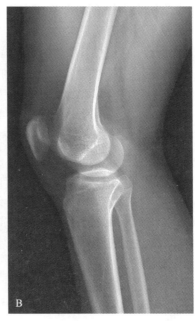

图 3-4 正常膝关节（X线片）

A. 右膝关节正位片；B. 侧位片。

1. **关节骨端**　骨性关节面由组成关节的骨端的骨皮质构成,在 X 线上表现为边缘光滑整齐的线样致密影,CT 表现为高密度。关节面上覆盖的关节软骨及儿童期尚未骨化的骺软骨在 X 线和 CT 上均不能分辨。

2. **关节间隙**　X 线表现为两个骨性关节面之间的透亮间隙,包括关节软骨、潜在的关节腔及少量滑液的投影。CT 表现为关节骨端间的低密度间隙,在冠状和矢状重建图像上比较直观。关节软骨及少量滑液在 CT 上常不能分辨。儿童因骺软骨未完全骨化,关节间隙较成人宽。

3. **关节囊、韧带、关节盘**　X 线上不能分辨。关节囊在 CT 上呈窄条状软组织密度影,厚约3mm。韧带在 CT 上显示为线条状或短的带状软组织影。一些关节内的关节盘如膝关节的半月板在 CT 横断面上显示为轮廓光滑,密度均匀的 C 形或 O 形结构,CT 值在 70~90HU 之间。

(四) 软组织

运动系统的软组织,包括肌肉、血管、神经、关节囊和关节软骨等,由于组织密度差别不大,缺乏明确的自然对比,X 线片上无法显示其各自的组织结构,观察受到较大的限制。在 CT 图像上,骨髓腔因骨髓内的脂肪成分而表现为低密度;在软组织窗上,中等密度的肌肉、肌腱、关节软骨和骺软骨在低密度脂肪组织的衬托下也能清晰显示。

四、基本病变影像表现

骨与关节疾病的病理改变及其影像表现多种多样,但不同疾病的病理改变反映在影像学图像上,大多可概括为下列一些基本表现,认识和掌握这些基本影像表现,并进一步推断其病理学基础,对疾病的诊断是很重要的。在实际工作中就是通过观察这些影像表现,加以综合分析,并做出诊断。

(一) 骨骼基本病变

1. **骨质疏松**　骨质疏松(osteoporosis)是指一定单位体积内正常钙化的骨组织减少,即骨组织的有机成分和钙盐都减少,但骨内的有机成分和钙盐含量比例仍正常。组织学变化是骨皮质变薄、哈氏管扩大和骨小梁减少。

骨质疏松的 X 线表现主要是骨密度减低。在长骨可见骨松质中骨小梁变细、减少、间隙增宽,骨皮质出现分层和变薄现象。在脊椎,椎体内结构呈纵行条纹,周围骨皮质变薄,严重时椎体内结构消失。椎体变扁,其上下缘内凹,而椎间隙增宽,呈梭形。疏松的骨骼易发生骨折,椎体有时可压缩呈楔形。骨质疏松的 CT 表现与 X 线表现基本相同。

骨质疏松见于多种疾病。广泛性骨质疏松主要是由于成骨减少,老年、绝经期后妇女、营养不良、代谢或内分泌障碍都可引起。局限性骨质疏松多见于失用,如骨折后、感染、恶性骨肿瘤等和因关节活动障碍而继发骨质疏松。仅根据骨质疏松,难以对病因做出诊断。

2. **骨质软化**　骨质软化(osteomalacia)是指一定单位体积内骨组织有机成分正常,而矿物质含量减少。因此,骨内的钙盐含量降低,骨发生软化。组织学上显示骨样组织钙化不足,常见骨小梁中央部分钙化,而外面围以一层未钙化的骨样组织。

骨质软化的 X 线表现主要是由于骨内钙盐减少而引起的骨密度减低,以腰椎和骨盆为明显。与骨质疏松不同的是骨小梁和骨皮质边缘模糊,系因骨组织内含有大量未经钙化的骨样组织所致。由于骨质软化,承重骨骼常发生各种变形,如膝内翻、三叶形骨盆等。此外,还可见各种假骨折线,表现为宽 1~2mm 的光滑透明线,与骨皮质垂直,边缘稍致密,好发于耻骨支、肱骨、股骨上段和胫骨等。在儿童期可见干骺端和骨骺的改变。

在成骨过程中,骨样组织的钙盐沉积发生障碍,即可引起骨质软化。造成钙盐沉积不足的原因可以是维生素 D 缺乏,肠道吸收功能减退,肾排泄钙磷过多和碱性磷酸酶活性减低。骨质软化系全身性骨病,常见者发生于生长期为佝偻病,于成年为骨软化症,亦可见于其他代谢性骨疾患。

3. **骨质破坏**　骨质破坏(bone destruction)是局部骨质为病理组织所代替而造成的骨组织消失。

可以由病理组织本身或由它引起破骨细胞生成和活动增强所致。骨松质或骨皮质均可发生破坏。

　　骨质破坏的 X 线表现为骨质局限性密度减低,骨小梁稀疏消失而形成骨质缺损,其中全无骨质结构。骨松质的早期破坏可形成斑片状的骨小梁缺损。骨皮质破坏,在早期发生于哈氏管而引起它的扩大而在 X 线上呈筛孔状。骨皮质表层的破坏,则呈虫蚀状。当骨破坏进展到一定程度时,往往有骨皮质和骨松质的大片缺失(图 3-5)。CT 易于区分松质骨和皮质骨的破坏,松质骨的破坏表现为斑片状松质骨缺损区,骨皮质破坏表现为其内的筛孔样破坏和其内外表面的不规则虫蚀样改变、骨皮质变薄或斑块状的骨皮质缺损(图 3-6)。

　　骨质破坏见于炎症、肉芽肿、肿瘤或瘤样病变。不同病因造成的骨质破坏,在影像表现上虽无特征,但由于病变的性质、发展的快慢和邻近骨质的反应性改变等,又形成各自的一些特点。如炎症的急性期或恶性肿瘤,骨质破坏常较迅速,轮廓多不规则,边界模糊。炎症的慢性期或良性骨肿瘤,则骨质破坏进展缓慢,边界清楚;有时还可见致密带状影围绕,且可使局部骨骼轮廓膨胀等。

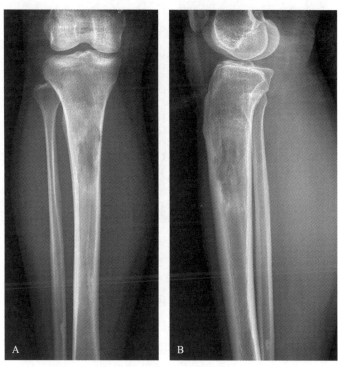

图 3-5　骨质破坏(X 线片)
A. 右胫骨上段正位片;B. 侧位片(右胫骨上段骨质破坏,呈片状低密度影)。

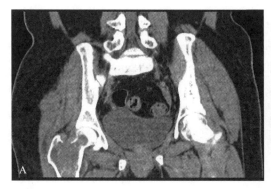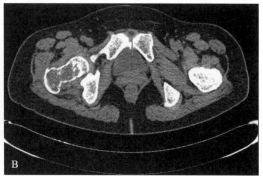

图 3-6　骨质破坏(CT)
A. 右股骨颈骨质破坏;B. 冠状位(重建)右侧股骨颈骨质破坏。

4. 骨质增生硬化 骨质增生硬化(hyperostosis and osteosclerosis)是一定单位体积内骨量的增多。组织学上可见骨皮质增厚、骨小梁增粗增多,这是成骨增多或破骨减少或两者同时存在所致。大多是因病变影响成骨细胞活动所造成,属于机体代偿性反应,少数是因病变本身成骨,如肿瘤细胞成骨。

骨质增生硬化的 X 线表现是骨质密度增高,伴有或不伴有骨骼的增大。骨小梁增粗、增多、密集,骨皮质增厚、致密。明显者,则难于分清骨皮质与骨松质。发生于长骨可见骨干粗大,骨髓腔变窄或消失(图 3-7)。骨质增生硬化的 CT 表现与其 X 线平片的表现相似。

骨质增生硬化见于多种疾病。多数是局限性骨增生,见于慢性炎症、外伤和某些原发性骨肿瘤,如骨肉瘤,或成骨性转移瘤。少数为普遍性骨增生,骨皮质与骨松质多同时受累,见于某些代谢或内分泌障碍如甲状旁腺功能低下或中毒性疾病,如氟中毒。

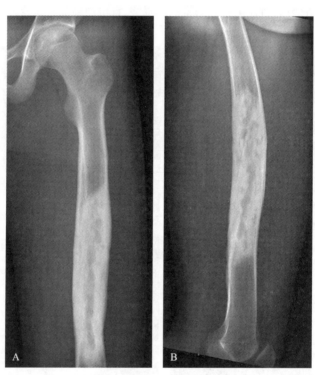

图 3-7 骨质增生硬化(X线片)
A. 左股骨正位片;B. 侧位片(左股骨中段增粗,密度增高)。

5. 骨膜增生 骨膜增生(periosteal proliferation)又称骨膜反应(periosteal reaction),是因骨膜受刺激,骨膜内层成骨细胞活动增加形成骨膜新生骨,通常表示有病变存在。组织学上可见骨膜内层成骨细胞增多,有新生的骨小梁。

骨膜增生的 X 线表现,在早期是一段长短不定、与骨皮质平行的细线状致密影,同骨皮质间可见 1~2mm 宽的透亮间隙。继而骨膜新生骨增厚,常见的有与骨皮质表面平行排列的线状、层状或花边状骨膜反应(图 3-8)。骨膜增生的厚度与范围同病变发生的部位、性质和发展阶段有关。一般发生于长骨骨干的明显,炎症者较广泛,而肿瘤者则较局限。随着病变的好转与痊愈,骨膜增生可变得致密,逐渐与骨皮质融合,表现为皮质增厚。痊愈后,骨膜新生骨还可逐渐被吸收。如引起骨膜反应的病变进展,已形成的骨膜新生骨可被破坏,破坏区两侧的残留骨膜新生骨呈三角形,称为 Codman 三角。

骨膜反应的 CT 表现与 X 线平片的表现相似。CT 和 MRI 的空间分辨力不及 X 线片,不能如 X 线片一样显示骨膜新生骨的精细的形态与结构。骨膜增生多见于炎症、肿瘤、外伤、骨膜下出血等。仅根据骨膜增生的形态,不能确定病变的性质,需结合其他表现才能作出判断。

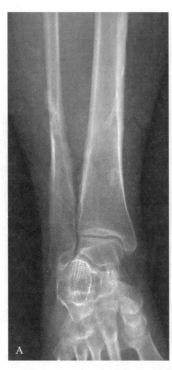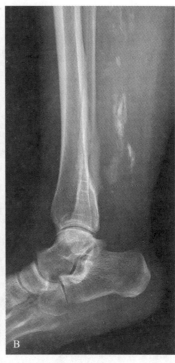

图 3-8　骨膜增生(X 线片)

A. 右侧胫腓骨中下段正位片；B. 侧位片(右胫腓骨下段骨膜增生呈花边状，软组织内钙化)。

6. **骨内与软骨内钙化**　骨内与软骨内钙化(bone and chondral calcification)为生理性的或病理性的，软骨类肿瘤可出现肿瘤软骨内钙化，骨梗死所致骨质坏死可出现骨髓内钙化，少数关节软骨或椎间盘软骨退行性变也可出现软骨钙化。瘤软骨钙化的 X 线表现为颗粒状、小环或半环状的致密影，数量不等，可在瘤体内广泛分布或局限于某一区域。CT 能显示 X 线平片不能显示的钙化影，瘤软骨钙化的形态同 X 线所见。

7. **骨质坏死**　骨质坏死(osteonecrosis)是骨组织局部代谢的停止，坏死的骨质称为死骨(sequestrum)。形成死骨的原因主要是血液供应的中断。组织学上是骨细胞死亡、消失和骨髓液化、萎缩。在早期骨小梁和钙质含量无任何变化，此时 X 线上也无异常表现。当血管丰富的肉芽组织长向死骨，则出现破骨细胞对死骨的吸收和成骨细胞的新骨生成。这一过程延续时间很长。

死骨的 X 线表现是骨质局限性密度增高。其原因：一是死骨骨小梁表面有新骨形成，骨小梁增粗，骨髓内亦有新骨形成即绝对密度增高；二是死骨周围骨质被吸收，或在肉芽、脓液包绕衬托下，死骨亦显示为相对高密度。死骨的形态因疾病的发展阶段而不同，并随时间而渐被吸收。骨质坏死多见于慢性化脓性骨髓炎，也见于骨缺血性坏死和外伤骨折后。

8. **矿物质沉积**　铅、磷、铋等进入体内，大部沉积于骨内，在生长期主要沉积于生长较快的干骺端。X 线表现为多条平行于骺线的致密带，厚薄不一，于成年则不易显示。氟进入人体过多，可激起成骨活跃，使骨量增多；亦可引起破骨活动增加，骨样组织增多，发生骨质疏松或软化。骨质结构变化以躯干骨为明显，有的病例 X 线表现为骨小梁粗糙、紊乱，而骨密度增高；但也有的病例可表现为骨密度减低、骨皮质变薄、骨小梁粗疏等骨质疏松的改变，有的甚至可出现骨质软化的 X 线表现。

9. **骨骼变形**　骨骼变形(bone deformity)多与骨骼大小改变并存，可累及一骨、多骨或全身骨骼。局部病变或全身性疾病均可引起。如骨肿瘤可使骨局部膨大、变形，发育畸形可使一侧骨骼增大，脑垂体功能亢进使全身骨骼增大，骨软化症和成骨不全使全身骨骼变形。

10. **骨折与骨挫伤**　骨折(fracture)是骨或软骨结构发生断裂，骨的连续性中断，骨骺分离也属骨折。骨折的断裂多为不整齐的断面，X 线平片上呈不规则的透明线，称为骨折线，于骨皮质显示清楚整齐，在骨松质则表现为骨小梁中断、扭曲、错位(图 3-9)。当中心 X 线通过骨折断面时，则骨折线显示清楚,否则可显示不清,甚至难于发现。严重骨折常致骨变形。嵌入性或压缩性骨折骨小梁紊乱,甚至局部骨密度增高,而可能看不到骨折线。

骨挫伤(osteal contusion)是外力作用引起的微小骨小梁断裂和骨髓水肿、出血,在 X 线片和 CT 上常无异常发现。

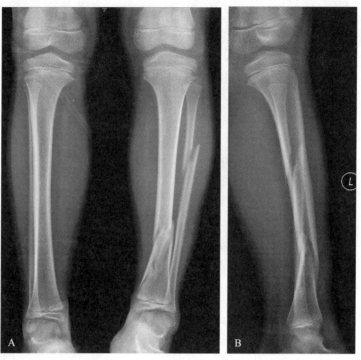

图 3-9　骨折(X 线片)

A. 左胫腓骨正位片;B. 侧位片(左胫腓骨中下段斜形、螺旋形骨折,右胫腓骨正常)。

(二) 关节基本病变

1. **关节肿胀**　关节肿胀(swelling of joint)常由于关节积液或关节囊及其周围软组织充血、水肿、出血和炎症所致。X 线表现为关节周围软组织肿胀、密度增高,大量关节积液可见关节间隙增宽。在 CT 上可见软组织密度的关节囊肿胀、增厚,关节腔内积液在 CT 上表现为关节腔内水样密度影,如合并出血或积脓,其密度可较高。关节附近的滑液囊积液在 CT 上表现为关节邻近含液的囊状影。

2. **关节破坏**　关节破坏(destruction of joint)是关节软骨及其下方的骨性关节面骨质为病理组织所侵犯、代替所致。X 线表现,当破坏只累及关节软骨时,仅见关节间隙变窄,当累及关节面骨质时,则出现相应区的骨破坏和缺损。关节间隙变窄和骨质破坏的程度不同,严重时可引起关节半脱位和变形(图 3-10)。虽然目前常规 CT 检查尚不能显示关节软骨,但软骨破坏导致的关节间隙狭窄却易于发现。CT 可清晰地显示关节软骨下的骨质破坏,即使是微细的改变也能发现。

关节破坏是诊断关节疾病的重要依据,破坏的部位与进程因疾病而异。急性化脓性关节炎,软骨破坏开始于关节持重面或从关节边缘侵及软骨下骨质,软骨与骨破坏范围可十分广泛。关节滑膜结核,软骨破坏常开始于边缘,逐渐累及骨质,表现为边缘部分的虫蚀状破坏。类风湿性关节炎到晚期才引起关节破坏,也从边缘开始,多呈小囊状。

3. **关节退行性变**　关节退行性变(degeneration of joint)早期改变始于软骨,为缓慢发生的软骨变性、坏死和溶解,并逐渐为纤维组织或纤维软骨所代替,广泛软骨坏死可引起关节间隙狭窄。继而造成骨性关节面骨质增生硬化,并于骨缘形成骨赘,关节囊肥厚、韧带骨化。关节退行性变的早期 X 线表现主要是骨性关节面模糊、中断、消失。中晚期表现为关节间隙狭窄、软骨下骨质囊变和骨性关节面边缘骨赘形成,不发生明显骨质破坏,一般无骨质疏松。关节退行性变的各种 X 线征象在 CT 上均可发现。

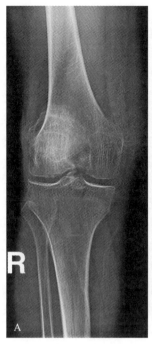
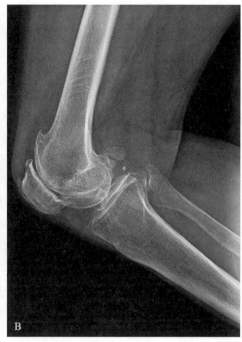

图 3-10 关节破坏（X 线片）

A. 右膝关节正位片；B. 侧位片（右膝关节类风湿性关节炎，关节破坏，关节间隙变窄）。

4. 关节强直 关节强直（ankylosis of joint）分为骨性与纤维性两种。骨性强直是关节明显破坏后，关节骨端由骨组织所连接，多见于急性化脓性关节炎愈合后。纤维性强直也是关节破坏的后果，虽然关节活动消失，但关节骨端无骨组织而为纤维组织相连，常见于关节结核。关节纤维性强直诊断必须结合临床，不能单凭影像检查确诊。关节骨性强直 X 线表现为关节间隙明显变窄或消失，并有骨小梁通过关节连接两侧骨端（图 3-11）。CT 上关节骨性强直亦表现为关节间隙消失并有骨小梁连接两侧骨端，应对各个层面作仔细观察才能对关节强直情况做出全面的评价

5. 关节脱位 关节脱位（dislocation of joint）是组成关节骨骼的脱离、错位，分为完全

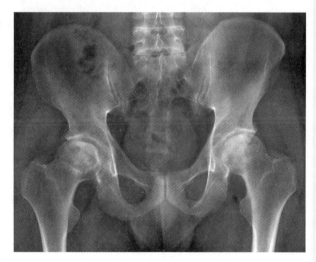

图 3-11 关节骨性强直（X 线片）

骨盆正位片，左侧髋关节关节间隙消失，髋臼与股骨头骨性连接。

脱位和半脱位两种。完全脱位是关节骨端相对的关节面完全不对应接触，半脱位是相对的关节面尚有部分对应接触。关节脱位多为外伤性，也有先天性或病理性。任何关节疾病造成关节破坏后都可能发生关节脱位。对一般部位的关节脱位 X 线片可作出诊断，CT 图像避免了组织的重叠，易于显示一些 X 线片难以发现的关节脱位，如胸锁关节前后脱位和骶髂关节脱位。

关节脱位的诊断主要依赖于 X 线片检查。但在某些情况下，由于关节解剖和周围结构的复杂性导致某些关节半脱位和脱位在标准 X 线片上难以检测。

（三）软组织基本病变

1. 软组织肿胀 X 线平片上可看到肌肉、肌间隙和皮下脂肪层等影像。外伤和感染引起软组织肿胀时 X 线表现为局部软组织肿胀，密度增高，软组织内的正常层次模糊不清。对软组织病变的观察

CT明显优于X线,X线所不能显示或显示不清的一些病变在CT上可得以清晰显示。水肿表现为局部肌肉肿胀、肌间隙模糊,密度正常或略低,邻近的皮下脂肪层密度增高并可出现网状影。血肿表现为边界清楚或不清楚的高密度区。

2. **软组织肿块**　软组织肿瘤或恶性骨肿瘤侵犯软组织,可见软组织肿块影。高质量的X线平片可显示软组织肿块,良性肿块边界光整,邻近软组织可受压移位,邻近骨可出现压迫性骨吸收或反应性骨硬化。恶性肿块一般边缘模糊,邻近骨受侵袭。软组织肿块在CT上易于观察,肿块的密度可均匀或不均匀,边缘可光整或不规则,肿块的边界常能清楚显示。脂肪瘤内其密度与脂肪组织相似而易于诊断。增强扫描有助于区别软组织肿块与其邻近组织、肿瘤与瘤周水肿,有助于显示肿瘤囊变、坏死区,病变与邻近血管的关系。

3. **软组织内钙化和骨化**　软组织内的出血、退变、坏死、肿瘤、结核、寄生虫感染和血管病变均可导致软组织中发生钙化。钙化可发生于肌肉、肌腱、关节囊、血管、淋巴结等处,X线表现多为不定型无结构的斑片状高密度影(见图3-8);软骨组织的钙化多表现为环形、半环形或点状高密度影。软组织中的骨化影可见于骨化性肌炎和来自骨膜和软组织内的骨肉瘤,前者X线表现常为片状,并可见成熟骨的结构,即可见骨小梁甚至骨皮质;后者多表现为云絮状或针状。

4. **软组织内气体**　正常软组织内并无气体存在,外伤或手术时气体可进入软组织内,产生不同形态的很低密度影。产气菌感染时,软组织间隙内也可见气体影。

5. **肌肉萎缩**　先天性骨疾病可引起全身肌肉发育不良,神经系统的疾病和肢体运动长期受限可导致肌肉萎缩。影像表现为肢体变细、肌肉较正常的薄而小。

骨与软组织病变影像学的各种基本表现,全面综合以下观察要点的图像表现,将会有助于对疾病的确诊或提出几个合理的诊断意见。①部位:不同疾病常有一定的好发部位,如骨肿瘤较多侵犯干骺端,少数侵犯骨端或骨干。②病变范围:如骨结核病变比较局限而骨髓炎则病变弥漫可侵犯长骨的大部分以至于全骨。③病变边缘:边缘清楚锐利的,常提示为进展较缓慢的疾病,在骨感染为慢性期,在骨肿瘤则多为良性肿瘤。边界模糊不清的,在骨感染为急性期,在肿瘤则常为恶性。④病变的特征性表现:骨肉瘤可在病区内出现数量不等,形态不规则而致密的肿瘤成骨征象,软骨肉瘤可显示小点状或环状软骨钙化的致密影。而局部轮廓完整的膨胀性病变常提示为良性肿瘤或瘤样病变。⑤数目:骨肿瘤中单发病变多为原发性肿瘤,多发病变则常为转移瘤或骨髓瘤。

(郭顺林)

第二节　MRI检查

磁共振成像(magnetic resonance imaging,MRI)是利用强外磁场内人体氢原子核即氢质子(^{1}H),在特定射频脉冲作用下发生磁共振现象,产生电磁波信号所进行的一种医学成像技术。MRI具有良好的软组织分辨率和对比度、多参数和多方位成像的优点,在运动系统应用越来越广泛,已成为许多骨、关节及软组织疾病诊断的主要影像学技术。

一、MRI检查技术

(一)平扫检查

1. **普通平扫检查**　MRI检查时如无特殊要求,通常先行普通平扫检查。基本脉冲序列主要有自旋回波(spin echo,SE)、快速自旋回波(fast spin echo,FSE,或 turbo SE)、梯度回波(gradient echo,GRE)、反转恢复(inversion recovery,IR)序列;信号加权包括 T_1 加权成像(T_1WI)、质子密度加权像(PDWI)和 T_2 加权像(T_2WI)。SE T_1WI 和 FSE T_2WI 是基本的扫描序列,横断位为常规成像方位,必要时辅以冠状、矢状或不同方向的斜切面成像。根据病变性质及部位选择在主要优势方位上同层厚、同层间隔扫描的 2~3 个不同序列,主要用于定性诊断,辅以另外 2 个方位的 1~2 个序列,用于辅助定位诊断。

2. 特殊平扫检查

(1)脂肪抑制技术:脂肪在 T_1WI 上表现为高信号,通过脂肪抑制技术使脂肪组织的高信号受到压抑,病变组织与正常组织的信号差别可更加明显,有利于含脂肪结构病变的显示和诊断。脂肪抑制是骨骼和肌肉的常用成像序列,对一个部位 MRI 检查,至少应包括 T_1WI 和脂肪抑制 T_2WI 在内的两个不同方向的切面检查。

(2)水成像技术:实际上是一种重 T_2WI,水凭借其很长的 T_2 值而保留较高的信号,而其他组织呈明显的低信号。水成像能够抑制自由水信号,有利于脑室、脑沟旁长 T_2 高信号病变的检出。在运动系统,MR 水成像主要用于腰骶椎管水成像,可显示硬膜囊、神经根鞘袖等。

(3)站立位检查:传统 MRI 患者检查为平卧位,与临床站立位重力状态下骨关节位置不完全一致。站立位 MRI 检查是利用磁体设计为水平位、或可倾斜转动为水平位的开放式 MRI 设备,患者于站立负荷体位接受 MRI 检查,可实现站立中间位、过曲位、过伸位脊柱 MR 成像,检测椎管隐性狭窄或脊椎不稳;患者处于激发疼痛或椎管与椎间孔狭窄的体位,可显示隐性神经卡压。

(4)超短回波时间成像:超短回波时间(ultrashort echo time,UTE)成像技术是近年来开发的一种可以显示短 T_2 成分的新序列。其基本原理是由两个带有相反层面选择梯度的半 sinc 函数型射频脉冲进行激发,激发后立刻采集 MR 信号,两个半脉冲的回波信号叠加在一起填充 1 条 K 空间线;为避免在信号完全衰减之前未填充至 K 空间中心,数据直接由 K 空间中心开始、并呈放射状填充 K 空间。运动系统中有相当一部分结构为短 T_2 成分,如韧带、跟腱、半月板、骨膜、骨皮质、脊椎软骨终板等,UTE 技术对显示这些结构有重要价值。

(5)周围神经成像:磁共振神经成像(magnetic resonance neuroimaging,MRN)主要是基于以下两类脉冲序列,一是以 T_2 或重 T_2 加权为主的序列,主要利用神经内膜内的低蛋白水分子与周围组织水分子之间 T_2 值的差异,通过神经内膜中水的显示来勾勒出周围神经结构;二是以扩散加权为主的序列,主要利用水分子在神经髓鞘中扩散运动受限或者各向异性的特点来显示周围神经。MRN 已越来越多地应用于周围神经成像,主要有颈丛、臂丛或腰骶丛神经根 MRN。

(二)增强检查

MRI 增强检查(contrast enhancement MRI,CE-MRI)是通过给予对比剂改变组织结构 T_1 和 T_2 弛豫时间,以提高正常组织与病变组织间对比的检查技术。常用对比剂为二乙烯三胺五乙酸钆(gadolinium diethylenetriamine penta-acetic acid,Gd-DTPA),为顺磁性对比剂,主要作用是缩短 T_1 弛豫时间,使 T_1WI 图像上组织与病变的信号强度发生不同程度增高,从而改变其间的信号对比,有利于病变的检出和诊断。经外周静脉注入 Gd-DTPA 后行 T_1WI 检查,根据对比剂注入后扫描延迟时间和扫描次数,可分为单期增强扫描和多期增强扫描。单期增强扫描为注射对比剂后于动脉期一次扫描,该增强扫描主要侧重于强化形式和增强效果的观察,对于增强的时间过程没有特别的要求,常用于颅脑和骨骼肌肉系统疾病的诊断。多期增强扫描能够观察病变强化程度随时间的动态变化,主要用于腹盆部疾病的诊断。

(三)MR 关节造影

MR 关节造影(MR arthrography)分为直接造影和间接造影,直接关节造影是向关节内注入对比剂后行 MR 成像,间接关节造影是经静脉注入对比剂,10~30min 后对比剂渗透至关节腔内时行 MR 成像。肩关节 MR 造影可用于肩袖撕裂、类风湿性关节炎、滑囊炎、二头肌腱损伤、习惯性肩关节脱位等;髋关节 MR 造影可用于先天性髋关节脱位、髋内翻髋分离、滑膜软骨瘤病等;膝关节 MR 造影可用于半月板撕裂、半月板囊肿、盘状半月板、半月板切除术后综合征等。

(四) MR 血管成像

MR 血管成像(magnetic resonance angiography,MRA)是利用血管内血液流动特性或血液中高浓度对比剂使血管成像,包括以下两类技术。

1. **非对比增强 MRA(NCE-MRA)**　无须使用对比剂,是利用血液的流动效应使血管成像,常用的有时间飞跃(time of flight,TOF)和相位对比(phase contrast,PC)两种技术。由于 NCE-MRA 血管成像的质量受血流速度、方向以及扫描参数的影像较大,在运动系统较少应用。

2. **对比增强 MRA(CE-MRA)**　经外周静脉注入 Gd-DTPA 后成像,对比剂在动脉内短暂的高浓度状态使血液的 T_1 弛豫时间明显缩短,同时使用重 T_1WI 超快速脉冲序列采集数据,获得血管造影图像。CE-MRA 成像速度较快,对血管管腔的显示更加准确,适用于全身各部位血管成像,对于血管细节尤其是小血管的显示效果优于 NCE-MRA。

(五) MR 波谱

磁共振波谱(MR spectroscopy,MRS)技术是利用磁共振化学位移现象来测定组成物质的分子成分、以波谱形式显示某些疾病代谢产物相对含量的一种技术,也是目前唯一可测得活体组织代谢的化学成分和含量的检查方法。氢质子 MR 波谱(^{1}H-MRS)获取的是代表组织内不同生化成分中 ^{1}H 共振峰的谱线图,进而明确其生化成分的组成和浓度。MRS 也可依某一生化成分的空间分布和浓度转换成检查层面的伪彩图,并与普通平扫 MRI 图像叠加,以利于直观分析。^{1}H-MRS 检查对肿瘤、炎症、代谢等疾病的诊断与鉴别诊断有很大帮助。

(六) 功能 MRI

功能 MRI(functional MRI,fMRI)是以组织结构的生理功能为基础,以图像形式显示其功能状态的成像技术。主要有扩散加权成像和扩散张量成像、灌注成像、脑功能成像。

1. **DWI 和 DTI**　检查扩散加权成像(diffusion weighted imaging,DWI)是一种基于组织中水分子布朗运动的功能成像技术,常用于超急性期脑梗死诊断;也用于肿瘤性病变的诊断和鉴别诊断,用于恶性肿瘤病理级别评估和放化疗疗效预测等方面的研究。全身 DWI 常用于查找和诊断原发恶性肿瘤及转移灶。扩散张量成像(diffusion tensor imaging,DTI)是 DWI 技术的延伸,可以反映各个方向上水分子扩散的快慢,并对组织内水分子扩散状况进行定量分析,还可以采用纤维素示踪成像技术对纤维组织结构进行三维立体显示。主要用于脑白质结构及神经纤维束成像,能够清楚地显示其因病变所造成的移位、破坏和中断。骨骼肌、韧带及椎间盘纤维环的 DTI 成像也逐渐应用于临床。

2. **PWI**　检查灌注成像(perfusion weighted imaging,PWI)主要来评价血流的微循环即毛细血管床内血流的分布特征,已成为脑血管疾病和肿瘤等疾病的重要诊断手段,尤其是对脑梗死早期,区分可恢复的和不可逆性梗死的脑组织有重要价值。临床上 PWI 主要有两种方法,即动态磁敏感增强和动脉自旋标记。

3. **BOLD-fMRI**　检查血氧水平依赖 fMRI(blood oxygen level dependent fMRI,BOLD-fMRI)的基本原理是神经元活动对局部氧耗量和脑血流影响程度不匹配所导致的血氧饱和度的变化,由此产生局部磁场性质的变化。主要用于脑功能 MRI,通过定位语言和运动等脑功能区,协助脑肿瘤手术方案的制订,以尽可能避免损伤这些重要脑功能区。此外,BOLD-fMRI 还用于神经、精神疾病的脑功能及脑连接损害的研究。

二、正常 MRI 表现

1. **长骨**　小儿长骨一般有 3 个骨化中心,1 个在骨干,另外 2 个在长骨的两端。前者为原始或一次骨化中心,后者为继发或二次骨化中心。出生时,长骨骨干已大部骨化,两端仍为软骨即骺软骨。

因此,小儿长骨的主要特点是有骺软骨,且未完全骨化。长骨可分为骨干、干骺端、骨骺和骺板等部分。骨皮质在 T_1WI 和 T_2WI 上均为极低信号影,骨髓腔如为红髓则 T_1WI 为中等信号影、T_2WI 为高信号影,如为黄髓在 T_1WI、T_2WI 上均呈高信号影。正常骨膜在 MRI 上不能显示。干骺端骨髓常为红髓且含有一定量的骨小梁,MRI 信号往往低于骨干髓腔;临时钙化带在 MRI 上呈低信号。骨骺为未完成发育的长骨末端,在 MRI 上骺软骨为中等信号影,而骨化中心的信号特点与干骺端类似。骺板和骺线在 MRI 上的特点与骺软骨相似。

成人长骨的外形与小儿相似,但骨发育完全,骺与干骺端愈合,骺线消失,只有骨干和骨端。由于随年龄的增长红髓中脂肪成分增多,在 MRI 上成人骨髓信号较婴幼儿的高。正常成人骨髓因含脂肪成分较多,在 T_1WI 和 T_2WI 上均呈较高信号。

2. **脊柱**　脊柱由脊椎、椎间盘和周围韧带所组成。除第 1 颈椎外,每个脊椎分椎体及椎弓两部分。椎弓由椎弓根、椎弓板、棘突、横突和关节突组成。同侧上下两个关节突组成脊椎小关节,有关节软骨和关节囊。

在 MRI T_1WI 和 T_2WI 上,脊椎骨性结构的皮质呈低信号,骨髓在 T_1WI 为高信号、在 T_2WI 为中等或略高信号。椎间盘在 T_1WI 上信号较低且不能区分纤维环和髓核,在 T_2WI 上纤维环为低信号、髓核为高信号,随着年龄增长,髓核 T_2WI 上信号减低。脊髓在 T_1WI 上呈中等信号,信号高于脑脊液,在 T_2WI 上则低于脑脊液信号。在分辨力高的 MRI T_2WI 上可见神经根穿行于高信号的脑脊液中。前纵韧带、后纵韧带和黄韧带在 T_1WI 和 T_2WI 上均为低信号。

3. **关节**　滑膜关节的正常解剖结构包括关节骨端、关节囊和关节腔。关节骨端覆盖有关节软骨,关节囊内层衬以滑膜,关节腔内有少量滑液。有的关节有囊外或 / 和囊内韧带,有的关节还有关节盘。

关节骨端骨性关节面由组成关节骨端的骨皮质构成,在 MRI 不同加权图像上均表现为薄层清晰锐利的低信号影。关节软骨在 T_1WI 和 T_2WI 上呈一层弧形中等偏低均匀信号影,在脂肪抑制 T_2WI 上可呈高信号影;关节内的关节盘,如膝关节的半月板在 MRI 矢状和冠状图像上为领结状或三角形低信号结构(图 3-12)。关节腔内的滑液在 T_1WI 上呈低信号,在 T_2WI 呈细条状高信号。关节囊表现为关节周围光滑连续的弧形线样低信号影,关节韧带表现为条状低信号影。关节滑膜在 MRI 上常难以识别,有时在较厚的纤维性关节囊衬托下,滑膜可表现为菲薄的低信号影。

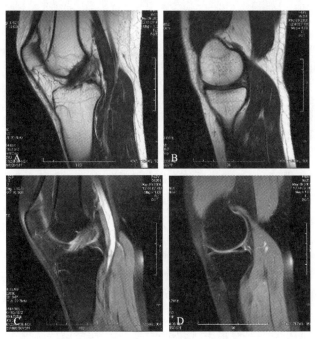

图 3-12　正常膝关节

A、B. 左膝关节经前交叉韧带及经内侧半月板矢状位 T_1WI;C、D. 矢状位脂肪抑制 T_2WI。

4. **软组织**   运动系统的软组织包括脂肪、肌肉、肌腱、筋膜和韧带等,在 MRI 图像上可清晰显示。脂肪在 T_1WI 和 T_2WI 上均呈高信号,脂肪抑制序列上呈低信号;肌肉在 T_1WI 和 T_2WI 上呈中低信号;透明软骨在 T_1WI 呈中等信号,在 T_2WI 呈中高信号;纤维组织、肌腱、韧带和纤维软骨在各种序列上均呈低信号。血管在 T_1WI 和 T_2WI 均呈低或无信号的圆形或管状结构,常位于肌间隙内,对血管的观察可行 MRA 检查。较大的周围神经也常位于肌间隙内,在 T_1WI 和 T_2WI 呈中等信号。

三、基本病变 MRI 表现

(一)骨骼基本病变

1. **骨质疏松**   骨质疏松是指一定单位体积内正常钙化的骨组织减少,即骨组织的有机成分和钙盐都减少,但骨内的有机成分和钙盐含量比例仍正常。MRI 除可见骨外形的改变外,老年性骨质疏松由于骨小梁变细和数量减少以及黄髓的增多,骨髓在 T_1WI 和 T_2WI 上信号增高,骨皮质变薄及其内出现线状高信号代表哈氏管扩张和黄髓侵入;炎症、外伤等的周围骨质疏松区因局部充血、水肿而表现为边界模糊的 T_1WI 低信号 T_2WI 高信号影。

2. **骨质破坏**   骨质破坏是局部骨质为病理组织所代替而造成的骨组织消失。可以由病理组织本身或由它引起破骨细胞生成和活动增强所致,骨松质或骨皮质均可发生破坏,常见于肿瘤、炎症等。在 MRI 上,骨质破坏表现为低信号的骨质为不同信号强度的病理组织所取代,多数病变 T_1WI 呈低信号、T_2WI 呈高信号;松质骨的破坏常表现为高信号的骨髓为较低信号或混杂信号影所取代(图 3-13)。MRI 可以敏感显示 X 线平片尚未出现异常的早期骨质破坏。

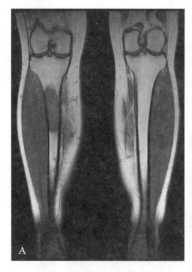
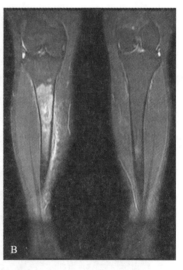

图 3-13 骨质破坏
A. 右胫骨上段冠状位 T_1WI;B. 冠状位脂肪抑制 T_2WI(右侧胫骨上段骨质破坏,
周围组织水肿,左侧胫腓骨正常)。

3. **骨质增生硬化**   骨质增生硬化是一定单位体积内骨量的增多。组织学上可见骨皮质增厚、骨小梁增粗增多,这是成骨增多或破骨减少或两者同时存在所致。大多是因病变影响成骨细胞活动所造成,属于机体代偿性反应,少数是因病变本身成骨,如肿瘤细胞成骨。MRI 上增生硬化的骨质在 T_1WI 和 T_2WI 上均为低信号,松质骨的信号也较正常为低。MRI 可以很好地显示骨质增生造成的骨形态的改变。

4. **骨膜增生**   骨膜增生又称骨膜反应,是因骨膜受刺激,骨膜内层成骨细胞活动增加形成骨膜新生骨,通常表示有病变存在。组织学上可见骨膜内层成骨细胞增多,有新生的骨小梁。MRI 显示骨膜反应要早于 X 线和 CT,早期的骨膜反应在 T_1WI 为中等信号,T_2WI 为高信号,骨膜新生骨在各序列均为低信号。MRI 的空间分辨力不及平片,不能如平片一样显示骨膜新生骨的精细的形态与结构。

5. **骨折**　骨折是骨或软骨结构发生断裂,骨的连续性中断,骨骺分离也属骨折。骨折在 T_1WI 呈线样低信号影,与骨髓的高信号形成明显的对比;T_2WI 呈线样高信号影,代表水肿或肉芽组织。根据骨折断端间出血及肉芽组织的形成与演变,也可表现为多种信号。MRI 可以显示 X 线平片不能发现的隐匿性骨折,对于平片能够诊断的骨折,MRI 也有重要的诊断价值。例如,胫骨平台骨折,MRI 可以多角度显示骨折线的数量和走行、骨折碎片大小和位置、以及关节面形态;同时还可以显示周围软组织损伤的情况。软骨骨折在平片上不能显示,MRI 是显示软骨骨折的最佳影像学技术。

6. **骨挫伤**　骨挫伤是外力作用引起的骨小梁微骨折及并发的骨髓水肿、出血,可由直接暴力产生,更多见于关节韧带、关节囊等支持结构损伤而导致关节面之间的对冲撞击伤,平片和 CT 难以显示。骨挫伤在 T_1WI 上表现为地图样或斑片状分布的低信号区,在脂肪抑制 T_2WI 上表现为高信号(图 3-14)。骨挫伤一般局限于干骺端也可伸延到骨干。骨挫伤可以自愈,短期随访骨内的异常信号影消失。分析骨挫伤分布的形式和范围有助于推断受伤机制,帮助寻找相关的并发损伤,指导治疗方案的选择。

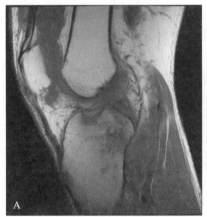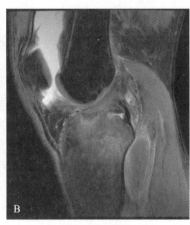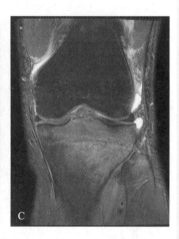

图 3-14　骨挫伤

A. 左膝关节矢状位 T_1WI;B. 矢状位脂肪抑制 PDWI;C. 冠状位脂肪抑制 T_2WI(左膝关节外伤后,
左胫骨上端大片长 T_1 长 T_2 异常信号,髌上囊肿胀)。

7. **骨梗死**　骨梗死又称骨髓梗死,指发生于干骺端和骨干的骨质坏死,多发生于股骨下端、胫骨上端和肱骨上端,MRI 是诊断骨梗死最敏感的影像学技术。长骨干骺端或骨干梗死早期表现为髓腔内局限性不规则 T_2WI 高信号区,中央可呈等或稍高信号,随着梗死的发展,病变边缘出现 T_1WI 低信号环,T_2WI 则为高信号。这常是骨梗死的 MRI 特征表现,病理上为反应性水肿或纤维带。有时在 T_2WI 上,高信号环外侧见到与之平行的低信号影,称为"双线征",这也是骨梗死较为特征性的表现。

8. **骨髓逆转化**　骨髓逆转化包括黄骨髓红髓化和红骨髓黄髓化。黄骨髓红髓化见于造血功能活跃时,表现为正常部位黄骨髓信号转变为红骨髓信号,即 T_1WI 信号减低但高于肌肉,T_2WI 信号稍高但低于水。异常信号区域可以为片状或岛状,边界模糊。黄骨髓红髓化的过程与生长发育过程中红骨髓转化为黄髓的顺序相反,即自近端向远端发展。黄骨髓红髓化可分为生理性和病理性,前者见于人体应激状态、高原生活和部分运动员;后者主要见于重度贫血、白血病中轴骨广泛浸润患者。红骨髓黄髓化常发生于骨髓造血成分减少者,如未经治疗的再生障碍性贫血以及接受化疗、放疗的患者,MRI 表现为 T_1WI 骨髓呈均匀高信号区。特发性骨髓纤维化、骨髓异常增殖症衰竭期及多次输血所致骨髓含铁血黄素沉着症时,MRI 所有序列上骨髓均呈低信号。

(二)关节基本病变

1. **关节积液**　关节积液多由于创伤、退变或炎症反应所形成,因此出现关节积液时,需仔细观察寻找关节积液可能的原因。MRI 对关节积液很敏感，一般积液 T_1WI 呈低信号、T_2WI 呈高信号。单纯性滑膜炎造成的关节积液，其信号强度等同于正常关节液体信号；如果关节积液内还有蛋白、碎片或出血等成分，其信号强度会有所不同。关节内近期出血表现为分层现象，上层为液体，下层为细胞碎片。关节内骨折引起的关节内出血，则会出现包含脂肪的三层结构。

2. 关节破坏　关节破坏是关节软骨及其下方的骨性关节面骨质为病理组织所侵犯、代替所致。在 MRI 上，关节软骨破坏早期可见关节软骨表面毛糙、凹凸不平、表层缺损致局部软骨变薄，严重时可见关节软骨不连续，呈碎片状或者大部分破坏消失。关节骨质破坏时低信号的骨性关节面中断不连续。

3. 关节脱位　关节脱位是组成关节骨骼的脱离、错位，分为完全脱位和半脱位两种。MRI 不但可显示关节脱位，还可以直观地显示关节脱位的合并损伤如关节内积血、囊内外韧带和肌腱断裂以及关节周围的软组织损伤。对解剖结构复杂部位的关节脱位的显示，MRI 有其独到之处，如矢状面成像可清楚显示寰枢关节的脱位和对颈髓的压迫。

4. 关节退行性变　关节退行性变主要由于关节软骨变性坏死并累及关节面下骨质，继而造成骨性关节面骨质增生硬化，并于骨缘形成骨赘，关节囊肥厚及韧带骨化。关节退行性变早期表现为 T_2WI 上软骨带信号增高，光整的关节软骨表面出现局限性缺损。除关节软骨的改变和关节间隙变窄外，还可见骨性关节面中断或局部增厚，关节面下的骨质增生在 T_1WI 和 T_2WI 上均为低信号。骨赘的表面为低信号的骨质，其下方可见高信号的骨髓。关节面下的囊变区呈 T_1WI 低信号、T_2WI 高信号，大小不等，边缘清晰。

5. 滑膜炎症　感染、创伤、血清阳性或阴性关节炎及其他一些疾患如血友病等都会造成滑膜炎症。由于滑膜血管翳形成，炎症性滑膜较正常增厚，可以呈结节样或肿块样增厚，特别是在慢性病变中。炎症活动期，滑膜组织信号类似于液体信号；慢性期或衰竭期，滑膜在 T_1WI、T_2WI 上均呈低信号。注射对比剂后，炎症滑膜迅速强化，这与单纯滑膜积液可以鉴别。

6. 纤维软骨损伤　创伤引起的关节内纤维软骨损伤包括半月板撕裂、关节盂唇撕裂等，往往是创伤后疼痛或功能障碍的主要原因。膝关节半月板撕裂主要有两种征象：一是半月板内出现到达关节面的线状高信号影，高信号完全位于半月板内部或不能肯定达到关节面的不能诊断为撕裂（图 3-15）；二是半月板形态异常，常规断面上三角形或弯弓形发生改变时，可以诊断为半月板撕裂。

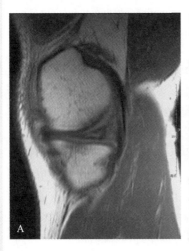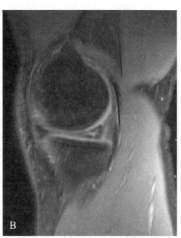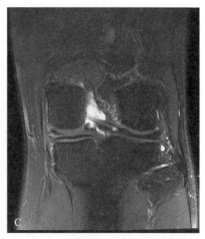

图 3-15　膝关节半月板撕裂伤

A. 左膝关节矢状位 T_1WI；B. 矢状位脂肪抑制 T_2WI；C. 冠状位脂肪抑制 T_2WI（左膝关节内侧半月板后角横行线样异常信号，T_1WI 呈低信号，T_2WI 呈高信号，伸延至半月板关节面和边缘）。

7. 纤维软骨退行性变　退行性变的半月板、关节盘及盂唇 MRI 上表现为其内部出现线样或球状高信号影。如退变信号达到关节面，提示退变性撕裂。随着年龄的增长，纤维软骨还可发生软骨钙化，多表现为低信号，有时在短 TE 序列上钙化呈高信号。对于钙化延伸至关节面的半月板、关节盘或盂唇,MRI 表现可类似于撕裂。

8. **椎间盘退行性变**　椎间盘退行性变是由多种因素导致的椎间盘纤维环和髓核的完整性破裂、椎间盘细胞外基质合成与降解失衡为特点的退行性改变,主要包括纤维环退变、髓核退变和软骨终板退变,可引起椎间盘膨出、椎间盘突出和椎管狭窄等临床疾病。椎间盘突出在 MRI 矢状面图像上显示较直观,突出的椎间盘呈半球状、舌状向后方或侧后方伸出,其信号强度与其主体部分一致。横断面上,突出的椎间盘呈三角形或半圆形局限突出于椎体后缘,边缘规则或略不规则(图 3-16)。CT 所能显示的硬膜外脂肪层受压、变形、消失以及硬膜囊受压和神经根鞘受压等均可在 MRI 上很好地显示。此外,MRI 还能直接显示脊髓受压,上述改变在 T$_2$WI 上表现更明显。

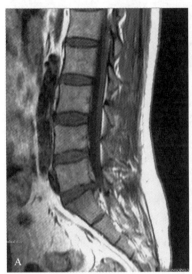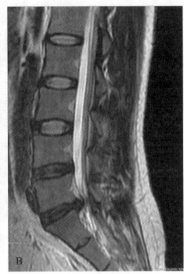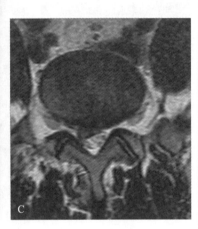

图 3-16　腰椎椎间盘突出

A. 腰椎矢状位 T$_1$WI;B. 矢状位 T$_2$WI;C. 横轴位 T$_2$WI。腰 5 骶 1 椎间盘 T$_2$WI 上信号降低,椎间隙变窄;椎间盘向右后突出,硬膜囊受压,椎管狭窄

(三) 软组织基本病变

1. **肌腱退行性变**　肌腱退行性变是肌腱断裂的主要危险因素,常发生退变的肌腱有肩袖、肱二头肌长头腱、腕桡伸肌腱、臀中肌肌腱、跟腱。肌腱退变在 MRI 上可表现为肌腱大小、轮廓和信号强度的异常。最常见的征象为肌腱局限性或弥漫性增粗,少数情况下,退变使肌腱失去弹性,在肌肉收缩的牵拉下变长,表现为肌腱萎缩拉长。退变的肌腱信号可以正常,也可发生改变。退变肌腱 T$_1$WI 或 PDWI 常信号增高,T$_2$WI 呈高信号但低于水的信号。如果 T$_2$WI 肌腱信号等于水或虽然低于水,但异常信号达肌腱边缘则提示肌腱断裂(图 3-17)。

2. **韧带损伤**　韧带损伤可以导致关节疼痛和失稳。损伤可发生于韧带内部,也可见于韧带 - 骨附着的部位。多数韧带损伤临床可明确诊断,MRI 用于明确有无损伤、损伤严重程度及发现其他异常。韧带损伤表现为韧带增粗,T$_2$WI 呈高信号。韧带完全撕裂表现为韧带纤维不连续,断裂纤维之间出现高信号。

3. **软组织肿胀**　软组织肿胀可因创伤、炎症、水肿、出血或邻近骨的化脓性炎症引起。在 MRI 上,软组织水肿为 T$_1$WI 低信号,T$_2$WI 脂肪抑制像呈高信号;皮下脂肪层内可出现网状结构影,皮下组织与肌肉之间边界模糊、软组织层次不清。出血和血肿在 T$_1$WI 和 T$_2$WI 上多为高信号。

4. **软组织肿块**　软组织肿瘤或恶性骨肿瘤侵犯软组织,可见软组织肿块影。MRI 上大多数肿瘤在 T$_1$WI 为低信号,T$_2$WI 为高信号。脂肪成分在 MRI 上易于识别,常用脂肪抑制序列来证实。出血常为高信号,而纤维化组织在 T$_1$WI 和 T$_2$WI 上均呈低信号。仔细分析肿块信号特征及分布特征有助于肿块的定性。

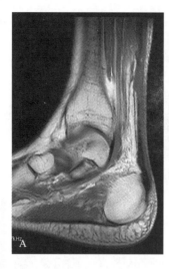
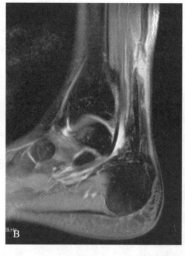
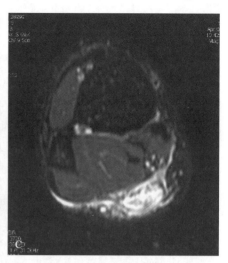

图 3-17　跟腱断裂

A. 小腿下段及足部矢状位 T_1WI;B. 矢状位脂肪抑制 T_2WI;C. 小腿下段横轴位脂肪抑制 T_2WI。跟腱不连续,
断端增粗、结构紊乱,T_1WI 呈较低信号、T_2WI 呈高信号,周围软组织肿胀。

5. **肌肉萎缩和肌肉肥大**　肌肉体积较正常小者称为肌肉萎缩,较正常大者称为肌肉肥大,需要双侧对比来识别。肌肉萎缩或肥大,MRI 上仅有肌肉体积改变,信号与正常肌肉无明显差异。先天性骨关节疾病可引起全身肌肉发育不良,神经系统的疾病和肢体运动长期受限可导致肌肉萎缩。肌肉肥大有时临床体检可触及肿块,MRI 上依据典型肌肉纹理和信号特征可明确诊断。

6. **脂肪浸润**　肌肉内脂肪成分明显增加而肌纤维绝对或相对性减少,见于先天性肌肉疾患和肌肉失神经分布。MRI 表现为 T_1WI 肌肉断面脂肪高信号增加而肌纤维等信号减少,呈花斑状。有时肌肉内堆积脂肪过多可致肌肉体积增大,称为假性肥大,MRI 可助鉴别。

随着 MRI 在运动系统的广泛应用,MRI 已成为许多骨、关节及软组织疾病的主要检查手段。对早期骨质破坏和细微骨折,MRI 较 X 线平片和 CT 敏感;MRI 对脊柱解剖结构和病变的显示及了解病变与椎管内结构的关系优于 CT;MRI 是识别骨髓异常,包括感染、缺血、创伤、肿瘤、逆转化等病变的最敏感的无创性检查技术。MRI 也是评价关节疾病的主要影像手段,可清晰显示关节软骨、关节囊、滑膜、韧带的结构和病变。MRI 对脂肪、肌肉、肌腱、血管和神经等软组织病变,如肿块、坏死、出血和水肿的显示明显优于 X 线平片和 CT。但是,MRI 对于骨皮质、钙化及细小骨化的显示不及平片及 CT。随着 MRI 设备和技术的发展,进一步拓展了 MRI 在运动系统疾病诊断中的应用范围。

(邹利光)

第三节　肌肉、骨骼和神经系统超声诊断与治疗

超声诊断是运用超声波的原理对人体组织的物理特性、形态结构和功能状态作出判断的一种非创伤性诊断方法,是现代临床影像学的四大分支之一。它具有无创伤性、实时动态性、软组织分辨率高、价格低廉、简便易行等特点。近年来,随着高频(7~20MHz)诊断超声技术的不断发展,超声的分辨率与检测范围也得到极大提高,其在肌肉、骨骼和神经中的应用也越来越广泛和深入。肌骨超声已成为应用于运动医学、关节疾病和风湿性疾病的重要影像学手段。

（一）常用检查方法

1. **B 型超声检查**　B 型超声检查是采用灰度调制显示（brightness modulation display）声束扫描人体切面的声像图的超声诊断法，又称为光点成像法，以光点的多少与明暗来表示回声的强弱。在切面声像图上，以回波的幅度调制光点亮度，以一定的灰度级来表示的显示方式，称为切面灰阶图，显示二维实时图像。B 型诊断法，不仅利用组织界面的回波，而且十分重视组织的散射回波。它是利用这些回波来传达人体组织和脏器的解剖形态和结构方面的信息。

2. **多普勒超声检查**　多普勒超声检查是运用超声波多普勒效应，对运动的脏器或血流进行检测的一种诊断方法。它包括多普勒频谱超声诊断法、彩色多普勒血流成像法。多普勒频谱分析（Doppler spectrum analysis）是利用对运动物体所产生多普勒信号的频谱分布进行分析的超声诊断法。多普勒成像（Doppler imaging）是通过多普勒技术得到的物体运动速度在某一平面内的分布以灰度或彩色方式成像。在二维超声的基础上，用彩色图像实时显示血流的方向和相对速度的超声诊断技术称为彩色多普勒血流成像法（color Doppler flow imaging，CDFI）或彩色血流图（color flow mapping，CFM）。

（二）肌骨神经系统常见声像图表现

超声对软组织分辨力较高，可显示软组织层次结构。单纯脂肪组织是低回声或透声较好的，但它的回声会随着不同的解剖部位和病理改变而呈多样化表现。肌肉纤维表现为低回声，被高回声界面所分隔。高回声筋膜包绕肌腹，勾勒出肌群的轮廓。筋膜表现为高回声、纤薄、边缘清晰的软组织边界。肌腱呈高回声，由顺肌腱长轴走行的梳状平行纤维所组成。腱鞘呈高回声，被一薄低回声带与肌腱分隔开。韧带表现为高回声，在多层韧带中，纤维排列方式会随之改变。滑囊 / 关节囊是包绕关节的结构，通常超声无法明确区分，都表现为低回声，甚至与关节腔积液相似。与强反射体皮质骨不同，透明软骨表现为低回声或无回声。气体为高反射体，表现为高回声伴有特征性的"彗尾征"伪像，组织中的小气泡表现为高回声光点。神经表现为高回声界面包绕的线状低回声（神经束），表现与肌腱相似。

（三）骨骼基本病变声像图表现

1. **骨质破坏**　骨质破坏早期可见皮质骨骨骼面平滑亮线变得粗糙、凹凸不平；继而出现骨侵蚀改变，即从两个相互垂直的声像图上均能观察到骨皮质线的中断；骨质破坏范围进一步变大，呈"虫蚀样改变"。

2. **骨质增生硬化**　可见骨皮质亮线局部不规则突起，骨赘形成可见骨质表面局部形成鸟嘴样突起，外周可见低回声软骨覆盖。

3. **软骨内钙化**　软骨内钙化表现为低回声软骨内出现局灶性高回声，形状可为点状、片状、团块状及不规则形，较大者后方可伴有声影。

（四）关节基本病变声像图表现

1. **关节肿胀**　超声对肿胀关节区的积液非常敏感，极少量的液体就可检测到，不仅在关节水平，而且还包括关节隐窝以及关节旁滑囊，积液表现为局限的无回声区，彩色多普勒血流显像无血流信号显示（图 3-18）。如果伴有出血或感染，积液内含有蛋白质成分、纤维组织、结晶以及细胞碎屑等，则暗区内会出现不同强度的回声信号。超声还可检测到关节滑膜及关节囊的增厚，声像图表现为低回声，如果伴有炎症，彩色 / 能量多普勒血流显像可见增生的滑膜及关节囊内有不同丰富程度的血流信号显示；正常滑膜及关节囊组织内极少探及血流信号。

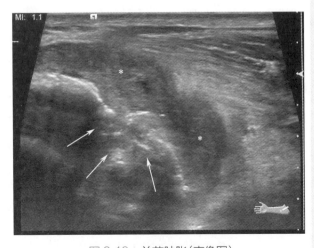

图 3-18　关节肿胀（声像图）

肘关节前侧冠状窝处声像图长轴切面显示，关节滑膜显著增厚（*），局部骨皮质破坏，呈"虫蚀样"表现（↑）。

2. 关节破坏   超声可探及关节软骨的破坏,表现为低回声软骨的变薄、不规则甚至缺失以及软骨下骨质的不规则;超声还可探及关节内骨质的破坏,表现为高回声骨质表面的不规则改变、骨侵蚀表现以及"虫蚀样"改变(图 3-18)。

3. 关节退行性变   超声可探及关节软骨面粗糙、厚度减小甚至消失、骨质增生甚至骨赘形成,关节腔内可见点状或片状钙化,此外还可探及关节腔的狭窄。

4. 关节脱位   超声有助于检测隐匿性的关节位置异常,包括肩关节后脱位和轻度的肩锁关节脱位等。以肩关节后脱位为例,超声可评估喙突(前侧入路)或后关节窝表面(后侧入路)与脱位的肱骨头之间的关系并测量上述结构之间的距离,而无须旋转或外展手臂导致患者疼痛;所测得的距离可与健侧对比,如果差别大于 20mm 则提示脱位。此外,超声还能检测到关节周边结构的损伤情况,如肌腱、韧带、神经与血管等。

(五)软组织基本病变声像图表现

1. 软组织肿胀   超声可探及局部软组织厚度较正常区域软组织厚度增加,回声弥漫性增高,水肿的脂肪组织内脂肪小叶被扩张的淋巴管所分隔,可呈现特征性的"鹅卵石样"改变。

2. 软组织肿块   超声在浅表软组织肿块的诊断与鉴别诊断中具有重要的作用,超声在软组织肿块诊断中所能提供的信息包括以下几个方面。①肿块的位置:超声能显示肿块所处人体部位与具体器官组织,并能直观地在体表标示。②数目和大小:可显示肿块为单发或多发,多发病灶的分布部位、是否对称以及相互间联系。能对肿块的体积进行纵横多切面测量,并能以仪器自带软件对病灶横断面面积或者整体体积进行精确测量。③形态和边界:软组织肿块可呈现规则的类圆形或椭圆形,多见于良性肿瘤(图 3-19);也可呈不规则形、分叶状、甚至蟹足样,多见于恶性肿瘤。部分软组织肿块边界清晰、光滑,如腺淋巴瘤等,部分边界模糊不清,见于软组织炎性病灶及恶性肿瘤等。④包膜:有包膜的软组织肿块于周边可见完整清晰的线状高回声包绕,多见于良性肿瘤,而无包膜或包膜不光整者,见于较大的软组织混合瘤与恶性肿瘤。⑤内部回声:超声可显示肿块内部回声为无回声、低回声或高回声,回声是否均匀,为囊性、实性或混合性,是否含有钙化。⑥后方回声:囊肿、脓肿形成或液化坏死或囊性化以及低回声肿块后方可出

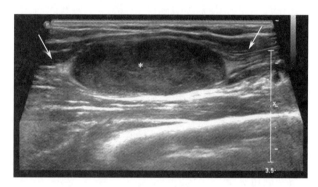

图 3-19   软组织肿块(声像图)
神经鞘瘤(*)呈规则的椭圆形低回声,边界清晰,有包膜,
其上下两极与神经相延续(↑)。

现回声增强;部分肿块含有钙化、机化或者某些恶性病变后方可出现衰减,甚至声影。⑦与周边组织的关系:超声可显示肿块与周边组织的关系,并能通过呼吸运动、肌肉收缩、探头加压等动作观察病变与周边组织运动的同步性,以判断肿块的组织来源,例如神经鞘瘤局部与神经相延续。⑧硬度:通过探头加压观察肿块形变程度有助于判断其硬度,例如脂肪瘤、海绵状血管瘤等较软的肿块在探头加压情况下可产生较明显的形变;此外目前逐渐应用于临床的超声新技术弹性成像,也可对肿块的硬度进行定量与定性的判断。⑨内部及周围血流:彩色多普勒血流显像可显示肿块内部及周围的血流信号,判断其血流性质与分布情况,评价其丰富程度,并能对血流速度、阻力指数等参数进行测量,有助于肿块性质的鉴别。⑩超声引导下穿刺:超声可精确引导穿刺针穿刺抽吸液体或者取肿块组织行病理活检,有助于提高穿刺成功率以及肿块良恶性的病理诊断。

3. 软组织内钙化和骨化   超声可探及软组织内出现不同形态的强回声,点状钙化表现为强光点,体积较大的片状或团块状钙化与骨化则表现为游离的强光团,后方伴有声影。

4. 软组织内气体   超声可探及软组织中出现局限性的明亮回声,微量气体表现为散在光点,气体较多时无固定形态,后方伴有"彗尾征",探头挤压可见其游走或形态改变。

（六）常见疾病超声诊断

1. 骨折　超声并非检测骨折的首选影像学手段。然而超声有助于检测某些最初 X 线片检查无异常的骨折。某些无移位的骨折不能被标准 X 线片检查所显示，却能被超声所诊断。例如超声在发现肩袖损伤的同时，超声可以发现肱骨头的 Hill Sachs 压缩骨折，此类骨折 X 线检查很难发现。通常情况下，受伤后 2~3 周仍有持续局部疼痛的患者会行超声以排除软组织病变。在超声下，骨折表现为高回声骨皮质线的中断，通常伴有骨膜增厚和骨膜下血肿（图 3-20）。青少年患者，干骺部尚未完全骨化，骺分离骨折 X 线检查有时困难，超声则能清晰显示骺软骨，通过准确测量骨骺骨化中心与干骺端的距离诊断骺分离骨折。同样，肋软骨骨折也是超声检查的优势。在某些特殊的条件设置下，超声可检测到软组织插入骨折线内，而这种情况有可能影响骨折愈合，同样超声还可识别因神经走行于骨折碎片之间或骨痂之内所导致的神经撞击现象。

2. 关节脱位　自 20 世纪 80 年代早期奥地利学者 Graf 创立了小儿髋关节超声波检查技术以来，超声检查已广泛用于 6 个月以内新生儿与婴儿发育性髋关节脱位（DDH）的诊断与筛查（图 3-21）。采集髋关节冠状面声像图，同时显示平直髂骨、髋臼内软骨边缘及髋臼外盂唇，图像包括完整股骨头和钙化的股骨上端交接段。沿髂骨表面强回声画一直线称为基线，测量骨顶线夹角 α（髂骨下缘与骨性髋臼顶连线与基线的夹角）和软骨顶线夹角 β（骨性髋臼顶外侧角与纤维软骨盂缘连线与基线的夹角），正常情况下 $\alpha > 60°$、$\beta < 55°$。除 Graf 方法外，Morin 等测量股骨头覆盖率。沿股骨头最内及最外侧缘，平行基线画两条切线，二者间距离为 D，内侧切线与基线间距离为 d，d/D 即股骨头覆盖率，正常为 52%~58%。

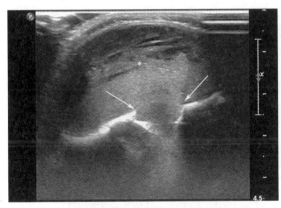

图 3-20　颅骨骨折伴皮下血肿（声像图）
颅骨光环出现连续中断（↑），该处皮下可见血肿，呈不均匀的低 / 中等回声。

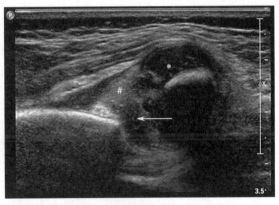

图 3-21　小儿髋关节脱位（声像图）
髋关节外侧长轴切面显示，股骨头（*）脱出髋臼窝（↑），并压迫盂唇（#）。

3. 膝关节半月板撕裂伤　超声检测膝关节半月板撕裂的敏感性和特异性较低，半月板撕裂也非超声检查的适应证。然而在常规膝关节超声检查过程中，仍能偶然发现半月板撕裂，其声像图表现为半月板与关节囊的分离以及水平的撕裂，半月板内的低回声裂隙（图 3-22）。半月板外侧部分的水平撕裂可继发半月板囊肿，声像图表现为半月板周边的无回声或低回声积液，陈旧的囊肿类似实性肿物回声。利用囊肿做声窗，有利于显示深方的半月板撕裂，多为半月板内的线条样低回声。

4. 肌腱与韧带损伤　肌腱撕裂的声像图表现因程度不同而呈现多样化。微小的部分撕裂可能

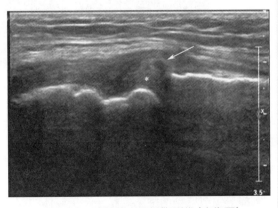

图 3-22　膝关节半月板撕裂伤（声像图）
膝关节内侧声像图长轴切面显示，半月板（*）三角形结构回声增强，内部可见不规则低回声区（↑），提示局部撕裂。

仅表现为肌腱的肿胀和局部回声的不均匀;较小的肌腱内撕裂可被超声所显示,表现为平行于肌腱长轴的裂缝样低回声,可到达肌腱表面;渐进性撕裂可导致肌腱轮廓的不规则或者局部变薄;肌腱部分撕裂发生于肌腱长轴方向,平行于肌腱走行或横向垂直于肌腱纤维,声像图表现为肌腱的不完整和肌腱断裂部的挛缩,并伴有局部血肿的发生,断裂部纵向纤维样纹理消失,而未累及部则保持正常。对于完全性肌腱撕裂,超声可对其范围和严重程度做精确的评估,特别是将之与腱病或者部分撕裂相鉴别,对其治疗具有重要的指导意义。

5. **退行性骨关节病**　超声可检测到关节面和透明软骨的异常,声像图表现包括软骨层渐进性变薄、不规则直至完全消失、其覆盖的软骨下骨出现不规则改变等。但超声检测的局限性在于,由于骨骼的阻挡,无法评价整个软骨面,特别是在较紧密的关节和大关节中,例如膝关节,关节软骨易撕裂与产生溃疡的部位主要位于股骨髁的后下部和髌骨的外侧面,此两者都难以用超声来评估。此外,软骨下囊肿也因其被骨组织完全包绕而无法显示。另外,骨赘较易在声像图上显示,表现为低回声软骨覆盖的鸟嘴样骨性突起。

6. **化脓性骨髓炎**　急性化脓性骨髓炎病变早期病灶局限于骨髓腔内时,声束无法穿透骨皮质,不能显示腔内病变,仅可见病变骨周围软组织肿胀,肌间隔模糊;当感染致骨皮质受损破坏时,超声可见骨皮质粗糙,骨膜下血肿形成呈梭形,导致骨膜抬高,病变周围可见丰富的血流信号(图 3-23)。慢性化脓性骨髓炎声像图表现为患处骨皮质中断破损,骨皮质周围可见大小不等的死骨强回声斑块,病变骨周围软组织内可见不规则液性暗区,以及迂曲的窦道自髓腔通向皮肤瘘口。

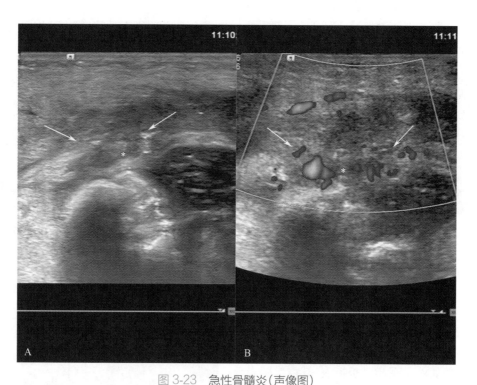

图 3-23　急性骨髓炎(声像图)

A. 股骨下端声像图长轴切面,股骨骨 / 骺交界部界限不清(*),骨膜连续中断(↑);

B. 能量多普勒血流图,显示该处具有较丰富血流信号。

7. **化脓性关节炎**　在急性化脓性关节炎,超声是检测潜在软骨溶解发生之前的早期化脓性关节炎的可靠方法,而此时 X 线检查并无特殊改变,其主要声像图表现为关节积液,同时伴有关节红、肿、热、痛等关节感染的临床症状。至于液体的回声特征,感染性积液常表现为不同程度的低回声,与增厚的滑膜界限清晰。含有坏死组织碎片以及具有分隔的高回声积液也常可遇见(图 3-24)。动态观察或用探头加压,可见积液的波动。积液内也可见气体高回声,后伴彗尾征。

8. 骨与关节结核 早期可发现骨皮质微小破损,破坏的骨皮质呈细碎斑块状,骨膜抬高,骨膜与骨皮质之间可见脓肿低回声区。脊柱结核超声检查可见椎体骨质破损,周围死骨形成的强回声斑块,腰大肌内可见冷脓肿,表现为腰大肌内液性暗区,壁较厚,内部呈不均匀低回声,可见坏死组织碎片形成的高回声(图3-25)。关节结核超声检查可见关节滑膜增厚呈结节样,关节内积脓,脓液稠厚,内可见点、片状强回声;此外,伴有关节周围滑囊积液者在声像图上亦可出现类似表现。

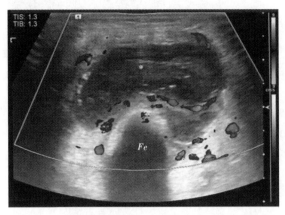

图 3-24 小儿膝关节化脓性关节炎(声像图)
膝关节声像图短轴切面,关节腔内探及不均匀性低回声脓液(*),内部可见点片状的高回声,提示坏死组织;彩色多普勒血流显像可见滑膜上丰富的血流信号。Fe,股骨。

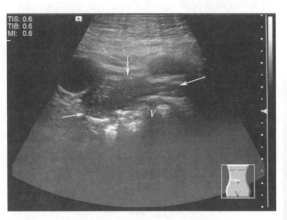

图 3-25 腰椎结核(声像图)
腹部声像图短轴切面显示,腰椎椎体(V)骨质破坏,表面呈不规则样表现;椎骨周边可见不均匀低回声积液(↑),提示脓肿形成。

9. 骨与关节肿瘤及瘤样病变

(1)骨软骨瘤:超声表现为自干骺端向外突起的骨性隆起,边缘清晰,表面光滑。软骨帽表现为无回声或低回声,呈月牙状或镰刀状,帽下见强回声表面轮廓线,呈平滑弧形、凹凸不平或菜花状分叶状轮廓,边缘部与本干皮质表面延续(图3-26)。骨软骨瘤可与周围软组织摩擦形成滑囊,当滑囊积液扩张时,软骨帽周围可见无回声暗区,使软骨帽表面更加清晰,也可在周边软组织内出现高回声的骨软骨游离体。

(2)骨巨细胞瘤:骨皮质膨胀、菲薄,可有微小破损,髓腔内显示实性不均质低回声,边界清晰,病灶内可见相互交错的间隔样回声及囊腔样结构。偏良性骨巨细胞瘤边界清晰,内部及边缘可显示少许血流信号;偏恶性骨巨细胞瘤边界不清,肿瘤可侵犯周围软组织,形成软组织肿块,形态不规则,呈分叶状及多个结节样肿块,瘤体内可显示丰富的血流信号。

(3)骨肉瘤:超声可显示骨肉瘤早期骨皮质微小破损,粗糙不光滑,继而可见骨膜线状增厚、抬高与骨皮质分离,形成三角形结构,相当于X线显示的Codman三角。随病程进展骨质破坏的深度和范围增大,肿瘤突破骨屏障侵犯软组织,局部可出现包绕骨皮质的软组织肿块,肿块回声可呈低回声、强回声及混合回声。肿块内可见大量垂直于骨皮质方向,放射状排列的强回声针状瘤骨(图3-27)。彩色多普勒血流显像显示肿瘤内血供丰富,新生血管走行紊乱,迂曲扩张的血管相互交通,并可探及瘤体内沿针状瘤骨分布的丰富血流信号。

(4)尤因肉瘤:超声可探及骨皮质的异常,包括骨质溶解导致的局部缺损以及增生性病理改变所导致的骨质突起;此外,彩色多普勒血流显像可观察到骨膜周边较丰富的血流信号。

(5)转移性骨肿瘤:转移性骨肿瘤超声表现多样,可发现骨质破坏,因肿瘤内反应性新生骨多少不一、组织纤维化、脂肪变性及出血坏死等原因,实性肿块回声各异,可见低回声型、高回声型及混合回声型,病变边界欠清,内可探及丰富的血流信号(图3-28)。

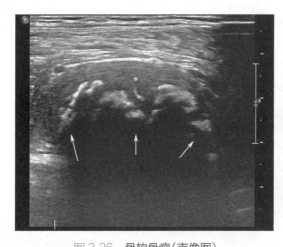

图 3-26　骨软骨瘤(声像图)

股骨骨软骨瘤短轴切面显示,骨软骨瘤呈椭圆形隆起,基底部较宽,外侧软骨帽呈均质低回声(*),帽下可见凸凹不平强回声轮廓线(↑)。

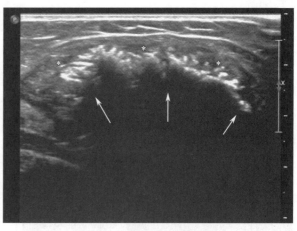

图 3-27　肱骨骨肉瘤(声像图)

肱骨外侧声像图短轴切面显示,骨肉瘤呈现为稍低回声的软组织肿块(*),内部见大量垂直于骨皮质方向、放射状排列的强回声针状瘤骨,呈"日射征"(↑)。

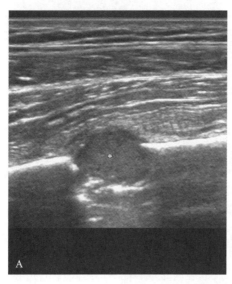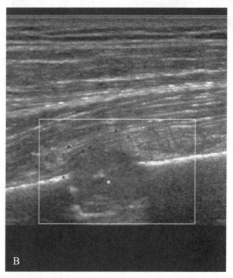

图 3-28　股骨转移性肿瘤(声像图)

A. 股骨中段内侧长轴切面,股骨局部骨皮质破坏缺损,呈低回声(*),局部向外隆起;

B. 彩色多普勒血流显像,于肿块周边部探及线状血流信号。

　　10. **股骨头缺血性坏死**　在股骨头缺血性坏死的影像诊断中,超声不是首选检查,但可作为 X 线与磁共振检查的重要补充。其声像图表现包括:早期股骨头外形轮廓基本为正常的半球形,但中晚期股骨头形态失常,变扁、变小甚至塌陷(图 3-29);股骨头骨性关节面早期呈小片状凹陷,中晚期表现为表面不光滑、凹凸不平,连续性中断,可见骨赘的形成;股骨头软骨早期厚度无明显变化,中晚期软骨厚薄不均,继而变薄甚至缺如,部分回声增强;髋关节前间隙可见不同程度的积液,部分较黏稠;髋关节滑膜可见不均匀增厚,内侧面可见绒毛状结构(血管翳)突起,部分滑膜内可见点线状血流信号;部分髋关节间隙中可见大小 2~3mm 游离体,呈片状高回声后方伴声影。

　　11. **骨骼与关节自身免疫性疾病**

　　(1)强直性脊柱炎:超声可用于检测强直性脊柱炎的基本病理改变之一肌腱病变。其声像图表现为肌腱端增厚,回声减弱,纹理模糊;滑囊内积液超过正常范围,可伴滑膜增生;肌腱附着点骨皮质破坏,表现为骨皮质线回声在长轴和短轴两个相互垂直的切面上均不连续,局部回声紊乱、粗糙;肌腱端骨赘形成,肌腱附着点部局部骨皮质线突起;肌腱钙化,肌腱端内出现孤立或多个散在的点状或短条状强回声;彩色多普勒血流显像于肌腱端内可检测到不同丰富程度的血流信号。超声检查还可用于检测骶髂关节炎的存在。由于骶髂关节间隙斜行走向,且受骨骼和超声探测深度的影响,超声并不能直接显示骶髂关节滑膜组织的形态学改变,但因骶髂关节炎病理的发生和发展与炎性血管过度形成有关,彩色多普勒血流显像可通过局部病变的异常血流信息为临床诊断提供帮助。

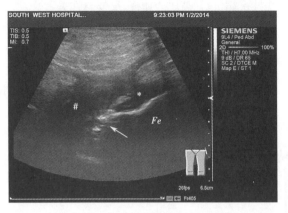

图 3-29　股骨头无菌坏死(声像图)

髋关节外侧长轴切面显示,股骨头失去正常类圆形强回声光环结构,呈不规则形(↑),盂唇结构消失,髋臼窝内可见不均匀性低回声软组织充填(#),关节滑膜增厚呈低回声(*)。

(2)类风湿性关节炎:超声检查可用于检测类风湿性关节炎所累及关节特别是小关节(腕关节、掌指关节、指间关节、跖趾关节等)及其周围软组织改变,有助于类风湿性关节炎的早期诊断。其声像图表现包括:①滑膜炎:关节滑膜增厚,回声减低,关节间隙增宽,伴或不伴有关节积液,伴有活动性炎症时彩色/能量多普勒血流显像可于滑膜组织内探及不同丰富程度的血流信号(图 3-30);②骨侵蚀:于相互垂直的长轴和短轴切面上均能观察到骨皮质局部缺损,严重者呈"虫蚀样"表现;③关节软骨破坏:表现为关节软骨面粗糙、回声增强,继而变薄甚至消失,软骨下骨质不规则;④肌腱/腱鞘炎:表现为腱鞘内积液,腱鞘增厚、回声减低,肌腱肿胀、内部回声减低、纤维纹理消失,彩色/能量多普勒血流显像可显示肌腱或腱鞘内血流信号增多;⑤类风湿结节:部分患者可在手指屈肌腱处出现类风湿结节,表现为卵圆形的低回声结节,体积较小,界限清晰,可位于肌腱组织内、肌腱边缘或腱周皮下组织。

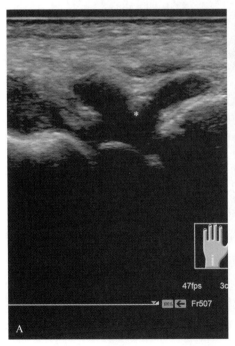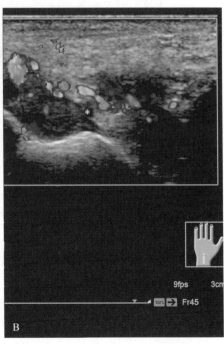

图 3-30　风湿性关节炎滑膜炎(声像图)

A. 腕关节掌侧长轴切面,腕关节滑膜增生呈低回声(*);B. 彩色多普勒血流显像,
于增生滑膜内探及丰富的血流信号(*)。

12. 痛风性关节炎　痛风是长期嘌呤代谢障碍产生过多的尿酸盐在体内沉积引起的一种组织损伤性疾病,包括高尿酸血症、反复急性关节炎发作、痛风石形成。急性期会引起关节周围软组织肿胀,滑膜增厚,关节积液;累及周围肌腱和腱鞘时,肌腱增厚,肌腱周围出现回声减低区,局部血流增多;关节软骨可出现"双轨征"或变薄、缺损,邻近关节的滑囊滑膜增厚,关节积液内可见不规则沉积状高回声;慢性关节炎期,关节周围的肌腱及韧带内会出现痛风石,并侵蚀破坏骨质;晚期时,关节软骨发生从周边部向中心部扩展破坏,表面凹凸不平,回声增强,关节间隙变窄。

13. 周围神经卡压病变的超声诊断

(1)腕管综合征:正中神经最常见的疾病为腕管综合征,正中神经在腕管处受压,临床表现主要有桡侧 3 个半手指麻木、疼痛,夜间加重,病变严重者可有大鱼际肌萎缩。超声表现为腕管处的正中神经受压变扁,腕管近端的正中神经增粗,神经内网状回声模糊,神经干内血流信号增多,局部腕横韧带向掌侧隆起或腕横韧带增厚,腕管近端的正中神经横截面积 >10mm^2 可提示腕管综合征。

(2)肘管综合征:肘部尺神经在肘管内因受压或牵伸,从而尺神经支配区的感觉异常及功能障碍,临床主要表现为前臂及手指疼痛,小指及无名指尺侧半麻木感,远端指关节屈曲呈"爪形手"。声像图可见尺神经局部受压变细,其近端神经增粗,神经外膜回声增高,内部神经纤维束结构显示不清,部分病例可在神经干内发现血流信号。与对侧比较,尺神经截面积的增大有助于肘管综合征的诊断,在肱骨内上髁水平尺神经横截面积 >7.5mm^2 可提示肘管综合征。有时超声检查可发现引起神经卡压的原因,如滑膜囊肿、骨赘、骨折碎片等(图 3-31)。

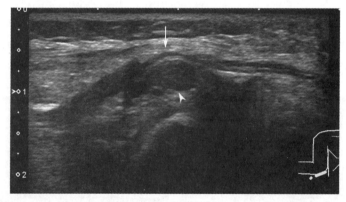

图 3-31　肘管综合征(声像图)
箭头:关节滑膜囊肿;白箭:尺神经受深部囊肿卡压变细,近端神经增粗。

14. 超声引导下肌骨介入性超声　通过可视化操作,能精准地针对疼痛和功能障碍实施穿刺、抽吸、针刺、注射等诊断学穿刺或介入性治疗。常见的肌骨疾病超声介入治疗包括:

(1)超声引导下关节积液抽吸与注射治疗:关节腔穿刺适用于需要抽取关节积液进一步检查或腔内注射药物治疗的患者,常见于肩、腕、髋、膝或踝关节疾病的诊断性治疗。对于诊断性穿刺者,可直接抽吸适量关节液送检;对于关节肿胀不适者,可将液体尽量抽尽后注入治疗药物,如得宝松、曲安奈德、玻璃酸钠等。

(2)超声引导下腱鞘囊肿或滑囊炎抽吸治疗:腱鞘囊肿内通常充满胶冻状液体,近一半的腱鞘囊肿可自行吸收,对于无明显症状者可选择临床观察。若患者有疼痛、活动受限或神经感觉异常等症状,可考虑抽吸注射。

(3)超声引导下肌腱病变介入治疗:肌腱病是由于过度使用、反复强烈牵拉而引起的肌腱胶原纤维退行性病变,最常见的是跟腱病、肩袖肌腱病和网球肘等。对于经休息、服用镇痛药、冰敷或物理治疗后症状仍不能缓解的顽固性疼痛患者,可行超声引导下介入治疗,包括超声引导下腱周注射和肌腱针刺治疗等,细针反复穿刺肌腱的病变区造成治疗性的损伤并激活组织自身修复的过程,从而达到治愈的效果。对于疼痛明显的钙化性肌腱炎,如肩袖钙化性肌腱炎,可进行超声引导下钙化灶抽吸治疗。

(4)超声引导下腱鞘炎介入治疗:对于症状明显者可选择超声引导下腱鞘内药物注射治疗,对于狭窄性腱鞘炎包括桡骨茎突狭窄性腱鞘炎和扳机指,可联合使用针刺松解治疗。

(5)超声引导下神经阻滞:适用于外科手术、顽固性疼痛的诊断或治疗等。对于神经卡压明显者,根据神经卡压的程度和范围选择局麻药和生理盐水(或混入类固醇)混合液进行神经周围注射。

(郑元义)

第四节 核医学检查

核医学核素显像是根据放射性核素示踪原理,利用放射性核素及其标记物在体内代谢分布的特殊规律,在体外获得脏器和组织功能结构影像。放射性核素显像可显示人体某一系统、脏器和组织的形态、功能、代谢的变化,达到对疾病进行定位、定性、定量诊断目的。

在运动医学中,骨显像(bone scintigraphy)和标记白细胞显像(leukocyte scintigraphy)发挥着重要作用。

放射性核素骨显像是利用亲骨性放射性核素或放射性核素标记的化合物注入人体内后聚集于骨骼中,再利用γ照相机、SPECT、PET、PET/CT和PET/MR等显像仪器在体外探测放射性核素所发射的γ射线,通过计算机处理而形成骨骼的影像。临床最常用骨显像是锝(^{99m}Tc)标记亚甲基二磷酸盐(methylene diphosphonate,MDP)的SPECT(single photon emission computed tomography,单光子放射型计算机断层显像)或SPECT/CT显像(图3-32)。采用静态骨显像或骨动态三相显像(血流相、血池相和延迟相),可以用于诊断骨折(应力性、隐匿性和微小骨折)以及鉴别诊断骨关节炎、骨肿瘤等。

骨骼各部位摄取显影剂的多少主要与骨的局部血流灌注量、无机盐代谢更新速度、成骨细胞活跃的程度有关。当骨的局部血流灌注量和无机盐代谢更新速度增加、成骨细胞活跃和新骨形成时,可有更多显影剂聚集,在图像上就呈现异常的显像剂浓聚区(称"热区")。当骨的局部血流灌注量和无机盐代谢更新速度减少、破骨细胞活性增强发生溶骨时,显像剂在病变区聚集减少,呈现为显影剂分布稀疏或缺损(称"冷区")。显影剂在骨骼的聚集可反映骨骼的血流量、代谢更新、成骨和破骨的状态,从而对病变进行诊断。

正常全身骨显像可见骨骼显影清晰,放射性显像剂在骨骼的分布基本左右对称、均匀。骨显像上出现与对侧或周围邻近骨组织的放射性显像分布不同,呈现局限性或弥漫性浓聚、稀疏或缺损为异常影像。

核素标记自体白细胞显像是20世纪70年代发展起来的技术,目前仍然是诊断体内感染的主要方法之一。标记白细胞显像剂注入人体后,从血池中快速清除,迁徙到脾脏、肝脏、骨髓和感染部位。常用显像剂有^{99m}Tc-HMPAO和^{111}In-oxine标记白细胞。临床可用于外周骨骼骨髓炎、关节假体感染、糖尿病足诊断与鉴别诊断,也可用于不明原因发热、脓肿、心内膜炎诊断等。核素标记抗粒细胞单克隆抗体显像亦可用于感染和炎症显像。

近年来PET(positron emission tomography,正电子发射型计算机断层显像)和PET/CT临床应用越来越广泛,^{18}氟-氟代脱氧葡萄糖(^{18}F-FDG)是最常用的PET显像剂,在临床肿瘤包括骨肿瘤诊断和鉴别诊断中发挥着重要的作用。^{18}F-FDGPET显像也可用于诊断骨感染等骨骼异常病变。

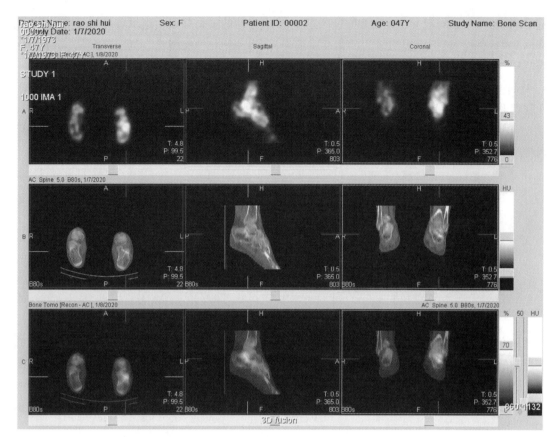

图 3-32   99mTc-MDP 踝关节 SPECT/CT 显像

第一排为 SPECT 显像,第二排为 CT 图像,第三排为 SPECT/CT 融合图像。

18 氟 - 氟化钠(18 F-sodium fluoride)是新型骨骼 PET 显像剂,临床研究证明其在肿瘤骨转移诊断和鉴别诊断中优于 99mTc-MDP 骨显像。

目前最新型医学影像设备 PET/MR 一体机正走向临床应用,该设备将核医学分子影像 PET 与软组织分辨率高的 MR 结合起来,对软组织病变、神经系统疾病诊断等有着无可比拟的独特优势。PET/CT 和 PET/MR 在运动医学中的应用,将需要进一步研究积累。

一、基本病变影像表现

(一)骨骼基本病变

1. 骨质疏松   骨质疏松可通过骨密度(BMD)测量诊断。骨质疏松症患者行骨显像通常不用来诊断,而是寻找骨折灶,解释骨痛的原因。全身骨显像中,骨质疏松早期表现为四肢长骨和中轴骨普遍性的放射性摄取增加,以颅骨和脊柱的骨骼表现明显;在严重骨质疏松症患者中,骨显像可出现弥漫性显像剂摄取减少,表现为图像质量差,本底高。椎体压缩性骨折常常是引起背痛的原因,微小骨折在骨显像上表现为一长条形的局部显像剂摄取增高影(图 3-33)。

2. 骨质软化   骨质软化症是新形成的骨基质不能以正常形式进行矿化的一种代谢谢骨病。骨质软化症的骨显像通常强烈提示代谢性骨病的存在,几乎所有代谢性骨病的显像特征均可在本病的骨显像图中见到。进展期的骨软化症常常发生假性骨折,骨显像可灵敏地显示骨折处局灶性显像剂摄取增高,常对称分布于肩胛骨、股骨颈、骨盆和肋骨(图 3-34)。假性骨折的发现是骨显像在骨质软化症最有价值的应用,这点常被 X 线漏诊。

3. 骨质破坏   多种骨骼疾病的破骨改变,在骨显像上表现为放射性减低或缺损。骨转移瘤的骨质破坏常伴有成骨性改变,可见到病灶骨显像中同时存在异常放射性缺损和浓聚影。

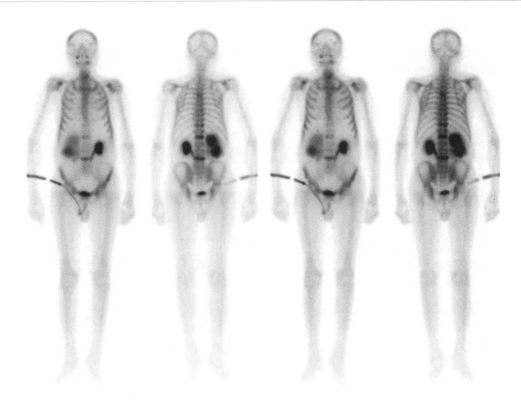

图 3-33　骨质疏松全身骨显像

多个椎体水平条状放射性浓聚是老年骨质疏松症的典型表现。

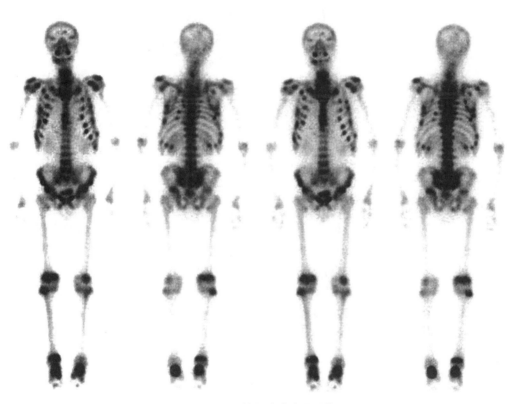

图 3-34　骨软化症全身骨显像

肋骨多处假性骨折,髋、膝、踝关节为放射性浓聚。

4. **骨质增生硬化**　由于骨质增生硬化为成骨改变,故骨显像表现为放射性增高或浓聚。

5. **骨膜异常**　一般表现为骨膜区放射性增高。

6. **骨内与软骨内钙化**   骨显像表现为放射性增高或浓聚

7. **骨质坏死**   开始1~3周后,骨显像表现为坏死组织与正常组织交界处的放射性摄取逐渐增高。最后,放射性摄取增高区围绕中心的放射性摄取减低区。

8. **骨内矿物质沉积**   常表现为局部骨放射性增高或没有明显变化。

9. **骨骼变形**   骨骼显像显示病变部位骨骼形态改变。

（二）关节基本病变

1. **关节肿胀**   骨静态显像中表现为关节膨胀性增大,放射性分布基本正常或增高。

2. **关节破坏**   骨静态显像中破坏的骨组织呈放射性浓聚,如果有死骨形成则局部为放射性缺损。

3. **关节退行性变**   关节骨面显示不清,放射性减低。

4. **关节强直**   以强直性脊柱炎为例,骨显像的影像学特征变化取决于疾病分期,在疾病早期,骨扫描表现为典型的并非永远对称的双侧骶髂关节放射性摄取增高。在此前可以出现或不出现脊柱病变。当累及脊柱时,针孔显像表现为骨突关节斑片样放射性摄取增高,椎体连接处横行的带状放射性摄取增高,棘上韧带和棘间韧带放射性摄取增高。

5. **关节脱位**   正常骨关节形态改变,早期可有轻度放射性增高。

（三）软组织基本病变

1. **软组织肿胀**   骨静态显像骨代谢无明显变化,在SPECT/CT融合图像中可见软组织肿胀影。

2. **软组织肿块**   在SPECT/CT融合图像中可见软组织肿块影,肿块侵及骨组织时可见该处骨放射性增高。

3. **软组织内钙化和骨化**   放射性核素在探查和评估软组织钙化方面是最为可靠和最为简单的方法,钙化包块表现为放射性摄取增高。

4. **软组织内气体**   骨静态显像骨代谢无变化,在SPECT/CT融合图像中可见软组织内气腔影。

5. **肌肉萎缩与肥大**   骨静态显像骨代谢无变化,在SPECT/CT融合图像中可见肌肉缩小或肥大影像。

二、常见疾病影像诊断

（一）骨骼与关节创伤

骨折

【影像学表现】

临床中,大多数骨折不需要核素骨显像,X线片就可以诊断。骨显像对于骨折而言,应用价值在于以下两方面:一是主要用于细小骨折和部位比较隐蔽的骨折,比如肋骨、胸骨、腕骨、跗骨、肩胛骨、骶骨等小骨骼的诊断;二是监测和评价骨折的修复和愈合过程。通常骨折愈合早期表现为放射性浓聚,随着骨折的愈合而放射性浓聚逐渐减少,60%~80%的患者1年内骨显像恢复正常,90% 2年内恢复正常,3年内恢复正常的患者达到95%。延迟愈合可表现为骨折处持续放射性异常浓聚。

应力性骨折:骨显像在早期出现异常和可以做出诊断,其特征性变化是在三相骨显像的血池相显示局部血流增加,延迟相骨折部位出现卵圆形或梭形的放射性浓聚影。

（二）四肢骨折

骨折造成骨膜、骨皮质和骨小梁的损伤和断裂,局部可表现为充血、水肿、骨修复过程加强,从而造成骨显像剂明显增加,在全身骨显像中可以看到骨折的部位。骨折愈合早期表现为放射性浓聚,随着骨折的愈合而放射性浓聚逐渐减少。骨显像常用于较难诊断的骨折病例,如隐匿性骨折、应力性骨折和多发性骨折。

（三）脊柱骨折

通常骨折愈合早期表现为放射性浓聚,随着骨折的愈合而放射性浓聚逐渐减少。

（四）关节创伤

1. 关节脱位

一般的关节脱位局部骨代谢无明显异常,严重者可以出现邻近骨组织放射性增高。在 SPECT/CT 融合图像中,可以从 CT 图像中清晰显示关节脱位改变。

2. 关节软骨损伤

软骨一般不摄取骨骼显像剂,关节软骨损伤可引起邻近骨组织代谢变化表现为放射性增高。

3. 膝关节半月板撕裂伤

膝关节半月板撕裂伤有时伴有关节骨面和髌骨的代谢增高,局部放射性增高或浓聚。

（五）肌腱与韧带

伤肌腱与韧带损伤常使连接的骨组织出现急性炎症反应,表现为局部放射性增高。

二、骨骼与关节退行性疾病

1. 退行性骨关节病　骨显像常表现为大关节骨放射性增高。

2. 脊柱退行性改变　轻度者无明显骨代谢异常,重者出现椎体骨质疏松症表现。SPECT/CT 融合图像中可见到椎体边缘的唇样骨质增生。

3. 椎间盘突出　椎间盘突出在骨显像中主要表现为上下椎体骨面放射性增高。

4. 椎骨狭窄　骨显像无代谢异常,SPECT/CT 融合图像中 CT 可见到狭窄的椎骨改变。

三、骨骼与关节感染性疾病

1. 骨骼与关节化脓性疾病

（1）化脓性骨髓炎:X 线对早期诊断此病有困难,一般要在发病 1~2 周后发生了溶骨性病变才能显示,但骨显像却能在骨髓炎发病后的 24h 内显示出异常。最常见的征象是在病变部位出现局限性的放射性示踪剂异常浓聚的"热区"。

急性骨髓炎与蜂窝织炎在临床上的区别,常采用骨三时相显像的方法来鉴别,骨髓炎的三时相显像可见血流相、血池相、延迟相三个时相内放射性的异常浓聚部分主要都局限在骨髓的病变部位,并随时间延长在病变区的骨骼内浓聚更加明显。蜂窝织炎的三时相显像可见血流相、血池相表现为病变区弥漫性放射性增强,随时间延长而逐渐减低。延迟相时主要见放射性弥漫在病变区的软组织内,骨的摄取很少,甚至根本见不到骨的影像。

（2）化脓性关节炎:化脓性关节炎在骨显像图上见关节周围放射性增加,在延迟相时仍可见关节骨的放射性增加。髋部化脓性关节炎,在股骨头可见放射性降低或缺如,这是由于关节囊内压力升高所致如囊内压力不太高,则在受损关节的周围发现放射性稍增或正常。

2. 骨骼与关节结核　骨显像表现为片状放射性摄取增高,骨与骨之间关节面模糊。骨显像对骨与关节结核的探查灵敏度高,特异性差。多发的骨结核病灶在骨显像上可呈现多发性放射性异常浓聚。这与转移性骨肿瘤的骨显像表现相似,因此在诊断骨结核时,骨显像不是首选,除非 X 线诊断不能确定时才选用骨显像。

（1）长骨结核:骨显像表现为局部放射性浓聚。

（2）脊柱结核:一般为单椎体或相邻几个椎体放射性浓聚,在 SPECT/CT 融合图像中常可见椎体旁软组织影。

（3）关节结核:一般表现为放射性轻度增高。严重者可见骨骺端放射性浓聚。

四、骨缺血性坏死

1. **股骨头缺血性坏死** 缺血性骨坏死(ischemic osteonecrosis)又称无菌性坏死(asepticnecrosis)、无血管性坏死(avascularnecrosis)。骨显像对于该症的诊断优于 X 线,在症状早期甚至在出现症状之前骨显像即可发现一些特征性的异常改变,从而有助于早期进行治疗而避免远期并发症,而 X 线在早期不敏感。

缺血性骨坏死在骨显像上的表现与病程有关。疾病早期(无症状或 1 个月左右),股骨头部位因血供中断而在三相骨显像的血流、血池、延迟相均表现为放射性减低,周围无浓聚反应,但此期改变一般在临床上常较少检出。随病情进展,股骨头与髋臼表面的损伤、骨膜炎症、血管再生与修复等因素,股骨头放射性缺损区周边出现放射性浓聚,形成所谓"炸面圈"征象,此征为本病的特征性表现,用断层显像更易显示此征象(图 3-35)。到中后期,股骨头周围的成骨反应更为活跃,股骨头及髋臼部均成放射性浓聚影,但此时作断层显像仍可能显示"炸面圈"征。

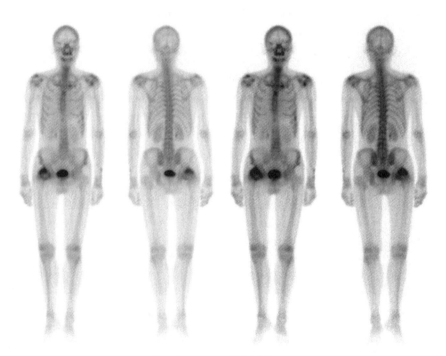

图 3-35 股骨头缺血性坏死
右侧股骨头放射性浓聚,其内可见缺损呈"炸面圈"。

2. **儿童股骨头骨骺骨软骨病** 成人股骨头血供来源于股深动脉旋支。股骨头这种成熟的血供系统大约要到 18 岁,骺板闭合时才完全建立。此前,婴幼儿及儿童时期股骨头的血管变化较大。随着年龄改变而不断变化的股骨头血管,造成了 4~7 岁年龄段儿童 Legg-Calvé-Perthes 病,以及股骨颈损伤后股骨头坏死的高发率。骨扫描典型表现为股骨头骨骺部位显像剂摄取减低,髋臼部位由于伴随滑膜炎而呈现显像剂摄取增高。

3. **椎体骨软骨病** 椎体骨软骨病(Calve 病),又称扁平椎,是一种少见的骨软骨病。是由于椎体的原发骨化中心发生无菌坏死,继而在脊柱纵向压力作用下,使病椎变扁,骨质致密甚至碎裂。好发于下胸椎,少数发生于腰椎,常只累及一个椎体;椎体呈扁平,其前后径及横径较相邻的椎体增大,骨质致密,边缘光滑;邻近椎间隙无改变或轻微的增高。骨显像以病变椎体放射状增高为主要表现。

4. **胫骨结节骨软骨病** 胫骨结节是髌韧带的附着点,属于牵拉骨骺。胫骨结节骨软骨病即胫骨结节骨软骨炎,又名 Osgood-Schlatter 病。骨显像可见局部放射性增高,没有特征性影像变化。

五、骨骼与关节自身免疫性疾病

1. 强直性脊柱炎　骨显像的影像学特征变化取决于疾病分期,在疾病早期,骨扫描表现为典型的并非永远对称的双侧骶髂关节放射性摄取增高。在此时期可以出现或不出现脊柱病变。当病变累及脊柱时,骨显像表现为骨突关节斑片样放射性摄取增高,椎体连接处横行的带状放射性摄取增高,棘上韧带和棘间韧带放射性摄取增高。

2. 类风湿性关节炎　类风湿关节炎的早期当关节骨和软骨仍未破坏时,骨显像就能在关节区见到显像剂摄取某些增加,故骨显像先于 X 线检查出现异常。骨扫描表现为受累关节对称性放射性分布增高以及延迟相关节周围放射性摄取增高。常见于手部小关节、足部关节以及腕、肘、踝和膝关节。

六、骨骼与关节肿瘤及瘤样病变

1. 良性肿瘤

(1)骨瘤:骨瘤是来源于骨膜组织的良性骨肿瘤。骨瘤一般单发,呈类圆形,边缘清晰; 一般无软组织肿块和骨膜反应。核素骨显像仅见局部放射性增高或无明显异常。骨外骨瘤在骨骼显影之外软组织内出现放射性聚集,结合 CT 融合图像不难诊断。

(2)骨样骨瘤:三时骨显像表现为局部血流灌注增高,血池相和延迟相局部放射性分布增高。典型骨扫描影像为"双密度"征,表现为中心瘤巢的放射性摄取程度高于周边区域。

(3)内生软骨瘤:内生性软骨瘤为发生在骨髓腔的软骨瘤。一般认为是迷离的软骨细胞在干骺端沉积、增生并向骨干移行,形成多个分离透明软骨结节或小叶结构,呈非浸润性生长。核素骨显像可以出现局部放射性增高,如果发生囊变或液化坏死,则可见放射性增高影内有缺损"冷区"。

(4)骨软骨瘤:骨扫描中放射性摄取程度的不同反映了病灶的不同活性,但一些骨边缘的活性病灶却可能因为体积较小、放射性摄取程度不够大而不能在骨扫描上显示出来。

2. 骨巨细胞瘤　典型骨扫描的表现为病灶中心呈"冷区"改变,而其周围显像剂异常浓聚(图 3-36)。

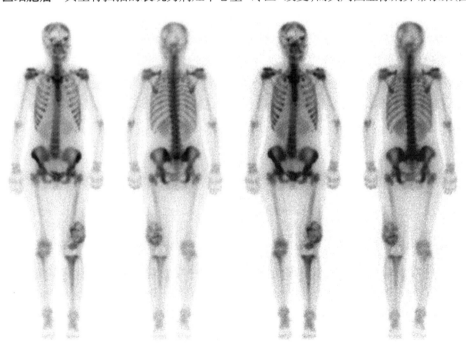

图 3-36　左侧股骨下段骨巨细胞瘤
骨显像显示病灶中心放射性缺损呈"冷区"改变。

3. 原发性恶性骨肿瘤

（1）骨肉瘤：也称成骨肉瘤（osteosarcoma），典型的骨显像特征可见病变部位极其强烈的异常放射性浓聚（图 3-37）。病灶内显像剂分布均匀，有时可见其间某些部位有放射性分布的稀疏区（即"热区"中的"冷区"），则提示肿瘤有骨坏死，骨溶解的情况存在。

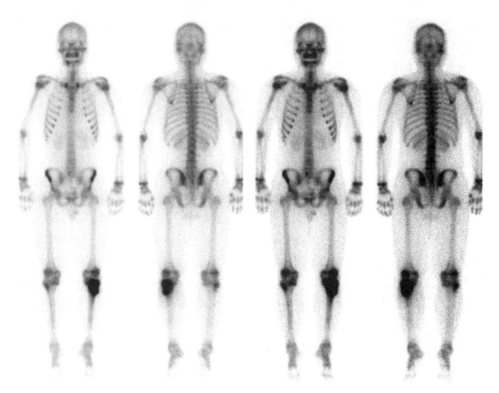

图 3-37   左侧胫骨上端骨肉瘤
骨显像显示局部强烈的放射性浓聚。

（2）软骨肉瘤：放射性核素骨显像对软骨原发肿瘤是高度敏感的，其特征性表现为病灶部位浓密的斑片状放射性浓聚。因溶骨性破坏的原因，其间可见有放射性分布稀疏缺损区。

（3）尤因肉瘤：骨显像在确定尤因肉瘤的范围和早期诊断其转移优于 X 线检查。其显像特征是肿瘤部位放射性异常浓聚，分布较均匀，"热区"中有"冷区"存在的情况较少见。此瘤易发生转移，因此，定期随访骨显像很有必要。

（4）骨髓瘤：多发性骨髓瘤是浆细胞异常增生的恶性肿瘤，起源于骨髓网状内皮系统，以侵犯成年人造血性骨髓为特点，病灶主要累及中轴骨（脊柱、胸骨、骨盆等），膝和肘以下的骨髓极少受累。病灶以多发性为主，其形状呈片状、条索状、点状等。颅骨、髂骨和肩胛骨等部位可出现病灶中央显像剂分布缺损，周边显像剂分布增浓的"轮圈样"改变。"冷区"改变相对较多是本病的显像特点之一。这是由于溶骨或肿瘤细胞浸润，局部血液循环发生障碍，显像剂不能进入而使骨显像出现"冷区"。肋骨病灶主要表现为点状放射性浓聚，少有条状骨转移样表现（图 3-38）。

4. 转移性骨肿瘤

恶性肿瘤常发生转移，最易发生骨转移的原发肿瘤有乳腺癌、肺癌、前列腺癌、胃癌、甲状腺癌、结肠癌、神经母细胞瘤等。骨转移瘤最常见的典型表现是为多发的、散在分布的异常放射性浓聚，常见于脊柱、肋骨、骨盆等（图 3-39）。如为单个的放射性浓聚，虽可能是恶性肿瘤早期转移的一个征象，但不能明确诊断为骨转移，因为有许多良性病变也会出现单个放射性浓聚，如骨纤维结构不良、活动性关节炎、多发性骨髓炎、畸形性骨炎等，应结合临床以及密切随访观察。

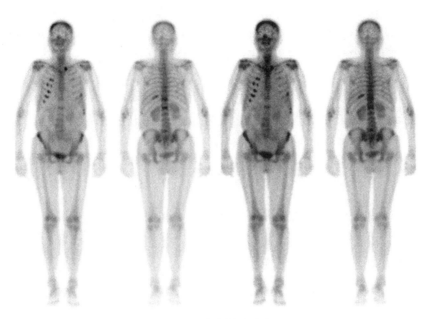

图 3-38 多发性骨髓瘤
全身多处骨异常放射性浓聚。

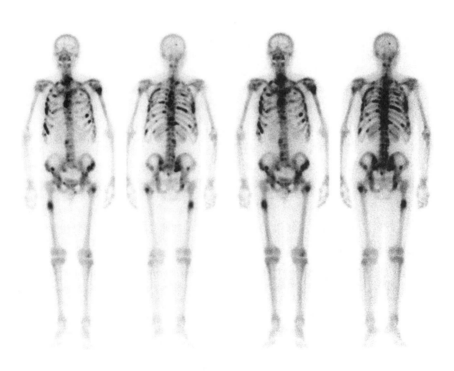

图 3-39 转移性骨肿瘤
全身骨显像表现为多处骨异常放射性浓聚。

5. 其他肿瘤和肿瘤样病变

(1)骨囊肿:单发性骨囊肿(bone cyst)骨显像在囊肿部位显示正常骨显像或局部放射性减低区,有时在囊肿边沿有放射性轻度增加现象。

(2)动脉瘤样骨囊肿:动脉瘤样骨囊肿是一种瘤样病变。核素骨显像一般表现为病变部位放射性减低,周边放射性增高,或普遍放射性浓集,对于定性诊断意义不大,主要用于检查有无多发病灶。

（3）骨纤维异样增殖症：骨纤维异样增殖症又称为骨纤维结构不良。在全身骨显像中，由于累及的病变部位和范围不同，骨纤维异样增殖症可表现单骨或多骨多发的放射性浓聚。典型表现为单骨或多骨局限于一侧肢体骨骼为主的放射性浓聚，并且异常浓聚区域与受累长骨长径一致，骨轮廓增粗变形。需要注意与骨 Paget 病鉴别。

（4）滑膜软骨瘤病：滑膜软骨瘤病是一种起源于滑膜组织的类肿瘤样病变，也称滑膜骨软骨瘤病。发生于具有滑膜组织的关节囊或腱鞘内病理改变为滑膜增生和滑膜内结缔组织向软骨和骨组织化生的一种疾病。骨显像可以出现局部异常放射性增高，SPECT/CT 融合图像中有时可见到环状高密度的钙化或骨化影。

（张　青）

思考题

1. 简述骨膜增生的病因及 X 线、CT 表现。
2. 简述关节的基本病变。
3. 简述股骨头缺血坏死的 MRI 表现。
4. 简述超声检查技术在运动系统损伤和疾病的应用。

参考文献

［1］白人驹，徐克．医学影像学．7 版．北京：人民卫生出版社，2013.

［2］ADAM A, DIXON AK, GILLARD JH, et al. Grainger & Allison's Diagnostic Radiology. 6th ed. Churchill Livingstone, 2014.

［3］邓德茂，孟悛非，陈应明，等．近 10 年国内外骨骼肌肉系统主要影像学论文的分析与展望．中华放射学杂志，2007, 41 (3): 274-279.

［4］程晓光，曾津津，余卫．我国儿童手腕部骨龄影像评估存在的问题及研究方向．中华放射学杂志，2013, 47 (12): 1061-1062.

［5］HENRY MJ, PASCO JA, MERRIMAN EN, et al. Fracture risk score and absolute risk of fracture. Radiology, 2011, 259 (2): 495-501.

［6］SANDER AL, LAURER H, LEHNERT T, et al. A clinically useful classification of traumatic intervertebral disk lesions. Am J Roentgenol, 2013, 200 (3): 618-623.

［7］NAKANISHI K, KOBAYASHI M, NAKAGUCHI K, et al. Whole-body MRI for detecting metastatic bone tumor: diagnostic value of diffusion-weighted images. MagnReson Med Sci, 2007, 6 (3): 147-155.

［8］TATEISHI U, MORITA S, TAGURI M, et al. A meta-analysis of (18) F-Fluoride positron emission tomography for assessment of metastatic bone tumor. Ann Nucl Med, 2010, 24 (7): 523-531.

第四章
电生理学检查

电生理学是一门研究生物体在生理过程中产生的生物电信号性质及功能的学科。1776 年 John Walsh 成功地以闪光的形式展示了电器官的放电现象,标志着电生理学科的正式创立。近年来,电生理学已成为运动系统疾病诊断、治疗及判断预后不可或缺的技术之一。

第一节　电生理的基本知识

现代生理学研究表明,生物体的各种电现象归根结底是生物体细胞膜电活动的宏观表现。细胞膜各种电现象的基础在于细胞基质与细胞外基质中离子分布的不对称性,而细胞膜内外离子分布不对称性的形成则取决于细胞膜特殊的结构。

K^+ 与 Cl^- 透膜实验证实,K^+ 将顺浓度梯度进行扩散,从而使膜两侧的溶液达到电荷平衡的状态。因电中性原理的存在,每个 K^+ 的扩散必将伴随一个 Cl^- 的透膜,这种透膜现象称为 Donnan 平衡。在 Donnan 平衡下,理论上的 KCl 内流等于外流。然而,由于不可透膜性阴离子的存在,使膜变成了一个电容器,而膜两侧的电位差称为 Donnan 电位(E_d),平衡状态时的任意一种离子浓度梯度形成的电位差称为 Nernst 电位($\triangle E_N$)。实验测量结果显示,静息电位 Em 处于 E_K 和 E_{Cl} 的值之间,而与 E_{Na} 相差很大。因此,生物膜在静息状态下对各种离子的通透率是不同的,其中 K^+ 和 Cl^- 的通透率明显高于 Na^+ 的通透率,这是生物膜中产生静息电位的基础。

动作电位的产生过程如下:从静息电位(接近于 K^+ 的 Nernst 电位)去极化开始,如果去极化超过细胞膜阈电位,就会产生 Na^+ 电导,使膜电位迅速接近 Na^+ 的 Nernst 电位;Na^+ 电导自发失活导致细胞膜复极化;K^+ 电导延迟激活导致复极化加速;K^+ 电导升高导致超极化,使膜电位接近 K^+ 的 Nernst 电位。

动作电位的产生机制因兴奋细胞种类的不同而有所不同,比如神经细胞动作电位的产生机制是受体细胞接受外部信号的输入,将其转换成膜电位的改变。在初级受体细胞上,细胞极化超过阈值,产生动作电位,动作电位沿轴突扩散,传递到另一个神经细胞。次级受体细胞将极化信号传递到神经细胞,在那里信号将与其他输入信号进行综合处理。而其他非神经细胞的动作电位则略有不同,在骨骼肌纤维上记录到的动作电位包括源于沿肌纤维表面扩散的动作电位和源于扩散至 T 管系统的动作电位。与神经细胞相似,骨骼肌纤维上的动作电位的离子基础也是 Na^+ 通道的开放和自发关闭及 K^+ 通道的开放。在平滑肌细胞上,快速门控 Ca^+ 通道所起的作用与 Na^+ 通道在神经细胞和骨骼肌细胞上所起的作用相同。

根据记录电极及放置位置的不同,电信号记录主要分为体表电信号、组织电信号及单个细胞电信号记录。目前现代医学诊断与治疗中常用的体表电信号记录方法有皮肤电描记法、脑电图、神经电图、脊髓电学记录、肌电描记法等。

电信号测量时常常受到各种各样的干扰,而目标信号以外的所有干扰信号都被视为噪声,如波动的细胞膜电流、电极、电子放大器、电线、计算机及监控仪器等。常见的噪声分为以下几种:①热噪声:热噪声是有导体中带电微粒的热运动引起的。热噪声在所有频率上的分布都是均匀的,故属于白色噪声。②散射噪声:散射噪声是电流通过晶体管时产生的。③电介质噪声:电介质噪音是发生在电容器上的热噪声,是由电容器的绝缘性丧失引起的。④数字化噪声:数字化噪声是在将对等的电流或电压信号转化为数字符号时产生的。⑤其他噪声。因此,电生理学研究和应用过程中,电信号的采集和降低噪声干扰同样重要。

第二节　肌肉与神经的电生理检查

神经肌肉系统的疾病谱十分广泛,临床电生理学检查是其诊断的重要手段,并且在疾病的预后判断、疗效观察以及治疗评估等方面的作用越来越受到重视。目前常用的检查项目包括脑电图(electroencephalogram,EEG)、脑电地形图(brain electricalactivity mapping,BEAM)、脑磁图(magnetoencephalography,MEG)、神经电图(electro neurogram,ENG)、诱发电位(evokedpotential,EP)、肌电图(electromyogram,EMG)等。

一、脑电图(EEG)

EEG 反映的是脑细胞群的自发性、节律性的电活动图形。脑波按频率分为 δ 波(1~3c/s)、θ 波(4~7c/s)、α 波(8~13c/s)、β 波(14~25c/s)和 γ 波(25c/s 以上),其中 δ 波和 θ 波称为慢波,β 波和 γ 波称为快波。每个个体的基本 EEG 波频率随年龄的不同而不同,但年龄之间无明确界限。正常个体的基本 EEG 波规律为:3 岁以下以 δ 波为主,3~6 岁以 θ 波为主,随年龄增长 α 波逐渐增多,成年人以 α 波为主。正常成年人在静息状态下脑波的基本节律是枕部 α 波为主,其他部位则是 α 波间有少量慢波出现。EEG 对于癫痫有重要诊断价值,患者发作间歇期可有阵发性高幅慢波、棘波、尖波、棘 - 慢波综合等典型表现。

二、脑电地形图(BEAM)

BEAM 是在 EEG 的基础上用计算机对 EEG 信号进行二次处理,按照频带和功率进行分类和分级,将曲线波形转变为能够定位和定量的彩色脑波图像,脑波的定量可用数字或者颜色来表示,其图像类似于二维 CT,使大脑的变化与形态定位结合起来。BEAM 能客观地反映脑各部位电位变化的空间分布状态,发现 EEG 中较难判别的细微异常,且病变部位图像直观醒目。

三、脑磁图(MEG)

MEG 是一种通过测量脑磁场信号对脑功能区进行定位及评价的新技术,具有毫秒级的时间分辨率,能准确测定神经电生理活动的次序性,分辨原发病灶、继发病灶。与 EEG 相比,MEG 反映的是脑磁场变化,对脑部损伤的定位诊断比脑电图更为准确,加之脑磁图不受颅骨的影响,图像清晰易辨,故对脑部疾病的诊断具有其特有的作用。MEG 检查主要适应证为各种类型的癫痫、脑良性或恶性肿瘤、脑血管病、脑外伤、老年性痴呆、帕金森病、幻听幻视等。

四、神经电图（ENG）

ENG 是以电极刺激神经，于其支配的神经或肌肉上记录得到神经电位活动波、复合肌肉动作电位波及特殊反射电位波的方法，主要包括神经传导速度测定（nerve conduction velocity，NCV）、F 波、H 反射、重复神经电刺激 repetitive nerve stimulation，RNS）等。NCV 是以超大电量刺激受测神经，使该神经所有轴突同时兴奋从而得到的最大反应波，将此最大反应波的传导潜期、振幅、表面积及传导速度与正常值作比较，对于鉴别脱髓鞘性周围神经病变和轴索损害相关疾病具有重要作用。F 波是利用超大电量刺激神经，使去极波沿运动神经轴突逆向传到脊髓，再经同一运动神经元或数个中间神经元后传回下运动神经元，引发其支配的肌肉收缩所产生的反应波。H 反射是用适当的电量刺激胫后神经，经感觉神经纤维向上传导至脊髓，再经单一突触联结传入下运动神经元而引发所支配的肌肉收缩，从而在相应的肌肉记录到的反应波。采用不同频率的超强重复电刺激神经干，在相应肌肉记录复合肌肉动作电位的方法称为 RNS。RNS 包括低频（2~5Hz）重复神经电刺激和高频（10~20Hz）重复神经电刺激。常选用的 RNS 受检神经为面神经、腋神经、尺神经、膈神经及肋间神经等。

五、诱发电位（EP）

临床上常用的 EP 监测包括视觉诱发电位（visual evoked potential，VEP）、听觉诱发电位（auditory evoked potential，AEP）、体感觉诱发电位（somatosensory evoked potential，SEP）和运动诱发电位（motor evoked potential，MEP）等。

VEP 是由视网膜接收视觉性刺激后经视觉径路传到大脑枕叶的视觉反应区，记录所激发的脑细胞电位活动。VEP 的潜期、振幅及波形的改变可用于诊断及定位视神经径路的病变。AEP 主要用于听神经及脑干病变的定位、评估昏迷患者预后、术中监测听神经及脑干功能、避免手术时损伤等。

SEP 是通过对胫后神经、尺神经及正中神经等外周神经进行电刺激，产生的电信号经感觉神经传导通路上传，于大脑的感觉中枢上记录的电信号，因此 SEP 能有效地评估脊髓后柱上行感觉传导通路的功能。MEP 监测技术主要包括经颅电刺激运动诱发电位（transcranial electrical motor evoked potentials，TCe-MEP）和经颅磁刺激诱发电位（transcranial magnetic motor evoked potentials，TCm-MEP），术前以 TCm-MEP 为主，术中以 TCe-MEP 更常用。MEP 是通过刺激皮质运动功能区后在相应神经支配肌肉表面记录到的复合肌肉动作电位，因此能有效监测从运动中枢到末梢肌肉的整个运动传导通路状态。

六、肌电图（EMG）

目前，临床上常用的肌电图主要包括针电极肌电图以及神经传导两大部分。EMG 可以帮助临床医师发现亚临床的神经肌肉损害，辨别损害的性质为神经源性、肌源性或神经肌肉接头病变，并可进一步协助临床医生对病变进行精确定位。对于周围神经病病变，EMG 可以进一步协助判定病变是轴索损害为主还是髓鞘病变为主，并可以对疾病的严重程度、病变活动性等进行评估。

第三节 电生理监测在手术中的应用

运动系统相关手术中,以脊柱外科术中出现神经损伤的风险最高。术中电生理监测(intraoperative neurophysiological monitoring,IONM)技术能够根据神经系统电生理信号的实时变化趋势,及时有效地监测神经系统结构与功能的完整性。近年来,IONM技术已成为脊柱外科术中监测神经功能状态的必备技术,有效降低了患者术后神经并发症发生率;对于发生术中神经并发症患者,通过IONM技术早期发现、早期干预,患者预后亦可以有显著改善。比如,在进行选择性神经根切除、脊髓粘连分离及腰骶椎肿瘤分离过程中,根据EMG监测决定需要分离、切除或保留的范围,从而尽量保护尿道括约肌、肛门括约肌的功能;在脊柱侧凸截骨矫形术中,通过SEP及MEP的监测结果来决定截骨矫形的程度;在腰椎手术中,通过EMG监测置入的椎弓根螺钉是否突破皮质进入椎管等。目前,脊柱外科手术中常用的电生理监测策略为SEP、MEP及EMG三者的联合应用。

一、体感觉诱发电位(SEP)

SEP用于术中IONM监测的优点是可重复性较好、对手术影响小、安全性高,现已广泛应用于临床(图4-1)。术中SEP主要监测指标为下肢的P37、N45潜伏期和波幅、上肢的N20、P22潜伏期和波幅。为了能够及时发现可能的神经损害,常用的异常SEP改变警戒标准为波幅下降超过50%和/或潜伏期延长超过10%(图4-2)。SEP改变持续10min以上高度提示有发生神经损害的危险。需要指出的是,手术过程中只靠单一的SEP监测不能达到对脊髓整体功能状态的监测,特别是在脊髓前动脉综合征中SEP存在一定的假阴性率。美国脊髓研究协会在33 000名脊髓手术病例的回顾调查中发现,28%的神经并发症并不能被SEP监测发现。因此,必须借助MEP和EMG来共同监测脊髓的功能状态。

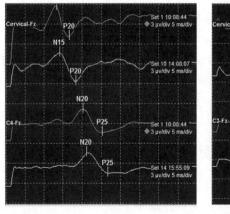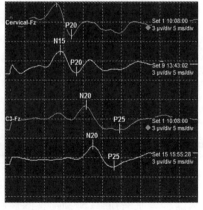

图4-1 正常的SEP波形

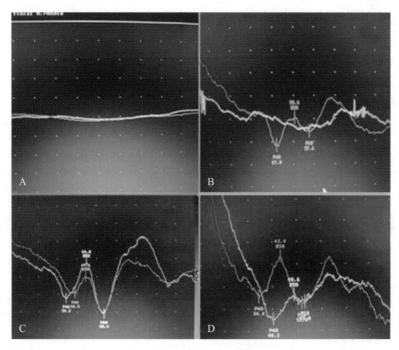

图 4-2 术中异常 SEP 波形

A. 双侧 SEP 波形消失；B. 单侧 SEP 波形消失；C. 潜伏期延长；D.SEP 波幅不对称。

二、运动诱发电位（MEP）

MEP 下肢监测的肌肉组常用踇展肌、胫前肌、腓肠肌等，上肢常用拇短展肌作为监测的对照组（图 4-3）。因此，MEP 能有效监测从运动中枢到末梢肌肉的整个运动传导通路状态。术中常用的 MEP 刺激方法有经颅刺激和经脊髓刺激。经颅刺激运动诱发电位是通过刺激头皮运动代表区，在手术操作节段以下的肌肉记录的电位；经脊髓刺激运动诱发电位是通过在硬膜外或硬膜下直接刺激脊髓，在手术操作节段以下的肌肉记录的电位。

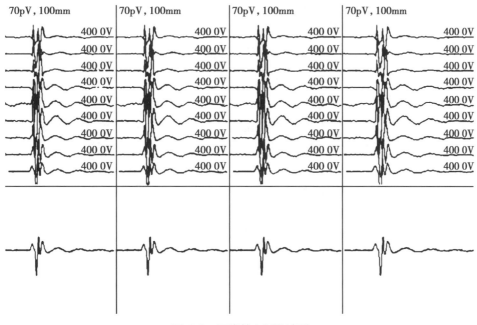

图 4-3 正常的 MEP 波形

　　MEP 能有效地监测皮质脊髓束的功能状态,对于术后的运动障碍更敏感(图 4-4)。目前,有关 MEP 的预警标准仍无明确定论,主要包括"全"或"无"标准和波幅标准。"全"或"无"标准应用较多,这项标准将 MEP 波形全部消失定义为 MEP 监测阳性事件。这一标准虽然可以明显降低假阳性发生率,但可能增高假阴性事件发生率。波幅标准一般将 MEP 波幅降低大于等于 80% 定义为监测阳性事件,目前被越来越多的脊柱外科中心所接受。

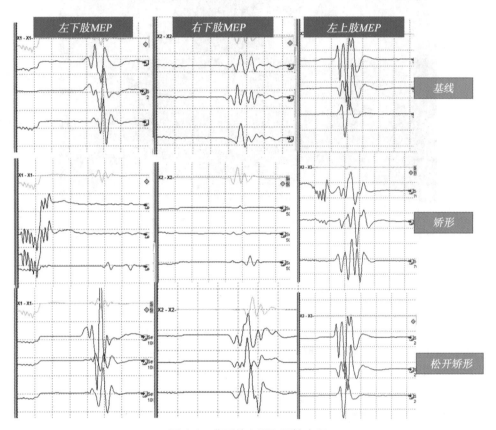

图 4-4　典型的 MEP 阳性表现

特发性脊柱侧凸行脊柱后路矫形内固定植骨融合术,矫形中出现 MEP 信号消失。
松开矫形棒后 MEP 恢复。患者术后未出现神经损害。

　　MEP 的不足之处在于不能持续性监测,尤其是在行高危的脊柱截骨操作时,MEP 引起的肌肉抽搐可对手术进程造成明显影响。其次,麻醉剂对 MEP 的影响较大,手术全程应使用全静脉麻醉方案,必要时术中应使用四联刺激肌肉收缩实验(train of four twitch test,TOF)监测肌松深度。TOF 是指使用间隔为 1.5s 的连续 4 个 2Hz 电刺激神经所引发的肌肉收缩实验,以检验神经-肌肉接头处的乙酰胆碱耗竭水平。若麻醉维持阶段使用非去极化神经肌肉阻断剂,TOF 的第四个反应波的波幅要低于第一个反应波。因此可以根据第四个反应波的波幅与第一个反应波的波幅的比值来判断肌松程度(图 4-5)。而应用去极化神经肌肉阻断剂(琥珀酰胆碱),TOF 值始终为 1,因此无法反映肌松程度。TOF 记录和刺激电极位置常为:①刺激内踝部的胫后神经,在足背部的姆长伸肌记录;②刺激正中神经,在大鱼际肌记录;③刺激腓神经,在胫前肌记录(图 4-5)。另外,术中唤醒试验一直被视为判断神经系统完整性的金标准。在 IONM 监测无法判断是否存在神经损害的情况下,必要时应行唤醒试验。

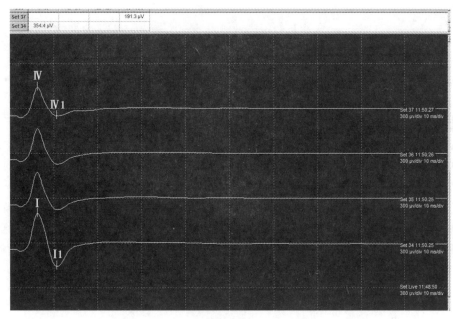

图 4-5 肌肉收缩试验（TOF）

TOF 为 191.3/354.4=0.54，此时的 MEP 波形能较好地引出。

三、EMG

脊柱手术中 EMG 所记录的是不同肌群的整体肌电活动，而非单一肌纤维和肌束的电活动。机体的肌肉系统主要分为头颈部肌群、上肢肌群、躯干肌群、下肢肌群、尿道及肛门括约肌等。手术中 EMG 的记录部位主要根据手术所涉及的节段、可能损伤的神经根等情况决定。脊柱外科手术中常用的 EMG 技术包括自由描记 EMG（free-run EMG）和触发 EMG（triggered EMG）。自由描记肌电图又称自发性肌电图，是在正常状态下通过针电极连续记录肌群的静息电活动，记录到的信号为平线。而当手术操作过程中神经受到触碰、牵拉、分离神经等机械性刺激时，神经所支配的肌肉就会出现肌肉动作电位而发生收缩。记录到的肌电图会有不同的表现。

（1）爆发性肌电活动：是指在短时间内肌肉运动单位同步发生放电活动。常见于分离肿瘤、牵拉及电刀电凝等造成的对神经的一过性刺激。肌电图表现为平线上突然出现一个或几个电活动。

（2）连续发生的肌电活动：不同步的肌肉电活动组成的一组连续发生的肌肉电活动波形，在刺激源消失后，还可持续一段时间。提示为较严重持续的机械性刺激。

（3）自发性肌电活动：无明显刺激自发生的肌肉发电活动。

当术中出现可疑椎弓根螺钉位置不良时，应及时行触发 EMG 监测。应用触发 EMG 时，阈值电流小于 5mA 表明椎弓根螺钉已突破椎弓根壁，需要提醒手术医师及时处理；阈值电流介于 5~7mA 提示有椎弓根壁破损可能，需要手术医师根据实际情况判断是否需要处理；阈值电流大于 7mA 表明椎弓根螺钉安全位于椎弓根内，无须处理（表 4-1）。

表 4-1 触发 EMG 监测结果判定表

阈值电流 /mA	判定结果
<5	螺钉破壁可能性极大
5~6	螺钉有破壁可能
6~7	螺钉破壁可能较低，必要时可与对侧比较
>7	未破壁

四、其他技术

脊髓诱发电位（spinal cord evoked potentials，SCEPs）和下行神经源性诱发电位（descending neurogenic evoked potentials，DNEPs）等可用于脊柱外科的手术。SCEPs 主要是通过刺激上段脊髓，在下段脊髓记录到的电位反应。通过将刺激电极置于手术部位以上的硬膜外或硬膜下，在手术部位下的硬膜外或硬膜下记录电位进而反映手术操作部位脊髓的功能状态。脊髓上行和下行的传导束使手术部位以下产生两种截然不同的波形：潜伏期较短、波幅较高的单向波（"D"波）和潜伏期较长、波幅较低的多向波（"I"波）。"D"波来自于下行的皮质脊髓束，"I"波来自于上行的感觉传导术逆行传导。SCEPs 的缺点在于不能明确辨别所记录到的反应电位来自感觉后索还是皮质运动区，且在监测操作上的技术要求较高，在实际应用中受到一定限制。DNEPs 是于椎板、棘突、韧带或椎间盘上间接刺激脊髓，于外周神经支配区记录到的动作电位。此法的刺激电极需要置于在手术野中，操作复杂，且无菌要求高，因此术中不作为常规监测方法。

五、IONM 监测事件处理

应用统一的 IONM 监测报警处理流程可以快速排除非手术因素干扰、尽快明确 IONM 监测报警原因、挽救患者神经功能。术中 IONM 监测提示出现神经损害可能时，应及时核对患者的平均动脉压、氧分压、血红蛋白浓度、体温及麻醉深度等参数，及时纠正可能造成 IONM 监测异常的麻醉学、生理学等因素；同时询问手术医生是否有高危操作、内固定位置不良等可能引起神经损害的直接因素；若手术因素造成神经损害的可能性不能排除，应及时行唤醒试验；若唤醒试验阳性，则应立即松开内固定，同时去除可能造成神经损害的高危椎弓根螺钉，如有必要可行术中 CT 检查以确定置入物是否侵入椎管；若 IONM 监测未见明显好转，则继续对可能存在脊髓压迫的部位进行椎管扩大减压，同时按急性脊髓损伤的处理原则给予甲泼尼龙冲击治疗，保护神经；椎管减压后若 IONM 监测仍然呈现阳性改变，应在保持脊柱稳定的情况下尽量去除内固定；而对于放松内固定后 IONM 好转为阴性的病例，则可以保留内固定，最后在严密的神经电生理监测下降低矫正强度或原位固定融合，结束手术。

（朱泽章）

思考题

1. 动作电位产生的生理学基础是什么？
2. 常用的神经肌肉病变的电生理检查项目有哪些？
3. 简述 SEP、MEP、EMG 的监测通路及影响因素。
4. SEP 和 MEP 监测的预警标准是什么？
5. 四联刺激肌肉收缩试验及其意义是什么？

参考文献

［1］ GLASSTONE S K, LAIDLER, J, EYRING H. The theory of rate processes. New York: McGraw-Hill Book Comp, 1941.

［2］ HILLE B. Ionic Channels of Excitable Membrances. Sunderland: Sinauer Associates Inc, 2001.

［3］ HSU B, CREE AK, LAGOPOULOS J, et al. Transcranial motor-evoked potentials combined with response recording through compound muscle action potential as the sole modality of spinal cord monitoring in spinal deformity surgery. Spine, 2008, 33: 1100-1106.

［4］ CHEN X, STERIO D, MING X, et al. Success rate of motor evoked potentials for intraoperative neurophysiologic monitoring: effects of age, lesion location, and preoperative neurologic deficits. J Clin Neurophysiol, 2007, 24: 281-285.

［5］ 谭玉玲. 临床脑电图学与脑电地形图学. 北京：人民卫生出版社, 1999.

［6］ 汤晓芙. 神经系统临床电生理学 (下)(肌电图学及其他). 北京：人民军医出版社, 2002.

第五章
常用操作技术

第一节　石膏绷带、夹板、支具固定技术

一、石膏固定技术

(一)传统石膏绷带

传统的石膏绷带(plaster bandage)是黏附了无水硫酸钙(熟石灰)细粉末的稀孔绷带,无水硫酸钙吸水结晶后,石膏绷带会变得十分坚固。石膏绷带是通过对肢体的紧密贴附而起到固定作用的,适用于骨关节损伤及术后的外固定。其优点是能够根据肢体的形状塑形,操作便捷,固定效果确切,护理方便;其缺点是较沉重、透气性及X射线透光性差。一般需超过骨折部的上、下关节,可导致邻近关节僵硬。

1. **石膏绷带的用法**　为了保护骨隆突部的皮肤和其他软组织不被压伤导致褥疮(图5-1),在包石膏前,必须放好衬垫。将石膏绷带卷平放在温水桶内,待无气泡时取出,以手握其两端,轻轻挤去水分,即可使用。

2. **常用石膏固定类型**

(1)石膏托(plaster support):在平板上,按需要将石膏绷带折叠成需要长度的石膏条带,置于伤肢的背侧(或后侧),用纱布绷带包缠,达到固定的目的。上肢一般10~12层;下肢一般12~15层。其宽度以包围肢体周径的2/3为宜。

(2)石膏夹板(plaster splint):按石膏托的方法制作两条石膏条带,分别置贴于被固定肢体的伸侧及屈侧,用手抹贴于肢体,纱布绷带包缠。石膏夹板固定的牢固性优于石膏托,多用于骨关节急性损伤后已经肿胀或可能发生肿胀的肢体,便于调整松紧,对肢体血运的影响小。

(3)石膏管型(plaster cast):石膏管型是将石膏条带置于伤肢屈伸两侧,再用石膏绷带包缠固定肢体的方法(图5-2)。有时为防止肢体肿胀导致血液循环障碍,在石膏管型塑型后尚未干硬时,于肢体前方纵行剖开,称之为石膏管型的剖缝(图5-3)。

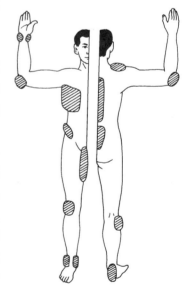

图5-1　身体各隆突部位

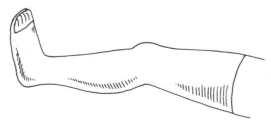

图5-2　下肢管型石膏

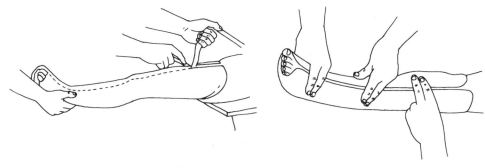

图 5-3　管型石膏的剖缝

3. 石膏绷带固定的适应证

(1)夹板难于固定的某些部位的骨折。

(2)开放性骨折清创缝合术后,创口尚未愈合,软组织不宜受压,不适合夹板固定者。

(3)某些骨关节术后,须较长时间固定于特定位置者,如关节融合术。

(4)病理性骨折。

(5)化脓性骨髓炎、关节炎及骨关节结核等,用以固定患肢,减轻疼痛,控制炎症。

(6)某些软组织损伤,如肌腱(包括跟腱)、肌肉、血管、神经断裂缝合术后需在松弛位固定者,以及韧带损伤者,如膝关节外侧副韧带损伤,需行外翻位石膏托或石膏管型固定。

4. 石膏绷带固定的注意事项

(1)要平整:切勿将石膏绷带卷扭转使用(图 5-4),以防形成皱折造成肢体的褥疮。

(2)塑捏成型:使石膏绷带干硬后能完全符合肢体的轮廓,如同紧身衣裤,足部应注意足弓的塑形(图 5-5)。整体良好贴服是石膏实现固定效果的必要条件。

(3)应将手指、足趾露出,以便观察肢体的血液循环、感觉和活动功能等,同时有利于功能锻炼。

(4)石膏绷带干硬后,应在石膏上注明包缠石膏的日期,如果固定部位有创口的,需将位置标明或直接开窗。

(5)密切观察肢体远端的血液循环、感觉及运动。如发生剧痛、麻木及血运障碍应及时将石膏绷带纵行剖开,以免发生缺血性肌挛缩或肢体坏死。

(6)为防止废用性骨质疏松和肌萎缩,应鼓励患者积极进行功能锻炼。

(7)必要时更换石膏:石膏会因为肢体的肿胀而变紧,也会因为肢体肿胀的消退而变得松弛,因此需要动态观察石膏的松紧度,及时更换石膏。避免因石膏变紧而影响肢体的血液循环或因为石膏松弛而影响固定效果。

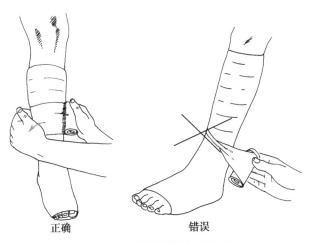

正确　　　　　　错误

图 5-4　石膏绷带的包缠方式

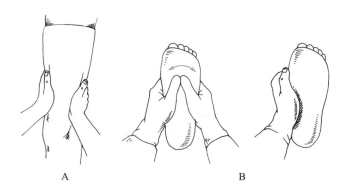

图 5-5 石膏的塑形
A. 膝部塑形；B. 足横弓及纵弓的塑形。

（二）新型石膏绷带

目前新型的石膏绷带多为高分子材料，如树脂、聚氨酯等，其具有强度高、重量轻、透气性好、透光性强、不怕水、皮肤过敏反应少等优点，但价格较传统石膏绷带贵，塑形性相对传统石膏差。

二、夹板固定技术

夹板（splint）是我国传统医学治疗骨折的外固定材料。夹板一般用厚 3~5mm 的柳木、椴木、杉木或竹片制成。夹板外固定取材方便、简便易行，费用低，不需固定上下关节，便于早期功能练习。

（一）夹板固定操作方法

夹板固定常用的材料有夹板、固定垫（棉垫或纸垫）、横带（扁布带）、绷带、棉花、胶布等。

1. **夹板** 根据骨折的不同部位，选用不同类型的夹板。夹板宽度的总和应略窄于患肢的最大周径，使每两块夹板之间有一定的空隙。最常见的有超肩肱骨干夹板、前臂尺桡骨夹板、桡骨远端夹板、股骨干夹板、胫腓骨超踝夹板、踝关节夹板等。

2. **固定垫** 常用的有平垫、大头垫、坡形垫、空心垫、分骨垫等。在夹板内的作用是防止骨折复位后再发生移位，但不可依赖固定垫对骨折段的挤压作用来代替手法复位，否则将引起压迫性溃疡或肌肉缺血性坏死等不良后果。根据骨折的不同部位和移位情况，选用不同类型的固定垫。其中平垫常用的有两垫（图 5-6）、三垫（图 5-7）及四垫固定法。

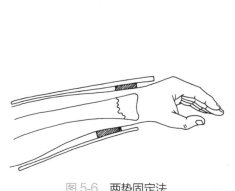

图 5-6 两垫固定法

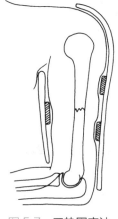

图 5-7 三垫固定法

3. **夹板固定的包扎方法** 骨折复位后，垫好固定垫。将几块夹板依次安置于骨折处四周，外用 3~4 根横带捆扎，松紧适度。以横带上下活动各 1cm 为度。

（二）夹板固定的适应证

1. 不全骨折。

2. 稳定性骨折。

3. 四肢闭合性管状骨骨折。但股骨骨折因大腿肌肉较为丰富,肌拉力大,常需结合持续骨牵引。

4. 四肢开放性骨折,创口小,经处理后伤口已闭合者。

5. 陈旧性四肢骨折仍适合于手法复位者。

6. 用石膏固定的骨折虽已愈合,但尚不坚固,为缩小固定范围可用以代替石膏固定。

三、支具固定技术

支具(brace)又称矫形器(orthosis),它是通过限制或辅助身体运动,或改变身体力线等作用,以减轻四肢、脊柱、骨骼肌系统功能障碍的体外无创支撑装置。

（一）支具的作用

1. **保护作用**　如在骨折治疗期间,骨折愈合的后期,不需要坚强外固定时,可佩戴支具保护;通过对关节的紧固固定来防止关节周围的肌肉及韧带损伤,如护肩、护肘、护膝等各种软性护带和软性护腰等。

2. **固定作用**　通过对病变肢体或关节的固定,促进病变痊愈,如用于关节损伤的限位支具。

3. **矫正畸形,防止畸形的发展**　对于柔软性畸形可以利用支具矫治,如脊柱侧凸矫形支具;对僵硬性畸形或手术矫治前的患者,可利用矫形支具限制畸形的发展,如足外翻矫形支具。

4. **免荷作用,减轻疼痛**　免荷式矫形支具是为减轻下肢承载的负荷而使用的矫形支具。常用的有髌腱承重矫形支具(patellar tendon-bearing brace,PTB)和坐骨承重矫形支具。

5. **功能代偿,辅助肢体运动**　指改进患者步行、进食等日常生活和工作能力,如帮助手部畸形患者改进握持功能的腕手矫形支具。

（二）支具的分类

支具按其部位与功用可以分为上肢支具、下肢支具与躯干支具。其中上肢支具可以分为手指支具、腕关节支具、前臂支具、肘关节支具、上臂支具、肩关节支具和手臂支具;下肢支具分为脚趾支具、矫形鞋与矫形鞋垫、踝关节支具、小腿支具、膝关节支具、大腿支具、髋关节支具、全下肢支具等;躯干支具分为头部支具、颈部支具、颈胸腰支具、胸腰骶支具、腰骶支具、颈胸腰骶支具与骶髂支具。

（三）支具的生物力学原理

1. **控制关节的转动**　为保持关节的稳定,多采用在某一平面的三点力系统,为了增加稳定的力矩,在可能的情况下尽量将支具边缘向上下延长以增加力臂的长度。

2. **控制关节的平移动**　例如膝关节前十字韧带损伤患者,在膝关节承重时,膝关节屈曲角度越大则膝关节的平移动越大,此时需要四点力的矫形系统,控制关节平移动。

3. **减轻骨与关节的轴向力**　例如坐骨承重的膝踝足矫形支具可以免除下肢的承重。

4. **利用地面反作用力矫正畸形**　例如踝足矫形支具等。

5. **皮肤表面压力的均匀分布**　在支具的压力部位进行塑模,应用塑料海绵垫等,使皮肤的压力尽量均匀分布。

第二节 牵 引 技 术

牵引（traction）是骨科常用的治疗方法，利用牵引力和反牵引力作用于骨折部，以达到复位或维持复位（固定）的目的，同时也用于炎症肢体的制动和挛缩畸形肢体的矫正治疗。牵引技术分为持续皮肤牵引、持续骨骼牵引、特殊牵引等。

一、皮肤牵引

皮肤牵引（skin traction）是用胶布贴敷于患肢皮肤上或牵引带包捆于患肢皮肤上（图 5-8），利用其与皮肤的摩擦力，通过滑轮装置，在肢体远端施加持续牵引力传递到骨骼上。

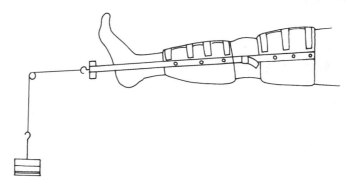

图 5-8   应用牵引带的皮肤牵引

皮肤牵引的重量一般不超过 5kg。行下肢皮牵引时，牵引带不能压迫腓骨头部，以免压迫腓总神经，导致神经麻痹。

持续皮肤牵引适应证：

1. 小儿股骨骨折。

2. 年老体弱者的股骨骨折，在夹板固定的同时辅以患肢皮牵引。

3. 手术前的辅助治疗，如股骨头骨折、股骨颈骨折、股骨转子间骨折等。

4. 手术后的辅助治疗，如股骨颈骨折内固定、人工股骨头置换、全髋关节置换术后等。

二、骨牵引

骨牵引（skeletal traction）是在骨骼上穿过克氏针或斯氏针，安置好牵引弓后，通过滑轮装置，在肢体远端施加持续牵引力直接作用于骨骼上，用以对抗肢体肌肉的痉挛或收缩的力量，达到骨折复位或固定的目的。

持续骨牵引适应证：

1. 成人长骨不稳定性骨折（如斜形、螺旋形及粉碎性骨折）。

2. 肌肉强大或容易移位的骨折（如股骨、胫骨、骨盆、颈椎）。

3. 骨折部的皮肤损伤或部分软组织缺损时。

4. 开放性骨折感染或战伤骨折。

5. 患者有严重复合损伤,需密切观察而肢体不宜做其他固定者。

常用的骨牵引有:

（一）股骨髁上骨牵引

适用于有移位的股骨骨折、骨盆环骨折、髋关节中心脱位;陈旧性髋关节脱位或先天性髋关节脱位的术前准备;以及由于软组织挛缩引起的髋关节畸形,用皮肤牵引无效者。

操作步骤:将伤肢放在布朗氏牵引架上,进出针点位于髌骨上缘水平(老年人骨质疏松,进钉位置要距髌骨上缘略高一些)。首先分别经股骨内上髁最高点和腓骨头前缘做大腿纵轴的平行线,而后于髌骨上缘水平向上述两条直线引垂线,交点即为穿刺的进出针点。消毒、局麻后,将皮肤稍上提,由大腿内侧标记点刺入斯氏针直至股骨,注意保护大收肌裂孔附近的股动、静脉及其分支和隐神经,保持针水平位,与股骨垂直,使其由大腿外侧标记点穿出,并使两侧牵引针外露部分等长。安装牵引弓后进行牵引,同时床脚抬高 20cm 左右,作对抗牵引(图 5-9)。牵引的重量应根据患者的体重及伤情决定,一般为体重的 1/10~1/7。

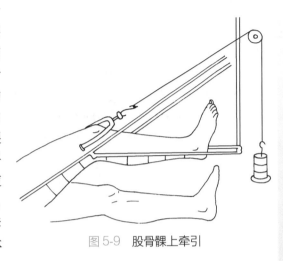

图 5-9 股骨髁上牵引

（二）胫骨结节骨牵引

适用于有移位的股骨及骨盆环骨折、髋关节中心脱位等。操作方便,相对安全,较常用,但不如股骨髁上牵引作用直接,且不便调整旋转。

操作步骤:将伤肢放在布朗氏牵引架上,助手牵引踝部固定伤肢。以胫骨结节和腓骨小头连线的中点作为外侧进针点,其内侧对应点作为出针点(图 5-10)。此牵引方法及牵引重量与股骨髁上牵引相同。注意进针应从外侧到内侧,防止损伤腓总神经。

（三）跟骨骨牵引

适用于胫腓骨不稳定骨折,膝关节轻度挛缩畸形的早期治疗。

操作步骤:踝关节保持于中立位,以内踝尖与足跟后下缘连线的中点,为进针点。消毒、局麻后,用斯氏针,从内侧标记点刺入跟骨,保持针的水平位与跟骨垂直,将针打入或钻入。使针穿过对侧皮肤并使牵引针两端外露等长(图 5-11)。一般成人的牵引重量为 4~6kg。

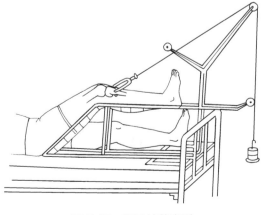

图 5-10 胫骨结节牵引

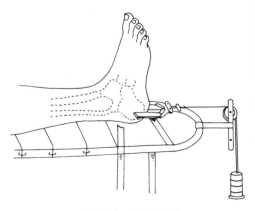

图 5-11 跟骨牵引

（四）尺骨鹰嘴骨牵引

适用于肱骨颈、肱骨干、肱骨髁上及髁间粉碎性骨折,局部肿胀严重,不能立即复位者。

操作步骤:沿尺骨鹰嘴顶点下 3cm,作一条尺骨背侧缘的垂直线;在尺骨背侧缘的两侧各 2cm 处,分别作一条与尺骨背侧缘平行的直线,相交两点即为进出针标记点。助手牵引患肢并提起,消毒,局麻后,由内侧标记点将克氏针刺入尺骨,从外侧标记点刺出,并使外露部分等长。此时要注意不要损伤尺神经,不要进入关节腔。保持肘关节屈曲 90°,牵引重量为 2~4kg。

（五）颅骨牵引

适用于颈椎骨折和脱位。

操作步骤:

1. **Crutchfield 牵引钳牵引**　剃发,仰卧位,头部固定,在两侧乳突之间作一条冠状线,再沿鼻尖到枕外隆凸作一条矢状线,将颅骨牵引弓的交叉部支点对准两线的交点,两端钩尖放在横线上,并充分撑开牵引弓,钩尖所在横线上的落点作为切口标记,一般为两侧眉弓外缘的矢状线与两侧乳突冠状线的交点。在两标记点处分别消毒,施局麻,各作一小横切口,直至骨膜,用颅骨钻在标记点钻孔,使钻头的方向与牵引弓钩尖的方向一致,仅钻入颅骨外板(成人约为 4mm,小儿约为 3mm)。钻孔后安置 Crutchfield 牵引钳,进行牵引(图 5-12)。

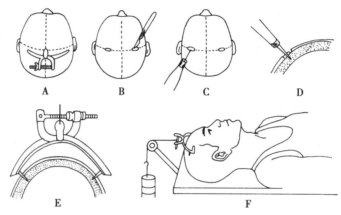

图 5-12　Crutchfield 牵引钳牵引

2. **Gardner-wells 牵引弓牵引**　准备同前,进钉点为颅骨周径以下,约在外耳道上 2cm 处。消毒麻醉后,将两枚钉顶紧皮肤局麻点,同时旋转钉尾手柄使两侧固定钉自然穿破头皮嵌入颅骨(图 5-13)。床头抬高,作为对抗牵引。牵引重量一般为 6~8kg,如伴小关节交锁,适当加大牵引,但重量一般不超过 15kg。术后用小棉圈或海绵垫垫于枕部,以免发生褥疮。应监测患者神经功能,经常检查牵引的方向有无歪斜,并根据病情和治疗需要,调整颈部于过伸、屈曲或中间位以及重量的增减。

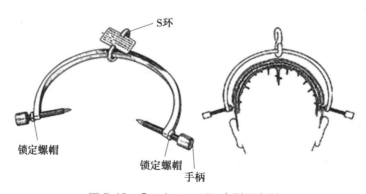

图 5-13　Gardner-wells 牵引弓牵引

三、特殊牵引

（一）颌枕带牵引

适用于轻度颈椎骨折或脱位、颈椎间盘突出症及神经根型颈椎病等。分两种方法：一为卧床持续牵引，牵引重量一般为 2.5~3kg，这样使颈椎间隙松弛，病变处组织水肿尽快吸收，使其症状缓解；二为坐位牵引，牵引重量自 6kg 开始，逐渐增加，可到 15kg，但要注意不要牵引过重，以免加重症状。牵引时间为每日 1~2 次，每次 30min 左右（图 5-14）。

（二）骨盆悬带牵引

适用于骨盆骨折有明显分离移位者。骨盆兜用厚帆布制成，其宽度上抵髂骨翼顶点，下达股骨大转子，悬吊重量以将臀部抬离床面为准（图 5-15）。

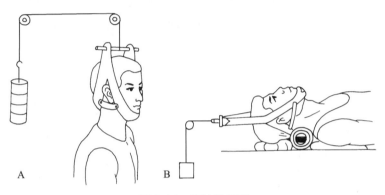

图 5-14　颌枕带牵引

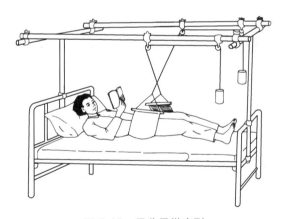

图 5-15　骨盆悬带牵引

第三节　穿　刺　技　术

穿刺是临床上常用的一项诊疗技术。根据目的不同可分为诊断性穿刺和治疗性穿刺，根据穿刺部位不同可分为静脉穿刺、关节穿刺、胸腔穿刺等，根据穿刺引导方式不同可分为解剖标志引导穿刺、超声引导穿刺、X 线透视引导穿刺、CT 引导穿刺及 MR 引导穿刺等。穿刺使用的针具一般根据目的不同,选用的大小形状可不相同。穿刺操作要遵照无菌、无瘤和精准的原则。

本节重点介绍运动系统诊疗中常用的解剖标志引导下的关节穿刺术(joint aspiration)。

关节穿刺术的适应证:

1. 关节腔积液或积血,需引流缓解症状或需要进行关节液的生化检查以尽早明确诊断,指导后续治疗。

2. 需向关节腔内注射药物进行治疗,如抗生素、玻璃酸钠或者放射性制剂等。

3. 关节造影注射造影剂行造影检查进一步明确关节内损伤情况。

一、肩关节

1. 患肢轻度外展外旋,肘关节屈曲位。于肱骨小结节与喙突之间垂直刺入关节腔。

2. **前入路**　从喙突尖下外侧三角肌前缘,向后外方向刺入关节腔(图 5-16)。

3. **后入路**　肩峰后外侧角下方 1~2cm、内侧 1~2cm 软点、对着喙突方向穿刺(图 5-17)。

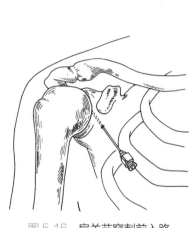

图 5-16　肩关节穿刺前入路

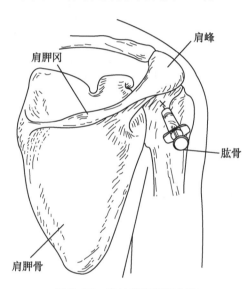

图 5-17　肩关节穿刺后入路

二、肘关节

1. **外侧入路**　肘关节屈曲 90°,紧依桡骨头近侧,于其后外向前下进针。此处关节囊表面最浅,桡骨头也易触及。

2. **后外侧入路**　在尺骨鹰嘴顶端和肱骨外上髁之间向内前方刺入关节腔。

3. **后入路**　经尺骨鹰嘴上方,通过肱三头肌腱向前下方刺入关节腔。

三、腕关节

1. **背侧入路**　腕关节背面,拇长伸肌腱与示指固有伸肌腱之间,桡骨远端垂直穿刺。

2. **尺侧入路**　尺骨茎突下尺侧屈腕肌和尺侧伸腕肌之间穿刺。

四、髋关节

1. **前方入路**　在髂前上棘与耻骨结节连线的中点,腹股沟韧带下 2cm,股动脉的外侧垂直进入。

2. **外侧入路** 在大转子下缘的前面,与肢体长轴呈45°角向上向内进针。推进时应使针贴近股骨转子间线,进入5~10cm可进入关节腔。

3. **后方入路** 在大转子中点与髂后下棘连线的中外1/3处垂直进针。

五、膝关节

1. **髌上外侧入路** 以髌骨上缘的水平线与髌骨外缘的垂直线的交点为穿刺点,经此点向内下后方刺入关节腔(图5-18)。

2. **髌上内侧入路** 以髌骨上缘的水平线与髌骨内缘的垂直线的交点为穿刺点,经此点向外下后方刺入关节腔(图5-18)。

3. **髌下前外侧入路** 位于髌骨外下缘与髌韧带外侧1cm处交界点,即外侧膝眼,向内后方穿刺(图5-18)。

4. **髌下前内侧入路** 位于髌骨内下缘与髌韧带内侧1cm处交界点,即内侧膝眼,向外后方穿刺(图5-18)。

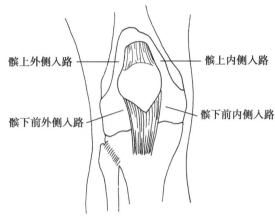

图5-18 膝关节穿刺进针点

六、踝关节

1. **前外侧入路** 在外踝尖前下缘,趾长伸肌腱外侧,向内上后进针,经外踝与距骨之间进入关节腔。

2. **前内侧入路** 在内踝尖前下缘,胫前肌腱内侧,向外上后进针,经内踝与距骨之间进入关节腔。

关节穿刺术注意事项:

1. 应严格无菌操作,以免引起关节腔感染。

2. 穿刺时边抽、边进针。当刺入血管,吸出新鲜血时,应退出少许,改变方向后再进针。

3. 穿刺不宜过深,以免损伤关节软骨。

4. 关节腔内注射类固醇,不应超过3次,以免造成关节损伤。

5. 关节腔内有明显积液者,穿刺后应加压包扎,适当固定。根据液体多少确定穿刺间隔时间,一般每周不超过两次。

第四节 骨折、关节脱位的手法复位技术

手法复位是骨与关节损伤的常用治疗手段,利用徒手将骨折或脱位的关节复位。

一、骨折手法复位技术

骨折手法复位(manipulative reduction of fractures)是利用力学的三点固定原则和杠杆的原理,整复骨折端。在骨折复位前必须先了解外力的性质、大小、方向、局部软组织损伤程度及肌肉

对骨折段的牵拉作用,弄清骨折移位时所经过的途径,而后选择合适的手法,将移位的骨折断端沿着原来的移位途径倒返回来,骨折就会顺利地得到复位。某些骨折用手法复位,可取得满意的效果。

(一) 手法复位的时机

1. 一般为伤后 1~4h。局部肿胀不严重,软组织弹性较好,手法操作容易,有利于骨折复位。

2. 当患者有休克、昏迷等情况时,须待全身情况稳定后,才能作手法复位。

3. 当伤肢出现严重的肿胀或水疱时,可待肿胀减轻后,再行手法复位。

(二) 手法复位方法

1. **解除疼痛**　应用麻醉可以消除疼痛、解除肌痉挛。通常可选用局部麻醉或神经阻滞麻醉;条件允许时尽量选择全身麻醉(如静脉麻醉)、更好地松弛肌肉,有利于手法复位、减少复位过程中的副损伤。

2. **肌松弛位**　待麻醉完成后,将患肢各关节置于肌松弛的位置,以减少肌肉对骨折段的牵引力,有利于复位。

3. **对准方向**　将远侧骨折段对准近侧骨折段所指的方向。因近侧骨折段的位置不易改变,而远侧骨折段因已失去连续,可使之移动。

4. **拔伸牵引**　即加以适当的牵引力及对抗牵引力。在伤肢远端,沿其纵轴施行牵引,矫正骨折移位。牵引时,必须同时有对抗牵引,并稳定近折端。根据骨折移位情况施行不同拔伸手法,以矫正短缩移位、成角移位和旋转移位。

骨折复位后,需进行有效固定。可采取前述外固定方法,必要时可结合一些内固定方法。

二、关节脱位手法复位技术

关节脱位(dislocation of joint)也称脱臼,是指关节稳定结构受损使构成关节各骨的关节面失去了正常的对合关系。临床上常见的关节脱位类型包括肩关节脱位、肘关节脱位、桡骨头半脱位及髋关节脱位等。

关节脱位手法复位及固定康复治疗原则:

1. **复位要早**　关节脱位的早期,局部肿胀不严重,整复容易,功能恢复快而好。

2. **复位必须要在麻醉下进行**　局部麻醉效果欠佳时,尽量选择全身麻醉(如静脉麻醉)、更好地松弛肌肉,有利于手法复位、避免和减少复位过程中的副损伤。

3. **复位手法**　要根据脱位的类型、关节脱位的机制、部位和局部解剖进行牵引与对抗牵引,或杠杆作用、或旋转作用、或提拉(或加压)作用等,使关节脱位整复。随即进行关节各个方向的小活动,使挤压于关节间隙的软组织恢复原位,以利愈合。严禁动作粗暴和反复复位,以免损伤加重,甚至引起骨折、血管神经损伤。

4. **固定**　复位后,脱位整复的关节必须固定;一般固定 3~4 周,使撕裂的关节囊及软组织修复愈合,以免发生再脱位或习惯性脱位。

5. **加强伤肢功能锻炼**　关节脱位整复固定后,在无痛的情况下,即开始伤肢的功能锻炼,以防关节僵硬及肌肉萎缩。

6. 对手法复位困难者要及时检查原因,给予适当处理,对合并骨折者,应将脱位骨折同时整复。

复位的标志:被动活动正常,骨性标志恢复,X 线检查显示已经复位。

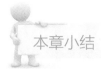

本章小结

　　石膏和夹板的共同点是均可用于固定简单及稳定骨折,而石膏还可用于病理性骨折、感染性疾病、关节及软组织修复(重建)术后的制动,支具是辅助肢体活动或保护肢体结构的体外无创支撑装置。牵引是骨科常用的治疗方法,兼具复位和维持复位(固定)的作用。在进行骨牵引时要注意穿刺点周围的局部解剖,避免出现副损伤。关节穿刺是重要的诊断和治疗手段,作为一种有创的诊疗方法,同骨牵引一样要避免穿刺时的医源性损伤。对于某些简单及稳定骨折,手法复位外固定依然是首选的治疗方法,解除(或有效缓解)疼痛基础上充分的牵引是复位成功的关键。关节脱位要注意早期、麻醉下复位,复位后制动和固定,并强调早期的功能锻炼。

(邓忠良)

思考题

　　1. 石膏绷带与夹板固定适应证的共同点和区别是什么?

　　2. 常用骨牵引穿刺点的定位方法和牵引重量是什么?

　　3. 膝关节穿刺术常用的穿刺点是哪几个?

　　4. 关节脱位手法复位的原则是什么?

参考文献

[1] 贺西京,裴福兴,田伟 . 运动系统损伤与疾病 . 北京 : 人民卫生出版社 ,2015.
[2] 赵玉沛,陈孝平 . 外科学 . 3 版 . 北京 : 人民卫生出版社 ,2015.

第六章
微创和数字化技术

第一节 概 述

微创骨科是微创外科技术在骨科领域中的运用,是指通过特殊的手术入路、运用特殊的设备及手术器械,如内镜、计算机导航、3D X 透视等,以最小的侵袭损伤或者生理干扰来实现最佳外科治疗的一种骨科新技术。微创骨科与现行的标准骨科手术相比具有手术切口小、手术定位精准、局部组织损伤轻、全身内环境干扰小、围术期并发症发生率低、术后恢复时间短、患者心理接受能力强等优点。自1983 年外科医师 Wickham 首次提出微创外科(minimally invasive surgery,MIS)概念以来,微创外科理论及其技术逐渐运用于骨科临床,如早在 20 世纪 70 年代的经皮穿刺椎间盘切除术。近年来,随着影像及导航技术的发展、内镜技术的革新及骨科内固定器械的创新,微创骨科在临床上的运用越来越广泛。

对于微创的概念需要注意如下,微创并非等同于小切口手术,如果解剖不清、对皮下组织进行暴力牵拉反而可能损伤重要血管神经组织、延长手术时间,最终影响手术疗效和组织愈合。一个合格的骨科医生应具有微创骨科意识,在患者诊疗过程中首先考虑患者是否符合微创骨科手术指征,其能否减少组织损伤、缩短疗程和康复时间及节省治疗费用等。微创骨科的技术理念核心在于以患者为本,通过严格手术适应证的选择和规范操作,不断提高医疗服务质量,使疗效达到或超过传统手术患者效果。

一、微创技术在创伤骨科中的应用

近年来采用微创技术治疗四肢骨折已成为一种趋势。微创外科理念推动了骨折治疗理念的转变,使得骨折内固定治疗理念从国际内固定研究学会(Association for the Study of Internal Fixation,AO/ASIF)强调的坚强内固定达到一期愈合的生物力学观念,逐渐演变为生物学内固定(biological osteosynthesis,BO)的以保护骨折局部血运的生物学达到骨折二期愈合的观点。对于长管状骨的治疗由传统的解剖复位坚强内固定演变为以维持长管状骨正常长度,防止成角及旋转畸形,注意保护骨折局部血供的相对稳定、间接固定微创技术。在 BO 骨折内固定理念指导下,内固定材料的弹性模量接近骨骼,并且采用生物降解材料或应力松弛钢板以减少应力遮挡效应,减少钢板与骨骼的接触面积、改进为点状有限接触钢板以降低或防止局部骨质疏松。内固定器械的设计方面注重机械固定与生物学固定相结合,髓内固定与髓外固定相结合的理念,革新创造了多种内固定器械,包括经皮微创钢板接骨术(minimally invasive percutaneous osteosynthesis,MIPO)、锁定加压钢板(locking compression pate,LCP)、点接触式内固定系统(point contact fixator,PC-FIX)及微创内固定系统(less invasive stabilization system,LISS)。上述创伤骨科器械锁定钢板与骨皮质不接触或有限接触技术均为微创外科理念的体现,此类内固定器械最大程度减少了骨折部位骨膜及周围软组织的损伤、降低了髓腔血液循环障碍的风险、有效保留了骨折部位血运,为骨折的修复及愈合创造了良好的环境,极大降低了骨折部位感染及骨不连的风险。创伤骨折内固定的选择方面需要注意生物固定与机械内固定相结合、髓内针内固定与髓外内固定相结合的理念，除关节附近骨折外，推荐采用对骨膜血运破坏较少的髓内钉尤其是交锁髓内钉内固定。利用经皮微创骨科技术进行骨折复位内固定手术时手术切口微小，骨折复位过程中在X线透视下进行，无须暴露骨折部位即可完成纠正骨折的成角和旋转畸形、恢复骨折短缩畸形；骨折闭合复位后髓内固定操作可通过皮下隧道在肌肉深部安装一钢板来完成骨折部位的桥接固定。值得注意的是创伤骨折的微创技术固然重要，但并不与骨折非手术治疗相矛盾，手术治疗和手法复位治疗骨折各有其适应证，随着微创治疗观念的革新和成熟，骨折治疗过程将尽量减少创伤，尽量采用简便有效的方法治疗骨折，使骨折部位组织修复处于理想生物学环境，以利于术后康复及功能锻炼。

二、微创技术在关节外科中的应用

关节镜技术为骨科最早使用的微创外科技术，是20世纪骨科诊疗技术重大进展之一。临床医师应用关节镜技术能直观清晰地观察关节的构造、生理及病理状态，极大地提高了关节疾病的诊治率和治疗范围，并且其能完成诸多常规骨科操作难以实施的手术。其适用范围已经从初创时单纯膝关节发展到肩关节、肘关节、腕关节、踝关节甚至指间关节，从最初的简单处理半月板损伤和滑膜疾病发展到目前的关节镜下半月板移植术、前后交叉韧带重建术和软骨缺损移植术。除关节疾病外，关节镜还作为关节内骨折复位后的评价辅助手段，使得尽量减少关节干扰的情况下关节内骨折能够更接近解剖复位，关节创伤小，骨折断端血运破坏小，围术期并发症发生率显著降低。

微创全髋关节置换术是近年来关节外科最新发展的微创技术。尽管传统髋关节置换术已经取得满意的长期疗效，但是鉴于髋关节位置较深、周围肌肉发达，术中软组织剥离较多，术中失血量大、术后多会出现肌力减弱，难以进行早期髋关节锻炼，故微创全髋关节置换术应运而生。微创全髋关节置换术手术切口仅为8~10cm，通过特殊设计的拉钩及手术器械，临床采用"两个切口"技术，在X线透视下一个切口置入股骨假体、另一个切口置入髋臼假体。微创全髋关节置换的优势在于：术中失血少、术中肌肉等软组织破坏小、术后髋关节稳定好、术后疼痛较轻、术后关节功能恢复较快、关节感染率低。然而由于手术视野较小，本式主要适合初次髋关节置换术，尤其是身材瘦小者，不适于肥胖体形、髋关节畸形、髋关节术后翻修者。迄今这一技术仍存在争议。

自1974年第一例全膝关节表面置换成功实施以来，全膝关节表面置换技术非常成熟，其远期疗效也非常令人满意。微创全膝关节置换术始于单髁置换术，该技术手术切口为常规手术的1/3，手术切口位于髌骨内侧，其强调不累及股四头肌、不干扰伸膝装置及髌上囊、无须反转髌骨、最大限度保留伸膝功能，患者术后疼痛轻、康复快，显著加快了全膝关节置换术后的关节康复。然而微创膝关节置换术尚处于起步阶段，目前该技术仅仅适用于关节内翻10°以内、外翻15°以内及屈曲挛缩畸形10°以内的膝关节置换术，随着影像导航技术及手术器械的更新和完善，其手术适应证亦将进一步扩大。微创全膝关节置换及其他技术尚未成熟、有待完善。

三、微创技术在脊柱外科中的应用

20世纪80年代以来的脊柱微创外科技术取得了长足进步，包括经皮穿刺技术、内镜技术、通道和小切口技术及计算机辅助微创导航技术等。

经皮穿刺技术主要包括经皮穿刺椎间盘内治疗技术、经皮椎体强化技术及经皮内固定技术。

经皮穿刺椎间盘内治疗技术、治疗脊柱疾病始于20世纪60年代，最初在X线透视引导下经皮穿刺将蛋白酶注入病变椎间盘治疗一些保守治疗无效的单纯椎间盘突出症患者，在此基础上，后来又发展为经皮穿刺椎间盘切吸减压术,20 世纪 90 年代又出现了椎间盘激光疗法及椎间盘突出射频（radio frequency,RF）治疗技术。然而该类手术并发症多,如术中神经根损伤、治疗效果不确切、远期疗效不佳等,故发展受限,且逐步被其他微创技术所取代。

经皮椎体成形术（percutaneous vertebroplasty,PVP）和经皮穿刺球囊扩张后凸成形术（percutaneous kyphoplasty,PKP）目前已成为微创脊柱外科研究热点。PVP 源于法国,1987 年 Galibert 等在 X 线透视下经皮穿刺将导针通过椎弓根置入到椎体内,并通过导针将聚甲基丙烯酸甲酯（PMMA）直接加压注入椎体治疗血管瘤,获得显著疗效。后来此技术逐渐运用于治疗骨质疏松引起的椎体骨折、溶骨性转移瘤等其他脊柱疾患,其疗效显著,但缺点为不能使压缩椎体再度膨胀、恢复椎体高度、矫正后凸畸形,同时骨水泥渗漏率高。故经皮椎体球囊扩张后凸成形术应运而生,其优势在于术中扩张球囊能够恢复椎体高度、矫正后凸畸形,其操作过程为 X 线透视下将一个能扩张的球囊经椎弓根或椎弓根外途径置入椎体,通过注入造影剂使球囊扩张,恢复椎体高度,然后取出球囊,在椎体内形成的腔隙注入骨水泥。PVP 及 PKP 在椎体压缩性骨折术后镇痛方面疗效均显著,PKP 优势在于有可能恢复压缩椎体的高度,防止脊柱后凸畸形的进一步加重,并且降低了骨水泥渗漏等并发症的发生率,PVP 的优势在于价格低廉。近年来我国椎体成形术在各级医院得到广泛推广,临床疗效亦令人满意。

内镜技术主要包括后正中入路显微内镜（microscopic endoscopy,MED）和胸、腹腔镜辅助下的脊柱手术及经皮脊柱内镜技术。

后正中入路显微内镜（microscopic endoscopy,MED）可以治疗椎间盘突出症及侧隐窝狭窄症等,其手术在 C 型 X 线机、术中 CT 或 MRI 的监测下定位,切开皮肤 1.8~2.0cm,无须切除椎板下缘或椎间关节即可完成开窗、神经根分离、突出髓核摘除等手术。本手术的特点为不影响脊柱正常生物力学结构、手术创伤小、术中出血少、术后康复快。我国学者做了大量工作,有着丰富经验,但迄今为止用单纯 MED 治疗腰椎间盘突出症与传统切口髓核摘除术相比优劣仍有争议。

胸腔镜辅助下可以完成胸椎间盘切除、脊柱畸形的胸椎前路松解、脊柱畸形前路矫形融合内固定术、胸椎骨折的前方减压和重建术、胸椎病变活检及病灶清除、胸椎感染的清创引流术。腹腔镜下通过腹膜充气技术可以直视腰椎,配合手术器械进行手术操作。在腹腔镜辅助下可以完成前路腰椎间盘摘除术、腰椎疾病病灶清除、腰椎前路融合内固定术。

通道和小切口技术主要包括微创经椎间孔入路减压植骨融合内固定术（Mis-TLIF）和小开放手术（Mini-open）。

Mis-TLIF 技术自 2003 年介绍以来,得到了飞快发展,得益于可扩张通道的使用,术者可以在通道内实现传统开放手术的所有操作,既保留了经椎间孔入路减压植骨融合内固定术（TLIF）技术术中对硬脊膜及神经根干扰较小的优势,同时又进一步减少了对椎旁肌肉的剥离,目前临床应用较广泛。

Mini-open 技术是相对于传统开放技术的微创技术,也是通道技术的进一步发展。借助各类特殊的拉钩,通过人体的自然解剖间隙直达病变部位,有效避免了对重要解剖结构的损伤。Mini-open 技术中,目前最常见为微创侧前方腰椎椎间植骨融合术（LaLIF）,利用大血管和腰大肌之间的自然解剖间隙进入椎间盘,小切口内完成减压和融合。LaLIF 手术适应证广泛、创伤小、出血少,但仍存在腰交感神经损伤、血管损伤等入路有关的并发症。

计算机辅助导航下脊柱外科技术已经应用于脊柱外科领域,其可以通过 3D X 线透视及计算机辅助导航系统对手术区域附近的结构进行三维定向和定位,可以提高椎弓根钉的置钉的准确率,尤其是对于颈椎、上胸椎、脊柱畸形及脊柱翻修手术者,脊柱导航系统使手术操作精确安全方便。总的来说脊柱导航系统手术创伤小、手术精准度高、手术操作程序简化、手术并发症发生率降低、患者术后康复时间短,随着影像导航定位系统的不断改进,其运用范围将越来越广。

四、微创骨科需要注意的问题

尽管微创是外科医师永恒的追求,尽管微创骨科技术已取得飞跃发展并拓展至骨科各个领域,然而我们必须谨记微创骨科技术是建立在传统骨科理念上的新技术,需要严格掌握手术指征,需要坚实的外科基本功和熟练的外科技术。一个合格的骨科医师若想成为一个优秀的微创骨科医师,必须具备坚实的传统开放手术的基础。在患者诊疗过程中,应首先考虑其是否符合微创骨科手术指征,其能否减少组织创伤、开展微创骨科手术时需要切合实际,根据本单位的实际情况及患者的病情,有选择的行微创骨科手术以造福患者。

总之,微创骨科技术在 21 世纪骨科领域具有重要意义和良好应用前景,随着科技的进步、临床经验积累,微创骨科诊疗技术将不断改进,微创骨科操作技术也将日益成熟,可以相信在不远的将来,微创骨科技术将部分取代传统手术,成为骨科手术的主要方法。

第二节　微创脊柱外科

微创脊柱外科(minimally invasive spine surgery,MISS)是指经非传统手术途径并借助医学影像学设备、特殊手术器械和仪器进行脊柱疾患诊治操作的微创技术和方法。其目的在于将医源性副损伤降低到最小的程度,同时获得与开放手术相同甚至更好的手术效果。自 1964 年 Lyman Smith 等首先报道了后外侧入路穿刺注入木瓜蛋白酶进行椎间盘髓核化学溶解术治疗腰椎间盘突出症,开创了微创脊柱外科的先河以来,随着临床水平的提高、影像学设备的革新、内镜技术的发展和手术器械的发展,各种内镜及可扩张通道等微创外科技术应用于脊柱外科领域,逐步形成了微创脊柱外科这一微创外科的分支,成为脊柱外科发展的一个新方向。20 世纪 80 年代,我国先后开展显微镜下腰椎间盘摘除手术、经皮穿刺激光髓核汽化术、经皮穿刺髓核化学溶解术等,拉开了我国微创脊柱外科的序幕。近年来在脊柱外科领域微创技术迅速发展,新的技术不断出现,应用范围不断扩大,几乎涉及脊柱外科的所有疾病,尤其是腰椎间盘疾病的微创治疗开展最为成熟。越来越多的脊柱外科医生涉足这一领域。微创脊柱外科技术是近十几年来脊柱外科领域临床水平和科学技术发展的主要标志之一,更是脊柱外科工作者努力的方向。目前微创脊柱外科技术主要包括三大类:经皮穿刺技术、内镜技术及通道和小切口技术。本章节针对临床上常用的主流技术介绍如下:

一、经皮穿刺技术

经皮穿刺技术是指在影像学设备的辅助或导航下,采用非直视下穿刺的方法将工作通道建立至目标区域内(椎间盘、椎体、椎弓根),然后进一步行溶解、切除、强化或固定等治疗的微创手术技术。目前临床上常用的经皮穿刺技术包括:①经皮穿刺椎间盘内治疗技术;②经皮椎体强化技术;③经皮内固定技术。

(一) 经皮穿刺椎间盘内治疗技术

这项技术是指将相应的设备或器械穿刺至椎间盘内,利用化学溶解、激光烧灼、电热灭活或射频消融等手段进行治疗以达到减轻疼痛、缓解神经受压症状的技术,主要包括以下几种:①经皮穿刺椎间盘髓核化学溶解技术;②经皮穿刺椎间盘切除技术(percutaneous lumbar discectomy,PLD);③经皮激光椎间盘减压术(percutaneous laser disc decompression,PLDD);④经皮射频消融髓核成形术。

该类技术出现较早,操作相对简单,对器械要求低,在微创技术发展的早期发挥了重要作用。但是由于该类技术的诸多缺点,如适应证较窄(主要适用于单纯的椎间盘突出或盘源性腰痛),并发症多(疼痛反应剧烈、容易出现神经根和硬膜损伤、椎间隙感染率高、治疗效果不明确),不能直视下操作等,该类技术的临床应用逐渐被其他技术所取代。目前,经皮穿刺椎间盘内治疗技术主要应用于保守治疗无效、反复发作的盘源性腰痛患者,诊断的同时也可以完成治疗,但临床治疗效果仍有待商榷。

(二) 经皮椎体强化技术

经皮椎体强化技术主要包括经皮椎体成形术(percutaneous vertebroplasty,PVP)和经皮穿刺球囊扩张后凸成形术(percutaneous kyphoplasty,PKP)。此项技术是在影像学设备辅助下,采用经皮穿刺的方法,将工作通道经椎弓根或椎弓根外途径建立于椎体内,直接注入或采用球囊撑开之后注入骨充填材料,以达到缓解疼痛、强化椎体、恢复椎体高度的目的。本技术首先由 Galibert 等于 1984 年报道,向椎体内注入骨水泥用于治疗椎体血管瘤。目前主要适用于疼痛性骨质疏松性椎体压缩骨折以及椎体破坏性病变(包括骨髓瘤、血管瘤等)的治疗。PVP 技术具有创伤小、疼痛缓解快、患者恢复快,住院时间短等优点,其主要并发症为骨水泥渗漏造成的脊髓、神经损伤以及肺栓塞等。相比于 PVP,由于 PKP 技术使用球囊撑开椎体,使其具有了骨水泥填充压力小、注射量多、渗漏率低、椎体高度恢复较好的优势;但同时使手术时间相应增加,治疗费用增高。临床上常用的骨填充材料聚甲基丙烯酸甲酯(polymethylmethacrtlate,PMMA)骨水泥具有生物可降解性差、毒性高、生物力学强度过高等缺点。新一代的骨充填物具有较好的防渗漏性、可吸收性、骨诱导性和良好的生物相容性,如高黏度骨水泥、磷酸钙骨替代物(Ca-P)等正在研究和初步应用之中。除此之外,网袋的临床应用,再次降低了骨水泥渗漏的风险。

(三) 经皮内固定技术

最初应用于临床的经皮内固定技术是由 Alexander R.Vaccaro(1994)设计的一套经皮穿刺 C_{1-2} 关节突螺钉固定器械,后来经由 McGuire 和 Harkey(1995)在其基础上作了改良,亦应用经皮穿刺技术进行 C_{1-2} 关节突螺钉固定。之后,新的经皮内固定技术不断涌现,如经皮齿状突螺钉内固定术,经皮关节突螺钉寰枢椎内固定术等,目前临床上最常用的技术为经皮椎弓根螺钉(percutaneous pedicle screw,PPF)技术。经皮椎弓根螺钉技术为椎弓根技术开辟了新的发展领域,可应用于脊柱骨折整复内固定、脊柱矫形、椎体感染等疾病,在与可扩张通道技术结合的情况下,还可用于治疗腰椎退变性疾病如腰椎管狭窄症、退变性腰椎滑脱症等。与开放椎弓根螺钉技术相比,本技术不需要广泛的组织切开,仅需在影像设备导引下进行螺钉置入和钛棒安装,切口小且椎旁组织创伤小、失血量小,患者恢复快,住院时间短。但同时也具有经皮技术的缺点:术中医患所受辐射量较大,手术时间相对较长,手术操作难度较高,需特殊设备和工具等。随着科学技术及医疗设备的发展,O 型臂导航下经皮椎弓根钉植入技术以及机器人引导下经皮椎弓根钉植入技术已逐渐开始应用于临床,使手术的精准性显著提升,并发症明显减少,应用也逐渐广泛。

二、内镜技术

(一) 胸、腹腔镜技术

与传统的脊柱前路开放手术相比,胸、腹腔镜下脊柱前路手术具有创伤小、恢复快、出血少等优点。胸、腹腔技术的发展,促进了脊柱前路手术的发展,其应用范围亦日趋广泛,由最初的单纯前路胸椎间盘切除、神经根与脊髓减压、结核病灶清除到后来的镜下胸、腰椎前路松解、内固定、矫形及重建等。此外,由于胸、腹腔镜下微创脊柱技术的优势并不优于后来发展的小切口技术,且胸、腹腔镜技术存在着对于麻醉要求高,需要特殊器械,难以实现多节段手术,对胸、腹腔内脏有干扰,学习曲线陡峭等缺点,因此,胸、腹腔技术的临床应用逐步减少。

(二) 显微内镜腰椎间盘切除术(MED)

1996 年,美国推出了第一代经椎板间隙途径的显微内镜腰椎间盘切除系统(micro-endoscopy discectomy,MED),在此基础上 1999 年又推出了第二代 MED 设备。Foley 和 Smith 在 1997 年率先使用 MED 开展了经椎板间隙椎间盘镜下腰椎间盘摘除术,随着此技术的发展,逐渐又出现了采用双侧入路行椎间盘切除植骨融合术,甚至切除髓核后植入人工髓核。本技术与开放手术相比具有创伤小、恢复快、手术及住院时间短等优势。MED 最主要的缺点是光源不足和手术视野狭窄的问题,虽然通过头灯或在通道上加上冷光源,仍不能弥补上述主要问题,仍然存在着视野狭窄、出血时视野不清、止血困难、神经根损伤及神经根减压不彻底性等问题。目前,MED 在单纯腰椎间盘切除术优势并不明显,更多的用于腰椎管狭窄症的减压,由于经皮脊柱内镜如椎间孔镜技术具有良好的视野和微小的创伤等优点,基本上取代了 MED 用于单纯腰椎间盘突出症的手术。

(三) 经皮内镜技术

20 世纪 80 年代初,内镜直视下进行椎间盘摘除术(arthroscopic microdiscectomy,AMD)开始应用于临床,经皮椎间孔镜技术(percutaneous transforaminal endoscopic discectomy,PTED)由 AMD 技术基础上发展而来,通过椎间孔入路或其他入路,可完成椎间盘切除、椎间孔扩大成形、椎间融合等操作。其手术技术主要为:①Yeung 等介绍的 YESS(Yeung's endoscopicspinal surgery)技术。此技术为经椎间 Kambin 安全三角区进入椎间盘内,通过切除椎间盘内髓核组织达到间接椎间盘减压的目的。YESS 技术优点为操作比较简单,学习周期短,缺点为适应证相对狭窄,对脱出和游离的椎间盘组织无法摘除。②Hoogland 等人设计的经椎间孔进入椎管内行直接神经根松解和减压的 TESSYS(transforaminal endoscopic spine system)技术,此技术可行椎间孔扩大成形术,使椎间盘镜从侧后方经椎间孔进入椎管内,直接切除突出或游离的椎间盘组织。TESSYS 技术优点为手术适应证较广,由单纯椎间盘突出症发展到各种类型的椎间盘突出症,同时也包括了侧隐窝狭窄症等,但也存在学习曲线长、操作难度高、易损伤神经根和硬膜囊等缺点。

TESSYS 技术中的难点和重点是椎间孔成型,熟练的穿刺技术及高质量的术中透视是椎间孔成型的关键。最初的成型工具是环锯,环锯使用时不仅要求穿刺针必须穿刺到上关节突肩部,而且由于环锯末端的锯齿结构,环锯的使用存在着较大的损伤神经根的风险。后来,环钻工具出现,得益于其末端钝头的设计,明显降低了神经根损伤的风险,但依然对穿刺技术有较高的要求。近年来,尤其是 2015 年以来,镜下磨钻的出现,再次明显降低了 TESSYS 中穿刺技术的要求,可以轻松实现镜下全视下椎间孔成型,而且对于部分椎间盘钙化及引起压迫的椎体后缘做到精准减压,明显降低了学习曲线,降低了手术风险。此外,椎间孔技术和工作器械的不断发展,椎间孔镜的适应证逐渐扩大,不再局限于简单的椎间盘突出,目前椎间孔镜的适应证扩展到了各种腰椎间盘突出症、腰椎管狭窄症、椎间隙感染冲洗引流,更有学者已经开始实现了全内镜下减压及融合。

三、通道和小切口技术

(一) Mis-TLIF 技术

Foley 等人于 2003 年介绍了微创经椎间孔腰椎椎间融合技术(minimally invasive surgery of transforaminal lumbar interbody fusion,Mis-TLIF)。该技术较传统 TLIF 技术进一步减少了对椎旁肌肉的剥离、创伤更小,同时保留了 TLIF 技术中对硬脊膜及神经根干扰较小的优势,成为近年来微创腰椎外科中的研究热点。

Mis-TLIF 与传统开放 TLIF 技术基本一致。手术适应证主要包括 Ⅱ 度以内的腰椎滑脱症、多次复发的腰椎间盘突出症、严重的腰椎间盘退行性病变、椎板减压后继发腰椎不稳、后外侧融合后假关节形成以及创伤等需要行腰椎椎间融合者。手术禁忌证主要包括严重的骨质疏松不适于行椎间支撑融合者,同时亦有学者指出,当出现神经根并根畸形时,TLIF 技术容易在椎间孔损伤解剖异常的神经根,因此不建议采用。

经过近十余年的发展,Mis-TLIF 技术依据其工作通道的不同,主要可以分为两大类。一类是借助管状通道到达椎间孔进行操作,又称为经典的 Mis-TLIF 技术,另一类是利用各种拉钩通过多裂肌外侧间隙显露到达手术部位,又称为 Wiltse 入路下的 Mini-open TLIF 技术。而在达到椎间孔操作区域后的椎间孔减压以及椎间融合等操作,两者均与传统的 TLIF 技术完全一致。一般来讲,前者由于受到通道直径的限制,多适用于进行单节段的手术操作,手术切口多为旁正中切口,在肌肉层则一般利用管道的逐级扩张直接穿过肌束间隙显露手术部位,而并不需要刻意的寻找肌肉间隙。后者由于利用各种拉钩,手术野较管状通道明显增加,因此更适用于行双节段甚至更多节段的微创椎间融合操作,而且由于解剖结构显露的相对充分,使得在该入路操作下完全可以置入传统开放手术中的常规椎弓根钉棒系统。而手术切口则多选择后正中切口,在筋膜下层向两侧分离并寻找多裂肌外侧肌间隙,在肌间隙内置入各种拉钩,最后到达手术部位完成操作。由于多裂肌外侧肌肉间隙入路最早由 Wiltse 描述,该技术亦被称为 Wiltse 入路下的小切口(Mini-open)TLIF 技术。

总之,Mis-TLIF 技术以其微创优势正逐渐受到学者们的青睐,临床应用也日益广泛,其发展之势方兴未艾。然而,我们同时也应该清楚地看到,在对其临床价值的客观评价方面,目前尚未有高质量的研究结果、仍缺乏高级别循证医学证据的支持。因此,开展 Mis-TLIF 技术仍应较为慎重,要把握好手术适应证,不要为做而做,需要在首先保证疗效的前提下再去追求微创,不盲目追风。

(二) 微创小切口(Mini-open)侧前方腰椎椎间融合技术

Mini-open 技术是相对于传统开放技术的微创技术,借助各类特殊的拉钩,通过人体的自然解剖间隙直达病变部位,微创入路有效避免了对重要解剖结构的损伤。Mini-open 技术中,目前最常见的为微创侧前方腰椎椎间融合术,根据入路是否劈开腰大肌分为两类。第一类入路需要劈开腰大肌,如极外侧入路融合术(extreme lateral interbody fusion,XLIF)和直接外侧融合术(direct lateral interbody fusion,DLIF),该技术由于其需要劈开腰大肌,对腰丛有可能损伤,术后出现大腿前方疼痛麻木和股四头肌无力等神经肌肉损伤并发症较多。第二类入路避开了 XLIF 的缺点,不需要劈开腰大肌,钝性劈开腹外斜肌,腹内斜肌和腹横肌,腹膜外直接到达腰大肌前缘,将拉钩放置于腰大肌和大血管之间的自然解剖间隙,进一步降低了肌肉腰丛等神经损伤并发症发生率。对于不需要劈开腰大肌的微创入路,中山大学郑召民教授团队总结并分析了该类入路的特点,认为该类入路都是采用了腹部的侧前方切口,且均是通过椎间盘侧前方腰大肌和大血管的自然解剖间隙进行的椎间盘切除、减压及融合,因此建议将该入路命名为侧前方入路腰椎椎间融合术,即(lateralanterior lumbar interbody fusion,LaLIF),同时与其他几种腰椎融合方式(ALIF,PLIF,TLIF)相对应。

LaLIF 的操作利用腹膜外大血管和腰大肌之自然间隙,轻轻向背侧牵拉腰大肌,垂直植入足够大椎间融合器,减少了血管和神经并发症,适用于腰椎间盘突出症、椎间盘源性腰痛、Ⅰ~Ⅱ度腰椎滑脱症、腰椎管狭窄症、腰椎退变性侧弯症等。如果需要后路内固定,可以经皮或肌间隙行椎弓根螺钉固定。

四、其他技术

微创脊柱外科技术还包括一些其他技术如脊柱显微外科技术(如经口入路手术显微镜下齿状突切除术)、内镜与管道技术结合下的脊柱外科手术(如 MED 结合可扩张通道系统技术)、机器人及导航辅助下微创手术等。这些术式均具有微创手术的共同优点,如切口小、出血少、恢复快等,但也均具有各自的不足之处需要改进,尚不能成为临床上的主流术式。相信随着微创脊柱外科技术的发展,各项技术的改进,会逐渐扩大其临床应用,获得满意疗效。

(郑召民)

第三节　微创关节外科

微创、快速康复一直是包括骨科医生在内的所有外科医生所努力追求的最高境界。"关节微创"技术因其手术创伤小、组织损伤轻、下床活动早、术后恢复快、并发症少等优点,在最近 20 余年蓬勃发展,成为骨科领域内发展非常迅速的一个方向,受到越来越多的关注和重视。

早在 1918 年日本东京大学高木宪次教授(Kenji Takagi)首次在尸体上用膀胱镜检查了膝关节,从而设计了一系列专门用于检查关节的关节镜。气体关节镜于 1921 年首先应用于临床。1931 年报道了关节镜监视下的钳取活检术。1934 年报道了关节镜检查所得的结果并阐述了应用关节镜明确诊断膝关节病变的重要性。随着关节镜技术的发展,学术交流逐渐广泛,学术团体相继组建。1974 年国际关节镜协会(International Arthroscopy Association,IAA)在美国成立,1981 年,北美关节镜协会(Arthroscopy Association of North America,AANA)成立,现已发展成为世界最大的关节镜外科学术组织。我国关节镜技术的发展始于 20 世纪 70 年代后期,从翻译引入关节镜技术的相关资料入手,并引进关节镜设备零件自行研制国产关节镜。1983 年在沈阳举办了第一次全国关节镜学习班并引起了骨科界注意,在我国掀起了第一次热潮。1991 年成立了中华医学会骨科分会关节镜学组,在骨科界又掀起了第二次关节镜热潮。21 世纪初,在老一辈学者的引导、培养和支持下,在中青年学者的努力下,我国的膝关节镜外科技术迅速普及并持续发展,形成了以北京、上海、广州等地为核心,辐射周边城市的广泛发展模式,大量的关节镜医师开始涌现并成长起来,有些领域在接近、达到国际水平的同时还有自主创新。最近 10 余年,随着激光、电子、射频等技术的进步,随着手术医生对康复理念的重视和应用,关节镜技术得以飞速发展,手术效果也得到稳步提升。而且从最初的四肢大关节,逐渐发展到各个关节及关节外的应用,从最初的简单检查,发展到能够完成许多关节内的复杂手术,关节镜技术正在骨科和运动医学领域发挥着越来越重要的作用。

近年来,导航系统和手术机器人在骨科领域取得了突飞猛进的应用和发展,已逐步形成计算机辅助矫形外科(computer assisted orthopedics surgery,CAOS),使骨科手术朝着微创、迅速、安全、准确的方向大步迈进。导航系统通过计算机对患髋、患膝关节截骨的位置进行实时监控,指导医生准确地操作机器臂进行每一项手术操作,并对假体大小、置入方向及位置的设计提供客观的指导依据,使假体安放精确地符合肢体力线。Pitto 等通过临床实践证明手术导航(图 6-1)能明显提高手术精确性和成功率,降低假体脱位、松动等并发症的发生率。

"关节微创"已经进入骨科临床的各个领域,目前研究的方向主要包括:①关节镜手术系统;②计算机导航手术系统;③外科模拟手术系统;④机器人手术系统;⑤手术进一步的微型化;⑥远程手术。本节主要介绍关节镜手术系统及计算机导航及机器人手术系统。

一、关节镜

随着计算机技术的进步与关节镜配套设备的研发,关节镜新技术、新方法不断涌现,不仅可用于髋、膝、踝、肩、肘、腕等大关节及指间、跖趾等小关节,还被应用于关节内骨折的直视下解剖复位以及腕管综合征、腘窝囊肿、弹响髋、肌腱末端病等关节外病变的微创治疗。

关节镜手术系统主要包括关节镜台车(图 6-2)(放置所有关节镜手术常用仪器设备)、摄像系统(关节镜镜头、显示器和摄像主机)、光学系统(光缆和冷光源)、灌注系统(灌注液、灌注套管和灌注泵)、动力系统(关节镜刨刀和射频刀)及关节镜用手动器械(如探钩、篮钳、组织抓钳等)。

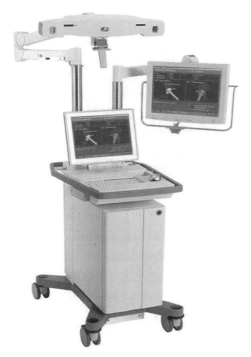

图 6-1 导航系统

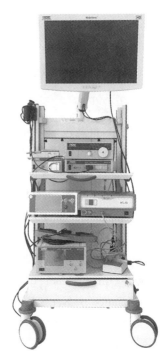

图 6-2 关节镜台车

(一)肩关节常见运动损伤与疾病

肩关节,广义包括盂肱关节、肩锁关节、胸锁关节和肩胛胸壁间关节,狭义的肩关节是指盂肱关节。肩关节疾患是中老年人的好发部位,过去对肩关节疾病认识不足,笼统地将肩关节疾患诊断为"肩周炎"。20 世纪 80 年代中期,随着磁共振成像(magnetic resonance imaging,MRI)诊断技术的发展,大大提高了诊断的准确率。MRI 能清楚地显示肩袖损伤的程度、大小和残余肩袖组织的情况,可清楚地显示肩关节内滑膜炎、冈上肌肌腱退变、上盂唇前后部的损伤(superior labrum anterior and posterior,SLAP)、盂肱关节软骨面损伤和肱二头肌腱部分断裂及半脱位等病理改变。肩袖和肩关节盂唇损伤可以通过 MRA 检查做出明确的诊断。

关节镜的发展不仅大大地提高了肩关节疾患的准确诊断率,同时可以进行镜下手术治疗。金属和可吸收材料锚钉(anchor)用于关节镜下手术,创伤小、暴露少、操作快、减少肱骨大结节骨折的危险性,修复肩袖和 Bankart 损伤(前下盂肱韧带和盂唇复合体自肩盂前方附着点撕脱)具有良好效果。

最常见的急性肩关节损伤是肩关节脱位(常指盂肱关节),因肩关节前下方关节囊最为松弛、肌肉较少,因此是肩关节稳定性的薄弱点,所以前下脱位是最常见的脱位类型。当上肢处于外展外旋位、向后跌倒时,若手掌或者肘部先着地,易发生肩关节的向前脱位。男性发病率明显高于女性。典型的临床表现是疼痛、肿胀和活动受限。查体可以发现:方肩畸形、关节盂空虚、可在腋窝、锁骨下触及脱位的肱骨头,上臂常保持特殊姿势(轻度外展前屈位),Dugas 征(患肢肘部贴近胸壁,患手不能触及对侧肩;反之,患手已放到对侧肩,则患侧肘不能贴近胸壁)为阳性。因有时会合并腋神经或臂丛神经损伤,故查体时应注意同时行相关神经检查。X 线检查是首选检查,多可明确诊断。如怀疑同时合并肱骨大结节等骨折,可行 CT 检查。如怀疑同时合并有肩袖、盂唇等软组织损伤,可行肩关节 MRI 检查明确。治疗包括急性期的复位(绝大多数患者可以通过手法复位治疗,但手法复位失败或合并其他严重并发症则需手术切开复位)、固定及恢复期的功能锻炼。保守治疗一般预后较好,但对于年轻患者,如果初次脱位复位后未得到有效的固定,则可能会出现习惯性肩关节脱位,此时往往需要进行手术修复。

肩袖损伤是 40 岁以上中老年人常见的肩关节疾病和损伤。肩袖是覆盖于肩关节前、上、后方之肩胛下肌、冈上肌、冈下肌和小圆肌等肌腱组织的总称。创伤是年轻患者肩袖损伤的主要原因,而中老年患者其肩袖组织因长期遭受肩峰下撞击、磨损而发生退变,故容易引起损伤,尤其是进行反复的肩关节极度外展运动和重体力劳动。主要临床表现是肩部疼痛,以前外侧为主。典型疼痛为"痛弧"(肩关节外展 60°~120° 时疼痛加重)、夜间痛和背手痛。部分患者可伴有弹响、局部肿胀和活动受限(外展受限为主)。肩袖损伤的典型体征是主动外展活动受限而被动外展活动正常,但如病史较长而合并周围软组织粘连或疼痛严重限制活动,亦可能主、被动活动均受限。X 线检查(肩关节正位及冈上肌出口位)可以判断肩峰形态及肩关节骨性结构的改变,可见肩峰前外侧缘及肱骨大结节有骨质增生;MRI 检查可帮助确定肩袖损伤的部位和严重程度,而磁共振血管造影(magnetic resonance angiography,MRA)可以清晰地显示肩袖的部分撕裂,对诊断具有较高的价值。部分肩袖损伤的患者可以保守治疗,包括药物治疗、理疗、外展架或石膏固定治疗等;而完全损伤则应采取手术治疗,随着关节镜技术的发展,大部分均可在关节镜下微创治疗,效果很好;部分巨大撕裂,由于冈上肌腱回缩、粘连、滑囊瘢痕化,可开放手术修复。但随着双排缝合技术、生物工程补片等的应用,使巨大肩袖损伤的微创修复成为可能,并获得了良好的临床疗效。

(二)膝关节常见运动损伤与疾病

以往没有 MRI 检查和关节镜技术之前,曾认为半月板是可有可无的组织,半月板损伤多采用开放手术切除。随着对半月板解剖学和生物力学的研究逐步深化,发现半月板切除后 10 年,56%~88% 的膝关节出现 X 线可见的退变表现。为了防止半月板损伤切除后受累的膝关节发生骨关节炎,进行了半月板缝合修复的研究,解剖学研究发现,半月板属于缺少血供的纤维软骨组织,其血供主要来自于关节囊的边缘和半月板的前后角附着处,越靠周边血供越好,越靠近中心则无血供。根据其血供情况,分成"红区"和"白区",最外区叫红区:缝合后愈合率高;中间区叫红白区:缝合后愈合率较低;内区称白区:缝合后不可能愈合。所以缝合或部分切除手术方式的选择要根据损伤部位、患者年龄、半月板组织的退变程度等进行综合判断和决定。研究发现异体半月板移植是预防退行性骨关节炎的有效手段。半月板移植成功后与受体愈合,可缓解疼痛、改善功能,防止骨关节炎的发生。新鲜异体半月板移植成功率较高,但由于选择合适的新鲜异体半月板供体比较困难,而且有传播疾病的可能性,所以新鲜异体半月板移植已被库存的异体半月板移植所替代。异体半月板的保存方法有深冻、冻干和低温保存。异体半月板移植的患者,必须是已经发育成熟的成年人,半月板机械性的损伤,而不是退行性改变或由滑膜病变造成的半月板损坏。膝关节症状经保守治疗无效且不适合膝关节置换的年轻患者。半月板移植成功后,是否防止了膝骨关节炎的进展,还需经过临床随访的长期考验。

前交叉韧带(anterior cruciate ligament,ACL)是当今膝关节外科研究的热点之一。由于 ACL 损伤后引起膝关节不稳,继发膝关节骨关节炎和半月板损伤,早期重建有助于功能恢复。关节镜下交叉韧带重建已经成为主流,修复重建的方法以及材料较多,采用何种方法和材料进行重建是目前探讨的重要而热点的课题。以自体骨-髌腱-骨(bone-patellar tendon-bone,B-PT-B)界面螺钉固定为代表的方法,曾被称为交叉韧带重建的"金标准"。然而,B-PT-B 移植的手术并发症引起了广大学者的关注。越来越多的学者推荐采用腘绳肌肌腱(半腱肌肌腱及股薄肌肌腱)移植重建 ACL。生物力学实验研究表明:B-PT-B 最大载荷强度为 ACL 的 114%,双股半腱肌肌腱强度为 ACL 的 130%,四股半腱肌肌腱最大载荷强度为 ACL 的 229%;有人认为四股腘绳肌腱可能是重建前交叉韧带最好的移植物。股骨端采用带袢钢板(endobutton)固定,由于移植物股骨端固定点远离 ACL 解剖止点,移植物在骨性隧道内容易发生钟摆效应,使骨性隧道扩大,影响肌腱与骨道的愈合,已引起学者们的重视。鉴于上述情况,设计和开发新的交叉韧带重建方法也是近年研究的热点。腘绳肌腱结合带髌骨块的股四头肌腱嵌压固定法,重建前后交叉韧带损伤,在克服上述方法不足方面具有较强的优势。带髌骨块的股四头肌腱的止点为直接止点,植入后抗拉强度大。骨栓与骨性隧道嵌压严密,可有效地防止关节液浸入骨性隧道。移植物嵌压固定后生物相容性好,摩擦阻力大,隧道血运丰富,有利于移植物与隧道愈合。由于无金属材料和异物植入,免除界面螺钉对肌腱骨块切割,免用高值耗材和再次手术取出内固定物的痛苦,大大节约了经费。重建的 ACL 接近解剖止点,避免"钟摆现象",防止隧道扩大。骨性隧道与移植肌腱之间植入自体松质骨,有利于愈合。适合于不同年龄的患者,不作髁间窝成形术,保留其坚硬的皮质骨,有利于增加隧道内口的强度。通过动物试验、生物力学实验证实方法可行,临床应用取得了理想效果,具有良好的生物学性能,显示了良好的应用前景。随着对前交叉韧带解剖结构研究的深入,将前交叉韧带分为前内侧和后外侧两束,故早在 1987 年,Mott 就提出了用腘绳肌双束重建前交叉韧带的概念,Rosenburg 介绍了关节镜下双股骨隧道、单胫骨隧道重建 ACL 的方法。近几年双束双隧道重建交叉韧带的研究呈上升趋势,其实验研究和临床相关报道越来越多,显示具有良好的发展前景和优势。1994 年 Muneta 尝试了双股骨、双胫骨隧道重建 ACL 的方法,重现了 ACL 双束的形态结构和功能。生物力学研究显示 ACL 解剖重建,不但能够很好地对抗胫骨的前向不稳,而且可以克服旋转负荷。但是,Adachi 对单束和双束腘绳肌重建 ACL,进行了临床随机比较,发现本体感觉和 KT-2000检测,尽管双束重建在理论上占优势,但临床上前向松弛度两者并没有明显区别,并没有显示出比传统方法有更明显的改善。有人认为目前长期、大量、高质量的临床研究还缺少循证医学方面的证据,建议手术例数还不多的医生,不要追求时髦,放弃单束重建 ACL 的技术,对远期疗效还需进行长期的临床随访和更加深入的研究。

为了进一步提高前交叉韧带重建后的愈合和功能,相关学者还进行了前交叉韧带残端机械感受器的形态学和定量研究、腱骨愈合的转归等研究,期待能在将来使重建韧带的功能更接近伤前水平。

（三）髋关节常见运动损伤与疾病

近几年随着髋关节镜器械和技术的发展,一些疾病得以通过髋关节镜手术完成诊断和治疗。髋关节感染保守治疗无效者,可行关节镜下清理,进一步明确细菌学诊断并行关节内灌注负压吸引术。髋臼盂唇损伤、髋臼发育不良合并骨关节炎和髋关节滑膜软骨瘤病,可以通过关节镜进行盂唇缝合修补、清理和游离体取出,可有效地解除交锁症状。股骨头坏死 Ficat 分期Ⅰ、Ⅱ期的病例适合于在关节镜下行滑膜切削清理和钻孔减压;对Ⅲ、Ⅳ期股骨头塌陷伴骨关节炎者原则上不适合。早期强直性脊柱炎,关节镜下清除增生肥厚的滑膜组织可有效地延缓病情。对于髋臼内肿瘤性质不明确者,可在关节镜下进行活检,为明确诊断和治疗提供可靠的依据。髋关节镜辅助下婴幼儿及儿童发育性髋关节脱位的治疗也取得了良好的中期疗效。

（四）肘关节常见运动损伤与疾病

肘关节因关节间隙相对较小,关节周围有重要的血管神经,手术风险相对较大,所以开展得相对较晚较少。但随着对解剖的深入研究、技术的进步以及器械的发展,越来越多的肘关节损伤和病变可以在关节镜下微创完成,如各种原因导致的纤维性肘关节僵硬、肘关节滑膜炎、游离体、关节内良性肿瘤等均可微创手术解决。

随着关节镜技术的进步,腕、踝、掌指关节和跖趾等小关节的关节镜技术已经有了长足的发展。腕关节三角软骨损伤、舟月骨间韧带损伤等可以通过关节镜下进行缝合修复。腕舟状骨骨折关节镜下内固定术、关节内粘连松解术、小关节的骨关节炎、滑膜炎等手术,均可以在关节镜下完成。关节镜下踝关节距舟关节融合术,大大减少了手术创伤。随着关节镜技术的发展,关节镜微创技术将渗透到骨科的各个领域,其应用范围也将不断拓宽。

二、计算机导航及机器人手术系统

在全髋关节置换术中,髋臼假体的位置是否理想是决定手术近期和远期效果的重要因素之一。目前手术中通常使用髋臼假体定位器或完全根据术者的经验来判断髋臼假体的安装角度,因而术后常常出现假体的位置不准确,造成髋关节应力分布异常,术后关节不稳定,关节周围骨受力不均,局部骨小梁吸收,关节过早松动,而不得不翻修。假体置换中髋臼假体的位置非常重要,随着技术的不断发展,应用新型非影像全髋关节置换手术导航系统是近几年开展的新技术。其特点是能够最大限度地使髋臼假体植入角度及位置接近正常,更好地恢复髋关节应力分布,减少仅凭目测和经验而发生错误的可能,提高髋臼假体安放的准确性,一般可保证髋臼倾斜角 30°~50°,前倾角 5°~25°。导航系统(图6-3):主要包括带有红外线发光二极管(LED)的指示器和定位跟踪器、位置侦察摄像仪、计算机工作站、可安装 LED 定位跟踪器的髋臼锉和髋臼打入器、计算机操作系统。其工作原理是带有 LED 的指示器和定位跟踪器通过位置侦察摄像仪将患者髋关节各项解剖数据采集到计算机工作站进行处理,模拟出患者骨盆的立体几何图形,经软件分析计算,显示手术中所需放置髋臼假体的最佳位置参数,并按照计算机的数据提示植入假体。

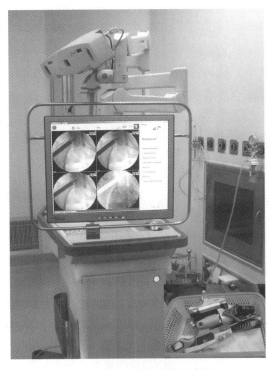

图 6-3　手术导航系统示意图

随着国家对科技创新的鼓励和重视,我国学者在不断追求精湛的手术技术的同时,也在仪器设备创新上取得了令人骄傲的成绩,新一代国产膝关节置换手术机器人在导航系统精准定位的基础上结合了操作机械臂(图 6-4),已经进入临床试验阶段并获得了非常好的初步结果。

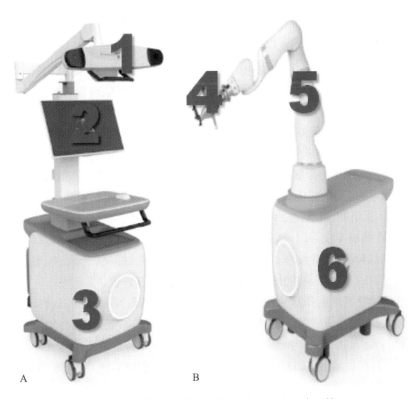

图 6-4　国产人工全膝关节置换机器人手术系统
A. 导航控制台;B. 机械臂台车(1. 光学导航仪;2. 显示器;3. 导航控制系统;
4. 附件刀具;5. 机械臂;6. 机械臂控制系统)。

(杨　波)

第四节　3D 打印及其他数字化技术

近年来,随着数字医学的发展,骨科数字化技术也在不断成熟。骨科数字化技术涉及人体解剖学、立体几何学、生物力学、材料学、信息学、电子学、机械工程学等专业领域,其可为骨科的临床、教学、研究及教育培训提供全新的模式和手段。数字化技术促进了骨科学个体化、可视化、精准化、微创化、智能化发展的进程。主要包括增材制造技术(3D 打印技术)、虚拟技术、计算机导航辅助手术、机器人辅助手术及人工智能技术、远程医疗等。

一、3D 打印技术

3D 打印技术起源于 20 世纪 80 年代,是一种集成计算机技术、数控技术、激光技术和新材料等发展起来的基于离散堆积成型理念的技术。在骨科领域,该技术已应用于实物模型制备、手术导板制备、植入物及矫形器制造。

3D 打印实物模型是依据患者骨骼影像学数据以数字化设计手段生成三维文件,再采用 3D 打印技术制备出患者骨及软组织解剖实体结构的一类模型。按照用途可分为手术辅助模型和教学演示模型两类。手术辅助模型是依照人体结构打印出的等比例实物模型,主要用于术前诊断、术前规划设计和术中辅助定位,以辅助手术医生优化手术方案,提高手术的精准性和安全性。教学演示模型可立体地显示复杂的解剖结构、病变形态和空间关系,用于临床教学,及与患者、家属的病情交流沟通等。

3D 打印手术导板是具有引导作用的骨面接触板,用于手术准确定位点、线的位置、方向和深度,辅助术中精确建立孔道、截面、空间距离,相互成角及其他复杂空间结构等。按照用途可分为钉道导板、截骨导板及其他系列导板等。钉道导板主要用于术中骨钉通道的定位、定向及定深,以实现精准打孔置钉。截骨导板主要用于获得手术截骨部位的空间位置,以实现精确截除病灶,提高内置物与受区匹配程度的目标。

3D 打印植入物目前主要为金属材质,包括 Ti6A14V、钴铬钼合金及不锈钢等。金属 3D 打印技术能快速制造出形状和结构复杂的植入物,同时也可制造出类似骨小梁的微观空隙结构。形状和结构复杂植入物属于个体化定制,可满足临床上特殊患者手术切除重建需求。打印微孔结构是金属 3D 打印的核心优势。微孔结构不仅可以降低植入物的结构刚度,减少应力遮挡,还可以引导骨长入,促进植入物与宿主骨之间形成有效骨整合。目前金属 3D 打印的髋臼杯、枢椎、骶骨、锁骨、及肩胛骨已应用于临床,显示出了 3D 打印植入物的优势,长期疗效还将进一步评价。

3D 打印矫形器是根据医生开具的处方专门设计制成的,部分或全部由 3D 打印成型的用于改变神经肌肉和骨骼系统结构及机能特性的体外使用装置。按照用途可分为治疗用矫形器、临时用矫形器和功能代偿矫形器。与传统制作矫形器的方式相比,3D 打印矫形器不仅与人体结构更加贴合,更加符合生物力学,而且提高了材料的利用率,外形也更加美观,实现了加工环境的友好化。

二、虚拟技术

虚拟技术包括虚拟现实(VR)、增强现实(AR)、混合现实(MR)等,三种技术既有区别又相互关联,在医学实践中发挥着独特的作用。

VR 是指以计算机技术为核心的科技手段生成一个虚拟环境,使用者与这种虚拟环境自然交互,实时感知和操作虚拟环境中的各种对象,通过视觉、触觉、听觉和嗅觉等器官的模拟,获得身临其境的感受。一个典型的虚拟现实系统主要由主机系统、交互设备和软件系统组成。主机系统负责整个虚拟世界的渲染计算,使用者与虚拟世界的实时交互计算等任务。交互设备包括数据手套、力反馈和头盔显示器等。在构建虚拟现实场景时需要软件的支持。

AR 是 VR 系统基础上进一步发展的技术。把依托计算机建立的虚拟模型与使用者肉眼所见到的真实场景相融合,即将虚拟场景、模型或系统信息与真实场景相叠加,从而增强对真实场景的认识和感知。AR 与 VR 不同,VR 强调使用者感官效果上的完全沉浸感,即沉浸在由计算机描绘的虚拟环境中。而 AR 则是利用虚拟信息对真实景象进行增强,并不改变使用者身处客观环境的客观感受。

MR 是继 VR、AR 之后出现的全新技术。其将真实世界和虚拟世界混合在一起,来产生新的可视化环境。MR 与 AR 有相似之处,二者都是把计算机所生成的虚拟对象融合到真实环境之中,为两个世界搭建了桥梁,但 MR 比 AR 的融合程度更高,虚实结合得更逼真,更加符合现实世界的自然规律。MR 能实现虚拟物体与真实世界的遮挡关系,虚拟物体的位置不随使用者的移动而改变,使用者能全方位观看虚拟物体。

虚拟技术在骨科教学、手术培训、术前规划、术中引导和功能康复等方面发挥了重要作用。有研究表明 VR 技术在前臂肌肉神经解剖教学中的应用可以作为传统尸体解剖教学的有益补充。VR 技术在手术培训方面也有一些成功的报道。没有全髋关节置换术经验的骨科医师使用头戴式 VR 设备置身于虚拟手术室中进行虚拟手术,并实时了解学习进度。经过四次 VR 训练后 10 项指标中 9 项达到专业医生水平。采用 AR 技术创建骨盆髋臼骨折重建钢板,并将实际植入物与数字植入物相匹配,植入物通过微创方式成功应用于临床病例,手术时间缩短,效率提高。AR 和 MR 技术在术中引导方面也显示出了作用。增强现实量角器(VIPAR)可以在经皮椎体成形术中实时显示 3D 空间中的针头轨迹,术者不移动视线即可完成手术,该技术显著提高了穿刺点的准确性,降低了椎弓根破裂及骨水泥渗漏风险。一项 AR 技术前瞻性队列研究表明在 AR 专门手术室里胸腰椎置钉准确性可达 94.1%,未出现严重位置异常。MR 技术应用于经皮椎体后凸成形术中,可以更精准定位椎体内真空裂隙,使骨水泥在椎体内更好地扩散,椎体高度得到更有效地改善。此外,VR 技术在慢性肩峰撞击综合征和颈痛功能康复方面也能发挥一定的作用。

三、计算机导航辅助手术

计算机导航系统是一种三维定位系统。根据导航信号不同,计算机导航分为光学(红外线)定位、磁(电磁场)定位、声学(超声信号)定位和机械定位四种类型。自 1999 年首台完全针对骨科的手术导航系统进入市场以来,计算机导航辅助手术在脊柱外科、人工关节置换、交叉韧带重建、肢体骨折、骨肿瘤切除等实际操作中得到了成功应用。新一代导航系统以主动式光学导航技术为主,具有更高的定位精确性,是目前导航系统中的主流定位方法。

计算机导航系统包括手术导航定位工具(示踪器,探针等)、位置跟踪仪、导航系统显示器及计算机工作站。手术时首先固定示踪器,对术中使用的定位工具进行注册。移动 X 线机(C 型或 O 型臂)扫描所得到的患者影像信息,输入计算机工作站,重建出患者的三维影像并建立虚拟坐标空间。通过导航系统显示器手术导航定位工具可以实时确定手术操作的实际空间,这个空间位置由计算机工作站建立在一个真实坐标上,该坐标被称为实际坐标系。将两个坐标系进行匹配,二者匹配越好,导航手术的精确度越高。手术时,位置跟踪仪动态追踪手术导航定位工具,并将其显示在患者的影像资料上。术者通过导航系统显示器从各个方位实时掌控手术操作。

计算机导航辅助手术在脊柱外科的应用主要体现在椎弓根螺钉置入方面。临床实践已证实脊柱导航系统可以明显改进椎弓根螺钉置入的精确性和安全性。此外,计算机导航还可以辅助骨科医生实现更可靠、更准确的颈椎椎体切除、胸腰椎椎管减压、经椎间孔腰椎椎间融合、椎体后凸成形等脊柱手术。

计算机导航可以辅助膝、髋、肘、肩等关节置换术中力线设计,截骨定位,假体置入。研究表明计算机导航可以大大提高关节置换手术中的截骨精度,减少手术创伤,降低手术并发症发生率,提高假体置入的准确度,更大程度上恢复关节功能,延长关节假体的使用年限。与徒手操作相比较,计算机导航辅助关节镜下前、后交叉韧带重建骨隧道定位,在改善膝关节稳定性和功能方面具有较大优势。

在四肢骨折手术方面,计算机导航可以辅助微创经皮空心螺钉内固定。术中它可以使医生在置入空心螺钉导针之前准确地确定两个骨折平面内螺钉的插入点和角度,减少了空心螺钉导针钻孔的次数,优化空心螺钉的路径。导航系统还可以辅助骨折复位,由于术中导航可以更好地进行骨折断端复位规划,有效减少了术中透视时间。

计算机导航可以实现肌肉骨骼肿瘤的三维可视化。医生术前能够在计算机导航平台上准确地识别局部解剖以及肿瘤的边界范围,规划肿瘤切除的水平和边缘,术中根据术前规划设计并按照导航系统实时引导完成骨肿瘤的精准手术切除。

四、机器人辅助手术

自 1991 年全球第一款髋关节置换手术机器人 RoboDoc 应用于临床以来,骨科手术机器人所应用的技术不断更新,应用范围也在不断拓展。骨科机器人辅助手术具有精准、微创、安全的优势,目前在脊柱外科、创伤外科、关节外科等领域得到成功应用,显示了良好的临床应用前景。目前临床上常用的有代表性的骨科手术机器人包括:Mazor(SpineAssist/Renaissance)机器人、天玑(TiRoBoT)机器人及 Mako(RIO)机器人等。

Mazor 机器人可用于椎弓根螺钉内固定、椎体成形、脊柱活检等手术。Mazor 是一个 6 自由度小型并联机器人。该机器人辅助医生利用术前脊柱 CT 数据进行手术规划,术中通过"Hover-T"架直接固定于患者脊柱上,同时采集 2 张脊柱 X 线片与术前规划进行配准,根据术前规划引导医生进行脊柱手术。临床研究报道其胸腰椎椎弓根螺钉置钉准确率达 98.5%,显著优于传统手术组,并且可以显著缩短 X 线暴露时间,但存在操作比较复杂和缺少实时影像监控等缺点。Mazor X 是 Mazor 系统升级改造后的最新一代脊柱手术机器人。其将机械臂从并联结构改为串联结构,增大了机械臂的活动空间。同时,该系统在机械臂上添加了可以进行扫描的激光阵列以及红外线跟踪镜头,实现了手术机器人在术中的定位和跟踪。

TiRoBoT(图 6-5)可以应用于骨折空心螺钉内固定、脊柱全节段椎弓根螺钉内固定、椎体成形、股骨头髓心减压、肿瘤活检等手术。TiRoBoT 由主机、六轴串联机械臂、手术计划与控制软件、光学跟踪系统、主控台车和导航定位工具包组成。该机器人术中应用移动 X 线机(C 型或 O 型臂)获取含有定位标记点的二或三维图像,并将其传输至主控工作站进行配准计算,进行手术规划,在光学跟踪器监督下由主控系统控制机械臂沿规划路径移动至目标位置。在规划软件上确认路径符合规划后,辅助医生完成内固定物置入操作。TiRoBoT 具有主动定位,人机协同运动和实时跟踪功能,可以辅助医生实现安全准确的手术操作。临床研究报道该机器人骨盆前柱及后柱空心螺钉置钉准确率为 95.6%;胸腰椎椎弓根螺钉置钉准确率达 98.7%。

Mako 机器人主要用于全膝关节、膝关节单髁置换及全髋关节置换。其包括一套实时注册导航和一个触觉反馈机械臂。术中利用患者术前 CT 图像生成的 3D 模型,辅助医生准确设计假体尺寸、位置、方向、力线及截骨范围等手术规划参数。医生使用实时注册导航将手术规划与患者匹配,运用 3D 可视化技术,通过触觉反馈机械臂在预先设置的手术范围内完成截骨。通过术中髋或膝关节运动活动获得软组织张力,为医生提供实时数据,辅助医生在术中调整假体的摆放位置,使手术结果与手术规划一致。Mako 机器人辅助关节置换手术的切口更小,恢复时间更短,可缩短年轻医生的学习曲线,术后关节活动度及相关功能评分均优于传统手术。

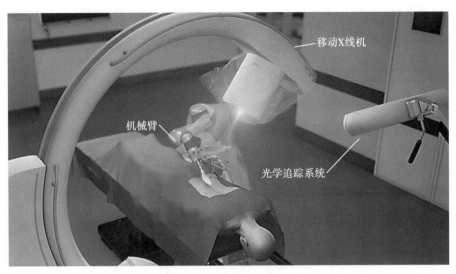

图 6-5　骨科手术机器人操作示意图

五、人工智能技术

人工智能是利用数字计算机技术或者数字计算机控制的机器模拟、延伸和扩展人的智能。借助人工智能技术开展智慧医疗已成为医疗领域热点,在疾病诊断、影像学识别、健康管理、新药研发方面已有一定成功应用。人工智能技术在骨科影像学判读、脊柱转移瘤预测、腰椎间盘切除术预后预测方面显示出了作用。

六、远程医疗

远程医疗是一方医疗机构邀请其他医疗机构,应用网络通信技术和计算机技术,为本医疗机构的患者及医务人员提供技术支持的医疗活动。其目的是更好地整合利用医疗卫生资源,促进医疗服务质量均等化。借助 5G 技术骨科手术机器人远程手术操作已获得成功。

本章小结

微创骨科是微创外科技术在骨科领域中的运用,是指通过特殊的手术入路,运用特殊的设备及手术器械,以最小的侵袭损伤或者生理干扰来实现最佳外科治疗的一种骨科新技术,具有手术切口小、定位精准、局部组织损伤轻、全身内环境干扰小、围手术期并发症低、术后恢复时间短、患者心理接受能力强等优点。微创脊柱外科技术主要包括:经皮穿刺技术、内镜辅助技术以及通道和小切口技术。以关节镜手术为代表的关节微创技术由单纯地用于膝关节,拓展到了髋、膝、踝、肩、肘、腕和指间及跖趾等关节。数字化技术可为骨科的临床、教学、研究及教育培训提供全新的模式和手段。3D 打印技术可应用于实物模型制备、手术导板制备、植入物及矫形器制造。虚拟技术在骨科教学、手术培训、术前规划、术中引导和功能康复等方面发挥了重要作用。计算机导航与骨科机器人辅助手术具有精准、微创、安全的优势,在脊柱外科、创伤外科、关节外科等领域得到成功应用,显示了良好的临床应用前景。借助人工智能技术开展智慧医疗已成为医疗领域热点,在疾病诊断、影像学识别等方面已有一定成功应用。远程医疗可以更好地整合利用医疗卫生资源,促进医疗服务质量均等化。

(朱　悦)

思考题

1. 微创脊柱外科的常用技术有哪些?
2. 关节微创目前的研究方向有哪些?
3. 肩关节前脱位的主要症状和体征是什么?
4. 肩袖肌腱包括哪几块肌肉的肌腱? 其损伤后的主要临床表现是什么?
5. 膝关节前交叉韧带损伤相关的研究热点有哪些?
6. 3D 打印在骨科的应用有哪些方面?
7. 虚拟技术主要包括哪些及其特点?
8. 计算机导航技术可应用于骨科哪些手术操作?

参考文献

［1］郑召民 . 经皮椎体成形术和经皮椎体后凸成形术——问题与对策 . 中华医学杂志 , 2006, 86 (6): 1878-1880.

［2］郑召民 , 王建儒 . 开展侧方入路腰椎间融合术应思考的几个问题 . 中国脊柱脊髓杂志 , 2018,(5): 385-388.

［3］王成焘 , 苏秀云 . 数字骨科学基础 . 济南 : 山东科技出版社 , 2019.

［4］中华医学会医学工程学分会数字骨科学组 . 3D 打印骨科模型技术标准专家共识 . 中华创伤骨科杂志 , 2017, 19 (1): 61-64.

［5］ANTONIA F, GREGORY S, GALEN W, et al. Robotic Technology in Orthopaedic Surgery. J Bone Joint Surg Am, 2018, 100 (22): 1984-1892.

第七章
围手术期的管理

围手术期是围绕手术的一个全过程,从患者决定接受手术治疗开始,到手术治疗直至基本康复。包括术前、术中、术后三个阶段,术前主要是了解患者情况,调节其心理和生理状态,纠治并存疾病。术前充分的准备和完善的手术计划是确保手术顺利的保障;也为术后疗效和安全性打下了基础;术后主要是保证肢体功能恢复,促使患者早日重返社会。

围手术期任何一个阶段的准备工作不充分、处置不恰当,均可能导致手术并发症,甚至手术失败。因此,重视手术围术期的管理对保证手术疗效和安全性有重要意义。

第一节　术前评估与管理

术前评估与管理从门诊接诊明确有手术指征,患者选择要接受手术时就已经开始,根据手术的大小、难易和患者的具体情况进行评价,然后决定手术与否。有心、肺、肝、肾等重要脏器合并症的患者,应在门诊进行初步检查和评估,如合并症控制不理想,重要脏器功能失代偿,非急重症手术者,暂缓入院接受手术,先治疗合并症。

入院后要详细问病史、全面体检与实验室检查,准确评估心、肺、脑、肝、肾等重要脏器功能、患者的营养和心理状态,分析影响手术安全和术后恢复的因素,采取预防措施,保证患者在最佳状态下进行手术,最大限度防范手术并发症的发生。

一、骨科术前常规管理

(一)入院宣教

围手术期禁烟酒,最好是术前至少2周即开始。指导患者学会功能锻炼,包括关节活动、肌肉力量训练、呼吸功能锻炼等。向患者大致讲解手术方式、手术效果和手术风险。

(二)病历文书准备

详细采集患者病史和目前情况,完成病历书写。术前与患者和家属进行充分的沟通,签署与家属谈话记录、手术同意书、手术授权委托书、麻醉同意书、特殊器材使用同意书。对难度高、风险大以及新开展的手术技术要与麻醉师、手术室充分沟通,必要时会诊。对骨盆、脊柱等部位进行耗时长、出血量大的手术,如半骨盆切除、骶骨肿瘤切除等,还应签署输血同意书,并备血。

(三)纠正水、电解质失衡及贫血、低蛋白血症

术前纠正水、电解质紊乱,特别注意低钠低钾血症。术前血浆白蛋白<35g/L,需要予以支持纠正,降低感染、伤口愈合延迟的发生率。常规术前6~8h禁食、2~4h禁水,以防吸入性肺炎或窒息。对腹膜

后、骶骨前手术需要胃肠道准备,术前 3d 开始进食流质、口服肠道抑菌剂、术前一日口服泻药或清洁灌肠。

二、骨科急诊术前评估与管理

按照病情的轻重缓急,骨科手术一般被分为急症、限期、择期三种手术方式,术前准备各具特点。择期手术患者的病情短时期内不会发生很大变化,手术时间的早晚不会影响治疗效果,可以进行充分的术前准备,选择患者的最佳状态进行手术。例如,系统性红斑狼疮患者进行关节置换手术可以选择系统性红斑狼疮控制稳定后再行手术。限期手术主要针对骨科的恶性肿瘤、部分骨折的复位内固定、神经损伤的探查修复等,需要在一定的时限内完成,否则会影响手术效果或失去手术时机。择期和限期手术围术期准备差别不大,但急诊手术准备却大不相同。

（一）一般情况评估

骨科急症手术以创伤为主,快速问清楚致伤因素、受伤时间、过程与机制,判断病情的严重程度。对严重创伤患者,特别是开放骨折,临床上需要决定哪个器官系统损伤的诊治优先处理,处理顺序常决定治疗成功与否,需要在最短时间内快速完成对生命体征评估,立即处理呼吸道阻塞、血管出血和休克等紧急情况,马上建立畅通快速的静脉补液通道,必要时选择深静脉穿刺或静脉切开。需要注意心率增快可能是休克早期的唯一表现,以免延误诊治;对难以控制的大出血,在抗休克同时,需要快速做好手术止血的准备。

（二）专科评估

患者生命体征一旦稳定,进一步详细询问病史,明确外伤发生的时间、地点、损伤机制、治疗经过、用药情况、进食时间,进行全面的体格检查,可以按照 ABCDE 的顺序:气道(airway,A)、呼吸(breathing,B)、循环(circulation,C)、功能障碍(disability,D,主要指神经损伤,包括颅脑损伤、脊髓损伤)、暴露检查(exposure,E,脱掉衣服,仔细检查,不能遗漏),注意是否合并血管、神经、重要脏器损伤;对于严重的多发伤,要注意临床表现明显的损伤并不一定是最危急的损伤(如颅脑损伤开始可能没有症状)。在治疗观察 12~24h 后,随着病情稳定,一些表现明显的损伤症状缓解,有些起初表现不明显的重要损伤可能显示出来,通过再次全面仔细的体格检查可以发现,结合 X 线、B 超、CT 以及 MRI 等明确诊断,避免漏诊。若存在多发伤、复合伤,需要相应多学科专家参与讨论手术时机、方案以及相应的术前准备,如同时存在张力性气胸、连枷胸需要胸外科紧急处理。现在老年骨折患者明显增多,多伴有心脑血管疾病、糖尿病等,要重视并存疾病给急症手术带来的风险,采取相应的处理措施。

（三）急诊检查

在急诊过程中,要注意病史资料的及时记录与完整,特别要注意重要体征的变化和相应的救治措施,体征主要包括:精神状态、末梢循环、脉搏、血压以及神经功能等。在生命体征稳定的前提下,根据诊断需要选择进一步辅助检查,X 线常规拍摄正侧位片,包括邻近关节,必要时加摄轴位等特殊体位或对侧摄片对比;CT 可以明确细微骨折和深部位的损伤,如髋关节、骨盆、脊柱等部位的骨折与移位程度、了解有无脊髓受压等;MRI 对于脊柱、脊髓、肌肉和韧带损伤具有独特优势;B 超对判断胸腹部脏器损伤是简便实用的有效方法。

（四）受伤部位处理

1. **伤口的处理** 用无菌纱布或敷料包扎伤口,临时加压止血,防止污染;刺入胸腹部的异物应固定好后搬运,过长者应设法锯断,在手术室取出比较安全,不能当场取出。离断指(肢)体用干净敷料包裹,可外置冰袋降温保存。

2. **有效固定** 四肢骨折可用各种夹板或替代物品进行妥善固定;怀疑脊柱损伤的患者,进行检查、搬动时要平托,颈椎损伤给予颈托或颈部固定器固定,避免脊柱的任何扭曲。

3. **转运流程** 对严重创伤患者诊断、手术治疗转运时,需要评估患者的生命体征,一般以生命体征稳定时转运为宜,并记录清楚,备好转运过程急救药品、设施,与接受部门交代清楚,做好相应准备工作。转运前需要与家属做好沟通,告知风险并签字。

三、择期手术并存疾病术前评估与处理

(一)心血管系统

心血管系统疾病是围术期最主要的死亡原因,因此,术前对心血管系统并存疾病的评估和处理对于保障手术安全性非常重要。临床上对于心血管系统评估最重要、最实用的是如下四个方面的评估:血压调控、心脏功能、心肌供血情况和心律失常处理。

1. **血压调控**　高血压患者通常不要求血压降低到正常水平,一般控制在 150/90mmHg 以内即可。围术期抗高血压药物必须持续,手术当天清晨少量清水吞服药物。利血平或含有利血平的复方制剂,如北京降压灵这类药物是肾上腺素能神经元阻断性抗高血压药。通过耗竭周围交感神经末梢的去甲肾上腺素,心、脑及其他组织中的儿茶酚胺和 5- 羟色胺达到抗高血压、减慢心率和抑制中枢神经系统的作用,但如果手术中出现大出血或低血压时,血压将很难提升与维持,可能导致很严重的后果。所以一般手术前要停药至少 7~10d。

2. **心功能评估**　常用的是美国纽约心脏病学会(NYHA)1928 年提出的一项分级方案,主要是根据患者自觉的活动能力划分为四级。一、二级心功能耐受骨科大多数手术。三级心功能手术应慎重,四级则不能手术。另外爬楼试验和六分钟步行试验也是评价慢性心衰的一项简单易行方法。

3. **评估心肌供血**　首先应明确患者近期有无心绞痛的症状,诊断冠心病的金标准依然是冠脉造影,CT 冠脉成像、心电图(ECG)运动试验是诊断冠心病的重要的无创检查方法,近年来心肌核素灌注显像也被广泛应用于冠心病的诊断及鉴别诊断。对于冠状动脉疾患已经稳定,心电图重复检查无变化,心绞痛发作后经过 3 个月以上已稳定者,可实施择期手术,围术期使用冠状血管扩张剂纠正心脏供血量,术中注意防止血压下降;新近发生过心肌梗死而施行大型骨科手术,会导致死亡率显著增高,如果不是挽救生命的急诊手术,应尽可能推迟至少三周,择期手术尽可能推迟半年以后。对于重度冠脉狭窄或心肌核素显像证实为高危险状态的冠心病,应该心脏科治疗病情平稳 6 个月后再实施择期手术。

4. **心律失常**　偶发房性或室性早搏、阵发性室上性心动过速、窦性心动过速或过缓、一度 / 二度房室传导阻滞及单纯右束支传导阻滞,无须特殊处理;房颤患者心室率 <90 次 /min,且无心悸等临床症状,可不特殊处理,但应进行心脏彩超检查,如果有心内附壁血栓,应先到心脏科治疗,围术期应加强抗凝治疗;病理性窦性心动过缓、三度房室传导阻滞、完全性左束支传导阻滞、完全性右束支传导阻滞合并左束支分支传导阻滞需要安置心脏起搏器后才能手术。

(二)呼吸系统

老年人常存在肺部感染或肺血氧交换能力降低。老年人慢性支气管炎、肺气肿、COPD 及哮喘等呼吸系统并存疾病,是导致围术期肺部感染、呼吸衰竭甚至死亡的重要原因。术前了解有无咳嗽、咳痰、气喘和呼吸困难,排查肺部感染非常重要,同时测定肺血氧交换能力,测定和评估血气分析,有助于术中的呼吸管理和术后并发症的风险评估和预防,对提高手术安全性具有重要意义,主要包括以下几个方面:

1. **控制肺部感染**　术前戒烟 2 周,予以雾化、祛痰,加强咳嗽咳痰,排除气道痰液,存在无症状性肺部感染时,应使用强有效的抗菌药物,感染控制后才能手术。

2. **改善通气功能,提高血氧交换能力**　指导患者做深呼吸训练和咳嗽、咳痰练习,增加肺活量、呼吸肌力量,哮喘患者,应定期吸氧及应用 β- 受体兴奋药物解除支气管痉挛,必要时可加用地塞米松等激素类药物。通过吸氧前后血气分析结果,了解血氧交换能力变化。

3. **提高血氧交换能力**　定期低浓度吸氧(氧浓度:30%,氧流量:3L/min),必要时使用地塞米松等激素类药物。

（三）肾脏疾病

肾病综合征、慢性肾小球肾炎、肾盂肾炎等导致肾功能不全,水电解质和酸碱平衡紊乱,是围术期肾衰竭甚至死亡的高危因素,通过滤过功能和代谢功能评估肾脏能否耐受手术,对提高手术安全性具有重要意义。

1. 改善滤过功能　保证 24h 尿量 >1 000mL,必要时予以长期口服利尿剂、扩肾脏血管药物,保证肾脏血流灌注,围术期避免血压波动导致肾脏灌注不足,慎用血管收缩剂及肾毒性药物,选用肾脏损害最小的抗生素。

2. 改善代谢功能　予以低盐高糖、优质蛋白饮食,纠正水电解质紊乱及酸碱失衡,必要时行血液透析治疗,严重肾功能损害多合并贫血,纠正后才能手术,必要时先行内科治疗,肾功能障碍常合并尿路感染,尿常规和小便培养可明确诊断,应积极治疗。

（四）肝脏疾病

慢性肝炎、肝硬化等导致肝功能损害,特别创伤和麻醉药物会加重肝功损害,围术期容易出现肝衰竭导致死亡,术前肝脏功能评估及处理主要有如下几个方面:

1. 临床症状　有明显肝脏及消化系统症状患者,或者严重的门静脉高压或腹水,应先行内科治疗。

2. 肝脏酶学　轻度酶学升高可以予以保肝降酶治疗,围术期必须要有麻醉师来进行评估麻醉药对肝脏的损害,慎用肝脏损害的药物,如帕瑞昔布钠、曲马多、喹诺酮类抗菌药物;高胆红素血症易导致围术期低血压及肾功能衰竭,肾衰发生率为 8.4%,其死亡率高达 64.1%,因此需先内科治疗后才能手术。

3. 凝血功能　轻度 PT 或 APTT 升高可肌注维生素 K_1 治疗,严重的凝血功能障碍表明肝脏功能极差,应先内科治疗,禁忌手术。

（五）内分泌系统

内分泌系统疾病如糖尿病、甲状腺功能亢进 / 甲状腺功能减退、肾上腺皮质功能不全等,容易导致围术期感染、循环不稳甚至死亡等并发症发生率增加,术前评估和控制血糖、激素水平对提高手术安全性具有重要意义。

1. 糖尿病　常规监测清晨空腹及三餐后 2h 血糖,使用短效胰岛素控制血糖,餐后血糖控制在 8~10mmol/L,防止出现高 / 低血糖,术后当天每 2~4h 测血糖 1 次。糖尿病累及心脏、肾脏及血管等靶器官损害时,需进行相应系统评估,必要时先行内科治疗。

2. 甲状腺疾病　甲状腺功能亢进或甲状腺功能减退患者应先行内科治疗,临床症状体征改善、激素水平正常后才能手术,围术期相关药物继续服用,累及心脏等靶器官损害时,需进行相应系统评估,必要时先行内科治疗。

3. 激素替代治疗　肾上腺皮质功能减退患者,包括类风湿关节炎、哮喘或系统性红斑狼疮（SLE）及硬皮病等长期服用激素的患者,围术期应进行激素替代治疗。具体方案是:手术前后分别静滴氢化可的松 100mg,术后第 1d 和第 2d 分别予以静脉滴注 100mg 和 50mg,之后过渡到原治疗方案。

（六）血液系统疾病

血小板减少、贫血、血友病等血液系统疾病容易导致大出血、循环不稳甚至死亡等,术前评估及积极处理对提高手术安全性具有重要意义。

1. 凝血功能　血小板减少患者术前应询问皮肤瘀斑、牙龈出血以及外伤出血史,通常血小板 >50×10⁹/L,且凝血功能检查无异常者无须特殊处理;50×10⁹/L> 血小板 >30×10⁹/L 者,术中时出血情况补充新鲜冰冻血浆即可;血小板 <30×10⁹/L 者术前输入血小板 1~2U 再进行手术。静注丙种球蛋白能显著提高血小板水平,不敏感的患者可联合应用糖皮质激素。停用能抑制血小板药物如阿司匹林、波立维、非选择性抗炎镇痛药（NSAIDs）、低分子肝素等,阿司匹林停药 7d 以上,低分子肝素停药 24h,非选择性 NSAIDs 停药 3d,麻醉方式上应选择全麻。

2. **纠正贫血**　贫血患者明确病因,如为营养性贫血或缺铁性贫血,术前开始补充铁剂、B$_{12}$、叶酸、促红细胞生成素(erythropoietin,EPO)。骨科手术患者手术开始前和术中可静滴氨甲环酸(tranexamic acid,TXA)减少出血,使用 TXA 后根据术后出血停止或术后 6~12d 引流量的变化来决定抗凝药物使用时间,既可以减少出血又可以预防深静脉血栓(VTE),达到抗纤溶和抗凝的平衡。

3. **血常规异常处理**　对于白细胞异常降低者,可以予以升白细胞药物治疗,白细胞异常升高者,应积极排查潜在感染灶,必要先内科治疗,对于红细胞异常增高者,围术期应加强抗凝治疗。

（七）风湿免疫系统疾病

类风湿关节炎、强直性脊柱炎、SLE、银屑病、皮肌炎及硬皮病等风湿免疫疾病,术后容易出现原有疾病病情加重,增加感染、死亡等并发症的风险,仔细的术前评估及治疗是提高手术安全性的重要保障。

1. **控制体内炎症反应**　疾病处于稳定期患者术前维持原用药方案,使用生物制剂者,术前需停药 1 个用药周期,术后切口拆线后再继续使用。风湿病活跃期患者需增加激素用量,全身及局部情况达到耐受手术条件后才能手术,必要时先行内科治疗。

2. **激素替代治疗**　长期服用激素或激素停药时间小于 6 个月患者,围术期需要激素替代治疗,老年患者肾上腺功能低下,术后可口服泼尼松 5mg/d,服用 1 周,提高应激能力,注意长期使用激素的副作用:应激性溃疡、伤口延迟愈合、感染、骨质疏松等。应选择广谱、高效抗菌药物,适当延长拆线时间。

（八）外周血管疾病

动脉粥样硬化 / 狭窄、静脉血栓等导致肢体血液循环障碍、伤口愈合及感染风险增高,甚至肢体缺血坏死、肺栓塞死亡等严重并发症,术前应仔细评估肢体血供条件。

1. **评估动脉功能**　足背动脉搏动弱或缺失或骨盆正位或膝关节侧位片有动脉钙化斑者,应行下肢动脉彩超或血管造影检查,狭窄不明显可手术,围术期予以扩血管药物改善肢体供血,严重的动脉狭窄或肢体供血不足应先血管外科治疗。

2. **评估静脉功能**　静脉曲张明显的患者或静脉回流障碍导致肢体水肿、皮肤破溃感染者,应先血管外科治疗结束后才能手术,术前有静脉血栓者禁用驱血带及充气泵,术后抗凝时间提前,周期延长。

（九）营养及精神状态评估

营养状况如贫血、低蛋白血症会增加术后感染、死亡等并发症的风险;神经和精神系统疾病如脑梗死、脑出血、帕金森病及抑郁症、精神分裂症等,会导致认知功能、肢体控制能力受损,术前评估及改善营养状况,调节患者精神和心理状态,对提高手术安全性具有重要意义。

1. **增强胃肠道营养摄入**　肝肾功能好的患者应进食高蛋白高热食物,如鸡蛋、精瘦肉,必要时配制要素饮食及予以促进胃肠蠕动药物,肝、肾功能不全的老年患者,蛋白质的输入量要适当,做好氮平衡的监测。

2. **纠正贫血及低蛋白血症**　予以补铁、促红细胞生成素纠正贫血,必要时予以输血和白蛋白。

3. 对于近期有脑出血或脑梗死患者,应先神经科治疗,病情平稳 6 个月后再重新评估能否手术。

4. 对于精神状况差,或不能自主控制肢体活动,或不能合作的患者,应先行内科治疗,慎重手术。

第二节　术后加速康复

患者术后能否加速康复除了术前并存疾病评估和管理得当、术中手术顺利外,围术期的镇痛和功能康复锻炼以及术后并发症的处理是关键。

一、围手术期镇痛与康复锻炼

(一) 围术期镇痛

疼痛是外科手术最常见问题,影响患者身体康复和生活质量,被称为继血压、呼吸、脉搏、体温之后的"第五大生命体征",因此,围术期镇痛非常重要。

1. 疼痛分级　临床最常用的是视觉模拟评分法(visual analogue scale/score, VAS):该法比较灵敏,有可比性。在纸上面画一条 10cm 的横线,横线的一端为 0 分,表示无痛;另一端为 10 分,表示剧痛;中间部分表示不同程度的疼痛。让患者根据自我感觉在横线上划一记号,表示疼痛的程度。轻度疼痛平均值为 2.57 ± 1.04;中度疼痛平均值为 5.18 ± 1.41;重度疼痛平均值为 8.41 ± 1.35。因此定义 1~3 分为轻度疼痛,4~7 分为中度疼痛,8~10 分为重度疼痛。

2. 不同骨科手术的疼痛强度　不同手术的疼痛强度及疼痛持续时间有较大差异,与手术部位及手术类型相关,可以指导镇痛模式的选择。

轻度疼痛评分(1~3 分):关节清洗术,局部软组织手术,内固定取出等。

中度疼痛评分(4~7 分):关节韧带重建,脊柱融合术,椎板切除术等。

重度疼痛评分(8~10 分):骨肿瘤手术,关节置换术,骨折内固定术,截肢术等。

3. 疼痛处理原则　围术期镇痛按照时段可以分为术前、术中、术后三个阶段,达到解除疼痛、改善功能、提高患者生活质量的目的。过去"按需镇痛"的传统理念逐步被超前、个体化、多模式镇痛的新理念所替代。

(二) 骨科术后康复锻炼

任何骨与关节损伤治疗的目的都是尽可能恢复肢体的功能。而康复是其中重要一环,功能锻炼的目的是:①促进肿胀消退;②预防或减轻肌肉萎缩;③防止关节粘连、僵硬;④促进骨折愈合;对于关节内骨折,通过早期有保护的关节运动,也可以是关节面塑性;⑤提高功能障碍手术的治疗效果;⑥预防并发症的发生;⑦改善心理状态,树立对疾病恢复的信心;⑧学会活动辅助装置的使用。

1. 康复治疗分期　康复治疗大致可分为三个阶段,下面以骨折复位内固定手术为例大致介绍术后康复治疗过程。

(1) 早期(第一阶段):以有限地主动活动为主,肌肉等长收缩,促进消肿。术后或伤后骨折端有效制动前提下,应尽早进行肌肉等长收缩,每小时 10~20 次,当肌力达到 3 级以上可进行关节的适当屈伸活动。

(2) 中期(第二阶段):主动锻炼与被动活动一并进行,部分负重情况的活动度训练和肌力练习。通常从术后 2~4 周开始,至骨折愈合,此期损伤部位疼痛已减轻,患者全身状态改善,可以进行主动锻炼,目标是逐步增加肌力与增加关节活动范围,以主动锻炼为主。关节活动差的肢体适当进行被动活动。

(3) 后期(第三阶段):负重情况的活动训练与肌力练习,并增加行走、持物训练,可进行较大幅度的活动。以主动锻炼为主,对有关节活动障碍者,在患者主动锻炼的同时,可在专业康复师帮助下进行恢复锻炼,为重返社会做准备。

需注意,这些方式不是一成不变的,需要注意因人、因手术方式和术中具体情况而异、循序渐进、持之以恒、患者主动参与和全面锻炼等原则。

2. 康复方法　围术期功能锻炼方法主要有被动活动、主动活动。其他辅助方式还包括康复工程、康复护理与心理治疗等。

(1) 主动活动:主动活动主要包括肌肉力量训练和关节活动度训练。

1) 肌肉力量训练:等长收缩:所谓等长收缩,就是在不活动关节的情况下,有意识地绷紧肌肉,持续一定时间后再放松。该锻炼属于静力锻炼,一般不会导致骨折移位。肌肉收缩后应维持 5~7s,然后放松休息 2~3s,如此循环锻炼 5~10 次,收缩力量的大小可由患者自己控制,循环锻炼的次数应逐渐增多。

等张收缩：如腿上绑上 2kg 沙袋,练习膝关节屈伸运动,可训练肌肉的持久力。

等速练习：等速练习是目前公认的最先进的肌肉训练方法,在控制关节运动速率的条件下,达到锻炼肌肉的目的。在等速练习机上,肌肉收缩所受抵抗力,是随收缩力的大小而变化的,但运动速率不变。该锻炼的单位时间所做的功,比单纯依靠提高运动速度所做的功要大。兼有等长收缩的一些特点和优点。

2)关节主动活动：关节内骨折在牵引、局部外固定或内固定的条件下,进行关节活动,利用相应关节面的研磨塑形,并减少关节内的粘连。而固定部位以外的其他关节更应早期开始主动屈伸活动。

主动活动并不都是有益的。一般而言,凡是不增加或减弱骨折端应力活动的锻炼都是有利的,反之都是不利的。对每个患者功能锻炼的体位和具体动作都应从有利和不利两个方面加以分析,严格要求,一切有利的主动活动应该积极进行,而一切不利的活动都应加以限制。

(2)被动活动

1)按摩：对损伤部位以远的肢体进行按摩,可以帮助消肿和解除肌肉痉挛。

2)活动关节：对无法进行自我锻炼的患者(如昏迷、截瘫的患者),对其未僵硬的关节进行轻柔的被动活动以预防肌肉粘连、关节挛缩和畸形的发生。这种被动活动只需少量即可,但每一次被动活动必须达到最大的幅度。

3)外力启动和加强主动活动范围：肌肉无力发动关节进行活动时,可给予一个外力,以弥补肌力的不足,如髋部手术后练习直腿抬高时,可在开始给予外力,帮助抬离床面。或者主动活动达到最大限度时,为了扩大运动范围,也可以给予有限的外力作为加强,如膝关节手术后帮助其加强屈曲活动度练习。

4)挛缩肌腱的被动牵长：肌腱挛缩,可通过逐渐增加的、重复的、缓和的被动牵拉,使之展长。

5)僵硬关节的手法治疗：关节内粘连完全进化,形成关节僵硬,依靠主动活动无法改善,为创造锻炼的条件,可以手法撕断瘢痕组织。而后应尽早进行主动的功能锻炼,这种手法在短期内不应一再重复。

6)持续被动运动：持续被动运动(continuous passive motion,CPM)主要用于膝关节术后。患肢置于 CPM 练习器上,通过机器活动,带动膝关节活动,可以避免关节内的粘连,保持关节的活动范围。

被动活动虽然可以预防关节粘连僵硬,或使活动受限的关节增加活动范围,但最终仍需由神经支配的肌肉来运动关节和肢体。因此主动活动和被动活动应该是主从关系,主动活动是锻炼的根本,被动活动是主动活动的准备和补充。被动活动不能替代主动活动。

二、术后并发症的处理

骨科患者术后常见并发症涉及呼吸、泌尿、心血管及消化系统,还包括压疮、深静脉血栓和肺栓塞等。

(一)深静脉血栓

深静脉血栓形成(deep vein thrombosis,DVT)是指血液在静脉内不正常地凝结,使血管完全或不完全阻塞而引起的一系列临床症状,属于静脉回流障碍性疾病。DVT 根据临床表现分为无症状型及有症状型。无症状型 DVT 指患者无临床表现,仅辅助检查(如彩超)提示血栓形成。有症状型 DVT 的典型临床表现为髋膝关节置换术后,患者出现单侧肢体肿胀,皮温升高,可伴有疼痛。血栓可造成局部静脉出现炎症反应,从而导致局部压痛。小腿腓肠肌挤压试验(Homans 征)阳性表现为小腿后方压痛,提示 DVT 可能。彩色多普勒超声是临床最常用的检查方法之一。DVT 常见的超声表现为：①静脉局部充盈缺损：常常表现为低密度团块状区域,探头挤压不消失。②血管闭塞或血流中断。静脉造影是确诊 DVT 的金标准,但属于有创检查,临床应用较少。常见的彩色多普勒超声 DVT 的表现包括：血流中断或闭塞、局部充盈缺损、血管再通和侧支循环建立。

深静脉血栓的治疗主要包括一般治疗、抗凝治疗和溶栓治疗。

1. 一般治疗　包括卧床休息、抬高患肢，以减轻肢体肿胀。局部症状缓解后，可进行适当活动或下地锻炼。

2. 抗凝治疗　目前髋膝关节置换术后最常用的抗凝药物包括低分子肝素、利伐沙班和阿哌沙班。前者可选择性抗凝血因子 Xa 活性，使用时需要根据体重进行调整，常用剂量控制在 0.24~0.4mL/d。后两者通过口服给药，可直接抑制血浆中激活的 Xa 因子的活性部位，常用剂量为 10mg/d（利伐沙班）和 5mg/d（阿哌沙班），持续时间膝关节置换为 10~14d，髋关节可延长到 35d。

3. 溶栓治疗　一般较少使用。部分并发急性肺栓塞的患者可考虑溶栓治疗。

（二）肺栓塞

骨科大手术后易发生深静脉血栓，若血栓脱落引起肺动脉血栓栓塞（pulmonary thromboembolism，PE），DVT 与 PE 都属于静脉血栓栓塞症，即静脉血栓栓塞症在不同部位和不同阶段的两种临床表现形式。PE 术后死亡率可达 0.32%~0.41%。其中以髋膝关节置换术、髋部骨折手术最为常见。

肺动脉阻塞的主要表现大致可分为两个方面：一是肺动脉阻塞表现，以呼吸困难和气促最为常见，其他包括虚脱、面色苍白、出冷汗等，常伴有胸痛、咳嗽、咯血等；二是脑缺氧表现，包括昏厥、焦虑不安、神情淡漠、呼之不应、恐惧、恶心、抽搐等，其中昏厥可为 PE 的唯一或首发症状。其中呼吸困难、胸痛及咯血被称为肺栓塞三联症，但临床上出现典型三联症的比例不超过 1/3。症状发作之前可能伴有下肢深静脉血栓形成表现。

CT 肺血管造影仍然是诊断 PE 的"金标准"，敏感性和特异性都可达到 95% 以上。阳性征象包括：血管完全阻塞、局部充盈缺损、造影剂流动缓慢、局部低灌注等。其他的实验室检查和影像学检查也有提示作用。

1. 血液学检查　主要表现为 D- 二聚体升高，常常 >500μg/L。D- 二聚体作为纤维蛋白复合物溶解时的产物，在血栓形成后明显升高。血气分析为氧分压下降等缺氧表现。

2. 胸部 X 线片　对于肺栓塞的诊断缺乏特异性和敏感性。无肺梗死的急性肺栓塞表现为肺纹理减少，透光度增加。伴有肺梗死的急性肺栓塞表现为肺野的单灶或多灶性实变。

3. 核素肺通气 / 灌注扫描　是 PE 重要的诊断方法。

4. 超声心动图　用于排除其他心血管方面疾病。

确诊 PE 后首先要绝对卧床休息、高浓度吸氧、监测中心静脉压、镇痛、抗休克和解痉处理。同时应用抗凝治疗，目的是防止血栓再形成和复发。常用药物包括低分子肝素、利伐沙班和阿哌沙班。如果有溶栓治疗的指征，可通过溶栓使得血栓面积减小，进而使得血管部分再通。常用药物包括链激酶、尿激酶等。对于急性大面积 PE、有溶栓禁忌证、对溶栓和内科治疗效果差的患者，可考虑通过外科手术取栓。

（三）肺部感染

研究表明，外科手术后肺部并发症发生率高达 30%，术后卧床后患者出现发热、咳嗽咳痰、食欲和精神减退、肺底湿啰音等表现，应进行胸片或胸部 CT 检查，明确有无肺部感染。肺部感染又和其他肺部并发症关系密切，甚至可以说肺部感染是肺部其他并发症的后果，例如肺不张是由于气道阻塞所致，但如不能有效缓解，数天甚至数小时即可继发细菌感染。骨科大术后患者活动能力下降，一些老年人保护呼吸道误吸的能力降低和肺活量下降，也是肺部感染的常见诱因。

术后肺部感染病原菌主要有三个来源，直接吸入含有病原菌的空气，误吸口咽部或胃肠道含有细菌的分泌物，还有就是当肺功能差，充气不足，或肺组织有慢性水肿炎症时，经血行或淋巴感染。近年来研究发现骨科手术后肺部感染病原菌和内科肺炎有所不同，多数为革兰氏阴性细菌，其次是革兰氏阳性球菌。因此，对于一般术后肺部感染的治疗，抗菌药物应主要针对革兰氏阴性杆菌，同时兼顾革兰氏阳性球菌。可用哌拉西林或第二代或第三代头孢菌素，最好与氨基糖苷类联用；也可用氟喹诺酮类的左氧氟沙星、加替沙星、莫西沙星。治疗中根据疗效反应及菌源学结果调整用药。病情进展迅速的重症术后肺炎,初始经验用药应贯彻"全面覆盖"的方针,范围包括革兰氏阴性肠道杆菌,铜绿假单胞菌和革兰氏阳性球菌。可用具有抗假单胞菌活性的 β- 内酰胺类如哌拉西林 / 他唑巴坦或头孢他啶、头孢哌酮或头孢哌酮 / 舒巴坦、头孢吡肟,或用碳青霉烯类(亚胺培南、美罗培南),仍可与氨基糖苷类配伍。怀疑 MRSA 感染则加用万古霉素。

(四) 压疮

压疮是由于局部组织长期受压,发生持续缺血、缺氧、营养不良而致组织溃烂坏死。皮肤压疮在骨科围术期康复治疗、护理中是一个普遍性的问题。据有关文献报道,每年约有 6 万人死于压疮合并症。主要原因是长期卧床、截瘫或牵引患者,由于全身血液循环差,皮肤抵抗力低下,局部组织长期受压,各骨突处容易发生压疮。

NPUAP(美国国家压疮专家组) 1998 年对压疮分为四期,具体压疮的分期如下:①压疮 Ⅰ 期:皮肤完整且出现发红区,在受压发红区以手指下压,颜色不会变白。②压疮 Ⅱ 期:皮肤损伤在表皮或真皮,溃疡呈浅表性。临床上可见表皮擦伤、水疱、浅的火山口状伤口。③压疮 Ⅲ 期:伤口侵入皮下组织,但尚未侵犯筋膜。临床上可见深的火山口状伤口,且已侵蚀周围邻近组织。④压疮 Ⅳ 期:组织完全被破坏或坏死至肌肉层、骨骼及支持性结构(如肌腱、关节囊等)。

2007 年,美国国家压疮专家组将压疮的分期更新为六个期,增加了"组织损伤的可疑深度"和"难以分期的压疮",此更新的分期更能反映临床工作遇到的病情,但应用没有前者广泛。

压疮的预防比治疗更重要,如果早期皮肤发红,采取翻身、减压等措施后可好转。对于压疮高危人群,采用气垫床,骨突处预防性使用垫圈,每 2~4h 翻身一次,定期温水擦浴。

(五) 泌尿系统并发症

泌尿系统常见的并发症包括尿潴留和尿路感染。尿潴留不是一种独立的疾病,是指膀胱内充满尿液但不能自行排出的症状。在正常情况下,人的排尿功能受两个神经中枢的控制,比较重要的神经中枢位于 2、3、4 骶髓,形成排尿反射,另一中枢在大脑,随人的意志活动而控制排尿。骨科一部分患者在急诊手术和择期手术后都会出现尿潴留的现象,原因很多,例如由于全身麻醉或蛛网膜下腔麻醉后,排尿反射受抑制;切口疼痛引起膀胱和后尿道括约肌反射性痉挛;以及患者不习惯在床上排尿等。尿潴留可引起患者不适及尿路感染,应及时处理。处理方法主要有:①稳定患者情绪,增加自行排尿的信心,因为焦虑和紧张更会加重尿道括约肌痉挛,使排尿困难;②病情允许时,可协助患者坐于床沿或下床排尿,尤其对于男性患者而言,常常需站立才能顺利排尿;③热敷(泌尿系统手术者除外),通过按摩下腹部以诱导排尿,促使自行排尿;④采用以上措施无效时,应行导尿术。

尿路感染多发生在膀胱,也可上行感染,引起肾盂炎和肾盂肾炎。急性膀胱炎表现为尿频、尿急和尿痛,有时尚有排尿困难。小便常规检查有较多的红细胞和脓细胞。急性肾盂肾炎多见于女患者,主要表现为发冷、发热、肾区疼痛、白细胞计数增高,尿检查有红细胞,严格无菌中段尿内有大量白细胞和细菌,尿细菌培养多数为革兰氏染色阴性的肠源性细菌。尿路感染的治疗,主要是应用有效的抗菌药物、多饮水维持充分的尿量以及保持排尿通畅。

(六) 手术部位感染

手术部位感染是常见的医院内感染和手术并发症,是影响临床疗效的常见原因。手术部位感染在美国院内感染中居第三位,占院内感染患者的 14%~16%,是手术患者最常见的院内感染。手术部位感染常导致手术切口延迟愈合、切口裂开、甚至引起全身感染乃至患者死亡,给患者与社会带来了沉重的负担。有效地控制并降低手术部位感染有助于提升医疗质量,已经成为院内感染控制的重要内容。

手术部位感染微生物来源主要有三个方面:

1. 内源性原因　由患者自身菌群构成大多数手术部位感染,源自患者手术切口周围皮肤、黏膜(胃肠道、口咽或泌尿生殖器黏膜)或空腔脏器,引起手术部位尤其是骨科内植物周围感染属于内源性原因。

　　2. 外源性原因　源自于与患者接触的环境、手术室人员、手术室空气、手术器械等。

　　3. 血源性原因　病原微生物在远隔手术部位或隐性感染经血液或淋巴循环到达手术部位,特别是骨科内植物周围,导致手术部位感染。

　　对于手术部位感染,表浅感染加强营养,积极引流,红外线照射促进局部血液循环,有效抗菌药物应用,防止感染扩散,导致深部感染,一旦确认深层感染,在有效抗菌药水应用前提下,应尽快行手术清创,必要时局部灌洗引流。

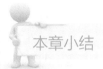

本章小结

　　围术期指从手术治疗开始到手术结束的一段时间,包括手术前、手术中、手术后三个阶段,任何一个阶段的准备工作不充分、处置不恰当,均可导致手术并发症,甚至手术失败。因此,重视骨科手术围术期准备对保证手术疗效有重要意义。主要包括并存疾病评估、并发症防治和术后康复。

　　随着老龄社会的到来,老年人接受手术治疗的机会显著增加。由于老年患者脏器功能存在不同程度的衰退,代偿能力下降;机体免疫力低下,感染不易控制;而且老年人感知能力较差,心血管疾病、糖尿病、肝肾疾病等慢性病又是老年患者的常见合并症;当这些合并多种疾病的患者需接受手术治疗时,在遭受手术、麻醉等打击后,常使得病情的发生、发展复杂化,诱发并加重心肝肾功能的损害,甚至可发生器官衰竭,使得手术死亡率增高。因此,术前并存疾病评估,积极风险防范,是减低手术死亡率的关键,提高手术疗效及安全性的关键。

　　并发症防治最重要的是有效控制手术创伤,多方面措施减少出血、降低输血率;预防深静脉血栓形成及肺栓塞;防止尿路及肺部感染、压疮;降低手术部位感染。

　　任何骨与关节损伤治疗的目的都是尽可能恢复肢体的功能,因此康复是其中重要一环,功能锻炼可以促进肿胀消退和骨折愈合,防止肌肉萎缩及关节粘连,同时能提高功能障碍手术的治疗效果,预防并发症的发生,最终改善心理状态,树立对疾病恢复的信心。

（裴福兴）

思考题

　　1. 心肺肝肾等重要脏器并存疾病术前评估方法有哪些?

　　2. 骨科常见术后并发症有哪些,如何预防和处理?

　　3. 疼痛评分方法有哪些,如何进行多模式镇痛?

参考文献

［1］裴福兴. 关节外科聚焦. 北京:人民军医出版社,2007.

［2］裴福兴. 关节外科手术操作技巧. 北京:人民卫生出版社,2008.

［3］PERRET D, CHANG EY, PANG W, et al. Reflecting on pain management for patients with osteoarthritis and other rheumatic disorders: there's more to pain management than managing pain. Pain Manag, 2013, 3 (4): 295-301.

［4］ 邱贵兴, 戴尅戎. 骨科手术学. 3 版. 北京: 人民卫生出版社, 2005.

［5］ 中华医学会外科学分会 - 中华外科杂志编辑委员会. 围术期预防应用抗菌药物指南. 中华关节外科杂志, 2006, 44 (23): 1594-1596.

［6］ 中华医学会骨科学分会. 骨科常见疼痛的专家处理建议. 中华骨科杂志, 2008, 28 (1): 78-81.

［7］ SPAHN DR. Anemia and patient blood management in hip and knee surgery: A systematic review of the literature. Anesthesiolog y, 2010, 113: 482-495.

［8］ 中华医学会骨科学分会. 中国骨科大手术静脉血栓栓塞症预防指南. 中华关节外科杂志 (电子版), 2009, 3 (3): 70-72.

［9］ JANUEL JM, CHEN G, RUFFIEUX C, et al. Symptomatic in-hospital deep vein thrombosis and pulmonary embolism following hip and knee arthroplasty among patients receiving recommended prophylaxis-a systematic review. JAMA, 2012, 307 (3): 294-303.

［10］ LIEBERMAN JR, PENSAK MJ. Prevention of venous thromboembolic disease after total hip and knee arthroplasty. J Bone Joint Surg Am, 2013, 95 (19): 1801-1811.

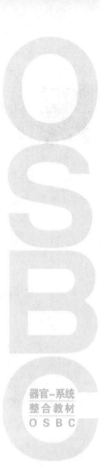

OSBC

器官-系统
整合教材
O S B C

第二篇
创 伤

第八章
创 伤 总 论

自从人类诞生之日起,就开始出现创伤。创伤(trauma)的含义可分为广义和狭义两种。广义而言,创伤是指人体受到外界某些物理性(机械力、高热、电击等)、化学性(强酸、强碱及糜烂性毒剂等)或生物性(虫、蛇、狂犬的咬蛰等)致伤因素作用后所引起的组织结构的破坏和/或功能障碍。狭义而言,创伤是指机械力能量传给人体后所造成的机体结构完整性的破坏和/或功能障碍。

随着社会的不断进步和医学的迅速发展,人类对许多疾病,如某些传染病,逐步实现了有效的控制,有些地区甚至已经绝迹。但是,创伤却随着现代文明的发展而有所增多。创伤防控是国家的重大需求,而深入了解不同创伤的发生机制和建立创新的治疗技术与生产先进的治疗产品,是进一步提高严重创伤救治成功率和降低死亡率的关键,值得大家高度关注。本章主要介绍有关创伤的基础知识、共性规律及救治原则。

第一节 创伤的病理生理

一、有效循环血容量减少

创伤后由于失血(伤口出血、内脏破裂、腹膜后血肿等),加之伴发精神紧张、体力消耗、疲劳过度、饥饿、脱水、炎热、寒冷以及感染等,致有效循环血容量骤减而导致休克。损伤组织的分解产物进入血液循环,亦可引起一系列血流动力学变化,剧烈疼痛刺激促使神经反射性血管扩张,全身血液重新分布而使休克加重。其病理生理变化早期以血液动力改变为主,随后由于组织血液灌流不足可引起缺氧性损害,即使在灌注恢复之后也存在着缺血-再灌注损伤,组织缺氧性损害在创伤发生与发展中的重要性日益得到重视,组织缺氧的持续时间和严重程度已成为影响创伤预后的重要因素。

早期由于机体血容量不足,静脉回流量减少及心排血量下降,随即出现一系列代偿性反应①体内生命器官的血管平滑肌具有自动调节功能,使主要生命器官的血流量仍能保持或接近正常水平。②交感-肾上腺髓质系统和肾素-血管紧张素系统功能亢进:休克早期,血中儿茶酚胺和血管紧张素含量增高,使心肌收缩力加强,心跳增快,小动脉和容量血管收缩使回心血量增多,血液重新分布,某些非生命器官(皮肤、脂肪、肠、胃等)的血管在休克时强烈收缩,以维持不受交感神经控制的生命器官(心、脑)的血液灌流。③抗利尿激素和醛固酮分泌增多,使肾排水和排钠减少,以维持血容量。

休克持续过久则出现失代偿性反应,引起的损害主要有①缺血-再灌注损伤:自由基和活性氧(有氧参与形成的系列产物)由于组织缺氧-再灌注后发生的代谢异常使氧自由基和活性氧增多,这些物质通过多种机制直接或间接地参与细胞及组织的损伤。②微循环变化:休克早期微动脉比微静脉收缩强烈。失代偿期血液瘀滞于毛细血管内,血液"只进不出",大量血液分布于毛细血管导致循环血量持续减少；同时毛细血管内压力增高，内皮细胞受损，毛细血管通透性增加，使血管内液体外渗，瘀滞于组织间隙内。由于红细胞聚集、黏性增加、血流缓慢、血小板和白细胞凝集等，形成微血栓，消耗凝血因子而可能发生弥散性血管内凝血（DIC）。③血管活性物质的作用：组织灌流不足或细胞缺氧时，产生和激活许多血管活性物质，重要的有儿茶酚胺、组胺、5-羟色胺、激肽、前列腺素等，这些物质参与休克的发生与发展。④细胞代谢障碍：细胞缺氧，乳酸堆积，细胞膜的钠泵作用失效，K^+外渗，以及Na^+渗入细胞内使细胞肿胀。细胞内溶酶体释放水解酶，破坏细胞，水解酶进入血液循环，还可激活凝血系统。代谢障碍引起的电解质异常可致多种急性危象的出现并使病情恶化。⑤器官功能障碍。

二、应激反应

创伤及其各种伴有因素（疼痛、感染、饥饿、情绪紧张等）引起的神经-内分泌反应为全身非特异性应激反应，属于防御适应性反应。对应激的调节功能降低或者应激的程度超出调节功能的范围是很多疾病产生的决定性因素，在所有疾病中75%~90%的疾病与应激机制有关。神经-内分泌反应中，以蓝斑-交感-肾上腺髓质、下丘脑-垂体及肾素-血管紧张素3个系统的反应最为重要。三者相互协同，共同调节全身代谢及功能，动员机体的代偿适应能力，以保持内环境稳定。

（一）蓝斑-交感-肾上腺髓质系统

该系统反应出现最早，损伤达一定程度时，应激原的刺激作用于脑干的蓝斑（中枢位点）向下引起交感-肾上腺髓质系统强烈兴奋，数秒钟内交感神经末梢及肾上腺髓质释放的儿茶酚胺即开始增加。适度分泌的儿茶酚胺发挥以下作用①调节心血管系统功能，增强心肌收缩力和心率，使血液重新支配以保证心脏及脑的血液供应；②直接和间接促进肝与肌肉的糖、脂肪分解及酮体生成，为心脏和脑提供充分的能源；③促肾上腺皮质激素（ACTH）、糖皮质激素、胰高血糖素、肾素、胃泌素分泌增加，胰岛素分泌减少。而持续过高的儿茶酚胺，会加重组织器官的缺血性损害，如引起应激性胃肠黏膜病变、微循环障碍等。

（二）下丘脑-垂体系统

包括下丘脑-垂体前叶-肾上腺皮质轴及下丘脑-垂体后叶轴的反应。

1. 下丘脑-垂体前叶-肾上腺皮质轴反应　　情绪（如紧张、忧虑）和创伤等应激原的刺激，激发下丘脑分泌促肾上腺激素释放因子（CRF），后者刺激ACTH释放ACTH使肾上腺皮质分泌皮质醇（糖皮质激素）增多。高水平的糖皮质激素使肌肉蛋白质分解、脂肪动员、糖原异生增加，抑制外周组织利用葡萄糖，使血糖升高；细胞外液渗透压增高，导致细胞内水分溢出细胞外和抗利尿激素分泌增加；保持毛细血管的完整性，减少血浆渗出；由于血管平滑肌对去甲肾上腺素的敏感性增强，使血管紧张性得以维持；保持细胞膜的完整性及减少溶酶体酶外漏；可与细胞内皮质醇受体结合，阻抑花生四烯酸的释放，从而减少前列腺素、白三烯、血栓素、缓激肽、组胺的生成和释放；减轻炎性反应及细菌毒素的作用。应激时高水平的ACTH可刺激醛固酮分泌增多，促使远端肾小管重吸收钠离子，排出钾离子。

2. 下丘脑-垂体后叶轴反应　　下丘脑中视上核、室旁核合成的抗利尿激素，在垂体后叶储存备用。血容量减少刺激心房的容量感受器及颈动脉窦的压力感受器，使垂体后叶的抗利尿激素分泌增多；其次是细胞外液晶体渗透压增高刺激视上核和室旁核的渗透压感受器，以及疼痛、缺氧、情绪紧张等因素使抗利尿激素增加。抗利尿激素释放增多使远端肾小管及集合管水分重吸收增多以补充血容量。抗利尿激素还使内脏血管收缩以维持动脉血压。

（三）肾素-血管紧张素系统

由于交感神经兴奋使儿茶酚胺释放，并通过α-受体使肾皮质外层的入球小动脉收缩；血容量减少及动脉血压降低使肾动脉灌注压力降低，刺激肾血管感受器而使球旁细胞分泌肾素。肾素作用于血浆中的血管紧张素原使之产生血管紧张素Ⅰ，在转换酶（肺内最多）作用下形成血管紧张素Ⅱ。后者可促进儿茶酚胺、ACTH、皮质醇、抗利尿激素和醛固酮的分泌，使肾血流量及肾小球滤过率减少，致钠水潴留,血钾降低、动脉压恢复和升高。

（四）β- 内啡肽

来源于垂体前叶细胞,应激时 CRF 刺激垂体前叶细胞合成 β- 内啡肽,可达正常 5~10 倍。ACTH 和 β- 内啡肽来自同一前体,二者升高程度相平行。β- 内啡肽具有促进生长激素、促乳素分泌,镇痛等作用;也有引起血压下降、心率减缓等自主神经系统效应。

（五）其他激素的作用

除上述 3 个主要系统外,还有以下反应:①生长激素反应:失血、组织损伤、饥饿引起低血糖等可促使垂体前叶释放生长激素。生长激素可抑制组织对葡萄糖的利用,促进糖异生及脂肪分解,使血糖升高,促进蛋白质分解,以利于修复期的组织再建;②胰高血糖素反应:儿茶酚胺可使胰高血糖素增加,后者刺激肝糖原分解、糖异生及脂肪分解,使血糖升高,亦有促进酮体及尿素生成的作用;③胰岛素反应:应激时胰岛素分泌减少;④胃泌素变化:儿茶酚胺释放增加可刺激胃泌素分泌。

三、创伤与免疫

神经、内分泌、免疫和凝血系统等,均参与创伤病理生理过程及应激反应。神经、免疫、内分泌系统间存在着信息交流和相互影响的物质基础。神经内分泌系统通过神经纤维支配某些免疫器官,依靠神经递质和内分泌激素作用于免疫细胞上的相应受体。免疫系统则通过免疫细胞中释放的内分泌激素和细胞因子,对神经内分泌进行调节。创伤后免疫状态的改变表现为:①CD 细胞免疫功能显著减弱,淋巴细胞增殖减弱,分泌 IL-2 能力下降,NK 细胞活性下降。相对而言,体液免疫变化不大,但仍可见 B 细胞数量降低,抗体水平减少;②吞噬细胞功能改变,表现为中性粒细胞和多核吞噬细胞趋化、游走、胞饮及胞内杀菌能力减弱;③休克后一些免疫炎性介质分泌增多,如肿瘤坏死因子(TNF)-α、IL-6 等;④创伤后继发的免疫功能低下成为发生感染的主要原因。

创伤后抵抗力较低的情况下,易于发生感染。一旦发生感染即引起局部和全身性反应。重度失血性休克复苏成功后仍有相当部分病例又出现脓毒血症及多器官功能不全综合征(MODS),难以救治。血培养结果表明革兰氏阴性(G⁻)菌的菌血症发生率相当高,这是由于严重失血性休克时肠屏障功能受到破坏,肠上皮细胞凋零增加,肠道内细菌穿越肠黏膜经淋巴或血管进入门脉系统,随后进入体循环,造成肠源性感染。重度失血性休克时血液循环内各种细胞因子如 TNF、IL-1、IL-2、IL-6 等明显增高,这些体液因子的升高与脓毒血症的发生发展过程密切相关,与肝功能受损、单核巨噬系统功能损害也密切相关。严重创伤休克后 6h,血清脂多糖结合蛋白(LBP)等升高,使组织细胞对内毒素的敏感性提高数百倍至数千倍,加重了内毒素对组织细胞的损害。

细胞因子是由不构成内分泌腺的一类细胞所分泌的生物活性或自体活体物质。IL-1 是由活化的单核巨噬细胞、T 细胞、B 细胞、NK 细胞、内皮细胞等多种细胞分泌的细胞因子,也是重要的炎性介质。IL-1 有加强免疫的作用诱导 T 淋巴细胞分泌 IL-2,促进 B 细胞活化、增殖、促使 B 细胞表面免疫球蛋白受体和补体受体表达。增强 NK 细胞、巨噬细胞的杀伤功能。但是 IL-1 也能引起低血压、心动过速,并与肿瘤坏死因子(TNF)协同引起组织损伤,对巨噬细胞、中性粒细胞、淋巴细胞都有趋化作用,增加血管紧张素、胰岛素和生长激素的分泌,从多方面影响创伤和炎症过程。细胞因子在创伤中的作用比较复杂。早期的细胞因子反应是机体炎性反应的一部分,是机体免疫调节的需要,细胞因子参与包括血流动力学变化、组织炎症、创面愈合、免疫防御、超高代谢以及分解代谢等病理和生理变化过程;而过度的炎症反应则对机体产生损害。细胞因子的其他作用:①内皮损伤:手术、创伤或接触内毒素后,从巨噬细胞、淋巴细胞和网状内皮细胞释放出的 TNF 可以改变内皮屏障功能而增加液体和低分子化合物的血管渗透性。内皮完整性受损可发生在间质液滞留、血容量不足和消耗性凝血病发病之前。②血液高凝状态及微血栓形成:TNF-α、IL-1 可活化凝血系统,造成高凝状态和形成血栓。③高代谢:IL-1 多种生物学效应包括刺激 T 细胞,引起厌食和发热,增加肌蛋白水解,激活中性粒细胞,诱导急性期蛋白的产生,在早期急性反应中起关键作用。

四、全身炎症反应综合征(SIRS)和多器官功能障碍综合征(MODS)

炎症是机体组织对有害刺激物引起的损伤所产生的保护性反应。创伤时多为急性炎症,包括炎性充血、富含蛋白质的血液液体成分渗出和白细胞活动。血液液体成分于炎性充血后开始渗出血管,此后有白蛋白、球蛋白、纤维蛋白原大量渗出,继之白细胞游至血管外。血液中的液体成分渗出血管的原因有三方面:①微循环血管通透性增加;②炎性充血所引起的毛细血管内流体静压升高;③组织液渗透压升高。其中以血管通透性增加为最重要。

全身炎症反应综合征(systemic inflammatory response syndrome,SIRS):多器官功能衰竭(MOF)与感染有密切关系,但30%以上有明显临床感染症状的患者手术或尸检没有发现感染灶,临床表现有严重感染的MOF患者血培养查不到细菌。20世纪80年代以来,由于临床诊断技术的进步,发现这类患者共同的特征性变化是血浆中炎症介质增多,而细菌感染并非必要条件。基于上述原因,1991年美国胸科医师学会和急救医学会(ACCP/SCCM)在芝加哥召开的联合会议上提出了SIRS这一概念,并于次年在 Critical Care Med 上发表。这个概念的提出得到了广泛关注和普遍认同,由此也推动了危重病学的发展。全身感染与SIRS在临床上有共同的特点,无论是否找到明确的感染灶,它们都由相似的介质引起相似的机体反应。对创伤、感染和休克患者生命构成主要威胁的不一定是原发病所致,而有可能是全身性炎症反应。

这种炎症反应贯穿于MOF的始终。全身炎症反应一旦引发单个器官功能障碍,就有可能涉及多个器官并进行性加重而导致MOF。MOF是SIRS的最严重后果。

多器官功能障碍综合征(multiple organ dysfunction syndrome,MODS)的提出可以认为是MOF在诊断与治疗上的一个进步。MOF是一个连续进展的综合征,原发病来势凶猛,如持续休克、严重创伤、严重感染等,器官功能从紊乱、障碍到衰竭有一个发展的过程,MODS可认为是MOF的前期或可逆期。

MODS的本质:目前较一致的看法主要是因为血流分布异常和致炎因素作用,机体炎症失控所导致的器官损伤,在创伤、休克或毒性物质(细菌及其产物)等第一期打击后,免疫细胞被激活,产生初期炎症反应;第二期机体产生新的内源性免疫炎症因子(主要是细胞因子),以致出现瀑布反应,最终导致MODS。

MODS主要病理变化与细胞因子:①炎症失控:各种诱发因素可激活单核巨噬细胞系统及其他炎症细胞,产生IL、TNF等细胞因子及化学介质,再通过这些介质造成脏器的细胞功能损害,最终导致MODS。需要强调的是,炎症介质多具有双重作用,即正常的炎症反应对机体有利,而过度加强并失控的炎症反应对机体有害。②微循环功能障碍:过度的炎症反应可作用于微血管内皮细胞。TNF使具有抗凝特性的内皮细胞表面变成促凝,释放内皮-淋巴细胞黏附分子,与TNF协同作用于内皮和外周血单核细胞,促进二者黏附,导致血栓形成,甚至DIC。有理论认为各种诱发因素导致MODS的共同途径是内皮细胞与白细胞发生黏附。细胞因子在微循环障碍中可能起着重要作用。③肠黏膜屏障功能的破坏:肠道作为严重创伤后MODS的始动器官已得到较多实验的支持,肠道实际上也是一个免疫器官。在休克期,肠道免疫细胞能加强细胞因子的表达,即使不发生细菌移位,也能生成多种炎症细胞因子。在MODS序贯发生的多个因素中,肠道为炎症反应的发生提供了另一来源。④不能忽视药物治疗对器官功能的损害作用,往往与MODS的诊断混淆在一起。

MOF的定义:严重创伤、休克、感染等发病24h之后,出现两个或两个以上器官或系统序贯性渐进性功能衰竭。MOF过程中发生衰竭的器官不一定是原发病所直接累及的器官,往往是距离较远的器官。原发病与MOF的发生存在几天乃至几周的时间间隔,这提示MOF是经由血液循环中内源性或外源性因子引起的全身反应过程。

五、创伤的代谢反应

创伤应激的代谢变化特点是分解加强,合成减弱。体温增高 1℃,代谢率提高 10%~12%;严重感染、大手术、长骨骨折和大面积创伤,代谢率增高 10%~30%。

(一) 糖代谢

早期常出现高血糖,甚至糖尿。这是由于交感神经兴奋,儿茶酚胺、高血糖素、皮质醇、生长激素等分泌增多,胰岛素分泌下降或胰岛素作用受抑制所致。高血糖为脑组织提供了充分的能量,对伤员早期存活有利,也有利于机体对休克的耐受。当出现严重休克或败血症时,可呈现低血糖,这是病情危重的征象。

(二) 脂肪代谢

严重创伤后机体耗能的 75%~90% 来自脂肪酸的氧化以及脂肪酸进入肝脏合成脂蛋白和酮体供外周组织利用。创伤引起的儿茶酚胺、高血糖素、促肾上腺皮质激素(ACTH)、生成激素等分泌增多,在皮质醇的协同下,产生"脂动员"。

(三) 蛋白质代谢

严重创伤后蛋白质分解显著增强,合成受到抑制。即使伤后摄入大量蛋白质,仍会发生负氮平衡。每日尿氮排血量可达 30~50g,为正常排血量的 2~3 倍。尿氮排血量增高在受伤后很快出现,1 周左右达高峰。一般负氮平衡可在几天内恢复。伤后血浆蛋白的质与量也发生改变,白蛋白合成速度可明显增高,但由于受伤部位有大量白蛋白进入血管外的渗出液中,故血浆白蛋白含量表现为下降。创伤可引起血浆急性相反应蛋白含量明显增高,如纤维蛋白原、结合珠蛋白、α1 酸性糖蛋白、α 抗胰蛋白酶等。正常血浆中不出现的 C 反应蛋白在受伤后数小时即可出现,并在 1~2d 内达到高峰。

(四) 水和电解质平衡

严重创伤由于大量体液可进入组织间隙,引起局部水肿和血浆容量下降。随着炎症反应的减轻和消失,体液分布可逐步恢复到原有状态。伤后抗利尿激素与醛固酮分泌增高,出现水、钠潴留,尿量减少,尿比重增高,尿钠排血量明显下降。当高水平激素分泌持续数天逐渐恢复正常后,患者可出现明显的多尿。伤后尿钾排出明显增高主要是由于肌肉组织的蛋白质分解,醛固酮分泌增强也可刺激钾的排出。在创伤中由于细胞的大量破坏导致细胞内的钾外流,虽然存在钾的排出增加,但有大量细胞内钾转移到血浆,血钾增高可不明显;但超出钾的排出范围可出现血钾的持续性或急性增高。

六、创伤与器官系统病理生理变化

严重创伤时,由于致伤因素对机体的伤害,破坏了机体内环境的稳定,在引起全身应激反应的同时,各系统器官也随之发生一系列功能、病理生理方面的改变,包括循环、呼吸、泌尿和消化等系统发生的多种反应。

(一) 循环系统反应

伤后即出现心血管系统功能改变,一般先出现暂时的血液动力不平衡,随后因心血管系统代偿调节而恢复正常,若创伤严重或代偿不足则可引起休克、心力衰竭及其他心功能异常。失血总量为体重 20%~30% 以内,由于代偿作用,动脉收缩压尚可维持正常,若血容量迅速减少到此水平或继续减少就会引起低血压。

1. **体循环改变** 早期儿茶酚胺释放增加,作用于正肾上腺素能受体,使外周阻力血管(小动脉、微动脉、毛细血管前括约肌)及容量血管(静脉、小静脉)收缩,皮肤、胃肠道、肝、脾、肾(有时伴有骨骼肌)的血流量减少,微血管缺血。此时毛细血管静水压力降低,有利于组织间液进入毛细血管内,起到"自身输液"作用,可补充丧失血容量的20%~25%,并使血液稀释。儿茶酚胺还作用于β-肾上腺素能受体,使心率加快,收缩力加强,心排血量增加。β受体兴奋,创伤或炎症区形成的缓激肽等的作用,使动静脉吻合支开放及分流量增大,也可增加回心血量和心排血量。通过以上调节,使动脉血压维持或恢复正常。有时因舒张压相对较高而脉压缩小,中心静脉压基本正常。冠状动脉及脑血管受交感神经及去甲肾上腺素的直接影响甚小,此时,心脏及脑的血管仍处于较为正常的舒张状态,保证了心脏及脑的血液供应。血管紧张素Ⅲ、抗利尿激素、皮质醇及醛固酮增多也参与维持血管紧张度及血容量的代偿性调节。严重和持久地微血管收缩,则会因组织缺氧及酸中毒加重而转变为外周组织淤血扩张状态,血液回流减少,有效循环血量减少。

2. 肺循环改变 伤后常伴有肺循环阻力增加,肺动脉压增高。单纯失血及失血性休克时,肺动脉压一般不增高,甚至可降低。肺动脉压增高可使闭合的肺毛细血管开放及血流量增加,有利于与增加的通气量保持正常比例。但肺动脉压增高使肺微血管未收缩区域的毛细血管压力增高,成为诱发肺水肿的因素之一;促使闭合的动静脉吻合支开放,增加分流血量及静脉血掺杂;同时增加右心室的压力负荷并导致右心功能不全。肺小静脉收缩可引起肺淤血、肺毛细血管压力增高及水分滤出增加,肺淋巴流量增多,若伴有体静脉回心血量增加、输液量过大或速度过快,均可加重上述改变并促成肺间质水肿或肺泡水肿。并发肺部DIC、肺部感染、败血症等。出现广泛肺栓塞时,肺循环阻力增加、肺动脉高压及肺微循环障碍更趋严重,肺动静脉分流量增大,肺毛细血管通透性增加,可发展为"休克肺"或创伤后"急性呼吸窘迫综合征(ARDS)"。

(二)呼吸系统反应

早期常有过度通气,情绪紧张、疼痛、失血、动脉血压降低、由缺氧及高碳酸血症等反射性引起呼吸中枢兴奋所致。呼吸增强可增加氧气吸入并呼出过多的二氧化碳,以确保组织细胞的氧供,防止或减轻酸中毒;胸腔负压增大,有利于静脉血回流并增加心排血量,使肺泡充分扩张,有助于防止肺不张等。但严重或持久的过度通气也会引起呼吸性碱中毒及低碳酸血症,使氧合血红蛋白解离曲线左移,导致组织缺氧,低碳酸血症使脑血管收缩、供血减少,加重脑缺氧。创伤应激时儿茶酚胺的大量释放、肺动脉高压及肺微循环障碍等可使肺动静脉吻合支开放增加,部分静脉血在流经肺泡时未经气体交换而与动脉血混合,称为解剖性分流;肺泡通气量减少而肺血流相对正常或增多(如肺泡水肿或肺实变),二者的比例低于正常的0.8时,流经该区域的混合静脉血不能充分氧合而汇入动脉血,称为功能性分流。解剖性或功能性分流都使静脉血掺杂增加,使PaO_2显著降低;但动静脉分流常为区域性,对二氧化碳排出影响甚小,故$PaCO_2$一般不增加。

(三)泌尿系统反应

轻度创伤和失血,肾血流量及肾小球滤过率(GFR)可维持正常,这是由于肾动脉灌注压轻度降低使入球小动脉代偿性扩张,因而维持了肾血流量。儿茶酚胺释放增多,肾动脉灌注压明显降低,二者均可刺激肾素-血管紧张素系统并使肾皮质外层的肾小球血流减少,入球小动脉及出球小动脉收缩,肾血管阻力明显增高,肾血流量及GFR可减少至正常的一半左右,但肾小管结构及功能尚未受到明显损害。肾髓质高渗区浓缩尿的能力仍可维持,加之抗利尿激素及醛固酮分泌增多,肾小管重吸收钠水增加等,因而出现"肾前性"或"功能性"少尿,尿钠减少,尿渗透压较高。严重创伤和失血导致休克失代偿时,心排血量明显减少,肾血流量锐减,肾皮质外层的肾小球严重缺血,入球小动脉高度收缩,肾血管阻力进一步增高,GFR显著减少。肾小管上皮细胞因缺血、缺氧严重而变性、坏死并丧失主动重吸收功能。部分原尿可从肾小管破损处进入肾间质及血流,有时还有管型阻塞肾小管。由于肾皮质外层的血流减少,流经肾髓质区直小血管的血量增多、血流加快,从髓质区带走较多的Na^+、Cl^-,故髓质高渗区难以形成,尿浓缩功能降低。以上改变构成急性肾功能衰竭的病理基础,临床表现为少尿、尿钠增高、高渗尿、酸中毒、高血钾、氮质血症及尿毒症等。

(四)消化系统反应

伤后常出现消化功能紊乱,胃肠运动减弱,消化液分泌减少,食欲降低,消化能力减弱、呕吐、腹胀、腹泻或便秘等。其原因是交感神经兴奋,尤其是消化道、腹膜腔损伤、感染及手术操作直接刺激局部交感神经丛,导致胃肠功能障碍,甚至引起无力性肠麻痹。应激可引起胃肠道微循环障碍,使胃肠壁缺血、淤血、水肿、出血、黏膜糜烂或形成溃疡,从而加重胃肠功能紊乱。肠道内的腐败及发酵过程增强,加上缺氧所造成的肠屏障功能、肝解毒功能及单核巨噬系统吞噬功能降低,肠道毒性代谢产物及细菌、内毒素容易进入全身血液循环,引起中毒症状和败血症,致使休克加重。

(五) 肝脏代谢改变

应激引起肝脏代谢改变,严重时肝脏微循环障碍及缺氧导致肝脏组织结构损害及功能不全。氧化酶系统可发生障碍,有氧代谢能力减弱,高能储备缺乏,血氨增加,血清谷草转氨酶增加,凝血酶原时间延长,纤维蛋白原减少,有时出现黄疸和血清胆红素增加,并可因血肿、感染及其他原因引起的溶血而加重。肝解毒功能及单核巨噬系统吞噬功能降低,还可使活化的凝血因子及凝血酶等不易清除。肝细胞缺氧使溶酶体崩解释放出溶酶体酶,不仅加重肝细胞损伤及自溶,进入血液循环后还可损害其他组织细胞如血管内皮细胞,促使血小板聚集等,血液凝固性因而增加,可诱发或加重休克,休克又进一步加重肝损害形成恶性循环,严重者导致急性肝衰竭。

(六) 胰腺功能改变

胰腺功能改变主要是胰高血糖素分泌增多而胰岛素分泌减少。由于胰腺缺血及溶酶体酶的作用,产生一种称为心肌抑制因子(MDF)的肽类物质,具有降低心肌收缩力、促使内脏血管收缩及抑制网状内皮系统功能的作用,创伤时 MDF 的产生可能是导致心功能不全及休克加重的有害因素。

第二节　创伤的组织修复

组织修复或创伤愈合是指外伤或其他疾病过程造成组织缺损(伤口、创面等)后,局部组织通过增生或再生方式来进行修补的一系列复杂的病理生理过程,本质上它是生物在长期进化过程中所获得的一种保护与更新方式的具体表现。

一、基本概念

1. **创面愈合**(wound healing)　创面愈合概念主要强调机体自身参与组织修复的能动过程。它是指由于致伤因子的作用造成组织缺失后,局部组织通过再生(regeneration)、修复(repair)、重建(reconstruction),进行修补的一系列病理生理过程。创面愈合本质上是机体对各种有害因素作用所致的组织细胞损伤的一种固有的防御性适应性反应。这种再生修复表现在丧失组织结构的恢复上,也能不同程度地恢复其功能。丢失的组织细胞的修复可以是原来组织细胞的"完全复原",也称之为再生(regeneration);也可以是由非特异性的结缔组织增生来替代原有的组织细胞,形成"不完全复原",又称之为修复(repair),不过这两种不同的结果,其过程却是相同的。

2. **修复**(repair)　由于外伤或其他疾病过程造成组织缺损后,由机体局部组织通过增生或再生等方式主动修复创面或通过人工干预影响创面修复作用的一系列病理生理学过程,如通过手术技巧转移皮瓣来修复创面等。因此,该概念既包括了生物体自身的愈合过程,同时也包括了人为因素对创伤愈合的影响。修复分为两种:由周同种细胞来修复的称再生;由纤维结缔组织来修复的称为纤维修复。修复"失控"是一个有待进一步明确的学术概念。从理论上讲,生物体生长、发育以及修复是一有序的生物学过程,组织受损后受创局部创面均应达到解剖与功能的完全康复。但在人体出生后这一目标往往难以达到。目前我们把由于某种原因导致创面经久不愈(难以愈合)或修复过度形成增生性瘢痕或瘢痕疙瘩的修复结局称之为修复"失控"。

3. **炎性浸润(inflammatory infiltration)** 一旦组织损伤,愈合的启动阶段即开始,创面愈合第一阶段就是局部炎症反应,由多种炎症介质介导。炎性细胞和炎症介质引起的炎症反应不仅为清除坏死组织和异物所必需,而且同时启动和调控创面修复。炎症反应表现为血管通透性增加,血液中中性粒细胞、单核巨噬细胞、淋巴细胞等炎性细胞在趋化因子作用下游走至创面。组织损伤激活 Hagemen 因子(NM 因子)启动外源性凝血,血小板 a 颗粒释放血小板衍生生长因子(PDGF)吸引中性粒细胞和单核细胞向创面部位迁移,这一趋化过程是由 PIGF 通过前列腺素类物质 PGI$_2$ 和 PGE$_2$ 所致,这些前列腺素类物质也是种强烈的血管舒张剂造成局部充血。补体 C3 和 C5 被活化,C3a 和 C5a 增加血管通透性和刺激肥大细胞、嗜碱性细胞释放组胺,C3a 和 C5a 又是重要的中性粒细胞趋化因子。早期炎症反应启动创面愈合,但持续、过度的炎症反应有害,中性粒细胞释放损害组织的蛋白酶、活性氧和 OH 补体形成攻击复合物膜。中性粒细胞介导的损伤可引起组织进行性损害,导致创面加深。

4. **肉芽组织(granulation)** "肉芽"一词由 Theodor Billroth 于 1985 年提出,依据是其外表呈鲜红色、玻璃样透明的颗粒状。肉芽组织也被称为"暂时的、原始的组织或器官",指由毛细血管、成纤维细胞以及细胞外基质等构成的幼稚结缔组织。肉眼观察呈鲜红色、颗粒状、富于血管、质地柔软,触之易出血。它是严重创伤或溃疡创面组织修复的主要成分。镜下可见大量由内皮细胞增生形成的实性细胞索及扩张的毛细血管,向创面垂直生长,并以小动脉为轴心,在周围形成袢状弯曲的毛细血管网。在毛细血管周围有许多新生的成纤维细胞,此外常有大量渗出液及炎性细胞。炎性细胞中常以巨噬细胞为主,也有多少不等的中性粒细胞及淋巴细胞。巨噬细胞能分泌 PGF、FGF、TGFB、IL-1 及 TNF,加上创面凝血时血小板释放的 PXGF,进一步刺激成纤维细胞及毛细血管增生。巨噬细胞及中性粒细胞能吞噬细菌及组织碎片,这些细胞破坏后释放出各种蛋白水解酶,能分解坏死组织及纤维蛋白,肉芽组织中毛细血管内皮细胞亦有吞噬能力,并有强的纤维蛋白溶解作用。肉芽组织中一些成纤维细胞的细胞质中含有肌动丝,有收缩功能,因此应称为肌成纤维细胞(myofibroblast)。肌成纤维细胞产生基质及胶原。早期基质较多以后则胶原越来越多。

5. **伤口收缩(wound contraction)** 在受创后 2~3d,伤口边缘的皮肤和皮下组织向伤口的中心移动,使伤口不断缩小,这种伤口收缩一般持续 14d 左右,这种收缩的意义在于可不断缩小创面。伤口收缩是由于伤口边缘增生得到肌成纤维细胞不断牵拉而引起,而与胶原纤维的合成无关,因为伤口收缩的时间正好是肌成纤维细胞的增生时间。但不同的伤口部位、伤口大小和形状可引起伤口收缩程度的不同,据试验研究,伤口收缩最大可使伤口缩小 80%。同时,机体分泌的 5 羟色胺、血管紧张素和去甲肾上腺素能促进伤口的收缩,而糖皮质激素和平滑肌收缩拮抗剂则能抑制伤口的收缩,抑制胶原的合成对伤口收缩没有影响。此期植皮可使伤口收缩停止。

6. **瘢痕与挛缩(contraction)** 瘢痕组织(scar tissue)的形成是肉芽组织逐渐纤维化的过程。此时网状纤维及胶原纤维越来越多,网状纤维胶原化,胶原纤维变粗,与此同时成纤维细胞越来越少,少量剩下者转变为纤维细胞;间质中液体逐渐被吸收,中性粒细胞、巨噬细胞、淋巴细胞和浆细胞先后消失;毛细血管闭合、退化、消失,留下很少的小动脉及小静脉。这样,肉芽组织转变成主要由胶原纤维组成的血管稀少的瘢痕组织,肉眼呈白色,质地坚初。瘢痕形成宣告修复完成,然而瘢痕本身仍在缓慢变化:如常发生玻璃样变,有的瘢痕则发生挛缩,这种现象不同于创口的早期收缩,它是瘢痕后期因水分显著减少所引起的体积变小,有人认为也与肌成纤维细胞持续增生以至瘢痕中有过多的肌成纤维细胞有关。由于瘢痕坚韧又缺乏弹性,加上瘢痕收缩可引起器官变形及功能障碍,如在消化道、泌尿道等腔室器官中则引起管腔狭窄,在关节附近则引起运动障碍;一般情况下,瘢痕中的胶原还会逐渐被分解、吸收,以至改建,因此瘢痕会缓慢地变小变软;但偶尔也有的瘢痕胶原形成过多,成为大而不规则的隆起硬块,称为瘢痕疙瘩(keloid)。

挛缩(contracture)是大的伤口内组织丢失的过程,而且正常组织内迁移减少。从成纤维细胞转变形成的肌成纤维细胞,具有平滑肌细胞及成纤维细胞两种的特性。其表现为形成黏结(由于有肌动球蛋白)并挛缩,肌纤维中发现有收缩性的蛋白。挛缩开始于第5d。在肉芽发生与上皮形成的结合中,可以能够彻底封闭伤口。如果组织损失太大,收缩(挛缩)关闭缺损,伤口呈慢性开放或单独由上皮组织覆盖。这样修复后发生挛缩的伤口,需要外科手术处理,以减轻挛缩、缺损。

7. 再上皮化(re-epithelialization) 上皮的形成主要是经过伤口上皮细胞移行,保护脱水及防止感染。上皮细胞经有丝分裂增生并开始从伤口缘向伤口的中心移行。受损伤以后的12h内,伤口损失的皮肤就开始上皮形成。24h后缝合的伤口具有牢固的防渗功能。深部伤口在上皮覆盖移行前要求有胶原蛋白形成及肉芽组织形成。上皮细胞以自身的分类向前移动,直至像一张纸似的上皮覆盖着伤口。毛囊上皮同样,如果伤口中心有滤泡出现,上皮围绕滤泡再生长并形成粉红色上皮细胞岛,上皮细胞岛又相互移行,与其他上皮组织相结合后停止有丝分裂。当伤口被上皮覆盖后可防止液体再丢失及细菌入侵,新生而完整的上皮有良好的保护功能。

8. 组织重塑(remodeling) 伤后约21d开始。在这期中,成纤维细胞数减少,而胶原蛋白继续黏着,改变了模型,形成瘢痕,表现为成熟体征明显,瘢痕变成猩红色约4个月,然后逐渐退去红色,最后变成银白色。在再塑形期前,产生大量的胶原蛋白,并不断增加纤维强度直至充分稳固。在这点上,瘢痕继续通过增加胶原蛋白分子之间的交叉来再塑形而增大强度。成纤维细胞迁移并重新组合。当伤口内液体丢失时,不断压缩胶原蛋白并黏着缩紧,因而使伤口更牢固。

9. 再生(regeneration) 再生是生物体的整体或器官受外力作用发生创伤而部分丢失,在剩余部分的基础上又生长出与丢失部分在形态与功能上相同的结构的修复过程。再生可分为生理性再生及病理性再生。生理性再生是指在生理过程中,有些细胞、组织不断老化、消耗,由新生的同种细胞不断补充,始终保持着原有的结构和功能,维持着机体的完整与稳定。例如,表皮的表层角化细胞经常脱落,而表皮的基底细胞不断地增生、分化,予以补充;消化道黏膜上皮1~2d就更新1次;子宫内膜周期性脱落,又由基底部细胞增生加以恢复;红细胞平均寿命为120d,白细胞的寿命长短不一,短的如中性粒细胞,只存活1~3d,因此不断地从淋巴造血器官输出大量新生的细胞进行补充。病理状态下细胞、组织缺损后发生的再生,称为病理性再生。

二、创伤修复与组织再生的基本病理生理过程

传统上人们在描述组织修复的过程时仍局限在病理学领域。尽管在创面愈合的分期上不同学者有不同的区分方法,但一般来讲比较公认的分期法仍习惯将创伤愈合的基本病理生理过程大致分成创伤后炎症反应期、肉芽组织增生和再上皮化和组织重塑期三个阶段,当然它们之间并无截然的分界线,既相互联系,又各具特征。

1. 炎症反应期 创伤后的炎症反应期从时间上来讲,主要发生于伤后即刻至48h。在创伤发生最初几分钟内,损伤区域的血管经过短时间的收缩后,受损血管内开始有血栓形成。局部未闭合的小血管扩张。血小板与受损伤的血管内皮和暴露的胶原相互作用形成栓子堵塞破损血管。补体系统被激活并激发一系列炎症反应,其中包括:局部血凝系统、纤维蛋白溶解系统和血管舒缓素系统。创伤局部出现纤维蛋白的沉积和溶解,并且释放诸多炎症介质,尤其是缓激肽、自由基、过氧化氢和组胺。在此期间,炎性反应产生的各种介质,增加了血管的渗透性,使正常的血管腔内的液体、蛋白及酶经血管壁漏入细胞外间隙引起局部水肿、发红。此时的炎细胞浸润以中性粒细胞为主,3d后巨噬细胞成为创伤区域执行免疫功能的优势细胞。

2. 肉芽组织增生期 约在伤后第3d,随着炎症反应的消退和组织修复细胞的逐渐增生,创面出现以肉芽组织增生和表皮细胞增生移行为主的病理生理过程。此时组织形态学的特征为毛细血管胚

芽形成和成纤维细胞增生并产生大量的细胞外基质,称为肉芽组织。

增生期肉芽组织的生长是伤口修复、愈合过程中的关键环节,新生肉芽组织质量直接影响着伤口的修复、愈合程度及其预后。肉芽组织由成纤维细胞、内皮细胞和新生毛细血管共同构成,它的形成可填充和修复伤口的组织缺损,有利于伤口的抗感染和吸收、清除坏死组织,同时还可使得肉芽组织的伤口发生收缩,有利于伤口愈合,并为上皮爬行创造必要条件。肉芽组织的生长速度、生长量与伤口的愈合速度成正比。而肉芽组织的生长又与伤口血管化程度密切相关,血管生成活性增强,则肉芽组织易生长,反之若血管生成活性降低,肉芽组织不易生长,伤口则不易愈合。因此肉芽组织的生长很大程度上由血管化决定。

新生的毛细血管主要以"发芽"方式形成。首先,多种生长因子作用于创面底部或邻近处于"休眠"状态的血管内皮细胞(特别是静脉的血管内皮细胞),使其"活化"并生成毛细血管胚芽,在形成毛细血管胚芽后星祥状长入创区,最后相互联结形成毛细血管网。毛细血管以每日 0.1~0.6mm 的速度增长,其方向大都垂直于创面,由于肉芽组织中没有神经,故无感觉。但是这些新生血管的基底膜不完整,且非常脆弱,容易渗漏。毛细血管内皮细胞分泌一种胶原酶,它可以降解成纤维细胞分泌的胶原,便于毛细血管内皮细胞移动。以这种方式形成的毛细血管将来可以参与大血管的形成或停止发挥功能进而蜕变消失。

3. 再上皮化和组织重塑期 上皮细胞的增殖、分化和移行使伤口皮肤边缘新生上皮,直到覆盖整个伤口。而这一过程也是由多种细胞和调控因子的共同参与完成的,其中角质细胞生长因子(KGF)被广泛认为是作用较强、特异性较高的一种。KGF 作为一种上皮细胞特异性的生长因子,能够促进表皮细胞增殖、迁移和分化,与皮肤伤口愈合密切相关,可提高伤口愈合质量。皮肤伤口基底部位的成纤维细胞能够合成和释放 KGF,诱导伤口周围的表皮细胞增殖,并向伤口迁移。此外,KGF、胰岛素样生长因子 1(IGF-1)和二者复合体 cINA 还能够显著增加 IGiF-1、KGiF、FGF、VEGF 和 N 型胶原的表达,加速新生血管形成,增强真皮和表皮再生,加速再上皮化,促进角质化细胞由伤口边缘向伤口基质移行。实验证实,成纤维细胞能够产生和释放 KGF,并通过 KGF 促进表皮细胞增殖和迁移,从而促进伤口的愈合。

三、影响创伤修复和组织再生的主要因素

损伤的程度,组织的再生能力,伤口有无坏死组织和异物,以及有无感染等因素决定了组织损伤和感染以及促进组织再生。影响再生修复的因素包括全身及局部因素两方面。因此,治疗原则应是缩小创面(如对合伤口),防止再损伤和感染,以及促进组织再生。

(一) 全身因素

1. 年龄 青少年的组织再生能力强、愈合快。老年人则相反,组织再生能力差、愈合慢,这与老年人血管硬化、血液供应减少有很大关系。

2. 营养 严重的蛋白质缺乏,尤其是含硫氨基酸(如甲硫氨酸、胱氨酸)缺乏时,肉芽组织及胶原形成不良、伤口愈合延缓。维生素中以维生素 C 对愈合最重要。这是由于 a- 多肽链中的两个主要氨基酸——脯氨酸和赖氨酸,必须经过羟化酶羟化,才能形成前胶原分子,而维生素 C 具有催化羟化酶的作用。因此,维生素 C 缺乏时前胶原分子难以形成,从而影响了胶原纤维的形成。在微量元素中,锌对创伤愈合有重要作用。手术后,伤口愈合迟缓的患者,其皮肤中锌含量大多比愈合良好患者皮肤中锌含量低。因此,补给锌能促进伤口愈合。其作用机制可能与锌是细胞内一些氧化酶的成分有关。

(二) 局部因素

1. 感染与异物感染 对再生修复的影响很大。许多化脓菌产生的一些毒素和酶能引起组织坏死、溶解基质或胶原纤维、加重局部组织损伤,妨碍创伤愈合;伤口感染时,渗出物很多,可增加局部伤口的张力,常使正在愈合的伤口或已缝合的伤口裂开,或者导致感染扩散加重损伤坏死组织及其

他异物也妨碍愈合并有利于感染。因此,伤口如有感染,或有较多的坏死组织及异物,必然是二期愈合。临床上对创面较大,已被细菌污染但尚未发生明显感染的伤口,施行清创术以清除坏死组织、异物和细菌,并可在确保没有感染的情况下缝合创口。这样有可能使本来是二期愈合的伤口达到一期愈合。

2. 局部血液循环　局部血液循环一方面保证组织再生所需的氧和营养,另一方面对坏死物质的吸收及控制局部感染也起重要作用。因此,局部血液供应良好时其再生修复较为理想,相反,如有下肢血管动脉硬化或静脉曲张等病变,使局部血液循环不良时,则该处伤口愈合迟缓。

3. 神经支配　正常的神经支配对组织再生有一定的作用。例如麻风引起的溃疡不易愈合,是神经受累致使局部神经性营养不良的缘故。自主神经损伤,使局部血液供应发生变化,对再生的影响更为明显。

4. 电离辐射　电离辐射能破坏细胞、损伤小血管、抑制组织再生,因此影响创伤的愈合。

四、伤口愈合类型

伤口愈合一般分为一期愈合、二期愈合和三期愈合。

1. 一期愈合　指创口小、清洁、无感染、不产生或很少产生肉芽组织的愈合,典型的实例是外科切口的愈合。皮肤和皮下组织被切开后会发生出血,刀口之间形成凝血块,将断离两端连接。伤后 24h 内,血凝块被中性粒细胞崩解后释放出的酶所溶解。第 3~4d,巨噬细胞吞噬和清除残留的纤维蛋白、红细胞和细胞碎片。约在伤后第 3d,毛细血管每天以 2mm 左右的速度从伤口边缘长入,形成血液循环。同时,邻近的成纤维细胞增生并移行进入伤口,伤后 1 周,胶原纤维跨越切口,将其连接。一期愈合过程中,最初跨伤口的往往是表皮,伤后 24h,伤缘周围 3~4mm 范围内的表皮基底细胞移行,呈扁形,形成继续向前延伸的一层“薄膜”,即单层扁平上皮细胞。在这些移动的表皮中,很少见到有丝分裂,细胞增生主要发生于表皮基底层和邻近的汗腺及皮脂腺上皮。新生的表皮在血凝块下面长入真皮;伤后 48h,表皮跨越伤口搭桥,形成复层上皮,长入真皮的表皮细胞以后被吸收消失。

2. 二期愈合　二期愈合又称间接愈合,多发生于创口较大、坏死组织较多、伴有感染或未经及时而优良的外科处理的伤口,因伤口不能直接对合,而需经肉芽组织填补缺损的组织后方能愈合,其过程即前述的炎症反应肉芽组织增生,瘢痕形成。在伤口愈合中的上皮细胞活动包括细胞的移行、分裂和分化三个过程。较小的伤口,其上皮形成主要依靠细胞移行。细胞移行从基底开始,细胞先变大,出现大量伪足突起,并平行排列在伤口表面,依靠这些伪足突起和细胞桥粒,细胞可固定在纤维蛋白渗出物或其下的间质上。较大的伤口,其上皮形成不仅有赖于上皮移行,而且要进行有丝分裂,远离伤口的表皮中就可看到有较多的有丝分裂。基底细胞是上皮再生的来源。再生的上皮细胞具有吞噬纤维蛋白和组织碎屑的功能,并能生成胶原分解酶,参与伤口的清理和改建。通常,上皮形成与肉芽组织生长成熟同步,如肉芽凹陷于(低于)或凸出于(高于)伤口平面,上皮难以移行、伸展和覆盖,从而延缓伤口的愈合。

3. 三期愈合　延期的一期愈合,创面发生 3~5d 到数周后采用积极的方法使创面闭合:①切除创面的肉芽组织;②待创面二期愈合;③皮肤移植;④缝合或拉合创面。创面闭合就中止了二期愈合的进程,创面延迟闭合仅在创面内细菌量少于 10^5 个 /m 时实施。痂下愈合属三期愈合。用于创面含大量细菌(如咬伤)、伤后时间较长,或有明显失活组织的严重挤压伤等。

新近的研究表明,在表皮基底层和毛囊根部附近,存在一些有潜在分化能力的表皮干细胞。这些细胞在创伤后有可能分化为表皮细胞例如在深Ⅱ度烧伤后,残存的一些表皮干细胞通过增殖、分化后可形成表皮细胞。目前在离体的细胞培养中得到初步证实,但是否有临床应用价值还需做更多的研究。

第三节 创伤的治疗

创伤患者的救治过程可以简单地分为院前急救和院内治疗。对于院前急救来说,迅速发现致命性损伤非常重要,医生一瞬间的犹豫即决定了患者的生与死。进入院内急救阶段后,常需要急诊科、放射科、麻醉科、重症监护科、矫形及创伤外科、神经外科、泌尿科、心胸外科和整形外科医生以及医务辅助人员共同组成的创伤团队的通力合作,这对于多发伤患者尤为如此。此时面对错综复杂的伤情,由于医护人员自身的知识和技能的局限性,错误常难以避免,因此现代创伤诊治应该有一个简单实用的原则和一个高度程序化的标准化方案。这主要体现在院前急救和入院后的进一步处理上。

一、急救

急救的目的是挽救生命和稳定伤情。处理复杂伤情时,应优先解除危及患者生命的情况,使伤情得到初步控制然后再进行后续处理,并尽可能稳定伤情,为转送和后续确定性治疗创造条件。必须优先抢救的急症主要包括心搏呼吸骤停、窒息、大出血、张力性气胸和休克等。常用的急救技术主要有复苏、通气、止血、包扎、固定和搬运等。

1. **复苏** 心搏、呼吸骤停时,应立即行体外心脏按压及口对口人工呼吸;有条件时用呼吸面罩及手法加压给氧或气管插管接呼吸机支持呼吸;在心电监测下电除颤;紧急时可开胸心脏按压;药物除颤,并兼顾脑复苏。

2. **通气** 呼吸道发生阻塞可在很短时间内使患者窒息死亡,故抢救时必须争分夺秒地解除各种阻塞原因,维持呼吸道的通畅。造成呼吸道阻塞的原因主要有:①颌面、颈部损伤后,血液凝血块、骨碎片、软组织块、呕出物和分泌物及异物阻塞气道;颈部血管伤形成血肿压迫,或气管直接受损等;②重型颅脑伤致患者深度昏迷,下颌及舌根后坠,口腔分泌物和呕吐物吸入或堵塞气道;③火灾等导致的吸入性损伤发生时,喉及气道黏膜水肿;④肺部爆炸伤造成的肺出血或气管损伤。根据受伤史和受伤部位,患者面色及口唇因缺氧而青紫发绀、呼吸困难、有痰鸣音或气道阻塞、呼吸急促等,可作出呼吸道阻塞的判断。

对呼吸道阻塞的患者,必须果断地以最简单、最迅速有效的方式予以通气。常用的方法有:①手指掏出致阻塞异物:适用颌面部伤所致的口腔内呼吸道阻塞。呼吸道通畅后应将患者头偏向一侧或取侧卧位。②抬起下颌:适用于颅脑伤舌根后坠及患者深度昏迷而窒息者。用双手抬起患者两侧下颌角。即可解除呼吸道阻塞。如仍有呼吸异常音,应迅速用手指掰开下颌,掏出或吸出口内分泌物和血液、凝血块等。呼吸道通畅后应将患者头偏向一侧或取侧卧位。必要时可将舌拉出,用别针或丝线穿过舌尖固定于衣扣上或用口咽通气管。③环甲膜穿刺或切开:在情况特别紧急,或上述两项措施不见效时,可用粗针头作环甲膜穿刺,对不能满足通气需要者,可用尖刀片作环甲膜切开,然后放入导管,吸出气道内血液和分泌物。④气管插管。⑤气管切开:可彻底解除上呼吸道阻塞和清除下呼吸道分泌物。

3. **止血** 大出血可使患者迅速陷入休克,甚至致死,须及时止血。注意出血的性质有助于出血的处理。动脉出血呈鲜红色,速度快,呈间歇性喷射状;静脉出血多为暗红色,持续涌出;毛细血管损伤多为渗血,呈鲜红色,自伤口缓慢流出。常用的止血方法有指压法、加压包扎法、填塞法和止血带法等。

(1)指压法:用手指压迫动脉经过骨骼表面的部位,达到止血目的。如头颈部大出血,可压迫一侧颈总动脉、颞动脉或颌动脉；上臂出血可根据伤部压迫腋动脉或肱动脉；下肢出血可压迫股动脉等。指压法止血是应急措施，因四肢动脉有侧支循环故其效果有限，且难以持久。因此，应根据情况适时改用其他止血方法。

（2）加压包扎法：现场急救中最为常用的方法。一般小动脉和静脉损伤出血均可用此法。方法是先将灭菌纱布或敷料填塞或置于伤口，外加纱布垫压，再以绷带加压包扎。包扎后将伤肢抬高，以增加静脉回流和减少出血。

（3）填塞法：用于肌肉、骨端等渗血。先用 1~2 层大的无菌纱布覆盖伤口，以纱布条或绷带充填其中，再加压包扎。此法止血不够彻底，且可能增加感染机会。另外，在清创去除填塞物时可能由于凝血块随同填塞物同时被取出，导致继发性出血。

（4）止血带法：仅用于四肢伤大出血，加压包扎无效时。使用止血带时，接触面积应较大，以免造成神经损伤。止血带的位置应靠近伤口的最近端。止血带以局部充气式最好，其副作用小。只有在紧急情况下，才可使用三角巾或绷带等代替，但应在其下方放好衬垫物。禁用细绳索或电线等充当止血带。使用止血带应注意以下两点：每隔 1h 放松 2~3min，且使用时间一般不应超过 4h；使用止血带的患者必须有显著标志并注明启用时间，优先转送。在院前急救过程中，正确有效的加压包扎方法可为绝大多数患者实现有效止血，即使在股动脉和肱动脉等四肢主要血管损伤时，可在损伤部位填塞无菌敷料，然后在伤口周围进行加压包扎，也可以实现有效的止血。年轻医生轻视基本操作，掌握不了加压包扎的要领，盲目使用止血带止血，这不仅可加重肢体远端肌肉的缺血再灌注损伤的发生，而且在实际应用中，一旦止血带时间超过 1h 即使按照操作规程进行短时间的松止血带操作，患者本身也会感到非常痛苦，不符合现在的医学模式，缺乏人文关怀。

4. **包扎** 包扎的目的是保护伤口、减少污染、压迫止血、固定骨折、关节和敷料并止痛。最常用的材料是绷带和三角巾。无上述物品时，可就地取材用干净毛巾、包袱布、手绢、衣服等替代。绷带有环形包扎、螺旋反折包扎 8 字形包扎和帽式包扎等。包扎要掌握"三点一走行"，即绷带的起点、止点、着力点（多在伤处）和走行方向顺序。三角巾使用简单、方便、灵活，可用于身体不同部位的包扎也可作较大面积创伤的包扎，但不便加压，也不够牢固。在进行伤口包扎时，包扎动作要轻巧，松紧要适宜、牢靠，既要保证敷料固定和压迫止血，又不能影响肢体的血液循环。包扎敷料应超出伤口边缘5~10cm。遇有外露污染的骨折断端或腹内脏器，不可轻易还纳。若系腹腔组织脱出，应先用干净器皿保护后再包扎，不要将敷料直接包扎在脱出的组织上面。

5. **固定** 骨关节损伤时必须固定制动，以减轻疼痛，避免骨折端损伤血管和神经，并有利于防治休克和搬运后送。较重的软组织损伤，也应局部固定制动。固定前应尽可能牵引伤肢矫正畸形，然后将其放在适当位置，固定于夹板或其他支持物上（可就地取材如用木板、竹竿树枝等）。固定范围一般应包括骨折处远和近端的两个关节，既要牢靠，又不可固定过紧。急救中如缺乏固定材料，可行自体固定法，如将上肢固定于胸廓上，受伤的下肢固定于健肢上。伤口出血者应先止血并包扎，然后再固定。开放性骨折固定时外露的骨折端不要还纳伤口内，以免造成污染扩散。固定的夹板不可与皮肤直接接触，须垫以衬物尤其是夹板两端和骨突出部位，以防止组织受压损伤。

6. **搬运** 搬运患者经过初步处理后，需从现场送到医院进一步检查与治疗。正确的搬运可减少患者痛苦，避免继发损伤。多采用担架或徒手搬运。对骨折患者，特别是脊柱损伤的患者搬运时必须保持伤处稳定、切勿弯曲或扭动，以免加重损伤。搬运昏迷患者时，应将头偏向一侧，或采用半卧位及侧卧位以保持呼吸道通畅。

二、进一步救治

患者经现场急救被送到救治机构后，即应对其伤情进行判断、分类，然后采取针对性的措施进行救治。

（一）首次评估和治疗

患者进入急诊室后，创伤科医生对其基本生命体征进行的评估称之为首次评估，其目的在于迅速诊治威胁患者生命的损伤，这些损伤包括气道伤和窒息（如喉外伤）；张力性气胸或血气胸；胸部开放损伤和连枷胸；心包填塞；广泛的外出血或内出血。

首次评估的治疗措施主要包括以下几个方面。

1. 气道的维护和颈椎制动 所有患者都给予 100% 的氧吸入，并采用颈托保护颈。可能导致气道阻塞的原因包括：下颌或面中部骨折，喉或气管的直接损害，血液或呕吐物的误吸，以及异物。任何气道阻塞都必须紧急解除，一般情况下多采用气管插管进行干预，在紧急情况下可行环甲膜穿刺术或气管切开术。

2. 呼吸支持 一般依据发绀、呼吸困难、喘鸣、意识减弱、胸部异常扩张和主要胸部损伤（肺挫伤、张力性气胸和血胸）等症状和体征即可诊断呼吸功能异常。对于气胸和血气胸应该置入胸腔闭式引流管以减轻胸腔内的压力。严重的脑外伤或由于严重的低血容量继发脑缺氧引起的大脑损伤都可造成呼吸功能受损。直接的心脏创伤或继发的心肌梗死都可以引起肺水肿，这也可以由胸腔受压造成。对于严重多发患者，迅速气管插管并给予每公斤体重 8~10mL 的潮气量，5mL 的呼气末正压通气和 50% 的氧饱和度是保证充足通气的先决条件。

3. 循环评估和出血控制 一旦气道和呼吸得到保障后，则应通过对循环系统的评估和纠正休克将心血管循环系统提供的组织中的氧气浓度达到最大化。对于创伤患者来说，最常见的休克为低血容量性休克，它常由于急性失血所致。尽管休克患者的血压可能处于正常范围内的低值，但我们应将低血压的患者视为低血容量性休克来进行早期干预。而低血压是低血容量性休克患者进行充分代偿后的表现。检查甲床和结膜后可发现毛细血管血流减少，这是血管灌注不足的最敏感征象。正常人的尿量应超过每小时每公斤体重 1mL，尿量减少也是血容量不足的表现，同时也是诊断休克的敏感指标，还可用来检测患者对复苏的反应。低血容量休克分为四个阶段。在第一阶段，失血量小于血容量的 15%（750mL）。血压、呼吸频率、意识和毛细血管灌注正常，皮肤苍白，患者通过血管床的收缩来进行代偿。在第二阶段，失血量达到了血容量的 15%~30%（750~1 500mL）。此时通过血管收缩不能维持心输出量，心率大于 100 次/min，呼吸频率增加，毛细血管再充盈时间延长，交感神经兴奋导致发汗，脉压减少。在第三阶段，失血量达到血容量的 30%~40%（1 500~2 000mL），患者意识模糊，发冷汗，皮肤苍白，毛细血管再充盈时间延长，心率大于 120 次/min，呼吸频率大于 30 次/min，收缩压小于 100mmHg，尿量减少。在第四阶段，失血量超过血容量的 40%（2 000mL），存在明显的心动过速和呼吸急促，收缩压小于 70mmHg，毛细血管再充盈消失，无尿，患者嗜睡甚至昏迷。此时的治疗措施包括通过迅速的静脉补血补液重建血容量，寻找内部或外部出血点并进行止血。胸平片、腹平片骨盆正位片以及腹部超声检查有助于发现出血点。

4. 神经功能评估 重建循环功能后，应该迅速地行神经系统检查。对于意识清楚的患者，格拉斯哥昏迷评分（GCS）有助于对患者实施快速的神经功能检查，并检测到任何可能发生的后续神经功能恶化。运动功能丧失提示脊髓损伤或周围神经损伤。对于严重开放骨折或肢体毁损伤，神经功能检查有助于判断是否有必要保肢。在对患者行插管麻醉前，必须完成神经功能检查。对于 CCS 评分 8 分及其以下的患者，必须气管插管和持续颅内压监测。瞳孔的大小及对光反射和角膜反射均有助于发现中枢神经系统损伤。如果有必要行 CT 检查（GCS 小于 10 分或神经功能持续性恶化），则应稍后在二次评估中进行。

5. 暴露和环境控制 用剪子去除患者衣服进行检查后，采用保温毯覆盖以预防由于各种内源性和医源性因素造成的低体温。由于静脉输注冷液体会降低患者的中心温度，因此应该对这些液体进行适当加热。

如果建立外周静脉液路困难，则可在踝关节附近行大隐静脉切开术。在患者进入急诊室的 15~20min 内，血库应提供配型好的血液。如果情况紧急，也可以输注 O 型血，但在输入 O 型血前应取患者的血样以备随后的交叉配型。对于严重多发伤患者,由于血液稀释、低温、凝血因子消耗和弥散性血管内凝血等原因,要对凝血障碍有充分的估计。静脉输入热液体纠正低体温至关重要。应根据临床判断和实验室检查结果使用血小板、新鲜冰冻血浆和其他血液制品。一般通过观察患者的临床反应以及简单临床指标(脉搏,血压,毛细血管充盈和尿量)的测量来观察容积替代治疗的疗效。导尿则是强制性的。

对于严重损伤或伤情复杂的患者,在抢救早期就应采用有创的动脉压检测、中心静脉压检测以及肺动脉压检测。虽然在某些特殊情况下还存在争议,但是现在一般都主张维持重要生命体征正常化,并将中心静脉压控制到8~15mmHg。对于看起来稳定的患者,连续检测酸碱平衡的参数尤其是碱剩余和血清乳酸值有助于评估患者对于治疗的反应,并发现潜在的灌注不足。应通过定期测量血红蛋白浓度来决定是否需要持续输血,必要时可应用床旁动脉血气分析迅速做出判断。对于需要持续不断的补血补液的患者,一定要反复寻找其出血部位。休克治疗是一个动态过程,对于需要持续输血的患者,常需要进行外科干预。

6. **镇静止痛和心理治疗**　剧烈疼痛可诱发或加重休克,故在不影响病情观察的情况下可选用药物镇静止痛。无昏迷或瘫痪的患者可皮下或肌注哌替啶(度冷丁)75~100mg 或盐酸吗啡 5~10mg 止痛。由于患者可有恐惧、焦虑等,甚至个别可发生创伤后精神病,故心理治疗很重要,可使患者配合治疗,有利于康复。

7. **防止感染**　遵循无菌术操作原则,使用抗菌药物。开放性创伤需加用破伤风抗毒素。抗菌药在伤后 2~6h 内使用可起预防作用,延迟用药起治疗作用,并需延长持续用药时间。对于抗感染能力低下的患者,用药时间也需延长,且常调整药物品种。

(二)二次评估和治疗

对患者进行首次评估和治疗后,应该对其生理状态进行评估和分类,这种生理状态评估是建立在伤情整体严重程度、具体损伤情况和血流动力学状态的基础上。为了保证评估的正确性,医生在进行评估前必须保证患者已经得到了充分的复苏,也就是说在复苏完成时,患者必须符合以下条件:血压和脉搏稳定,血氧饱和度稳定,乳酸水平 <2mmol/L,无凝血障碍,体温正常,每小时每公斤体重的尿量 >1mL,不需要强心剂。

一般将患者的状态分为稳定、介于稳定和不稳定之间、不稳定和极端情况四类。①稳定指:患者对最初的治疗反应良好,血流动力学稳定。他们没有威胁到生命的损伤和生理状态紊乱的现象(凝血障碍、呼吸窘迫、潜在的组织灌注不足和酸碱平衡失调)。②介于稳定和不稳定之间指:患者对最初的复苏治疗有稳定性反应,但由于其存在严重合并症导致预后不佳,病情随时可能发生恶化。③不稳定指:患者接受初步治疗后,患者血流动力学仍然不稳定,病情迅速发生恶化,导致多器官功能衰竭和死亡的风险很大。此时应将患者转到重症监护病房进行治疗,除非在绝对必要时才可以实施迅速的救命性手术。④极端是指:患者经常伴有持续性的不可控制的出血。由于伤情严重,患者距离死亡非常近。在持续复苏后,患者的生理状况仍不稳定。他们经常受到"低体温、酸中毒和凝血障碍"死亡三联症的困扰。此时应将患者迅速送至重症监护室,提供血液学和心肺功能支持,并进行更高级别的监护。在重症监护室或急诊室采用外固定架迅速处理骨科损伤,这种处理不能耽误其他抢救措施的实施。其他任何重建手术都需要在患者生存后延期进行。这种策略就是"损伤控制外科"(damage control surgery,Dcs)的理念。这种理念并不一定能够挽救患者的生命,但它至少不会加速死亡进程。

损伤控制外科理念是多发伤救治领域的里程碑式的进展。在第二次世界大战及其以前的时期,受当时医疗条件和科技水平的限制,分级救治和择期手术观点成为多发伤救治的标准理念;从第二次世界大战结束到 20 世纪 70 年代,随着第三次科技革命的到来,外科水平不断进步,外科 ICU 病房的出现使得术后监护水平不断提高,因此那个时代的绝大多数医生均主张一期手术解决所有创伤,但是大规模的随访发现患者术后的死亡率并没有降低;1983 年美国埃默里(Maryland)大学医学院的 Stone

医生通过总结 31 例多发伤合并凝血障碍患者救治经验,发现存在体温不升、代谢性酸中毒和凝血障碍的患者,如果一期手术解决所有问题,死亡率多在 90% 以上,因此他提出了损伤控制外科的概念。诸多学者在基础和临床上对此进行了深入的研究,迄今已经演化出骨科损伤控制、腹部外科损伤控制等诸多理念,这些理念有效地指导着临床工作,降低了多发伤患者的死亡率。

第四节　战伤救治的基本原则

战伤的救治由于受到野战环境和战区卫生资源及设备等条件的限制,不可能如平时创伤那样在一个救治机构完成所有的治疗而是采用分级救治(也称阶梯治疗)的组织形式由梯次配置于战区和后方的各级救治机构分工负责,在保持继承性和连续性的前提下共同完成。患者在受伤地及其附近由靠近前线的救治人员或机构进行急救主要是挽救生命和稳定伤情然后使用不同的后送工具(如担架、机动车辆、船只和飞机等)逐级或越级后送到远离战场的救治机构进行确定性治疗。战伤救治技术方面,强调火线急救。挽救生命包括保持呼吸道通畅、止血、包扎固定和搬运后送等。在检伤分类的基础上,积极抗休克维持呼吸、循环稳定。伤口的处理原则是尽早清创。除头、面、手和外阴部外,一般禁止初期缝合。此外,还应注意止痛、抗感染及后送。火器伤的全身治疗与一般创伤相同,主要是全面了解伤情,积极防治休克,维持途中呼吸、循环平稳等问题。局部治疗主要是尽早清创,充分显露伤道,清除坏死和失活的组织。清创后伤口开放,保持引流通畅 3~5d 后,酌情行延期缝合。冲击伤治疗的关键是早期、正确的诊断,救治原则与其他伤相似。肺冲击伤应注意掌握输血输液量和输注速度,以免引起或加重肺水肿;中耳冲击伤时禁止填塞、冲洗,或向中耳内滴注药液。另外凡是两种以上致伤因素造成的损伤应称复合伤,其伤情通常十分严重,具有死亡率高、休克发生率高、感染发生早而重等特点。其救治原则是尽早消除致伤因素的作用,如撤离现场、清除放射或化学污染,抗放射或抗病毒治疗等。同时应采取针对性措施,积极抗休克、复苏、防治感染伤口处理及全身支持等。

第五节　我国创伤救治存在的问题和展望

新中国成立以来,特别是改革开放 40 多年来,随着我国经济的发展,创伤外科技术尤其是多发伤救治水平得到了一定程度的提高,但是还存在着下列问题。①对院前救治重视不够,急救网络跟欧美发达国家尚存在着一定的差距,欧美发达国家创伤发生后平均 5min 左右救护车即可到达现场,我国经济最发达的上海市的平均时间则为 15min,30min 后才能到达现场的省份占很大比例,不但错过了"白金 10 分钟",而且错过了"黄金 1 小时",患者入院后投入多,收效差,救治成功率低,这是我们急需解决的问题之一。②院内救治缺乏专业的创伤队伍,很多医院没有独立的创伤中心,患者送到急诊科后由急诊科护士联系普通外科、泌尿外科、骨外科、神经外科等相关科室医生临时组织会诊,医生的视野多局限在自己的专业范围内,缺少创伤救治理念(诸如创伤控制理论)的指导,往往耽误了救治时间。针对这个问题,我国外科学鼻祖裘法祖在 2004 年即呼吁"建立创伤外科专科,提高多发伤救治水平"。裘老建议选拔优秀医生在腹部外科、胸心外科、骨外科、神经外科、麻醉科和影像科进行 3~5 年的轮转,并到国外创伤中心进行学习,成为能够独立处理创伤相关问题的专科人才。裴老的教诲在今天仍然具有极强的现实意义和指导意义。③缺乏符合中国国情的多发伤评分系统和救治模式,我国人口基数众多,因此创伤发生人数和多发伤发生人数在全球中也是首屈一指,但到目前为止尚无自己的多发伤救治数据库,仍然照抄国外的 ISS 和 AIS 评分,按照这个评分指导治疗,在创伤外科的具体领域(比如骨科)也是沿袭国外的救治模式,照搬国外的手术器械和手术方式,这是一件非常可怕的事情,因为东方人有着和西方人不同的体质、不同的生理特点。张英泽院士对所在医院 2003—2007 年的 65 267 例骨折患者进行了分型,不仅发现了骶髂关节前脱位这一新的损伤类型,而且还发现了国人在损伤类型上和西方有着诸多不同。

　　综上所述,对我国的多发伤救治提出如下希望:①希望早日建立全国的多发伤数据库,充分利用我国大量的病例资源,采用循证医学的观点科学评价临床治疗及疗效。要组织大规模、多中心、严格设计的临床研究,经过长期的数据积累和临床随访后,我们必将提出中国的 ISS 和 AIS 评分标准,进一步提高我国的多发伤救治水平。②早日建立创伤专科,培养一大批具有多学科背景,能够独立处理多发伤患者的专业人才,提高院内救治水平。③重视对院前救治的投入,特别是我国即将放开民用低空飞行领域,我们可利用这一契机建立配备直升机的地域性创伤急救中心,这可以大大提高救治速度,充分利用“白金 10 分钟”和“黄金 1 小时”展开救治。最后,随着中国经济水平的增长,机动车数量急剧增多,交通事故频发,自从 1991 年以来,道路交通伤害的死亡率呈明显上升趋势,至 2000 年达到 15.19/10 万,成为我国第一位伤害死因,因此我们应提高驾驶员及行人的安全意识及守法观念,加强交通立法,严格交通执法,重视道路等基础设施建设,以“不治已病治未病,不治已乱治未乱”的态度尽最大可能降低多发伤对人民群众生命安全的威胁。

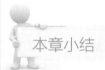

本章小结

　　创伤是指机械性因素作用于机体所致的组织结构完整性的破坏或功能障碍。创伤后的机体局部炎症反应和全身炎症反应常同时存在。局部反应主要表现为损伤局部的红、肿、热、痛,全身反应则是致伤因素作用于机体后引起的一系列神经内分泌互动增强并由此而引发的各种功能和代谢改变的过程,是一种非特异性应激反应。脂肪栓塞综合征是外伤、骨折等严重伤的并发症。常见于多发性骨折,主要病变部位是肺,可造成肺通气功能障碍甚至呼吸功能不全。创伤早期如出现心动过速,体温升高超过 38℃,动脉氧分压下降,肺部出现暴风雪阴影等特殊征象时,可确诊为脂肪栓塞综合征。凝血功能障碍、低体温和酸中毒被称为“死亡三联症”,是重症创伤死亡的重要原因之一。组织修复和伤口愈合过程分为局部炎症反应、细胞增殖分化和肉芽组织生成阶段以及组织塑形三个阶段。骨折愈合过程可分为血肿炎症机化期、原始骨痂形成期和骨痂改造塑形期。影响创伤愈合的因素分为全身因素和局部因素两个方面。局部因素主要包括感染与异物,局部血液循环,神经支配和电离辐射四个方面。伤口愈合一般分为一期愈合和二期愈合。对创伤患者的检查,一定要有整体观念,首先要注意患者的生命体征,其次要检查受伤部位,在检查过程中要时刻注意患者生命体征的变化,有助于迅速发现最危及生命的脏器损伤,从而挽救患者的生命。病情严重时,常需边检查边治疗;在患者意识障碍、病情不允许搬动或某一部位伤情重而掩盖其他部位的征象等情况下,医生需要凭经验先做出初步判断,然后再仔细检查。ISS ≥ 16 分为严重损伤。冲击伤又称爆震伤,指强烈的爆炸(如重型炸弹、鱼雷、核武器等爆炸)产生的强烈冲击波造成的创伤。体表可无伤痕,但体内的脏器却遭受严重的损伤。对于某些四肢严重污染的创面,第一次清创时无法准确判断组织的活力,可以在首次清创后保持创面开放,24~48h 后再次进入手术室进行清创,必要时反复多次清创,最终达到创面的愈合。常用的急救技术主要有复苏、通气、止血、包扎、固定和搬运等。头颈部大出血,可压迫侧颈总动脉、颞动脉或颌动脉;上臂出血可根据伤部压迫腋动脉或肱动脉;下肢出血可压迫股动脉等。使用止血带应注意以下两点:每隔 1h 放松 2~3min，且使用时间一般不应超过 4h；使用止血带的患者必须有显著标志并注明启用时间，优先转送。

（李浩鹏）

思考题

1. 简述创伤的修复过程。
2. 不利于创伤修复的因素有哪些？
3. 简述创伤应激时葡萄糖代谢将发生哪些变化。
4. 简述战伤救治的基本原则。

参考文献

［1］GORMICAN SP. CRAMS scale: field triage of trauma victims. Ann Emerg Med, 1982, 11 (3): 132-135.

［2］BAKER SP, O′ NEILL B, HADDON W Jr, et al. The injury severity score: a method for describing patients with multiple injuries and evaluating emergency care. J Trauma, 1974, 14 (3): 187-196.

［3］TEASDALE G, MAAS A, LECKY F, et al. The Glasgow Coma Scale at 40 years: standing the test of time. Lancet Neurol, 2014, 13 (8): 844-854.

［4］STONE HH, STROM PR, MULLINS RJ. Management of the major coagulopathy with onset during aparotomy. Ann Surg, 1983, 197 (5): 532-535.

第九章

骨 折 概 论

第一节　概　　述

一、定义

骨折(fracture)即骨的完整性和连续性中断。

二、成因

骨折可由创伤和骨骼疾病所致,后者如骨髓炎、骨肿瘤所致骨质破坏,受轻微外力即发生的骨折,称为病理性骨折。骨质疏松是病理性骨折的常见原因,是导致老年人发生病理性骨折的重要因素。本章重点是讨论创伤性骨折。

(一) 直接暴力

暴力直接作用使受伤部位发生骨折,常伴有不同程度的软组织损伤。如车轮撞击小腿,于撞击处发生胫腓骨骨干骨折(图 9-1)。

(二) 间接暴力

暴力通过传导、杠杆、旋转和肌收缩使肢体远处发生骨折(图 9-2)。如跌倒时以手掌撑地,依其上肢与地面的角度不同,暴力向上传导,可致桡骨远端骨折(图 9-3)或肱骨髁上骨折(图9-4);骤然跪倒时,股四头肌猛烈收缩,可致髌骨骨折(图 9-5)。

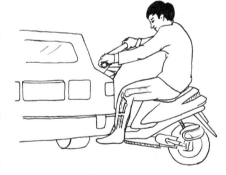

图 9-1　直接暴力引起胫腓骨骨折

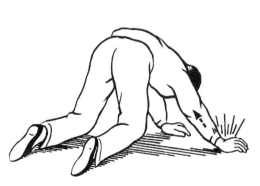

图 9-2　间接暴力引起骨折

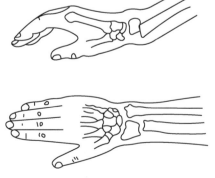

图 9-3　间接暴力引起桡骨远端骨折

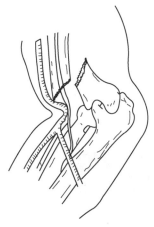
图 9-4 间接暴力引起肱骨髁上骨折

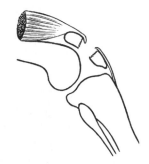
图 9-5 间接暴力引起髌骨骨折

(三) 疲劳性骨折 (fatigue fracture)

长期、反复、轻微的直接或间接损伤可致使肢体某一特定部位骨折,也可称为应力骨折。应力骨折可发生于任何年龄阶段,最多见于接受严格军事训练的新兵,偶见于舞蹈演员和运动员。如远距离行军易致第 2、3 跖骨(图 9-6)及腓骨下 1/3 骨干骨折,称为疲劳性骨折。

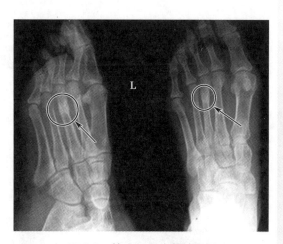
图 9-6 第 3 跖骨疲劳性骨折

三、分类

(一) 根据骨折处皮肤、黏膜的完整性分类

1. **闭合性骨折** (closed fracture) 骨折处皮肤或黏膜完整,骨折端不与外界相通。

2. **开放性骨折** (open fracture) 骨折处皮肤或黏膜破裂,骨折端与外界相通。骨折处的创口可由刀伤、枪伤由外向内形成,亦可由骨折端刺破皮肤或黏膜从内向外所致。如耻骨骨折伴膀胱或尿道破裂、尾骨骨折致直肠破裂均属开放性骨折(图 9-7)。

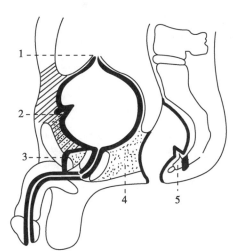

图 9-7 开放性骨折
1. 充盈的膀胱及覆盖其上的腹膜破裂后,尿液可流入腹腔,引起腹膜炎;2. 腹膜外膀胱破裂后,尿液流入耻骨后间隙(斜线示意图);3. 耻骨骨折伴有后尿道破裂;4. 尿外渗浸润耻骨后直肠前间隙(小黑点示意图);5. 尾骨骨折可引起直肠破裂。

（二）根据骨折的程度和形态分类

1. 不完全骨折（incomplete fracture）　骨的完整性和连续性部分中断，按其形态又可分为裂缝骨折和青枝骨折。

（1）裂缝骨折：骨质发生裂隙，无移位，多见于颅骨、肩胛骨等。

（2）青枝骨折：多见于儿童，骨质和骨膜部分断裂，可有成角畸形。有时成角畸形不明显，仅表现为骨皮质劈裂，与青嫩树枝被折断时相似而得名（图9-8）。

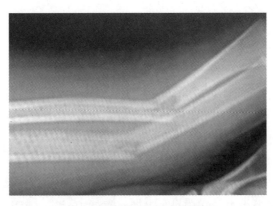

图9-8　儿童尺桡骨青枝骨折

2. 完全骨折（complete fracture）　骨的完整性和连续性全部中断，按骨折线的方向及其形态可分为：

（1）横形骨折：骨折线与骨干纵轴接近垂直（图9-9）。

（2）斜形骨折：骨折线与骨干纵轴呈一定角度（图9-10）。

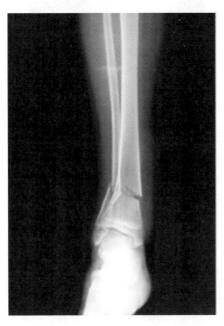

图9-9　胫骨横形骨折

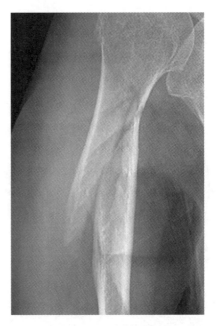

图9-10　肱骨斜形骨折

（3）螺旋形骨折：骨折线呈螺旋状（图9-11）。

（4）粉碎性骨折：骨质碎裂成三块以上。骨折线呈T形或Y形者又称为T形或Y形骨折（图9-12）。

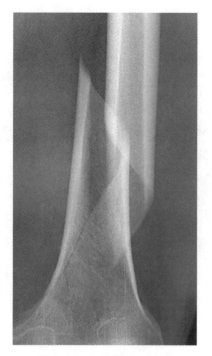

图 9-11 胫骨螺旋形骨折

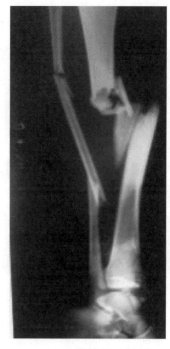

图 9-12 胫腓骨粉碎性骨折

(5)嵌插骨折:骨折片相互嵌插,多见于干骺端骨折。即骨干的密质骨嵌插入松质骨内(图 9-13)。

(6)压缩性骨折:骨质因压缩而变形,多见于松质骨,如脊椎骨和跟骨(图 9-14)。

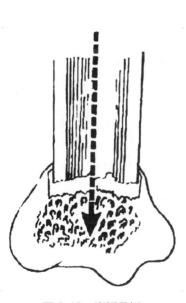

图 9-13 嵌插骨折

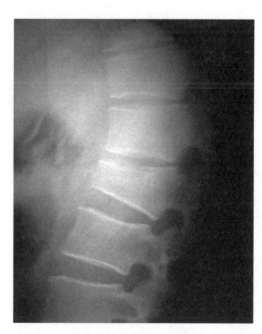

图 9-14 压缩性骨折

(7)凹陷性骨折:骨折片局部下陷,多见于颅骨(图 9-15)。

(8)骨骺分离:经过骨骺的骨折,骨骺的断面可带有数量不等的骨组织(图 9-16)。

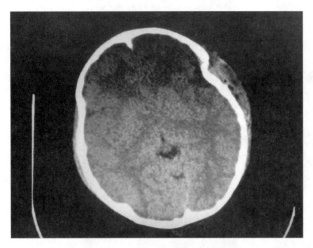

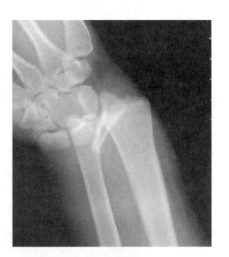

图 9-15 颅骨右侧颞部凹陷性骨折   图 9-16 儿童桡骨远端骨骺分离

（三）根据骨折端稳定程度分类

1. **稳定性骨折**（stable fracture） 骨折端不易移位或复位后不易再发生移位者,如裂缝骨折、青枝骨折、横形骨折、压缩性骨折、嵌插骨折等。

2. **不稳定性骨折**（unstable fracture） 骨折端易移位或复位后易再移位者,如斜形骨折、螺旋形骨折、粉碎性骨折等。

（四）按解剖部位分类

根据不同解剖名称及部位,如股骨髁上(图 9-17);股骨转子下(图 9-18),骨干近 1/3、中 1/3 和远 1/3。

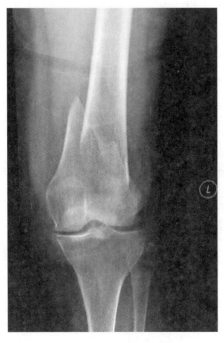

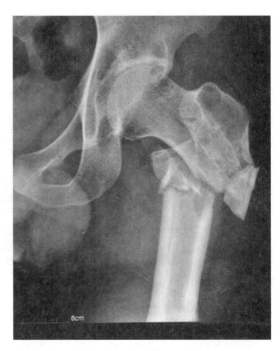

图 9-17 股骨髁上骨折   图 9-18 股骨转子下骨折

四、移位

大多数骨折均有不同程度的移位,常见有以下五种,并且常常几种移位可同时存在(图9-19)。①成角移位:两骨折段的纵轴线交叉成角,以其顶角的方向为准有向前、后、内、外成角。②侧方移位:以近侧骨折段为准,远侧骨折段向前、后、内、外的侧方移位。③缩短移位:两骨折段相互重叠或嵌插,使其缩短。④分离移位:两骨折段在纵轴上相互分离,形成间隙。⑤旋转移位:远侧骨折段围绕骨之纵轴旋转。

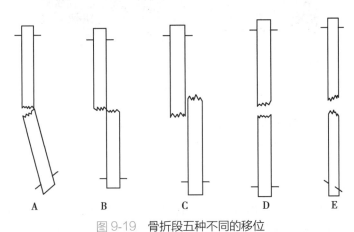

图9-19　骨折段五种不同的移位
A.成角移位;B.侧方移位;C.缩短移位;D.分离移位;E.旋转移位。

造成各种不同移位的影响因素为:①外界暴力的性质、大小和作用方向;②肌肉的牵拉,不同骨折部位,由于肌肉起止点不同,肌肉牵拉造成不同方向移位;③骨折远侧段肢体重量的牵拉,可致骨折分离移位;④不恰当的搬运和治疗。

五、骨折的临床表现及影像学检查

(一) 临床表现

大多数骨折一般只引起局部症状,严重骨折和多发性骨折可导致全身反应。

1. 全身表现

(1)休克:骨折所致的休克主要原因是出血,特别是骨盆骨折、股骨骨折和多发性骨折(图9-20)。严重的开放性骨折或并发重要内脏器官损伤时亦可导致休克。

(2)发热:骨折后一般体温正常,出血量较大的骨折,如股骨骨折、骨盆骨折,血肿吸收时可出现低热,但一般不超过38℃。开放性骨折,出现高热时,应考虑感染的可能。

2. 局部表现

(1)骨折的一般表现:骨折的一般表现为局部疼痛、肿胀和功能障碍。骨折时,骨髓、骨膜及周围组织血管破裂出血,在骨折处形成血肿,以及软组织损伤所致水肿,使患肢严重肿胀,甚至出现张力性水疱和皮下瘀斑,由于血红蛋白的分解,可呈紫色、青色或黄色。骨折局部出现剧

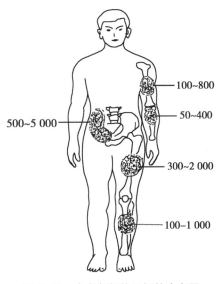

图9-20　全身各部位骨折的失血量

烈疼痛,特别是移动患肢时加剧,伴明显压痛。局部肿胀和疼痛使患肢活动受限,如为完全性骨折,可使受伤肢体活动功能完全丧失。

(2)骨折的特有体征

1)畸形:骨折段移位可使患肢外形发生改变,主要表现为缩短、成角或旋转畸形(图 9-21)。

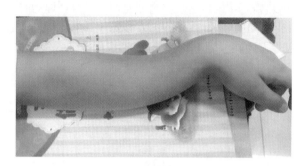

图 9-21　尺桡骨骨折成角畸形

2)异常活动:正常情况下肢体不能活动的部位,骨折后出现不正常的活动。

3)骨擦音或骨擦感:骨折后,两骨折端相互摩擦时,可产生骨擦音或骨擦感。

具有以上三个骨折特有体征之一者,即可诊断为骨折。但骨折的异常活动和骨擦音或骨擦感应在初次检查患者时予以注意,不可故意反复多次检查,以免加重周围组织损伤,特别是重要的血管、神经损伤。值得注意的是有些骨折如裂缝骨折和嵌插骨折,可不出现上述三个典型的骨折特有体征,或当患者出现异常姿势、血管神经损伤、疼痛及肿胀等表现,有时具有辅助诊断意义,应常规进行 X 线拍片检查,以便确诊。必要时行 CT 或 MRI 检查,以便确诊。

(二)影像学检查

1. **骨折的 X 线检查**　X 线检查对骨折的诊断和治疗具有重要价值。凡疑为骨折者应常规进行 X线拍片检查,可以显示临床上难以发现的不完全性骨折、深部的骨折、关节内骨折和小的撕脱性骨折等。即使临床上已表现为明显骨折者,X 线拍片检查也是必要的,可以帮助了解骨折的类型和骨折端移位情况,对于骨折的治疗具有重要指导意义。骨折的 X 线检查一般应拍摄包括邻近一个关节在内的正、侧位片,必要时应拍摄特殊位置的 X 线片。如掌骨和跖骨拍正位及斜位片,跟骨拍侧位和轴心位片,腕舟状骨拍正位和舟状骨位。有时不易确定损伤情况时,尚需拍对侧肢体相应部位的X 线片,以便进行对比。值得注意的是,有些轻微的裂缝骨折,急诊拍片未见明显骨折线,如临床症状较明显者,应于伤后 2 周拍片复查。此时,骨折端的吸收常可出现骨折线,如腕舟状骨骨折、股骨颈骨折。

骨折整复后必须观察疗效及骨折愈合情况,判断整复后的效果,主要观察骨折部位对位对线,骨折愈合则要观察内骨痂与外骨痂,普通 X 线片可明确显示上述状况,只有当骨折不愈合时或部分愈合时,进行 CT 或 MRI 检查才有助于确诊和查找骨折不愈合的原因,如感染、骨坏死等,甚至有些骨折旋转错位也可以通过 CT 检查进行确定。

2. **骨折的 CT 检查**　X 线平片目前仍是骨折特别是四肢骨折最常用的有效的检查方法,但对早期、不典型病例及复杂的解剖部位,X 线在确定病变部位和范围上受到限制。CT 以其分辨率高、无重叠和图像后处理的优点,弥补了传统 X 线检查的不足(图 9-22)。一般来讲,骨和关节解剖部位越复杂或常规 X 线越难以检查的部位,CT 越能提供更多的诊断信息(图 9-23),如评价骨盆、髋、骶骨、骶髂关节、胸骨、脊柱等部位的骨折。CT 能清晰地显示椎体爆裂骨折碎裂的后方骨片突入椎管的情况。CT扫描的三维成像是螺旋 CT 机的一个特殊功能,此功能在头面部骨折及髋臼骨折的诊断中具有很高的价值,尤其对手术前的准备和计划很有帮助。但也要注意正确应用 CT 扫描,不能盲目检查,检查目的要填写清楚。有些损伤进行 CT 检查无明显意义,如膝半月板损伤等。

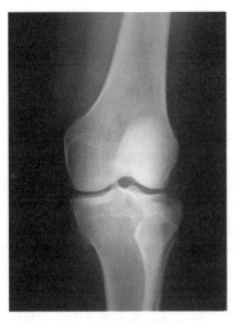
图 9-22 膝关节 X 线片

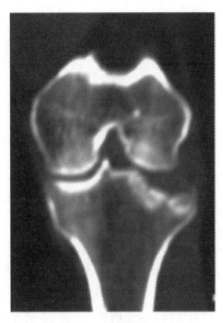
图 9-23 膝关节 CT 检查

3. **骨折的 MRI 检查** 磁共振是一种生物磁自旋成像技术,利用人体中遍布全身的氢原子在外的强磁场内受到射频脉冲的激发,产生磁共振现象,用探测器检测并接收以电磁波形式放出的磁共振信号,经过空间编码和数据处理转换,将人体各组织形成图像。

磁共振所获得的图像异常清晰、精细、分辨率高,对比度高,信息量大,特别对软组织层次显示和观察椎体周围韧带、脊髓损伤情况、膝关节半月板损伤和椎体挫伤较好(图 9-24)。行横轴位、矢状位及冠状位或任意断层扫描,可以清晰显示椎体及脊髓损伤情况(图 9-25),并可观察椎管内是否有出血,还可以发现 X 线平片及 CT 未能发现的隐匿性骨折并确定骨挫伤的范围。

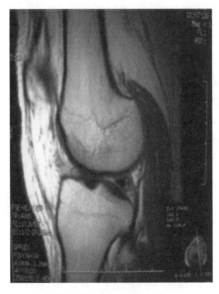
图 9-24 膝关节 MRI

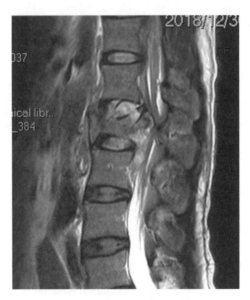
图 9-25 椎体及脊髓损伤情况

第二节 骨折的愈合

一、骨折愈合过程

骨折愈合是一个复杂而连续的过程,从组织学和细胞学的变化,通常将其分为血肿炎症机化期、原始骨痂形成期、骨痂改造塑形期三个阶段,但三者之间又不可截然分开,而是相互交织逐渐演进。

1. **血肿炎症机化期** 肉芽组织形成过程,骨折导致骨髓腔、骨膜下和周围组织血管破裂出血,在骨折断端及其周围形成血肿。伤后 6~8h,由于内、外凝血系统被激活,骨折断端的血肿凝结成血块。而且严重的损伤和血管断裂使骨折端缺血,可致部分软组织和骨组织坏死,在骨折处引起无菌性炎症反应。缺血和坏死的细胞所释放的产物,引起局部毛细血管增生扩张、血浆渗出、水肿和炎性细胞浸润。中性粒细胞、淋巴细胞、单核细胞和巨噬细胞侵入血肿的骨坏死区,逐渐清除血凝块、坏死软组织和死骨,而使血肿机化形成肉芽组织(图 9-26)。纤维连接过程,约在骨折后 2 周完成。骨折端坏死的骨细胞、成骨细胞以及被吸收的骨基质均向周围释放内源性生长因子,如胰岛素样生长因子 I(IGF- I)血小板衍生生长因子(PDGF)、碱性成纤维细胞生长因子(bFGF)和转化生长因子(TGF-3)等,在炎症期刺激间充质细胞聚集、增殖及血管增生,并向成骨细胞转化。骨形态发生蛋白(BMP)具有独特的诱导成骨作用,主要诱导未分化间充质细胞分化形成软骨和骨。肉芽组织内成纤维细胞合成和分泌大量胶原纤维,转化成纤维结缔组织,使骨折两端连接起来,称为纤维连接。同时,骨折端附近骨外膜的成骨细胞伤后不久即活跃增生,一周后即开始形成与骨干平行的骨样组织,并逐渐延伸增厚。骨内膜在稍晚时也发生同样的改变(图 9-27)。

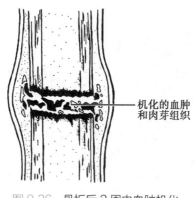

图 9-26 骨折后 2 周内血肿机化,形成肉芽组织

机化的血肿和肉芽组织

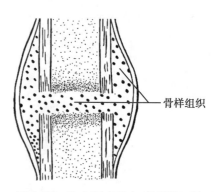

图 9-27 2~6 周内骨内、外膜处开始形成骨样组织——纤维连接期

骨样组织

2. **原始骨痂形成期** 成人一般需 3~6 个月。首先形成内骨痂和外骨痂,骨内、外膜增生,新生血管长入,成骨细胞大量增生,合成并分泌骨基质,使骨折端附近内、外形成的骨样组织逐渐骨化,形成新骨,即膜内成骨。由骨内、外膜紧贴骨皮质内、外形成的新骨,分别称为内骨痂和外骨痂。骨痂不断钙化加强,当其达到足以抵抗肌肉收缩及剪力和旋转力时,则骨折达到临床愈合。此时 X 线平片上可见骨折处有梭形骨痂阴影,但骨折线仍隐约可见(图 9-28)。

骨折愈合过程中,膜内成骨速度比软骨内成骨快,而膜内成骨又以骨外膜为主。因此,任何骨外膜损伤均对骨折愈合不利。

3. 骨痂改造塑形期　这一过程需 1~2 年。原始骨痂中新生骨小梁逐渐增粗,排列逐渐规则和致密。骨折端的坏死骨经破骨和成骨细胞的侵入,完成死骨清除和新骨形成的爬行替代过程。原始骨痂被板层骨所替代,使骨折部位形成坚强的骨性连接。随着肢体活动和负重,根据 Wolff 定律,骨的机械强度取决于骨的结构,成熟骨板经过成骨细胞和破骨细胞相互作用,在应力轴线上成骨细胞相对活跃,有更多新骨生成形成坚强的板层骨,而在应力轴线以外,破骨细胞相对活跃,使多余的骨痂逐渐被吸收而清除。髓腔重新沟通,骨折处恢复正常骨结构,在组织学和放射学上不留痕迹(图 9-29)。

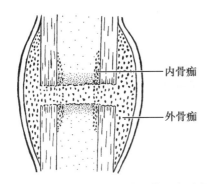

图 9-28　6~12 周内骨痂和外骨痂形成

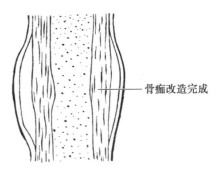

图 9-29　1~2 年骨痂改造塑形

近年来有研究将骨折愈合过程分为一期愈合(直接愈合)和二期愈合(间接愈合)两种形式。一期愈合是指骨折复位和坚强内固定后,骨折断端可通过哈弗系统重建直接发生连接,X 线平片上无明显外骨痂形成,而骨折线逐渐消失。其特征为愈合过程中无骨皮质区吸收,坏死骨在被吸收的同时由新的板层骨取代,达到皮质骨间的直接愈合。二期愈合是膜内化骨与软骨内化骨两种成骨方式的结合,有骨痂形成。临床上骨折愈合过程多为二期愈合。

骨折的愈合是一个连续不断的过程,是一面破坏清除,一面新生修复的过程,新生修复的过程是由膜内骨化与软骨内骨化共同完成的。骨折愈合的过程也是由暂时性紧急连接过渡到永久性的坚固连接的过程。实际上在每一阶段尚未结束之前,下一阶段即已开始和产生,各阶段之间紧密联系,相互交错,是不能截然分开的。

【骨折临床愈合标准】　临床愈合是骨折愈合的重要阶段。其标准为:①局部无压痛及纵向叩击痛;②局部无异常活动;③X 线平片显示骨折处有连续性骨痂(图 9-30),骨折线模糊。

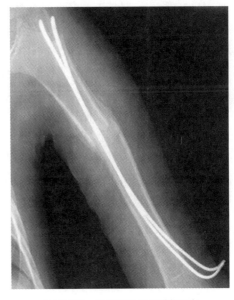

图 9-30　骨折处有连续性骨痂

二、骨折延迟愈合、不愈合、畸形愈合

(一) 骨折延迟愈合

骨折经过治疗,超过一般愈合所需的时间,骨折断端仍未出现骨折连接,称骨折延迟愈合(delayed union)。X 线平片显示骨折端骨痂少,轻度脱钙,骨折线仍明显,但无骨硬化表现。

骨折延迟愈合除全身营养不良等因素外,主要原因是骨折复位和固定不牢靠,骨折端存在剪力和旋转力或者牵引过度所指的骨端分离。骨折延迟愈合表现骨折愈合较慢,但仍有继续愈合的能力和可能性,针对原因经过适当的处理,仍可达到骨折愈合。

（二）骨折不愈合

1. 骨折不愈合的定义　骨折经过治疗,超过一般愈合时间（9 个月）,且经再度延长治疗时间（3 个月）,仍达不到骨性愈合,称之为骨折不愈合（nonunion）。

2. 骨折不愈合的病因　骨折不愈合的易感因素:不稳定、血供不足和骨接触不良。

（1）不稳定:内固定或外固定的机械性不稳定可使骨折处过度活动。所产生的力学不稳定因素包括:器械固定不足（即内植物过小或过细）,骨折块间牵拉形成间隙（切记:骨科器械不但能将骨聚拢,也可将其分开）,骨丢失以及骨质不佳（即紧密度欠佳）。如果血运丰富,骨折处的过度活动可导致大量的骨痂形成、骨折线增宽、纤维软骨矿化失败和骨替代失败,以及骨折愈合失败。

（2）血供不足:严重损失和手术剥离都可导致骨折表面血供丢失。开放性骨折和高能量闭合损伤都会伴有软组织剥离及骨膜血供的损害。这些损伤还可破坏营养血管和骨内膜血供。特定解剖部位的血管（如胫后动脉）损伤也易产生骨折不愈合。切开复位时过多地剥离骨膜以及植入器械时损伤骨和软组织,也可破坏骨折处的血运。无论何种原因所致的血运不足,都可使骨块末端骨质坏死,有无大段骨缺损都是如此。坏死的表面妨碍了骨折愈合的正常生理过程,常导致骨不连。

（3）骨接触不良:骨块间的接触是骨折愈合的重要条件。软组织嵌夹、骨块对位或对线不良、骨缺损或骨块间移位,都可导致骨折处的接触不良。无论何种原因,骨接触不良都可导致机械不稳定并形成缺损,从而影响骨愈合过程。

（4）其他相关因素:如感染、尼古丁摄入和吸烟、特殊药物、高龄、全身疾病、功能水平差伴不能承重、静脉淤滞、烧伤、放射、肥胖、酗酒、代谢性骨病及维生素缺乏等。

3. 骨折不愈合的放射学检查（图 9-31）

（1）X 线平片:骨折不愈合根据 X 线平片表现分为肥大型和萎缩型两种。前者 X 线平片表现为骨折端膨大、硬化,呈象足样,说明曾有骨再生,但由于断端缺乏稳定性,新生骨痂难以跨过骨折线。后者骨折端无骨痂,断端分离、萎缩,说明骨折端血运差,无骨再生,骨髓腔被致密硬化的骨质所封闭,临床上骨折处可有假关节活动。

（2）CT 与平面断层成像:平片并不总能提供骨折愈合状况的所有信息。硬化骨和金属内植物可使骨折部位模糊,不利于判断骨折愈合还是骨不愈合。当存在硬化性骨折不愈合或金属固定牢固时,骨折处无痛或轻微疼痛且无活动者更是如此。CT 与平面断层成像有助于进一步评价此类病例。CT 扫描在评估桥接骨占横截面积的比例时更有效,还有助于评价关节内骨折不愈合病例的关节面的突降、关节面不连续和骨折愈合情况。

4. 骨折不愈合的治疗　骨折不愈合多由于骨折端间嵌夹较多软组织,开放性骨折清创时去除的骨片较多而造成的骨缺损,多次手术对骨的血液供应破坏较大及内固定失败等因素所致。骨折不愈合,不可能再通过延长治疗时间而达到愈合,而需切除硬化骨,打通骨髓腔,修复骨缺损,一般需行植骨、内固定,必要时还需加用石膏绷带外固定予以治疗。带血管蒂的骨膜和骨移植以及吻合血管的游离骨膜和骨移植已成为治疗骨折不愈合的重要方法。近年来有应用低频电磁场治疗无骨质缺损的骨折不愈合成功者,可使某些病例免去手术。

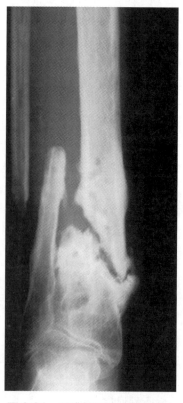

图 9-31　胫腓骨远端骨折不愈合

(三) 骨折畸形愈合

即骨折愈合的位置未达到功能复位的要求,存在成角、旋转或重叠畸形(图 9-32)。畸形愈合(malunion)可能由于骨折复位不佳、固定不牢固或过早拆除固定,受肌肉牵拉、肢体重量和不恰当负重的影响所致。畸形较轻,对功能影响不大者,可不予处理。畸形明显,影响肢体功能者,需行矫正。

三、影响骨折愈合因素

骨折愈合是受多种因素影响的复杂过程,其中有有利因素,也有不利因素。对其应有充分的认识,以便利用和发挥有利因素,避免和克服不利因素,促进骨折愈合。

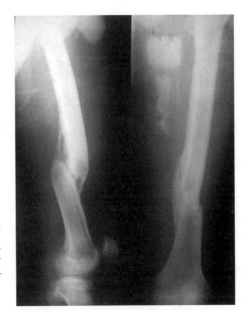

图 9-32 股骨干骨折畸形愈合

(一) 年龄

年龄不同骨折愈合差异很大,如新生儿股骨骨折 2 周后即可达到坚固愈合,成人股骨骨折一般需 3 个月左右。儿童骨折愈合较快,老年人则所需时间更长。

(二) 全身健康状况

健康状况欠佳,特别是患有慢性消耗性疾病者,如糖尿病、营养不良症、恶性肿瘤以及钙磷代谢紊乱,骨折愈合时间明显延长。

(三) 局部因素

1. **引起骨折的原因**　电击伤和火器引起骨折愈合较慢。

2. **骨折的类型**　嵌入骨折、斜形骨折、螺旋形骨折因接触面积大,愈合较横形、粉碎性骨折快。闭合性较开放性快。

3. **软组织损伤的程度**　火器伤时,枪弹等穿入人体内引起的骨折,软组织广泛损伤、坏死、缺损,骨折处缺乏血液供应,均影响骨折的愈合。

4. **感染**　开放性骨折,若发生感染,均可形成骨髓炎、死骨及软组织坏死,影响骨折的愈合。

5. **神经支配的影响**　截瘫、小儿麻痹和神经损伤的患者肢体骨折,愈合较慢。

6. **软组织的嵌入**　两骨折段间若有肌肉、肌腱、韧带等软组织嵌入,骨折可以不愈合。

(四) 治疗方法不当

1. **复位不及时或复位不当**　没有及时将骨折复位,复位时方法不当,特别是手法复位粗暴以及多次复位,均可进一步破坏局部血运,从而影响骨折的愈合。

2. **过度牵引**　过度的牵引可以使两骨断间的距离增大,骨痂不能跨越断端,影响骨折愈合,牵引过度也可使机化的毛细血管发生痉挛,影响血运,进而影响骨折的愈合。

3. **不合理的固定**　固定范围不够、位置不当、过于松动及时间过短,都会在不同的阶段增加骨折端应力的干扰,或者造成骨折端接触不良,均可影响骨折的正常愈合。

4. **手术操作的影响**　切开复位内固定时造成骨膜的广泛剥离,不仅影响了骨膜的血运,也可导致感染。在处理开放性骨折中,过多地去除碎骨片,可以造成骨缺损,影响骨折的愈合。

5. **不正确的功能锻炼**　违反功能锻炼指导原则的治疗,可以使骨端间产生剪力、成角或扭转应力,均可影响骨折的顺利愈合。要在医生指导下进行正确而恰当的功能锻炼,可以促进肢体血液循环,消除肿胀,防止肌萎缩、骨质疏松和关节僵硬,有利于关节功能恢复。

第三节　骨折的治疗

一、骨折的治疗原则

骨折的治疗有三大原则,即复位、固定和康复治疗。

1. **复位**　是将移位的骨折段恢复正常或近乎正常的解剖关系,重建骨的支架作用。

2. **固定**　即将骨折维持在复位后的位置,使其在良好对位情况下达到牢固愈合,是骨折愈合的关键。

3. **功能锻炼及康复**　是在不影响固定的情况下,尽快地恢复病肢肌肉、肌腱、韧带、关节囊等软组织的舒缩活动。早期合理的功能锻炼和康复治疗,可促进病肢血液循环,消除肿胀;减少肌萎缩、保持肌肉力量;防止骨质疏松、关节僵硬和促进骨折愈合,是恢复病肢功能的重要保证。

(一)骨折的复位

1. 复位标准

(1)解剖复位:骨折端通过复位,恢复了正常的解剖关系,对位(两骨折端的接触面)和对线(两骨折段在纵轴上的关系)完全良好时,称解剖复位(图9-33)。

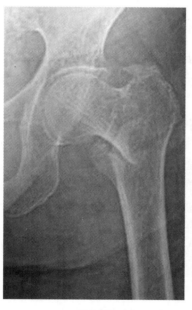
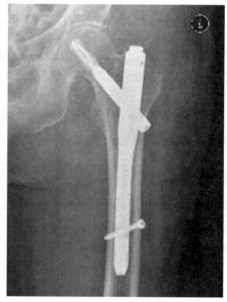

复位前　　　　　　　　　　　　　复位后

图9-33　股骨转子间骨折达解剖复位(复位前和复位后)

(2)功能复位:经复位后,两骨折端虽未恢复至正常的解剖关系,但骨折愈合后对肢体功能无明显影响者,称功能复位。功能复位的标准是:①骨折部位的旋转移位、分离移位必须完全矫正。②成角移位必须完全复位。否则关节内、外侧负重不平衡,易引起创伤性关节炎。肱骨干骨折稍有畸形,对功能影响不大。③长骨干横形骨折,骨折端对位至少达1/3,干骺端骨折至少应对位3/4(图9-34)。

2. 复位方法　骨折复位方法有两类,即手法复位(又称闭合复位)和切开复位。

（1）手法复位：应用手法使骨折或脱位复位，称为手法复位。进行手法复位时，其动作必须轻柔，并争取一次复位成功。粗暴的手法和反复多次的复位，均可增加软组织损伤，影响骨折愈合，且可能引起并发症。骨折应争取达到解剖复位，否则必须手术复位。

（2）切开复位：即手术切开骨折部位的软组织，暴露骨折端，在直视下将骨折复位，称为切开复位。

1）切开复位的指征：①骨折端之间有肌肉或肌腱等软组织嵌入；②关节内骨折；③骨折并发主要血管、神经损伤；④多处骨折；⑤四肢斜形、螺旋形、粉碎性骨折及脊柱骨折并脊髓损伤者；⑥老年人四肢骨折需尽早离床活动。

2）切开复位的优缺点

①优点：切开复位的最大优点是骨折可达到解剖复位。有效的内固定，可使患者提前下床活动，减少肌萎缩及关节僵硬，还能方便护理，减少并发症。

②缺点：切开复位时分离软组织和骨膜，减少骨折部位的血液供应；增加局部软组织损伤的程度，降低局部抵抗力，若无菌操作不严，则易发生感染，引起化脓性骨髓炎等。

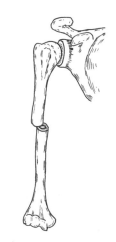

图 9-34　肱骨骨折后功能复位（骨折端对位 1/3 以上）

（二）骨折的固定

骨折的固定（fixation of fracture）方法有两类，即外固定——用于身体外部的固定（固定器材位于体外）和内固定——用于身体内部的固定（固定器材位于体内）。

1. **外固定（external fixation）**　常用的外固定有小夹板、支具、石膏绷带、持续牵引和骨外固定器等。

（1）小夹板：由具有一定弹性的柳木板、竹板或塑料板制成，固定骨折部的肢体。适用于四肢闭合性、无移位、稳定性骨折（图 9-35）。一般不包括骨折的上、下关节，以便于及早进行功能锻炼，防止关节僵硬。但易导致骨折再移位、压迫性溃疡、缺血性肌挛缩，甚至肢体坏疽等严重后果，目前已很少应用。

（2）骨科固定支具：支具特别适用于四肢闭合性的稳定性骨折。尤其是四肢稳定性骨折、青枝骨折及关节软组织损伤（图 9-36）。

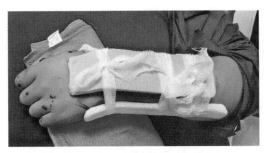

图 9-35　前臂骨折小夹板固定

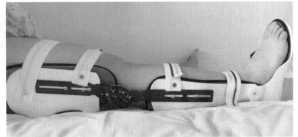

图 9-36　膝关节损伤支具固定

（3）石膏绷带（图 9-37）

1）石膏绷带固定指征：①开放性骨折清创缝合术后；②某些部位的骨折切开复位内固定术后，如股骨骨折髓内钉或钢板螺丝钉固定后，作为辅助性外固定；③畸形矫正后维持矫形位置和骨关节融合手术后；④化脓性关节炎和骨髓炎病肢的固定。

2）石膏绷带固定的注意事项：①应在石膏下垫置枕头，抬高病肢，以利消除肿胀。②包扎石膏绷带过程中，如需将肢体保持在某一特殊位置时，助手可用手掌托扶肢体，不可用手指顶压石膏，以免局部压迫而发生溃疡。③石膏绷带未凝固之前，不应改变肢体位置，特别是关节部位，以免石膏折断。

④观察石膏绷带固定后固定肢体远端皮肤的颜色、温度、毛细血管充盈、感觉和指（趾）的运动情况。如病肢出现持续剧烈疼痛、病肢麻木、颜色发紫和皮温下降，则多为石膏绷带包扎过紧引起的肢体受压，应立即将石膏全长纵向剖开减压，否则继续发展可致肢体坏疽。⑤肢体肿胀消退后引起石膏过松，失去固定作用，应及时更换。⑥石膏绷带固定过程中，应作主动肌肉舒缩锻炼，未固定的关节应早期活动。

（4）头颈及外展支具：固定前者主要用于颈椎损伤，后者用于肩关节周围骨折、肱骨骨折及臂丛神经损伤等。病肢处于抬高位，有利于消肿，且可避免重力牵拉，产生骨折分离移位（图 9-38）。

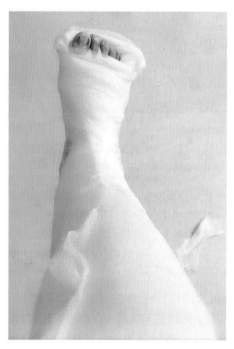

图 9-37　胫腓骨骨折石膏固定

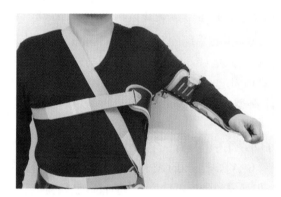

图 9-38　肱骨大结节撕脱骨折外展架固定

（5）持续牵引：牵引既有复位作用，也是一种外固定装置。持续牵引分为皮肤牵引、枕颌带牵引和骨牵引。

持续牵引的指征：①颈椎骨折脱位：枕颌带牵引或颅骨牵引（图 9-39，图 9-40）；②股骨骨折：股骨髁上或胫骨结节骨牵引（图 9-41，图 9-42）；③胫骨骨折：跟骨牵引（图 9-43）。

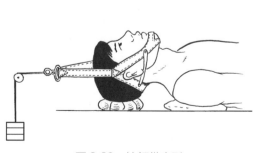

图 9-39　枕颌带牵引

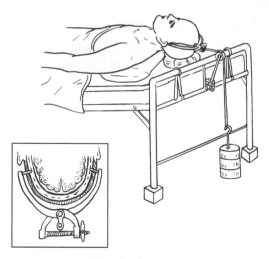

图 9-40　颅骨牵引

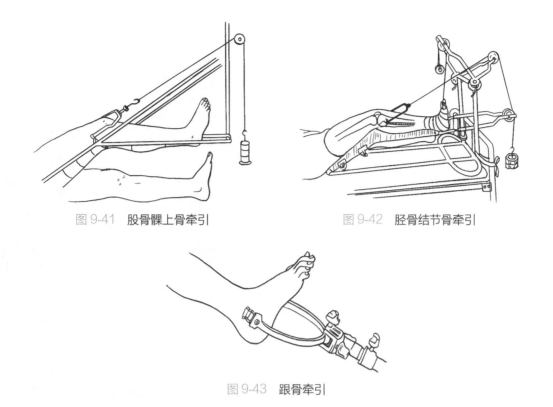

图 9-41 股骨髁上骨牵引 图 9-42 胫骨结节骨牵引

图 9-43 跟骨牵引

(6) 3D 打印外固定装置:是目前基于石膏绷带及外固定支具的适用范围基础上,提高外固定的舒适度,并且增加了关节活动调节装置,避免关节僵硬等并发症(图 9-44)。

(7) 骨外固定器:骨外固定器适用于:①开放性骨折;②闭合性骨折伴广泛软组织损伤;③骨折合并感染和骨折不愈合;④截骨矫形或关节融合术后。优点是固定可靠,易于处理伤口,不限制关节活动,可行早期功能锻炼(图 9-45)。

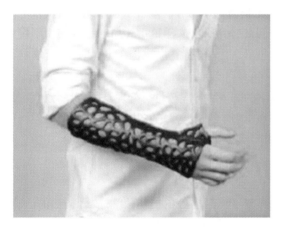

图 9-44 前臂 3D 打印支具

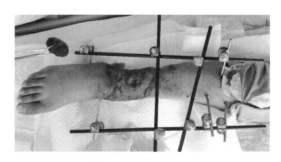

图 9-45 胫腓骨开放性骨折外固定架固定

2. **内固定**(internal fixation) 内固定主要用于闭合或切开复位后,采用金属内固定物,如接骨板、螺丝钉、加压钢板或带锁髓内钉(图 9-46)等。将已复位的骨折予以固定。

3. **康复治疗** 骨折后的康复治疗极其重要,是防止并发症发生和及早恢复功能的重要保证。应鼓励患者在医务人员指导下进行早期康复治疗,促进骨折愈合和功能恢复,防止并发症发生。

(1)早期阶段:骨折后 1~2 周内,促进病肢血液循环,消除肿胀,防止肌萎缩,功能锻炼应以病肢肌肉主动舒缩活动为主。

（2）中期阶段：骨折 2 周以后，病肢肿胀已消退，局部疼痛减轻，骨折处已有纤维连接，日趋稳定，可逐渐缓慢增加其活动强度和范围，在助步器的帮助下进行功能锻炼，以防肌萎缩和关节僵硬。

（3）晚期阶段：骨折已达临床愈合标准，外固定已拆除。此时是康复治疗的关键时期，特别是早、中期康复治疗不足的患者，肢体部分肿胀和关节僵硬应通过锻炼，促进关节活动范围和肌力的恢复。

二、骨折的急救

骨折，特别是严重的骨折，如骨盆骨折、股骨骨折等常是全身严重多发性损伤的一部分。因此，现场急救不仅要注意骨折的处理，更重要的是要注意全身情况的处理。骨折的最终治疗必须等到患者的基本状况稳定后方可进行。保持呼吸道通畅，治疗胸部、腹部和其他有生命危险的损伤都应优先于对骨折的处理。

（一）骨折急救的目的

骨折急救是用最为简单而有效的方法抢救生命、保护病肢、迅速转运，以便尽快妥善处理。

1. **抢救休克**　首先检查患者全身情况，如处于休克状态，应注意保温，尽量减少搬动，有条件时应立即输液、输血。合并颅脑损伤处于昏迷状态者，应注意保持呼吸道通畅。

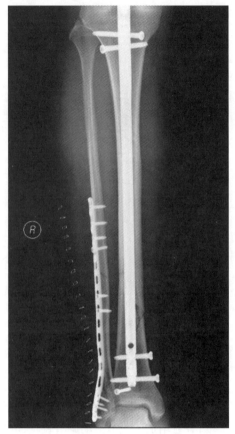

图 9-46　金属接骨板及带锁髓内钉固定

2. **包扎伤口**　开放性骨折，绝大多数伤口出血可用加压包扎止血。大血管出血，加压包扎不能止血时，可采用止血带止血。最好使用充气止血带，并应记录所用压力和时间。创口用无菌敷料或清洁布类予以包扎，以减少再污染。若骨折端已戳出伤口，并已污染，又未压迫重要血管、神经者，不应将其复位，以免将污物带到伤口深处。应送至医院经清创处理后，再行复位。若在包扎时，骨折端自行滑入伤口内，应做好记录，以便在清创时进一步处理。

3. **妥善固定**　固定是骨折急救的重要措施。凡疑有骨折者，均应按骨折处理。闭合性骨折者，急救时不必脱去病肢的衣裤和鞋袜，以免过多地搬动病肢，增加疼痛。若病肢肿胀严重，可用剪刀将病肢衣袖和裤脚剪开，减轻压迫。骨折有明显畸形，并有穿破软组织或损伤附近重要血管、神经的危险时，可适当牵引病肢，待稳定后再行固定。

（二）骨折固定的目的

①避免骨折端在搬运过程中对周围重要组织，如血管、神经、内脏的损伤；②减少骨折端的活动，减轻患者的疼痛；③便于运送。固定可用特制的夹板，或就地取材选用木板、木棍、树枝等。若无任何可利用的材料时，上肢骨折可将病肢固定于胸部，下肢骨折可将病肢与对侧健肢捆绑固定，脊柱骨折采用滚动式搬动并俯卧位搬运。

（三）迅速转运患者

经初步处理、妥善固定后，应尽快地转运至最近的医院进行治疗。

三、开放性骨折治疗

开放性骨折即骨折部位皮肤或黏膜破裂，骨折与外界相同。它可由直接暴力作用，使骨折部位软组织破裂,肌肉挫伤所致,亦可由间接暴力,由骨折端自内向外刺破肌肉和皮肤引起。前者骨折所伴软组织损伤远比后者严重。

开放性骨折的最大危险是由于创口被感染,大量细菌侵入,并在局部迅速繁殖,导致骨感染。严重者可致肢体功能障碍、残疾,甚至引起生命危险。

（一）开放性骨折的分度

开放性骨折根据软组织损伤的轻重,可分为三度:

第一度:皮肤由骨折端自内向外刺破,软组织损伤轻。

第二度:皮肤破裂或压碎,皮下组织与肌组织中度损伤。

第三度:广泛的皮肤、皮下组织与肌肉严重损伤,常合并神经、血管损伤。Gustilo-Anderson 又将第三度分为三个亚型,即ⅢA 型,软组织严重挤压伤,但仍可覆盖骨质;ⅢB 型,软组织严重缺损伴骨外露;ⅢC 型,软组织严重缺损,合并重要血管损伤伴骨外露。

（二）开放性骨折的处理原则

及时正确地处理创口,尽可能地防止感染,力争将开放性骨折转化为闭合性骨折。

（三）术前检查与准备

询问病史,了解创伤的经过、受伤的性质和时间,急救处理的情况等。检查全身情况,是否有休克和其他危及生命的重要器官损伤。通过肢体的运动、感觉,动脉搏动和末梢血液循环状况,确定是否有神经、肌腱和血管损伤。观察伤口,估计损伤的程度,软组织损伤情况和污染程度。拍摄患肢正、侧位 X 线片,了解骨折类型和移位。

（四）清创的时间

清创越早,感染机会越少,治疗效果越好。早期细菌停留在创口表面,仅为污染,以后才繁殖并侵入组织内部发生感染,这段时间成为潜伏期。因此应争取在潜伏期内,感染发生之前进行清创。一般认为在伤后 6~8h 内清创,创口绝大多数能一期愈合,应尽可能争取在此段时间内进行。若受伤时气温较低,如在冬天,伤口感染较轻,周围组织损伤也较轻,其清创时间可适当延长。少数病例在伤后12~24h,如果应用有效抗生素,甚至个别病例超过 24h 还可进行清创。但绝不可有意拖延清创时间,以免增加感染的机会,造成不良后果。

（五）清创的要点

开放性骨折的清创术包括清创、骨折复位和软组织修复以及伤口闭合。它的要求比单纯的软组织损伤更为严格,一旦发生感染,将导致化脓性骨髓炎。

1. **清创**　清创即将污染的创口,经过清洗、消毒,然后切除创缘、清除异物,切除坏死和失去活力的组织,使之变成清洁的创口(图 9-47)。手术可在臂丛麻醉或者硬膜外麻醉下进行。为了减少出血,特别是伴有血管损伤时,可在使用止血带下手术。由于止血带下不易确定组织血液供应情况,初步清创止血后,放开止血带,应再一次清创切除无血液供应的组织。

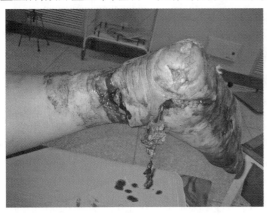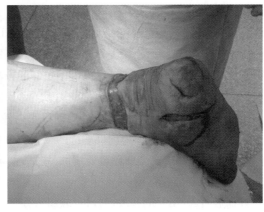

术前　　　　　　　　　　　　　　　　　　术后

图 9-47　小腿及足部清创前后对比

（1）清洗：无菌敷料覆盖创口，用无菌刷及肥皂液刷洗患肢 2~3 次，范围包括创口上下 15cm，刷洗后用无菌生理盐水冲洗，创口内部一般不刷洗，若污染严重，可用无菌纱布轻柔清洗，用生理盐水冲洗。然后用 0.1% 活力碘（聚吡咯酮碘）冲洗创口或者用纱布浸湿 0.1% 活力碘敷于创口，再用生理盐水冲洗。常规消毒铺巾后行冲洗清创。

（2）切除创缘皮肤 1~2mm，皮肤挫伤者，应予切除失去活力的皮肤。从浅至深，清除异物，切除污染和失去活力的皮下组织、筋膜、肌肉。对于肌腱、神经和血管，应在尽量切除其污染部分的情况下，保留组织的完整性，以便予以修复。清创应彻底，避免遗漏死腔和死角。

（3）关节韧带和关节囊严重挫伤者，应予切除。若仅污染，则应在彻底切除污染物的情况下，尽量予以保留，对关节的稳定和以后的功能恢复十分重要。

（4）骨外膜应尽量保留，以保证愈合，若已污染，可仔细将其表面切除。

（5）骨折端的处理：既要彻底清理干净，又要尽量保持骨的完整性，以利骨折愈合。骨端的污染程度在密质骨一般不超过 0.5~1.0mm，松质骨可深达 1cm，密质骨的污染可用骨凿凿除或用咬骨钳咬除，污染的松质骨可以刮除，污染的骨髓腔应注意将其彻底清除干净。粉碎性骨折的骨片应仔细加以处理。游离的小骨片可以去除，与周围组织尚有联系的小骨片应予以保留，并应复位，有助于骨折愈合。大块的骨片，即使已完全游离也不能摘除，以免造成骨缺损，影响骨折愈合，甚至导致骨不连接。应将其用 0.1% 活力碘浸泡 5min，然后用生理盐水冲洗后，重新放回原骨折处，以保持骨的连续性。

（6）再次清洗：彻底清创后，用无菌生理盐水再次冲洗创口及其周围 2~3 次。然后用 0.1% 活力碘浸泡或湿敷创口 3~5min，该溶液对组织无不良反应。若创口污染较重，且距伤后时间较长，可加用 3% 过氧化氢溶液清洗，然后用生理盐水冲洗，以减少厌氧菌感染的机会。再清洗后应更换手套、敷单及手术器械，继续进行组织修复手术。

2. 骨折固定与组织修复

（1）骨折固定：清创后，应在直视下将骨折复位，并根据骨折的类型选择适当的内固定方法将骨折固定。固定方法应以最简单、最快捷为宜，必要时术后可适当加用外固定。若骨折稳定，复位后不易再移位者，亦可不作内固定，而单纯选用外固定。

第三度开放性骨折及第二度开放性骨折清创时间超过伤后 6~8h 者，不宜应用内固定，可选用外固定器固定。因为超过 6~8h，创口处污染的细菌已度过潜伏期，进入按对数增殖的时期，内固定物作为无生命的异物，机体局部抵抗力低下，且抗菌药物难以发挥作用，容易导致感染。一旦发生感染，则内固定必须取出，否则感染不止，创口不愈。

（2）重要软组织修复：肌腱、神经、血管等重要组织损伤，应争取在清创时采用适合的方法予以修复，以便早日恢复功能。

（3）创口引流：用引流管，置于创口内最深处，从正常皮肤处穿出体外，并接以负压引流瓶，于 24~48h 内拔除。必要时，在创口闭合前可将抗生素缓释剂置入创口内。

3. 闭合创口　完全闭合创口，争取一期愈合，是达到将开放性骨折转化为闭合性骨折的关键，也是清创术争取达到的主要目的。对于第一、二度开放性骨折，清创后，大多数创口能一期闭合。第三度开放性骨折，在清创后伤口要保持开放，数天后重复清创，通过植皮或皮瓣转移，延迟闭合伤口。显微外科的发展，为这类损伤的治疗提供了更好的方法和更多的机会。

（1）直接缝合：皮肤无明显缺损者，多能直接缝合。

（2）减张缝合和植皮术：皮肤缺损，创口张力较大，不能直接缝合者，如周围皮肤及软组织损伤较轻，可在创口一侧或两侧作为创口平行的减张切口。缝合创口后，如减张切口可以缝合者则直接缝合。否则于减张切口处植皮。如创口处皮肤缺损，而局部软组织床良好，无骨和神经、血管等重要组织外露，亦可在创口处直接植皮。

（3）延迟闭合：第三度开放性骨折，软组织损伤严重，一时无法完全确定组织坏死情况，感染的机会较大。清创后，可将周围软组织覆盖骨折处，敞开创口，用无菌敷料湿敷，观察 3~5d，可再次清创，彻底切除失活组织,进行游离植皮,如植皮困难,可用皮瓣移植覆盖。

(4)皮瓣移植:伴有广泛软组织损伤的第三度开放性骨折,骨折处外露,缺乏软组织覆盖,极易导致感染。应设法将创口用各种不同的皮瓣加以覆盖,如局部转移皮瓣、带血管蒂岛状皮瓣或吻合血管的游离皮瓣移植等。

清创过程完成后,根据伤情选择适当的固定方法固定患肢。应使用抗生素预防感染,并应用破伤风抗毒素。

四、开放性关节损伤的治疗

开放性关节损伤即皮肤和关节囊破裂,关节腔与外界相通(图 9-48)。其处理原则与开放性骨折基本相同,治疗的主要目的是防止关节感染和恢复关节功能。损伤程度不同,处理方法和术后效果亦不同,一般可分为以下三度:

第一度:锐器刺破关节囊,创口较小,关节软骨和骨骼无损伤。此类损伤不需要打开关节,以免污染进一步扩散。创口行清创缝合后,可在关节内注入抗生素,予以适当固定 3 周,开始功能锻炼,经治疗可保留关节功能,如有关节肿胀、积液则按化脓性关节炎早期处理。

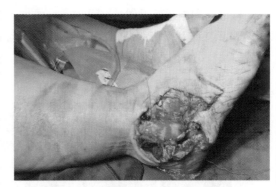

图 9-48 踝关节三度开放性损伤

第二度:软组织损伤较广泛,关节软骨和骨骼部分破坏,创口内有异物,应在局部软组织清创完成后,更换手套、敷单和器械再扩大关节囊切口,充分显露关节,用大量生理盐水反复冲洗。彻底清除关节内的异物、血肿和小的碎骨片,大的骨片应予复位,并尽量保持关节软骨面的完整,用克氏针或可吸收螺丝钉固定。关节囊和韧带应尽量保留,并予以修复。关节囊的缺损可用筋膜修补。必要时关节腔内放置引流管,用生理盐水灌洗引流,一般于术后 48h 拔除。经治疗后可恢复部分关节功能。

第三度:软组织毁损,韧带断裂,关节软骨和骨骼严重损伤,创口内有异物,可合并关节脱位及血管、神经损伤等。经彻底清创后敞开创口,无菌敷料湿敷,3~5d 后可行延期缝合。亦可彻底清创后,大面积软组织缺损可用显微外科技术行组织移植,如用肌皮瓣或皮瓣移植修复。关节功能无恢复可能者,可一期行关节融合术。

五、骨折的并发症

骨折常由较严重的创伤所致。在一些复杂的损伤中,有时骨折本身并不重要,重要的是骨折伴有或所致重要组织或重要器官损伤,常引起严重的全身反应,甚至危及患者的生命。骨折治疗过程中出现的一些并发症,将严重地影响骨折的治疗效果,应特别注意加以预防并及时予以正确处理。

(一)早期并发症

1. **休克(shock)** 严重创伤,骨折引起大出血或重要器官损伤所致。

2. **脂肪栓塞综合征(fat embolism syndrome)** 发生于成人,是由于骨折处髓腔内血肿张力过大,骨髓被破坏,脂肪滴进入破裂的静脉窦内,可引起肺、脑脂肪栓塞。亦有人认为是由于创伤的应激作用,使正常血液中的乳糜微粒失去乳化稳定性,结合成直径达 $10\sim20\mu m$ 的脂肪球而成为栓子,阻塞肺毛细血管。同时,在肺灌注不良时,肺泡膜细胞产生脂肪酶,使脂肪栓子中的中性脂肪小滴水解成甘油与游离脂肪酸,释放儿茶酚胺,损伤毛细血管壁,使富于蛋白质的液体漏至肺间质和肺泡内,发生肺出血、肺不张和低血氧。临床上出现呼吸功能不全、发绀,胸部拍片有广泛性肺实变。动脉低血氧可致烦躁不安、嗜睡,甚至昏迷和死亡。

3. **重要内脏器官损伤**

(1)肝、脾破裂:严重的下胸壁损伤,除可致肋骨骨折外,还可能引起左侧的脾和右侧的肝破裂出血,导致休克。

(2)肺损伤:肋骨骨折时,骨折端可使肋间血管及肺组织损伤,而出现气胸、血胸或血气胸,引起严重的呼吸困难(图9-49)。

(3)膀胱和尿道损伤:由骨盆骨折所致,引起尿外渗所致的下腹部、会阴疼痛、肿胀以及血尿、排尿困难。

(4)直肠损伤:可由骶尾骨骨折所致,而出现下腹部疼痛和直肠内出血。

4. **重要周围组织损伤**

(1)重要血管损伤:常见的有股骨髁上骨折,远侧骨折端可致腘动脉损伤;胫骨上段骨折的胫前或胫后动脉损伤;伸直型肱骨髁上骨折,近侧骨折端易造成肱动脉损伤(图9-50)。

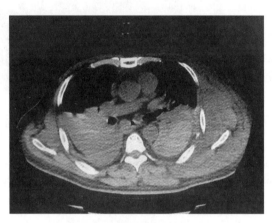

图 9-49　肋骨骨折导致血气胸

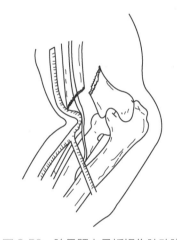

图 9-50　肱骨髁上骨折损伤肱动脉

(2)周围神经损伤:特别是在神经与其骨紧密相邻的部位,如肱骨中、下 1/3 交界处骨折极易损伤紧贴肱骨行走的桡神经(图9-51);腓骨颈骨折易致腓总神经损伤。

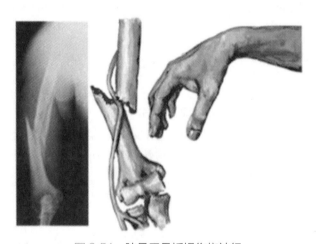

图 9-51　肱骨干骨折损伤桡神经

(3)脊髓损伤:为脊柱骨折和脱位的严重并发症,多见于脊柱颈段和胸腰段,出现损伤平面以下的截瘫(图9-52)。目前,虽有不少关于脊髓损伤再生的研究,但尚未取得突破性进展,脊髓损伤所致的截瘫可导致终身残疾。

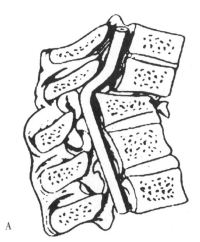
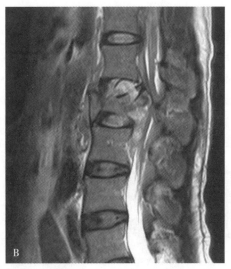

图 9-52 脊柱骨折脱位损伤脊髓
A. 示意图;B. 磁共振表现。

5. **骨筋膜室综合征(osteofascial compartment syndrome)** 即由骨、骨间膜、肌间隔和深筋膜形成的骨筋膜室内肌肉和神经因急性缺血而产生的一系列早期征候群(图 9-53)。最多见于前臂掌侧和小腿,常由创伤骨折的血肿和组织水肿使其室内内容物体积增加或外包扎过紧、局部压迫使骨筋膜室容积减小而导致骨筋膜室内压力增高所致。当压力达到一定程度(前臂 65mmHg,小腿 55mmHg)可使供应肌肉的小动脉关闭,形成缺血 - 水肿 - 缺血的恶性循环,根据其缺血的不同程度而导致:①濒临缺血性肌挛缩:缺血早期,及时处理恢复血液供应后,可不发生或仅发生极小量肌肉坏死,可不影响肢体功能;②缺血性肌挛缩:较短时间或程度较重的不完全缺血,恢复血液供应后大部分肌肉坏死,形成挛缩畸形,严重影响患肢功能;③坏疽:广泛、长时间完全缺血,大量肌肉坏疽,常需截肢。如有大量毒素进入血液循环,还可致休克、心律失常和急性肾衰竭。

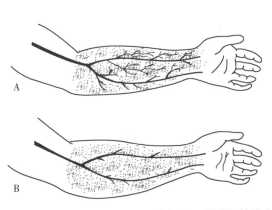
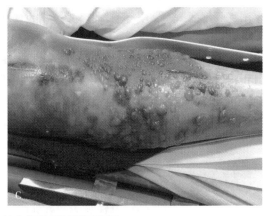

图 9-53 前臂骨筋膜室综合征发展过程示意图

A. 早期前臂肌肉的毛细血管血液循环开始受压;B. 若骨筋膜室内张力继续增加,肌肉的血液供应可以完全丧失,但远侧的动脉搏动还可以存在,所以临床上不能以此作为安全的客观指标;C. 体表表现为组织明显肿胀。

可根据以下四个体征确定诊断:①患肢感觉异常;②被动牵拉受累肌肉出现疼痛(肌肉被动牵拉试验阳性);③肌肉在主动屈曲时出现疼痛;④筋膜室及肌腹处有压痛。骨筋膜室综合征常并发肌红蛋白尿,治疗时应予以足量补液促进排尿,如果筋膜室压力 >30mmHg,应果断及时行筋膜室切开减压术。

（二）晚期并发症

1. **坠积性肺炎**（hypostatic pneumonia）　主要发生于因骨折长期卧床不起的患者,特别是老年、体弱和伴有慢性病的患者,有时可因此而危及患者生命。应鼓励患者积极进行功能锻炼,及早下床活动（图9-54）。

2. **压疮**（decubitus）　严重创伤骨折,长期卧床不起,身体骨突起处受压,局部血液循环障碍,易形成压疮（图9-55）。常见部位有骶尾部、髋部、足跟部。特别是截瘫患者,由于失神经支配,缺乏感觉和局部血液循环更差,不仅更易发生压疮,而且发生后难以治愈,常成为全身感染的来源。

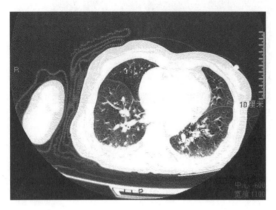

图9-54　坠积性肺炎肺部CT表现

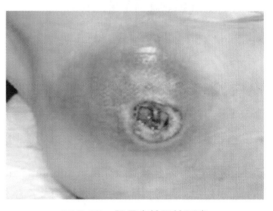

图9-55　股骨大转子处压疮

3. **下肢深静脉血栓形成**（deep vein thrombosis）多见于骨盆骨折或下肢骨折,下肢长时间制动,静脉血回流缓慢,加之创伤所致血液高凝状态,易发生血栓形成。应加强活动锻炼,皮下注射低分子肝素,或口服华法林等药物,预防其发生。

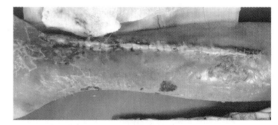

图9-56　胫骨开放骨折清创术后软组织感染

4. **感染**（infection）　开放性骨折,特别是污染较重或伴有较严重的软组织损伤者,若清创不彻底,坏死组织残留或软组织覆盖不佳,可能发生感染。处理不当可致化脓性骨髓炎（图9-56）。

5. **损伤性骨化**（traumatic myositis ossificans）　又称骨化性肌炎。由于关节扭伤、脱位或关节附近骨折,骨膜剥离形成骨膜下血肿,处理不当使血肿扩大,血肿机化并在关节附近软组织内广泛骨化,造成严重关节活动功能障碍。特别多见于肘关节,如肱骨髁上骨折,反复暴力复位或骨折后肘关节伸屈活动受限而进行的强力反复牵拉所致（图9-57）。

6. **创伤性关节炎**（traumatic osteoarthritis）　关节内骨折,关节面遭到破坏,又未能准确复位,骨愈合后使关节面不平整,长期磨损易引起创伤性关节炎,致使关节活动时出现疼痛（图9-58）。

7. **关节僵硬**　即指患肢长时间固定,静脉和淋巴回流不畅,关节周围组织中浆液纤维性渗出和纤维蛋白沉积,发生纤维粘连,并伴有关节囊和周围肌挛缩,致使关节活动障碍。这是骨折和关节损伤最为常见的并发症。及时拆除固定和积极进行功能锻炼是预防和治疗关节僵硬的有效方法。

8. **急性骨萎缩**（acute bone atrophy,Sudeck's atrophy）　即损伤所致关节附近的痛性骨质疏松,亦称反射性交感神经性骨营养不良。好发于手、足骨折后,典型症状是疼痛和血管舒缩紊乱。疼痛与损伤程度不一致,随邻近关节活动而加剧,局部有烧灼感。由于关节周围保护性肌痉挛而致关节僵硬。血管舒缩紊乱可使早期皮温升高,水肿及汗毛、指甲生长加快,随之皮温低、多汗、皮肤光滑,汗毛脱落。致手或足肿胀、僵硬、寒冷、略呈青紫,达数月之久。骨折后早期应抬高患肢、积极进行主动功能锻炼,促进肿胀消退,预防其发生。一旦发生,治疗十分困难,以功能锻炼和物理治疗为主,必要时可采用交感神经封闭。

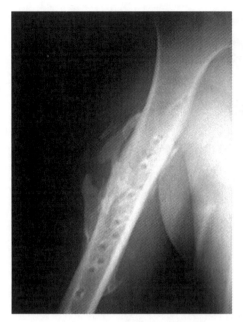

图 9-57 肱骨骨化性肌炎 X 线表现

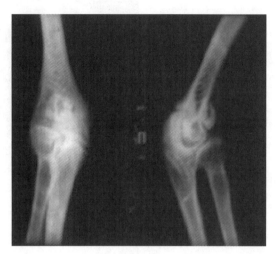

图 9-58 肘部创伤性关节炎

9. **缺血性骨坏死**（ischemic necrosis of the bone） 骨折使某一骨折段的血液供应被破坏,而发生该骨折段缺血性坏死。常见的有腕舟状骨骨折后近侧骨折段缺血性坏死,股骨颈骨折后股骨头缺血性坏死（图 9-59）。

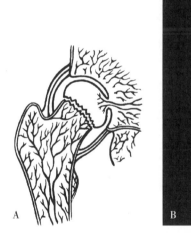

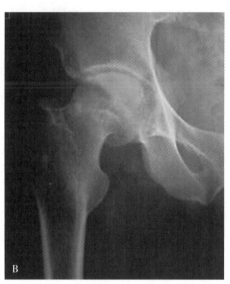

图 9-59 关节囊股骨颈骨折后,股骨头因缺乏血液供给而发生股骨头缺血性骨坏死
A. 股骨颈骨折血运示意图;B. 股骨颈骨折 X 线表现。

10. **缺血性肌挛缩**（ischemic contracture） 缺血性肌挛缩是骨折最严重的并发症之一,是骨筋膜室综合征处理不当的严重后果。它可由骨折和软组织损伤直接所致,更常见的是骨折处理不当所造成,特别是外固定过紧。提高对骨筋膜室综合征的认识并及时予以正确处理是防止缺血性肌挛缩发生的关键。一旦发生则难以治疗,效果极差,常致严重残疾。典型的畸形是爪形手和爪形足（图 9-60）。

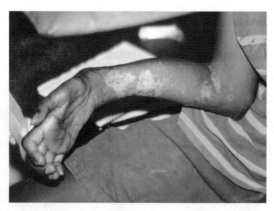

图 9-60　前臂缺血性肌挛缩的典型畸形——爪形手

（曹　阳）

思考题

1. 简述骨折的定义及临床表现。
2. 简述骨折愈合的过程及影响愈合的因素。
3. 骨折延迟愈合及骨折不愈合的定义是什么？
4. 简述开放性骨折的分度、Gustilo 分型以及治疗原则。
5. 简述骨折早期及晚期并发症。

参考文献

陈孝平 , 汪建平 , 赵继宗 . 外科学 . 9 版 . 北京 : 人民卫生出版社 , 2018.

第十章
上 肢 骨 折

人类拥有极其灵巧的双手,上肢的结构为手部活动提供了保障,肩、肘、腕以及手部各关节的复杂连接,各肌群高度协调,以及整个上肢的长度,都是为了使双手得以充分发挥其活动功能。因此,上肢骨折后治疗的主要目标是恢复上肢关节的活动能力,维持和恢复手部动作的灵活性和协调性,从而恢复正常活动能力与工作能力。

第一节　锁 骨 骨 折

锁骨骨折(fracture of clavicle)是一类很常见骨科创伤,《医宗金鉴·正骨心法要旨》中说:"锁子骨,经名柱骨,横卧于两肩前缺盆之外,其两端外接肩胛。"

【解剖结构】

锁骨是上肢与躯干的连接和支撑装置,呈 S 形。外 1/3 呈扁平状;中 1/3 虽圆柱状,骨直径较细,且少有肌、韧带附着,是锁骨的力学薄弱部,内 1/3 呈棱柱状。锁骨近端与胸骨柄形成胸锁关节,远端与肩峰形成肩锁关节。锁骨骨折时,近端骨块由于胸锁乳突肌的牵拉向上移位,而远端骨块由于上肢重力作用向下移位。锁骨后方有锁骨下血管、臂丛神经,位于第 1 肋骨与锁骨之间,骨折可导致这些神经、血管损伤。

【疾病分布和发病机制】

锁骨骨折占全身骨折的 2.6%~5%,占肩部骨折的 44%~66%;男性患者数量约为女性患者的 2 倍,较常见于年轻人。常见的受伤机制是侧方摔倒,肩部着地,力传导至锁骨,以第 1 肋骨为支点,发生斜形骨折。也可因手或肘部着地,暴力经肩部传导至锁骨,发生斜形或横形骨折。更多的骨折发生于高能交通事故或竞技运动中,直接暴力常由胸上方撞击锁骨,导致粉碎性骨折,但较少见,若移位明显,可引起臂丛神经及锁骨下血管损伤。Stanley 等发现 94% 的患者受伤机制是直接撞击。

【疾病分类和分型】

根据暴力作用的大小、方向等,骨折可发生在外侧、中段和内侧,以锁骨中段为最多。锁骨中段骨折可分横形、斜形和粉碎性。临床最常用的分类是 Allman 分类。Ⅰ 型为锁骨中 1/3 骨折,最常见,约80%;Ⅱ 型为锁骨远端 1/3 骨折,约占 15%;Ⅲ 型为锁骨近端 1/3 骨折,约占 5%。该分类 Ⅰ 型进一步分成微小移位骨折(骨折端部分骨皮质接触)和移位骨折(骨折端完全移位)。相比前者,后者骨折延迟愈合及骨不连发生率更高。Allman 分类 Ⅱ 型进一步分成三型:Ⅰ 型为微小移位骨折,此类骨折发生于椎状韧带与斜方韧带之间或喙锁韧带与肩锁韧带之间,韧带完整;Ⅱ 型为移位骨折,由于喙锁韧带受损,近端锁骨向上移位,远端锁骨无明显移位,复位和固定较困难(图 10-1);Ⅲ 型为累及肩锁关节面的骨折,此类骨折少见、主要表现为锁骨远端粉碎性骨折,可有关节面骨折及合并肩锁关节脱位,喙锁韧带完整,但很可能与肩锁关节关节炎有关。

Neer又把成人锁骨远端骨折分为五型:Ⅰ型发生于喙锁韧带外侧,多无移位。Ⅱ型发生于喙锁韧带内侧,近折段上移,远折段下移。Ⅲ型为外侧端包括肩锁关节面的骨折。Ⅳ型见于儿童喙锁韧带与骨膜相连而骨折近段移位。Ⅴ型为撕脱骨折,仅有下方皮质骨块附着于喙锁韧带上,是不稳定骨折。儿童锁骨骨折多为青枝骨折,成人多为斜形、粉碎性骨折。锁骨发生开放性骨折的机会较少。

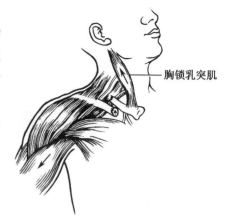

胸锁乳突肌

图 10-1　锁骨骨折常见移位

【临床表现和影像学】

锁骨位于皮下,位置表浅,骨折后,出现肿胀、瘀斑,肩关节活动使疼痛加重。患者常用健手托住肘部,减轻肩部活动引起骨折端移动导致的疼痛;头部向患侧偏斜,以减轻因胸锁乳突肌牵拉骨折端活动而导致疼痛。检查时,可扪及骨折端,有局限性压痛,常有骨摩擦感,根据物理检查和症状,可对锁骨骨折作出正确诊断,对无移位或儿童的青枝骨折,单靠物理检查有时难以作出正确诊断,但其头多向患侧偏斜、颌部转向健侧,此特点有助于临床诊断。当出现物理检查无法明确诊断的锁骨骨折时,上胸部的正位和45°斜位X线照片是必不可缺少的检查方法,可发现骨折的前后移位情况,锁骨外端骨折除常规X线照片检查外,应加照向头侧倾斜40°位的X线片,必要时行双肩负重时的正位照片,以判断喙锁韧带损伤情况。锁骨外端关节面的骨折常需CT检查才能作出正确诊断。

【诊断和鉴别诊断】

1. 诊断标准

(1)有明确的肩部间接或直接外伤史。

(2)骨折局部疼痛、肿胀、压痛明显,有移位的骨折可触及异常活动及骨擦感。

(3)X线摄片检查可明确骨折类型及移位情况。

锁骨后方有臂丛神经及锁骨下血管经过,若暴力作用强大,骨折移位明显,局部肿胀严重,还应仔细检查上肢的神经功能及血供情况,以便对锁骨骨折合并神经、血管损伤做出正确诊断。

2. 本病需与以下疾病鉴别

(1)臂丛神经损伤:其中腋神经损伤时可有三角肌萎缩,肩关节外展受限。可伴有桡神经损伤、肌皮神经损伤以及正中神经损伤。X线检查有无骨折线,神经电生理检查肌电图(EMG)及神经传导速度(NCV)检查可帮助确诊。

(2)先天性锁骨假关节:锁骨两端之间可扪及不同程度活动,无压痛,锁骨胸骨端偏上,位于另一端的内前方,肩关节不对称,但肩关节活动一般正常,仅有少数患者肩关节外展受限及臂力减弱。X线片显示锁骨假关节处两断端增大变粗。

【治疗】

儿童的青枝骨折及成人的无移位骨折可不作特殊治疗。仅用三角巾悬吊患肢3~6周即可开始活动。成人有移位的中段骨折,采用手法复位,横行8字绷带固定(图10-2)。

绷带固定后应严密观察双侧上肢血液循环及感觉运动功能,若出现肢体肿胀、麻木,表示固定过紧,应及时放松固定。术后1周左右,由于骨折区肿胀消失,或因绷带张力降低,常使固定的绷带松弛而导致再移位,因此复位后2周内应经常检查固定是否可靠,及时调整固定的松紧度。由于锁骨的功能主要是支撑上肢,即使复位不良,只要骨折愈合,多不影响功能。

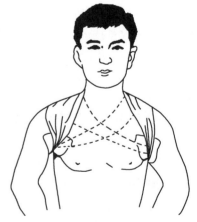

图 10-2　锁骨骨折手法复位后横行8字绷带固定

有以下情况时可考虑行切开复位内固定（open reduction and internal fixation，ORIF）：①骨折不愈合：这是最常见的切开复位适应证；②神经血管受累：闭合复位不容易解决的神经血管受累，需立即切开复位和内固定；③成人锁骨远端骨折；④由于软组织嵌入，骨折端之间持续存在较宽的分离；⑤漂浮肩：锁骨骨折和肩胛骨外科颈骨折可以造成肩胛骨骨折不稳定；⑥当出现复位后再移位、开放性骨折以及锁骨外端骨折合并喙锁韧带断裂时也应考虑手术治疗。

第二节　肱骨骨折

一、肱骨近端骨折

肱骨近端骨折（proximal humeral fractures）是最常见的骨折之一，占各种骨折的 5% 左右，其中多为无移位或轻微移位的骨折。肱骨近端骨折可发生于任何年龄，但最常见于伴有骨质疏松的老年患者，尤其是老年女性。老年患者的肱骨近端骨折常由低能量损伤所致；青壮年患者的肱骨近端骨折则往往为高能量损伤所致，常伴有明显移位、粉碎骨块或其他损伤；青少年患者肱骨近端骨折大多为无移位或轻微移位的大结节骨折，由骺板相对薄弱所导致。

【解剖结构】

肱骨近端包括肱骨头、肱骨大结节、肱骨小结节及肱骨干骺端。肱骨头与肱骨大、小结节和干骺端相连接的部位为肱骨解剖颈，在肱骨大、小结节基底部下缘处为肱骨外科颈。臂丛神经、腋神经及血管在肱骨近端内侧经过，因此骨折可合并神经血管损伤。

【病因学】

肱骨近端骨折可由直接暴力或间接暴力导致。直接暴力多为直接作用于肱骨前侧、外侧或后外侧的撞击，年轻患者多见于交通事故、高处坠落等高能量损伤，而老年患者则绝大多数由侧身跌倒等低能量损伤所致。间接暴力是因跌倒时手或肘部撑地，暴力通过肱骨干传导至肱骨近端，由于摔倒时手臂外展，此时大结节不能避开肩峰，肱骨颈顶在肩峰上从而引起骨折或骨折脱位，最终造成的损伤或骨折类型取决于骨与周围韧带强度的对比关系以及手臂固定后躯干的移动方向。

【临床表现】

1. **病史**　明确创伤史，暴力直接累及肩部或跌倒时手臂呈外展位撑地。
2. **症状**　患侧肩关节疼痛伴活动受限。
3. **体征**　患者常用对侧手托扶患臂，患肩肿胀，触压痛明显，骨折移位或成角严重者可见畸形。后期因广泛淤血扩散，肩部及上臂可出现瘀斑。如骨折远端向内侧移位，可能累及腋动脉，因此必须检查所有肱骨近端骨折患侧的血管神经。肱骨近端骨折还可累及腋神经，需检查患肢三角肌区皮肤感觉。如早期患者因疼痛不能配合三角肌肌力检查，应在伤后 4 周内复查。如 4 周后仍存在三角肌失张力导致的肩关节半脱位，应考虑腋神经麻痹。

【影像学检查】

肱骨近端骨折的确诊和分型依赖于影像学检查，而影像学检查的质量直接影响对骨折的判断。

1. **X 线检查**　对肱骨近端骨折的评估应基于肩关节 3 个互相垂直的平面的 X 线平片，即"创伤系列片"，包括肩关节正位片、肩胛骨侧位片以及腋位片。通过"创伤系列片"一般都能明确骨折块之间的关系。但对于儿童患者，要注意区别骨骺线，以免误诊。

（1）肩关节正位：由于盂肱关节前倾，摄片时患者应直立背靠暗盒，身体健侧向前转约 30°。正位片可以清晰显示关节盂与肱骨头间的间隙。

(2)肩胛骨侧位片:摄片时患侧外侧紧靠暗盒,健侧向前倾斜约35°,肩胛骨为Y形结构。侧位片可用于鉴别前后脱位,肱骨近端骨折成角及大结节移位情况。

(3)腋位片:摄片时患者仰卧,患肩外展70°~90°,暗盒置于肩上,由腋下向上投照。腋位片可用于鉴别前后脱位、肱骨近端骨折成角及大结节移位情况。

2. CT CT在判断大小结节移位、肱骨头劈裂骨折、压缩骨折、盂缘骨折及骨折脱位方面具有很大帮助,对于复杂肱骨近端骨折可以提供更为准确的信息。

3. MRI MRI对于软组织损伤的诊断具有较大意义,尤其是对于肩袖、肱二头肌腱、盂唇损伤的诊断。

【骨折分型】

肱骨近端骨折包括肱骨解剖颈、外科颈、大结节和小结节四个部分的骨折。这些骨折既可以单独发生,也可以同时发生。肱骨解剖颈骨折较为少见。由于肱骨头骨折块几乎全部为关节软骨所覆盖,且无软组织附着,血液循环很差,如果骨折块有移位,肱骨头缺血性坏死的概率很高。肱骨外科颈最为常见,在此区域可发生外展嵌插型骨折和剪切型骨折。

Neer以此为基础,提出肱骨近端骨折Neer分型法,包括因不同创伤机制引起的骨折的解剖位置、移位程度,不同骨折类型对肱骨血运的影响,以及因肌肉牵拉而导致的骨折的不同移位方向,对临床治疗方案的制订提供了可靠的参考(图10-3)。

Neer分型法将肱骨近端骨折分为以下类型,其"部分"的构成标准为相邻骨折块移位超过1cm或成角大于45°。

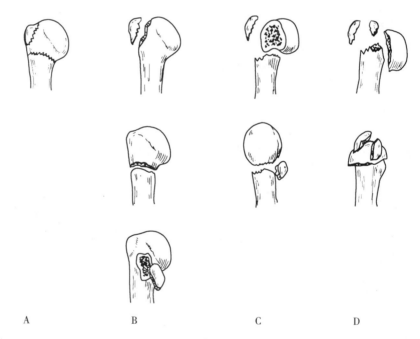

图10-3 肱骨近端骨折的Neer分型
A.无移位;B.二部分;C.三部分;D.四部分。

一部分骨折:包括所有无移位骨折和轻微移位或成角的骨折,即骨折块移位不超过1cm且成角小于45°而不论粉碎程度。该型骨折最为常见,约占所有肱骨近端骨折的85%左右,尤其常见于60岁以上的老年患者。

二部分骨折:是指肱骨近端四部分中,任一部分发生移位即为二部分骨折。肱骨外科颈骨折和肱骨大结节撕脱性骨折是最常见的二部分骨折,肱骨小结节撕脱和单纯解剖颈骨折则非常少见。

三部分骨折:是指三个主要结构骨折伴移位或成角,通常累及肱骨头、外科颈以下的肱骨干和其中一个结节。

四部分骨折:是指移位骨折同时累及外科颈及大、小结节,其病理解剖特征是一个小的新月状近端关节骨块从肱骨头解剖颈处分离。四部分骨折是肱骨近端骨折中最为严重的一种,常伴有严重的软组织损伤,约占全部肱骨骨折的 3%。四部分骨折可分为两种类型,一种是肱骨头新月状骨块发生嵌插,骨折很稳定;另一种是骨折无嵌插,为不稳定骨折,肱骨头坏死概率较高。

骨折脱位:是指肱骨头从关节盂脱出,而无论肱骨头是否与大、小结节相连,二、三或四部分骨折都可能合并肱骨头向前、后或外侧脱位。其中前下脱位最常见,可能合并神经血管损伤。

【治疗】

治疗方式的选择不仅取决于骨折类型,还应考虑患肢软组织条件和患者一般情况。由于大多数肱骨近端骨折属于无移位或轻微移位骨折,稳定性较好,保守治疗即可以取得很好的治疗效果。对于老年体弱、内科合并症严重、功能要求不高的患者,即使骨折有移位,也可考虑采用保守治疗。但是对于不稳定型骨折或骨折脱位,特别是年轻患者,由于肱骨近端骨折后延迟愈合、骨不连及肱骨头缺血性坏死等并发症的发生率较高,通常需要手术治疗,以重建正常的解剖结构,并使骨折断端具有良好的稳定性,从而允许早期功能锻炼,以促进恢复。

二、肱骨干骨折

肱骨干骨折是一种常见的损伤,约占全身骨折的 1%,常由典型的直接暴力所致,也可见于旋转暴力较大的体育运动,如投掷、摔跤等。尽管大多数肱骨干骨折可以采用非手术治疗,但仍有部分骨折需要手术治疗。

【解剖】

肱骨干近端呈圆柱形,起于胸大肌止点的上缘,远端至肱骨髁上,近似于三棱柱型。肱骨干的血液供应来自肱动脉的分支。从肱动脉发出的一支或多支营养血管、肱深动脉或旋肱后动脉,提供肱骨干远端和髓内的血液供应。骨膜周围的血液循环也是由这些血管和许多小的肌支以及肘部动脉吻合支构成的。在手术治疗骨折的时候必须小心避免同时破坏髓内和骨膜周围的血液供应。

【分型】

肱骨干骨折通常是以骨折线的位置和形态、损伤暴力的大小以及合并软组织损伤的程度来分类。根据解剖部位可将肱骨干骨折分为:胸大肌止点近端的骨折、胸大肌和三角肌止点之间的骨折以及三角肌止点以远的骨折。不同位置水平的骨折,由于肱骨干肌肉附着的不同而产生不同角度的移位。发生在胸大肌止点近端的骨折,近折折段在肩袖肌的作用下外展外旋;发生在胸大肌和三角肌止点之间的骨折,三角肌牵拉远骨折端而向近端和外侧移位,近骨折端在胸大肌的作用下内收;发生在三角肌止点以远的骨折,近骨折段外展,远骨折段在肱三头肌和肱二头肌收缩的作用下向近端移位(图 10-4)。

【诊断】

(一)病史及体格检查

首先要明确受伤机制,以便对患者病情的判断提供重要线索。对于多发伤患者,应该依据进展性创伤生命维持(ATLS)原则进行体格检查,观察患者的呼吸道是否通畅,评估呼吸、循环的复苏,控制出血,评估肢体的活动能力,在进行完这些基本的步骤之后,才可以将注意力集中于损

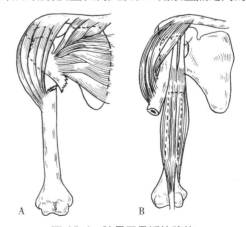

图 10-4 肱骨干骨折的移位

A. 骨折在三角肌止点以上;B. 骨折在三角肌止点以下。

伤的肢体上。仔细检查上臂肿胀、淤血及畸形情况。应该在不同的水平对整个肢体的神经血管功能分别进行评估。必须仔细检查桡神经、尺神经和正中神经的运动、感觉功能。

（二）影像学检查

肱骨的标准影像学检查应该包括正位、侧位像，同时将肩、肘关节包括在内，必要时加拍斜位片。在病理性骨折中，还需要进行骨扫描、CT 和 MRI 等检查。

【治疗】

在制订治疗方案时，应当综合考虑患者的骨折类型、软组织损伤程度、相应的神经损伤、年龄和合并症等，以期取得良好的疗效，并降低并发症的风险。

（一）非手术治疗

绝大多数肱骨干骨折能采用非手术治疗。肱骨 20° 的向前成角和 30° 的向内成角畸形可由正常的肩、肘关节活动度代偿，肱骨也可以接受 15° 的旋转对位不良和 3cm 以内的短缩畸形而几乎不影响功能。非手术治疗措施主要包括：悬垂石膏、接骨夹板、Velpeau 吊带、外展架、U 型石膏骨牵引以及功能性支具。目前，功能性支具已经基本上取代了其他的治疗措施，最常见的治疗是在骨折后的 3~7d 内应用悬垂石膏或夹板，至疼痛减轻后换成功能性支具。

（二）手术治疗

尽管非手术治疗在大多数肱骨干骨折的患者中可以取得很好的效果，但在某些情况下，仍然需要手术治疗。手术固定有绝对和相对的手术指征（表 10-1）。必须充分考虑患者的年龄、骨折类型、伴随损伤和疾病以及患者对手术的耐受程度。对于活动较多的患者，如果发生横行或短斜行骨折，非手术治疗又具有相对愈合延迟的倾向，也可以考虑手术治疗。

表 10-1 肱骨干骨折的手术指征

相对指征	绝对指征
多发创伤	长螺旋骨折
开放性骨折	横行骨折
双侧肱骨干骨折、多断端骨折	臂丛神经损伤
病理性骨折	主要神经麻痹
漂浮肘	闭合复位不满意
合并血管损伤	神经缺损
闭合复位后桡神经麻痹	合并帕金森病
骨不连、畸形愈合	患者无法耐受非手术治疗或依从性不好
合并关节内骨折	肥胖、巨乳症

手术治疗的方式包括接骨钢板、髓内钉以及外固定支架。其中，钢板几乎可以应用于所有的肱骨骨折，特别是骨干的近、远端骨折以及累及关节的粉碎性骨折，通常可以取得良好的疗效，而且术后很少残留肩肘关节的僵硬，对于肱骨干畸形愈合或不愈合，钢板固定也是一个标准的治疗方法。在肱骨干多段骨折、骨质疏松性骨折以及病理性骨折的治疗中，髓内钉更为合适。外固定架很少使用，通常应用在其他现有治疗方法禁忌使用的时候，主要为严重的开放骨折伴有大面积软组织和损伤骨缺损。

肱骨干骨折是较为常见的损伤。尽管大多数可以采用非手术治疗，但要取得良好的疗效仍需要根据骨折类型与患者需要来选择恰当的治疗方式。如果选择切开复位，对于有移位的肱骨干骨折采用钢板内固定仍然是"金标准"。

三、肱骨髁上骨折

肱骨髁上骨折是指肱骨干与肱骨髁的交界处发生的骨折。肱骨干轴线与肱骨髁轴线之间有30°~50°的前倾角,这是容易发生肱骨髁上骨折的解剖因素。在肱骨髁内、前方,有肱动脉、正中神经经过。在神经血管束的浅面有坚韧的肱二头肌腱膜,后方为肱骨,一旦发生骨折,神经血管容易受到损伤。在肱骨髁的内侧有尺神经,外侧有桡神经,均可因肱骨髁上骨折的侧方移位而受到损伤。在儿童期,肱骨下端有骨骺,若骨折线穿过骺板,有可能影响骨骺的发育,因而常出现肘内翻或外翻畸形。肱骨髁上骨折多发生于10岁以下儿童,根据暴力的不同和骨折移位的方向,可分为屈曲型和伸直型;其中伸直型骨折占85.4%。

(一) 伸直型肱骨髁上骨折

【病因】

多为间接暴力引起。当跌倒时,肘关节处于半屈或伸直位,手掌着地,暴力经前臂向上传递,身体向前倾,由上向下产生剪式应力,使肱骨干与肱骨髁交界处发生骨折。通常是近折端向前下移位,远折端向上移位(图10-5)。如果在跌倒时,同时遭受侧方暴力,可发生尺侧或桡侧移位。

【临床表现和诊断】

儿童有手着地受伤史,肘部出现疼痛、肿胀、皮下瘀斑,肘部向后突出并处于半屈位,应想到肱骨髁上骨折的可能。检查局部明显压痛,有骨摩擦音及假关节活动,肘前方可扪及骨折断端,肘后三角关系正常。在诊断中,应注意有无神经血管伤(图10-6),应特别注意观察前臂肿胀程度,腕部有无桡动脉搏动,手的感觉及运动功能等。必须行肘部正、侧位X线拍片,不仅能确定骨折的存在,更主要的是准确判断骨折移位情况,为选择治疗方法提供依据。

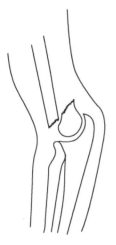
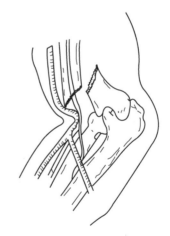

图 10-5　伸直型肱骨髁上骨折典型移位　　　　图 10-6　骨折近端向前移位损伤肱动脉

【治疗】

1. 手法复位外固定　受伤时间短,局部肿胀轻,没有血液循环障碍者,可进行手法复位外固定。麻醉后仰卧于骨科牵引床上。在屈肘约50°位、前臂中立位,沿前臂纵轴牵引。以同侧腋窝部向上作反牵引。在持续牵引下,克服重叠畸形。根据X线片表现,若有尺侧或桡侧移位,应首先矫正。在持续牵引情况下,术者双手2~5指顶住骨折远断端,拇指在近折端用力推挤,同时缓慢使肘关节屈曲90°或100°,即可达到复位。也可用拇指顶住骨折远端,向远侧推挤,同时用2~5指挤压近折端同时缓慢屈肘,达到复位。经X线证实骨折对位对线良好,即可用外固定维持复位位置。复位时应注意恢复肱骨下端的前倾角和肘部提携角。屈肘角度的多少以能清晰地扪到桡动脉搏动,无感觉运动障碍来决定。一般情况下,在超过 100° 位时,复位后骨折端较稳定,但要注意远端肢体的血液循环情况。

复位后用后侧石膏托在屈肘位固定 4~5 周,X 线拍片证实骨折愈合良好,即可拆除石膏,开始功能锻炼。需要强调的是,如果经 2~3 次复位对位不佳者应及时行切开复位内固定术。伤后时间较长,局部组织损伤严重,出现骨折部严重肿胀时,不能立即进行手法复位者也应行切开复位内固定术。

2. 手术治疗

(1)以下情况可选择手术治疗:手法复位失败;小的开放伤口,污染不重;有神经血管损伤。

(2)手术方法:在肱骨内下方切口,向肘前方延伸,切开深筋膜及肱二头肌腱膜,检查正中神经及肱动脉,若为血管痉挛,在骨折复位后大多数可以缓解,或切除血管外膜,进行液压扩张,可缓解血管痉挛。若为血管破裂,可进行修补术或血管吻合术。对有正中神经挫伤,应切除外膜,减轻神经内压力。骨折在准确对位后用交叉钢针作内固定。若有尺神经或桡神经损伤,在进行骨折复位时,应仔细检查神经,进行松解或修复手术。

3. 康复治疗　无论手法复位外固定还是切开复位内固定,术后均应严密观察肢体血液循环及手的感觉、运动功能。抬高患肢,早期进行手指及腕关节屈伸活动,有利于减轻水肿。4~6 周后可进行肘关节屈伸活动。手术切开复位,内固定稳定的患者,术后 2 周即可开始肘关节活动。

伸直型肱骨髁上骨折由于近折端向前下移位,极易压迫肱动脉或刺破肱动脉,加上损伤后的组织反应,局部肿胀严重,均会影响远端肢体血液循环,导致前臂骨筋膜室综合征。如果早期未能作出诊断及正确的治疗,可导致缺血性肌挛缩,严重影响手的功能及肢体的发育。在对肱骨髁上骨折的诊治中,应严密观察前臂肿胀程度及手的感觉运动功能,如果出现高张力肿胀,手指主动活动障碍,被动活动剧烈疼痛,桡动脉搏动扪不清,手指皮温降低,感觉异常,即应确定骨筋膜室高压存在,应紧急手术,切开前臂掌、背侧深筋膜,充分减压,辅以脱水剂,扩张血管药等治疗,则可能预防前臂缺血性肌挛缩的发生。如果已出现 5P 征(painlessness 无痛,pulselessness 脉搏消失,pallor 皮肤苍白,paresthesia 感觉异常,paralysis 肌麻痹)则为时已晚,即便手术减压也难以避免缺血性挛缩。

(二)屈曲型肱骨髁上骨折

【病因】

多为间接暴力引起。跌倒时,肘关节处于屈曲位,肘后方着地,暴力传导致肱骨下端导致骨折。

【临床表现和诊断】

受伤后,局部肿胀,疼痛,肘后凸起,皮下瘀斑。检查可发现肘上方压痛,后方可扪到骨折端。X 线拍片可发现骨折的存在及典型的骨折移位,即近折端向后下移位,远折端向前移位,骨折线呈由前上斜向后下的斜形骨折(图 10-7)。由于肘后方软组织较少,折端锐利,可刺破皮肤形成开放骨折。由于暴力作用的方向及跌倒时的体位改变,骨折可出现尺侧或桡侧移位。少有合并神经血管损伤。

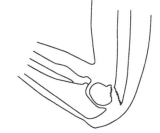

图 10-7　屈曲型肱骨髁上骨折典型移位

【治疗】

治疗的基本原则与伸直型肱骨髁上骨折相同,但手法复位的方向相反。在肘关节屈曲 40° 左右行外固定,4~6 周后开始主动练习肘关节屈伸活动。

儿童期肱骨髁上骨折复位时,桡侧或尺侧移位未得到纠正,或合并骨骺损伤,骨折愈合后,可出现肘内、外翻畸形。因此,应尽量达到解剖复位,如达不到解剖复位可采用克氏针固定的方法。经过观察,畸形有加重的趋势,合并有功能障碍者,在 12~14 岁时,可作肱骨下端截骨矫正术。术中应注意桡神经和尺神经的牵拉损伤。可先解剖神经,再作截骨矫正术。

第三节　前　臂　骨　折

一、尺桡骨骨折

前臂由并行的尺桡两根长骨组成,尺骨近端的鹰嘴窝与肱骨滑车构成肱尺关节。桡骨头与肱骨小头构成肱桡关节。尺骨近端膨大,与桡骨小头相互构成上尺桡关节,附着在尺骨桡侧切迹前后缘的环状韧带包绕桡骨头,防止脱位,方形韧带起于尺骨桡侧切迹下缘,止于桡骨颈,有一定限制桡骨旋转作用。尺骨下端为尺骨小头,借助三角软骨与腕骨近侧列形成关节。桡骨下端膨大,与尺骨小头一起,与近侧列腕骨形成桡腕关节。桡、尺骨下端又相互构成下尺桡关节。上下尺桡关节主前臂旋转活动,前臂旋转包括桡骨的自转和桡骨围绕尺骨的公转活动;前臂旋转的轴线位自桡骨头中心到尺骨下端中心的连线上。从前臂掌侧正面观,见尺骨较直,桡骨中部约有 9.3° 的弧度凸向背侧,两骨的弧度有利于前臂的旋转活动。

尺桡骨之间由坚韧的骨间膜相连。当前臂处于中立位时,两骨中部距离最宽,此时骨间膜最紧张,最稳定,旋后位次之,旋前位骨间隙最窄,骨间膜最松弛,两骨间的稳定也最差。骨间膜结构使前臂的旋转活动限制在一定范围内,避免过度旋转导致尺、桡上或下关节不稳定。若骨间膜发生挛缩,必然导致前臂旋转活动障碍。

前臂上 2/3 肌肉丰富,下 1/3 多是肌腱,因而上部粗下部细,外形椭圆,前臂有四组肌肉:①屈肌群起于肱骨内上髁;②伸肌群起于肱骨外上髁;③旋前肌群,即为旋前圆肌和旋前方肌;④旋后肌群,即为旋后肌、肱二头肌及肱桡肌等。此四组肌肉的作用,可使前臂旋转,能够伸腕伸指和屈腕屈指,由于前臂肌肉多是跨关节或跨尺桡二骨的,故若前臂发生骨折,亦可导致骨折端的各种移位,如骨干骨折端的侧方重叠及成角移位,主要为前臂伸屈肌群的作用,而骨折端的旋转移位主要为旋前或旋后肌群的作用。由于骨折部位的不同,前臂骨折端产生的移位也有不同,手法复位外固定治疗时,需注意肌肉的牵拉作用,使之易于整复。

(一)尺、桡骨干骨折

1. 病因与分类　尺、桡骨干骨折(fracture of ulna and radius shaft)较为多见,约占全身骨折 6%,可由直接暴力、间接暴力、扭转暴力引起,有时导致骨折的暴力因素复杂,难以分析其确切因素(图 10-8)。

(1)直接暴力:多由于重物打击、机器或车轮的直接压榨,或刀砍伤,导致同一平面的横形或粉碎性骨折,骨折端复位不稳定,骨折愈合较慢,所以对前臂和手的功能影响较大,同时由于暴力的直接作用,多伴有不同程度的软组织损伤,包括肌、肌腱断裂,神经血管损伤等。

(2)间接暴力:跌倒时手掌着地,暴力通过腕关节向上传导,由于桡骨负重多于尺骨,暴力作用首先使桡骨骨折。若残余暴力比较强大,则通过骨间膜向内下方传导,引起低位尺骨斜形

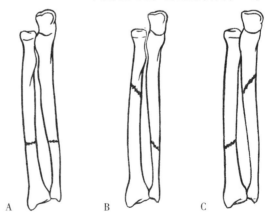

图 10-8　尺桡骨骨干双骨折的类型
A. 由直接暴力引起的骨折;B. 由间接暴力引起的骨折;
C. 由旋转暴力引起的骨折。

骨折。此类骨折的软组织损伤一般不严重,如为儿童可发生青枝骨折,尺桡骨的骨折端均有向掌侧成角移位,且有远侧骨折端的旋后移位。

(3)扭转暴力:跌倒时手掌着地,同时前臂发生旋转,或手被卷入机器内遭受扭转暴力,可同时发生软组织撕裂、神经血管损伤,或合并他处骨折,导致不同平面的尺桡骨螺旋形骨折或斜形骨折,多为高位尺骨骨折和低位桡骨骨折。由于两骨成角方向相反,使手法复位困难。

按 AO 分类法,尺桡骨干骨折分类如下。A 型:简单骨折;A1 型为单纯尺骨骨折,桡骨完整;A2型为单纯桡骨骨折,尺骨完整;A3 型为尺桡骨干双骨折。每一亚型又根据不同情况各分为 3 组,其中A1 型合并桡骨头脱位(即孟氏骨折)为 A1 3 组;A2 型合并下尺桡关节脱位为 A2 3 组。B 型:楔形骨折;B1 型为尺骨楔形,桡骨完整,B2 型为桡骨楔形,尺骨完整,B3 型为尺骨或桡骨中一骨为楔形,另一骨为简单骨折或楔形骨折,与 A 型一样,每一亚型又各分为三组。C 型:复杂骨折;C1 型为尺骨复杂骨折,桡骨完整,C2 型为桡骨复杂骨折,尺骨完整;C3 型为尺、桡骨干均为复杂骨折,与 A、B 型一样,又各分为 3 组。

2. 临床表现与诊断 受伤后,前臂出现疼痛、肿胀、成角畸形及功能障碍,检查局部明显压痛,可扪及骨折端、骨擦感及假关节活动,在临床工作中,可不必检查骨折端的骨擦感及假关节活动,以免增加创伤及患者痛苦。听诊发现,骨传导音减弱或消失。正位及侧位 X 线照片检查应包括肘关节或腕关节,可发现骨折的准确部位、骨折类型及移位方向,以及是否并有桡骨头脱位或尺骨小头脱位。尺骨上 1/3 骨干骨折可合并桡骨头脱位,称为 Monteggia 骨折。桡骨下下 1/3 骨折合并尺骨小头脱位,称Galeazzi 骨折。严重尺、桡骨干骨折可合并神经血管损伤,或因严重肿胀发生骨筋膜室高压,应仔细检查手的血液循环及神经功能。

3. 治疗

(1)手法复位外固定:尺桡骨骨干双骨折由于暴力大小、作用方向、受伤姿势及急救方法不同,可发生多种移位,如重叠、成角及侧方移位等。由于肌牵拉,可出现典型的旋转移位。若治疗不当可发生尺、桡骨交叉愈合,影响旋转功能。因此治疗的目标除了良好的对位、对线以外,特别注意防止畸形和旋转。

1)手法复位:可在局部麻醉或臂丛神经阻滞麻醉下进行。在肩外展 90°、前屈 30°~50°、屈肘 90° 位,沿前臂纵轴向远端作持续牵引,肘部向上作反牵引,待克服重叠、旋转畸形之后,用双手拇指与其余手指在尺桡骨间用力挤压,使骨间膜分开,紧张的骨间膜牵动骨折端复位。

2)小夹板固定:维持复位位置,在前臂中立位用 4 块小夹板分别放置于前臂掌侧、背侧,尺侧和桡侧,用带捆扎后,将前臂放在防旋板上固定,再用三角巾悬吊患肢。为了更好地维持复位位置,过去曾在尺、桡骨间使用分骨垫和固定垫,但应注意松紧度,严密观察患肢血液循环,肿胀及疼痛程度,避免压迫引起皮肤、肌坏死,或骨筋膜室综合征。

3)石膏固定:手法复位成功后,也可用上肢前、后石膏夹板固定。待肿胀消退后改为上肢管型石膏固定,一般 8~12 周可达到骨性愈合。若尺桡两骨端或其中一骨折端为不稳定性骨折,上肢石膏加压塑形固定后,还需用铁丝手指夹板做手指持续牵引,以维持骨折的对位。

(2)切开复位内固定:闭合复位外固定,可使部分尺、桡骨干骨折患者获得良好功能,随着对前臂功能解剖认识的不断深入,人们对治疗结果的要求更高,目前更倾向于采用切开复位,内固定术治疗。在以下情况时考虑手术治疗:①不稳定骨折;②手法复位失败;③受伤时间较短,伤口污染不重的开放骨折;④合并神经、血管、肌腱损伤;⑤同侧肢体有多发性损伤;⑥陈旧骨折畸形愈合或交叉愈合,影响功能。

(3)外固定架:在以下情况时,首选外固定架:①尺骨干骨折合并桡骨远端粉碎骨折;②Ⅱ度和Ⅲ度开放性骨折及复杂骨折。外固定架一般在桡骨干和第 2 掌骨干上穿针,针尖以恰好穿过对侧骨皮质为度,然后安放外固定架,尺骨干骨折用钢板固定。

(4)康复治疗

1)无论手法复位外固定或切开切开复位内固定,术后均应抬高患肢,严密观察肢体肿胀程度,感觉、运动功能及血液循环情况,警惕骨筋膜室综合征的发生。

2)术后2周即开始练习手指屈伸活动和腕关节活动。4周以后开始练习肘、肩关节活动,8~10周后X线照片证实骨折已愈合,才可进行前臂旋转活动。

4. 并发症

(1)前臂筋膜间隙综合征:前臂有掌侧及背侧两个骨筋膜室,当尺、桡骨因暴力作用发生骨折时,易出现前臂筋膜室高压,引起肌缺血、坏死、手指感觉运动障碍。主要原因为:①严重创伤,前臂肌、软组织挫伤出血,组织创伤反应严重;②骨折端出血;③反复多次手法复位,加重软组织损伤;④切开复位内固定操作粗暴,组织挫伤重,止血不仔细;⑤外固定过紧等。应严密观察肿胀程度、手指血液循环及感觉功能。一旦高度怀疑骨筋膜室高压存在,即应紧急作两个筋膜室切开减压术;抬高患肢;应用脱水剂等。

(2)骨折不愈合:尺桡骨折不愈合较为常见,其发生率各作者报道有较大差异,为9%~16%。一旦确诊骨折不愈合,应行手术治疗,切开暴露并修整骨端,纠正旋转和成角畸形,植骨,加强固定。

(3)骨折畸形愈合:尺桡骨骨折畸形愈合,导致功能障碍。是否需行手术截骨矫正畸形治疗,必须根据伤员年龄、生活及工作的情况而决定,还要看患肢骨及软组织的条件,以及功能障碍的原因,综合分析再决定手术治疗的方案。如为尺桡二骨折端同一方向成角畸形愈合,且为青少年或壮年,可行骨折部位的截骨和植骨及内固定治疗;若为尺桡骨的上或下关节脱位或半脱位或关节对合不好,导致前臂旋转功能差者,可考虑切除桡骨小头或尺骨小头,以改善其前臂旋转功能。亦可根据年龄及职业情况,在桡骨近下端部位或尺骨上1/3部位做截骨术纠正轴线及旋转畸形。

(4)尺桡骨折交叉愈合:多为伴有严重的骨间膜损伤,或粗暴的切开复位内固定所造成的骨间膜损伤。使尺桡骨的骨折端连通在同一血肿内,血肿机化和成骨而形成交叉愈合,使尺桡骨连成一块,不能旋转活动,应行手术切除尺桡骨之间的骨桥,并行筋膜或游离脂肪移植,术后早期活动,可逐渐恢复前臂旋转功能。

(5)前臂旋转活动受限:除以上各种影响前臂旋转活动障碍外,如因上下尺桡关节骨折或脱位未能整复因素,影响前臂旋转活动功能者,可考虑行桡骨头或尺骨头切除治疗,可改善前臂旋转活动功能。

(二) Monteggia 骨折

Monteggia 骨折约占全身骨折的0.8%。1914年Monteggia首先描述了这种骨折类型,是指尺骨上1/3骨折合并桡骨头向前脱位的一种联合损伤。1967年Bado进一步完善了Monteggia骨折的概念,即任何部位的尺骨骨折合并桡骨头脱位。后来随着人们对这种损伤机制的进一步研究,使该损伤概念的范围逐渐扩大,将桡骨头各方向脱位合并不同水平的尺骨骨折或尺、桡骨双骨折都列入其中。在AO分类中属于A1③型骨折。

1. 病因与分类 Monteggia 骨折可由直接暴力、间接暴力引起。当肘部伸直、旋前位跌倒着地,力沿桡骨干传达至桡骨头,撞击肱骨小头,使桡骨头脱位。若暴力未衰减,使尺骨遭受暴力,则发生尺骨上段骨折。当前臂近侧1/3段背侧受到直接暴力打击时,则可发生尺骨骨折,并向前移位,其残余暴力可导致桡骨头向前方脱位。由于导致骨折暴力的大小、作用方向、年龄等因素的影响,骨折有不同的移位类型。

(1)伸直型:典型移位是尺骨近端1/3骨折,并向掌侧成角,桡骨头向掌侧脱位。多见于青少年在前臂旋前位跌倒,手掌着地,力传导至尺骨和桡骨头而发生骨折与脱位。也有暴力从前臂近端直接撞击引起。

(2)屈曲型:典型移位是桡骨头向后脱位,尺骨近端1/3骨折向背侧成角。多见于成年人,在肘关节屈曲位,前臂处于旋前位,手掌着地受伤所致。

(3)内收型:多见于儿童,桡骨头向前外侧脱位,尺骨干骺端骨折,可表现为横形、纵形骨折,并向桡侧成角。这种类型的骨折多见于上肢处于内收位跌倒受伤,有时肘内侧遭受直接暴力也可发生。

(4)特殊型:此型的特点是尺、桡骨近端发生双骨折,同时合并桡骨头向前、外侧脱位。多由肘后的直接暴力打击引起。临床上常只注意了尺、桡骨干骨折,桡骨头脱位常被忽视。

2. 临床表现与诊断　肘部遭受直接暴力打击,或前臂伸直、旋前位跌倒,手掌着地受伤,前臂近端出现疼痛、肿胀、畸形,检查局部有压痛,假关节活动,在肘前方或肘后外方扪到桡骨头,前背不能旋转,即应考虑有 Monteggia 骨折的存在,常规进行包括肘关节的前臂近端正、侧位 X 线照片,即可明确骨折的类型、移位方向。有时在现场急救时牵拉前臂,已使脱位的桡骨头复位,X 线照片仅见尺骨近端 1/3 骨折,仍应诊断为 Monteggia 骨折。

屈曲型骨折由于尺骨近端 1/3 向掌侧成角移位,有可能损伤正中神经;桡骨头向外、后方脱位时,可能损伤桡神经深支,因此在诊断时,需进行正中神经、桡神经功能检查,以免延误骨折合并神经损伤的诊断。

3. 治疗

(1)手法复位、外固定:多数儿童的 Monteggia 骨折可采用手法复位、外固定方法治疗。在臂丛麻醉下,持续对抗牵引。首先复位桡骨头,并屈肘,使复位的桡骨头稳定,依靠桡骨的支撑、牵引作用,克服尺骨的成角畸形,再用手法使尺骨复位。复位的桡骨头一般在旋后位时较稳定。若复位后试行前臂旋转,再次发生桡骨头脱位时,应怀疑桡骨头关节窝内有韧带或撕脱骨片嵌入,应行桡骨头切开复位,取消阻碍复位因素,重建环状韧带。在屈肘 90° 位石膏固定或超肘关节小夹板固定。儿童固定4~6 周,成人固定 6~8 周,X 线照片证实骨愈合后,即可进行功能训练。

(2)切开复位内固定:成人的 Monteggia 骨折手法复位困难,在以下情况应作切开复位内固定:①手法复位失败;②桡骨头复位后再脱位,表示有环状韧带嵌入关节窝,应手术切开复位,修复环状韧带;③陈旧骨折畸形愈合,影响前臂功能;④陈旧骨折不愈合。

手术可以在臂丛神经阻滞麻醉或高位硬膜外麻醉下进行。在尺骨嵴上作弧形切口,骨膜下剥离,直接暴露骨折端。牵引、手法复位桡骨头,克服尺骨成角畸形,恢复长度,复位尺骨。用加压钢板螺钉固定,也可选用髓内针固定。若尺骨在直视下复位困难,应怀疑桡骨头复位不良或桡骨头复位后十分不稳定,很容易再脱位,表示环状韧带嵌入关节窝,此时应在肘桡侧另作切口,以后外侧切口暴露桡骨头及关节窝,松解嵌入的环状韧带,将桡骨头复位,修复环状韧带,然后再作尺骨复位与内固定。

(3)术后处理:术后用石膏托板在屈肘 90° 位固定 3 周,待环状韧带修复后,开始主动功能训练。对于陈旧性骨折畸形愈合者,可行截骨术矫正畸形;对于骨折不愈合者,可取自体髂骨植骨,重新内固定。

(三) Galeazzi 骨折

Galeazzi 骨折为桡骨中下 1/3 骨折合并下尺桡关节脱位,又称盖氏骨折。早在 1929 年法国人即称之为反 Monteggia 骨折。1934 年 Galeazzi 详细描述了此种损伤,并建议强力牵引拇指整复之。此后即称此种损伤为 Galeazzi 骨折。还曾被称为 Piedmon 骨折。此种损伤较 Monteggia 骨折更为多见,其发生率约为后者的 6 倍。Galeazzi 骨折也被称为"必须骨折",因为要获得良好的功能,常必须切开复位内固定。

1. 病因与分类　Galeazzi 骨折可由桡骨下端遭受直接暴力或间接暴力引起。当前臂极度旋前位遭受暴力打击时,使桡骨远端 1/3 发生骨折,同时尺骨向背侧脱位,常合并三角纤维软骨损伤及尺骨茎突撕脱骨折,在前臂极度旋前位,手掌桡侧着地摔倒时,力从掌侧经桡骨向上传导,产生桡骨远侧 1/3 骨折及尺骨小头脱位,无论直接暴力或间接暴力,可发生以下几种移位:①桡骨远折端向近侧移位;②尺骨小头向背、尺侧脱位;③下尺、桡关节分离。

有学者根据骨折移位方向及复位后骨折的稳定性,将 Galeazzi 骨折分为三型:Ⅰ 型(稳定型),桡骨为横行骨折;Ⅱ 型(不稳定型),桡骨为斜形或粉碎性骨折;Ⅲ 型(特殊型),尺桡骨远侧 1/3 同时骨折,各型合并尺骨小头脱位或下尺桡关节分离,或儿童尺骨下端骨骺分离。

2. 临床表现与诊断　在直接暴力或间接暴力损伤后,前臂远侧出现疼痛、肿胀,前臂远端成角或短缩畸形,尺骨小头突起,活动障碍;检查发现局部压痛,桡骨有假关节活动,即可作出 Galeazzi 骨折的临床诊断。包括腕关节的正侧位 X 线照片,可帮助发现骨折的部位,明确骨折类型和移位方向等。

通常骨折部位在桡骨中下 1/3 交界处,为横形或短斜形,多无严重粉碎。如桡骨骨折移位显著,下尺桡关节将完全脱位。于前后位 X 线片上,桡骨表现为短缩,远侧尺桡骨间距减少,桡骨向尺骨靠拢。侧位 X 线片上,桡骨通常向掌侧成角,尺骨头向背侧突出。Galeazzi 骨折可引起骨筋膜室综合征及骨间前神经损伤,应引起相应重视,必要时需进行血管神经功能检查,以免延误骨折合并血管神经损伤的诊断。

3. 治疗　对 Galeazzi 骨折可在臂丛麻醉下行手法复位,石膏或夹板固定,对Ⅱ、Ⅲ型骨折,手法复位不易成功,即使复位良好,因旋前方肌、肱桡肌的牵拉,易发生再移位,因此主张行切开复位,钢板螺钉内固定术,并尽可能修复下尺桡关节的稳定性。

对尺骨小头复位多可采用手法复位治疗,复位后如何稳定下尺桡关节的关系十分重要,在前臂中立位超过腕关节的石膏固定,可使撕裂关节囊及韧带自行修复,如果复位后尺骨小头不稳定,可作尺骨下段背侧切口,暴露尺桡下关节,修复三角纤维软骨和背侧关节囊、韧带。可由尺骨下端穿入克氏针直到桡骨,暂时固定下尺桡关节,2~3 周后拆除克氏针。手术中应注意保留手的旋前旋后功能,尤其是旋后功能,这对患者上肢功能恢复格外重要。对于伴有骨筋膜室综合征的患者,应立即切开减压,复位后采用外固定支架予以固定。

陈旧性骨折畸形愈合,影响功能,应作截骨矫正术。陈旧性尺骨小头脱位,影响前臂旋转功能者,可行尺骨小头切除术,或下尺桡关节融合、尺骨小头近端截骨、假关节成形术。

二、桡骨远端骨折

桡骨远端骨折是人类全身最常见的骨折,其发病率约占急诊骨折患者的 17%;桡骨远端关节内骨折约占整个前臂骨折的 5%,占桡骨远端骨折的 25%。正因为桡骨远端骨折的常见性、骨折形态的多样性,以及腕关节是全身最重要、活动频率高、功能恢复要求较高的关节之一,治疗不当易导致腕关节慢性疼痛和僵硬,严重影响手的功能;所以良好的复位才能获得腕关节更好的功能,也是治疗的关键。

桡骨远端骨折(fracture of distal end of radius)是指距桡骨下端关节面 3cm 以内的骨折。这个部位是松质骨与密质骨的交界处,为解剖薄弱处,一旦遭受外力,容易骨折,桡骨下端关节面呈由背侧向掌侧、由桡侧向尺侧的凹面、分别形成掌倾角(10°~15°)和尺倾角(20°~25°)。桡骨下端尺侧与尺骨小头桡侧构成下尺桡关节,与上尺桡关节一起,构成前臂旋转活动的解剖学基础(图 10-9)。桡骨茎突位于尺骨茎突平面以远 1~1.5cm。尺、桡骨下端共同与腕骨近侧列形成腕关节。

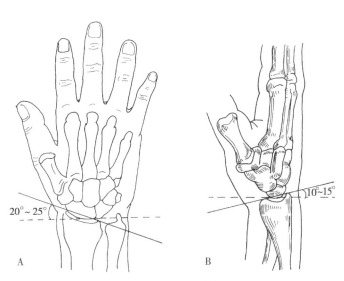

图 10-9　桡腕关节的正常尺倾角及掌倾角
A. 尺倾角;B. 掌倾角。

桡骨远端骨折多为间接暴力引起。跌倒时,手部着地,暴力向上传导,发生桡骨下端骨折。多发生于中老年,与骨质量下降因素有关。直接暴力发生骨折的机会较少。桡骨远端骨折有多种分类方法,AO 的分类法是将尺桡骨下端均包含在内:A 型为关节外骨折,A1 型为尺骨骨折,桡骨完整;A2 型为桡骨简单骨折或嵌插骨折。若伴有背侧旋转,即为 Colles 骨折,伴有掌侧旋转即 Smith 骨折;A3 型为桡骨粉碎骨折,可以是楔形、嵌插、复杂粉碎骨折。B 型为部分关节内骨折,B1 型为桡骨矢状面部分关节内骨折;B2 型为桡骨背侧缘部分关节内骨折,即 Barton 骨折,伴腕关节向背侧脱位;B3 型为桡骨掌侧缘部分关节内骨折,即反 Barton 骨折,伴有腕关节向掌侧脱位。C 型为完全关节内骨折,C1 型为桡骨干骺端及关节内简单骨折;C2 型为桡骨干骺端粉碎骨折,关节内简单骨折;C3 型为桡骨关节面粉碎骨折,伴有干骺端简单骨折或粉碎骨折。临床上习惯于依据受伤机制的不同,将桡骨下端骨折分为伸直型、屈曲型及桡骨远端关节面骨折。

(一)伸直型骨折

伸直型骨折在 AO 分类中可属于 A 型及 B 型。由 Abraham Colles 于 1814 年详细描述了这种骨折,因此以他的名字命名,称为 Colles 骨折。多由间接暴力引起,通常的受伤机制是腕关节处于背伸位、手掌着地、前臂旋前时受伤,应力通过手掌传导到桡骨下端发生骨折。骨质疏松者多见。

1. 临床表现与诊断　伤后局部疼痛、肿胀可出现典型畸形姿势,即侧面看呈"银叉"畸形,正面看呈"枪刺样"畸形(图 10-10)。检查局部压痛明显,腕关节活动障碍,皮下出现瘀斑。X 线片可见骨折端有以下几种移位表现:①桡骨远骨折端向背侧移位;②远端向桡侧移位;③骨折端向掌侧成角;④近端嵌入远端,桡骨短缩,或远端呈粉碎骨折;⑤桡骨远端旋转。因此表现出典型的畸形体征。可同时伴有下尺桡关节脱位及尺骨茎突撕脱骨折,可合并三角纤维软骨损伤。

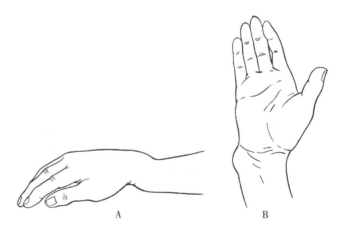

图 10-10　伸直型桡骨远端骨折后的畸形
A. "银叉"畸形;B. "刺刀样"畸形。

2. 治疗

(1)手法复位外固定:对于 AO 分型中 A 型和 B1 型的桡骨远端骨折首选手法复位石膏托外固定。复位方法如下:在局部麻醉下,肩外展 90°,助手一手握住拇指,另一手握住其余手指,沿前臂纵轴,向远端持续牵引,另一位助手握住肘上方作反牵引。待克服重叠畸形后,术者双手握住腕部,拇指压住骨折远端向远侧推挤,2~5 指顶住骨折近端,加大屈腕角度,取消成角,然后向尺侧挤压,缓慢放松牵引,在屈腕、尺偏位检查骨折对位对线情况及稳定情况。在屈腕、尺偏位用超腕关节小夹板固定或石膏夹板固定 2 周,水肿消退后,在腕关节中立位继续用小夹板或改用前臂管型石膏固定。

(2)切开复位内固定:手术治疗的目的是恢复下尺桡关节的正常解剖关系,恢复桡骨下端关节面的完整性。

1)手术适应证:①严重粉碎骨折,桡骨下端关节面破坏;②手法复位失败,或复位成功,外固定不能维持复位以及嵌插骨折,导致尺、桡骨下端关节面显著不平衡者。

2)手术方法:桡骨远端骨折的手术入路有掌侧和背侧两种。考虑到桡骨远端骨、肌腱、神经和血管的解剖特点,应首选掌侧入路。但在下述情况下应该选择背侧入路:AO分型中的B2型骨折(背侧Barton骨折);背侧骨折粉碎、估计复位后有明显的骨质缺损,需要术中背侧植骨者。

对于桡骨远端粉碎性而无法行板钉固定的骨折,可以行切开复位后再行外固定架固定。如骨折复位后相对稳定,即可单纯用外固定架固定;如骨折不稳定,用2~3枚克氏针进行内固定后,加行外固定架固定。严重的桡骨粉碎性骨折,桡骨短缩明显,外固定支架是首选的方法。对于某些关节内骨折在使用外固定支架时,加用桡骨茎突经皮穿针来固定桡骨远端的骨折块,则进一步扩大了外固定支架的应用范围。

3)术后处理:行钉板系统固定的患者,伤口常规放置橡皮引流条,术后24h拔除。术后第1d开始指间关节和掌指关节主动活动,同时配合肢体静脉泵消肿治疗。术后第2d减少伤口敷料,包扎后开始腕关节功能练习,由患者健侧手辅助被动活动逐渐过渡到患侧腕关节的主动活动。到伤口拆线时患侧腕关节应达到正常的活动范围。

(3)康复治疗:无论手法复位或切开复位,术后均应早期进行手指屈伸活动,4~6周后可去除外固定,逐渐开始腕关节活动。骨折愈合后,桡骨下端因骨痂生长,或由于骨折对位不良,使桡骨背侧面变得不平滑,拇长伸肌腱在不平滑的骨面反复摩擦,导致慢性损伤,可发生自发性肌腱断裂,可作肌腱转移术修复。若骨折短缩畸形未能纠正,使尺骨长度相对增加,尺、桡下端关节面不平衡,常是后期腕关节疼痛及旋转障碍的原因,可作尺骨短缩术。

(二)屈曲型骨折

1847年Smith首先描述了与Colles骨折不同特点的桡骨下端屈曲型骨折,又称为Smith骨折。该骨折常由于跌倒时,腕关节屈曲、手背着地受伤引起,或手掌着地,前臂处于旋后位受伤引起,也可因腕背部受到直接暴力打击发生。较伸直型骨折少见。

1975年Thomas将此类骨折分为三型:Ⅰ型为关节外骨折,折线为横形,远折端向掌侧移位,向背侧成角;Ⅱ型骨折线为斜形,由远背侧斜向近掌侧;Ⅲ型为关节内骨折,骨折线穿过关节,并向近侧、掌侧移位。在AO分类中可属于A型或B型。

1. 临床表现与诊断　受伤后,腕部下垂,局部肿胀,腕背侧皮下瘀斑,腕部活动受限。检查局部有明显压痛,尺桡骨茎突关系异常。X线照片可发现典型移位,近折端向背侧移位,远折端向掌侧,尺侧移位,与伸直型骨折移位方向相反,称为反Colles骨折或Smith骨折。可伴有尺骨茎突骨折,很少出现嵌入骨折。

2. 治疗　主要采用手法复位,夹板或石膏固定。复位手法与伸直型骨折相反,基本原则相同。由于复位后维持复位较困难,因此有学者主张在前臂旋后位用长臂石膏固定,屈肘90°固定5~6周。复位后若极不稳定,外固定不能维持复位者,行切开复位,钢板或钢针内固定,其手术方式与Colles骨折相似。

(三)Barton骨折

1838年Barton首次描述了一种腕关节半脱位并涉及桡骨远端关节面的骨折。主要包括两种类型:一种为腕关节向背侧脱位,骨折块向背侧移位;另一种则为腕关节向掌侧脱位,骨折块向掌侧移位。分为前缘(掌侧缘)及后缘(背侧缘)两大类。Barton背缘骨折常见于跌倒后患肢手掌撑地致腕关节背伸,前臂旋前,外力经腕骨撞击桡骨远端关节面背侧缘形成骨折。骨折块位于桡骨远端背侧缘,呈楔形,包含了关节面的1/3,多向背侧移位,腕关节呈半脱位状态。Barton前缘骨折常见于跌倒后患肢手背撑地致腕关节掌倾,外力经腕骨撞击桡骨远端关节面掌侧缘形成骨折。骨折块位于桡骨远端掌侧缘,向掌侧移位同时伴腕关节半脱位(图10-11)。

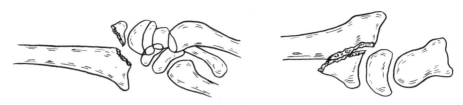

图 10-11　桡骨远端关节面骨折伴腕关节脱位(Barton 骨折)的典型移位

1. 临床表现与诊断　患者存在摔倒或外伤累及患肢腕关节病史,伤后患肢腕部迅速肿胀,痛感明显,累及手背及前臂下 1/3,腕关节、手指活动受限,前臂旋转活动障碍。桡骨远端腕部存在明显压痛,部分严重骨折患者可有明显骨擦感。患肢腕关节 X 线检查可见桡骨远端骨折累及关节面,骨折块根据受伤机制可向掌侧或背侧移位伴腕关节半脱位。CT 检查则可进一步了解关节面骨折情况及骨折移位情况等。

2. 治疗　治疗 Barton 骨折方法很多,治疗关键是恢复关节面的完整性、桡骨的长度和正常的生理角度。对 Barton 骨折不同类型采用"个性化"治疗原则,分别选择不同的内外固定方法,最大限度地恢复桡骨的相对长度、关节面的平整、掌倾角及尺倾角,是取得 Barton 骨折满意疗效的关键。

(1)闭合复位石膏外固定:适用于骨折块较小或移位不明显的 Barton 骨折,患者取仰卧或坐位,术者位于患侧沿纵轴牵拉患者手掌及拇指做牵引(必要时可于神经阻滞后进行复位),助手于患者肘部作反牵引,将患肢掌倾、轻度旋前及尺偏,轻轻旋转脱位腕关节远侧部分将其复位。根据 X 线检查结果,如骨折块向掌侧移位,可在适度牵引下将腕关节前屈,轻度内旋尺偏,随牵引进行同时向背侧下方推压骨折块使其复位。反之,若骨折块向背侧移位,则在适度牵引下将腕关节背伸,轻度外旋尺偏,随牵引进行同时向掌侧下方推压骨折块使其复位。复位后可用石膏托固定腕于中立位,若骨折块向掌侧移位,可在固定时轻度掌倾尺偏,若骨折块向背侧移位,则腕关节在固定时轻度背伸内旋尺偏。石膏固定 1 个月并摄片确认复位完成后嘱患者主动屈伸掌指关节、指间关节,注意石膏松紧变化,定期拍摄 X 片复诊。

(2)手术切开复位内固定:适用于极不稳定的粉碎性骨折或骨折端移位明显手法复位困难或不适合石膏外固定保守治疗的患者。Mehara 等对 Barton 骨折 2~3 年的临床观察结果显示,关节面复位相差 2mm 以下的,有 73.4% 的患者表示满意;关节面复位相差 2mm 以上的,只有 25% 的患者满意。因此,对于难以复位和复位后无法保持稳定的 Barton 骨折,切开复位是有必要的。Knirk 等认为,关节面移位大于 2mm 时就有切开复位的指征,手术治疗有助于直视下完成解剖复位并使患者早期活动,有利于患者功能康复。对于背侧型 Barton 骨折大多采用克氏针内固定,选用背侧切口,以 2 枚克氏针固定,针尾留置皮外。如采用钢板或螺丝钉固定,在前臂伸肌腱下使用不方便,桡骨远端背侧伸肌腱腱鞘多,手术显露时需经过该结构,置入的板钉紧贴肌腱,容易导致术后肌腱粘连,而且拇长伸肌腱常须横跨在固定板上,可能产生磨损。所以,背侧置入板钉比掌侧造成的组织创伤大。而对掌侧 Barton 骨折则可采用 1~2mm 厚的 T 型钢板支撑固定或交叉克氏针固定,经掌侧入路可以完全显露骨片,直视下复位,将 T 型板塑型后放置骨折部位,其远侧的横行部位充当支架,近侧骨折端用 2 枚螺丝钉内固定,远侧横行部位即可压顶在骨折远端骨块上起固定作用。但要注意选择合适的 T 型板,不要顶压桡骨茎突处皮肤以免术后引起疼痛及皮肤坏死。对粉碎性骨折可选择比臂适当宽一点的 T 型板,对粉碎性压缩性骨折植骨,T 型板完全能顶住骨块与腕骨向掌侧移位。

第四节 手 外 伤

一、概述

手是日常生活和工作中最常用到的一个器官,需要不断地接触各种工具和物体。多数情况下,手部没有太多的保护。外伤(如摔倒或撞击)时,其反射性地扶持、遮挡、支撑,也使它成为全身最易受伤的部分。手受伤时常伴不同程度的皮肤、神经、肌腱、血管及骨关节的损伤。手的结构精细,功能复杂,所以手外伤的处理对形态及功能的要求较高。因此,复杂的手外伤常需要具有显微外科修复技术的专业医务人员处理。

(一) 应用解剖

1. **手的休息位** 即手处于自然静止状态的姿势。此时,手的内在肌、外在肌、关节囊、韧带的张力处于相对平衡状态。表现为腕关节轻度背伸、尺偏;拇指轻度外展,其指腹接近或触及示指远侧指间关节桡侧;从示指到小指,近指间关节屈曲,掌指关节和远指间关节半屈曲位,越向尺侧屈曲程度越大,各指尖指向腕舟结节(图 10-12)。若运动神经损伤或肌腱断裂时,则会因屈伸肌力的不平衡使手的休息位发生改变(图 10-13)。

2. **手的功能位** 是手可以发挥最大功能的位置,如张手、握拳、捏物等。表现为腕关节背伸 20°~25°,轻度尺偏;拇指外展对掌,掌指关节和指间关节微屈;其余四指手指略分开,掌指关节和远指间关节微屈曲,近指间关节半屈位,各指的关节屈曲位置较一致。手外伤后,特别是估计日后关节功能难以恢复正常,甚至会发生关节强直者,在此位置固定,可使伤手保持最大的功能(图 10-14)。

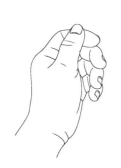
图 10-12 手的休息位

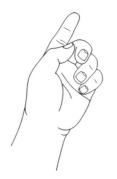
图 10-13 示指屈肌腱断裂后手的休息位改变

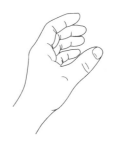
图 10-14 手的功能位

(二) 病因

1. **贯穿伤** 如钉、木刺、子弹等造成。特点是进口小,损伤深,可伤及深部组织,并可将污物带入组织内,导致异物存留及腱鞘或深部组织感染。必须仔细地检查,结合局部解剖,作出正确判断,避免遗漏。

2. **切割伤** 刀、玻璃、电锯等锐器切割伤。伤口污染一般较轻,创缘较整齐,深浅不一,组织损伤程度亦不同。常造成重要的深部组织如神经、肌腱、血管的断裂,电锯损伤由于锯路的存在,清创后可有程度不一的组织缺损。

3. **挫裂伤** 摔伤、钝器砸伤等可导致组织的碾挫与撕裂。伤口污染一般较重,创缘不规则,重者累及血管、神经、肌腱和骨关节。重物的砸伤,可造成手指或全手各种组织严重毁损。

4. 挤压伤　门窗、车轮、机器滚轴等挤压导致手的挤压伤。挤压伤可引起受压部位血管的广泛损伤,出血、水肿可造成肢体的严重肿胀。轻度的挤压仅引起皮肤损伤,如皮下血肿、甲床破裂等;重者可引起深部结构如手内在肌的坏死、多发性骨折和脱位。预后功能差,有时手指和全手毁损性损伤需行截肢(指)。

5. 撕脱伤　指背、手背皮肤松软,皮下组织疏松,在手受到挤压时暴力牵拉易撕脱形成一逆行皮瓣,甚或手指、全手皮肤的套状撕脱,深部组织裸露、损伤。

6. 爆炸伤　损伤机制兼有撕脱、冲击、挤压、烧伤等复合作用,常造成软组织的严重损伤,严重时可致多个手指毁损。伤口污染严重,并存有大量异物,容易发生感染。失活组织与正常组织间的界限不清,在伤后 2~3d,经过充血、淤血、渗出、血栓形成等一系列病理改变,组织坏死界限逐渐清楚。

（三）治疗原则

1. 早期彻底清创(6~8h)　严格地进行对各种组织彻底清创既是全面进一步地了解组织损伤情况,也是将Ⅱ类伤口或创面相对变为较清洁的Ⅰ类伤口或创面,以利术后组织的愈合。

2. 尽可能修复损伤组织解剖结构　对损伤断裂的各种组织,只要条件允许均应争取一期修复其正常的解剖连续性。首先恢复骨关节的结构与稳定,在保证肢体的血供良好,创面可以一期闭合的前提下,修复肌腱和神经。

3. 妥善地闭合伤口这是预防开放性手部损伤感染的有效措施。它的基础是彻底的清创术。原则是在无张力下闭合。

4. 合理的制动和早期进行功能锻炼　功能位固定:血管吻合 2 周;神经、肌肉、肌腱缝合 3~4 周;关节脱位 3 周;骨折 4~6 周。制动解除后立即做循序渐进的功能锻炼(先主动后被动),给予必要的理疗,防止肌腱粘连,关节僵直,最大限度地恢复手部功能。

二、手部皮肤损伤

手部皮肤损伤即为手部开放性损伤。了解手部皮肤的解剖特点有助于我们处理皮肤损伤:手掌侧皮肤厚韧,皮肤深面有许多垂直的纤维将皮肤与深中的筋膜、腱鞘、骨膜相连,皮肤不易滑移,利于抓握;手背的皮肤与屈曲牵张相适应,薄软且富有弹性。

（一）手部皮肤损伤的检查

1. 了解伤口的部位和性质　根据局部解剖关系,推测皮下各种重要组织如神经、血管、肌腱损伤的可能性。

2. 皮肤缺损的估计　创面皮肤是否有缺损,能否直接缝合,是否需用植皮或皮瓣修复创面。

3. 皮肤活力的判断　不同的致伤机制对皮肤的损伤程度不同。切割伤对皮肤血供影响小,伤口易愈合。撕脱伤皮肤多位于主要血管的浅层,皮肤与基底部血供中断,其血运来自于远端组织的逆行供血,加之静脉回流受阻,易引起皮瓣近端缺血坏死。爆炸伤由于"间生态"组织的存在,早期易造成对创缘皮肤活力的错判。

（二）手部皮肤损伤的处理

1. 单纯皮肤裂伤　单纯皮肤裂伤多可直接缝合。跨越关节与皮纹垂直的、与指蹼边缘平行的伤口,采用 Z 字成形术改变伤口的走行。以免术后瘢痕牵缩影响关节活动。

2. 指端皮肤缺损　指端是一个手指最珍贵的部分,因为它不仅要完成抓、捏、握动作,而且含有丰富的感觉神经末梢。指端皮肤的缺损后若愈合不良,疼痛的瘢痕,末节指骨的畸形愈合和指甲的畸形都相当大的损害伤指的功能。指端的皮肤缺损多有指骨的暴露,创面小者可用鱼际皮瓣、V-Y 推进皮瓣修复,较大者可用指掌侧推进皮瓣、远端蒂逆行岛状皮瓣、邻指皮瓣等修复,亦可选择用游离足趾腓侧皮瓣或带蒂皮管修复。

3. 手掌、背部皮肤缺损 基底部软组织良好或深部重要组织(肌腱、神经、骨关节)能用周围软组织覆盖着,可自体游离植皮。深部重要组织外露者不适宜游离植皮。可选用局部转移皮瓣、带蒂皮瓣或游离皮瓣移植修复。手掌部皮肤缺损应充分考虑到手掌的解剖结构特点,尽量选择与其结构相似的皮肤移植修复(如足底内侧的皮肤)。手背部皮肤握拳较伸直时增加约25%,植皮或做皮瓣时,须加大面积,术后将手固定在屈曲或半握拳位。

4. 皮肤撕脱伤 皮肤撕脱伤是手部极为严重的软组织损伤,应仔细检查,判断撕脱皮瓣的血运,根据皮瓣血运情况,做原位缝合,皮片或皮瓣移植覆盖创面。撕脱伤的皮肤撕脱层次并非一致,在前臂、腕部和手背部一般在深筋膜的浅层,掌部在掌腱膜浅层,手指部在骨关节及肌腱、腱鞘浅层。

(1)逆行皮肤撕脱伤:皮瓣血运不良,特别是表现为静脉回流不好时,可行手背静脉吻合或血管移植修复静脉,改善皮瓣血运使伤口愈合。

(2)拇指套状撕脱伤:可用吻合血管的游离拇甲瓣移植术,中、环指侧方双岛状皮瓣转位术,前臂逆行岛状皮瓣移位术,胸部或腹部皮管成形术等。具体应用时需根据患者的伤情及医疗单位的医疗技术水平,作出恰当的选择。

(3)单指撕脱伤:从手功能角度考虑,环、小指撕脱伤可予以截指。示、中指的单指撕脱伤,应根据患者的年龄,职业,及个人的要求决定是否保留。修复的方法有皮管成形术埋藏法及植皮术等。

(4)多指撕脱伤:多指套状撕脱伤,经清创后,去除外露的末节指骨,分别用一枚克氏针纵行固定手指于伸直位(克氏针在断蒂时拔除,开始练习活动)。可采用腹部S形皮瓣成形术。分别覆盖手指掌侧及背侧创面。术后5~6周行断蒂术。如皮瓣修薄为带真皮下毛细血管网的薄形皮瓣,断蒂时间可缩短。

(5)全手套状撕脱伤:经彻底清创后,用游离植皮和皮瓣移植修复创面。一般前臂部,腕部、手背及手掌可用游离植皮,手指部应行皮瓣移植。而且拇指与其他四指所用皮瓣移植方式不同。拇指最好用管状皮瓣,2~5指用袋状皮瓣。术后4周拇指皮管断蒂,在袋状皮瓣一侧行延迟术,术后5~6周,袋状皮瓣断蒂,手指背为袋状皮瓣覆盖,手指掌侧带有重建血运的软组织,行游离植皮术。伤口完全愈合后鼓励患者练习掌指关节活动,其指间关节大部分强直。3个月后再行分指术,首先做中、环指分指。再等2~3个月后示、中及环、小指分指植皮术。采用吻合血管的显微外科方法为全手脱套伤提供了更广阔的思路。用拇甲瓣修复拇指,带神经的股前外侧皮瓣修复手掌,胸脐皮瓣修复手背,手指间隔保留,以皮瓣包绕。亦有对手指损伤严重者,用游离足趾移植,重建手指。但显微外科修复技术难度大,一旦失败伤残更重。

5. 手部创面感染 严重的手部挫裂伤、挤压伤、爆炸伤时,皮肤缺损伴创面污染严重,受伤时间长,感染可能性大。术中清除异物和明显坏死组织后生理盐水湿敷,3~5d后再次清创;亦可用持续性负压吸引技术(VSD)暂时覆盖创面,延期缝合或植皮。

三、手部血管损伤

(一) 应用解剖

手的血供极为丰富,桡动脉和尺动脉的终末端在手掌部形成的掌深弓和掌浅弓是手血供的主要来源;每个手指的掌侧方均有两条指动脉是手指血供的主要来源,靠近中指侧的动脉较粗为手指的优势供血动脉。这些血管以动脉网或动脉弓的形式,彼此间的吻合丰富,代偿能力良好。手部深静脉形态细小,浅静脉粗大,由深静脉向浅静脉回流。

(二) 临床表现

各种致伤因素均可致手部血管损伤,单一的血管损伤非常少见。手部血液循环状况和血管损伤可通过手指的颜色、温度和毛细血管回流试验和血管搏动来判断,如肤色苍白,皮温降低、指腹干瘪、毛细血管充盈缓慢或消失,动脉搏动消失,表示为动脉损伤。如皮肤青紫,肿胀、毛细血管充盈加快、动脉搏动良好,则为静脉回流障碍。Allen试验可检查尺、桡动脉通畅和两者间的吻合情况,方法为:

让患者用力握拳,将手中血液驱至前臂,检查者用两手拇指分别用力按压前臂远端尺、桡动脉、不让血流通过,再让患者伸展手指,此时手部苍白缺血。然后放开压迫的尺动脉,血流通过则全手迅速变红,重复上述试验,然后放开压迫的桡动脉,全手也迅速变红,若放开尺动脉或桡动脉压迫后,手部仍呈苍白,则表示该动脉断裂或栓塞。

（三）治疗

在开放性损伤中,出血是在所难免的,如果出现喷射性出血,则可能伤及动脉,此时要及时压迫止血。手指活动性出血时以拇示指于手指近节两侧钳夹并在指根部以橡皮条环扎止血。掌腕部的活动性出血可于伤口上加压包扎,必要时在上臂上止血带止血。如果出现伤口远端苍白、无脉、皮温明显减低,多提示该部位血运极差,不吻合血管、重建血液循环则肢体不能得以保全,此时,应将患者直接送至有手外科专科的医院救治,以免因为反复转院而耽误了治疗。

手部的主要血管损伤的处理原则是:只要具备血管修复的必要条件,均应进行一期血管修复,如有必要还需进行血管移植,以保证手部充足的血液供应,以利于手部各种功能恢复。

血管修复术后应将伤肢于腕关节屈曲位,用前臂背侧石膏托予以固定。并适当应用抗凝、解痉和抗菌药物,以防血管痉挛和血管栓塞以及伤口感染。一般于术后 2 周拆除石膏托固定,并同时拆除缝线,开始进行功能锻炼。

四、手部神经损伤

（一）应用解剖

手部的运动和感觉功能分别由来自臂丛的正中神经、尺神经和桡神经支配,手腕和手指屈伸活动的肌肉及其支配神经的分支均位于前臂近端。手外伤时所致的神经损伤主要表现为手部感觉功能和手内在肌功能障碍。

（二）临床表现

1. 正中神经损伤

（1）感觉:感觉障碍发生在拇、示、中指和环指桡侧半的掌面及手背侧拇指间关节平面以远,示、中指及环指桡侧半近侧指间关节平面以远的部分。

（2）运动:手部正中神经运动支主要支配鱼际部的拇短展肌、拇对掌肌及拇短屈肌浅头和第 1、2 蚓状肌。蚓状肌为屈掌指关节的主要肌肉,1、2 蚓状肌麻痹表现为示、中指掌指关节过伸,指间关节屈的爪形畸形。正中神经为支配鱼际部肌肉的主要神经,麻痹可致鱼际肌萎缩、拇指对掌障碍,表现为猿手畸形。

2. 尺神经损伤

（1）感觉:小指和环指尺侧半掌、背侧感觉障碍。

（2）运动:手部尺神经主要支配小鱼际肌群、全部骨间肌、3、4 蚓状肌、拇短屈肌的深头和拇收肌。3、4 蚓状肌麻痹可致环、小指掌指关节过伸,指间关节屈曲的爪形畸形。拇短屈肌的深头、骨间肌和拇收肌收缩功能障碍可致手部 Froment 征:即示指与拇指用力对指时,因拇收肌、拇短屈肌、骨间肌麻痹,肌力不平衡,无法再形成一个圆形,表现为第一掌骨伸展、拇指掌指关节过伸、示指掌指关节内收、近侧指间关节过度屈曲。

3. 桡神经损伤　腕部以下无运动支,仅表现为手背桡侧及桡侧 3 个半手指近侧指间关节近端感觉障碍（图 10-15）。

（三）治疗

神经损伤后修复越早越好。术中发现神经断裂,条件

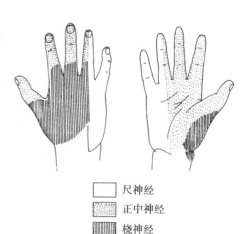

☐ 尺神经
▨ 正中神经
▥ 桡神经

图 10-15　手部感觉神经的分布

允许均应一期缝合,<2cm 的缺损可以通过屈曲关节,游离神经远近端来解决,如张力仍过大则需行神经移植术。闭合性神经损伤观察一定时间后(一般 3 个月)无神经再生表现,应行手术探查。神经缝合后于无张力位石膏固定 3~4 周。

五、手部肌腱损伤

肌腱是手部关节活动的传动装置,具有良好的滑动性能,肌腱损伤的治疗强调早期修复、无创操作及早期功能锻炼。

(一)应用解剖

为了防止关节屈伸活动时肌腱滑脱,关节部位的肌腱周围有纤维鞘管固定其位置。纤维鞘管内的肌腱被覆双层的滑膜,称滑膜鞘,两层滑膜间沿纵轴相连,形成半透明的腱系膜,内含血管营养肌腱。纤维鞘管外的肌腱以疏松的腱旁组织与周围组织相隔。手部掌骨远端至中节指骨中段的纤维鞘管一体相连,统称腱鞘;大关节周围的纤维鞘管又称支持带。

根据解剖结构和生理特点,临床上将屈伸肌腱各分为五个区。

1. 屈肌腱分区 Ⅰ区:指深屈肌腱抵止区,指深屈肌腱止点至中节指骨中份;Ⅱ区:腱鞘区,又称"无人区",中节指骨中份指浅屈肌腱抵止处至腱鞘近端;Ⅲ区:手掌区,肌腱进入腱鞘前的区域至腕横韧带远端;Ⅳ区:腕管区;Ⅴ区:前臂区,腕管近端至肌腱起始部。

2. 伸肌腱分区 Ⅰ区:远节指骨背侧基底至中央腱抵止处;Ⅱ区:中央腱止点至近节指骨中点(指伸肌腱扩张部远端);Ⅲ区:指伸肌腱扩张部远端至伸肌支持带远端;Ⅳ区:伸肌支持带深面;Ⅴ区:伸肌支持带近端至伸肌腱起始部。

(二)临床表现

肌腱损伤包括挫伤、不完全断裂、完全断裂。前两者体检不易发现阳性体征,以完全断裂为例进行阐述。

1. 屈肌腱断裂 掌指关节可屈曲,指间关节的主动屈曲活动丧失(图 10-16)。

(1)指深屈肌腱断裂:伤指的远侧指间关节不能主动屈曲;近侧指间关节能主动屈曲。

(2)指浅屈肌腱断裂:被动控制其他手指在伸直位时,伤指的近侧指间关节不能主动屈曲。

(3)深浅屈肌腱均断裂:手休息位改变,伤指呈自然伸直位。

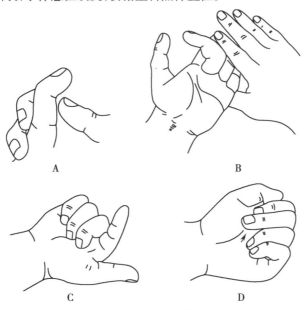

图 10-16 屈肌腱检查法

A. 指深屈肌腱检查法;B. 指浅屈肌腱检查法;C. 指浅屈肌腱断裂;D. 指深屈肌腱断裂。

2. 伸肌腱断裂

（1）Ⅰ区指伸肌腱断裂：远侧指间关节不能主动伸直，呈半屈曲状，呈"锤状指"。应注意末节指骨有无撕脱性骨折。

（2）Ⅱ区指伸肌腱断裂：近侧指间关节不能主动伸直（中央束和侧腱束完全损伤）或伸直不协调（中央束和侧腱束不完全损伤）。陈旧性中央束断裂，由于侧腱束向掌侧滑脱，伸指时近指间关节屈，远指间关节过伸，形成"钮孔畸形"。

（3）Ⅲ区 - Ⅴ区指伸肌腱断裂：拇指指间关节、余四指掌指关节不能主动伸直。由于Ⅲ区内有指伸肌腱的联合腱，同时Ⅲ区 - Ⅴ区还有示指和小指固有伸肌腱，在联合腱近端的损伤，仍可有伸指动作，但力量减弱，或伸指不完全。

（三）治疗

1. 治疗原则   开放性肌腱断裂不论分区均应一期手术修复。闭合性肌腱断裂主要发生在伸肌腱Ⅰ区止点处，单纯肌腱断裂或伴有撕脱骨折不超过关节面的 1/3 且未有移位者，可采用非手术治疗。

（1）修复时机：新鲜肌腱损伤，在全身情况及技术条件允许下，进行一期修复。如不宜进行一期修复，可在伤后 1 个月内做延迟一期修复。一期修复失败，或曾发生感染，至少要 5 个月，待软组织的瘢痕软化后，再行二期修复。

（2）腱鞘处理：鞘管的完整可以促进肌腱愈合，还可以减少肌腱粘连。较为完整的鞘管不应切除，应予修复；破损严重的鞘管应该切除，但要保留重要的环形滑车，如 A2、A4 等。

（3）局部条件：如肌腱修复部位有瘢痕组织覆盖，或皮肤有挛缩，则应先改善皮肤覆盖条件（皮瓣、皮肤松解），再行肌腱手术。关节僵硬或关节活动受限，应先行理疗、支具牵引，待关节条件改善后，再行肌腱手术。

（4）功能锻炼：条件允许时，可进行早期锻炼。早期功能锻炼应在严格的监督指导下进行，先主动后被动，避免发生肌腱断裂等并发症。条件不具备时，应采用制动方法。

2. 修复方法   修复肌腱时应注意保护肌腱的血供，有利于肌腱愈合和减少粘连。为了减少术后肌腱粘连，适应术后早期功能锻炼，肌腱的缝合要力求方法简便、可靠，有一定的抗张能力，并能减少腱端缝合部位的肌腱血管绞窄。目前常用的肌腱缝合法有：Kessler 法（图 10-17）、Kleinert 法（图 10-18）和津下套圈法等，对扁平状肌腱及腱帽扩张部常用"8"字缝合法。Ⅴ区腱腹交界部损伤，肌腱与肌腹不宜直接缝合者，应采用肌腱移位术，用编织缝合法（图 10-19）。陈旧性肌腱断裂不能直接缝合时可采用肌腱移植术。

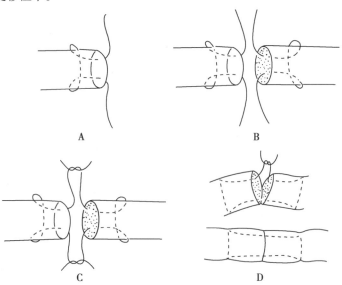

图 10-17 Kessler 缝合法

A. 一侧断端处理；B. 两断端处理完毕；C. 打结；D. 单线缝合法。

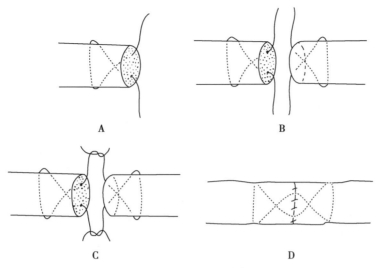

图 10-18 Kleinert 缝合法

A. 一侧断端处理；B. 两断端处理完毕；C. 打结；D. 断缘周边缝合。

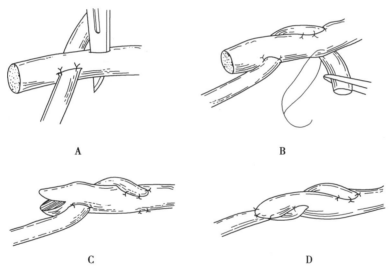

图 10-19 肌腱编织缝合法

A. 用尖刀刺第二孔；B. 固定缝合；C. 断端修成鱼口状；D. 缝合完毕。

六、手部骨与关节损伤

手部骨与关节损伤诊断需要依据病史分析、体格检查和放射学检查。其临床表现主要为局部肿胀、畸形、疼痛与压痛、骨擦感、反常活动、运动功能障碍等。其中，畸形、反常活动和骨擦感都具有特异性。然而，临床表现和骨与关节损伤的程度并非总是一致的。有时，严重损伤的临床表现却不明显。因此，骨与关节损伤的确诊还需放射学检查。最常用的放射学检查是 X 线平片摄影检查。常用的为手的正、斜位，手指的正、侧位 X 线片。CT 检查可用来诊断复杂和隐秘性骨折、关节内粉碎性骨折和舟骨成角移位等。MRI 检查主要用于诊断隐匿性骨折、早期骨坏死、骨间韧带损伤及肿瘤等疾病。

治疗手部骨、关节损伤的方法众多，需要根据受伤的情况和患者需求来决定。和其他部位的骨、关节损伤一样,准确的复位、有效的固定和早期功能锻炼是治疗手部骨、关节损伤的基本原则。常用的固定的方法有:石膏、铝托、外固定架外固定,克氏针、钢丝、螺钉、钢板内固定等。切开复位内固定能增加复位和牢固固定的机会,但对软组织损伤较大,是否需要切开复位内固定应该根据患者伤情和需求决定。在保证损伤愈合的前提下,应尽早进行功能锻炼,有利于消除肿胀,防止肌肉萎缩和关节僵直。手部骨、关节损伤常见的并发症有骨折畸形愈合、关节僵直、骨折延迟或不愈合、关节不稳定等。

（一）腕舟骨骨折

腕骨骨折以舟骨骨折最常见,其发生率约占腕骨骨折的80%。舟骨骨折多为暴力迫使腕关节过度背伸、桡偏及旋前引起。

1. **应用解剖**　舟骨位于远近两排腕骨之间,发生骨折时,骨折远端与远排腕骨相随活动,骨折近端与近排腕骨相随活动,骨折端极易产生剪切力。舟骨近端无血管供血,近端血供主要来自腰部入骨的血管向近端延展的分支。基于以上原因,舟骨骨折常出现骨折不愈合及近端骨折块的坏死。

2. **临床表现**　常有腕关节强力背伸的外伤史,表现为关节桡侧肿胀、鼻烟窝变浅,鼻烟窝及舟骨结节有局限性压痛,腕关节活动受限。

3. **骨折分型**　舟骨骨折分型较多,常用的有以下几种

（1）新鲜与陈旧骨折:小于4周为新鲜骨折,4周~6个月为陈旧性骨折。

（2）稳定与不稳定骨折:无移位或侧方移位<1mm为稳定骨折,移位>1mm或有成角畸形、伴腕骨脱位的为不稳定骨折。

（3）按骨折部位可分为:舟骨结节骨折、远1/3骨折、腰部骨折、近1/3骨折。

4. **治疗**　新鲜稳定性骨折,可使用闭合复位前臂拇指人字管型石膏外固定,即石膏管型从肘下至远端掌横纹及拇指近节;舟骨结节或远1/3的骨折一般固定4~8周,其他部位10~12周或更长。新鲜不稳定性骨折和陈旧性骨折、骨不连需切开复位内固定。移位者多伴有骨缺损,需植骨以增加稳定性,陈旧性骨折也须植骨促进骨愈合。

（二）第一掌骨基底部骨折

第一掌骨骨折,几乎都发生在基底,多由直接暴力或者沿掌骨传导的间接暴力导致,分为关节内、外骨折两种。

1. **应用解剖**　骨折近端受拇长展肌的牵拉,向桡背侧移位,骨折远端受拇长屈肌腱及拇收肌的牵拉,向尺掌侧移位,骨折向桡背侧成角。关节内尺侧斜行骨折时,尺侧三角形骨块因附着于掌骨间韧带而保持原位,桡侧掌骨在拇长展肌及鱼际肌的共同作用下向桡背侧、近侧脱位,称Bennett骨折。

2. **临床表现**　腕掌关节背侧肿、痛,掌骨屈曲和对掌运动受限。

3. **治疗**　关节外骨折少见,多为短斜形骨折。无旋转移位者,多行闭合复位石膏托固定;有旋转移位,必须矫正,行闭合复位经皮穿针内固定或切开复位内固定。关节内骨折多见,除旋转移位,也多伴有短缩和侧向成角移位,治疗多考虑闭合复位经皮穿针内固定,术后石膏固定4~6周。闭合复位失败者,可行切开复位,然后使用克氏针、螺钉内固定。

（三）第二至四掌骨骨折

掌骨干骨折可分为横形、斜形、螺旋形和粉碎性骨折。横形骨折,多为直接暴力引起。移位小者,行闭合复位石膏托外固定,可以三点加压的方式防止成角移位。移位大者,多采用闭合复位经皮穿针内固定或外固定架固定。斜形、螺旋形骨折,多为扭转暴力引起。无旋转和成角位移者,短缩移位小于5mm者采用闭合复位石膏托外固定,短缩移位大于5mm者行闭合复位经皮穿针内固定或切开复位克氏针/螺钉/钢板内固定。粉碎性骨折多为挤压伤引起,多有严重的软组织损伤,可行闭合复位固定架外固定或经邻近掌骨穿针固定。术后石膏固定4~6周。

1. **掌骨颈骨折**　多为作用于掌骨头的纵向暴力所致,因骨间肌牵拉,掌骨头向掌侧屈曲,多为背

向成角移位。掌指关节侧副韧带附着于掌骨头偏背侧,伸指位牵引复位时,使掌骨头更向掌侧旋转。所以手法复位时,要将掌指关节屈曲90°,以近节指骨推顶掌骨头后再行牵引。背向成角不矫正,握物时会出现不适感,角度越大,不适感就越明显。骨折稳定且移位小者,使用石膏托固定于掌指关节半屈曲、腕关节功能位6周;移位大者,可行闭合复位石膏托于掌指关节、近指间关节屈曲90°位固定4周,去除外固定物,行功能锻炼。为早期功能锻炼,可经皮穿克氏针代替外固定。掌骨头和掌骨干完全分离、无法闭合复位者,也可行切开复位钢板螺钉内固定。背向成角畸形愈合者,可行楔形截骨来矫正。

2. **指骨骨折** 手部骨折,以指骨骨折最为常见,多合并周围组织损伤,为复合型损伤。指骨骨折的治疗应注意避免旋转、侧方成角及大于10°的掌、背向成角移位。旋转和侧方移位将改变患指的运动轨迹,使其在屈曲时与相邻的手指发生推挤,从而妨碍手指的屈曲运动。背向或掌向成角移位将增加指骨周边肌腱滑动阻力,可能引起肌腱的断裂。在指骨骨折复位时,可被动屈曲手指,观察指尖的指向,从而判断是否出现旋转或者侧方成角移位。内固定方式以克氏针为主,固定时间4~6周,近节指骨骨折亦可用微型钢板固定。远节甲粗隆骨折按软组织损伤处理(图10-20)。

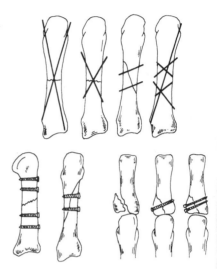

图10-20 掌指骨骨折内固定

七、手指再造

手外伤常导致手部组织不同程度的缺损,单一组织缺损的修复已在前述章节中叙述,本节主要讲述手指缺损的修复方法。当手指缺损影响功能时,重建其外形与功能的修复方法称为手指再造。在伤口愈合3个月后,水肿消退,组织柔软,手部各关节活动良好时,可考虑进行手指再造。拇指功能占手的40%,其他四指功能占60%。其示、中指各占20%,环、小指各占10%。理论上讲,任一手指的任何缺损都有再造的必要,但也不能忽略人的代偿和适应能力。应用游离足趾移植再造手指时,还需考虑到对供区足部的损伤大小。

手指缺损程度是决定是否再造的重要参考指标,通常分为6度。

Ⅰ度:手指远节部分缺损;Ⅱ度:拇指于指间关节、其他四指于远指间关节平面以远缺损;Ⅲ度:拇指于近节指骨、其他四指于中节指骨平面以远缺损;Ⅳ度:拇指于掌指关节、其他四指于近侧指间关节平面以远缺损;Ⅴ度:拇指于第一掌骨、其他四指于近节指骨平面缺损;Ⅵ度:拇指于腕掌关节、其他四指于掌指关节平面以远缺损。

通常拇指Ⅱ度以上的缺损均建议再造,而小指缺损一般不予再造。是否再造、如何再造,除了依据伤情、手指缺损程度之外,还要考虑到患者职业、意愿、经济条件、医生技术力量等综合情况。

现将几种常用的拇指再造的方法予以介绍。

(一)残指或示指拇化术

适于拇指Ⅳ~Ⅴ度缺损,鱼际功能正常,患者不愿意接受足趾移植者。

利用功能不大或无用的伤残邻指,将残指连同血管、神经、肌腱及其周围软组织一并转移至第一掌骨残端,以克氏针于对掌位固定,使拇化的残指能与各指指腹接触。若选用正常的示指移位拇化,因其以牺牲正常示指为代价而应慎重考虑。此法具有一次完成手术、感觉及运动功能良好、手术操作相对安全、外形较满意的优点。

(二)残端延长术

适用拇指Ⅲ度以下缺损并残端软组织松软者。

1. **拇指残端提升加长术** 在掌指关节稍近侧环形切开皮肤至浅筋膜层;保留供应远端的血管、神经,于指骨表面向远近端游离,全层游离远侧皮瓣形成帽状皮瓣;在指骨残端植入形状长短合适的髂骨,提升帽状皮瓣覆盖骨端,近端创面植皮修复。

2. **第一掌骨牵张延长术** 在第一掌骨桡背侧纵行切开皮肤,直达骨膜。在掌骨的远近端各穿两枚平行的克氏针,儿童为避免损伤骨骺,近端克氏针可固定于桡骨远端。在第一掌骨中段于骨膜下剥离并截骨,以两根可旋转延长的螺杆连接4枚克氏针,缝合伤口。术后4~5d开始延长,分两次每天延长1mm至满意长度(图10-21)。

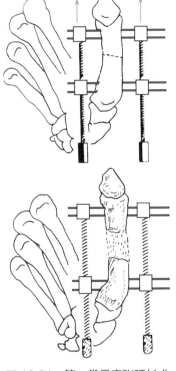

(三) 游离足趾移植

拇指Ⅲ度以上缺损,再造的拇指外形最好的是以游离足踇甲瓣包裹髂骨或第二趾骨关节再造拇指术,功能最好的是游离第2足趾移植再造拇指术。采用游离足趾移植再造拇指或手指与其他传统的再造方法相比有以下优点:①手术一次完成、疗程短;②再造手指长度适中,有指甲,外形好;③再造手指血运好,有感觉,可最大程度恢复手指功能;④切取有限的足趾对供足功能无明显影响。

手法方法:足部切取带有足背动静脉、趾屈伸肌腱及趾底神经的第2趾移至受区,克氏针固定趾、掌骨。趾屈、伸肌腱分别与拇长屈肌腱、拇长伸肌腱近端缝合;趾神经与拇指指神经缝合;足背动脉与鼻烟窝处的桡动脉分支吻合,足背静脉与头静脉吻合;缝合皮肤。

图 10-21 第一掌骨牵张延长术

第五节 断肢(指)再植

一、概述

1963 年,我国在国际上首次报道断腕再植成功,1965 年又成功开展了断指再植。断肢(指)再植在国内外已广泛开展,再植技术已相当成熟,取得了大量成功经验和突破性进展,如 10 指离断再植、四肢断离再植、末节离断再植、婴幼儿再植、多平面离断再植等。我国断肢(指)再植技术水平一直在国际上处于领先地位。

(一) 分类

断肢(指)按损伤程度不同分为完全性离断和不完全离断两大类。

1. **完全性离断** 离断肢体的远侧部分与近侧完全分离,无任何组织相连。或虽有少量挫伤组织相连,但清创时必须将这部分组织切除,亦称为完全性离断。

2. **不完全离断** 肢体断面有骨折或关节脱位,远断端主干供血血管断裂或栓塞,断面残余的软组织小于断面总量的1/4,或残留皮肤小于肢体周径的1/8,伤肢无血运或严重缺血,若不经血管修复将导致远端肢体坏死者,称不完全离断。

"离断"这一概念强调远端肢体的血运障碍,要与开放性骨折并血管、神经、肌腱损伤相区别。

(二) 病理生理

肢体断离后血液循环虽然中断,但组织并未立即坏死。因为离断的肢体内各组织还可以利用残存的氧气和营养物质进行代谢。氧气耗尽后还可行无氧酵解。此时能量消耗较大且新陈代谢不能进入三羧酸循环，乳酸堆积，原有氧呼吸时产生的二氧化碳亦无法排出，导致细胞内酸中毒，使细胞结构受损，最终导致组织细胞坏死。不同组织对缺氧的耐受性不同，其中肌组织最敏感。肌细胞在常温下缺血6~7h即可发生不可逆的病理变化，逐渐发生坏死。坏死肌细胞释放出大量离子、肌红蛋白、肽类有毒物质，若此时实施再植手术，接通血管后，大量有毒物质自断肢静脉回流入全身，可引起全身的中毒症状，患者会突然出现血压下降、脉速、心跳停搏、肌红蛋白尿、甚至无尿和中毒性昏迷等症状。肢体离断平面越高，肌肉含量越丰富，再植后全身反应亦越大；反之，离断平面越低，术后反应越轻。断指可以在离断后室温保存24h以上仍能再植成活，全身反应亦较轻。

组织对缺血的耐受时间与温度关系很大。温度高时，组织细胞代谢快，需氧气养分多，对缺血耐受时间短，易坏死。温度降低，组织代谢率下降，耐缺血时间延长。

二、断肢(指)再植术

(一) 急救处理

肢体离断后，应将伤员尽快送到有条件进行再植手术的医院。断肢(指)近端以清洁敷料加压包扎，最好不用止血带。对必须使用止血带者，应每小时放松1次。松止血带时以手指压住近心侧的动脉主干以控制出血。对不完全离断的肢体，运送伤员时注意临时固定伤肢，以免在转运时发生二次损伤。转运前注意观察生命体征，首先处理危及生命的损伤。离断肢体的保存亦用干冷法：清洁敷料直接包扎断肢(指)，外罩防水袋，置入冰水混合物中。忌将肢体浸泡在任何液体中，包括生理盐水(图10-22)。

接诊伤员后，首先进行全身检查，做出准确的伤情估计。视具体情况对伤肢进行X线检查，排除可能合并的其他损伤。

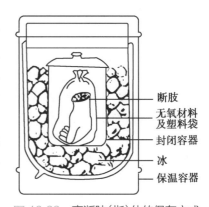

断肢
无氧材料
及塑料袋
封闭容器
冰
保温容器

图10-22　离断肢(指)体的保存方式

同时备足术中用血，并做好术前准备。如发现患者有休克或合并伤存在，应首先处理休克；或一面积极处理合并伤，一面进行断离肢(体)的清创，以节约再植手术时间，一旦患者全身情况得到纠正，即可进行再植手术。

(二) 手术适应证与禁忌证

随着显微外科技术的普及与提高，断肢(指)再植的适应证在不断扩大，不少以前认为不能再植的肢体，现在可以成功地进行再植。

1. **全身情况**　伤者全身情况良好是断肢(指)再植的首要条件。若有重要器官损伤应先行抢救，可将断肢置于4℃冰箱内，待全身情况稳定后再实施再植。

2. **肢体伤情**　断面整齐，再植成活率高；组织挫伤重，需彻底清创至血管及周围软组织健康的平面才能保证成活率，可以采取短缩肢(指)体或血管移植的方法。

3. **离断平面及受伤时间**　高位离断的肢体，如肩部、股上部，一般伤情严重，危及生命，要严格把握手术指征。伤后时间短，断面整齐，身体条件好且患者再植意愿强烈时可考虑再植，但需反复强调风险及预后。高位肢体的离断，因肌肉丰富，耐缺血时间短，如预估在伤后6~8h内能建立血液循环，可考虑再植。对腕、踝平面的离断，肌肉成分少，即使肌肉坏死对全身影响亦不大，再植时限可相应放宽。手指耐缺血时间长，经验丰富的显微外科医生，即使缺血时间超过24h，仍可试行再植。

4. **禁忌证**　多脏器损伤，全身情况差，应着重抢救生命；患有全身性慢性疾病，不耐受长时间手术或有出血倾向者；臂丛损伤撕脱性离断患者；高位离断夏季超过6h，冬季超过8h，勉强再植术后发生感染、大出血、中毒的危险性增大，术后断肢功能差，不宜再植；断肢(指)软组织挫伤重，血管床严重破坏,神经、肌腱抽脱,预计术后功能恢复较差者;患者精神不正常、不能配合手术或本人无再植要求者。

(三) 断肢(指)再植手术

断肢(指)再植要求术者具有良好的外科基本功及娴熟的显微外科操作技术。再植顺序通常是固定骨骼、修复伸屈肌腱、吻合静脉、吻合动脉、吻合神经,闭合伤口。若肢体离断时间过长,清创后可先行吻合动脉恢复组织的血供,然后吻合静脉以减少失血,再行修复其他组织。

1. **彻底清创**　有条件分为两组,对肢体的远、近端同时清创。清创同时寻找并标记需修复的血管、神经、肌腱,仔细甄别变性失活的组织,不可姑息。手指的清创宜在显微镜下进行。

2. **骨关节固定**　适当缩短骨骼,缩短长度应以血管、神经在无张力下缝合,肌肉、肌腱在适当张力下缝合,皮肤能够覆盖创面为标准。固定方式要求简单、可靠,常用克氏针、钢丝、钢板等。关节面完整的撕脱离断,如为指间关节等小关节,可行关节融合;功能重要的大关节,皮肤软组织条件良好时,可考虑保留关节,通过血管、神经移植的方式来解决缝合张力问题。

3. **肌肉和肌腱的修复**　如肌肉、肌腱没有缺损,争取一期修复。先缝合伸肌腱,再缝合屈肌腱以调节张力,手指伸、屈肌腱缝合后,手应处于休息位。

4. **血管吻合**　血管吻合需在显微镜下进行。主干动脉均应吻合,腕、踝以远的肢体离断吻合浅静脉,近端肢体的离断主要吻合与动脉伴行的深静脉,吻合的动、静脉比例以 1:2 为宜。吻合时应确保血管及周围的血管床为正常组织。

5. **神经修复**　多用神经外膜缝合法,强调无张力缝合,如有缺损应行神经移植。

6. **闭合伤口**　断肢(指)再植的创面宜一期闭合,不遗留任何创面。这一点在清创时应充分估计,以适当缩短骨骼来满足创面闭合需要。缝合皮肤时,为了避免形成环形缩窄的瘢痕,可采用 Z 字成形术。若有皮肤缺损,应首先保证血管表面的软组织覆盖,缺损处可用植皮或皮瓣修复。

7. **包扎**　用温生理盐水洗去血迹,松软包扎,指间分开,指端外露,以便于观察再植肢体的末梢循环。功能位石膏固定 4~6 周。

三、术后处理

首先应重视生命体征的观测,保持水电解质平衡是保证再植肢体成活的基础,及时补充血容量,切忌使用升压药物。

(一) 一般处理

病房应安静、舒适、空气新鲜、温度适宜。局部用一个 60W 的落地灯照射断肢(指),即能局部加温,又方便观察血运。通常把患肢置于心脏平面,过高影响动脉供血,过低易致静脉淤滞。卧床休息 1 周,禁止患者和探视者吸烟以及饮用含咖啡因的饮料。应用合适的麻醉性止痛药物和镇静药物。

(二) 药物治疗

1. **抗凝**　再植术后 10d 内,容易发生血管痉挛及栓塞。可选用低分子右旋糖酐,不仅能扩充血容量、提高血浆胶体渗透压,又能增加红、白细胞表面的负电荷,降低周围循环阻力,且对纤维蛋白溶解系统有一定激活作用。小剂量阿司匹林能抑制凝血酶原的生成,并可抑制血小板的聚集,从而改善微循环。

2. **抗痉挛**　罂粟碱具有解除血管平滑肌痉挛的作用,即可于术中血管周围外用,亦是术后常规皮下或肌内注射。

3. **抗感染**　主要依靠术中严格、彻底的清创,对伤口污染重,手术时间长的患者,术后应考虑静脉使用抗生素。

(三) 术后观察

术后 24~72h 内是吻合血管出现循环危象的高发期,因此应每 30~60min 观察一次,其中应密切观察的指标有:皮肤的颜色、皮温、指腹张力、毛细血管反流、指端侧方切开出血等情况。

1. 临床观察 血运判断以末梢指(趾)体为主,若指体由红润变成苍白,说明断肢(指)处于缺血状态,可由动脉痉挛或栓塞引起。如指体色泽由红润变成灰色,张力低,末端侧方切开有少量暗色血缓慢外溢,提示无动脉供血,乃动脉危象,应立即手术探查;如由红润变成暗紫色,且指腹张力高,则提示静脉回流障碍,应及时手术探查,重建静脉回流。

2. 皮肤温度 再植肢(指)体的温度大致与健侧相同,温差在2℃以内。为了获得正确的皮温数据,每次进行检测前,应及时记录室温,先检测健侧皮温,再检测再植侧。如果皮温变化超过3℃,说明再植肢体血液循环发生障碍,此时应结合其他指标进行全面分析。

3. 毛细血管充盈观察 用手指轻压指腹或指甲,此时被压的指腹或指甲呈苍白色,移开压迫后,受压区在1~2s内由苍白变成红润。发生动脉危象时,指体呈苍白或灰紫色,毛细血管充盈试验无反应或充盈时间极为缓慢;若指体由红润变成紫红,毛细血管回充盈时间迅速,说明静脉回流受阻。

4. 张力 如动脉供血障碍,则呈现指体苍白、瘪塌、发凉,指腹张力明显降低;如发生静脉危象,指体呈暗紫色,无毛细血管回充盈现象,指腹张力明显增高。

5. 小刀口侧方切开放血 酒精消毒后,用11号刀片于指端的一侧作深约3mm,长约5mm的切口,根据出血速度、颜色进行判断。切开1~2s内即流出鲜红色血,用生理盐水棉球边擦边流,说明指体循环正常;如果切开后不出血,用力挤压切口处挤出少许血液,说明动脉供血障碍;如果切开后立即流出暗紫色血液,不久又流出鲜红色血液,且流速较快,指体色泽由紫变红,说明指体静脉回流障碍。

(四) 血管危象及其处理

1. 动脉危象

(1)动脉痉挛:多发生于术后1~3d,尤其是48h以后出现的动脉危象,多数为痉挛引起。表现为再植指体苍白、指温下降,指腹干瘪,无毛细血管充盈现象,可由寒冷、疼痛、精神紧张、情绪低落或哭闹等原因引起,一般予以对症治疗可缓解,如保温、镇痛、镇静剂或者使用解痉药物。若不缓解,则应怀疑动脉栓塞。

(2)动脉栓塞:根据一般规律,再植术后3d内发生的动脉栓塞多系血管清创不彻底或者缝合质量差导致;3日后发生栓塞多因局部血肿压迫及局部感染刺激所致。临床症状与动脉痉挛相似,经过解痉观察一段时间后指体血液循环无改变,应考虑为动脉栓塞,需要手术探查。

2. 静脉危象 因血管清创不彻底或者缝合质量差所导致,临床表现为指体由红润变成暗红,指腹张力明显增高,毛细血管充盈消失,指端侧方切开可见暗红色血液流出,以后流出鲜红色血液,不久指体由紫转为红润,出现毛细血管回充盈现象。手指中节中段以远的再植,3日以后发生静脉危象,可考虑小刀口放血疗法,余均应积极手术探查。

(五)康复治疗

肢(指)体成活,骨折愈合后,应积极进行主动和被动的功能锻炼,循序渐进,辅以物理治疗,促进功能恢复。若肌腱、关节粘连严重时,可适时进行松解手术,以更好的恢复再植肢(指)的功能。

本章小结

锁骨骨折治疗原则:儿童的青枝骨折及成人的无移位骨折可不作特殊治疗。仅用三角巾悬吊患肢3~6周即可开始活动。成人有移位的中段骨折,采用手法复位,横行"8"字绷带固定。有以下情况时可考虑行切开复位内固定:骨折不愈合,神经血管受累,由于软组织嵌入,骨折端之间持续存在较宽的分离,漂浮肩;当出现复位后再移位,开放性骨折以及锁骨外端骨折合并喙锁韧带断裂时也应考虑手术治疗。

尺桡骨骨折手法复位外固定:尺桡骨骨干双骨折由于暴力大小、作用方向、受伤姿势及急救方法不同,可发生多种移位,如重叠、成角及侧方移位等。由于肌牵拉,可出现典型的旋转移位。若治疗不当可发生尺、桡骨交叉愈合,影响旋转功能。因此治疗的目标除了良好的对位、对线外,特别注意防止畸形和旋转。

桡骨远端骨折伸直型骨折:多由间接暴力引起,通常的受伤机制是腕关节处于背伸位、手掌着地、前臂旋前时受伤,应力通过手掌传导到桡骨下端发生骨折。骨质疏松者多见。屈曲型骨折常由于跌倒时,腕关节屈曲、手背着地受伤引起,或手掌着地,前臂处于旋后位受伤引起,也可因腕背部受到直接暴力打击发生。可根据受伤机制不同,可采用不同的手法复位,之后用夹板或石膏固定,通常可获得满意效果。切开复位内固定手术适应证包括:①严重粉碎骨折,桡骨下端关节面破坏;②手法复位失败,或复位成功,外固定不能维持复位以及嵌插骨折,导致尺、桡骨下端关节面显著不平衡者。

肱骨近端骨折骨折分型:Neer 分型将相邻骨折块移位超过 1cm 或成角大于 45° 定义为一部分,将肱骨近端骨折分为一、二、三、四部分骨折。治疗方式的选择不仅取决于骨折类型,还应考虑患肢软组织条件和患者一般情况。由于大多数肱骨近端骨折属于无移位或轻微移位骨折,稳定性较好,保守治疗即可以取得很好的治疗效果。对于老年体弱、内科合并症严重、功能要求不高的患者,即使骨折有移位,也可考虑采用保守治疗。但是对于不稳定型骨折或骨折脱位,特别是年轻患者,由于肱骨近端骨折后延迟愈合、骨不连及肱骨头缺血性坏死等并发症的发生率较高,通常需要手术治疗,以重建正常的解剖结构,并使骨折断端具有良好的稳定性,从而允许早期功能锻炼,以促进恢复。

肱骨远端呈 Y 形分开,由内、外侧柱和中央滑车组成,形成一个坚强的骨性三角区,远端尺骨冠状突及桡骨小头相连形成肘关节。因肱骨滑车即内髁的桡侧低于尺侧,滑车关节面倾斜,肘关节完全伸展时形成一外翻角即提携角,男性 5°~10°,女性 10°~15°。肱骨远端的前内侧有肱动脉和正中神经通过,外侧有桡神经通过,尺神经从内上髁下方的尺神经沟通过。根据骨折部位不同可分为肱骨髁上骨折、肱骨髁间骨折、肱骨内、外髁骨折及肱骨小头骨折等。临床上较常用的是 AO 分型,它将肱骨远端骨折分为关节外骨折(A 型)、部分关节内骨折(B 型)和完全关节内骨折。对于无移位、稳定的肱骨远端骨折可采用非手术治疗,石膏固定 4~6 周。儿童肱骨髁上骨折,若受伤时间短,肿胀程度轻,且无血液循环障碍,可试行手法复位。当骨折移位明显、累及关节面、开放性骨折或伴有神经血管损伤时应选择手术治疗。

手功能位是手可以发挥最大功能的位置,如张手、握拳、捏物等。表现为腕关节背伸 20°~25°,轻度尺偏;拇指外展对掌,掌指关节和指间关节微屈;其余四指手指略分开,掌指关节和远指间关节微屈曲,近指间关节半屈位,各指的关节屈曲位置较一致。手外伤后,特别是估计日后关节功能难以恢复正常,甚至会发生关节强直者,在此位置固定,可使伤手保持最大的功能。

手外伤的治疗原则:早期彻底清创,将 Ⅱ 类伤口或创面相对变为较清洁的 Ⅰ 类伤口或创面;尽可能修复损伤组织解剖结构,首先恢复骨关节的结构与稳定,在保证肢体的血供良好,创面可以一期闭合的前提下,修复肌腱和神经;原则是在无张力下闭合伤口;合理的制动和早期进行功能锻炼,制动解除后立即做循序渐进的功能锻炼(先主动后被动),给予必要的理疗,防止肌腱粘连,关节僵直,最大限度地恢复手部功能。

(张长青)

思考题

1. 请概述锁骨骨折的 Allman 分类。
2. 试述肱骨干骨折的治疗原则。
3. 简述 Barton 骨折、Colles 骨折、Smith 骨折的定义。
4. 简述断肢（指）再植的原则、适应证。
5. 简述断肢急救的注意事项、断肢的保存。
6. 简述手外伤的治疗原则、断肢（指）再植的原则和适应证。
7. 简述手外伤的检查方法，断肢急救的注意事项、断肢的保存。

参考文献

［1］POSTACCHINI F, GUMINA S, DE SANTIS P, et al. Epidemiology of clavicle fractures. J Shoulder Elbow Surg, 2002, 11 (5): 452-456.

［2］吴在德, 吴肇汉 . 外科学 . 7 版 . 北京 : 人民卫生出版社 , 2008.

［3］TOOGOOD P, HORST P, SAMAGH S, et al. Clavicle fractures: a review of the literature and update on treatment. J Phys Sports med, 2011, 39 (3): 42-150.

［4］S. TERRY CANALE MD, JAMES H. BEATY MD, et al. M Campbell's Operative Orthopaedics. People's Military Medical Press, 2008: 2639-2643.

［5］胥少汀, 葛宝丰 . 实用骨科学 . 2 版 . 北京 : 人民军医出版社 , 1999.

［6］SOMMER C, BRENDEBACH L, MEIER R, et al. Distal radius fractures retrospective quality control after conservative and operative therapy. Swiss Surg, 2001, 7 (2): 68.

［7］SWIGART C R, WOLFE S W. Limited incision open techniques for distal radius fracture management. Orthop Clin North Am, 2001, 32 (2): 317.

［8］MEHARA A K, RASTOGI S, BHAN S, et al. Classification and treatment of vofar Barton fractures. Injury, 1993, 24: 55.

［9］KNIRK J L, JUPITER J B. Intra articular fractures of the distal end of the radius in young adults. J Bone Joint Surg (Am), 1986, 68: 647.

第十一章
下肢骨折

　　下肢骨折有以下特点：从流行病学观点看，发病率高，易合并多发伤、开放伤；从解剖及生物力学观点看，下肢主要为负重及行走功能，需要高度的稳定性，治疗中要求骨折满意复位，恢复下肢的正常轴线，以避免骨关节炎的发生。下肢受力较大，要求内固定器材坚固。两下肢应等长，若长度相差2cm以上，就会影响走路，相差愈大，影响愈严重。20世纪初以前，由于医疗技术及医用材料性能的限制，下肢骨折多采用石膏固定及牵引治疗，较大地影响了骨折愈合及邻近关节的功能，目前国内外下肢骨折多采用内固定治疗。

第一节　髋部骨折

股骨颈骨折

【解剖概要】

　　股骨颈为锥桶状结构，是连接股骨头与股骨干的桥梁，也是躯干与下肢的重要连接装置及承重结构。股骨颈的长轴与股骨干纵轴线之间形成颈干角，为110°~140°，平均127°，其可增加下肢的活动范围，并使躯干重力由较窄的髋关节负重部传达到较宽广的股骨颈基底部。在儿童和成年人，颈干角的大小有所不同，儿童颈干角大于成年人。在重力传导时，力线并不沿股骨颈中心线传导，而是沿股骨小转子、股骨颈内缘传导，因此，形成骨皮质增厚部分，又称为"股骨距"。若颈干角变大，为髋外翻，变小为髋内翻。由于颈干角改变，使力的传导也发生改变，容易导致骨折和关节软骨退变，发生创伤性关节炎。从矢状面观察，股骨颈的长轴线与股骨干的纵轴线也不在同一平面上，股骨颈有向前的角，称为前倾角，儿童的前倾角较成人稍大。在股骨颈骨折复位及人工关节置换时应该注意此角的存在。

　　髋关节的关节囊较大，从各个方向包绕髋臼、股骨头和股骨颈。在关节囊包绕的部分没有骨膜。在髋关节后、外、下方则没有关节囊包绕。关节囊的前上方有髂股韧带，在后、上、内方，有坐股韧带，是髋关节的稳定结构。成人股骨头的血液供应有多种来源：①股骨头圆韧带内的小凹动脉，提供股骨头凹部的血液循环；②股骨干滋养动脉升支，沿股骨颈进入股骨头；③旋股内、外侧动脉的分支，是股骨头、颈的重要营养动脉。旋股内侧动脉发自股深动脉，在股骨颈基底部关节囊滑膜反折处，分为骺外侧动脉，干骺端上侧动脉和干骺端下侧动脉进入股骨头。既往观点认为骺外侧动脉供应股骨头2/3~4/5区域的血液循环，是股骨头最主要的供血来源。旋股内侧动脉损伤是导致股骨头缺血性坏死的主要原因。旋股外侧动脉也发自股深动脉，其分支供应股骨头小部分血液循环。旋股内、外侧动脉的分支互相吻合，在股骨颈基底部形成动脉环，并发出分支营养股骨颈。目前新的研究显示后上支持带动脉、后下支持带动脉、前支持带动脉、股骨头圆韧带动脉进入股骨头内相互连接形成股骨头骨内动脉环,因此也为股骨颈骨折的治疗提供了新的认识。

【病因与分类】

股骨颈骨折的发生是内外因素综合作用的结果。尤其多发于中、老年人,主要与骨质疏松导致的骨质量下降有关,当遭受轻微扭转暴力则可发生骨折。多数情况下是在走路滑倒时,身体发生扭转倒地,间接暴力传导致股骨颈发生骨折。在青少年,发生股骨颈骨折较少,常需要较大暴力才会引起,且不稳定型更多见,股骨头坏死的发生率也较高。

(一) 按骨折线部位分类(图 11-1)

1. **股骨头下型骨折**　骨折线位于股骨头与股骨颈的交界处,骨折后股骨头完全游离,股骨头仅有小凹动脉很少量的血供,致使股骨头严重缺血,故发生股骨头缺血性坏死的概率很大。

2. **经股骨颈骨折**　骨折线位于股骨颈中部,这类骨折由于剪力大、骨折不稳,骨折远端通常向上移位,骨折移位和由移位造成的关节囊、滑膜扭曲、牵拉,会引起股骨头的血供受损,导致股骨头明显血供不足,易发生骨折不愈合和股骨头缺血坏死。

3. **股骨颈基底骨折**　骨折线位于股骨颈与大、小转子间连线处。由于有旋股内、外侧动脉分支吻合成的动脉环提供血液循环,对骨折部血液供应的损伤较小,骨折容易愈合。

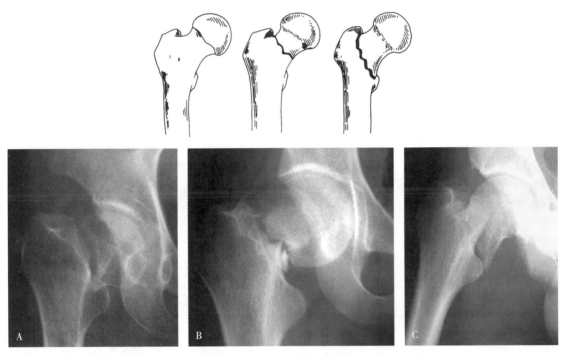

图 11-1　按骨折线部位分类
A. 股骨头下骨折;B. 经股骨颈骨折;C. 股骨颈基底骨折。

(二) 按骨折线角度分类(图 11-2)

1. **内收骨折**　远端骨折线与两侧髂嵴连线的夹角(Pauwells 角)大于 50° 为内收骨折。由于骨折面接触较少,容易再移位,故属于不稳定性骨折。Pauwells 角越大,骨折端所遭受的剪切力越大,骨折越不稳定。

2. **外展骨折**　远端骨折线与两侧髂嵴连线的夹角小于 30°,为外展骨折。由于骨折面接触较多,不容易再移位,故属于稳定性骨折。但若处理不当,如过度牵引、外旋、内收,或过早负重等,也可发生移位,成为不稳定性骨折。

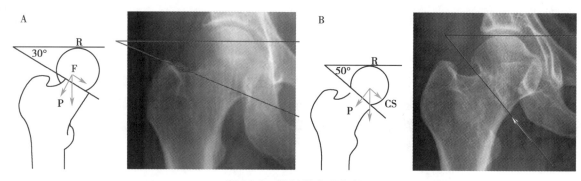

图 11-2　按 X 线表现分类

A. 外展型骨折(稳定型骨折):Pauwells 角 <30°,骨折面接触多、稳定;

B. 内收型骨折(不稳定型骨折):Pauwells 角 >50°,骨折面接触少。

(三) 按移位程度分类(图 11-3)

Garden 分型是最常用的分型之一,其根据股骨近端正位 X 线片上骨折移位程度分为 4 型。Ⅰ 型:不完全骨折,骨完整性部分中端,占股骨颈骨折的 2.7%。该型包括所谓的"外展嵌插骨折"。Ⅱ 型:完全骨折但无移位,占股骨颈骨折的 32.8%。Ⅲ 型:完全骨折,部分移位,该型骨折 X 线片上可以看到骨折远端上移、外旋,股骨头常后倾,股骨头与股骨颈断端有接触,占股骨颈骨折的 62.8%。Ⅳ 型:完全骨折,完全移位,X 线片上表现为骨折断端完全无接触,占股骨颈骨折的 1.7%。近年来研究证实,X 线平片诊断为 Garden 1 型的骨折经 CT 检查均为完全骨折。因此有学者认为成人 Garden 1 型骨折实际上不存在。某些骨折在 X 线片上虽呈外展型,未发现明显移位,甚至呈外展嵌插型而被认为是稳定型骨折,但在搬运过程中,或在非手术治疗中体位不当,过早翻身,固定姿势不良等,都可能使稳定骨折变成不稳定骨折,无移位骨折变成有移位骨折。

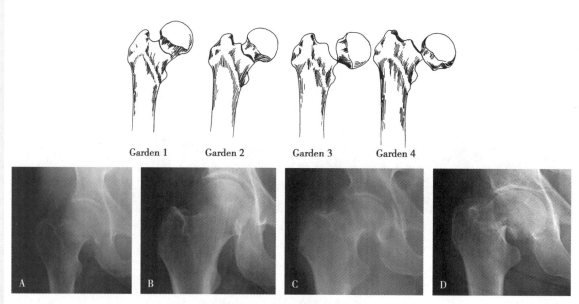

图 11-3　按移位程度分类

A. 不完全骨折;B. 完全骨折无移位;C. 完全骨折部分移位;D. 完全骨折完全移位。

【临床表现和诊断】

中老年人有摔伤史,伤后髋部疼痛,下肢活动受限,不能站立和行走,应怀疑患者有股骨颈骨折。有时伤后并不立即出现活动障碍,仍能行走,但数天后,髋部疼痛加重,逐渐出现活动后疼痛更加重,甚至完全不能行走,这说明受伤时可能为稳定骨折,以后发展为不稳定骨折而发生功能障碍。检查时可发现患者出现外旋畸形,一般在 45°~60° 之间。这是由于股骨远端失去了关节囊及髂股韧带的稳定作用,附着于大转子的臀中、小肌和臀大肌的牵拉,而发生外旋畸形,若外旋畸形达到 90°,应怀疑有转子间骨折。伤后少有出现髋部肿胀及瘀斑,可出现局部压痛及轴向叩击痛。

肢体测量可发现患肢缩短。在平卧位,由髂前上棘向水平面画垂线,构成 Bryant 三角,股骨颈骨折时,此三角底边较健侧缩短。在卧位并半屈髋,由髂前上棘与坐骨结节之间画线,为 Nelaton 线,正常情况下,大转子在此线上,若大转子超过此线之上,表明大转子向上移位。X 线平片检查可明确骨折的部位、类型、移位情况,是选择治疗方法的重要依据。髋部的正位摄片不能发现骨折的前后移位,需加拍侧位片,才能准确判断移位情况;应当注意的是有些无移位的骨折在伤后立即拍摄的 X 线片上可以看不见骨折线,当时可行 CT、MRI 检查,或者等 2~3 周后,因骨折处部分骨质发生吸收现象,骨折线才清楚地显示出来。

【治疗】

(一) 非手术治疗

年龄过大,全身情况差,合并有严重心、肺、肝、肾等功能障碍不能耐受手术者,可选择非手术方法治疗,穿防滑鞋,下肢骨牵引或皮牵引 6~8 周,同时进行股四头肌等长收缩训练和踝、足趾的屈伸活动,避免静脉回流障碍或静脉血栓形成。期间不可侧卧,不可使患肢内收,不能盘腿而坐,避免发生骨折移位。3 个月后,可逐渐扶双拐下地,患肢不负重行走。6 个月后,根据骨折愈合情况决定挂拐或改为使用助行器练习行走。本方法卧床时间长,常因长期卧床而发生一系列并发症,如肺部感染、泌尿道感染、压疮等。对全身情况很差的高龄患者,应以挽救生命,治疗并发症为主,骨折可不进行特殊治疗。

(二) 手术治疗

1. 手术指征

(1) 有移位的股骨颈骨折,应采用闭合复位内固定手术治疗。对无移位骨折,也应尽早采用内固定治疗,以防转变为移位骨折,而增加治疗难度。具体包括:① Garden Ⅰ 型、Ⅱ 型骨折,年龄不超过 65 岁的 Garden Ⅲ 型、Ⅳ 型,髋关节不存在骨性关节炎、股骨头坏死等病变;②移位型骨折,年龄大且全身情况差,合并重要脏器功能障碍不能耐受关节置换手术者。

(2) 65 岁以上老年人的 Garden Ⅲ 型、Ⅳ 型骨折,由于股骨头的血液循环已严重破坏,股骨头坏死发生率很高,多采用人工关节置换术治疗。

(3) 由于误诊、漏诊,或治疗方法不当,导致股骨颈陈旧骨折不愈合,影响功能的畸形愈合,股骨头缺血坏死,关节面塌陷导致髋关节骨关节炎疼痛跛行的,应采取手术方法治疗。

研究显示通过数字减影血管造影术(DSA)检查可以发现,股骨颈骨折后髋关节周围血运发生变化,因此依据数字减影血管造影术结果选择手术方式对提升股骨颈骨折的治愈率将有所帮助。

2. 手术方法

(1) 闭合复位内固定:麻醉生效后,患者仰卧于骨科手术床上。先纵向牵引纠正短缩移位。逐渐外展,术者在侧方施加外展牵引力,同时使下肢内旋,逐渐减少牵引力。整个操作过程均在 C 型臂 X 线检测下进行。证实复位成功后,在股骨外侧纵向切口,暴露股骨大转子和股骨近端,经大转子向股骨头方向打入导针。X 线证实导针穿过骨折线,达股骨头软骨下骨质后,沿导针呈倒三角形平行拧入 3 枚空心拉力螺纹钉内固定,或动力髋螺钉固定。若置钉时股骨头有旋转,也可将螺钉与动力髋螺钉联合应用。由于这一手术方法不切开关节囊,不暴露骨折端,对股骨头血液循环干扰较少。在 X 线监视下,复位及内固定均可靠,术后骨折不愈合及股骨头坏死的发病率均较低。对于常规闭合复位失败的病例,术中可采取头干互动三维复位法,尽量避免切开复位。

(2) 切开复位内固定:手法复位失败,或固定不可靠,或青壮年的陈旧骨折不愈合,宜采用切开复位内固定术。经前外侧口暴露骨折后,清除骨折端的硬化组织,直视下经大转子打入空心拉力螺纹钉,也可同时切取带旋髂深血管蒂的髂骨块植骨,或用旋股外血管升支的髂骨块植骨,或带缝匠肌蒂的髂骨块植骨,促进骨折愈合,防止股骨头缺血性坏死。若采用后外侧切口进行复位内固定,也可用股方肌蒂骨块植入治疗;尤其是在青壮年 Garden Ⅲ型、Ⅳ型骨折采用带血管蒂髂骨瓣转移联合两枚空心螺钉固定方式治疗明显优于传统单纯空心螺钉固定方式。

(3)人工关节置换术:对全身情况尚好的高龄患者的股骨头下型骨折,已合并骨关节炎或股骨头坏死者,可选择单纯人工股骨头置换术和全髋关节置换术治疗。

3. **术后处理**　空心拉力螺纹钉内固定手术后,骨折端增强了稳定性,经过 2~3d 卧床休息后,即可在床上坐起,活动膝、踝关节。6 周后扶双拐下地部分负重行走。骨愈合后可弃拐负重行走。对于人工股骨头置换或全髋关节置换术患者可在术后早期开始使用助行器下地活动。

股骨转子间骨折

【解剖概要】

股骨上端上外侧为大转子,下内侧为小转子。在大、小转子及转子间均为松质骨。转子间处于股骨干与股骨颈的交界处,是承受剪切应力最大的部位。由于应力分布的特殊性,在股骨颈、干连接的内后方,形成致密的纵行骨板,称为股骨距。该纵行骨板稍呈弧形,沿小转子的前外侧垂直向上,上极与股骨颈后侧骨皮质融合,下极与小转子下方的股骨干后内侧骨皮质融合,前缘与股骨上端前内侧骨皮质相连,后缘在股骨上端外后侧相连。股骨距的存在决定了转子间骨折的稳定性。

【病因与分类】

股骨转子间骨折是常见的髋部骨折,与股骨颈骨折相似,老年人骨质疏松,肢体不灵活,当下肢突然扭转,跌倒或使大转子直接触地致伤,甚易造成骨折。由于粗隆部受到内翻及向前成角的复合应力,引起髋内翻畸形和以小转子为支点的嵌压形成小转子蝶形骨折,亦可由髂腰肌突然收缩造成小转子撕脱骨折。转子部骨质松脆,故骨折常为粉碎型。同时,转子部的骨骼结构主要是松质骨所组成,四周包围着丰富的肌肉层,血运丰富,骨骼的营养较股骨头优越,无论何种类型的骨折,均极少发生不愈合,也很少发生股骨头缺血坏死等合并症。主要的问题是常遗留有髋内翻、下肢外旋和短缩畸形。转子部骨折多发生于老人,由于骨折患者失去行走能力,患者可由于长期卧床发生并发症,甚至导致死亡。如肺炎、肺栓塞、褥疮、尿路感染、血栓形成等,造成治疗及康复的困难。故准确地复位和可靠的内固定常是老年人转子间骨折成功治疗的关键。

骨折后股骨距的稳定性未受到破坏为稳定性骨折;股骨距不完整,为不稳定性骨折。转子间骨折有多种分类法。参照 Tronzo-Evans 的分类方法(图 11-4),可将转子间骨折分为 5 型:

1. **第一大类**　指骨折线从股骨大转子的外上方斜向内下方者(小转子)。该类又分为以下4 型:

(1)第Ⅰ型:系通过股骨大小转子之间的裂缝骨折,或骨折间移位不超过 3mm 者。此型不仅稳定,且愈合快、预后好。

(2)第Ⅱ型:指股骨大转子上方开口,而小转子处无嵌顿、或稍许嵌顿(不超过 5mm)者,伴有轻度髋内翻畸形。此型经牵引后易达到解剖对位,且骨折端稳定,预后亦好。

(3)第Ⅲ型:股骨小转子部有明显嵌插,多为近侧断端内侧缘嵌插至远侧端骨松质内。不仅髋内翻畸形明显,牵出后,嵌插处常残留骨缺损,非常容易再次发生髋内翻,属于不稳定型骨折。此种特点在临床上常不被初学者所注意。

(4)第Ⅳ型:指粉碎性骨折,与前者同样属于不稳定性骨折,主要问题是因小转子部骨皮质碎裂、缺损或嵌入等而易继发髋内翻畸形。因此,在治疗上问题较多。

2. **第二大类**　指骨折线由内上方(小转子处)斜向外下方(股骨干上端),此实际上系转子下骨折,易引起变位。主要是近侧端外展、外旋及前屈,而远侧端短缩及内收,此型多需手术治疗。本型又可分为两型,即单纯型与粉碎性。

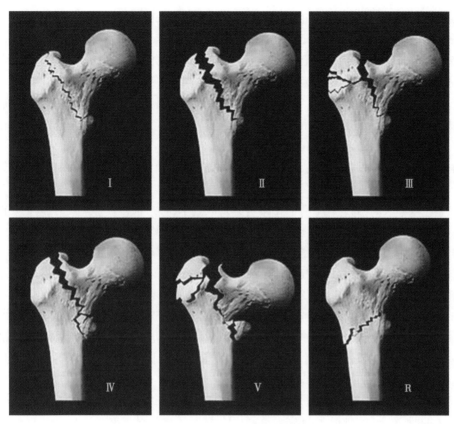

图 11-4 Tronzo-Evans 分类法
Ⅰ～Ⅴ为 1~5 型,R 为逆转子间骨折。

【临床表现和诊断】

外伤史,多为老年人,伤后髋部疼痛,不能站立或行走。下肢短缩及外旋畸形明显,因骨折远端不受髂股韧带束缚,外旋畸形可接近 90°,同时可见患侧大转子升高,局部可见肿胀及瘀斑,局部压痛明显。叩击足跟部常引起患处剧烈疼痛。一般说在转子间骨折局部疼痛和肿胀的程度比股骨颈骨折明显,往往需经 X 线检查后,才能确定诊断,并根据 X 线片进行分型。

【治疗】

（一）非手术治疗

牵引疗法适用于所有类型的转子间骨折。对无移位的稳定性骨折并有较重内脏疾患不适于手术者;骨折严重粉碎骨质疏松者,不适宜内固定及患者要求用牵引治疗者均适用。一般选用 Russell 牵引法,肢体安置在带有屈膝附件的托马斯架上,亦可用胫骨结节牵引。Russell 牵引的优点是可控制患肢外旋,对Ⅰ、Ⅱ型稳定性骨折,牵引 8 周,然后活动关节,用拐下地,但患肢负重须待 12 周骨折愈合牢固之后才可,以防髋内翻的发生。

（二）手术治疗

对于没有手术禁忌证的患者均适用于手术治疗,以缩短卧床时间,并改善治疗后的功能状况。内固定术的优点:①解除疼痛,从而降低了因疼痛刺激引起的脑血管、心血管并发症;②可早期下床、负重,避免长期卧床引起的并发症,降低死亡率;③功能恢复较快,护理工作也大为简化。

手术禁忌证为:①高龄合并心脏疾病,心功能失代偿期者;②急性脑供血障碍者;③尿毒症或肝性昏迷;④糖尿病患者尿酮体阳性者。

手术治疗的根本目的是,对股骨转子间骨折进行牢固的固定。而固定是否坚强取决于以下因素:①骨骼质量;②骨折类型;③复位;④内固定物的设计;⑤内固定物的置入位置。

1. **内固定物选择** 近年来,治疗股骨转子间骨折的内固定材料不断发展更新,其中常用的标准内固定物可分为两类：髓外固定，滑动加压螺钉加侧方钢板，如 Richards 钉板，动力髋螺钉（DHS）。髓内固定，如 Ender 针、带锁髓内针、Gamma 钉等。

（1）滑动加压螺钉加侧方钢板固定：其基本原理是将加压螺钉插入股骨头颈部以固定骨折近端，在其尾部套入一侧方钢板以固定骨折远端，由于滑动加压螺钉加侧方钢板系统固定后承受大部分负荷直至骨折愈合；固定后股骨颈干角自然恢复，骨折端特别是股骨距部分可产生加压力，目前已成为股骨转子间骨折的常用标准固定方法。因 DHS 主钉在反转子间骨折时不能穿过骨折线，不能形成断端加压，因而反转子间骨折不宜使用 DHS 内固定。

（2）髓内固定：目前常用的髓内固定可分为两类，即股骨髁 - 股骨头髓内针和股骨头 - 髓腔内针。

1）股骨髁 - 股骨头髓内针：在股骨转子部可分别放置于压力、张力骨小梁处，提高固定的稳定性。优点：手术时间短，创伤小，出血量少；患者肢体功能恢复快；感染率低；骨折延缓愈合及不愈合率低。缺点：术后膝关节疼痛；髓内针脱出；髓内针穿出股骨头；术后外旋畸形愈合等。

2）股骨头 - 髓腔内针：股骨头髓腔内针固定股骨转子间骨折在近年来有很大发展，主要有 Gamma 钉、Russell-Tayler 重建钉、Uniflex 钉等。其特点是通过髓内针插入一螺栓至股骨头颈。其优点：①有固定角度的螺栓，可使股骨颈干角完全恢复；②可有效防止旋转畸形；③骨折闭合复位，髓内固定使骨折端干扰减少，提高骨折愈合率；④中心位髓内固定，内固定物所受弯曲应力较钢板减少，内固定物断裂发生率降低。目前股骨头髓腔内针已逐渐成为股骨转子间骨折，特别是粉碎、不稳定型的首选固定方法。

2. 术后康复　老年患者如果骨折固定牢固，且心肺状态允许，可以在术后第 2d 进行部分负重活动。但年轻人的股骨转子间骨折，由于需要解剖复位，术后不应过早负重。

第二节　股　骨　骨　折

股骨干骨折

股骨干骨折（fracture of the shaft of the femur）是指股骨转子下、股骨髁上这一段骨干的骨折，约占全身骨折的 6%。股骨干是人体最粗、最长、承受应力最大的管状骨，由于其解剖和生物力学特点，一般需遭受强大暴力才能发生骨折，且骨折后的愈合与重塑时间也相对较长。股骨干有轻度向前外的弧度。股骨干后面有股骨粗线，为股后部肌附着处，切开复位时，常以股骨粗线作为标志。股骨干血运丰富，一旦骨折，不仅营养血管破裂出血，周围肌肉肌支也常被撕破出血。闭合性股骨干骨折大腿内出血量可达 0.5~1.5L，常因失血量大而出现休克前期甚至休克期的临床表现。双侧股骨干骨折常常合并其他系统损伤因而死亡率更高。股部肌肉是膝关节屈伸活动的重要结构，导致股骨干骨折的暴力同时也可使周围肌、筋膜损伤，再加上出血后血肿机化、粘连、骨折的固定等，使肌功能发生障碍，从而可导致膝关节活动受限。

【解剖结构】

（一）肌肉分布与神经支配

股骨干周围有三组肌肉群。前群：缝匠肌、股四头肌（股直肌、股中间肌、股外侧肌、股内侧肌），由股神经支配。内侧群：耻骨肌、长收肌、短收肌、大收肌、股薄肌，由闭孔神经支配。后群：股二头肌、半腱肌、半膜肌，由坐骨神经支配。

（二）血管

1. 动脉

（1）股动脉：是大腿的主要供血动脉，于腹股沟韧带中点深面续于髂外动脉，下行入股三角，经收肌管入腘窝移行为腘动脉。

（2）闭孔动脉：始于髂内动脉，出闭膜管后分为前、后二终支。

2. 静脉　大腿的静脉包括浅静脉和深静脉。深静脉为动脉的伴行静脉。浅静脉主要是大隐静脉及其属支，经隐静脉裂孔入股静脉（图 11-5）。

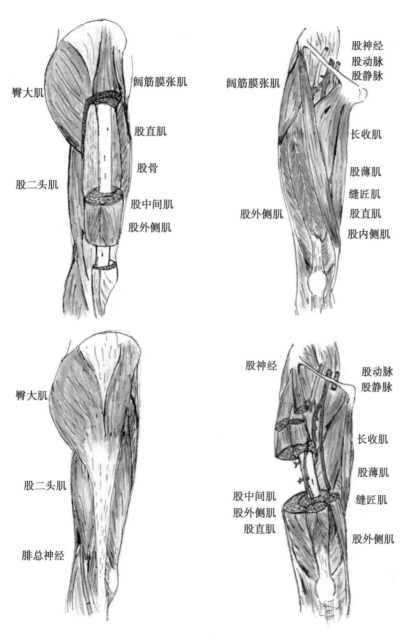

图 11-5　大腿解剖图

【病因与分类】

重物直接打击、车轮辗轧、火器性损伤等直接暴力作用于股骨，容易引起股骨干的横行或粉碎性骨折，同时有广泛软组织损伤。高处坠落伤、机器扭转伤等间接暴力作用，常导致股骨干斜形或螺旋形骨折，周围软组织损伤相对较轻。股骨干骨折可分为上 1/3、中 1/3 和下 1/3 骨折，各个部位由于所附着的肌起止点的牵拉而出现典型的移位。股骨干上 1/3 骨折,由于髂腰肌、臀中肌、臀小肌和外旋肌群的牵拉,使近折端向前、外及外旋移位;远折端则由于内收肌群的牵拉而向内、后方移位,由于股四头肌、阔筋膜张肌及内收肌群的共同作用而向近端移位。股骨干中 1/3 骨折,移位视暴力作用方向而异,由于内收肌群的牵拉,可使骨折向外成角。股骨干下 1/3 骨折,远折端由于腓肠肌的牵拉以及肢体的重力作用而向后方移位,近折端由于股部肌肉牵拉的合力向前、内移位。股骨干骨折移位的方向除受肌肉牵拉的影响外,还与暴力作用的方向、大小、肢体所处的位置、急救搬运过程等诸多因素有关。

【骨折的分型】

1. 按照骨折的程度可分为:①完全骨折;②不完全骨折。

2. 按照骨折线的形态可分为:①横行骨折;②斜行骨折;③螺旋形骨折;④粉碎性骨折;⑤青枝骨折。

3. 临床上 AO 分型最为常用(图 11-6)。

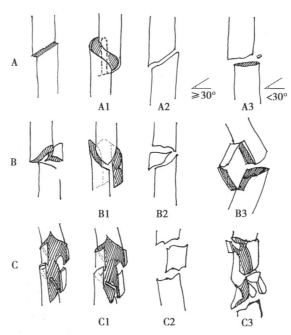

图 11-6　股骨干骨折的 AO 分型

【临床表现与诊断】

根据受伤后出现的骨折特有表现,即可作出临床诊断。X 线正侧位拍片,应包括骨折上下关节以更好地排除其他骨折,明确骨折的准确部位、类型和移位情况。在下 1/3 段骨折,由于远端骨折向后移位,有可能损伤腘动脉、腘静脉和胫神经、腓总神经,应同时仔细检查远端肢体的血液循环及感觉运动功能。单一股骨干骨折因失血量较多,可能出现休克前期临床表现。若合并多处骨折,或双侧股骨干骨折,发生休克的可能性很大,应对患者的全身情况作出正确判断,但是绝对不能因此认为患者低血压及失血性休克只是股骨骨折引起的,必须要排除其他脏器的损伤。

【治疗】

(一) 非手术治疗

成人股骨干骨折非手术治疗因需长期卧床,并发症较多,现已逐渐少用。对于不愿意接受手术或存在手术禁忌证的,或比较稳定的股骨干骨折,软组织条件差者,可采用非手术治疗。以横形骨折为例,麻醉下行胫骨结节或股骨髁上骨牵引。纠正短缩畸形后,行手法复位,减轻牵引重量,叩击肢体远端,使骨折端嵌插紧密。X 线证实对位对线良好,大腿部用四块夹板固定,同时继续用维持重量牵引。牵引的方法很多,成人可采用 Brown 架固定持续牵引,或 Thomas 架平衡持续牵引,牵引过程中,要定时测量肢体长度和进行床旁 X 线平片检查，了解牵引是否足够。若牵引力过大导致过度牵引，骨折端出现间隙，将会发生骨折不愈合。3~4 岁以下儿童可采用双下肢垂直悬吊皮肤牵引，年长儿童的股骨干骨折多采用皮肤牵引或骨牵引、手法复位、小夹板固定的方法治疗。较小的成角畸形及 2cm 以内的重叠移位是可以接受的，因为儿童骨的再塑造能力强，随着生长发育，逐渐代偿，至成人后可不留痕迹。

成人股骨干骨折一般需持续牵引 8~10 周。卧床期间，要加强肌肉收缩训练，预防肌肉萎缩、关节粘连和深静脉血栓形成。床旁 X 线平片证实骨折愈合后，可逐渐下地活动。

（二）手术治疗

手术治疗的指征：①非手术疗法失败；②同一肢体或其他部位有多处骨折；③合并血管、神经损伤；④老年人骨折，不宜长期卧床者；⑤陈旧骨折不愈合或有功能障碍的畸形愈合；⑥开放性骨折。

1. **手术治疗方法** 手术可采用髓内钉固定、钢板螺钉固定、外固定架外固定或弹性钉固定等。

（1）髓内钉固定：目前多使用交锁髓内钉（interlocking intramedullary nail）治疗股骨干骨折，有助于维持骨折长度，并有效控制旋转。髓内钉可采取顺行或逆行置入。为保护骨折端血运，减少对骨折部位的损伤，提倡闭合穿针。

（2）钢板螺钉固定：股骨干骨折切开复位内固定已有 100 多年的历史，优点是便于清创和血肿的清除，并可直接观察骨折处及精确复位。缺点是增加失血量和破坏骨折处的血供，增加骨折不愈合和感染的机会。因股骨承受应力较高，所以使用钢板螺钉内固定失败的风险要高于髓内针固定。

（3）外固定架固定：外固定架用于股骨干骨折固定的优点是安装便捷、操作简单，一般作为临时固定使用。

股骨干骨折的手术入路有前外侧入路、外侧入路和后外侧入路等。良好的入路应该操作简便，损伤小，能通过肌间隙进入，能避开重要的血管神经以及便于置入内固定器材等。前外侧入路可以显露股骨干全长，并可与髋关节前外侧入路相连接，从而可以暴露整个股骨。皮肤切口：自髂前上棘下方 5cm 处至髌骨外缘连一直线，为手术切口，根据骨折的位置决定切口的长度及范围。浅层分离：逐层切开皮肤及皮下组织，切开阔筋膜，沿股直肌与股外侧肌之间的间隙钝性分开，将股直肌向内侧牵开，股外侧肌向外侧牵开，显露深层的股中间肌。深层分离：沿股中间肌纤维方向切开，直达股骨，切开骨膜，并钝性剥离，即可显露股骨（图 11-7）。前外侧入路必须切开股中间肌，其中下段是该肌肉的腱性部分，剥离肌肉过多易产生粘连，影响膝关节功能；另外该切口近侧段的显露需注意避免损伤旋股外侧动、静脉和支配股中间肌的神经。

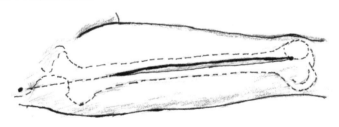

股骨外内外侧手术切口

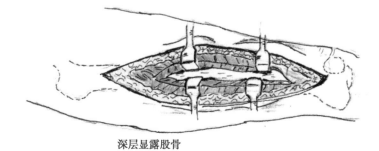

深层显露股骨

图 11-7　股骨干骨折手术示意图

2. 术后治疗

(1)股骨手术必须穿越较多的肌肉组织,所以术后渗出较多,术后应加强创口的护理防止感染,注意无菌换药。

(2)术后应做好功能恢复练习,避免膝关节创伤性关节炎的发生。

(3)对于高龄患者,应注意卧床产生的并发症如肺炎、褥疮、患肢的深静脉血栓形成等的防治。

3. 手术治疗可能出现的不当和难点

(1)手术适应证选择不当

1)对儿童股骨干骨折轻率地选择手术治疗。儿童的股骨干骨折多能用牵引加夹板治疗,即使有轻度的成角或 1~2cm 的重叠移位,也能在今后的生长中塑形代偿,恢复其解剖形状及正常功能,因而不宜轻易地切开复位。

2)对儿童股骨干骨折选用髓内针固定将损伤骨骺,可能影响儿童的正常发育,要慎重选择手术方法。

(2)术中复位困难:该情况常见于受伤时间较长的斜行或螺旋形骨折合并重叠移位的患者,术中手法牵引不能对抗已有挛缩的强大肌肉,又不便采用"折顶法"复位,常使手术陷入困境,预防的方法有:

1)术前先做牵引。

2)术中使用骨折牵开复位器或牵引复位床。

(3)股骨干节段性骨折手术中的失误:由于股骨干骨折多系高能高速性损伤,多段骨折并不少见。主要的失误是术者只想到中间骨段的复位,却忽视了它的血液供应只能依靠仍与它相连的周围软组织,这些软组织必然会妨碍复位的操作,若因此将其剥离,即形成了一段失去血供的死骨,则该大段死骨是很难愈合和完成爬行替代的。因此术中应尽可能避免损坏骨块与软组织的联系。应以髓内针治疗为首选,若能采用闭合穿针则最为理想。无论闭合或开放进行髓内针固定,均宜在伤后尽快进行(局部感染创口除外),否则软组织挛缩,将使中间骨段难以在保持软组织联系中复位。

股骨髁上骨折

股骨髁上骨折是指发生于股骨髁至股骨远端干骺端,即密质骨和松质骨移形部位的骨折。股骨远端包括股骨髁和股骨髁上,股骨内外髁构成远端关节面。股骨远端的后面有腓肠肌内外侧头的起点。股骨的两髁与相应的胫骨平台形成关节。外髁比内髁宽大,其外侧面有外侧副韧带的起点;内髁比外髁狭长,其远端有内侧副韧带的起点。股骨内、外髁高出的部位为内、外上髁,位于内上髁上方的小隆起是收肌结节,是大收肌的止点。

【受伤机制和分型】

青年人股骨髁上骨折大多数为交通伤或高处坠落伤等高能量暴力所致,老年人特别是老年女性则多发生于低能量损伤。远端骨折块由于腓肠肌的牵拉而向后移位,有可能损伤腘血管和神经。股骨髁上骨折可改变下肢负重力线,多需手术切开复位内固定。股骨髁上骨折的 AO 分型为 A 型(关节外):A1,简单两部分骨折;A2,干楔形骨折;A3,粉碎性骨折(图 11-8)。

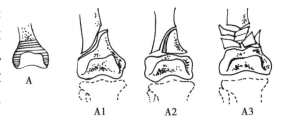

图 11-8 股骨髁上骨折的 AO 分型

【临床表现与诊断】

膝关节和股骨远端部位肿胀、疼痛和畸形。骨折端有异常活动和骨擦感。若大腿张力较高,应监测筋膜室压力,以警惕筋膜室综合征的发生。当小腿血运差,足背动脉搏动弱,怀疑有血管损伤时,应采用 Doppler 超声检查,明确有无腘动脉损伤,必要时进行血管造影。常规摄股骨远端正侧位 X 线平片。如果骨折粉碎较严重,应在牵引下拍片,或行三维重建 CT 检查,更有利于全面了解骨折。车祸等高能量创伤所致的股骨髁上骨折,应同时行骨盆、髋关节、股骨全长等 X 线平片检查,以免漏诊。因少数患者可合并腘部神经损伤,注意查体。

【治疗】

非手术治疗包括闭合复位、骨牵引、管形石膏固定等,这些方法卧床时间长、护理难度大,并发症多,现已少采用。

绝大多数股骨髁上骨折都应采取手术治疗,手术治疗的目的是骨折解剖复位、坚强内固定和早期进行康复锻炼。常用的内固定材料有如下几种:① 95° 角钢板;②动力髁螺钉(DCS);③股骨髁解剖钢板;④微创内固定系统(LISS);⑤股骨远端逆行带锁髓内钉。

在复位过程中,骨折轴向和旋转复位不良是常见问题。因为腓肠肌和大收肌的牵拉会导致膝关节反屈畸形以及其后的膝关节过伸和松弛,术中保持膝关节屈曲有助于防止其发生。

第三节 膝关节损伤

一、髌骨骨折

(一)解剖概要

髌骨(patella)是人体最大的籽骨,呈扁平的三角形。髌骨前面有股四头肌腱膜覆盖,并向下延伸形成髌韧带,止于胫骨结节,向上为股四头肌腱;两侧为内外侧支持带及髌旁腱膜,内侧支持带可防止髌骨向外侧脱位;后面有一纵嵴将髌骨分为内、外侧两部分,每个部分又分为上中下 3 个小关节面,在内侧 3 个关节面最内侧,另有 1 个纵行的小关节面,在膝关节屈伸活动过程中不同关节面与股骨髁面相接触,与股骨髁面形成髌股关节,在不同位置与股骨髁接触,可以减少摩擦,有利运动。股外侧肌与髌韧带的轴线偏外侧,拉髌骨向外侧移位,形成股四头肌髌骨角(称 Q 角),此角正常不超过 14°,故髌股关节的正常运动是依靠股内侧肌的拉力来维持平衡。

髌骨与其周围的韧带、腱膜共同形成伸膝装置,增大股四头肌作用力矩,集中股四头肌各方向的牵引力,再通过髌韧带止于胫骨结节,有效地完成股四头肌的伸膝动作,是下肢活动中十分重要的结构。髌骨在膝关节活动中有重要的生物力学功能,其主要作用为:传导并增强股四头肌的作用,协助维持膝关节的稳定,保护膝关节,并在膝关节伸直过程中起滑车作用。若切除髌骨,髌韧带更贴近膝关节的活动中心,使伸膝的杠杆臂缩短,股四头肌需要比正常多 30% 的肌力才能伸膝。在多数患者,尤其是老年人不能承受这种力,因此,髌骨骨折(fracture of the patella)后应尽可能恢复其完整性。如治疗不当可引起膝关节功能障碍,如外伤性膝关节炎。

(二)病因与分类

髌骨骨折是临床常见的一种骨折类型,其发生率较高,约占全部骨折的 2.6%,以中壮年多见。引起髌骨骨折的暴力可分为直接暴力和肌肉牵拉暴力。暴力直接作用于髌骨,如跌倒时跪地,髌骨直接撞击地面,常致髌骨粉碎性骨折,其髌前腱膜及髌两侧腱膜和关节囊多保持完好,骨折移位小;间接暴力较多见,由于肌肉的强力牵拉,如跌倒时,为防止倒地,股四头肌猛烈收缩,膝关节如果因外力骤然增加而屈曲,髌骨即可被折断,常致髌骨横形骨折,移位大,髌前腱膜及两侧扩张部撕裂严重。依骨折部位可分为髌骨上极、髌骨中部和髌骨下极骨折。骨折后上段被股四头肌牵拉向上最大移位可达 2~3cm,软组织撕裂越严重,其移位也越严重。髌骨骨折具体分型如下:

1. **I 型** 骨折无移位或移位距离 <5mm,髌骨关节面移位 < 2mm,或虽有移位,但骨折位于髌骨

下极且未涉及关节面。

2. **Ⅱ型** 骨折为2块,呈横形、斜形或纵形,位于髌骨体中部,移位距离≥5mm,髌骨关节面移位≥2mm。

3. **Ⅲ型** 粉碎性骨折,移位距离≥5mm,髌骨关节面移位≥2mm。其中,Ⅲ型又分为ⅢA、ⅢB、ⅢC3个亚型。①ⅢA型:骨折为3块,骨折块≥10mm²;②ⅢB型:骨折为4块以上,大部分骨折块≥10mm²;③ⅢC型:骨折块数目多,大部分骨折块<10mm²。

髌骨骨折导致髌骨软骨面损伤,同时,也使相对的股骨髌面的软骨损伤,易出现髌股关节创伤性关节炎。随髌骨骨折分离移位的程度不同,髌骨腱膜和关节囊也有不同程度的损伤,若修复不好,将严重影响伸膝功能。

(三) 临床表现与诊断

髌骨骨折属关节内骨折,受伤后膝前方肿胀、疼痛、瘀斑,膝关节腔内有大量积血,可出现浮髌试验阳性。膝部无力,不能主动伸直膝关节。检查可发现髌骨前方压痛,有时可扪及骨折分离出现的凹陷。膝关节的正侧位X线摄片可明确骨折的部位、类型及移位程度,是选择治疗方法的重要依据。如为纵裂或边缘骨折,须自髌骨的纵轴方向投照,方能查出。约6%的髌骨骨折患者合并需要手术治疗的交叉韧带损伤、侧副韧带损伤、半月板损伤。

(四) 治疗

治疗髌骨骨折的目的在于:恢复髌骨关节面的光滑,预防产生髌骨及股骨下端间的创伤性关节炎;修复股四头肌腱,以恢复关节伸展及稳定功能;并应该尽早进行功能锻炼。

1. **非手术治疗** 非手术方法治疗适用于无移位的髌骨骨折,骨折移位比较少,分离小于3~4mm,关节面不平小于2mm的患者。若关节内血肿张力大,可在严格无菌条件下抽出积血,加压包扎,保持膝关节伸直位,采用石膏托或下肢支架固定4~6周,即可开始股四头肌等长收缩功能锻炼,6周后开始作膝关节主动伸屈活动训练。移位小于0.5cm的横行骨折可采用非手术方法治疗。在治疗过程中随时观察骨折端移位情况,若外固定不当或过早的股四头肌收缩,可加重分离移位。

2. **手术治疗** 超过0.5cm的分离移位骨折、关节面不平整超过2mm和粉碎性骨折应该手术治疗。手术入路可采用髌前弧形切口或膝前正中纵行切口。主要手术方法为切开复位张力带钢丝固定,或钢丝捆扎固定(图11-9)。髌骨的上极或下极骨折,骨折块较大,仍可以采用上述方法治疗。如骨折块太小,可予以切除,钢丝缝合重建髌韧带,术后伸直位固定4~6周。粉碎性髌骨骨折如果关节软骨面不平整,应手术治疗,恢复关节面的平整,钢丝环绕捆扎固定或镍钛聚髌器内固定。术后膝关节伸直位固定4~6周,开始功能锻炼。在稳定的前提下,可早期膝关节活动功能锻炼。对于严重的粉碎性骨折,无法恢复髌骨软骨面完整性时,可摘除髌骨,修补韧带及关节,术后3~4周开始进行功能锻炼。手术并发症:①创伤性髌股关节炎;②髌骨再骨折;③髌骨骨折延迟愈合或不愈合。

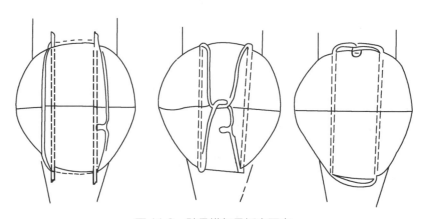

图 11-9 髌骨横行骨折内固定

治疗效果衡量标准：①完全无痛或偶有轻痛，不影响日常生活及工作；②股四头肌肌力 5 级；③膝关节主动伸直正常，屈曲受限不足 20°；④无晚期创伤性关节炎症状出现。

二、膝关节韧带损伤

（一）解剖概要

膝关节的关节囊松弛薄弱，关节的稳定性主要依靠韧带和肌肉维持。主要的韧带结构包括：内侧副韧带（Medial Collateral Ligament，MCL）、外侧副韧带（lateral collateral ligament，LCL)、前交叉韧带（anterior cruciate ligament，ACL）、后交叉韧带（posterior cruciate ligament，PCL）以及其他一些辅助韧带。其中，以内侧副韧带最为重要，它位于股骨内上髁与胫骨内侧髁之间，有深、浅两层纤维。浅层呈三角形，甚为坚韧，起自股骨内收肌结节前下方，纤维呈纵向平行下行，止于关节线下 2~4cm 胫骨骨膜，是限制膝关节外翻的主要结构，在屈膝位是限制胫骨内旋的主要结构，屈膝 30° 位更容易发现其损伤。内侧副韧带深层起于浅层股骨附着部下方，纤维与关节囊融合，并与内侧半月板相连，止于关节线下胫骨平台内侧缘。内侧副韧带浅层纵向平行纤维的后方，深浅两层韧带融合，称之为后斜韧带，在伸膝位或接近伸膝位时是限制胫骨内旋的主要结构。

外侧副韧带为强有力的条索状圆形韧带，起于股骨外上髁后侧，它的远端呈腱性结构，与股二头肌腱汇合成联合肌腱结构，一起附着于腓骨小头，是防止膝关节外翻的首要结构。外侧副韧带不与关节囊相连，在韧带与关节囊之间隔以腘肌腱及其滑囊，在伸膝位紧张，屈膝时放松，与其他结构一起增强膝关节的外侧稳定性。这些结构包括：腘肌腱（popliteus tendo，PT）、腘腓韧带（popliteofibular Ligament，PFL），与外侧副韧带共同称为后外侧复合体（posterolateral complex，PLC）或者后外侧角（posterolateral corner，PLC）。膝关节伸直时两侧副韧带拉紧，无内收、外展与旋转动作；膝关节屈曲时，韧带逐渐松弛，膝关节的内收、外展与旋转动作亦增加。

前交叉韧带起自股骨髁间窝的外侧面（即股骨外侧髁的内侧面），向前内下方止于胫骨髁间嵴的前方。由两条功能束支组成，前内侧束，后外侧束，来自股骨髁后上的纤维束止于胫骨髁间嵴前内侧构成前内侧束，前下区的纤维束止于胫骨髁间嵴的后外侧部构成后外侧束，其前内侧束与后外侧束长度相差一倍以上。前交叉韧带在股骨附着部为椭圆形，较胫骨附着部小，但仍比前交叉韧带中部横截面大 3.5 倍。有学者认为前交叉韧带股骨附着部为条带状结构（Ribbon）。前交叉韧带纤维间的黏结程度不一，股骨侧低，胫骨侧最高，故前交叉韧带断裂多发生于股骨侧可能与该部位纤维间黏结度低有关。前交叉韧带是膝关节重要的静力稳定结构，当膝关节完全屈曲和内旋胫骨时，此韧带牵拉最紧，防止胫骨向前移动，在伸膝时阻止膝关节过伸，控制膝关节旋转，不同屈膝角度可控制膝关节内外翻，参与伸膝时最后的"锁扣"运动。

后交叉韧带居于膝关节后部，较粗，是膝关节最强的韧带，其强度相当于前交叉韧带或者外侧副韧带的 2 倍，是膝关节伸屈活动及旋转活动的主要稳定结构，起自股骨髁间窝的内侧面（即股骨内侧髁的外侧面），向后下方止于胫骨髁间嵴的后方，掩盖胫骨平台后缘，距离胫骨后方关节面约 1cm。后交叉韧带分为 2 个功能束，前外侧束和后内侧束，两束所占组分相近，在股骨附着部前外侧束居前方，后内侧束居后方，在胫骨附着部后外侧束居外侧，后内侧束居内侧，前外侧束在屈膝 70° 时最为紧张，后内侧束在接近伸直时最为紧张。后交叉韧带主要功能是在屈膝过程中限制膝关节后移，可提供 95% 的限制胫骨后移的力量（图 11-10）。

（二）损伤机制及病理变化

常见造成膝关节周围韧带损伤的机制有：①股骨在胫骨上外展、屈曲和内旋；②股骨在胫骨上内收、屈曲和外旋；③过伸；④前后移位。

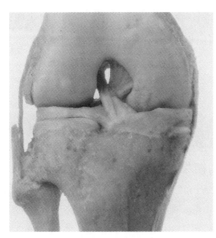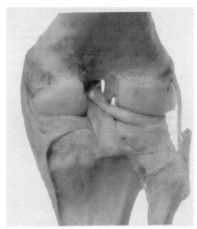

图 11-10　膝关节周围韧带

1. 膝关节内侧副韧带损伤　内侧副韧带损伤主要为膝外翻暴力所致,多见于运动损伤,如足球、滑雪、摔跤等。当膝关节外侧受到直接暴力,使膝关节猛烈外翻,便会损伤内侧副韧带。当膝关节半屈曲时,小腿突然外展外旋的间接暴力均会使内侧副韧带损伤或断裂。膝关节微屈时,暴力直接作用于膝外侧,也会引起膝内侧副韧带损伤,内侧副韧带深层关节囊韧带中部断裂时,常合并内侧半月板边缘撕裂,或合并前交叉韧带断裂。

膝关节内侧副韧带损伤分类方法,主要有两种:一是分为完全性和不完全性断裂,临床检查时大概估计,外翻应力试验阳性时多为完全性断裂,部分纤维撕裂者,应力试验一般阴性;另一种分类法将损伤分为Ⅰ度、Ⅱ度、Ⅲ度。Ⅰ度损伤是少量韧带纤维断裂,膝关节的创伤反应及功能影响都小,应力试验稳定性好,X线片示膝内侧间隙无明显增宽。Ⅱ度损伤是较多韧带组织断裂,关节的软组织反应较大,稳定性受影响,出现小腿外展松动,X线片见膝内侧间隙增宽小于 5mm 之内。Ⅲ度损伤是韧带完全断裂,膝关节肿胀明显,松动失稳,X线片见膝关节内侧间隙增宽大于 5mm。这种方法有利于指导临床治疗。

2. 外侧副韧带损伤　主要为膝内翻暴力所致。当外力作用于膝部内侧或足部外侧时,膝关节受到内翻应力。因膝关节外侧方髂胫束比较强大,单独外侧副韧带损伤少见。轻度外力时外侧副韧带轻度损伤,中度外力受限使外侧副韧带损伤,当外力加大时出现前交叉韧带损伤,当外力进一步加大时出现后交叉韧带损伤。如果暴力强大,髂胫束和腓总神经都难免受损伤。

3. 前交叉韧带损伤　膝关节伸直位下内翻损伤和膝关节屈曲位下外翻损伤都可以使前交叉韧带断裂。一般前交叉韧带很少会单独损伤,往往合并有内、外侧副韧带与半月板损伤,但在膝关节过伸时有可能单独损伤前交叉韧带。另外,来自胫骨上端后方的暴力也可使前交叉韧带断裂。前交叉韧带损伤亦多见于竞技运动。

4. 后交叉韧带损伤　无论膝关节处于屈曲位或伸直位,来自前方的使胫骨上端后移的暴力都可以使后交叉韧带断裂。后交叉韧带损伤少见,单独后交叉韧带损伤更为少见。通常与前交叉韧带同时损伤。后交叉韧带是关节运动的轴心,一旦损伤,患者会出现关节不稳,影响日常活动。

5. 膝关节复合韧带损伤　是急性膝关节脱位的结果,膝关节脱位一般至少损伤膝关节的两条主要韧带,常伴有半月板损伤和关节软骨损伤,严重影响膝关节稳定性,亦可伴有血管神经损伤,其治疗仍是一个严峻的挑战。

韧带的损伤可以分为扭伤(即部分纤维断裂)、部分韧带断裂、韧带完全断裂和联合性损伤。例如前交叉韧带断裂可以同时合并有内侧副韧带与内侧半月板损伤,称为"三联伤"。韧带断裂的部分又可分成韧带体部断裂、韧带与骨骼连结处断裂及韧带附着处的撕脱性骨折。第一种损伤愈合慢且强度差,以第三种愈合后最为牢固。

（三）临床表现

膝关节韧带损伤都有外伤病史。以青少年多见，男性多于女性，以运动员最为多见。受伤时有时可以听到韧带断裂的响声，很快便因为剧烈疼痛而不能再继续运动或工作。膝关节出现剧烈疼痛，肿胀、压痛与积液(血)，膝部肌肉痉挛，膝关节处于强迫体位，或伸直，或屈曲。膝关节侧副韧带的断裂处有明显的压痛点，有时还会摸到蜷缩的韧带断端。

1. 侧方应力试验　在膝关节完全伸直位与屈曲 20°~30° 位置下做被动膝内翻与膝外翻动作，并与对侧作比较，如有疼痛或发现内翻、外翻角度超出正常范围并有弹跳感，提示有侧副韧带损伤或断裂。急性期做侧方应力试验检查可加重疼痛，患者很难配合，可等待数天或局部麻醉下检查。外翻应力试验需分别在伸直位和屈曲 30° 位进行，分别检查内侧副韧带的后斜韧带及浅层(图 11-11)。

2. 胫骨外旋试验(Dial 试验)　患者俯卧位，在膝关节屈曲 30° 及 90° 位置，用力将双侧足进行最大外旋，测定足相对于股骨轴的外旋角度是否对称，若两侧外旋角度相差大于 10° 视为病理现象(图 11-12)。屈膝 30° 时与对侧比较，外旋增加大于 10°，但在屈膝 90° 时无此表现，提示单纯后外侧复合体损伤。当屈膝 30° 和 90° 都有此表现时，提示后外侧复合体及后交叉韧带均有损伤。

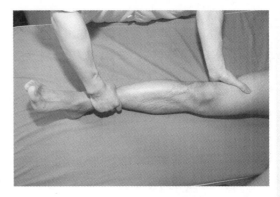

图 11-11　外翻应力试验(检查内侧副韧带)

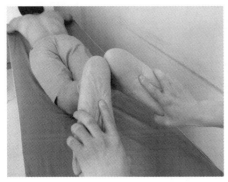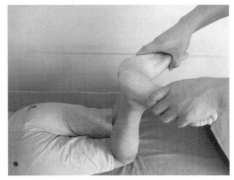

图 11-12　胫骨外旋试验

3. 抽屉试验　正常膝关节在屈曲 90°，检查者固定患者足部，双手握住胫骨上段做拉前和推后动作，并注意胫骨结节前后移动的幅度。前移增加表示前交叉韧带损伤或撕裂(图 11-13)，后移增加表示后交叉韧带损伤或撕裂。由于正常膝关节在 90° 位置下亦能有轻度前后被动运动，故需将患侧与健侧对比。单独前交叉韧带断裂时，胫骨前移幅度略大于正常，若前移明显增加，说明可能还合并有内侧副韧带损伤。KT-1000 或 KT-2000 测量仪可用于定量测量膝关节前后方向的活动度。

4. 轴移试验　本试验用来检查前交叉韧带断裂后出现的膝关节不稳定。患者仰卧于检查台，肌肉放松。检查者站在一侧，一手握住踝部，屈曲膝关节到 90°，另一手在膝外侧施力，使膝处于外翻位置，然后缓慢伸直膝关节，至屈曲 30° 位时觉疼痛与弹跳，是为阳

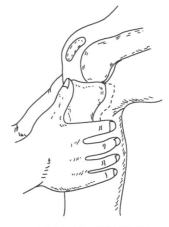

图 11-13　前抽屉试验

性结果(图 11-14)。这主要是失去前交叉韧带控制的股骨外侧髁滑向胫骨平台的后方，在伸直过程中股骨外侧髁突然复位而产生疼痛。

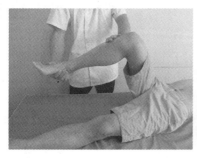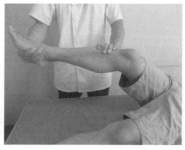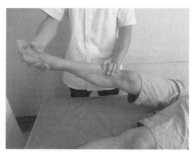

图 11-14   轴移试验

5. Lachman 试验   患者仰卧于检查台,髋部放平,膝部移至床旁,小腿移至床外,膝关节屈曲20°~30°。检查者用身体挡住垂到床边的患者足部,嘱患者放松肌肉。检查者一手握住患者大腿远端,一手握住小腿近端,将小腿向前拉动(图 11-15)。如小腿近端向前移动增大超过 5mm 为 Lachman 试验阳性,提示前交叉韧带损伤,一般认为 Lachman 试验敏感性比抽屉试验更高。

6. 股骨后坠试验   患者仰卧位,屈髋、屈膝各90°。检查者一手握住双侧足跟,一手比较双侧胫骨

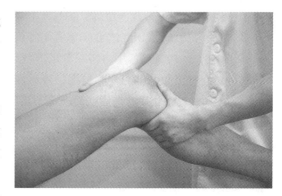

图 11-15   Lachman 试验

结节是否等高。与健侧对比,胫骨结节下沉增大即为阳性,提示后交叉韧带损伤。

(四) 影像学与关节镜检查

普通 X 线片检查只能显示撕脱的骨折块。检查有无内、外侧副韧带损伤,可摄应力位片,即在膝内翻和膝外翻位置下摄片。在 X 线片上比较内、外侧间隙张开情况。

一般认为,两侧间隙相差 4mm 以下为轻度扭伤,4~12mm 为部分断裂,12mm 以上为完全性断裂,可能还合并有前交叉韧带损伤。

MRI 检查可以清晰地显示出前、后交叉韧带的情况,还可以发现意想不到的韧带结构损伤与隐匿的骨折线。

关节镜检查不仅为诊断的重要手段,同时也是一种重要的治疗方法,可对断裂的交叉韧带和损伤的半月板进行修复。

(五) 治疗

在受伤现场进行及时的局部制动、冷敷、加压包扎和抬高患肢是十分必要的。

1. 内侧副韧带损伤   内侧副韧带扭伤或部分性断裂(深层)可以保守治疗,用支具固定 4~6 周。完全断裂者应及早修补。如有半月板损伤与前交叉韧带损伤,也应在手术时同时进行处理。恢复期可采用针灸、手法、药物治疗及物理治疗。

2. 外侧副韧带损伤   外侧副韧带断裂者应立即手术修补。

3. 前交叉韧带损伤   前交叉韧带断裂,传统手术缝合,多效果欠佳。目前主张在关节镜下做韧带重建手术,可以选择自体腘绳肌腱、自体骨腱骨移植,同种异体肌腱移植,目前多不主张使用人工韧带重建前交叉韧带。

4. 后交叉韧带损伤   对断裂的后交叉韧带是否要重建以往有争论,目前的意见偏向于在关节镜下早期重建。

三、半月板损伤

(一) 解剖概要

半月板是一种月牙状纤维软骨,具有一定的弹性,充填在股骨与胫骨关节间隙内,它们的周围部分较厚,中央部分则较薄,半月板接触股骨髁的上面略凹陷,而接触胫骨平台的下面则平坦。半月板中内部无血液供应,仅外围10%~30%能从滑膜得到血液供应,其余部位是无血运组织,主要靠关节液维持新陈代谢。由于营养相对不足,破裂后愈合能力差(图11-16)。每个膝关节有两个半月板:内侧半月板与外侧半月板。

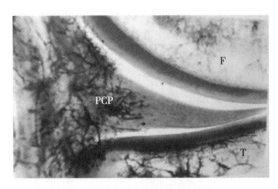

图 11-16 半月板外围血供

内侧半月板比较大,近似C形,前角附着于前交叉韧带附着点髁间嵴的前方,后角附着于后交叉韧带止点的前方、髁间嵴的后方,该处均无关节面。中部外缘与内侧副韧带的深层纤维相连,所以内侧半月板只有前半部稍松弛,有活动的余地。

外侧半月板较小,形状似O形,前角附着于前交叉韧带止点的外侧方、髁间嵴的前方,后角则附着在髁间嵴的后方、后交叉韧带止点的前方。外缘与肌腱相连,不与外侧副韧带相连,所以外侧半月板的活动度比内侧半月板大。

在胚胎期,半月板为一完整的软骨盘,充填于股骨与胫骨之间的间隙内,随着交叉韧带的发育,半月板分成内、外两侧。在出生时其中心部分已吸收,成为O形或C形(图11-17)。如果中央部分没有被吸收而发生椭圆形盘状畸形,称为盘状半月板。盘状半月板可因轻微外伤而破裂。在我国,外侧盘状半月板较多见,损伤发生率较内侧半月板高,与国外报道的相反。

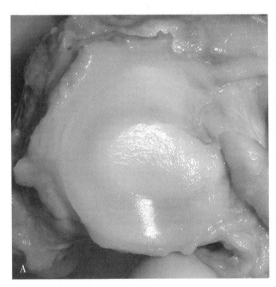
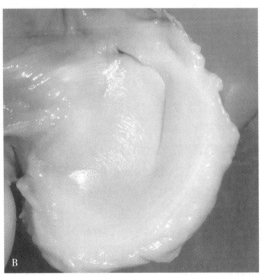

图 11-17 膝关节半月板
A. 膝关节外侧半月板上面观;B. 膝关节内侧半月板上面观。

半月板的功能:①它的外厚内薄和上凹下平的特殊形态可以充分充填在股骨与胫骨的关节间,保持膝关节的稳定性;②由纤维软骨构成,富于弹性,能承受重力、吸收震荡;③散布滑液,润滑关节,减少股骨与胫骨之间的磨损;④协同膝关节的伸屈与旋转活动,膝关节伸直与屈曲时,半月板可以前后活动,膝关节旋转时,两个半月板一个向前、一个向后,旋转活动最容易使半月板发生破裂。

（二）发病机制与病理

研磨力量是产生半月板破裂的主要原因。膝关节伸直时,两侧副韧带紧张,关节稳定。当下肢负重时,足部固定,膝部处于略屈的位置,关节突然内旋、伸膝或外旋、伸膝,常引起半月板撕裂损伤。足球运动员射门时,如果射门方向不在正前方,就要扭转躯干,此时支撑腿股骨内侧髁急骤内旋,股骨髁与半月板的接触面积减小,由于重力的作用,半月板的下面与胫骨平台的接触面积比较固定,内侧半月板便会挤在股骨内侧髁与胫骨平台之间受到猛烈的旋转产生的研磨力量而发生破裂。半蹲或蹲位工作最容易发生半月板损伤。膝关节屈曲时股骨下端会有 2°~3° 外旋,煤矿工人长期从事蹲位或半蹲位工作,双腿分开,使股骨外髁与半月板的接触更为明显。铲煤和抛煤所致的膝关节旋转动作使外侧半月板受股骨外髁的研磨力量而破裂。如原有外侧半月板盘状畸形,则更易破裂。因此产生半月板损伤必备的四个因素:膝半屈,内收或外展,重力挤压和旋转力量。

半月板撕裂的类型:按撕裂部位分:①前 1/3 撕裂,也称前角撕裂;②中 1/3 撕裂,又称体部撕裂;③后 1/3 撕裂,也称后角撕裂。按撕裂形态分:①纵裂(桶柄样撕裂);②水平撕裂;③斜行撕裂;④横行撕裂;⑤复合撕裂(图 11-18)。

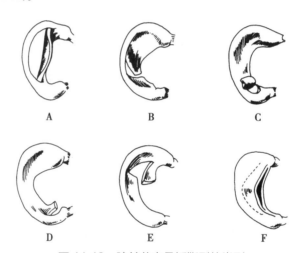

图 11-18   膝关节半月板撕裂的类型

A. 纵裂;B. 中 1/3 撕裂;C. 前角撕裂;D. 前 1/3 撕裂;E. 后 1/3 撕裂;F. 分层撕裂。

（三）临床表现

1. 多见于运动员与体力劳动者。

2. 急性受伤时患者有时能听到关节内响声,慢性损伤者无明确外伤病史。男性多于女性。

3. 受伤后膝关节剧痛,伸不直,往往同时伴有关节囊内壁滑膜损伤,引起关节内积血、渗液,并迅速出现肿胀。经过休息及一般消肿止痛治疗,症状减轻,但关节间隙仍然疼痛,特别是当关节伸屈到某个位置时尤其明显,活动时多有弹响。

4. **关节交锁**   有时破裂的半月板嵌于关节内不能解脱,造成伸膝时突然发生伸直障碍,协助患肢旋转摇摆后,突然弹响后关节又可伸直。

5. **打软腿**   膝关节不稳定以及股四头肌力弱引起,尤其是上下台阶,走不平的道路,有突然要跪倒的趋势。

6. 慢性阶段的体征有关节间隙压痛、行走弹跳、股四头肌萎缩等。根据压痛点部位,可以大致判断出是前角、体部或后角撕裂。

7. **几种特殊试验**

(1)过伸试验:膝关节完全伸直并轻度过伸时,半月板破裂处受牵拉或挤压而产生剧痛。

(2)过屈试验:将膝关节极度屈曲,破裂的后角被卡住而产生剧痛。

(3)旋转挤压试验(McMurray-Fouche 试验):患者仰卧,患侧髋膝完全屈曲,检查者一手放在关节外间隙处做触诊,另一手握住足跟后做小腿大幅度环转运动,内旋环转试验外侧半月板,外旋环转试验内侧半月板,在维持旋转位置下将膝关节逐渐伸到90°(McMurray 试验)(图 11-19)。注意发生响声时的关节角度。若在关节完全屈曲位下发生响声,表示半月板后角损伤;关节伸到90°左右时才发生响声,表示为体部损伤。再在维持旋转位置下逐渐伸直至微屈位(Fouche 试验),此时听到或感到响声,表示可能有半月板前角损伤。

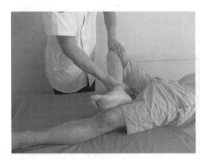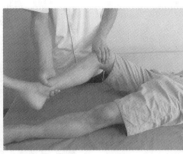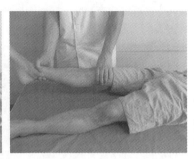

图 11-19　旋转挤压试验

(4)研磨试验(Apley 试验):患者俯卧,膝关节屈成 90°。检查者将小腿用力下压,并且做内旋和外旋运动,使股骨与胫骨关节面之间发生摩擦(图 11-20)。若外旋产生疼痛,提示为内侧半月板损伤。此后将小腿上提,并做内旋和外旋运动,如外旋时引起疼痛,提示为内侧副韧带。本试验在检查髋关节强直患者的半月板时有一定实用意义。

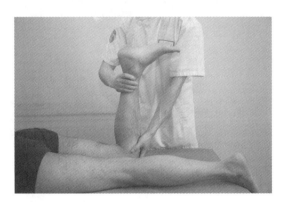

图 11-20　研磨试验(Apley 试验)

(5)蹲走试验:主要用来检查半月板后角有无损伤。方法如下:嘱患者蹲下走鸭步,并不时变换方向,或左或右。本试验仅适用于检查青少年患者,特别适用于大规模体检时检查半月板有无损伤。

必须注意,没有一个试验是诊断膝关节半月板损伤的唯一依据。应综合临床症状、压痛点以及各种阳性试验结果,才能做出最后诊断。

(四)影像学与关节镜检查

X 线平片检查不能显示半月板形态,主要用来排除膝关节其他病变与损伤。关节空气造影、碘溶液造影或空气 - 碘溶液对比造影一度是有效的辅助诊断方法,但目前已被 MRI 检查所替代。超声检查尚处在试验阶段。分辨率高的 MRI 可以清晰地显示半月板有无变性、撕裂(图 11-21,图 11-22),还可以观察有无关节积液与韧带损伤。半月板在 MRI 的影像学表现一般分为四级:正常信号 0 级,表现为均匀低信号影,半月板形态规则;Ⅰ级信号表现为不与半月板关节面相接触的圆形或椭圆形增高信号影;Ⅱ级信号表现为线性的半月板内信号增高,可延伸至半月板的关节囊缘,但未达到半月板的关节面缘 - 半月板内撕裂;Ⅲ级信号表现为线样高信号影且与关节线相通,提示半月板撕裂。当半月板桶柄样撕裂时,常可见"双前交叉韧带"或"双后交叉韧带"影。

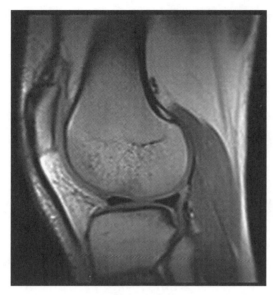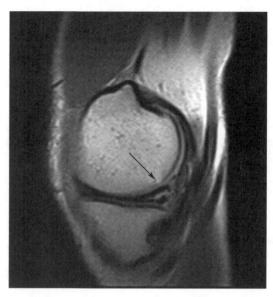

图 11-21　正常膝关节半月板 MRI（矢状位）　　　图 11-22　膝关节内侧半月板后角撕裂（矢状位）

最准确的检查为关节镜检查（图 11-23，图 11-24），近年来应用广泛。不仅可用于诊断，也可通过内镜进行手术操作，如活组织检查和半月板修复及部分切除术。

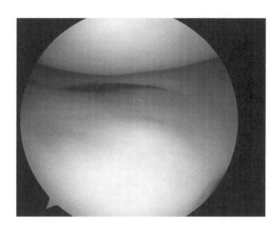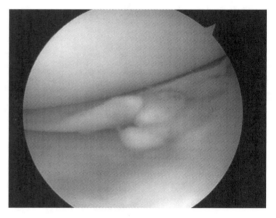

图 11-23　关节镜下观察正常半月板形态　　　　图 11-24　关节镜下观察半月板撕裂

（五）治疗

1. **非手术疗法**　一般认为部分厚度的沿半月板长轴裂伤、<5mm 的全层垂直或斜形裂伤、<5mm 的放射状裂伤均可不做手术，进行非手术疗法治疗。

急性期如关节有明显积液（或积血），应在严格无菌操作下抽出积液；然后用支具或长腿石膏托固定膝关节略屈曲 20° 位 3～4 周，以消除关节肿胀、滑膜炎症、肌肉痉挛，待其自行愈合，配合股四头肌锻炼以免发生肌萎缩。同时辅助中药治疗、物理治疗等方法。

2. **手术治疗**　如诊断明确，经非手术治疗无效，症状和体征明显者，应及早在关节镜下手术切除损伤的半月板或把撕裂部分切除或进行半月板修补缝合，以防发生创伤性关节炎。关节镜下手术创口很小，对关节干扰小，术后恢复快，可以早期起床活动，已成为常规处理方法。如果患者比较年轻，损伤位于血液供应区域，而且韧带完整应尽量将撕裂的半月板缝合；如果患者年龄比较大，损伤位于没有血液供应区域，应将半月板撕裂的部分切除，目前不主张将半月板完全切除，有条件缝合的半月板要缝合修复。撕裂严重、无法修复的半月板可以在镜下行全切除或次全切除，但要尽可能保留稳定的半月板滑膜缘，为将来可能的半月板移植做准备。

对半月板损伤严重无法修补或半月板切除术后的患者可以考虑进行半月板重建手术。目前应用较多、较为成熟的方法是同种异体半月板移植,也有用工程组织来代替,在解决免疫排斥后,植入的半月板可能发挥一定的功能。还有采用人工高分子生物材料制成的半月板假体移植到体内,这可能取代同种异体半月板移植,但这种技术尚未广泛应用。

（赵德伟）

第四节 胫腓骨骨折

一、胫骨平台骨折

胫骨平台骨折(tibial plateau fracture),约占全部骨折的 4%,粉碎性骨折居多,可并发半月板损伤和韧带损伤。

【解剖概要】

胫骨平台即胫骨上端的膨大,向两侧突出,形成内侧髁和外侧髁。二髁上面各有上关节面,与股骨髁相关节。胫骨平台骨折属于关节内骨折。胫骨平台周围有较多的肌肉肌腱及韧带附着。其松质骨丰富,密质骨薄,对抗高能量暴力较差。

【损伤机制】

胫骨平台骨折可由直接暴力或间接暴力引起,主要暴力机制是由股骨髁撞击胫骨平台导致的骨折。致伤因素多种多样,从简单的低能量损伤,如摔伤和室内活动伤,到高空坠落伤、机动车交通伤等高能量损伤,均可导致胫骨平台骨折。

【骨折分类】

历史上有关胫骨平台骨折有多种分型方法,包括 Palmer 分型、Hohl-Luck 分型、Schatzker 分型系统、AO/OTA 分型系统等多种分型方法。传统的胫骨平台骨折分型系统是根据前后位 X 线平片进行分型。随着对胫骨平台骨折形态学理解的不断提高和 CT 等新影像技术的普及,2009 年,罗从风教授提出了胫骨平台骨折三柱分型系统(three-column classification system),这一分型系统对手术入路的设计和骨折固定帮助很大。尽管如此,目前 Schatzker 分型系统是国际公认的最常用的分型系统(图 11-25)。本文主要介绍 Schatzker 分型系统。1979 年 Schatzker 综合了以往的分类后提出了 Schatzker 分型系统。将胫骨平台骨折分为六型。①Ⅰ型:外侧平台劈裂骨折,外侧髁撕脱骨折导致楔形骨折块;②Ⅱ型:外侧平台劈裂压缩骨折,外侧髁劈裂并关节面塌陷;③Ⅲ型:外侧胫骨平台中央压缩,外侧髁缘完整;④Ⅳ型:内侧胫骨平台骨折;⑤Ⅴ型:双髁骨折;⑥Ⅵ型:双侧胫骨平台骨折并干骺端分离。

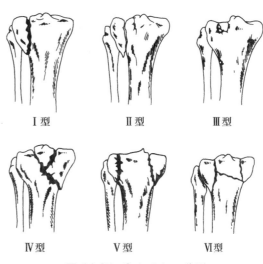

Ⅰ型　Ⅱ型　Ⅲ型

Ⅳ型　Ⅴ型　Ⅵ型

图 11-25 Schatzker 分型

【临床表现与诊断】

1. **症状和体征** 胫骨平台骨折无移位或者移位轻微的轻度损伤患者,伤后症状轻,常容易漏诊。胫骨平台骨折的患者,常在伤后出现膝关节疼痛和肿胀,不能用患肢行走。关节内常伴有积血,如伴有关节囊破裂,积血会外渗至周围皮下软组织。局部触压痛,活动受限,膝关节内翻或外翻畸形。同时需注意有无合并的损伤:如腓总神经、腘血管,膝关节侧副韧带、半月板、交叉韧带的损伤。对于高能量所致的胫骨平台骨折,还需注意骨筋膜室综合征。

2. **影像学检查**   X 线检查可帮助明确诊断。CT 图像的矢状面和冠状面重建能提高胫骨平台骨折诊断的准确性,并提示关节面的压缩情况。MRI 可发现隐匿骨折、半月板和交叉韧带损伤。

【治疗】

治疗胫骨平台骨折的目标是:①使骨折愈合在关节面平整的正常对线关系上;②使患者恢复受伤前的功能水平;③避免并发症。

1. **非手术治疗**   对于健康活跃的患者,非手术治疗只适用于移位很少(<3mm)的稳定性骨折。非手术治疗方法主要包括骨牵引、石膏固定、膝关节支具等,其可能出现的并发症有骨牵引针道感染、肺部感染、压疮、畸形愈合、废用性骨质疏松、关节僵硬、创伤性关节炎、深静脉血栓形成等。

2. **手术治疗**   手术治疗的目的在于优先恢复正常的下肢力线、恢复关节面的平整以及关节的稳定性,牢固固定骨折并允许早期进行无痛膝关节运动及患肢活动。其远期治疗目标为关节功能恢复、避免创伤性关节炎。

(1)适应证:关节塌陷和分离 >3mm、干骺端明显移位或成角 >5°。开放性骨折合并血管神经损伤、出现骨筋膜室综合征等。

(2)内固定治疗:目前多采用拉力螺钉、普通解剖钢板、锁钉钢板等方法对骨折进行固定。非锁定钢板适用于简单胫骨平台骨折,锁定钢板适用于粉碎性复杂骨折或伴有严重骨质疏松骨折。对于采用小切口可以实现满意复位及固定的骨折,可采用微创经皮钢板内固定技术进行固定。

(3)外固定支架治疗:应用外固定支架的适应证为全身情况较差、软组织损伤严重、伴有胫动脉损伤、关节面和干骺端粉碎难以采用内固定治疗胫骨平台骨折;采用常规内固定难以稳定的骨折,亦需使用外固定支架固定。

3. **合并损伤与处理**   胫骨平台骨折常合并半月板、交叉韧带、侧副韧带损伤。如伴有半月板损伤,一期修复或保守治疗;对于韧带止点撕脱骨折,推荐行一期内固定治疗;若合并前、后交叉韧带断裂,则应视膝关节稳定情况而定,可行二期关节镜下重建;若合并侧副韧带损伤影响膝关节稳定,则推荐一期处理。

4. **并发症与处理**   术后并发症主要有感染、畸形愈合、不愈合、关节僵硬、创伤性关节炎等;高能量损伤、双髁骨折更容易出现并发症。如发生术后感染,应彻底清创、通畅引流,局部或全身使用抗生素,部分患者需要移除内置物。对于部位深在、感染严重者,推荐使用负压引流装置。胫骨平台骨折畸形愈合的治疗原则为纠正下肢力线、恢复关节面平整性、改善股胫关节的生物力学关系。

5. **围手术期处理与术后康复**

(1)围手术期处理:术后应抬高患肢体,密切观察伤口肿胀渗出情况和肢体远端血供、感觉及运动情况。糖尿病患者术前应积极控制血糖以降低术后伤口发生感染的概率。发生骨筋膜室综合征者筋膜切开后,需待肿胀消退后予以闭合伤口。开放性骨折患者推荐根据伤口污染程度、医院耐药菌情况选择第 1、2 代头孢类抗生素。

(2)功能锻炼:骨折固定稳定时推荐术后尽早开始功能锻炼、鼓励患者进行膝关节主动活动。术后第 1d 即可开始股四头肌等长收缩等功能锻炼。8~12 周内应避免负重;之后根据患者的骨折类型、固定方式、骨折稳定情况及骨折愈合情况,开始逐步拄拐负重以及其他功能锻炼活动。

二、胫腓骨干骨折

胫腓骨干骨折(fracture of shaft of tibia and fibula)在长骨骨折中最常见,约占全身骨折的 12%。双骨折、粉碎性骨折及开放性骨折居多,软组织损伤较重,治疗复杂。

【解剖概要】

胫骨在中、下 1/3 交界处,胫骨干横切面由三菱形变成四边形,该交界处则是骨折好发的部位。由于胫骨皮下组织较少,发生骨折时骨折断端容易刺穿皮肤,成为开放性骨折。胫骨上 1/3 骨折时,易损伤胫后动脉,导致小腿下段严重血液循环障碍而发生缺血,甚至坏死可能。胫骨的营养动脉从上、中 1/3 交界处滋养孔进入胫骨,当胫骨中、上段及中、下段同时骨折后,下端胫骨两骨折端血液循环均较差;同时下段胫骨覆盖软组织较少,因此下段胫骨骨折后愈合较慢,易发生延迟愈合甚至不愈合。

此外,小腿的胫腓骨、肌筋膜、胫腓骨间膜和深筋膜一起构成了四个筋膜室。由于骨折后发生急性髓腔内出血,或血管破裂出血,或肌肉损伤出血,或因组织水肿,导致骨筋膜室内压力剧增,引起肌肉、神经缺血,导致骨筋膜室综合征,最终导致缺血坏死,严重影响下肢的功能。腓总神经从腘窝后外侧,绕过腓骨颈进入前方肌群,因此腓骨颈骨折后发生移位时可导致该神经损伤。

【损伤机制】

胫腓骨骨折常常由于直接暴力(重物直接打击或车祸碰撞等)或间接暴力(运动性损伤、高处坠落等)引起。高能量损伤所致骨折的粉碎程度更重,相关软组织损伤更广,预后也更差。扭转暴力导致的骨折发生于足部固定而躯体扭转情况下,通常造成螺旋骨折。三点或四点折弯应力的直接损伤通常造成横断骨折或短斜形骨折并伴楔形折块。巨大外力作用于很小区域时,直接创伤也可造成碾挫伤,骨折多粉碎并伴严重软组织损伤。

【骨折分类】

胫骨干骨折有多种分型方法,目前 AO 分型系统是国际公认的最常用的分型系统(图 11-26)。42-A 型:胫骨干骨折,仅有一条骨折线。根据骨折线的形态分为 3 个亚型:42-A1 型为胫骨干螺旋形骨折;42-A2 型为胫骨干斜行骨折;42-A3 型指胫骨干横行骨折。42-B 型:胫骨干骨折,有一块以上的中间骨片,复位后主要骨折块之间有骨皮质接触,基本恢复了长度和力线。根据骨折块形态分为 3 个类型。42-B1:螺旋楔形骨折,又称蝶形骨块,多由扭转暴力造成;42-B2:折弯楔形骨折,多由折弯暴力造成;42-B3:粉碎楔形骨折,多是由折弯暴力造成的粉碎。42-C 型:有一块以上的中间骨片,复位后主要骨折块之间没有接触。其中 42-C1 型:骨折块成螺旋形;多节段骨折为 42-C2 型;42-C3 型:3 个以上骨折块极其不规则。

Gustilo-Anderson 分型通常用于开放骨折的软组织损伤。①Ⅰ型:清洁伤口,<1cm。②Ⅱ型:裂伤,>1cm,不伴广泛软组织损伤、撕脱。③Ⅲ型分为三个亚型,ⅢA 型:广泛裂伤(>10cm),局部软组织覆盖充足或高能量创伤,无论伤口大小;ⅢB 型:广泛软组织缺损,需要局部或游离皮瓣覆盖,通常合并严重污染;ⅢC 型:血管损伤,需要修复。

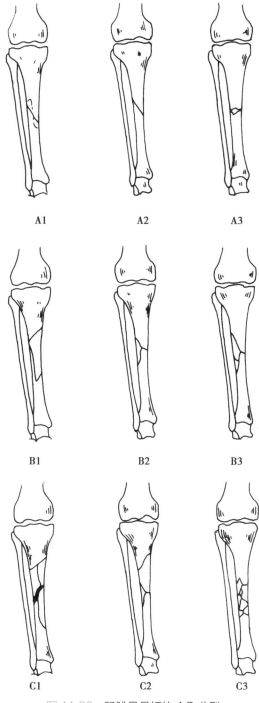

图 11-26　胫腓骨骨折的 AO 分型

【临床表现与诊断】

患者表现为不能负重、疼痛、肿胀、畸形,骨折部位有压痛,有反常活动或骨擦感。还可伴有神经受损表现,如针刺感、麻木、无力等。高能量损伤所致骨折多有开放伤口或合并软组织缺损。骨折伴有开放伤口、血管损伤或筋膜室综合征时,确定损伤发生至治疗开始的时间间隔非常重要。张力性肿胀时,应高度警惕有无筋膜室综合征的可能。

影像学检查:包括膝、踝关节的胫腓骨 X 线正侧位片通常足以诊断胫腓骨干骨折。CT、MRI 等方法多用于关节周围骨折、感染、应力骨折及病理性骨折等特殊情况。

【治疗】

治疗目的是恢复骨的连续性,不残留畸形及疼痛,恢复患者伤前的功能水平,避免出现死亡。骨折复位应着眼于恢复肢体长度和力线。

1. **非手术治疗**　主要适用于稳定性骨折。保守治疗成功与否取决于闭合复位结果能否接受、骨折类型是否足够稳定以维持早期负重。骨折不稳定征象包括:粉碎程度超过 50%;初始移位超过 50%,初始短缩超过 15mm;胫骨远端 1/3 的螺旋骨折。这些情况下,非手术治疗的不愈合及畸形发生率高于手术治疗。非手术治疗方法包括长腿石膏托、允许膝关节活动的髌腱负重支具和功能支具。复位后长腿石膏托或支具外固定,利用石膏塑形维持骨折对位、对线。跟骨骨牵引适用于骨折手法复位失败,软组织损伤严重,合并骨筋膜室综合征者。

2. **手术治疗**

(1)接骨板内固定:多用于骨折相对稳定及软组织损伤较轻的骨折。目前以动力加压接骨板为主,但因对骨折端解剖复位的追求,使对骨折端软组织剥离,破坏血运。随着生物固定概念的钢板逐渐成熟,目前多主张采用有限接触动力加压接骨板、桥接接骨板、LISS 系统固定。由于胫骨内侧面仅有一层皮肤覆盖,缺少肌肉保护,对高能量创伤形成的小腿骨折易出现皮肤破裂,或因钢板突起而造成滑囊炎。因此,习惯上均将接骨板置于胫骨前外侧肌肉下。

(2)髓内钉内固定:髓内钉内固定可闭合穿针,不破坏骨折端软组织,能保持骨长度,控制旋转应力,骨折固定可靠,已广泛应用于闭合或开放性胫腓骨干骨折。锁定髓内钉分为静力锁定和动力锁定,静力锁定是在骨折远近端分别锁定,可使骨折处避免成角、压力、弯曲应力的影响。动力锁定是只锁定骨折远或近一端,另一端不锁定,有利于骨折端间的紧密接触乃至加压。开放性骨折一期手术治疗慎用髓内钉内固定。

(3)外固定器固定:适用于易复位而不能维持对位的骨折、胫腓骨严重粉碎性骨折、开放性骨折伴有感染,或合并骨段缺损需延长,以及作为简单内固定的辅助固定。以最小的损伤取得较理想的复位和早期功能恢复的效果。外固定器也是髓内固定存在禁忌时的有效治疗手段,并可用于晚期并发症(如骨折不愈合、畸形愈合或骨髓炎)的治疗。

(4)截肢:治疗胫骨严重毁损伤时,医生通常面临两难抉择:保肢或早期截肢。早期截肢的绝对指征是成人胫神经彻底断裂,碾挫伤后热缺血时间超过 6h。相对适应证包括严重的多发损伤、严重的同侧足部损伤、完全康复预期很长时间。

3. **合并损伤与处理**　胫腓骨骨折常合并骨筋膜室综合征,神经损伤。骨筋膜室综合征一经确诊,立即行切开减压手术。神经损伤给予一期探查修复。

4. **并发症与处理**　术后并发症主要有感染、畸形愈合、不愈合、关节僵硬、创伤性关节炎等。如发生术后感染,应彻底清创、通畅引流,局部或全身使用抗生素,部分患者需要移除内置物。对于部位深在、感染严重者,推荐使用负压引流装置。胫腓骨骨折畸形愈合的治疗原则为纠正下肢力线。

5. **围手术期处理与术后康复**

(1)围手术处理:术后应抬高患肢体,密切观察伤口肿胀渗出情况和肢体远端血供、感觉及运动情况。糖尿病患者术前应积极控制血糖以降低术后伤口发生感染的概率。发生骨筋膜室综合征者筋膜切开后,需待肿胀消退后予以闭合伤口。开放性骨折患者推荐根据伤口污染程度、医院耐药菌情况选择第 1、2 代头孢类抗生素。

(2)功能锻炼:骨折固定稳定时推荐术后尽早开始功能锻炼、鼓励患者进行膝关节、踝关节活动。术后第 1d 即可开始股四头肌等长收缩等功能锻炼。8~12 周内应避免负重;之后根据患者的骨折类型、固定方式、骨折稳定情况及骨折愈合情况,开始逐步拄拐负重以及其他功能锻炼活动。

附:跟腱断裂

跟腱断裂(rupture of Achilles tendon)临床上常见的急性损伤,对体育锻炼的日益重视,越来越多的人参与到体育运动中,跟腱损伤的发生率也逐年升高。也可是自发断裂,如类固醇药物局部注射后。

【解剖概要】

跟腱由比目鱼肌和腓肠肌合并而成,是人体中最大、最厚也是最坚固的肌腱。跟腱远端止于跟骨后方,此时跟腱的纤维向外侧旋转大约 90° 变成圆柱形,在跟骨上方先变窄再变宽。跟腱自身的血运来自肌肉的血管分支,远端血运多来自止点处骨及骨膜的血管。跟腱远端 1/3 的血运相对贫乏,这是跟腱成为全身最易发生退变和撕裂的肌腱的原因之一。

【分类】

跟腱断裂分为:①开放性断裂:多见于工农业劳动者,大多数系在跟腱有张力的情况下由锐器造成切割伤;②闭合性断裂:运动损伤多见,跟腱处于紧张状态时,受到垂直于紧张的跟腱方向的暴力打击,或由于肌肉突然猛力收缩所致。如跟腱有慢性炎症、营养不良的退行性病变和钙化等病理基础,则更易损伤。

【临床表现与诊断】

开放性断裂有伤口存在,闭合性断裂常有明确损伤史,伤时可听到断裂声,局部肿胀、疼痛,小腿无力,站立行走困难。踝关节跖屈活动减少或消失,而被动踝关节背伸活动较健侧增加。肌腱断裂处可触及一横沟,局部压痛明显,直立位,足跟离地,即提踵试验,可发现患足不能提踵或较健侧力弱。当患者俯卧双足垂于床缘,捏压小腿三头肌,足不能跖屈,称之为 Thompsons 试验阳性。X 线及超声检查可发现跟腱软组织影不连续或模糊。

超声检查可以探及跟腱损伤的部位类型,MRI 可以对跟腱损伤部位类型及程度进行更详尽的判断。

【治疗】

跟腱断裂治疗的目标是恢复其正常的肌肉肌腱长度和张力,从而最大限度地恢复腓肠肌 - 比目鱼肌复合体的最终强度和功能。

急性跟腱损伤采用保守治疗还是手术治疗存在争议,现在许多人支持手术治疗,认为手术治疗可以降低跟腱再断裂的发生率,跟腱强度更高,跟腱耐力更强。对于老年人及要求不高的患者,可以采用保守治疗,年轻人或者运动量大的患者,建议采用手术治疗。

非手术治疗需要制动固定,早期在足跖屈位夹板固定 2 周,使血肿固结,此后用短腿石膏在轻度跖屈位固定 6~8 周。伤后 8~10 周开始进行腓肠肌群渐进性抗阻训练,4~6 个月可重新开始体育活动。

手术治疗:包括开放手术和微创手术治疗。可缩短制动时间,再断裂的发生率也低。断面较齐的闭合性伤或锐器切割伤可直接缝合,断面不齐呈马尾状的损伤宜行腱成形术。陈旧性断裂一般采用成形术。术后严格跖屈位长腿石膏管型固定 3~4 周,然后改足中立位固定 2~3 周,以后逐渐活动和负重。手术治疗包括开放手术,有限切开和微创手术。开放性跟腱损伤,原则上应早期清创修复跟腱。陈旧性跟腱断裂,应手术治疗,治疗包括 V-Y 延长术、踇长屈肌腱加强术等。

附:骨筋膜室综合征

骨筋膜室综合征(osteofascial compartment syndrome),即由骨、骨间膜、肌肉间隔和深筋膜形成的骨筋膜室内压力增高时,导致间室内组织血流急剧下降,造成肌肉和神经因急性缺血而产生的一系列早期综合征。

【解剖】

在四肢部分,肌肉组织之间有强韧的纤维间隔将肌组分隔,肌组外层为筋膜所包绕,因而筋膜间隔与骨之间组成一个相对封闭的骨筋膜间室。室内容纳肌组、血管与神经。

【病因】

病因包括筋膜室内容物增加或筋膜室内容积的减少,这两方面因素可以独立或同时存在。常见的原因有:

1. **肢体的挤压伤**　患肢被重物砸伤、挤压伤或重物较长时间压迫,受压组织缺血,压力增高。

2. **肢体血管损伤**　患肢主要血管损伤,肌肉等组织反应性肿胀,使间室内容物增加,压力增高。

3. **骨折内出血**　患肢骨折,出血流入筋膜间室内,积血无法溢出而内容物体积增加,使压力增高。

4. **石膏或夹板固定不当**　石膏或夹板固定过紧,压力太大,使筋膜间室容积压缩,损伤组织肿胀,如不及时放松外固定石膏或夹板,使压力增高。

【病理生理】

筋膜室内出血,多源于血管损伤或者骨折以及截骨术后松质骨髓。其次是出血继发引起组织缺氧,毛细血管通透性增加引起组织间隙水肿。水肿增加间室内肌肉组织灌注障碍,从而导致肌肉组织进一步缺氧,酸中毒,如此恶性循环,使得肌肉组织进一步水肿。此外,筋膜间非弹性结构限制筋膜室向外扩张一定的容积,一系列变化引起微循环障碍,筋膜室内肌组织出现缺血征象,最终引起组织不可逆坏死。在严重缺血早期,经积极抢救,及时恢复血液供应后,可避免肌肉坏死,不影响患肢功能,或影响极小。时间较短的完全缺血,或程度较重的不完全缺血,在积极恢复血液供应后,有部分肌肉组织坏死,可有纤维组织修复,但因瘢痕挛缩而形成特有的畸形——Volkmann 挛缩畸形,将严重影响患肢功能。而范围广、时间久的完全缺血,将造成大量肌肉坏死,无法修复。对于多室的、肌肉丰富的骨筋膜室综合征及缺血晚期,如有大量坏死组织毒素进入血液循环,可导致酸碱失衡、电解质紊乱、休克、心律失常和急性肾功能衰竭等严重并发症。

【临床表现】

早期临床表现以局部为主。

1. **疼痛**　创伤后患肢持续性剧烈疼痛,且进行性加重,为最早期的症状,是骨筋膜室内神经受压和缺血的早期表现。

2. **被动牵拉痛**　患指(趾)呈屈曲状态,肌力减弱,被动牵拉时,可引起剧烈疼痛,为肌肉缺血早期表现。

3. **患处感觉异常**　神经穿过发生骨筋膜室综合征的区域时,会有感觉异常或感觉障碍,这是神经缺血后首先出现的症状。然而,感觉异常可能是因为合并神经损伤。

4. **肿胀**　是骨筋膜室综合征的另一个症状,可以触及到受累及筋膜间室肿胀,但是,肿胀程度的判断只是主观性的,很难精确估计,使用石膏或敷料会隐藏发病风险,不利于判断肿胀程度。

5. **远侧脉搏和毛细血管充盈时间正常**　骨筋膜室内压力上升到一定程度,就能使供给肌肉血运的小动脉关闭,但远远低于收缩压,因而还不足以影响患肢主要动脉血流。此时,远侧动脉搏动虽存在,末梢毛细血管充盈时间仍正常,但肌肉可能早已发生缺血。

早期的骨筋膜室综合征若处理不及时,缺血将继续加重,发展为缺血性肌挛缩和坏死,缺血性肌肉挛缩主要临床表现可记作 5 个"P":由疼痛转为无痛(painless)、苍白(pallor)、感觉异常(paraesthesia)、肌肉瘫痪(paralysis)与无脉(pluselessness)。

【诊断】

早期诊断的依据是:①患肢受挤压等病史,肿胀并有剧烈疼痛;②筋膜间室触之张力增高,明显压痛;③肌肉活动障碍,前臂表现为手指屈伸障碍,小腿表现为足趾背伸及跖屈障碍;④筋膜间室内的肌肉被动牵拉疼痛;⑤通过间室的神经功能障碍,感觉障碍早于运动障碍。具备上述②③④三项,即可确定诊断。

【治疗】

目前来说,唯一有效的治疗方法是早期进行筋膜切开减压(图11-27)。早期彻底切开减压可使血液循环获得改善,有效防止肌肉和神经发生缺血坏死。在早期,当患者主诉非一般性疼痛时,去除包扎过紧的绷带和石膏,可降低骨筋膜室压力,维持肌肉和神经的动脉灌注。肢体摆放不能高于心脏水平,过高会降低动静脉压力梯度,低血压会降低灌注压,需要及时纠正;为使血氧饱和度到达最高水平,同时需要进行氧疗。筋膜切开后,进行充分减压是治疗骨筋膜室综合征的基本原则。沿着受累筋膜间隔的全长作一纵行切口。发生骨筋膜室综合征时,局部切开或皮下腱膜切断术是无效的。能否看清完整的肌肉很重要。用以评价肌肉是否存活,要清除所有坏死肌肉,以免感染。

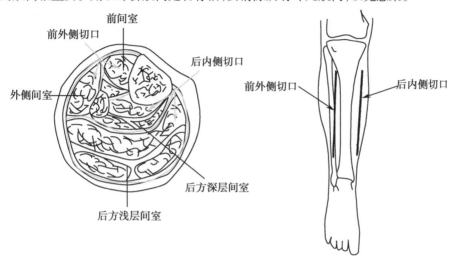

图 11-27　骨筋膜室综合征切开减压入路

第五节　踝关节损伤

踝关节是人体负重最大的屈戌关节,站立时全身重量均落到踝关节上,行走时的负荷值约为体重的 5 倍,日常生活中行走,跳跃活动,主要依靠踝关节的背伸,跖屈运动。当发生骨折,脱位或韧带损伤时,如果治疗不当,会对关节造成影响,因此对踝关节损伤的治疗均应使骨折解剖对位,损伤韧带愈合为原则。

踝关节韧带损伤

踝关节韧带损伤很常见,约占所有肌肉骨骼系统损伤的 25%。踝关节韧带损伤治疗不及时或不恰当,常遗留疼痛、关节不稳,继而发生骨关节炎等疾病,影响功能。然而,尽管有如此高的发病率,目前对此损伤的重视仍然不够,且对治疗方式的选择仍存在争论。

【解剖应用】

踝关节韧带组成包括 3 个部分。①外侧副韧带,其中距腓前韧带起自外踝前缘,向前内侧走行,止于距骨颈,宽 6~8mm,长约 2cm。此韧带在背伸或自然位较松弛,而在跖屈或内翻、内旋位时韧带张力增加;距腓后韧带有 3 条,韧带中最宽大的一条呈三角形,强度最强;跟腓韧带为关节囊外组织,起自外踝尖端,向后内呈 30° 走行,止于跟骨外侧面的一个小隆起。当足部内翻、跖屈位着地时,距腓前韧带遭受张力最大,因此损伤的机会最多。②内侧副韧带(亦称三角韧带),分浅深二层,浅层起于内踝前丘部,远端大部分止于舟骨和载距突的上部、深部或三角部及跟舟跖侧韧带,小部分止于距骨,亦称跟胫韧带。深层粗大(包括距胫前韧带、胫舟韧带、距胫后韧带),能限制距骨侧向移位。③胫腓下联合韧带,由胫腓下前韧带、胫腓下后韧带、横韧带及骨间韧带4部分组成,起到稳定距骨的作用且能防止胫腓骨沿距骨上面向前脱位。

【相关的基础研究】

在踝关节扭伤后,一般并无明显韧带的力学不稳定,而表现一种感觉上的失稳以及反复发生再扭伤,即所谓功能性不稳定,有学者认为可能是踝关节囊或韧带上的机械性感受器缺乏或损伤所致。为了解韧带的功能及比较不同手术修复后的效果,一些学者进行了韧带的负载压力测量。

【韧带损伤的分度及损伤机制】

韧带损伤多采用3度划分法,即Ⅰ度,为轻微的韧带损伤;Ⅱ度,为韧带的不完全性损伤;Ⅲ度,韧带的完全性撕裂。

各韧带损伤机制为:①外侧韧带损伤,是于踝关节跖屈下,发生内翻应力或内旋应力或二者所致,首先是前外侧关节囊撕裂,随后发生距腓前韧带损伤,之后可合并跟腓韧带不同程度撕裂,而距腓后韧带很少损伤,除非发生完全脱位。临床上,单独的跟腓韧带损伤也是不可能的,尽管有少数学者于实验中出现此情况,但从解剖角度,踝关节在屈曲内翻的任何角度下,距腓前韧带所受到的应力为最先和最大。②内侧韧带(三角韧带)损伤,单独的三角韧带撕裂也是不常见的,有报道仅发现不足5%,致伤为外翻或/和外旋应力,多数情况下,易合并胫腓下联合韧带损伤,有时合并腓骨骨折或内踝撕脱骨折。③胫腓下联合韧带损伤,是因外旋应力和背伸所致。

【诊断】

1. 病史及临床表现 正确的病史采集有利于对损伤机制的判断,尤其对外翻、外旋和背伸机制的受力认识,可引起对内侧韧带和胫腓下联合韧带损伤的重视。临床上,局部肿痛为主要临床表现,反复踝关节扭伤或不稳(尤其走不平路)提示慢性踝关节损伤。

2. 体格检查 足、踝、小腿均应检查,尤其对各韧带的起止点处触压,以免漏诊,踝关节主动活动范围、神经感觉及腓骨肌功能应评价,腓骨肌无力通常提示慢性踝关节不稳。Hopkinson挤压征对判断胫腓下联合韧带损伤有显著意义,即:在小腿中部,挤压腓骨到胫骨引起胫腓骨下段(联合韧带处)疼痛为阳性(不含有胫腓骨下段骨折者)。距骨相对胫骨向前方移位最早由Dehne(1934)描述,后被作为踝关节的前抽屉试验,主要用来判断是否有距腓前韧带损伤,检查方法:可于患者坐位或仰卧位下进行,检查者一只手握住胫骨下端,另一只手握住跟骨,并向前用力做使距骨相对胫骨的前方移位,当在急性期患者疼痛明显时,亦可采用改良方法,即于患者仰卧位时,极度屈曲膝关节,伤足贴于床面,检查者一只手稳定伤足,另一只手于胫骨下段做向后施力,使胫骨下段相对距骨向后移位;距骨倾斜试验:患者坐位,踝关节自然跖屈10°~20°,检查者一手稳定胫骨下端内侧(内踝区),另一只手于后足应用内翻压力使踝关节内翻,此方法对评价距腓前韧带合并跟腓韧带损伤有意义,因为单独的距腓前韧带损伤时,距骨倾斜较小,正常下,Rubin等报道在内翻应力下,距骨倾斜范围为0°~23°,而Cox等的研究则显示小于5°,这种差异可能是由于应力作用方法、持续时间、踝关节位置、麻醉的应用不同所致。由于三角韧带损伤较少见,尚无确定的检查方法,亦有学者采用外翻距骨倾斜试验,借助X线测量,发现大于Ⅱ度者诊断率较高。

【治疗】

踝关节韧带损伤的治疗原则是:制动、消肿、止痛、功能锻炼。如外侧韧带损伤较轻、踝关节稳定性正常时,早期可抬高患肢,冰敷以缓解疼痛和减少出血、肿胀。2~3d后可用理疗、封闭、外敷消肿止痛化瘀药物,适当休息,并注意保护踝部(如穿高筒靴等)。如损伤较重,可用5~7条宽约2.5cm的胶布从小腿内侧下1/3经过内、外踝粘贴于小腿外侧中部,胶布外用绷带包扎。使足保持外翻位置,使韧带松弛,以利愈合,固定约3周。如为内侧韧带损伤,包扎固定位置相反。

若症状严重,或韧带完全断裂或有撕脱骨折者需用短腿石膏靴固定患足,使其保持"矫枉过正"的位置 4~6 周。可在石膏靴底部加橡皮垫或其他耐磨物以便行走。若踝部骨折块较大,且复位不良,则应切开复位和内固定。

陈旧性外侧韧带断裂或反复扭伤致外侧韧带过度松弛造成关节不稳者,可考虑用腓骨短肌腱重建外侧韧带。

踝 部 骨 折

踝部骨折是骨科常见的损伤,踝关节的关节面比髋、膝关节的关节面小,但负担的重量与活动却很大,故易发生损伤。占全身骨折的 3.83%。多见于青少年。

【病因】

本病主要是由于外伤性因素引起,可有各种不同的情况,根据受伤体位,可依据 Lauge-Hansen 分型。

1. **旋后内收型** 可分 2 度(图 11-28)。旋前旋后指受伤位置,跖底朝后为旋前,跖底朝前内为旋后。内翻外翻为暴力方向。损伤机制:足在损伤时呈内翻位,距骨内翻,外踝先受牵拉,造成外踝或外侧韧带损伤,外力继续作用则内踝受挤压,造成内踝骨折。

(1) Ⅰ度:外踝撕脱骨折,或踝关节外侧韧带断裂,外踝骨折线低于胫距关节面,多为横行骨折。

(2) Ⅱ度:Ⅰ度 + 内踝骨折,骨折线位于踝关节内侧间隙和水平间隙交界处,即踝穴的内上角。骨折线呈斜行斜向内上方或垂直向上,常合并踝穴内上角关节面骨折压缩或软骨面损伤。

2. **旋前外翻(外展)型骨折** 按骨折程度可分为 3 度(图 11-29)。

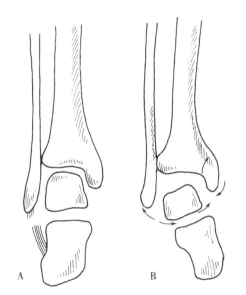

图 11-28　旋后内收型的分度
A. 旋后 - 内收型Ⅰ度与Ⅱ度;B. 旋后 - 内收型
踝穴内上角压缩。

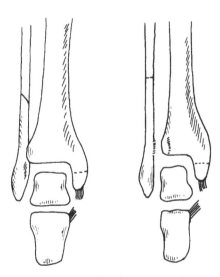

图 11-29　旋前外展型的分度

损伤机制:足在受伤时处于旋前位,距骨在踝穴内受到强力外展,造成内踝撕脱骨折或韧带断裂——下胫腓韧带不全或完全损伤——腓骨骨折。

(1) Ⅰ度:单纯内踝撕脱骨折或三角韧带断裂,骨折线呈横行或短斜行,骨折面呈冠状,多不移位。

(2) Ⅱ度:内踝骨折的同时胫腓下韧带断裂,可以发生下胫腓联合分离。

(3) Ⅲ度:内踝骨折的同时胫腓下韧带断裂,可以发生下胫腓联合分离,腓骨骨折。

3. **旋后外旋及旋前外旋型**(图 11-30,图 11-31)　发生在小腿不动足部强力外旋,或足不动小腿强力内转时,距骨体的前外侧挤压外踝前内侧,造成腓骨下端斜行或螺旋形骨折亦可分成 3 度。

（1）Ⅰ度：骨折移位较少，如有移位，其远骨折端为向外，向后并向外旋转。

（2）Ⅱ度：暴力较大，发生内侧副韧带断裂或发生内踝撕脱骨折，即双踝骨折。

（3）Ⅲ度：强大暴力，距骨向外侧移位，并向外旋转，撞击后踝，发生三踝骨折。

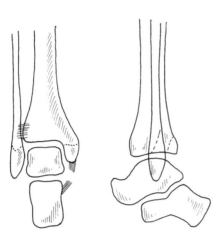

图 11-30　旋后外旋型的分度

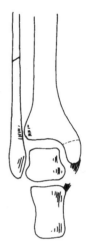

图 11-31　旋前外旋型

4. 纵向挤压骨折高处坠落，足跟垂直落地时，可致胫骨前缘骨折，伴踝关节向前脱位。如果暴力过大，可造成胫骨下关节面粉碎骨折。凡严重外伤，发生三踝骨折时，踝关节完全失去稳定性并发生显著脱位，称为 Pilon 骨折。

【踝关节的三柱理论】

踝关节从矢状面可分为外侧柱、中间柱和内侧柱三个解剖柱。X 线片影像上外侧柱为腓骨和胫骨的远端外侧 1/3，中间柱为胫骨远端的中 1/3，内侧柱为内踝部分。外侧柱包括腓骨和胫骨的远端外侧 1/3，由腓骨、下胫腓前韧带 Tillaux-Chaput 结节、下胫腓后韧带、胫腓横韧带、骨间韧带等组成。三柱相互支撑、互为一体，共同组成了稳定的踝关节。

【临床表现】

踝部受伤后，局部肿胀明显，瘀斑，出现内翻或外翻畸形，活动障碍，检查可在骨折处扪及局限性压痛，踝关节正位、侧位 X 线拍片可明确骨折的部位、类型、移位方向，对第Ⅲ型骨折，需检查腓骨全长，若局部有压痛。应补充照 X 线片，以明确高位腓骨骨折的诊断。

【影像学检查】

X 线和 CT 检查有利于本病的诊断：

1. **X 线检查**　对于应力骨折明显时，X 线片显示骨皮质断裂，有的可见骨膜增厚；若骨折早期仅局限在骨皮质内，或骨膜增厚不明显，X 线片容易漏诊，X 线片只能发现其大的撕脱骨块，但微小的撕脱骨块，则是无能为力。对关节周围的血肿和关节腔内的积液、积血，以及腱鞘囊肿，X 线片也难以发现。

2. **CT 检查**　CT 扫描分辨率高，可清晰地显示骨皮质断裂及骨小梁走行情况，轻微的骨膜反应也可显示。CT 扫描可清晰显示骨折导致的关节囊积液及腱鞘囊肿和微小的撕脱骨块，以便临床医师及时处置。

【诊断】

本病诊断应根据外伤史和临床症状以及 X 线片显示的骨折类型，分析造成损伤的机制。

【治疗】

1. **无移位骨折**　用小腿石膏固定踝关节背伸 90° 中立位，1~2 周待肿胀消退石膏松动后，可更换一次，石膏固定时间一般为 6~8 周。

2. 有移位骨折

(1)手法复位外固定:手法复位的原则是采取与受伤机制相反的方向,手法推压移位的骨块使之复位。如为外翻骨折则采取内翻的姿势,足部保持在90°背伸位,同时用两手挤压两踝使之复位。骨折复位后,小腿石膏固定6~8周。

(2)手术复位内固定:踝关节骨折的治疗,应要求解剖复位,对手法复位不能达到治疗要求者,主张手术治疗。

1)适应证:手法复位失败者;内翻骨折,内踝骨折块较大,波及胫骨下关节面1/2以上者;外翻外旋型内踝撕脱骨折;胫骨下关节面前缘大骨折块;后踝骨折手法复位失败者;三踝骨折;陈旧性骨折,继发创伤关节炎,影响功能者。

2)手术原则:一般原则为踝穴要求解剖对位;内固定必须坚强,以便早期功能锻炼;须彻底清除关节内骨与软骨碎片;手术应尽早施行。

3)对不同部位骨折采用的方法:对内踝撕脱骨折,用螺丝钉固定即可,如螺丝钉达不到固定要求,可用克氏针与钢丝行"8"字张力带加压固定;对外踝骨折,可用螺丝钉固定,如腓骨骨折面高于下胫腓联合以及骨折面呈斜行者,可用钢板或加压钢板固定;对后踝骨折,且波及胫骨下端关节面的1/4或1/3,此时手法复位较为困难且不稳定,一般应开放复位,螺丝钉内固定。

第六节　足　部　骨　折

足部骨折是指发生于足部距骨、跟骨、跖骨及趾骨部位的骨折。在足底,由骨和关节形成了内纵弓、外纵弓和前面的横弓,具有吸收震荡,负重、完成行走,跑、跳等动作的作用。足部骨折若破坏了足弓将产生严重功能障碍,因此足部骨折的治疗目的是尽可能恢复正常的解剖关系和生理功能。

跟　骨　骨　折

本病成年人较多发生,常由高处坠下或挤压致伤。经常伴有脊椎骨折,骨盆骨折,头、胸、腹伤,初诊时切勿贻误。跟骨为松质骨,血液循环供应比较丰富,骨不连者甚少见。但如骨折线进入关节面或复位不良,后遗创伤性关节炎及跟骨负重时疼痛者很常见。

【病因】

跟骨骨折为跗骨骨折中最常见者,约占全部跗骨骨折的60%。多由高处跌下,足部着地,足跟遭受垂直撞击所致。

1. 跟骨结节纵行骨折　多为高处跌下时,足跟外翻位结节底部着地,结节的内侧隆起部受剪切外力所致。很少移位,一般不需处理。

2. 跟骨结节水平(鸟嘴形)骨折　为跟腱撕脱骨折的一种。如撕脱骨块小,不致影响跟腱功能。如骨折片超过结节的1/3,且有旋转及严重倾斜,或向上牵拉严重者,可手术复位,螺丝钉固定。

3. 跟骨载距突骨折　为足内翻位时,载距突受到距骨内下方冲击而引起,极少见。一般移位不多,如有移位可用拇指将其推归原位,用短腿石膏固定4~6周。

4. 跟骨前端骨折　较少见。损伤机制为前足强烈内收加上跖屈。应拍X线斜位片,以排除跟骨前上突撕裂骨折,短腿石膏固定4~6周即可。

5. 接近跟距关节的骨折　为跟骨体的骨折,骨折线为斜行。X线片正面看,骨折线由内后斜向前外,但不通过跟距关节面。跟骨为骨松质,因此轴线位观,跟骨体两侧增宽;侧位像,跟骨体后一半连同跟骨结节向后上移位,使跟骨腹部向足心凸出成摇椅状。

【分型】

目前 Sanders 分型是跟骨骨折主要分型方式。

Ⅰ型骨折:无论有几条骨折线,但没有移位。

Ⅱ型骨折:后关节面损伤成两部分骨折。

Ⅲ型骨折:后关节面损伤成三个部分骨折。

Ⅳ型骨折:后关节面损伤成四个或四个以上的骨折。

严重粉碎性骨折,最大骨块小于 3cm,为跟骨骨性毁损伤。

【临床表现】

本病患者主要有以下的表现:

1. 外伤后、足跟疼痛、不利站立、行走。

2. 局部肿胀、压痛、畸形,或摸到骨擦音。

【影像学检查】

本病的辅助检查方法主要是影像学检查,X 线片(包括正、侧位及跟骨轴线位片)一般即可明确诊断,诊断困难者可行 CT 扫描或 MRI 检查,尤其是 CT 扫描在该骨折分型诊断及预后判定上作用较大。跟骨骨折后常可在跟骨侧位 X 线片上看到两个角改变。①跟骨结节关节角(Bohler 角,图 11-32),正常为 25°~40°,由跟骨后关节面最高点分别向跟骨结节和前结节最高点连线所形成的夹角。②跟骨交叉角(Gissane 角),由跟骨外侧沟底向前结节最高点连线与后关节面线之夹角,正常为 120°~145°。

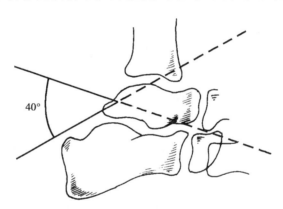

图 11-32 跟骨结节关节角(Bohler 角)

【诊断】

患者足跟可极度肿胀,踝后沟变浅,整个后足部肿胀压痛,易被误诊为扭伤。X 线检查,除摄侧位片外,应拍跟骨轴位像,以确定骨折类型及严重程度。此外,跟骨属海绵质骨,压缩后常无清晰的骨折线,故常须依据骨的外形改变,结节关节角的测量,来分析骨折的严重程度。

【治疗】

1. 非手术治疗

(1)无移位的跟骨骨折:包括骨折线通向关节者,用小腿石膏托制动 4~6 周。待临床愈合后即拆除石膏,用弹性绷带包扎,促进肿胀消退。同时作功能锻炼。但下地行走不宜过早,一般在伤后 12 周以后。

(2)有移位的骨折:如跟骨纵行裂开,跟骨结节撕脱骨折和跟骨载距突骨折等。可在麻醉下行手法复位,然后用小腿石膏固定于功能位 4~6 周。后结节骨折需固定于跖屈位。

(3)60 岁以上老年人的严重压缩粉碎性骨折:采用功能疗法。即休息 3~5d 后用弹性绷带包扎局部,再进行功能锻炼,同时辅以理疗按摩等。

2. 手术治疗

(1)跟骨舌状骨折、跟骨体横形骨折波及关节并有移位者:可在麻醉下用骨圆针撬拨复位,再用小腿石膏固定于轻度跖屈位 4~6 周。

（2）有移位的跟骨横形骨折、舌状骨折以及跟骨后结节骨折：应行切开复位，加压螺丝钉内固定。术后石膏固定于功能位 4~6 周。

（3）青壮年的跟骨压缩骨折甚至粉碎性骨折：有人主张早期即行切开复位并植骨，以恢复跟骨的大体形态及足纵弓。视情况用或不用内固定。术后用小腿石膏固定 6~8 周。

（4）跟骨严重粉碎性骨折：多数人主张先行功能疗法，以促进水肿消退，预防肌腱、关节粘连。待后期出现并发症时，再行足三关节融合术。

跖趾骨骨折

跖骨与趾骨骨折在临床上十分多见，约占全身骨折的 7%，其中 2/3 为趾骨骨折，1/3 为跖骨骨折，籽骨骨折则极为少见。

【病因】

直接暴力，撞击、扭伤及传导而来的间接外力均可致伤。

【临床表现】

跖骨行军骨折的临床表现主要为局部痛、压痛、疲劳无力感及使继续行军受限等症状；X 线平片早期难以显示，2~3 周后方出现骨折线，后期则有骨膜增生反应改变。

【检查】

无相关实验室检查。X 线可显示骨折，但行军骨折在 2 周后方能显示骨折，且有骨膜增生反应。

【诊断】

跖骨骨折的诊断一般均较容易，其外伤史多较明确，且该骨骼表浅，易于检查，加之 X 线片显示一般较清晰；若 X 线投照角度不当而难以辨认时以临床诊断为主。

【治疗】

根据骨折有无移位及复位情况，而酌情选择相应的治疗措施。

1. **无移位的骨折** 可获得满意复位者伤后或复位后患肢以小腿石膏或短靴石膏固定 4~6 周。

2. **有移位的骨折**

（1）跖趾骨头跖曲移位：可行开放复位，如局部嵌插稳定时，仅辅以石膏外固定；对合后仍不稳定者，则需用克氏针交叉固定，7~10d 后拔除，再换小腿石膏制动。

（2）跖趾骨干骨折：一般移位勿需手术，严重错位，尤其是影响足弓者则需切开复位，而后视骨折线形态选用钢丝、克氏针或螺钉固定之。

（3）第 5 跖骨基底部骨折：仅极个别患者需行切开复位 + 内固定术（小螺钉或克氏针等），术后仍需辅以石膏制动。

（4）行军骨折：症状较轻者可行弹性绷带固定及适当休息 3~4 周，骨折线明显者则需石膏固定。

（杨茂伟）

思考题

1. 简述股骨干骨折的治疗方法。

2. 简述股骨髁上骨折的临床表现和诊疗注意事项。

3. 简述胫腓骨骨折的解剖学特点。

4. 简述骨筋膜室综合征的临床表现和治疗原则。

参考文献

［1］吴在德,吴肇汉.外科学.7版.北京:人民卫生出版社,2008.

［2］陈孝平.外科学.2版.北京:人民卫生出版社,2010.

［3］胥少汀,葛宝丰,徐印坎.实用骨科学.4版.北京:人民军医出版社,2012.

第十二章
脊柱脊髓损伤及骨盆骨折

第一节 脊 柱 骨 折

脊柱骨折（fracture of the spine）包括颈椎、胸椎、胸腰段、腰椎及骶尾椎的骨折，占全身骨折的5%~6%，其中胸腰段骨折最为常见，约占脊柱骨折的50%。脊柱骨折一般有明确的外伤史，如交通事故、高空坠落、重物撞击等。部分患者还伴有不同程度的神经损伤，引起相应的功能障碍，严重者致永久性残疾，甚至死亡。

【解剖学特点】

1. **脊柱解剖结构** 脊柱由33节椎骨（颈椎7节、胸椎12节、腰椎5节，骶椎5节及尾椎4节）借韧带、关节突关节及椎间盘连接而成。椎骨分为椎体与附件两部分。

2. **脊柱功能单位** 两个相邻的椎骨及之间的椎间盘、附着韧带构成脊柱运动节段的最小功能单元，称为脊柱功能单位。其中椎体部分主要起到承重作用，椎间盘结构提供椎间运动、缓冲功能，附属韧带、关节突关节等限制椎间过度运动。

3. **脊柱"三柱"理论** 最早由Denis于1983年提出，将胸腰段脊柱分为前、中、后三柱。Ferguson以此为基础，定义"前柱"为前纵韧带、椎体和椎间盘的前2/3，"中柱"为椎体和椎间盘的后1/3以及后纵韧带，"后柱"包括骨性神经弓、关节突、关节囊、黄韧带、棘间韧带和棘上韧带（图12-1）。中柱及后柱组成椎管，容纳脊髓及马尾神经，该区的损伤，特别是中柱的损伤，其骨折块和髓核组织可突入椎管，损伤脊髓或者马尾神经，导致患者神经功能障碍。

【分类】

脊柱骨折常按照解剖部位、损伤机制、骨折形态进行分类。根据临床上不同需求，上述分类方法常被结合起来使用，以便对骨折进行清晰的定位和定性，利于治疗的开展。

（一）按解剖部位分类

分为颈、胸、腰、骶、尾椎部位的骨折，包括一些特殊解剖部位的骨折。

1. **寰椎前、后弓骨折** 寰椎的前弓、后弓骨折可单独出现，同时出现时又称为Jefferson骨折（图12-2）。

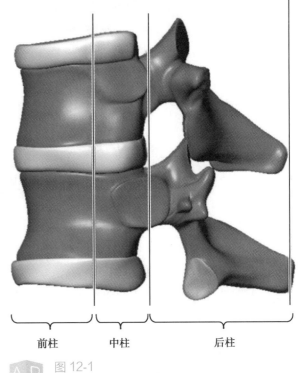

前柱　　　中柱　　　　后柱

图 12-1
脊柱的"三柱"

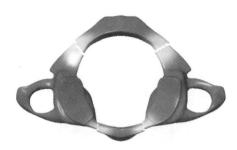

图 12-2　Jefferson 骨折

2. 齿状突骨折(图 12-3)

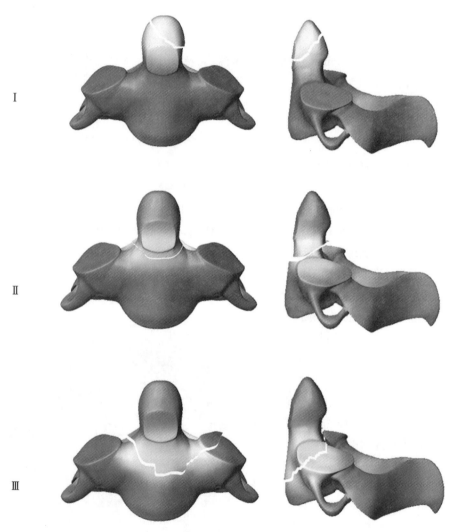

I

II

III

图 12-3　齿状突 I、II、III型骨折

3. **枢椎椎弓骨折**　亦称 Hangman 骨折(图 12-4)。

4. **胸腰段骨折**　是指 T_{11}~L_2 节段的骨折。胸腰段位于胸腰椎生理曲度的交汇处,由活动范围很小的胸椎延续为活动范围很大的腰椎,其形态由后凸逐渐移行为前凸,应力集中在此处,这些特殊的解剖学特征使胸腰段骨折呈现复杂性、多样化,是脊柱骨折研究的热点。

5. **骶椎骨折**　骶椎幼时有 5 节,成人融合为一三角形块状骶骨,构成骨盆后部,很少骨折,骨折后可造成神经损伤。

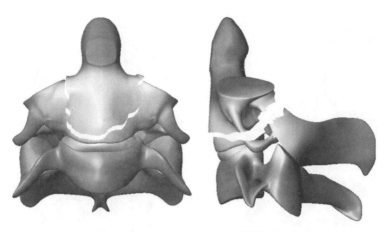

图 12-4　Hangman 骨折

6. 尾椎骨折　一般不影响功能，不需特殊处理。但部分女性引起产道变形，影响分娩。

（二）按损伤机制分类

1. 压缩骨折　脊柱受到过屈和垂直暴力所致（图 12-5）。

2. 旋转骨折　暴力作用于脊柱使之发生侧屈的同时产生旋转移位，胸腰段（T_{11}~L_2）多见（图 12-6）。

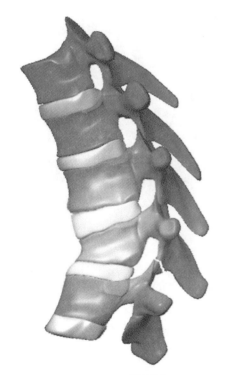

图 12-5　压缩骨折

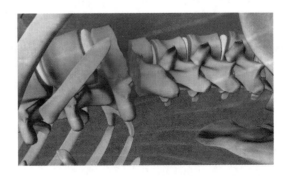

图 12-6　旋转骨折

3. 屈曲 - 分离骨折（Chance 骨折）　脊柱自后柱断裂，且产生前柱压缩，多见于汽车安全带损伤（图 12-7）。

4. 伸展 - 分离骨折　脊柱呈过伸位承受外力，颈椎多见（图 12-8）。

（三）按骨折形态分类

1. 压缩型骨折　椎体呈楔形变。压缩程度 = 椎体前缘高度 / 椎体后缘高度，Ⅰ度（轻度）=1/3，Ⅱ度（中度）=1/2；Ⅲ度（重度）=2/3。

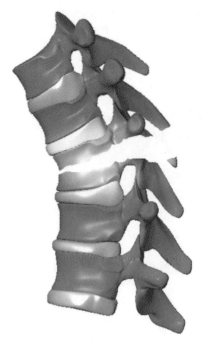
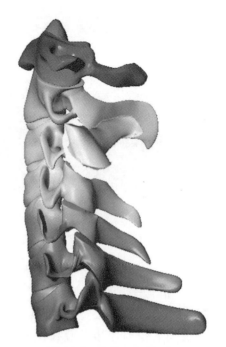

图 12-7　Chance 骨折　　　　　　　图 12-8　伸展 - 分离骨折

2. **爆裂性骨折**　椎体呈粉碎性,骨折块向四周移位 (图 12-9)。

3. **Chance 骨折**　脊柱 "三柱" 横向骨折 (图 12-7)。

4. **骨折脱位型**　脊柱骨折,合并有椎体的移位和关节突 关节的脱位或骨折。

(四) 按骨折稳定性分类

1. **稳定性骨折**　轻度和中度压缩骨折,脊柱的后柱完 整。单纯横突、棘突和椎板的骨折也属于稳定性骨折。

2. **不稳定性骨折**　①三柱中有两柱骨折;②爆裂骨折: 中柱骨折后椎体后部骨折块突入椎管,有神经损伤的可能性; ③累及前、中、后三柱的骨折 - 脱位,常伴有神经损伤症状。

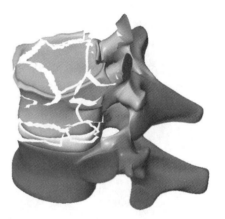

图 12-9　脊柱爆裂性骨折

(五) 其他分类方法

随着人们对脊柱骨折的认识不断深入,局限于影像学上骨折形态的分类已经不能满足现代治疗 的需要,特别是不能判断骨折的严重程度、骨折的稳定性,不能指导临床治疗及判断其预后及疗效。 同时,现代治疗观点认为判断后方韧带复合体 (posterior ligamentous complex,PLC) 的完整性对于脊柱 骨折是否采取手术治疗有着至关重要的作用,不同国际学术组织也提出了各种综合性分类法。

1. **AO 分类**　1994 年,内固定研究学会 AO/ASIF (Arbeitsge-meinschaft für Osteosynthesefragen/ The Association for the Study of Internal Fixation) 提出了 AO 分类,该分类将损伤分为压缩型、牵张型 和旋转暴力型三种基本类型,再根据骨折部位、骨折形态、韧带损伤情况和移位的方向分为不同亚型, 将胸腰椎骨折分为 3 类 9 组 27 型。2013 年进行了修订,主要根据骨折类型、神经功能状态及临床特 征进行系统分类。

2. **TLICS 分类**　2005 年,国际脊柱损伤研究小组 STSG (Spine Trauma Study Group) 制定了胸腰 段损伤分型及严重性评分系统 TLICS (Thoracolumbar Injury Classification and Severity Score) (表 12-1), 在评估骨折损伤形态的基础上,考虑了神经功能的状态和后方韧带复合体的状态,进行量化评分,为 制订治疗方案提供依据。

表 12-1　胸腰段损伤分型及严重性评分系统(TLICS)

类别	评分
损伤形态	
压缩	1
爆裂	2
移位 / 旋转	3
牵张	4
后方韧带复合体完整性	
正常	0
可疑 / 不确定	2
损伤	3
神经功能状态	
正常	0
神经根损伤	2
脊髓 / 圆锥损伤,完全性	2
脊髓 / 圆锥损伤,不完全性	3
马尾神经损伤	3

注:评分≤3分,建议保守治疗;评分≥5分,建议手术治疗;等于4分时可以手术或保守治疗。

【临床表现】

脊柱骨折患者有较严重的外伤史。骨折部位疼痛明显,不能站立甚至翻身困难。腰椎骨折患者由于腹膜后血肿刺激腹腔神经丛,导致肠蠕动减慢出现腹胀、腹痛,严重者可出现麻痹性肠梗阻。查体时可发现皮肤擦伤或皮下瘀血,棘突异常隆起、凹陷或移位,脊柱活动受限等。并发脊髓和神经根的损伤时,出现完全性或不完全性运动、感觉障碍及反射异常。可合并有头颅、胸部、腹部及盆腔脏器的损伤,以及其他部位的骨折。

【影像学检查】

影像学检查有非常重要的作用,包括X线、CT及磁共振扫描。X线表现为椎体的压缩、移位,椎板破碎或变形、移位等。CT检查可发现椎体、椎弓根、椎板、棘突的碎裂及骨块移位等形态改变,尤其是可以看到椎管形态的变化,如椎管变形或骨折片、破裂的椎间盘等突入椎管。MRI检查可进一步明确脊髓和韧带、椎间盘等软组织损伤的状况,显示脊髓受压变形或断裂变性、椎管内血肿等改变。

【诊断】

根据外伤史、体格检查和影像学检查一般均能做出诊断。应该详细询问受伤机制、受伤时间、受伤时姿势,伤后肢体麻木、活动情况及大、小便情况等。诊断应包括:病因诊断(外伤性或病理性骨折)、骨折部位、骨折分型及神经功能状况。

【治疗】

脊柱骨折的治疗需综合考虑骨折部位、结构稳定性、脊髓损伤情况及患者全身情况等。原则上对于稳定性骨折采用保守治疗,对于不稳定性骨折、有脊髓损伤患者需进行手术治疗。合并不完全性脊髓损伤的脊柱骨折患者,建议急诊手术解除脊髓压迫、重建脊柱稳定性,挽救患者神经功能。近年来,随着医疗技术及器械的发展,对于一些稳定性的脊柱骨折可采用微创的手术治疗。手术后,可尽早下床活动,从而避免因长期卧床而导致的全身并发症。

脊柱骨折患者的搬运:搬运脊柱骨折的患者,严禁脊柱弯曲或扭转,防止加重骨折移位。搬运可疑脊柱骨折患者时,应由3人以上协同进行,要保持患者的脊柱在同一轴线上,不可折弯、旋转,平稳抬至硬担架上(图12-10)。

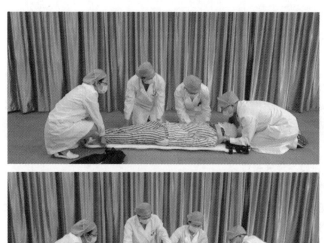

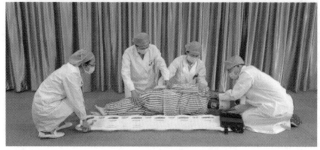

图 12-10   正确搬运

（一）非手术治疗

对于无神经损害的稳定性脊柱骨折可采用非手术治疗，一些轻微的脊柱骨折，如横突、棘突及关节突骨折，一般认为是稳定的，可对症治疗。常用的非手术治疗方式有：

1. **外固定支具**   通常用于限制脊柱的活动，防止骨折再移位。常用的有颈部支具、头颈胸支具、腰背支具等（图 12-11）。

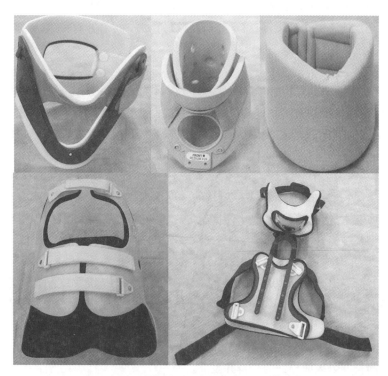

图 12-11   颈部支具、头颈胸支具、腰背支具

2. **牵引复位**   根据患者病情可选用牵引治疗，通常有枕颌带牵引、颅骨牵引、Halo-Vest（头环 - 背心）支具牵引、牵引床牵引等方式。

（二）手术治疗

1. 手术目的　①保护脊髓、神经,解除脊髓神经所受的压迫,利于神经功能的恢复;②恢复和重建椎体的高度和生理曲度;③建立脊柱稳定性,为早期下床活动和康复锻炼提供条件;④防止迟发性创伤后脊柱畸形和神经功能障碍;⑤最大限度地保留脊柱的运动功能。

2. 手术指征　①椎体或椎管破坏所致不完全脊髓损伤;②椎管占位 >50%;③脊柱后凸角 >25°~30°;④多节段不连续脊柱骨折均视为手术治疗的指征;⑤任何进展性的脊髓或马尾神经功能损伤均为积极治疗的绝对手术指征,尤其是存在脊髓马尾和圆锥受损的患者。另外,根据胸腰段骨折 TLICS 评分法:评分 ≤ 3 分建议保守治疗,评分 ≥ 5 分者建议手术治疗;等于 4 分时手术与保守治疗均可;如果没有手术禁忌证,应当积极早期手术,提倡在伤后 24~72h 内进行手术治疗。

3. 手术方式

（1）后路经椎弓根椎体撑开复位内固定术:采用椎弓根钉棒系统复位重建脊柱稳定性是后路治疗脊柱骨折最常用方法,该技术适应于绝大多数脊柱骨折,包括前、中、后柱破坏的胸、腰椎的各段骨折。如合并有脊髓或者马尾损伤,可同时进行椎板减压、椎管探查。合并有后方韧带复合体损伤的患者可同时进行脊柱后外侧植骨融合术。随着内固定器械及手术技术的不断改进,目前经皮椎弓根钉内固定技术及伤椎置钉技术在临床也广泛开展,有效减少了手术创伤及手术固定节段。

（2）前路伤椎切除减压椎体重建融合术:适用于颈、胸、腰椎骨折,但中后柱完整的脊柱骨折。常见有两种类型:①颈前路椎体次全切除融合术,经颈前入路暴露伤椎椎体、切除部分颈椎椎体及上下椎间盘、植入骨块或钛笼重建椎体高度的颈椎融合技术;②胸腰椎前路减压和植骨术,经胸腰侧前方入路暴露椎体、切除部分伤椎椎体及上下椎间盘、植入骨块或钛笼重建椎体高度的胸腰椎融合技术。

（3）椎体成形术:对于骨质疏松性压缩性骨折,采用微创手术治疗,主要为经皮椎体成形术（percutaneous vertebroplasty, PVP）及经皮椎体后凸成形术（percutaneous kyphoplasty, PKP）,能迅速缓解骨折疼痛,恢复脊柱稳定性,避免长期卧床导致的各种并发症。

（程黎明）

第二节　脊髓损伤

一、概述

脊髓位于脊椎动物的脊椎管内,呈圆柱形,外包被膜。脊髓的上端在平枕骨大孔处与大脑相连,向下至末端变细,称为圆锥,约平齐第一腰椎下缘,其下有神经根丝,聚集为马尾样结构,称为马尾。成年人脊髓长 40~45cm,两侧分出四排神经根丝,按节段汇聚成前、后根,合并成脊神经,出椎间孔。脊神经共有 31 对,控制躯干、肢体的感觉及运动功能。脊髓损伤（spinal cord injury, SCI）是指由各种致病原因引起脊髓结构和 / 或功能的损害。脊髓损伤后,患者主要表现为脊髓损伤平面以下躯体感觉、运动功能障碍和大小便功能障碍。

二、病因及流行病学特点

脊髓损伤的致病原因有创伤性和非创伤性两大类,两者比例约为 4:1。创伤性因素主要有交通事故、暴力（刀割伤、枪击伤、打架斗殴等）、高处坠落、跌倒、重物压砸、体育活动、休闲娱乐等,不同国家因经济、社会、文化的差异,各因素所占比例不同;非创伤性因素包括获得性病因和发育性病因,获得性病因有感染、肿瘤、脊柱退行性病变、代谢性疾病、自身免疫性疾病、医源性疾病等,发育性病因有脊柱侧弯、脊柱裂、脊椎滑脱等。文献报道脊髓损伤年发病率在(10.4~83)/100 万,患病率在(223~755)/100 万。根据美国 2013 年统计数据,脊髓损伤男、女性别比例约为 4∶1,颈、胸、腰、骶段脊髓损伤分别占 53.8%、35.2%、10.6% 和 0.4%,完全性脊髓损伤患者比例为 44.2%,胸段脊髓损伤后完全性损伤的比例最高约为 67.8%。约 19.9% 的完全性脊髓损伤者在损伤后 1 年内可恢复为不完全性损伤。过去的 40 年里,脊髓损伤的平均发病年龄为 34.5 岁,且呈上升趋势,1973—1979 年间为 28.7 岁,1995—1999 年间为 36.4 岁,2010—2013 年间为 42.4 岁。随着人口老龄化的不断加剧,由衰老导致脊柱退行性病变而引起脊髓损伤的数量增加,老年脊髓损伤所占比例不断增大。近些年,外伤性儿童脊髓损伤在国内有增加趋势,主要是由于练习舞蹈时不当下腰动作所致,具体机制不明。

三、临床表现

脊髓损伤特征性表现为损伤平面以下出现不同程度的感觉、运动功能障碍及大小便功能障碍,同时还伴有自主神经系统的一系列功能障碍。创伤性脊髓损伤,常由暴力作用于脊柱导致脊柱损伤而伴随脊髓损伤,如交通事故、高空坠落、重物打击头颈或肩背部等,也有一些直接作用于脊髓,如刀割伤、火器伤等。创伤发生后患者会立即出现神经症状,脊柱损伤部位畸形,有的伴有昏迷、头颅外伤、血气胸、四肢骨折等。非创伤性脊髓损伤,常存在一定的诱因或存在原发疾病,神经症状的出现时程不一。有的呈突然发作性,如脊髓血管畸形破裂出血,立即出现损伤平面下的瘫痪症状;有的呈缓慢进展性,如椎管内肿瘤,占位效应随着瘤体长大而逐步发展,表现为进展性的神经功能障碍,起初仅为感觉异常、疼痛等神经刺激症状,逐渐发展为感觉运动功能受损。

【神经功能障碍表现】

1. **脊髓休克** 主要见于创伤性脊髓损伤,脊髓损伤后立即出现损伤神经平面下感觉、运动及反射功能丧失,表现为软瘫,常持续 2~3d,部分患者的脊髓休克可持续数周以至数月。

2. **感觉障碍** 损伤平面以下的痛觉、温度觉、触觉及本体觉减弱或消失。

3. **运动障碍** 损伤平面以下的运动功能障碍,表现为肌肉收缩无力、瘫痪或痉挛。

4. **肌张力及躯体反射模式变化** 在颈、胸段脊髓损伤,肌肉瘫痪多表现上运动神经元性瘫痪,出现肌张力增高,腱反射亢进,髌阵挛、踝阵挛及病理反射,对于男性患者,轻微刺激可出现异常的阴茎勃起;腰段脊髓损伤,特别是圆锥部损伤,可出现下运动神经元性瘫痪,如肌张力降低,腱反射减弱或消失。

5. **四肢瘫(tetraplegia)** 指颈段脊髓损伤所致的运动和 / 或感觉功能损害或丧失。四肢瘫导致上肢功能,以及躯干、下肢和盆腔器官的功能损害。四肢瘫不包括臂丛神经损伤或椎管外的周围神经损伤。

6. **截瘫(paraplegia)** 指脊髓胸段、腰段或骶段运动和 / 或感觉功能的损害或丧失,为椎管内神经结构的损伤。截瘫患者保留双上肢神经功能,躯干、下肢和盆腔器官的受累取决于损伤平面。截瘫也可以是马尾和脊髓圆锥损伤,但不包括腰骶丛损伤或椎管以外的周围神经损伤。

7. **二便功能障碍** 脊髓休克期小便功能障碍表现为尿潴留,系膀胱逼尿肌麻痹形成无张力性膀胱所致。休克期过后,出现神经源性膀胱功能障碍,根据逼尿肌神经反射功能分为高张力性膀胱和低张力性膀胱。大便功能障碍在急性期可出现肠麻痹,表现为麻痹性肠道梗阻(多见于颈脊髓损伤患者),后期表现为便秘和 / 或失禁。

【脊髓损伤程度】

评估脊髓损伤程度,有两种最常见分类:

(一) 完全性和不完全性脊髓损伤

临床上将脊髓损伤分完全性和不完全性损伤。完全性脊髓损伤是指脊髓损伤后,脊髓损伤水平以下脊髓功能的完全丧失。完全性脊髓损伤必须在脊髓休克期结束后才能确定。不完全性脊髓损伤定义为损伤平面远侧部脊髓的运动或感觉功能仍部分保留。临床上判断完全和不全脊髓损伤，主要根据鞍区（会阴部）感觉、运动保留情况而定。当鞍区（会阴部）感觉、运动功能完全或部分保留时，称为不完全性损伤；当鞍区（会阴部）感觉和运动完全丧失，称为完全性损伤。这一分类简单，易于被非专业医疗人员及患者理解和掌握。

1. **完全性脊髓损伤**　临床症状较简单，表现为损伤平面以下感觉运动功能及二便控制能力完全丧失。需要注意的是，完全性脊髓损伤与脊髓结构完全中断是两个不同概念，前者是从功能上定义的，后者是解剖结构上的表现。很多诊断为功能完全性损伤的病例，手术探查发现损伤区域的脊髓在解剖结构上仍保持不同程度的连续性。临床统计脊髓损伤后脊髓结构完全中断的发生率不超过10%。

2. **不完全性脊髓损伤**　临床症状表现较复杂，根据脊髓在横断面损伤的位置及其上、下行传导束的空间结构特点，不完全性脊髓损伤存在以下几个特殊类型：

（1）脊髓中央索综合征（central cord syndrome）：中央索综合征是最常见的临床综合征。常见于颈椎病患者发生的过伸性损伤（最常由跌倒所致），可伴或不伴骨折和脱位。临床表现为不完全性损伤，上肢运动功能丧失明显比下肢严重。神经病理特点为损伤区脊髓灰质损伤较重，白质内长传导束保留较好。

（2）脊髓前索综合征（anterior cord syndrome）：脊髓前 2/3 损伤严重，造成皮质脊髓束、脊髓丘脑束及灰质的部分受损。损伤平面以下的自主运动和痛温觉消失，此时脊髓后柱功能基本正常。病因尚不完全清楚，可能与齿状韧带牵拉脊髓有关；也可能与脊髓前动脉损伤有关，致脊髓前部缺血；外伤时椎体骨折的碎块直接从前方压迫脊髓是另一个可能的原因。

（3）脊髓后索综合征（posterior cord syndrome）：本综合征多见于椎板骨折的患者。由于脊髓后柱损伤而表现损伤平面以下的深感觉如震动觉、深压觉、位置觉等全部或部分丧失，而痛温觉、轻触觉和运动功能保存完好。

（4）脊髓半切综合征（Brown-Sequard's symdrome）：脊髓半切综合征（常与刀伤相关），理论上表现为脊髓半侧损伤。本症的特征为：损伤侧为上运动神经元性瘫，深感觉，识别觉障碍，但痛、温觉保存良好；对侧运动功能保存好，但痛、温觉障碍严重。本征的症状有时不典型，在临床难以见到严格的半侧脊髓切断，一般脊髓损伤或过或不及一半。本综合征多见于胸髓损伤。

（5）圆锥损伤（conus medullaris）：圆锥损伤临床表现与马尾损伤类似，但损伤位置更高（L_1 和 L_2 区域），常见于胸腰段脊柱损伤。根据损伤的平面不同，损伤类型可以同时具有上运动神经元损伤（脊髓圆锥损伤所致）和下运动神经元损伤（神经根损伤所致）的混合表现。某些病例临床上很难与马尾综合征区分。圆锥高位损伤可能保留某些骶段反射（即球海绵体反射和肛门反射）。单纯圆锥病损极为少见。

（6）马尾综合征（cauda equina syndrome）：圆锥以下马尾神经损伤（腰 1 以下骨折）。马尾综合征涉及马尾部腰、骶神经根，而脊髓本身可能无损伤。神经根损伤为下运动神经元损伤，常导致下肢软瘫（肌肉受累情况取决于损伤平面）及肠道和膀胱无反射。感觉受损程度类似，且感觉功能可以丧失或部分保留。骶反射即球海绵体反射和肛门反射可消失。

（二）脊髓损伤残损分级

脊髓损伤残损分级在脊髓损伤 Frankel 分级基础上发展而来，由美国脊髓损伤协会（American Spinal Injury Association）推荐，英文名称是 International Standards for Neurological Classification of SpinalCord Injury（ISNCSCI），已在国际上广泛使用，2019 年发布了第 8 版。按照患者脊髓损伤后肢体运动功能保留程度，ASIA 残损分 5 个级别：

A= 完全损伤。鞍区 S_4~S_5 无任何感觉或运动功能保留。

B= 不完全感觉损伤。神经平面以下包括鞍区 S_4~S_5 无运动但有感觉功能保留，且身体任何一侧运动平面以下无 3 个节段以上的运动功能保留。

C= 不完全运动损伤。最低骶髓节段保留运动功能,存在肛门自主收缩或患者符合不完全感觉损伤的标准(检查显示在最低骶髓节段 S4-S5 存在感觉功能保留),同时身体同一侧运动平面以下超过 3 个节段保留运动功能。这包括运动平面以下超过 3 个节段的关键肌或非关键肌功能,以确定运动不完全性损伤状态。对于 AIS C 级,在 NLI 以下不到一半的关键肌的肌力等级 ≥ 3。

D= 不完全运动损伤。如上定义的不完全运动损伤状态,NLI 以下至少一半(一半或以上)关键肌的肌力 ≥ 3 级。

E= 正常。使用 ISNCSCI 检查所有节段的感觉和运动功能均正常,且患者既往有神经功能障碍,则分级为 E。既往无 SCI 者不能评为 AIS 评级。

2019 年修订的第 8 版 ISNCSCI 修订内容汇总:

(1)本版引入了一个通用的“*”概念,适用于运动和感觉检查,独立于损伤平面(高于、等于或低于感觉 / 运动平面):在存在非脊髓损伤相关障碍的病例中,应将异常的感觉和 / 或运动评分作为检查的一项,并标记“*”,以表明非脊髓损伤相关障碍影响了检查结果。

(2)部分保留区(zone of partial preservation,ZPP)的定义已被修订并扩展到不完全性损伤,伴随肛门括约肌自主收缩缺失或感觉功能缺失(直肠深压觉、轻触觉、针刺觉)。部分保留区仅适用于最低骶髓节段 S$_4$~S$_5$ 运动功能缺失(无肛门括约肌自主收缩)或感觉功能缺失(无直肠深压觉,无轻触觉,无针刺觉)的患者,是指那些感觉和运动平面以下保留部分神经支配的皮节和肌节。保留部分神经支配的最低运动和感觉平面可分别作为该侧的运动和感觉 ZPP,分别记录四个平面(R- 感觉、L- 感觉、R- 运动、L- 运动)。

(3)修订后的检查表符合最新的 ZPP 定义(检查表背面分级步骤中的步骤 6)和非脊髓损伤相关障碍记录的分类。此外,格式方面进行了一些微小的更改,如总分的分数框对齐。

(4)不完全性损伤的临床综合征纳入引言,以强调这些综合征不是 ISNCSCI 本身的一部分,而是对临床中可以观察到的损伤解剖模式的定性描述。

四、临床检查

【体格检查】

主要包括神经功能检查:

1. **感觉功能检查** 检查身体左右侧各 28 个皮节的关键点(C$_2$~S$_{4-5}$)。每个关键点要检查 2 种感觉:轻触觉和针刺觉(锐 / 钝区分)。每个关键点的轻触觉和针刺觉分别以面颊部的正常感觉作为参照,按 3 个等级评分。

0= 感觉缺失

1= 感觉改变(受损或部分感知,包括感觉过敏)

2= 正常或完整(与面颊部感觉类似)

NT= 无法检查

0*、1*、NT*= 存在非脊髓损伤相关障碍情况

推荐的关键位置点如下:

C$_2$ 枕骨粗隆外侧至少 1 cm(或耳后 3 cm)

C$_3$ 锁骨上窝(锁骨后方)且在锁骨中线上

C$_4$ 肩锁关节的顶部

C$_5$ 肘前窝的外侧(桡侧)(肘横纹近端)

C$_6$ 拇指近节背侧皮肤

C$_7$ 中指近节背侧皮肤

C$_8$ 小指近节背侧皮肤

T_1 肘前窝的内侧(尺侧),肱骨内上髁近端

T_2 腋窝的顶部

T_3 锁骨中线和第 3 肋间(IS),后者的判定方法是胸前触诊,确定第 3 肋骨,其下即为相应的 IS*。

T_4 锁骨中线第 4 肋间(乳线)

T_5 锁骨中线第 5 肋间(T_4~T_6 的中点)

T_6 锁骨中线第 6 肋间(剑突水平)

T_7 锁骨中线第 7 肋间(T_6~T_8 的中点)

T_8 锁骨中线第 8 肋弓下缘(T_6~T_{10} 的中点)

T_9 锁骨中线第 9 肋间(在 T_8~T_{10} 的中点)

T_{10} 锁骨中线第 10 肋间(脐水平)

T_{11} 锁骨中线第 11 肋间(T_{10}~T_{12} 的中点)

T_{12} 锁骨中线腹股沟韧带中点

L_1 T_{12} 与 L_2 连线中点处

L_2 大腿前内侧,腹股沟韧带中点(T_{12})和股骨内侧髁连线中点处

L_3 膝上股骨内髁处

L_4 内踝

L_5 足背第 3 跖趾关节

S_1 足跟外侧

S_2 腘窝中点

S_3 坐骨结节或臀下皱襞

S_4~S_5 肛周 1 cm 范围内,皮肤黏膜交界处外侧

正常人的感觉检查累计分值为 224 分。

2. **运动功能检查**　采用国际标准检查的肌力分级,推荐检查 10 对肌节(C_5~T_1 及 L_2~S_1)对应的肌肉功能。应按照从上到下的顺序,使用标准的仰卧位及标准的肌肉固定方法。体位及固定方法不当会导致其他肌肉代偿,并影响肌肉功能检查的准确性。

国际标准检查的肌力分级内容:

0= 完全瘫痪

1= 可触及或可见肌收缩

2= 去重力状态下全关节活动范围(ROM)的主动活动

3= 对抗重力下全 ROM 的主动活动

4= 肌肉特殊体位的中等阻力情况下进行全 ROM 的主动活动

5=(正常)肌肉特殊体位的最大阻力情况下全 ROM 的主动活动。最大阻力根据患者功能假定为正常的情况进行估计。

NT= 无法检查(即由于制动、导致无法分级的严重疼痛、截肢或大于 50%ROM 的关节挛缩等因素导致)。

0*、1*、2*、3*、4*、NT*= 存在非脊髓损伤相关障碍情况

推荐的 10 对关键肌及主要支配神经定位为:

C_5 屈肘肌(肱二头肌、肱肌)

C_6 伸腕肌(桡侧伸腕长和短肌)

C_7 伸肘肌(肱三头肌)

C_8 中指屈指肌(指深屈肌)

T_1 小指外展肌(小指外展肌)

L_2 屈髋肌(髂腰肌)

L$_3$ 伸膝肌(股四头肌)

L$_4$ 踝背伸肌(胫前肌)

L$_5$ 踇长伸趾肌(踇长伸肌)

S$_1$ 踝跖屈肌(腓肠肌和比目鱼肌)

检查结果记录于脊髓损伤神经系统检查记录表(表12-2)。

运动检查 - 非关键肌功能:

"非关键肌功能"是指在检查表中列出的10个关键肌功能之外的肌肉功能。虽然这些肌肉功能不用于确定运动平面或等级,但国际标准允许用非关键肌功能来确定运动不完全损伤状态;AIS B 级与 C 级比较。对于具有明显 AIS B 级特征的患者,应测试每侧运动平面以下超过3个节段的非关键肌肌力,以最准确地对损伤进行分级(区分 AIS B 和 C)。结果应记录在检查表的"备注框"中。

表 12-2　脊髓损伤神经系统检查记录表

运动	神经根
肩关节:屈曲,伸展,外展,内收,内旋和外旋 肘关节:旋后	C$_5$
肘关节:旋前 腕关节:屈曲	C$_6$
手指:近端指间关节屈曲,伸展 拇指:屈曲,伸展和在拇指平面上外展	C$_7$
手指:MCP 关节屈曲 拇指:对指和外展,垂直于手掌内收	C$_8$
手指:示指外展	T$_1$
髋关节:内收	L$_2$
髋关节:外旋	L$_3$
髋关节:伸展,外展,内旋 膝关节:屈曲 踝关节:内翻和外翻 足趾:MP 和 IP 伸展	L$_4$
踇趾和足趾:DIP 和 PIP 屈曲和外展	L$_5$
踇趾:内收	S$_1$

3. **鞍区检查** 鞍区检查主要包括鞍区感觉(轻触觉和针刺觉)、直肠深感觉和肛门括约肌自主收缩,截至目前,鞍区检查结果是判定脊髓损伤程度的重要指标。

【辅助检查】

脊髓损伤的辅助检查,主要有影像学检查和神经电生理检查两大类。

1. **影像学检查类** 主要有 X 线、CT、MRI(磁共振)检查,其中 MRI(磁共振)检查最重要。

(1) X 线检查:脊髓损伤常合并脊柱损伤或病变。需常规拍摄全脊柱正侧位片、防止多节段脊柱损伤时出现漏诊。根据 X 线片检查,基本可确定骨折部位及类型。怀疑上颈椎损伤时,需拍摄开口位片,怀疑 C$_6$~T$_1$ 节段损伤时,需向下牵引双上肢减少肩关节对骨折部的遮挡。术后康复前或使用轮椅前,应复查骨折部 X 线检查,了解脊柱稳定性及内固定物有无松动断裂。

(2) CT 检查:有利于判定移位骨折块侵犯椎管程度和发现突入椎管的骨块或椎间盘,在手术后金属内固定使用患者,检查效果多不理想。

(3) MRI(磁共振)检查:对判定脊髓损伤状况极有价值。MRI 可显示脊髓损伤早期的水肿、出血,并可显示脊髓损伤的各种病理变化,脊髓受压、脊髓横断、脊髓不完全性损伤、脊髓萎缩或囊性变等。对非创伤性脊髓损伤患者,强化 MRI 对病因鉴别具有指导意义。

2. 神经电生理检查　主要有肌电图检查和脊髓诱发电位检查。

(1)肌电图检查(EMG):通过此检查可以确定周围神经、神经元、神经肌肉接头及肌肉本身的功能状态。可区别神经源性损害和肌源性损害,对脊髓前角急、慢性损害(如脊髓前灰质炎、运动神经元疾病),神经根及周围神经病变鉴别诊断有帮助。

(2)体感诱发电位(SEP):测定躯体感觉系统(以脊髓后索为主)的传导功能。对判定脊髓损伤程度有一定帮助。

(3)运动诱发电位(MEP):是刺激运动皮质在对侧靶肌记录到的肌肉运动复合电位;检查运动神经从皮质到肌肉的传递、传导通路的整体同步性和完整性。可用于神经系统疾病的诊断及预后的参考判断。特别是婴幼儿、由于体格检查时配合不良,在临床上常需借助检查结果,了解脊髓损伤程度。

五、临床诊断

结合病史、临床症状、体格检查及辅助检查结果,很容易诊断脊髓损伤。但对病因学诊断,有时很困难。临床诊断脊髓损伤时,应注意诊断脊髓损伤平面及损伤程度,对制订治疗方案、判断预后极为重要。

1. 确定感觉平面　感觉平面为针刺觉和轻触觉两者的最低正常皮节。皮节从 C_2 开始,向下至第一个轻触觉或针刺觉小于 2 分的节段。感觉平面由一个 2 分(正常 / 完整)的皮节确定。在轻触觉或针刺觉受损或缺失的第一个皮节平面之上的正常皮节即为感觉平面。因左右侧可能不同,感觉平面应左右分开确定。检查结果将产生 4 个感觉平面:R- 针刺觉、R- 轻触觉、L- 针刺觉、L- 轻触觉。所有平面中最高者为单个感觉平面。若 C_2 感觉异常,而面部感觉正常,则感觉平面为 C_1。若身体一侧(或双侧)C_2 至 $S_4 \sim S_5$ 轻触觉和针刺觉均正常,则该侧感觉平面应记录为"INT",表示未受损,而不是 S_5。

2. 确定运动平面　运动平面通过身体一侧 10 个关键肌的检查确定,肌力为 3 级或以上(仰卧位 MMT)的最低关键肌即代表运动平面,前提是代表其上节段的关键肌功能正常(5 级)。身体左右侧可以不同。二者中的最高者为单个运动平面。

3. 确定完全性还是不完全性脊髓损伤　根据鞍区检查结果确定。当鞍区(会阴部)感觉或运动部分保留时,称为不完全损伤,鞍区(会阴部)感觉和运动完全丧失,定义为完全损伤。

4. 脊髓损伤残损分级　根据上述检查的感觉平面、运动平面、残存肌肉功能、鞍区感觉与运动等综合判定。

六、临床治疗

脊髓损伤一旦形成,尚无特殊有效的治疗方案,防止脊髓损伤后的继发性损伤是当前脊髓损伤早期临床治疗的重点,而早期的康复训练对脊髓损伤并发症的预防、促进功能恢复具有重要意义。

目前临床治疗的手段主要有:

【外科治疗】

外科治疗主要包括神经保护及功能重建外科两大类。手术神经减压治疗对于有明确脊髓神经压迫的患者,是促进脊髓神经功能恢复的有效办法,如常见的椎体骨折块、突出的椎间盘、椎管内或髓内肿瘤等。对于创伤性脊髓损伤,实行硬膜外减压、硬膜切开减压,还是切开软脊膜,目前仍处于进一步研究之中。在手术减压时间窗上,大多数研究认为在损伤后 8~24h 之内减压能有效防止脊髓继发性损伤,促进神经功能恢复。脊髓切开减压是一个古老的办法,理论研究认为,对于急性期的脊髓损伤患者,脊髓切开能够有效防止继发性损伤的发生,但机制尚不明确。国内虽有一些临床应用的报道,但在神经功能恢复的评估方法上尚需进一步科学化和标准化。功能重建外科是通过利用残存功能代偿失去功能的外科治疗方法,常用的有神经转移、肌腱转移、电刺激等。

【药物治疗】

药物治疗主要包括早期大剂量激素冲击疗法、神经保护药物、神经营养药物、改善微循环治疗等。早期大剂量激素冲击疗法在过去的20年中曾被广泛应用,认为在早期能够有效抑制脊髓炎症反应的发生,降低继发性损伤的危害,改善脊髓损伤患者的预后,但随着循证医学的发展,多中心临床研究表明早期大剂量激素冲击疗法并不能有效保护脊髓神经、改善脊髓损伤的预后,反而,早期肺部并发症高死亡率、股骨头坏死等不良反应具有较强的证据,并受到越来越多的关注。2012年版美国神经外科学会的指南明确指出了不推荐早期大剂量激素冲击疗法的使用。

神经保护药物和神经营养药物是药物治疗脊髓损伤的另两个方向,神经保护药物主要是抑制脊髓损伤后的不良因素,神经营养药物主要是给予神经生长因子等促进神经功能恢复的药物。现有的研究表明,这两种药物在脊髓损伤的不同阶段发挥不同的作用,前者主要是在急性期,后者主要是在亚急性期和进入慢性期后发挥作用。

改善脊髓损伤后的微循环近年来得到越来越多的重视,研究表明,脊髓损伤后脊髓神经组织的微循环及血管环境同样会发生变化,如何通过适当的药物改善脊髓损伤者的脊髓微循环及促进损伤部位血管再生是当前的研究热点。

【细胞移植治疗】

细胞移植治疗主要是指干细胞移植治疗,是目前众多脊髓损伤治疗方法中的一个研究热点。目前干细胞移植治疗的机制主要是移植的干细胞增殖、分化,并产生多种细胞外基质,在结构上能够重建损伤部位的神经组织,且能够分泌多种神经营养因子,为神经再生和修复提供必需的条件,此外,某些干细胞能够使得损伤神经再髓鞘化。干细胞移植治疗脊髓损伤在实验室已经取得了一些积极的成果,但还需要进一步的临床试验研究。目前研究常用的干细胞种类有嗅鞘干细胞、间充质干细胞、胚胎干细胞、神经干细胞。近些年,诱导多能干细胞(iPSC)的发现为细胞治疗脊髓损伤提供了新的战略方向,即通过重新编程技术来改变细胞生长发育的方向。

【物理因子治疗】

物理因子治疗就是通常所说的理疗,临床常用的理疗方法有低频电、中频电、红外线、激光、超声波、水疗、蜡疗、生物反馈等。理疗的主要作用机制是通过温热作用,改善局部的血液循环,缓解肌肉紧张和疲劳,并通过电刺激促进肌肉收缩,延缓肌肉萎缩。生物反馈疗法是提高残存较弱肌力的针对性治疗方法。理疗还在一些并发症的防治中具有重要作用,如附睾炎、异位骨化、痉挛等。

七、康复

脊髓损伤康复是脊髓损伤治疗的重点。康复不同于康复训练,康复训练只是康复的一个方面和手段。康复是一个系统性工程,涉及医疗、护理、经济、社会、环境等一系列因素,因而,康复是以团队工作(team work)的模式来开展。通常,康复团队工作模式由主管医师(骨科、神经外科或康复科医师)、护士、物理治疗师(physical therapist,PT)、作业治疗师(occupational therapist,OT)、假肢与矫形器师(prothesis and orthosis,P&O)、心理医师、社会工作者等参与,以患者为中心(client-centered),由康复评定开始,设定康复目标,制订康复训练计划,再次康复评定,调整或修改康复训练计划,到再次康复评定的"评定-训练-评定-训练-评定"的康复流程,这个过程中,康复评定贯穿始终,以评定开始,并以评定结束。

当前,生物-心理-社会医学模式要求我们不仅要关注患者的疾病与病损,更要关注患者的功能、心理与社会生活状态。基于此理念,2001年WHO正式提出了ICF(International Classification of Functioning,Disability and Health,国际功能、残疾和健康分类)(图12-12),对脊髓损伤者的康复也应在

ICF 框架下从患者的身体健康状态、个体活动和个体社会功能以及环境的角度出发,设定康复目标,制订康复治疗计划。让脊髓损伤患者最大限度地实现全面康复,为回归家庭和社会创造条件。

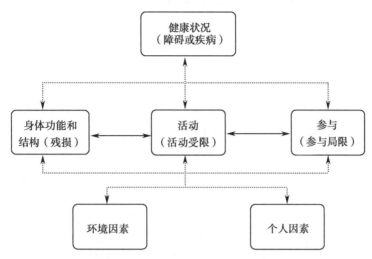

图 12-12　国际功能、残疾和健康分类(ICF)

【康复目标的制订】

对于脊髓损伤患者,首先要根据不同的损伤水平和程度来制订科学、合理的康复目标。通常康复目标又分为短期目标和长期目标。短期目标是短期一定时间段内所需要解决的临床医疗、护理、以患者器官系统水平及个体能力水平为主的康复内容,具有明显的阶段性。长期目标是以患者个体水平、社会活动与参与为主的康复所要达到的目标,以整体能力水平和活动状态为特征。

【康复评定】

科学、客观的康复评定是制订康复训练计划、实施康复治疗的基础。通过康复评定才能确定功能障碍的性质与程度,清楚了解患者存在的问题、亟须解决的问题和对患者能力起至关重要作用的问题,针对这些问题点,结合患者自身身体条件,制订切实可行的康复训练计划。康复评定可从 ICF 的不同层次出发,内容包括以下几个方面。

1. **脊柱脊髓专科功能评估**　主要包括脊柱骨折分类、脊柱稳定性、脊髓损伤的水平和程度。脊柱稳定性的重建是开展康复训练的基础,主管医师、护士和康复治疗师对脊柱稳定性要有清晰的认识,同时对脊柱骨折的分类要有一定的理解,这对安全开展康复训练至关重要。

2. **躯体功能评估**　主要包括上下肢肢体功能、二便功能、心肺功能、性功能、脊髓步行能力评估、心理精神状态等。

3. **活动能力评估**　主要是对患者躯体活动能力的评估,是对患者生物个体水平的评估,常用评估手段有 Barthel 指数、FIM 量表、SCIM 等。还需要评估患者为了代偿某些功能对自助具及辅助器具的需求。

4. **社会能力评估**　主要是对患者的社会适应性、社会参与程度及家庭与社会生活环境进行评估。如 SF-36、WHOQOL-100 量表等。

【康复方案】

脊髓损伤的康复方案包括早期康复和中后期康复。

1. **早期康复**　早期康复也称作急性期康复,脊髓损伤后生命体征稳定时康复就应介入。脊髓损伤后应尽可能地实施早期康复,从床旁康复训练与指导开始。

(1)轴向翻身:通常每 2h 翻身一次,以防止脊髓损伤后皮肤压疮形成。翻身时要注意头和整个躯干呈一条直线,避免颈部和躯干的旋转。对于脊柱稳定性良好的患者可使用气垫床、皮垫床或减压床。

(2)体位摆放:患者可以采用平卧或侧卧,但要求身体与床接触的部位全部均匀地与床接触,避免局部压力过重,以免发生压疮。脊髓损伤后早期还要注意正确的肢体位置的摆放,避免关节活动受限、关节挛缩和疼痛等问题。可利用辅助用具来帮助维持良好肢位,如使用手夹板预防手指关节挛缩、使用体位垫使踝关节处于中立位防止踝关节挛缩等。

(3)关节活动度维持:训练早期要进行肢体的关节被动活动训练,维持关节活动度,防止关节及软组织挛缩。被动活动时注意轻柔操作、切忌暴力。同时注意合并肢体多发骨折的,要评估肢体骨折对关节被动活动的影响。

(4)残存肌力增强训练:对残存的肌力增强训练可早期在床旁开展,可采用徒手肌力增强的方法,也可教会患者一些自我肌力增强的方法,如使用哑铃、沙袋等。

(5)起立床训练:起立床训练对减少患者各种并发症的发生,维持脊柱、骨盆及下肢的压力负荷,促进心血管系统功能调节,治疗体位性低血压等具有积极意义。下肢可使用弹性绷带,同时可使用腹带,以减少静脉血液淤滞。从平卧位到直立位的适应时间长短与损伤平面相关。起立床训练应循序渐进,倾斜度数应逐渐增加。对于伴有下肢骨折的患者,应注意评估站立负重对骨折的影响。

(6)体位变换训练:对于脊柱稳定性良好的患者,可早期开展体位变化训练,主动或被动实现由卧位到坐位的体位变换,为实现轮椅坐位和开展后续康复训练做准备。对于胸腰段骨折患者,早期坐起时应注意对胸腰段的应力保护。

(7)坐位平衡训练:当患者能够坐起后,要进行坐位平衡的训练,让患者能够保持良好的坐位。

(8)移乘训练:包括床到轮椅、轮椅到坐便器的转移训练,这项训练要根据患者不同的损伤水平来实施,训练时要注意安全保护。

(9)呼吸功能训练:高位颈髓损伤患者常累及主动呼吸肌,下颈段脊髓损伤及上胸段脊髓损伤也常有辅助呼吸肌群的不同程度受累,因而呼吸功能训练至关重要。常用方法有腹部加压、吹气球、深呼吸、辅助呼吸肌训练等。对于早期卧床患者,积极的呼吸功能训练,配合拍背、体位排痰等护理措施,能防止肺部并发症的发生。

(10)二便功能训练:大小便的训练也可从早期开始,在留置尿管时,夹闭尿管、定时开放可维持膀胱容量,并通过排尿日记记录24h尿量,为尽早开展清洁导尿做准备。大便功能障碍通常有失禁和便秘,通过定时排便,辅以通便药物或开塞露等,建立良好的排便习惯。

(11)日常生活动作训练:在早期根据损伤水平的不同,开展相应的日常生活动作与自理训练,让患者尽可能地减少对家属及照料者的依赖,最大限度地实现生活自理。通常有进食、洗漱、穿脱衣、如厕、洗浴等。可选用合适的辅助器具或自助器具。

(12)心理支持:脊髓损伤后心理变化过程通常会经历五个阶段:震惊期、否认期、抑郁期、反对独立期和适应期。在不同的心理阶段,有不同的心理及行为反应特点。康复团队的每一个成员在对患者实施康复治疗过程中,要密切观察患者的情绪及心理状态变化,必要时及时地进行心理干预或治疗。帮助患者建立信心,积极参加康复训练。

2. 慢性期康复　慢性期康复是在早期康复的基础上,巩固和强化早期康复的成果,并逐渐过渡到个体活动能力和社会活动能力的训练。

(1)关节活动度维持:与残存肌力增强训练关节活动训练是瘫痪肢体需要长期进行的一项被动活动训练,对于维持与扩大关节活动度、维持身体机能、防止关节挛缩具有积极意义。残存肌力增强也是进入慢性期后需要长期进行的康复训练内容,很大程度上决定了患者的身体机能水平,对于维持日常生活自理能力至关重要。

(2)心肺功能与耐力训练:随着躯体的长期瘫痪,脊髓损伤者的心肺系统功能会有不同程度的下降,开展有氧耐力训练是维持脊髓损伤者的心肺功能和身体素质的有效方法。

(3)站立训练:站立训练具有预防骨质疏松、改善循环功能、改善泌尿及胃肠道功能、愉悦心情等作用,需要长期进行维持性站立训练。

（4）步行训练：对于胸段以下损伤的患者，可通过佩戴适当的下肢长支具、短支具、助行器或肘拐辅助下行治疗性步行或功能性步行训练。

（5）轮椅技能训练：对于脊髓损伤者，轮椅可能是长期使用的代步工具，掌握必要的轮椅技巧，如翘前轮、上下坡道、上下台阶、急转弯等，对于重返社会、参与社会生活具有重要意义。

（6）文体训练：文娱与体育活动是脊髓损伤者提高身体机能、改善心理状态的一项适应性训练，能够丰富脊髓损伤者生活，拓展脊髓损伤者身体潜力。对于一些身体素质较好的，可为残疾人体育运动选拔人才。

（7）日常生活能力训练：从患者回归家庭和社会的目标出发，进行家庭生活、社会活动的生活能力适应性训练，包括自我导尿、如厕、洗浴、做饭、洗衣、清洁、做家务、购物、乘坐公共交通工具、参与社会活动等训练，为患者回归家庭和社会做准备。在日常生活能力训练中，要对自助具或辅助器具的使用进行训练或指导。

（8）职业技能训练：脊髓损伤后的经济状况会影响患者的心理、身体及社会交往，因而，掌握职业技能、重返工作岗位对于脊髓损伤者经济独立具有重要意义。对于身体机能允许的患者，可以进行职业技能训练。根据患者的损伤水平和残存功能，选择合适职业技能，如计算机、打字、印刷、文秘、缝纫、烹饪、手工制作等，为患者回归工作岗位创造条件。

（9）性功能康复及生育：性生活是提高生活质量的重要方面，同时也是目前关注较少、开展较少的方面。广大的中青年脊髓损伤群体，对性功能及生育有着巨大的需求。性功能障碍常有勃起、射精、性交、精子质量以及妊娠、分娩、心理等障碍。文献报道，74%~99% 的男性脊髓损伤者可以有勃起，7%~8% 可以射精，约 50% 的脊髓损伤者精子生成能力可以保持正常。女性脊髓损伤患者通常无生育功能障碍，月经一般在伤后 1 年内恢复正常，平均为 5~6 个月。目前国际上针对勃起功能障碍的常用技术有血管活性物质注射、真空负压吸引技术、阴茎假体、骶神经电刺激等方法，针对射精功能障碍有毒扁豆碱皮下注射、阴茎振颤器刺激、电排精等方法，更重要的是要关注脊髓损伤者的心理状态，为患者及其伴侣提供心理支持和治疗。

（10）家居改造和社会支持：康复团队成员应对脊髓损伤者的家居环境进行一定的了解，根据脊髓损伤者的功能状态对家居环境进行一定的调整和改造（如开门的方式、门的宽度、灶台的高度等），添加必要的生活辅助器具及无障碍设施（如坐便器旁添加扶手等），让患者能够实现家庭生活无障碍。并通过向患者提供相应的助残信息，帮助患者联系相应的残疾人工作部门或社会组织，获取最大的社会支持，促进社会对脊髓损伤者的接纳和包容，帮助他们重返社会。

【康复注意事项】

1. **明确功能康复的理念** 随着生物社会医学的发展，及患者对自身活动能力与社会功能的关注，功能康复的理念日益受到重视。单纯的肌力增强或关节活动度训练，并不是促进功能恢复的最有效办法。康复目标的设定及康复方案的制订，不要局限于某一个器官系统水平，而应重视患者整体功能的实现，以患者日常生活的实用性为目标。通过功能性康复训练计划的实施，脊髓损伤患者可以学会利用残存肌力的代偿和一些运动技巧，来实现生活自理及适应环境。

2. **重视人体生物力学及运动学** 正确的生物力学和运动学方法是人体运动功能得以正常发挥的基础，并保护关节及周围软组织不受损害。如肩关节被动屈曲活动时要注意适当的外旋，使肩关节屈曲在正常生物力学机制下工作，维护肩关节正常的力学与运动学机制，保护关节及周围组织。在被动屈曲手指时，避免同时屈腕，以免损伤手指伸肌腱。在进行髋膝关节被动屈曲活动时，要注意避免引起腰椎的过度活动。

3. **适当使用辅助器具** 脊髓损伤常带来肢体功能的丧失，因为神经功能恢复困难，代偿是功能恢复的有效手段，根据患者残存功能，选择合适的辅助器具，往往能将残存功能得以最大限度发挥，以代偿实现某些丧失的功能，实现功能性活动。

4. **全面康复** 全面康复包括医疗康复、教育康复、心理康复与社会康复。在 ICF 框架下，不仅要注意患者躯体功能的恢复,更要注重患者心理及社会功能的康复,尤其是对于大量的青年脊髓损伤患者,要重视他们对性及生育功能的康复需求。在制订脊髓损伤者的康复目标和康复计划时,要考虑对家庭环境的改造及社区生活环境的无障碍设施,为患者回归家庭及社会生活创造条件。

【康复预防】

康复预防近些年逐渐受到社会、学术和行业组织的重视。康复的三级预防不仅要降低脊髓损伤的发生率、身体致残率,更要降低脊髓损伤的社会障碍程度。对社会大众,要加强脊髓损伤常识和急救知识的宣传和普及,尤其是对于司机、建筑工人、运动员等高危人群要进行安全教育和培训。随着人口老龄化的加剧和人均寿命的延长,老年脊髓损伤的发病率有所升高,对于患有脊柱基础疾病的老年人,要加强预防摔倒、安全锻炼的宣传教育,防止脊髓损伤的发生,这是康复一级预防。第一时间正确的急救措施和治疗方法能有效降低脊髓损伤的程度和致残率,加强专业急救人员的培训和大众急救知识的普及、推动脊柱脊髓损伤专业治疗单元的组建、规范脊柱脊髓损伤的治疗等举措,能够有效进行康复二级预防。康复三级预防主要是防止脊髓损伤者融入社会、参与社会生活的障碍形成,通过康复的方法和手段促进脊髓损伤者回归家庭和社会环境。康复的三级预防理念是与ICF的残损、残疾、残障相对应的,也是我们康复临床工作的指导思想。

八、脊髓损伤常见并发症的处理

脊髓损伤并发症多,涉及病理生理机制复杂,一般采用临床及康复综合治疗。

1. **压疮** 压疮是由于局部组织长期受压,发生持续缺血、缺氧、营养不良而致组织溃烂坏死。压疮是脊髓损伤后常见并发症之一,有的在脊髓损伤后几小时内即可出现。仰卧位好发于枕骨粗隆、肩胛部、肘、骶尾部、足跟等部位,侧卧位好发于肩峰、肘部、大转子、膝内外侧、内外踝等,俯卧位则好发于颊部、女性乳房、髂嵴、膝部、脚趾等部位。根据累及的深度常分为4度。Ⅰ度:表皮无损伤,只是皮肤发红,但解除压迫30min以上发红尚无改善者,此期为急性炎症反应期。Ⅱ度:表皮发红、糜烂,有水疱,组织缺损未及真皮,创面湿润呈粉红色,无坏死组织。Ⅲ度:由真皮达皮下,可深达肌肉肌腱等组织,为喷火口状的组织缺损,伴有渗出液和感染,有坏死组织。Ⅳ度:深达骨,有渗出液和感染,有坏死组织。美国全国压疮顾问小组(National Pressure Ulcer Advisory Panel)2007年最新分类标准将压疮分为6级。第一级为可疑深部组织损伤期:皮肤完整,局部黑紫,或有水疱,伴有硬结、疼痛;第二级为1期:皮肤完整,在受压发红区手指下压,皮肤颜色没有变白;第三级为2期:皮肤损失表皮或真皮,成表浅性溃疡(水疱、擦伤等);第四级为3期:伤口侵入皮下组织,但尚未侵犯肌膜(火山状伤口);第五级为4期:伤口坏死至肌肉层、骨骼、肌腱等;第六级为不可分期:全皮层缺损,有焦痂或腐肉覆盖。目前,国内使用较广泛的还是传统的分度方法。

压疮应以预防为主,在早期通过适当的护理措施避免压疮的发生。压疮发生后,翻身也还是必要的,任何治疗方法都不能替代翻身的伤口减压作用。轻度压疮常通过外科换药、局部创面处理等可愈合。严重的需要外科手术清创、手术植皮或皮瓣转移手术治疗,并辅以营养支持、抗感染等治疗措施。

2. **异位骨化** 异位骨化(heterotopic ossification,HO)是指在关节周围的软组织中有多余的新骨形成,是脊髓损伤患者的常见并发症。文献报道脊髓损伤后异位骨化发病率为10%~53%,常见于20~40岁患者,儿童及非创伤性脊髓损伤发生率较低,以髋关节周围最为常见(70%~90%),其次为膝关节、肘关节和肩关节,手和脊柱也可受累,一般不累及关节囊。HO较多发生在伤后1.5~2.5个月内,快的可在伤后2周即发生,也可发生在伤后多年。病理生理学研究发现,HO发生在结缔组织间和骨骼周围,以局部水肿、受累软组织血流增加的炎性反应开始,细胞浸润,成纤维细胞增生,形成类骨质,发生骨基质沉积,成骨细胞产生原胶原蛋白聚合成胶原蛋白,分泌碱性磷酸酶(AKP),使钙沉积和骨基质钙化,形成羟基磷灰石晶体,并出现向心性"环绕现象",外层是具有骨髓腔和骨小梁的成熟骨,中间是非成熟骨和成骨细胞,中心区由出血、坏死肌肉和增殖的未分化成纤维细胞构成。当骨小梁骨化时,

X线检查可见,6~18个月内骨成熟后,在组织结构和影像学上表现都与正常骨相似。但HO形成的确切机制尚不清楚,一般认为与体液、神经免疫和局部因素有一定的关系。

临床上最初的症状常出现在伤后3周内,表现为关节周围肿胀、皮肤发红、皮温升高等,对于有压疮、感觉残留的患者可出现受累区域疼痛和关节活动受限。有些患者还可伴有低热或继发性痉挛,少数患者可出现血管和周围神经受压的症状与体征。在早期,MRI检查可发现局部软组织或肌间隙内血肿,超声检查可出现局限、长条形的非特异性低密度回声区,逐渐出现岛状回声增强灶和不均匀回声,并进一步增强至岛状回声灶迅速融合,皮质骨发育成熟时呈现超声束完全反射。还可通过反射性核素 ^{99m}TC(锝)骨扫描作出早期诊断。X线检查在症状出现后平均1~10周有阳性发现,早期为关节周围软组织密度增高及钙沉积引起的絮状阴影,并逐渐出现密度增高的骨皮质和骨小梁。血清碱性磷酸酶(AKP)是早期诊断和判定HO活动程度的实验室检查手段,AKP常在出现HO临床症状后3周达到高峰,此后逐渐降低,大约5个月后恢复正常。当有大量骨形成时,AKP可长期增高,而形成骨量少时,AKP也可一直正常。近些年研究发现,血清肌酸激酶(creatine phosphokinase,CPK)亦有诊断价值,CPK水平越高,HO发生率越高,CPK正常者多无HO。临床上,常以影像学的骨成熟表现作为判断HO成熟的标志。

根据临床表现、实验室检查和影像学检查,可早期诊断HO,但临床上需注意与SCI的另一个常见并发症深静脉血栓(DVT)相鉴别。治疗上,早期诊断后可采用局部冰敷理疗减轻炎症反应、依替膦酸二钠(disodium etidronate,EHDP)、非甾体抗炎药(NSAID)、小范围浅层放射治疗等可抑制成骨形成。对于引起关节活动受限而影响日常生活坐姿或站姿的HO,待骨成熟后可行手术切除治疗。手术切除后复发率高,术后合并应用EHDP、NSAID和放射治疗等可减少术后复发。HO早期要减少肢体运动训练,否则可加重病情。为了预防HO的发生,进行关节被动活动时要注意动作轻柔,切忌采用暴力,以免损伤肌肉或关节,促使异位骨化发生。

3. 泌尿系统并发症

(1)尿路感染:SCI患者常出现排尿功能障碍,因尿液排出不畅、泌尿系结石、黏膜受损等引起的尿路炎症反应,称为尿路感染。尿路感染主要是上行感染,致病菌多为患者体内自身的大肠埃希菌。本病发病率高,常反复发作,是加速SCI患者肾功能衰竭的重要因素。SCI患者由于感觉障碍,有尿路感染时尿道刺激症状不明显,但可有体温升高、血象白细胞和中性粒细胞比例增高,尿常规检查有红、白细胞,尿细菌培养呈阳性,伴有尿液混浊、色深,通过实验室检查和临床表现可明确诊断。很多脊髓损伤患者存在无症状性尿路感染,即实验室检查呈阳性,但没有发热等全身症状,一般不必要采用药物治疗,适当增加饮水量及口服维生素C酸化尿液是有效的预防方法。出现全身症状时,在尿细菌培养和药敏试验基础上,选择恰当的抗菌药物,辅以短暂留置尿管、开放尿道、大量饮水及膀胱冲洗。当患者出现38~39℃高热时,要考虑肾盂肾炎,此时,需注意检查有无合并膀胱输尿管返流、肾积水等。男性患者尿路感染迁延不愈时,可诱发附睾炎、前列腺炎,可有高热的表现,临床需注意观察,及时诊断。

(2)泌尿系统结石:脊髓损伤患者饮水量少尿量少,尿液潴留致尿液浓缩,长期不活动造成高钙血症和高磷酸血症,以及SCI后一些神经内分泌因素的影响,SCI患者泌尿系统结石的发生率较正常人群显著增高,极易并发泌尿系统感染。文献报道,SCI后10年之内,泌尿系统结石的累计患病率达到25%,膀胱结石发病率是肾结石发病率的4倍。在结石成分上,SCI者与普通人群也有较大差异,前者90%为磷酸镁铵,后者70%是草酸钙、磷酸钙或混合结石。研究认为,SCI后长期留置尿管或膀胱造瘘管、下尿路感染、逼尿肌-尿道括约肌协同失调等下尿路功能障碍、以及钙代谢异常等是泌尿系结石形成的高危因素。由于SCI患者常有感觉障碍,临床症状不明显,根据B超、X线或CT检查以及实验室检查结果可作出诊断。对于较小泌尿系结石,可以通过改变尿液酸碱度、大量饮水、服用中药排石等方法促进结石的排出;对于较大的泌尿系结石,必要时可以采用超声振波碎石、钬激光碎石等,并采取积极措施预防复发。通过适当增加体力活动,减少骨钙进入血液,多饮水增加尿量和尿钙排泄,并尽早拔除留置尿管,开展清洁导尿,改变膀胱管理方式可以预防泌尿系结石的发生。

4. 自主神经系统并发症

(1)低血压和心动过缓:脊髓交感心血管中枢位于T_6水平以上,T_6平面以上损伤导致交感神经完全失去高级控制,T_6平面以下胸髓损伤导致部分交感神经失控,腰骶平面损伤不影响交感神经系统,但可以损害下肢血管控制能力。急性颈脊髓损伤患者因颈部交感神经下行通路中断,交感神经节前神经元会出现短暂萎缩,其传导的下行刺激驱动丧失,去甲肾上腺素水平明显降低,交感神经张力明显减弱,导致交感神经张力与功能良好的迷走神经主导的副交感神经张力失衡,因而,部分颈脊髓损伤患者在早期出现明显的低血压和窦性心动过缓,严重者发生心脏停搏。文献报道颈脊髓损伤窦性心动过缓常在损伤后1周内发生,持续时间一般为7~10d。应用抗胆碱能药物(如阿托品)或β-肾上腺能受体激动剂(如沙丁胺醇),激活心血管系统交感神经活性、改善血流动力学状态取得较好疗效。脊髓休克恢复后,节段性交感神经功能逐步恢复,心血管功能也逐步得到恢复,最终达到稳定平衡状态。颈脊髓损伤患者窦性心动过缓预后良好,一般经过短期用药即可恢复正常窦性心律。进入稳定期后,虽然血压趋于稳定,但低血压则由于血管紧张度障碍往往伴随颈脊髓损伤患者长期存在,尤其是体位变动时,低血压表现更为明显。在老年人,心脏功能减退在脊髓损伤后将进一步加剧,容易发生冠心病、高血压病以及心衰。

(2)体位性低血压:体位性低血压是指由于体位的改变,如从平卧位突然转为直立,或长时间站立发生的脑供血不足引起的低血压。体位性低血压常发生在高位脊髓损伤的患者中,影响患者的日常生活及康复治疗。目前,体位性低血压的发生原因尚未完全明确,常认为由神经源性因素、血管源性因素、心源性因素和体液性因素所引起。神经源性因素主要是因为脊髓损伤后交感神经传出通路中断影响了血压调节,血管源性因素是由于下肢肌肉瘫痪、肌肉泵的作用消失导致的血液在下肢淤积,心源性因素是由于脊髓损伤后的低心输出量所致,体液性因素是脊髓损伤后血液中升压激素、多巴胺羟化酶以及血管内皮产生的一氧化氮合酶(iNOS)发生变化所致。临床常表现为大脑缺血,如头晕目眩、视力模糊、恶心、头痛、头部不适、肌肉无力等。美国高血压教育计划协调委员会2003年的诊断标准提出立位时收缩压下降≥10mmHg,并有眩晕或虚弱症状者,即可诊为体位性低血压。该诊断标准不仅有客观测量值,还纳入了临床症状。临床常采用非药物治疗方法,主要有起立床站立床训练、腹带和弹力袜等。药物治疗有氟氢可的松、盐酸米多君、甲硫阿美铵、可乐定、吲哚美辛等,以缓解症状为主,但这些药物通常副作用较大,国内应用较少。临床经验表明,祖国传统医学的生脉饮、养血饮、补中益气丸等中草药对体位性低血压有一定的疗效,但尚需进一步循证医学论证。

(3)自主神经过反射:自主神经过反射(autonomic hyperreflexia)是较严重的心血管问题,常发生于T_6平面以上损伤的脊髓损伤患者。支配内脏的交感神经节前细胞多位于第6胸髓以下的中间外侧核,因此,当T_6水平以上损伤时,来自内脏的强刺激很容易引起交感神经反射性兴奋,释放神经递质,导致血压升高,这会引起副交感神经反射性兴奋,但其神经传导难以通过损伤的脊髓下行传导至损伤平面以下,不能起到拮抗血压升高的作用。临床表现为心率过缓、发作性高血压、头痛和面部潮红(由于损伤平面以上血管扩张)、损伤平面以下出汗等,有时出现皮疹。常见的诱因是膀胱充盈、直肠刺激、便秘、感染、痉挛、结石、器械操作、性冲动、泌尿系感染、附睾炎、压疮等。曾有由于自主神经过反射引出脑出血死亡的病例报道。首要处理方法为去除诱发因素,并采取对症治疗。出现高血压时取坐位,口服钙拮抗剂、静脉注射交感神经阻滞剂或硝酸甘油类药物。如果血压持续超过200/130mmHg,而药物效果不佳时,可以考虑采用硬膜外麻醉的方法阻断交感神经节,以控制血压。

5. 深静脉血栓　深静脉血栓(deep venous thrombosis,DVT)在脊髓损伤患者中发生率较高,多发生于股静脉、髂股静脉或腘静脉。多由于患者脊髓损伤后血液高凝状态、血管运动神经障碍所致静脉扩张、肢体缺乏运动引起肌肉泵作用消失等所致。伤后一个月内的早期,占发病的90%。DVT不仅影响患者的康复进程,且可能引起死亡率极高的肺栓塞,临床必须引起重视。如瘫痪下肢出现肿胀,抬高下肢仍不能消失,尤其双侧不对称出现时要特别注意。有时伴有发热、发绀、白细胞计数增高。通过测量肢体周径及皮温、静脉造影、血管彩色多普勒超声、^{125}I纤维蛋白原吸收试验均可明确诊断。

DVT重在预防,脊髓损伤后早期立即应用抗凝药物预防血栓的形成,抬高肢体、穿戴弹力袜、鼓励患者积极主被动活动肢体,并经常测量肢体周径,观察有无肿胀,及时进行血管彩色多普勒超声检查。一旦血栓形成,可应用尿激酶、潘生丁、阿司匹林或右旋糖酐静脉滴注,肢体肿胀多可在2~3周消退,并禁止剧烈活动,以防止血栓脱落引起肺栓塞而致猝死。一般认为,在伤后4~12周为血栓形成活动期,血栓容易脱落,必要时可放置下肢深静脉滤网。

6. 痉挛 痉挛是指肌肉不随意的强烈收缩,常伴有肌肉颤动。脊髓损伤患者由于锥体束受损,受损部位以下表现为痉挛性瘫痪,常在脊髓休克期过后逐渐出现。而当脊髓下运动神经元受损时,脊髓休克期过后仍然表现为迟缓性瘫痪。完全与不完全性脊髓损伤均可出现痉挛,但在不完全损伤较为多见。临床表现为肌张力增高,腱反射亢进,病理反射阳性。适度的痉挛有利于防止肌肉萎缩和骨质疏松,并有助于提高日常生活能力,但重度痉挛则会给患者康复训练及日常生活带来负面影响。当患者有压疮、感染、尿路结石、关节挛缩、膀胱直肠充盈、紧身衣服、焦虑、紧张、以及气候气温急剧变化时,都会加重痉挛。治疗上,首先要去除这些诱发或加重痉挛的因素,可应用巴氯芬、地西泮、盐酸乙哌立松等药物,严重时可行肉毒毒素注射、神经阻滞、选择性脊神经根切除术、脊髓后根进入部破坏术等手术治疗。

7. 慢性疼痛 脊髓损伤的疼痛分类法将脊髓损伤后慢性疼痛分为两大类,伤害感受性疼痛和神经病理性疼痛。前者是对疼痛刺激的适当反应,常发生在感觉保留、能够正常感知刺激的部位;后者是由躯体感觉神经系统的损伤或疾病而直接造成的疼痛(国际疼痛研究协会,2011年),是我们临床常说的神经痛,是脊髓损伤的常见并发症之一。文献报道神经病理性疼痛的发生率为3%~94%。我国对唐山地震造成的脊髓损伤后12年的患者调查发现,神经病理性疼痛的发病率高达59.7%。神经病理性疼痛通常没有组织损伤,是神经损伤后疼痛传导通路功能紊乱,导致疼痛信号的异常慢性传递。其机制尚不明确,但通常认为有多种机制参与,包括外周机制和中枢机制,有异位放电、离子通道表达的改变、P_2X、肽类表达改变、NMDA受体、炎性介质、脊髓阿片系统的下调和抗阿片系统的上调、中枢敏化、中枢去抑制、细胞因子、脊髓胶质细胞激活等。根据疼痛的部位分为损伤平面疼痛、损伤平面以下疼痛和其他神经病理性疼痛。

治疗上,对于伤害感受性疼痛要去除引起疼痛的刺激因素,如组织损害等。神经病理性疼痛的治疗有药物疗法、神经阻滞、神经毁损、手术治疗、物理疗法、心理治疗等方法。临床一线常用的药物有钙通道阻滞剂(如加巴喷丁、普瑞巴林)、三环类抗抑郁药(如阿米替林)、5-羟色胺-去甲肾上腺素再摄取抑制剂、局部用利多卡因等。

8. 呼吸系统并发症 肺部感染肺部感染是早期脊髓损伤的常见并发症,尤其是对于颈脊髓损伤患者更易出现,肺部感染是脊髓损伤急性期死亡的主要原因。包括发热、咳嗽咳痰等临床表现,听诊肺部湿啰音,综合实验室检查和影像学检查(X线、CT)等易于作出诊断。需要与咳嗽无力、咳嗽障碍的患者,进行识别。对于肺部感染患者,要加强肺部护理,翻身、拍背、体位排痰,辅以雾化等手段,促进痰液排出,并加强呼吸功能锻炼,增强肺功能。

肺不张高位颈脊髓损伤患者常因呼吸肌瘫麻痹,咳嗽无力或不能咳痰,以及长期卧床等原因导致分泌物堵塞在低位肺段气管,造成肺不张。如出现大面积肺不张,患者往往出现气短、呼吸困难等症状。对于肺不张,也要加强肺部护理,强化翻身、拍背和体位排痰,辅以雾化吸入治疗,并积极行呼吸功能锻炼。临床经验表明,纤维支气管镜灌洗是治疗肺不张的有效手段。近些年,有学者探索通过神经移植、重塑动力源等方式重建高位颈脊髓损伤患者呼吸功能。

9. 骨质疏松 骨质疏松症(osteoporosis)是一种因骨量降低、骨组织显微结构发生变化,导致骨强度下降、骨折危险性增加的疾病。通常认为,脊髓损伤后骨质疏松属于废用性骨质疏松,近些年来研究认为,神经内分泌因素对SCI后骨质疏松的发展有一定影响,但机制尚不明确。大多数SCI患者均有不同程度骨质疏松或骨量减少,骨质疏松症可以进行性发展,可在受伤后1年发生病理性骨折。病理性骨折最易发生在股骨髁上部、胫骨近端、股骨远端、股骨髁间部位和股骨颈。根据骨代谢生化指标的监测、骨量测定等可明确诊断。每天安排一定的站立负重或步行训练,可以减缓骨质疏松的发生。

常用口服药物有骨化三醇,祖国传统医学的中成药等也有较好疗效。研究发现,功能性电刺激(FES)对治疗骨质疏松也有一定作用。

10. 体温调节障碍　人体体温是由位于下丘脑的体温调节中枢通过自主神经介导来进行调节的,脊髓损伤后体温调节中枢失去对体温调节的控制。可以出现变温血症(poikilothermia),即体温随环境温度的变化而变化。因此,当环境温度变化时,要注意采取适当的措施帮助维持体温,如通过增减适当的衣着、物理降温等。

(李建军)

第三节　骨盆骨折

【解剖学特点】

骨盆为一个环形结构,由骶骨、尾骨和左右两块髋骨及其韧带连结而成。骨盆环分为前环与后环,前环由耻骨联合连接的耻骨支和坐骨支构成,耻骨联合中间为纤维软骨盘;后环由骶骨和两个髂骨经骶髂关节连接而成,其连接结构为前骶髂韧带、骨间骶髂韧带、后骶髂韧带、骶结节韧带、骶棘韧带和髂腰韧带,上述软组织对于维持骨盆环的稳定性非常重要。

骨盆的血供主要来自髂内动脉分支。髂内动脉可分为前干和后干,后干有骶外侧动脉、髂腰动脉、臀上动脉、臀下动脉及阴部内动脉等分支;前干有脐动脉、膀胱下动脉、直肠下动脉、输精管动脉(或卵巢子宫动脉)、闭孔动脉等分支。盆腔动脉可有广泛侧支循环,骨盆骨折伤及这些血管时,可发生致命性大出血。

髋臼由髂骨、坐骨和耻骨的臼部构成。前柱(anterior column)又称髂耻柱,由耻骨上支的臼部构成,上至髂前下棘,下部为闭孔的上界,高起的臼缘称为前唇,其下缘为前壁。后柱又称髂坐柱(poaterior column),由坐骨支的臼部构成,后柱的内面即髂骨的四边形面,向上延伸至髂骨后下部及坐骨切迹,该处有坐骨神经及臀上血管、神经束穿出,下部为闭孔的后上界,高起的臼缘称为后唇,其下为后壁。臼顶(roof)由髋臼顶部构成,横跨于前后柱之间,是髋臼的主要负重区,臼顶大部分偏前,臼口朝向外侧并向下倾斜,与股骨头构成腕髋关节。因此,臼后缘比臼前缘高,上缘比下缘高。臼下方有一切迹。在中立位髋臼能完全覆盖股骨头(图 12-13)。

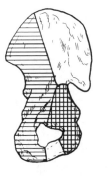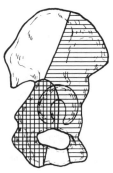

▤ 前柱范围
▥ 后柱范围

图 12-13　髋臼构成示意图

【损伤机制】

(一) 骨盆骨折

骨盆骨折极为常见,多因重大交通事故、高处坠落、工程塌方、地震致房屋倒塌等高能量损伤引起,半数以上伴有并发症或多发伤,届时多合并盆腔脏器损伤,如膀胱、尿道和直肠损伤;失血性休克的发生率比四肢和脊柱骨折高约 40%。

骨盆骨折多由直接暴力挤压骨盆所致,作用在骨盆上的暴力分为前后挤压暴力、侧方挤压暴力、垂直剪切暴力和混合暴力。此外,体育运动时肌肉强烈收缩可发生骨盆剥脱性骨折。

1. 前后挤压暴力　暴力多作用于耻骨联合或髂嵴,导致单髋或双髋强力外旋,引起"翻书型"损伤,即耻骨联合分离。

2. **侧方挤压暴力**　暴力多作用于髂嵴,可使骨盆环受到旋转力作用,导致耻骨及骶骨骨折。

3. **垂直剪切暴力**　多因患者自高处坠落造成,常造成骨盆后方韧带结构断裂,骶髂关节垂直移位,导致骨盆环结构不稳定。

4. **混合暴力**　多由多种暴力混合导致骨盆多处骨折及脱位。

(二) 髋臼骨折

髋臼骨折绝大多数由直接暴力引起,暴力撞击股骨大粗隆,经股骨颈、头传达至髋臼,导致骨折。若受伤时大腿处于轻度外展中立位,暴力作用于臼中心,则产生髋臼横形骨断、T/Y 形或骨折或粉碎性骨折;若受伤时大腿处于轻度外展并内旋或外旋位,暴力沿股骨头作用于髋臼后壁或前壁,则产生后柱、后壁骨折,或者前柱、前壁骨折。间接暴力所致损伤机制与此相似,根据骨折发生时髋关节所处位置不同,可产生不同类型之髋臼骨折。如交通事故时,乘客在汽车内屈髋屈膝 90° 位撞车时暴力由膝传至股骨头,作用于髋臼后缘,则产生髋臼后缘骨折;若髋臼屈曲 90°,大腿外旋内收时,可产生髋臼顶负重区骨折。无论是直接暴力还是间接暴力,均系股骨头直接撞击髋臼的结果,故除髋臼骨折外,股骨头亦可发生骨折。

【临床表现】

(一) 骨盆骨折

骨盆骨折患者多有明确的外伤史,患者主诉骨盆部疼痛、活动受限。常表现为局部肿胀、大面积皮肤擦伤或皮下大片淤血、骨盆挤压试验及骨盆分离试验均为阳性。不稳定型的骨盆骨折患者可有以下临床表现:①下肢不等长或有明显的旋转畸形;②两侧的脐 - 髂前上棘间距不等;③耻骨联合间隙变宽;④伤侧髂后上棘较健侧明显向后凸起;⑤骨盆有明显可见的变形。出血较多时则可出现神志淡漠、皮肤苍白、四肢厥冷、尿少、血压下降等失血性休克表现。骨盆环连续性未受损害的骨盆边缘骨折主要表现是局部疼痛与压痛,骨盆挤压与分离试验阴性。

(二) 髋臼骨折

髋臼骨折患者多有明确的外伤史,如暴力撞击股骨大粗隆。临床表现为髋部疼痛及活动受限,明确诊断主要依据 X 线片及 CT 检查,CT 三维重建对诊断骨折部位及移位有很大参考价值。由于患者髋臼后壁骨折股骨头后脱位,患肢多呈内旋内收畸形并缩短,臀后可触及股骨头。

【辅助检查】

(一) 骨盆骨折

1. **X 线检查**

(1)骨盆正位片:观察骨盆全貌及髋关节形态是否有改变。

(2)骨盆出口位片:检查时患者仰卧位,感光成像板水平置于骨盆下方,球管置于骨盆正上方偏尾侧,与身体平面成 45° 角投照。可以清晰地显示骨盆前环的骨折移位情况以及骨盆后环断裂后向上移位的情况。出口位也可以清楚地显示骶髂关节的上移,表现为股骨头不在同一水平线。

(3)骨盆入口位片:患者仰卧位,X 线球管从头侧指向骨盆部并与垂直线成约 45°。有助于显示骨盆的前后移位,侧方挤压型损伤造成的髂骨翼内旋及前后挤压型损伤造成的髂骨翼外旋,同时也可判断骶骨压缩骨折或骶骨翼骨折。

(4)骨盆斜位片:包括髂骨斜位片和闭孔斜位片,使用频率不如上述三者。通过骶髂关节的斜位像对检查骶髂关节的脱位或骨折十分重要,有利于显示骶髂后复合体的骨折移位情况,也可以显示骶髂关节处的骨折是侧方挤压导致的,还是剪切应力导致的。

2. **CT**　CT 平扫及三维重建可以清晰地显示出骨盆 X 线片上无法显示的细小骨折和轻度移位。

3. **MRI**　与 CT 相比 MRI 检查具有软组织结构显像对比好的特点,可发现骨盆周围的肌肉、肌腱、韧带、神经等软组织损伤及隐匿性的骨盆骨折。

(二) 髋臼骨折

1. **X 线检查**　骨盆的正位(前后位)X 线片和两斜位(髂骨斜位和闭孔斜位)X 线片。

(1)前后位 X 线片:观察 5 条线和 U 形的改变。

1)髂耻线为前柱的内缘线,如该线中断或错位,表示前柱骨折。

2)髂坐线为后柱的后外缘线,如该线中断或错位,表示后柱骨折。

3)后唇线在平片上位于最外侧,为臼后缘的游离缘形成,如该线中断或大部分缺如,提示后唇或后壁骨折。

4)前唇线位于后唇线之内侧,为臼前缘的游离缘构成,如该线中断或大部分缺如,提示日前唇或前壁骨折。

5)臼顶线和臼内壁线为臼顶和臼底构成,如直线中断,表示臼顶骨折,如臼顶线和后唇线均破坏,表示前壁骨折;如臼底线中断,则表示臼中心骨折。

6)U 形线系髋臼最下和最前面的部分边缘和髂骨四边形前面平坦部分相连而成,可判断髂坐线是否移位。

(2)闭孔斜位(3/4 内旋斜位):患者仰卧,伤侧髋部抬高向健侧倾斜 45°,摄前后位片,能清楚显示伤侧自耻骨联合到髂前下棘的整个前柱以及臼的前内缘和前唇。

(3)髂骨斜位(3/4 外旋斜位):患者仰卧,健侧髋后抬高,向伤侧倾斜 45° 摄前后位片,可清楚显示从坐骨切迹到坐骨结节的整个后柱,后柱的后外缘和臼前缘。

2. CT　在 X 线片上臼顶部骨折,由于变位不大,前后重叠,可能显示不清,CT 有助于显示臼顶骨折、前后柱骨折和髋关节有无骨块等情况,臼顶部的纵形和横形骨折。

【诊断】

1. 明确的外伤史。

2. 肢体畸形:①下肢不等长或有明显的旋转畸形;②两侧的脐 - 髂前上棘间距不等;③耻骨联合间隙显著变宽;④伤侧髂后上棘较健侧明显向后凸起;⑤骨盆有明显可见的变形。

3. 骨盆骨性组织压痛、骨擦音及反常活动。

4. 骨盆挤压与分离试验阳性时即可诊断骨盆骨折。

5. 结合影像学检查可对骨盆骨折进一步分型。

【骨盆骨折分型】

骨折分型方法较多,AO 按骨盆后弓完整与否及骨盆环稳定与否分型比较实用(表 12-3),介绍如下。

表 12-3　骨盆环损伤分型

分型	亚型
A 型:稳定型 (后弓完整)	A_1:撕脱损伤
	A_2:稳定的髂骨翼或前弓骨折
	A_3:骶尾骨横形骨折
B 型:部分稳定型 (旋转不稳定,但垂直稳定;后弓不完全性损伤)	B_1:开书样损伤(外旋)
	B_2:侧方压缩损伤(内旋)
	B_{2-1}:同侧前或后方损伤
	B_{2-2}:对侧(桶柄状)损伤
	B_3:双侧损伤
C 型:旋转、垂直均不稳定 (后弓完全损伤)	C_1:单侧损伤
	C_{1-1}:髂骨骨折
	C_{1-2}:骶髂关节骨折 - 脱位
	C_{1-3}:骶骨骨折
	C_2:双侧,一侧为 B 型,一侧为 C 型
	C_3:双侧 C 型损伤

A 型：后弓完整、稳定骨折。

A₁：后弓完整，髋骨撕脱骨折（图 12-13）：A₁.₁：髂前上棘、髂前下棘或耻骨棘骨折；A₁.₂：髂嵴骨折；A₁.₃：坐骨结节骨折。

A₂：后弓完整，髋骨直接暴力骨折：A₂.₁：髂骨翼骨折，一个或一个以上骨折块；A₂.₂：单侧前弓骨折，骨折线通过耻骨支或累及耻骨联合；A₂.₃：前弓双处骨折，双侧耻骨支骨折或一侧耻骨支骨折 + 耻骨联合损伤。

B 型：后弓的不完全损伤，部分稳定：

B₁：后弓不完全损伤，单侧"开书状"外旋损伤：B₁.₁：骶髂关节前方裂开 +A 损伤；B₁.₂：骶骨骨折 +A 损伤。

B₂：后弓不完全损伤，单侧"侧方挤压样"内旋损伤：B₂.₁：侧方挤压，骶骨骨折，桶柄状或非桶柄状损伤 +A 损伤；B₂.₂：部分骶髂关节骨折半脱位，桶柄状或非桶柄状损伤 +A 损伤；B₂.₃：不完全髂骨后方骨折，桶柄状或非桶柄状损伤 +A 损伤。

B₃：双侧后弓的不完全损伤：B₃.₁：双侧"翻书样"外旋损伤 +A 损伤；B₃.₂：一侧翻书样外旋损伤，对侧 B2"侧方挤压样"内旋损伤 +A 损伤；B₃.₃：双侧 B2"侧方挤压样"内旋损伤 +A 损伤。

C 型：后弓完全损伤，不稳定：

C₁：单侧后弓完全损伤：C₁.₁：通过髂骨伴 A 损伤；C₁.₂：通过骶髂关节、经髂骨的骨折脱位、单纯脱位或经骶骨的骨折脱位伴，A 损伤；C₁.₃：通过骶骨（外侧、骶孔或内侧），伴 A 损伤。

C₂：单侧后弓完全损伤，对侧不完全损伤。

C₃：双侧后弓完全损伤。

【髋臼骨折的分类及分度】

（一）髋臼骨折的分类

对髋臼骨折，现在多采用 Letournel 分类（图 12-14）。

Letournel 髋臼骨折分类为 10 类，前 5 类为简单骨折，基本都有 1 条骨折线，后 5 类为复杂骨折，每例都有 2 条骨折线。前者为后壁、后柱、前壁、前柱、横形骨折，后者为 T 形骨折、前柱与后半横形骨折、横形与后壁骨折、后柱与后壁骨折、前柱加后柱骨折（图 12-14）。

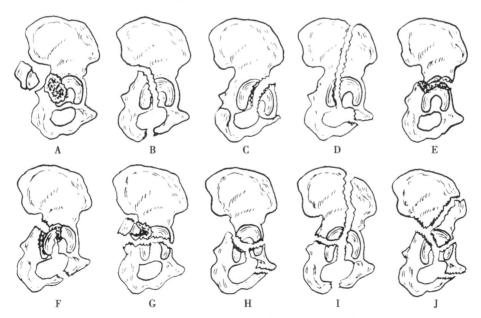

图 12-14　Letournel 髋臼骨折分类

A. 后壁骨折；B. 后柱骨折；C. 前壁骨折；D. 前柱骨折；E. 横形骨折；F. T 形骨折；G. 后柱加后壁骨折；

H. 横形加后壁骨折；I. 前柱或前些骨折加后半横形骨折；J. 双柱骨折。

(1) 后壁骨折:系髋臼后壁或后缘的大块骨折,包括关节软骨,但不涉及后柱盆面的骨皮质,骨折块向后上移位,股骨头向后脱位,其与髋关节后脱位加臼后缘骨折,除骨折块有大小之分外,与后脱位基本相同。

(2) 后柱骨折:骨折线由后柱经臼底弯向下方,后柱比较坚实,引起骨折的暴力较大,故常伴有同侧耻骨下支或坐骨下支骨折,骨折块向内向上移位,股骨头呈中心脱位,至坐骨大孔变小,有时可损伤坐骨神经,在 X 线片上髂坐线中断。

(3) 前壁骨折:臼的前壁或前缘骨折,骨折线由髂前下棘分离向下通过髋臼窝,但不涉及前柱盆面骨皮质,常有股骨头向前下脱位。

(4) 前柱骨折:骨折线由髂骨前柱经臼底弯向下方,至耻骨下支中部,骨折块向盆腔移位,股骨头中心脱位,X 线片上髂耻线中断。

(5) 横形骨折:骨折线横贯髋臼的内壁与臼顶的交界部,通过前柱与后柱,但非双柱骨折,因其臼顶部或负重区仍连在髂骨上,前后柱亦未分开,但向内移位,股骨头向中心脱位,横形骨折的平面可有高低之分,高位横形骨折通过臼的负重区,低位横形骨折经过前后柱低于负重区,在斜位片上可见双柱未分开,以与 T 形骨折或前后双柱骨折鉴别。

(6) T 形骨折:T 形骨折是在横形骨折基础上,又有一个垂直的骨折线通过髋臼窝,致后柱全游离,向内移位,股骨头中心脱位。

(7) 后柱加后壁骨折:骨折线从坐骨大切迹延伸至髋臼窝,也可延伸到闭孔,后柱骨折块向内移位,股骨头中心脱位,X 线片可见髂耻线连续,而髂坐线中断。

(8) 横形加后壁骨折:在前述横形骨折加上后壁骨折,股骨头向后内移位,髂骨斜位片上可见四边体骨折,髂骨翼完整,闭孔斜位可见后壁骨折,如骨折线后移,则可见横行骨折线。

(9) 前柱或前壁骨折加后半横形骨折:骨折线由髂前下棘向下穿过髋臼窝止于耻骨上支联结处,后半部分为横形的后柱骨折。

与双柱骨折不同点是一部分髋臼仍与髂骨翼相连,闭孔环的后柱完整,后柱无移位,而髂耻线移位,闭孔斜位片可显示前柱或前壁骨折块的大小。

(10) 双柱骨折:双柱均有骨折并彼此分离,后柱的骨折线从坐骨大切迹向下延伸至髋臼后方,前柱骨折线至髂骨翼,臼前壁骨折至耻骨支骨折,骨折块内移,股骨头中心脱位。

(二) 髋臼骨折脱位的分度

脱位程度可分为 3 度。

Ⅰ度脱位:股骨头向中心轻微脱位,头顶部仍在臼顶负重区之下,不论复位完全与否,髋关节活动功能可基本保持。

Ⅱ度脱位:股骨头突入骨盆内壁,头顶部离开臼顶负重区,正在内壁与臼顶之间的骨折线内,如不复位,髋关节功能受到严重破坏。

Ⅲ度脱位:股骨头大部或全部突入骨盆壁之内,如不复位,则髋关节功能完全丧失。

【治疗】

随着交通事故及工伤事故的日益增多,骨盆骨折的发病率逐年增加,其发生率仅次于四肢及脊柱骨折,占全身骨折总数的 1%~3%;根据骨折类型不同而采取相应治疗。

(一) 骨盆骨折

1. 急救处理原则　严重的骨盆骨折,常因出血性休克或其他并发症(如 ARDS、盆腔感染等)而死亡。由于骨盆骨折多为复合损伤,或合并颅脑、胸、腹脏器损伤,骨盆骨折出血部位隐匿,急救时往往注重并发症的检查、确诊而贻误了出血性休克的诊治。急救处理原则:首先救治危及生命的内脏损伤及出血性休克等并发症,然后处理骨盆骨折。

2. 治疗原则　恢复骨盆环的完整性和稳定性;尽量达到骨折的解剖复位,防止畸形发生。

(1) 保守治疗:骨盆悬吊牵引、股骨髁上牵引和手法复位等,主要用于 A 型骨折,移位 <2.5cm 的

B1 型骨折和一侧前后环骨折的 B2 型骨折。

（2）外固定架治疗：外固定架治疗骨盆骨折的指征有：①对严重不稳定的骨盆骨折急诊应用，控制出血，提供临时稳定性；②用于多发创伤患者的早期固定，便于护理，减轻疼痛，利于咳痰；③对于有些类型的骨盆骨折；④辅助骨盆后环的内固定，增加稳定性。

（3）内固定治疗：内固定指征：①垂直不稳定骨折为绝对的手术适应证；②合并髋臼骨折；③外固定后残存移位；④韧带损伤导致骨盆不稳定，如单纯骶髂后韧带损伤；⑤闭合复位失败；⑥无会阴污染的开放性后部损伤。

（二）髋臼骨折

髋臼骨折股骨头中心脱位是关节内骨折，因此，治疗的关键是良好的复位。应当遵守 Letouenel 三原则：①熟知髋臼部的解剖；②了解并能区分 Letoumel 关于髋臼骨折的分型；③做到对骨折良好的复位。

根据既往经验，在髋臼 3 个方向的错位中，复位后的错位在 0~1mm 者为解剖复位并行确切的内固定，83% 可获得优良结果。如复位后留下错位在 2~3mm 为满意复位，其优良率仅达 68%，而残留错位超过 3mm 者为不满意复位，则仅有 50% 优良。此外，年龄对预后也是重要因素，40 岁以下者 81% 优良，而 40 岁以上者仅 68% 优良。

治疗时机：Letoumel 与 Judet 将髋臼骨折的治疗分为三个时期：①伤后至 21d；② 21~120d；③ 120d 以后。21d 以内骨折线清晰可见，可以做到良好复位。21~120d 者，虽然骨折已稳定并已愈合，但仍可见愈合时骨折线，按此以达到复位是有可能的，而 120d 以后骨折线已看不见，则复位就很困难了。

手术指征：根据 Letoumel 三原则，凡错位的髋臼骨折均应手术复位，以达 0~1mm 错位的要求。只有对于错位较小在 1mm 以内者，可以保守治疗。

【骨盆骨折的常见并发症及其处理】

（一）失血性休克

不稳定性骨盆骨折中失血性休克的发生率可高达 30%~58%，合并多发伤时发生率更高，是伤后早期致死的主要原因之一。骨盆骨折出血的来源有：①骨折端异常活动导致的持续或反复出血。②盆内静脉和静脉丛丰富且血管壁薄，易受损伤。破裂的静脉收缩力差，其周围组织结构松软，难以产生压迫止血作用，是重要的出血来源。③盆内动脉管壁厚，富有弹性，骨盆骨折伤及动脉造成大出血的概率较低，但动脉破裂出血汹涌，可危及生命。④并发盆壁软组织和盆内脏器损伤导致出血。

主要的处理方法有：①补液和输血积极抗休克；②利用现有的条件进行外固定可以减少并发症；③对于难以控制的内出血进行血管造影和栓塞可有效控制出血性休克，改善患者预后。

（二）尿道损伤和膀胱损伤

尿道损伤是骨盆骨折常见的并发症，发生率为 3.5%~21%，以男性后尿道损伤多见，女性尿道短粗，可被耻骨骨折伤及，但发生率低且多伴有阴道损伤。尿道损伤的临床表现为尿道外流血、下腹及会阴部胀痛、有尿意但不能排尿等。

单纯膀胱损伤的发生率为 6%~11%，同时伤及膀胱和尿道者为 0.5%~2.5%。损伤后多表现为后下腹疼痛，有尿急，不能排尿，尿道口有少量血性尿液或血迹，查体可有腹膜刺激征等。

尿道损伤可插尿管以保证正常排尿有利于尿道自然修复；当尿道完全断裂插尿管失败时，可通过尿道远近端"会师"手术修复尿道；当尿道不能成功地进行手术修复时，可行膀胱造瘘，根据病情将来二期行修复尿道的手术。

（三）直肠损伤

直肠损伤是骨盆骨折的一种较为少见的并发损伤，文献报道其发生率为 1.25%~6%，为开放性骨盆骨折并发症的一种特殊类型。骨盆骨折所致直肠损伤除骨盆骨折的临床所见以外，主要表现为下腹部疼痛、里急后重感和肛门出血；肛门指诊可在指套上发现血迹；如果直肠破裂在腹膜反折处以上，可出现明显的腹膜刺激征。

直肠损伤的处理原则争取早期清创修补,充分引流直肠周围间隙,乙状结肠造口使粪便完全转流。直肠修补根据术中情况决定修补方案。剖腹探查骨盆骨折并发直肠损伤的患者时,应切开腹膜反折以探查腹膜外盆腔的情况。损伤黏膜,而未穿透肠壁全层,行保守治疗;全层裂伤者,行手术治疗。目前对远侧直肠的冲洗仍争议较多。

【髋臼骨折并发症的处理】

髋臼骨折常伴发有附近的骨或关节损伤,与髋臼骨折处理有关。

1. **同侧骶髂关节脱位**　在复位时,应先将骶髂关节脱位复位并内固定,再整复髋臼骨折。

2. **髋臼骨折加后脱位**　应尽快将脱位股骨头闭合复位,迟复位则有可能增加股骨头缺血坏死的发生率。

3. **髋臼骨折加股骨头骨折**　分为圆韧带下股骨头骨折和圆韧带以上股骨头骨折。对髋臼后柱骨折并后脱位,圆韧带以下股骨头骨折者,选择后切口入路进行复位;而对圆韧带以上股骨头骨折,后壁骨折块很小,复位后稳定者,用前切口显露处理,但如后壁骨折块很大,并有股骨头圆韧带以上骨折者,则需后切口复位后壁骨折,前切口处理股骨头骨折。

4. **髋臼骨折加股骨颈骨折**　对65岁以下者分别行复位内固定,对65岁以上者,臼骨折复位固定,股骨颈骨折可行人工关节置换或将头切除,二期全髋置换。

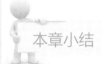

本章小结

脊柱骨折见于多种形式的暴力损伤,其中胸腰段骨折最为常见,骨折具有不同的分类方法,重点掌握脊柱稳定性骨折及不稳定性骨折。脊柱骨折常合并脊髓损伤,脊髓损伤后,患者主要表现为脊髓损伤平面以下躯体感觉、运动功能障碍和大小便功能障碍。临床上按照损伤程度将脊髓损伤分完全性和不完全性损伤。脊髓损伤尚无特殊有效的治疗方案,防止脊髓损伤后的继发性损伤是当前脊髓损伤早期临床治疗的重点,而早期的康复训练对脊髓损伤并发症的预防、促进功能恢复具有重要意义。

骨盆骨折是一种临床极为常见的骨折类型,其诊断主要依靠明确的外伤史、肢体的畸形、骨盆骨性组织压痛、骨擦音及反常活动和骨盆挤压与分离试验,并配合相应的影像学检查来确诊。临床中其类型多种多样,现常用AO分型,根据骨盆后弓完整与否及骨盆环稳定与否分型。骨盆骨折因其解剖结构上的特征,其常见的并发症有盆腔脏器损伤,如膀胱、尿道和直肠损伤;失血性休克等。

(李中实)

思考题

1. 脊柱骨折分类方法有哪些? 各有什么特点?

2. 简述脊髓损伤的临床表现和并发症。

3. 骨盆骨折合并颅脑及胸部挫伤血压逐渐下降致休克患者如何诊治?

参考文献

[1] 贺西京.胸腰椎骨折分型与临床治疗方法探讨.中国骨伤, 2012, 28 (12): 971-974.

[2] 曾至立,程黎明.胸腰椎损伤分类评分系统及其评价.中华外科杂志, 2010, 48 (12): 946-948.

[3] 陈孝平.外科学.9版.北京:人民卫生出版社, 2018.

[4] 李建军,王方永,译.脊髓损伤神经学分类国际标准(2011年修订).中国康复理论与实践, 2011, 17 (2): 963-973.

[5] 周天键,李建军.脊髓损伤现代康复与治疗.北京:人民卫生出版社, 2006.

[6] 周天健,李也白,李建军.脊髓诊断学,北京.世界图书出版公司, 2010.

第十三章

关 节 脱 位

关节脱位(dislocation of joint)是指关节稳定结构受损伤,使关节面失去正常的对合关系。由暴力所致的关节脱位为创伤性脱位,由疾病所致的称为病理性脱位。创伤性关节脱位除骨端对合失常外还常有相应的骨端骨折、软组织损伤及关节腔病理改变,还可并发神经血管损伤。

关节脱位的分类,按脱位方向:依关节远侧骨端的移位方向分为前脱位、后脱位等;按脱位发生的时间和次数:脱位未超过2周为新鲜性脱位,超过2周为陈旧性脱位,同一关节脱位2次以上为复发性脱位(recurrent dislocation);按关节腔与外界沟通与否:开放性脱位和闭合性脱位;按脱位程度:半脱位和全脱位。

创伤性关节脱位的治疗原则为早期复位、妥善固定及适当的功能锻炼。

第一节　肩锁关节脱位

一、病因及分型

肩锁关节的损伤通常是由直接暴力由上部向下冲击肩峰而发生脱位,或间接暴力过度牵引肩关节向下而引起脱位,或上肢贴于胸壁跌倒,肩端或前面或后面撞击地面。锁骨紧压在第1肋骨上,肋骨阻止了锁骨的进一步下移,其结果是:如果锁骨未骨折,则肩锁韧带、喙锁韧带断裂。此部位其他结构的损伤包括:三角肌和斜方肌锁骨附着点的撕裂,肩峰、锁骨、喙突的骨折,肩锁关节的损伤。

锁骨的任何向上或向后的移位程度都取决于肩锁韧带、喙锁韧带、肩锁关节关节囊以及斜方肌、三角肌损伤的严重程度。如果肩锁韧带、关节囊以及这些肌肉断裂,锁骨将向上方移位0.5~1cm,同时还会出现明显的前后方向不稳定;如果除这些结构以外,喙锁韧带也断裂,锁骨将向上方移位1.5~2.5cm。三角肌和斜方肌的撕裂或撕脱常伴有肩锁韧带和/或喙锁韧带的撕裂。

肩锁关节脱位Rockwood分型(图13-1):

Ⅰ型:肩锁韧带扭伤或部分撕裂,但仍保持完整,喙锁韧带完整,肩锁关节稳定。X线片正常。MR检查可以发现肩锁韧带损伤的征象。

Ⅱ型:肩锁韧带断裂,喙锁韧带扭伤。锁骨肩峰端在水平面上不稳定。X线片可见肩锁关节破坏,轻度增宽,并有纵向分离和喙锁间隙轻度增大。

Ⅲ型:肩锁韧带和喙锁韧带均断裂,三角肌和斜方肌附着点撕裂。锁骨肩峰端在水平面和垂直面上均不稳定。X线片可见锁骨远端移位明显,喙锁间隙增大25%~100%。

Ⅳ型:肩锁韧带和喙锁韧带均断裂,三角肌-斜方肌筋膜破裂。锁骨后移进入或穿透斜方肌,移位固定时,肩关节后方皮肤张力过大。X线片可见喙锁间隙增大,腋位X线片显示锁骨远端后移。部分病例为锁骨双极脱位,即肩锁关节后脱位和胸锁关节前脱位。此时应注意胸锁关节有无损伤。

Ⅴ型:肩锁韧带和喙锁韧带均断裂,三角肌-斜方肌筋膜破裂。锁骨远端在水平面和垂直面上均不稳定,但锁骨远端移位更加严重。X线片可见喙锁间隙增大100%~300%。

Ⅵ型:肩锁韧带和喙锁韧带均断裂(喙锁韧带在肩峰下脱位时可以保持完整)。锁骨远端移位到喙突或肩峰下。锁骨远端下脱位极少见,考虑与严重创伤后上肢极度外展、外旋和肩胛骨的收缩有关,此时可伴臂丛神经或血管损伤。X线片提示锁骨远端位于肩峰或喙突下,喙锁间隙小于正常侧。

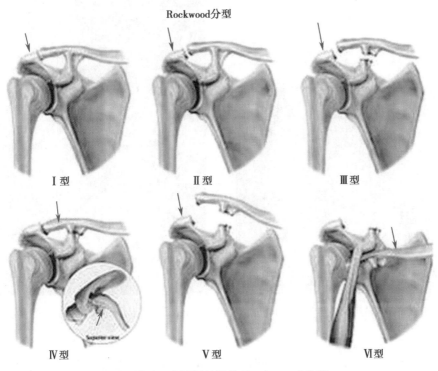

图 13-1　肩锁关节脱位 Rockwood 分型

二、临床表现

除了查体发现(如疼痛、肿胀及肩锁关节不稳定伴锁骨远端移位外),X线片可以帮助评估损伤的程度。如果肩锁韧带断裂而喙锁韧带仍保持完好,通常表现为前后方向(水平面)的不稳定(图13-2)。通过在患者双腕部悬挂4.5~6.8kg的重物可以观察到肩锁关节更进一步的不稳定。如果可能,重物应系在患者腕部而避免让患者握住它们,这样可使得上肢肌肉能够完全放松。患者直立,摄双侧肩锁关节的前后位片,然后进行两侧比较。在明显的半脱位状态下,锁骨的远端向上移位或者肩峰向下移位超过锁骨厚度的一半;在脱位状态下,锁骨远端移位的距离等于或大于锁骨的厚度(图13-3)。

三、治疗

Ⅰ型损伤采用非手术方法可获得满意的效果,这些治疗通常包括患肢吊带制动、局部冰敷、止痛药物对症治疗、早期功能锻炼。对于Ⅱ型损伤的治疗,除非观察到关节明显不稳定,治疗方法与Ⅰ型相似。如果锁骨远端移位的距离没有超过锁骨厚度的一半,应用绑扎、夹板或吊带制动2~3周,治疗通常是可以成功的,但是必须在6周以后才能恢复举重物或参加接触性运动。近年来对Ⅲ型损伤治疗的争议开始减少。肩锁关节脱位经非手术治疗后等动力试验显示,患侧的肌力和耐力可以达到健侧水平。优势侧的损伤导致的力量与耐力的丧失通常没有统计学意义,这对运动员可能非常重要。大多数患者在日常生活中没有困难,但运动员偶尔会在接触性和投掷运动中有疼痛感。对这些患者切除锁骨外侧末端的治疗可以有效地缓解疼痛。通常在初期采用非手术方法治疗Ⅲ型肩锁关节脱位，如果需要晚期再进行重建。对于Ⅳ、Ⅴ、Ⅵ型损伤，肩锁关节移位太大而非手术治疗不能被接受，因此应行手术复位和内固定。

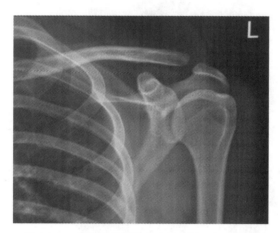

图 13-2　肩锁关节脱位在肩关节前后位的征象

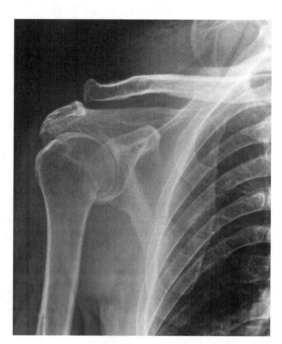

图 13-3　因感肩痛，抬举受阻而就诊，见锁骨远端隆起，压痛

保守疗法失败主要是由关节软骨盘、破损的关节囊韧带以及关节软骨碎片嵌入到肩峰和锁骨之间造成的。绑扎、支架或夹板等非手术疗法的缺点包括：①皮肤压迫和溃疡；②畸形复发；③必须佩戴支架或吊带 8 周；④患者的合作性较差；⑤妨碍日常活动；⑥肩部、肘部活动的丧失（老年患者）；⑦软组织钙化；⑧晚期肩锁关节炎；⑨晚期肌肉萎缩、无力和疲劳。当然，能够避免手术是闭合复位的主要优点，如果复位成功，闭合方法通常可以获得一个稳定并且功能满意的肩关节。但是，为了防止可能的并发症必须定期密切观察，患者的完全合作是关键。

与手术治疗有关的难点和问题包括：①感染；②麻醉风险；③血肿形成；④瘢痕形成；⑤畸形复发；⑥金属内固定物断裂、移位和松动；⑦缝合线的断裂和松动；⑧锁骨远端的侵蚀或骨折；⑨术后疼痛和活动受限；⑩需要二次手术以去除内固定物；⑪ 晚期肩锁关节炎；⑫ 软组织钙化（通常不严重）。但是手术治疗可以观察到关节的损伤情况，并能去除所有骨折碎片及其他阻碍复位的因素。手术治疗还可以获得解剖复位和牢固的固定，与闭合复位相比可以更早地恢复肩部运动。

肩锁关节脱位的手术治疗有许多不同的方法，可以分为 5 个主要类型：①肩锁关节复位和固定；②肩锁关节复位、喙锁韧带修复和喙锁关节固定；③前两种类型的联合应用；④锁骨远端切除；⑤肌肉转移。

用不可吸收的粗线缝合固定肩锁关节，并把喙肩韧带转移至锁骨远端。早期修复和晚期重建统计学上差异显著。肩锁上韧带可被直接修复，或通过喙肩韧带或游离腱移植来重建。如果喙锁韧带没有过度磨损，可直接修复，也可使用阔筋膜、游离肌腱移植、喙肩韧带和转移二头肌长头肌肌腱进行重建。

锁骨远端切除术可用来治疗急性和陈旧性肩锁关节脱位。如果喙锁韧带断裂，则必须进行修复或重建，需行内固定，可以经过肩锁关节缺损的部位或在喙突和锁骨间进行固定。转移喙肩韧带至锁骨以使锁骨远端维持在原位的方法，此方法可以与锁骨远端切除术联合应用。

任何治疗肩锁关节脱位的手术方法应满足以下 3 个要求：①肩锁关节必须暴露和清创；②喙锁韧带和肩锁韧带必须修复；③肩锁关节必须获得稳定的复位。如果手术治疗能够满足以上目标，不管通过何种方法固定，都能取得满意的结果。

肩锁关节脱位在临床上比较常见，其主要原因就是喙锁韧带的断裂从而导致锁骨的移位。治疗肩锁关节脱位应遵循以下原则：①短时期有效内固定，保障修复后韧带的完全愈合；②恢复肩锁关节水平方向和垂直方向上的稳定性；③固定后要符合肩锁关节的微动生理。基于对上述观点的理解，采用肩锁关节克氏针短期固定，切断喙肩韧带来修复加强肩锁韧带；取以喙突部为蒂的肱二头肌短头及喙肱肌联合腱肌筋膜来修复加强喙锁韧带。通过短期静力复位固定与最终动力重建有效统一，真正恢复肩锁关节的解剖力学，充分保障肩锁关节水平方向和垂直方向上的稳定性。

对陈旧性肩锁关节脱位的治疗方法较多，但保持满意复位的手术方法必须满足以下条件：①清除肩锁关节内的瘢痕组织及软骨碎片，达到有效复位；②重建肩锁关节的纵向与水平稳定；③施行可靠的固定直至修复的韧带牢固愈合。

注：Rockwood 于 1984 年改进了 Tossy 的三分法，把肩锁关节脱位分为六型，用以指导肩锁关节脱位的临床诊疗。Ⅰ型：肩锁韧带扭伤或部分撕裂，但功能存在，喙锁韧带完整。Ⅱ型：肩锁韧带完全撕裂，喙锁韧带扭伤或部分撕裂。Ⅲ型：肩锁和喙锁韧带均断裂，三角肌和斜方肌附着点从锁骨外端撕裂。Ⅳ型：肩锁和喙锁韧带均断裂，和Ⅲ型一样三角肌和斜方肌附着点从锁骨外端撕裂。此外，锁骨外端向后移位进入或穿过斜方肌。Ⅴ型：肩锁和喙锁韧带均断裂，三角肌与斜方肌在锁骨远端上的附着部均从锁骨外侧半上完全分离，锁骨外端向上严重移位位于皮下。Ⅵ型：极度外展和外旋时导致的罕见损伤，锁骨远端移位到肩峰下方或喙突下方。肩锁韧带断裂位于肩峰下端时，喙锁韧带完整；而在喙突下端时，喙锁韧带则断裂，而三角肌与斜方肌附着部也有不同程度的损伤。

思考题

1. 肩锁关节的稳定性主要依靠哪些解剖结构？
2. Rockwood 分型的依据是什么？该分型如何指导治疗？

第二节　肩关节脱位

肩关节脱位（dislocation of shoulder joint）好发于男性、青壮年，在全身关节脱位中发病率最高，约占 50%，这与肩关节的解剖和生理特点有关。根据脱位方向不同可分为前脱位、后脱位、上脱位和下脱位，以前脱位最多见。

一、解剖概要

本节阐述的肩关节脱位是指盂肱关节前脱位（dislocation of glenohumeral joint）。盂肱关节由肱骨头和肩胛盂构成，是典型的球窝关节。肩胛盂关节面小而浅，面积仅占肱骨头面积的 1/3~1/4。关节囊和韧带松弛薄弱，故肩关节是人体运动范围最大、最灵活的关节，但缺乏稳定性。盂肱关节面朝向前下外,在肩关节的上、后和前方分别有冈上肌、冈下肌与小圆肌、肩胛下肌的肌腱共同构成一环形的腱板,称为肩袖,以增加关节的稳定性。而关节囊的前下侧相对薄弱,故盂肱关节前脱位最为常见,占95%以上。因此,本节仅介绍肩关节前脱位。

二、病因、病理与分类

肩关节前脱位(anterior dislocation of shoulder joint)常由于间接暴力所致,包括传导暴力和杠杆暴力。前者是指患者向前外侧倾斜摔倒时手掌或肘着地,肱骨干外展,肱骨头突向前下方关节囊,外力沿肱骨向上传至肱骨头,若外力足够大,肱骨头可突破前方关节囊,发生常见的喙突下脱位;如果暴力继续作用,肱骨头可被推至锁骨下,成为锁骨下脱位;极个别患者肱骨头可冲进胸腔,称为胸内脱位。后者是指当肩关节过度外展、外旋和后伸时,肱骨颈或肱骨大结节以肩峰作为支点,使肱骨头移向盂下滑脱,发生肩胛盂下脱位,若继续滑至肩胛前部则形成喙突下脱位。

肩关节前脱位的病理变化主要为前关节囊的破裂损伤和肱骨头的移位。肩关节脱位还常合并肱骨大结节撕脱骨折和肩袖损伤,后者以冈上肌腱撕裂最常见,如果撕裂向前、后方延伸,累及其他肌腱,将严重影响肩关节的稳定性,甚至造成复发性脱位。此外,如造成肩关节盂唇前下方的盂肱韧带复合体附着处的撕脱性损伤,称 Bankart 损伤。肱骨头后上骨软骨的压缩性骨折称 Hill-Sachs 损伤。

前脱位根据脱位的方向分为盂下脱位、喙突下脱位、锁骨下脱位及胸内脱位(图 13-4),其中喙突下脱位最常见,而胸内脱位极少见。根据发病的原因和发生的机制不同分为外伤脱位、病理性脱位和复发性脱位。根据脱位延续的时间分为新鲜脱位和陈旧脱位(超过 2 周)。

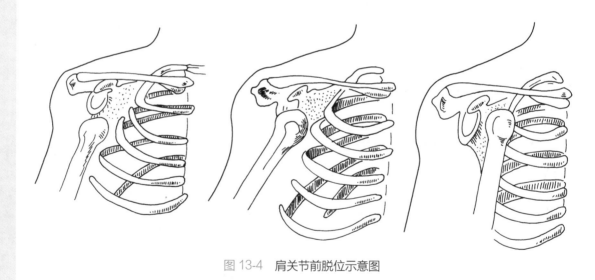

图 13-4 肩关节前脱位示意图

三、临床表现与诊断

1. **一般表现** 肩关节前脱位均有明显的上肢外展外旋或后伸着地外伤史,主要表现为肩关节疼痛,周围软组织肿胀,关节功能障碍,健侧手扶持患肢前臂,头向患侧倾斜的姿势等。

2. **局部特异体征** ①"方肩"畸形:因肱骨头向前方脱位,故从前方观察,患者肩部失去正常饱满圆钝的外形,肩峰特别突出,肩峰到肱骨外上髁的距离多增加,呈"方肩"畸形;②关节窝空虚:除"方肩"畸形外,触诊发现肩峰下空虚,可在腋窝、喙突或锁骨下触到脱位的肱骨头;③弹性固定:上臂保持固定在外展内旋及轻度前屈位,使肩关节丧失各种活动功能;④ Dugas 征阳性:患肢肘部贴近胸壁,患手不能触及对侧肩部,或患手搭到对侧肩部,而患肘不能贴近胸壁。

3. **影像学检查**　X线检查可以确诊肩关节脱位,同时了解脱位的类型,明确是否合并骨折以及检查复位后情况。CT检查常能清楚显示盂肱关节脱位的方向,盂缘及骨软骨损伤。必要时行MRI检查,可进一步了解关节囊、韧带及肩袖损伤。

四、治疗

包括复位、固定和康复锻炼。

1. **复位**

(1)手法复位:无论脱位属于何种类型,均应首先进行手法复位、外固定。新鲜脱位由于损伤时间短,组织出血少,肿胀轻,手法复位容易且有效,应尽早进行。当感到肱骨头滑动和弹响,表明复位成功,查体可见关节盂空虚和方肩畸形的消失,Dugas征阴性,然后复查X线片。常用的手法复位方法有:

1)Hippocrates法(手牵足蹬法):患者仰卧位,医生站于患侧,足蹬于患侧腋窝(左侧脱位用左脚,右侧脱位用右脚),双手握住患肢腕部,上肢略外展,沿畸形方向缓慢持续牵引,逐渐增加牵引力量,先外展外旋上臂,再以足为杠杆支点,内收内旋上臂(图13-5)。

2)Kocher复位法(牵引回旋法):患者坐位,医生站于患侧,将患者患肢屈肘90°,沿肱骨长轴持续牵引的同时外展,外旋,然后内收上臂,使其肘关节贴于胸前,再以肱骨干顶于前胸壁作为支点,内旋患肢(图13-6)。

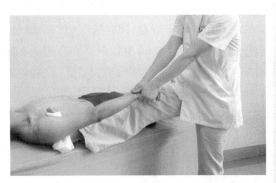

图 13-5　Hippocrates 法(手牵足蹬法)

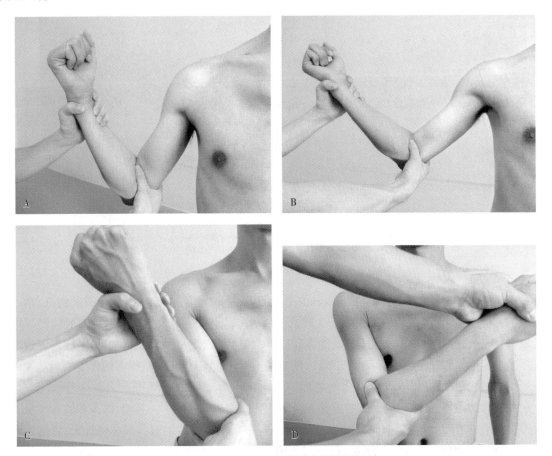

图 13-6　Kocher 复位法(牵引回旋法)

3）Stimson法：患者俯卧于复位床上，患肢自然下垂于床旁，手腕处悬挂2.3~4.5kg（5~10磅）的重物，自然牵拉10~15min，肱骨头可自然复位。

（2）切开复位：如麻醉充分，手法复位正确而仍不能完成复位者，可采用切开复位。手术尽量行有限切开，减少对肩袖的损伤并注意保留与肱骨头相连的肌腱和软组织，以防引起肱骨头缺血性坏死。切开复位指征：①闭合复位不成功：如伴有肱骨大结节骨折，肱二头肌长头腱向外后移位或肌肉、骨膜等软组织嵌入关节影响复位；②怀疑有血管、神经、肌腱断裂，需要探查修复的患者；③合并肩部（肩胛盂）骨折移位，盂唇撕脱范围较大或严重的肩袖损伤影响复位或复位后关节不稳定的患者；④合并肱骨大结节骨折，复位后大结节骨折片未能复位；⑤陈旧性脱位伴有骨折、或手法复位失败、或脱位超过2个月以上者；⑥合并肱骨外科颈骨折，手法复位效果不佳者。

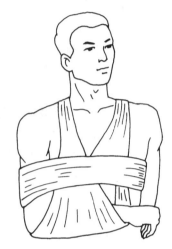

2. **固定**　良好的固定和制动对于损伤的关节囊、韧带、肌腱、骨与软骨的修复具有重要的作用。具体方法为：患肢屈肘90°，三角巾悬吊于胸前，同时腋窝垫一个棉垫，用绷带将上肢与胸壁固定（图13-7）。40岁以下患者宜制动3周；超过40岁制动时间可相应缩短，早期实行功能锻炼，以避免肩关节僵硬。如合并大结节撕脱骨折可酌情延长1~2周。

3. **康复锻炼**　固定期间须进行腕部和手部的活动。解除制动以后应循序渐进地行肩关节的主动功能锻炼。尤其老年患者固定时间短，活动时要避免再次损伤尚未完全修复的软组织从而加重肩关节的活动障碍。

图 13-7　肩关节脱位三角巾悬吊固定

思考题

1. 盂肱关节前脱位复位时需要先在牵引状态下外展外旋，为什么？
2. 什么是 Bankart 损伤与 Hill-Sachs 损伤？临床意义是什么？

第三节　肘关节脱位

在全身四大关节中，肘关节脱位（dislocation of elbow joint）的发生率比盂肱关节脱位低，约占脱位总发病率的1/5。肘关节脱位常发生于年轻人，发病高峰期为5~25岁。新鲜肘关节脱位经早期正确诊断和及时处理后，一般不遗留明显功能障碍。但若早期未能得到及时正确的处理，则可导致晚期出现严重功能障碍，此时无论何种治疗都难以恢复其正常功能，而仅仅是获得不同程度的功能改善而已。所以，肘关节脱位强调早期诊断、及时处理。

肘关节的结构特点为：构成关节的肱骨下端扁平且前倾30°，有两个关节面，滑车和肱骨小头。滑车关节面的上方有三个凹陷，前侧有冠状突窝和桡骨头窝，屈肘时容纳冠状突和桡骨头；后侧为鹰嘴突窝，伸肘时容纳鹰嘴，它比冠状突窝深，使完全伸肘成为可能并可轻度过伸。后面的鹰嘴窝与前面的冠状窝之间骨质薄弱,受外力时容易发生骨折。关节腔隙狭小,因而,各种挫伤、内出血以及波及关节面的骨折等,必须实行早期活动,防止关节强直。关节囊前后比较薄弱,有利于屈伸活动,在人跌倒手着地时,间接暴力可使关节后脱位。尺骨近端包括鹰嘴突、冠状突及二者组成的半月切迹。肘关节有三个明显的骨性标志,它们是尺骨的鹰嘴,肱骨的内侧髁和外侧髁。在屈肘 90° 时,鹰嘴尖、内、外上髁三点连线呈一底朝上的等腰三角形,称肘后三角(Huter 三角),伸肘时三点呈一直线,肘关节脱位时此关系发生改变。

多数脱位为累及尺桡骨的后脱位,而其他类型的脱位如内侧脱位、外侧脱位、前脱位及爆裂型脱位(图 13-8),在临床上均少见,治疗也与后脱位有所不同。

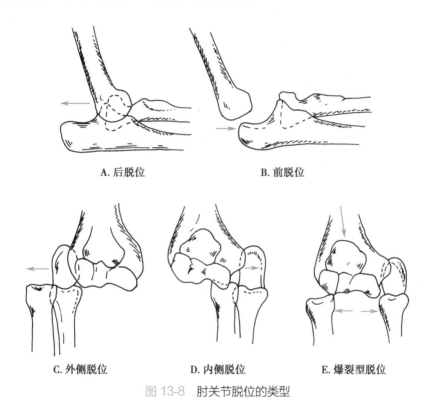

A. 后脱位　　　　　B. 前脱位

C. 外侧脱位　　　　D. 内侧脱位　　　　E. 爆裂型脱位

图 13-8　肘关节脱位的类型

肘关节后脱位

【病因和病理】

肘关节后脱位(posterior dislocation of elbow joint)多为间接暴力所致。前臂旋后位手掌撑地摔倒时,由于肱骨滑车横轴线向外倾斜,使所传达暴力达到肘部时转成肘外翻及前臂旋后过伸的应力,尺骨鹰嘴突在鹰嘴窝内作支点产生杠杆作用,导致尺桡骨近端同时被推向后外侧,产生后脱位。肘前关节囊及肱前肌撕裂,后关节囊及内侧副韧带损伤,可合并肱骨内上髁骨折、正中神经及尺神经损伤。晚期可发生骨化性肌炎。

【临床表现与诊断】

伤后局部疼痛、肿胀和功能受限。肘部明显畸形,肘窝部饱满,肘后突,肘后部空虚和凹陷,肘后侧可触及鹰嘴的半月切迹,前臂短缩,肘后三角相互关系改变,鹰嘴突高于内外髁,肘前皮下可触及肱骨下端,肘关节弹性固定于 120°~140°,只有微小的被动活动,肘后骨性标志关系改变。X 线检查是必要的,肘关节正侧位片可用以证实脱位及发现合并骨折。

【治疗】

1. **闭合复位**　诊断明确并对神经血管系统进行仔细评价后,应及时行闭合复位。一般均能通过闭合方法完成复位。如受伤时间不长,可不用麻醉,如需要关节腔内注射局麻药,应注意无菌操作,避免感染。助手配合沿畸形关节方向对前臂和上臂作牵引和反牵引,术者从肘后用双手握住肘关节,以指推压尺骨鹰嘴向前下,同时矫正侧方移位,助手在复位过程中维持牵引并逐渐屈肘,出现弹跳感表示复位成功。此时,关节可恢复无阻力被动伸屈活动。用长臂石膏夹板固定肘关节于功能位,2~3 周后去除固定。要求主动渐进活动关节,避免超限和暴力牵拉关节。长期制动会引起活动度的进行性丧失而并不能增加稳定性。

2. 切开复位　急性脱位很少需要切开复位,若内上髁骨折块嵌顿在关节间隙内、或并有神经血管损伤的新鲜脱位,闭合复位不成功可行切开复位。一般不需要行韧带修补。术后用石膏托将肘关节固定于屈曲 90° 位。3~4 周后去除外固定,逐渐练习肘关节活动。

未获得复位的肘关节后脱位

未获得复位的肘关节后脱位是指新鲜脱位未经及时治疗而延误 3 周以上,又称陈旧性脱位、漏诊的脱位等。

【病理改变】

关节脱位后,关节软骨即失去关节液的营养而逐渐退变及剥脱。在脱位的间隙内渐渐充满肉芽及瘢痕组织,关节囊及侧副韧带与周围组织粘连。

【治疗】

尽量争取恢复比较满意的关节功能,将肘关节由非功能位改变到功能位,增加活动范围,稳定关节,创造有利于肌力发挥的条件。

1. 闭合复位　伤后 3 周左右,软组织挛缩不甚严重,关节周围及其间隙内尚未充满肉芽及瘢痕,此时可试行闭合复位。

2. 切开复位　要获得关节的复位,必须对关节周围的软组织进行松解,但一旦完成了广泛的松解剥离,又将发生不稳定,容易再发生向后脱位,需进行临时固定。另外,在仍保持脱位的患者,肱三头肌腱发生了功能性挛缩,使得复位和复位后的屈肘变得困难。术后可用铰链式外固定架来维持复位,8 周后去除,优点是在维持复位的同时可进行肘关节主动或被动功能练习。

3. 关节切除或成形术　脱位时间长,关节僵直在非功能位并且有明显临床症状,此时关节软骨已发生变性及剥脱,不可能再行切开复位。而患者又要求有活动的肘关节,此时可行关节切除或关节成形术。术后活动范围可能有明显改善,但稳定性较差。

肘关节前脱位

非常少见。常因跌伤后处于屈肘位,暴力直接作用于前臂后方所致;或跌倒后手掌撑地,前臂固定,身体沿上肢纵轴旋转,首先产生肘侧方脱位,外力继续作用则可导致尺桡骨完全移位至肘前方。由于引起脱位的暴力较强烈,故软组织损伤较重,关节囊及侧副韧带多完全损伤,合并神经血管损伤的机会也增多,肘部后方受到打击,常合并鹰嘴骨折。

【临床表现】

可合并肱动脉损伤,应仔细评估血管神经功能。复位前,肢体短缩,前臂固定在旋后位,肱骨远端明显向后突出,肱二头肌腱将皮肤向前顶起绷紧。

【治疗】

基本的复位手法是反受伤机制,对前臂轻柔牵引以放松肌肉挛缩,然后对前臂施加向后、向下的压力,并同时轻柔地向前挤压肱骨远端,即可完成复位。复位后亦应仔细检查神经血管功能。肱三头肌止点可发生撕脱或剥离,应注意检查主动伸肘功能。复位后应屈肘稍小于 90° 固定,根据局部肿胀和三头肌是否受损决定。若合并鹰嘴骨折,则需要切开复位内固定。

肘关节侧方脱位

肘关节侧方脱位分为内侧和外侧脱位两种。外侧脱位是肘外翻应力所致,内侧脱位则为肘内翻应力所致。此时,与脱位方向相对的关节囊及侧副韧带严重损伤,而脱位侧的损伤反而较轻。肘关节增宽,上臂和前臂长度相对正常。在正位 X 线片上,单纯肘外侧脱位可表现为尺骨的半月切迹与小头-滑车沟相关节,允许有一定范围的屈肘伸活动,非常容易造成误诊,特别是肘部肿胀明显时。

复位方法:在上臂采取对抗牵引,轻度伸肘位牵引前臂远端,然后对肘内侧或肘外侧直接施压,注意不要使侧方脱位转化为后脱位,否则会进一步加重软组织损伤。肘内侧脱位常常是一个半脱位,而不是完全脱位,合并的软组织损伤不如肘外侧脱位广泛、严重。

肘关节爆裂型脱位

临床上非常罕见。其特点是尺桡骨呈直向分开,肱骨下端位于尺桡骨之间,并有广泛的软组织损伤。除有关节囊及侧副韧带撕裂外,前臂骨间膜及环状韧带也完全撕裂。分为两种类型:前后型和内外型。

（一）前后型——比内外型为多

尺骨及冠状突向后脱位并停留在鹰嘴窝中,桡骨头向前脱位进入冠状突窝内。此脱位是在 MCL 发生撕裂后,前臂强力旋前所造成的,即前臂在外力作用下被动旋前和伸直,再加上施加在肱骨远端向下的应力,将尺桡骨分开,环状韧带、侧副韧带以及骨间膜都发生了撕裂。手法复位和肘后脱位复位类似,应首先对尺骨进行复位,然后对桡骨头直接挤压以完成复位。复位后应固定于屈肘、前臂旋后位,但外固定不应太紧,以免发生并发症。

（二）内外型——属罕见病例

肱骨远端像楔子一样插入外侧的桡骨和内侧的尺骨之间。多为沿前臂传到的外力所致,环状韧带及骨间膜撕裂后,尺桡骨分别移向内侧及外侧,而肱骨下端则处在两者之间。容易诊断,肘部明显增宽,很容易在肘后方触及滑车关节面。复位手法应以伸肘位牵引为主,同时对尺桡骨施加合拢之力即可获得复位。

单纯尺骨脱位

在前、后直向上均可发生单纯尺骨脱位。首先,桡骨头作为枢轴,MCL 发生断裂,而 AL 及 LCL 保持完整。损伤机制中还需有肱骨及前臂的成角和轴向分离。正常情况下,尺骨近端在前臂旋后位稳定,只有前臂远端与桡骨之间发生旋转,而在此种损伤中,尺骨近端的固定作用丧失,允许整个前臂、包括尺骨近端与桡骨一起发生旋转。在前臂内收和旋后时,冠状突可发生移位至滑车后方。此时患肘保持在被动伸直位,前臂正常提携角消失,甚至可变为肘内翻。在伸肘和前臂旋后位进行牵引可获得复位,对前臂施加外翻应力有助于完成复位。单纯尺骨前脱位更为少见,此种损伤中,尺骨向前旋转,前臂外展,桡骨仍作为一个固定的枢轴,鹰嘴被带向前方,并且与冠状突窝发生锁定。此时患肘保持在屈曲位,提携角增加。在前臂内收和旋后位,直接向后挤压尺骨近端可复位。

单纯桡骨头脱位

临床上非常罕见。若桡骨头向前脱位,应首先怀疑是否是 Monteggia 骨折脱位损伤的一部分;向后脱位,则更像是肘关节后外侧旋转不稳定。推测前臂强力旋前和撞击极可能是创伤性单纯桡骨头后脱位的受伤机制。急性损伤采取闭合复位一般能获得成功。闭合复位失败者,可能有环状韧带等软组织嵌夹在肱桡关节间隙,需手术切开复位,应尽可能早期诊断、早期复位,避免切除桡骨头,以利于后期功能康复。应注意除外 Monteggia 骨折脱位和先天性桡骨头脱位才能诊断创伤性单纯桡骨头脱位。

附:桡骨头半脱位

桡骨头半脱位(subluxation of head of radius)多发生于 4 岁以下的幼儿,以 2~3 岁最常见,超过 7 岁极少发生此病。是小儿多见的日常损伤,俗称牵拉肘,多由手腕和前臂被拉所致,偶有幼儿为翻身时上臂压在躯干下面致伤。

【解剖概要】

桡骨头呈椭圆形,最近端为浅凹状关节面,与肱骨小头凸面形成关节,与肱尺关节一起完成屈伸活动。桡骨头的尺侧与尺骨鹰嘴半月切迹形成上尺桡关节,有环状带包绕,与下尺桡关节一同完成前臂旋转活动。桡骨头与颈位于肘关节囊内,没有韧带、肌腱附着,因此稳定性较差。

【损伤机制和病理】

患儿肘关节处于伸直位,前臂旋前时突然受到牵拉致伤。此时,环状韧带(annular ligament)远侧缘桡骨颈附着处的骨膜发生横行断裂。小儿的桡骨头周径比桡骨颈粗 30%~60%,桡骨头横截面并非圆形,而是椭圆形,其矢状面直径大于冠状面,前臂旋前时,桡骨头直径短的部分冠状位转为矢状位,容易从环状韧带撕裂处脱出,使环状韧带嵌于肱桡关节间隙内。一般环状韧带滑脱不超过桡骨头周径的一半,所以屈肘和前臂后旋容易复位。5 岁以后环状韧带增厚,附着力渐强,不易发生半脱位。绝大多数情况下,桡骨头为向桡侧半脱位,完全脱位的很少发生,向前方的脱位更是少见。

【临床表现与诊断】

患儿被牵拉受伤后,因疼痛而哭闹,并且不让触动患处,不肯使用患肢,特别是举起前臂。检查发现前臂多呈旋前位,半屈;桡骨头处可有压痛,但无肿胀和畸形;肘关节活动受限,如能合作,可发现旋后受限明显。X 线检查无阳性发现。诊断主要依靠牵拉病史、症状和体征。无牵拉病史的其他损伤,一般不考虑桡骨头半脱位。

【治疗】

诊断明确后,应特别注意闭合复位的方法。根据损伤机制,仅仅需要改变关节内压力及旋转前臂使环状韧带解除卡压即可。正确的复位方法是不需要牵引的,而且牵引反而使整复无法成功。

(一) 复位

闭合复位多能成功。方法是一手握住患儿的前臂和腕部,另一手握住肘关节,拇指压住桡骨头,使前臂旋后多能获得复位。复位成功时常能感到弹响,而且疼痛即刻消除,患儿能停止哭闹,并可抬起前臂用手持物。有时桡骨头半脱位时间长,复位后症状不能立刻消除,需观察一段时间后才能明确复位是否成功。如果一次复位未获成功,可采用上述步骤重复操作,并注意拇指按压桡骨头。

(二) 固定

无论初次受伤还是复发性半脱位,复位后无须石膏外固定,颈腕吊带制动至疼痛消失即可去除外固定从而开始活动。对于经常复发的习惯性半脱位,家长们应注意,防止牵拉患肢,用上肢石膏托固定肘关节 90° 位,前臂稳定 7~10d。

第四节　髋关节脱位

作为一种典型的杵臼关节,髋关节是由髋臼与股骨头两者紧密匹配而构成的,髋臼横韧带横架于髋臼切迹之上,二者围成一孔,其中有神经、血管等通过。髋关节关节囊厚而坚韧,上端附于髋臼的周缘和髋臼横韧带上,下端止于转子间线与转子间嵴的内侧。同时髋关节周围又有坚强的肌群支持,故而需要有强大的暴力才会引起髋关节脱位(dislocation ofthehip joint)。

分类:按股骨头与髋臼脱位后的位置可分为前、后和中心脱位,其中以后脱位最为常见。

髋关节后脱位

作为最常见的脱位方式,髋关节后脱位占全部髋关节脱位的85%~90%。

【受伤机制】

大多数该类脱位发生于交通事故。事故发生时,患者的体位处于屈膝屈髋位,而股骨则有轻度的内旋,当膝部受到股骨长轴方向的暴力时,股骨头即从髋关节囊的后下部薄弱区脱出,造成髋关节后脱位,常合并髋臼后壁及股骨头骨折。

【分型】

Thompson 和 Epstein 将髋关节后脱位分为 5 种类型:

Ⅰ.髋臼后脱位伴或不伴有轻微的骨折

Ⅱ.髋臼后脱位伴有髋臼后缘的 1 个大块骨折

Ⅲ.髋臼后脱位伴有髋臼后缘粉碎性骨折,有或没有 1 个大的骨折块

Ⅳ.髋臼后脱位伴有髋臼底部骨折

Ⅴ.髋臼后脱位伴有股骨头骨折

在这里要强调的是 Ⅴ 型骨折,即髋关节后脱位伴有股骨头骨折,临床工作中将这种骨折称为 Pipkin 骨折,此时对患者骨折类型的评估需要用到另外一种骨折分型,即股骨头骨折的 Pipkin 分型。该分型将股骨头骨折分成 4 型:

Ⅰ.髋臼后脱位合并股骨头中央凹尾端的骨折

Ⅱ.髋臼后脱位合并股骨头中央凹头端的骨折

Ⅲ.上述 Ⅰ 型或 Ⅱ 型脱位同时合并股骨颈骨折

Ⅳ.上述 Ⅰ~Ⅲ 型后脱位的任何一种情况合并髋臼骨折

【临床表现与诊断】

1. 通常有明确的高能量外伤史。例如车祸或高处坠落。

2. 髋关节活动明显受限甚至不能活动,局部疼痛明显。

3. 患肢缩短,呈屈曲、内收、内旋畸形。

4. 患者臀部可触及脱出的股骨头,患肢大转子上移(图 13-9)。

5. 影像学检查 X 线检查可了解脱位情况以及有无骨折,必须行 CT 检查明确骨折移位情况及髋臼骨折情况。

6. 部分患者合并坐骨神经损伤,但其中大部分为挫伤,8~12 周后症状会自行缓解。但也有一部分病例,脱出的股骨头或骨折块,持续压迫坐骨神经得不到缓解,继而出现不可逆病理变化。

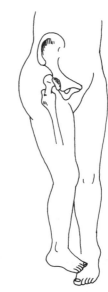

图 13-9　髋关节后脱位典型畸形

【治疗】

无论何种脱位类型,均需要遵循下列一般原则。①远期疗效直接与最初创伤的严重程度相关;②无论是开放复位还是闭合复位,均应在伤后12h内进行;③闭合复位仅可以尝试1次或2次,失败后需尽快切开复位,以防止对股骨头的进一步损伤。

(一) I 型脱位的治疗

1. **复位** 任何脱位在复位时皆需要肌肉松弛,如患者因疼痛肌肉紧张,需要在全身麻醉或椎管内麻醉下进行手法复位。尽早复位意义重大,在临床上提倡尽可能在脱位发生后12h内完成复位,脱位12h后出现股骨头缺血坏死的可能性明显增高,脱位48~72h后再行复位十分困难,且关节功能减退等并发症亦会加重。

常用的闭合复位方法为提拉法(Allis法)。患者仰卧于地上,助手蹲下按住髂嵴固定骨盆。术者面对患者站立,先使髋关节及膝关节各屈曲至90°,术者双手握住患者的腘窝作持续牵引,如患者下肢强壮,术者也可以前臂的上段套住腘窝作牵引,待肌肉松弛后略作外旋,便可以使股骨头还纳(图13-10)。可明显感到弹跳与响声,提示复位成功。复位后髋关节畸形消失,关节活动及双下肢长度恢复。本法简便、安全,临床上最为常用。

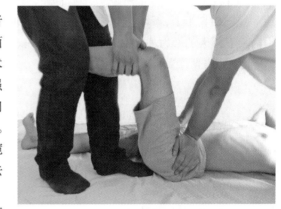

图 13-10   髋关节后脱位 Allis 复位法

2. **固定、功能锻炼** 髋关节复位后需要用绷带将双踝暂时捆在一起,固定患肢,髋关节伸直位下将患者移至床上,患肢作皮肤牵引或穿丁字鞋2~3周,无须作石膏固定。卧床期间作股四头肌收缩动作。2~3周后开始活动髋关节。4周后扶双拐下地活动,活动期间需遵循所有髋关节置换术后注意事项。3个月后可完全负重。

(二) 第 II ~ V 型脱位的治疗

对于复杂性后脱位病例,目前在治疗方面还有争论,但伤后应在12h内尽快复位,否则出现股骨头缺血坏死的可能性会明显增高。考虑到合并有关节内骨折,日后产生创伤性骨关节炎的机会明显增多,因此主张早期按照其他髋臼骨折的检查及治疗原则进行切开复位与内固定。

髋关节前脱位

【受伤机制】

髋关节前脱位较为少见,一般发生在患侧髋关节处于外展外旋。引起髋关节前脱位主要有两种暴力。一是当交通事故发生时,患者髋关节外展,膝关节处于屈曲位,并顶于前排椅背上,急刹车时膝部受力,股骨头即从髋关节囊前方内下部分薄弱区穿破脱出。二是高空坠落伤,股骨外展、外旋下受到直接暴力。

【分类】

Epstein将髋关节前脱位(向上脱位)分为耻骨位和闭孔位(向下脱位)。

1. **耻骨方向脱位(向上)**

(1) 不伴有骨折(单纯脱位)

(2) 伴有股骨头骨折

(3) 伴有髋臼骨折

2. **闭孔方向脱位(向下)**

(1) 不伴有骨折(单纯脱位)

(2) 伴有股骨头骨折

（3）伴有髋臼骨折

前脱位处于耻骨位,急诊时患肢髋关节伸直、外旋;前脱位处于闭孔位,急诊时患肢髋关节伸直、外旋。

【临床表现与诊断】

有高能量外伤史。患肢呈外展、外旋和屈曲畸形,根据典型的畸形表现,不难区分前脱位和后脱位(图 13-11)。腹股沟处可触及股骨头。X 线摄片可以辅助明确诊断。

【治疗】

1. **复位**　在全身麻醉或椎管内麻醉下行手法复位。复位时助手固定骨盆,术者适当用力纵向牵引大腿,用力向外推大腿近端,并将股骨头推向髋臼(图 13-12)。手法复位不成功往往提示髋臼嵌入股直肌、髂腰肌或撕裂的关节囊组织,或股骨头被关节囊呈"扣眼样"卡压。不成功还可以再试一次,二次未成功需考虑采用 Smith-Peterson 入路切开复位。

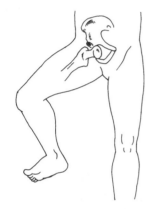

图 13-11　髋关节前脱位典型畸形

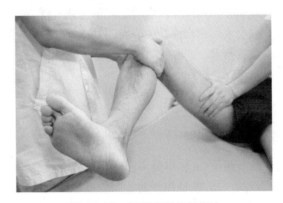

图 13-12　髋关节脱位复位法

2. 闭孔位脱位由于股骨头抵靠在闭孔前外侧缘,极容易产生股骨头上方的压缩性骨折,要通过 CT 仔细评判,目前认为压缩超过 2mm 应手术撬起塌陷部位并植骨。这种髋关节前脱位伴有股骨头骨折的患者,退行性关节炎的发生率极高。

3. **固定和功能锻炼**　均同髋关节后脱位。

髋关节中心脱位

【受伤机制】

严格的学术定义髋关节中心性脱位,指的是任何类型的髋臼骨折后,合并股骨头完全向内脱位进入骨盆的情况。多数是来自侧方的暴力,直接撞击在股骨大粗隆位置,使股骨头水平向内移动,穿过髋臼内侧壁进入盆腔。如果下肢处于内收位,则股骨头向后上方移动,产生髋臼后壁骨折。如下肢处于轻度外展与外旋,则股骨头向上方移动,产生髋臼爆破型粉碎性骨折,此时髋臼的各个位置都有破坏。

【分型】

1. **第 1 型**　单纯髋臼内侧壁骨折(耻骨部分),股骨头脱出于骨盆腔内可轻可重。
2. **第 2 型**　后壁有骨折(坐骨部分),股骨头向后方脱出可有可无。
3. **第 3 型**　髋臼顶部有骨折(髂骨部分)。
4. **第 4 型**　爆破型骨折,髋臼全部受累。

【临床表现与诊断】

1. 存在高能量暴力外伤史。
2. 后腹膜间隙内出血甚多,甚至存在失血性休克。
3. 髋部肿胀、疼痛、活动障碍;大腿上段外侧方往往有大血肿;肢体缩短情况取决于股骨头相对髋白脱出的程度。

　　4. 一部分病例合并有腹部内脏损伤。

　　5. X 线检查可以了解伤情,CT 检查可以对髋臼骨折程度进行诊断。

【治疗】

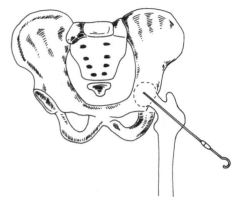

　　由于髋关节中心性脱位多合并低血容量性休克及腹部内脏损伤,必须及时处理。第 1 型中股骨头轻度内移者,可不必复位,短期皮肤牵引即可。股骨头内移较明显的,需用股骨髁上骨牵引,但常难奏效,最好作大转子侧方牵引(图 13-13)。一般牵引 4~6 周,床旁摄片核实复位情况,12 周后方能负重。髋臼骨折复位不良者,股骨头不能复位者;合并有股骨骨折者都需要切开复位,用螺丝钉或特殊钢板作内固定。第 2~3 型脱位,髋臼损毁明显,治疗比较困难。一般主张作切开复位内固定。第 4 型病例,髋臼损毁严重往往会发生创伤性骨关节炎,必要时可施行关节融合术或全髋置换术。

图 13-13　髋关节中心脱位螺钉钻入侧方牵引复位法

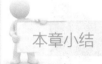

本章小结

　　肩锁关节脱位(或称作分离、损伤)在从事运动和体力工作的人中较为常见。肩锁关节脱位是锁骨与肩胛骨的分离,这种损伤的共同特点是跌倒后肩部最高点着地或肩部最高点的直接撞击。根据 Rockwood 分型可分为 6 型,肩锁关节脱位的治疗措施选择要根据肩锁关节损伤程度的分级而定。Ⅰ型、Ⅱ型和部分Ⅲ型损伤通常采用非手术治疗,大部分患者有一段时间感到不舒服。一旦这种不适感消失后,肩关节功能可完全恢复,虽然有时残留一些美观缺陷。有些Ⅲ度肩锁关节分离患者适合手术治疗,医生和患者应进行讨论商量,如患者的期望以及重返运动项目的可能性。很多医生先保守治疗肩锁关节分离,如果Ⅲ度损伤患者未能很好愈合或问题持续存在,再进行手术重建。

　　肩关节脱位是最常见的关节脱位,其中前脱位占 95% 以上。对于新鲜脱位依据患者的病史、体格检查和影像学检查明确诊断后应进行早期复位,手法复位的方法最常用的是 Hippocrates 法(国内)和 Kocher 法(欧洲)。脱位造成的 Bankart 损伤和 Hill-Sachs 损伤可能是造成复发性脱位的重要原因,也应予以更多的重视。

　　新鲜肘关节脱位经早期正确诊断和及时处理后,一般不遗留明显功能障碍。但若早期未能得到及时正确的处理,则可导致晚期出现严重功能障碍。桡骨头半脱位多发生于 4 岁以下的幼儿,X 线检查无阳性发现。诊断主要依靠牵拉病史、症状和体征。

　　作为相对稳定并且软组织包绕十分丰富坚韧的杵臼关节,髋关节脱位需要有强大的暴力才可导致。髋关节脱位按股骨头与髋臼脱位后的位置可分为前、后和中心脱位。在临床上,不同的受伤机制导致不同类型的脱位,而不同类型的脱位又各自拥有不同的临床表现,如髋关节后脱位:患肢缩短,呈屈曲、内收、内旋畸形,臀部可触及脱出的股骨头,患肢大转子上移等。这就需要医务人员在临床工作中结合患者病史、体征及影像学资料作出诊断,并依照病情判断患者应接受何种治疗方案,如手法复位、牵引复位、切开复位等。

(赵德伟)

思考题

1. 简述下肩锁关节脱位 Rockwood 分型。
2. 肩锁关节脱位的治疗原则是什么?
3. 试述肩关节前脱位的临床表现。
4. 肘关节脱位的治疗原则是什么?
5. 何种受伤机制可导致髋关节后脱位,后脱位分几种类型?
6. 简述股骨头骨折的 Pipkin 分型?
7. 髋关节 I 型后脱位常用的手法复位方式是什么?
8. 试述 3 种髋关节脱位的临床表现,为什么会出现不同?

参考文献

［1］ URIST MR. Complete dislocation of the acromioclavicular joint. J Bone Joint Surg (Am), 1963, 45: 1750-1754.

［2］ DEWAR FP, BARRINGTON TW. The treatment of chronic acromioclavicular dislocation. J Done Joint Surg (Br), 1965, 47: 32.

［3］ ROCKWOOD Jr CA, WILLIAMS G, YOUNG C. Injuries to the aeromioclavicular joint. Philadelphia: Lippicott-Raven, 1996, 1341-1414.

［4］ KARLSSON J, ARNARSON H, SIGURJONSSON K. Acromioclavicular dislocation treated by coracoacromio ligament transfer. Archives of Orthopaedic and Trauma Surgery, 1986, 8-11.

［5］ TOSSY JD, MEAD NC, SIGMOND HM. Acromioclavicular separations: useful and practical classification for treatment. Clinical Orthopaedics & Related Research, 1963,(28): 111-119.

［6］ POST M. Current concepts in the diagnosis and management of acromioclavicular dislocations. Clinical Orthopaedics & Related Research, 1985,(200): 234-247.

［7］ HEINZ WM, MISAMORE GW. Mid-shaft fracture of the clavicle with grade Ⅲ acromioclavicular separation. Journal of Shoulder and Elbow Surgery, 1995,(02): 141-142.

［8］ MATTICK A, WYATT JP. From Hippocrates to the Eskimo--a history of techniques used to reduce anterior dislocation of the shoulder. J R Coll SurgEdinb, 2000, 45 (5): 312-316.

［9］ MEHLHOFF TL, NOBLE PC, BENNETT JB, et al. Simple dislocation of the elbow in the adult. J Bone Joint Surg Am, 1988, 70: 244.

［10］ JOSEFSSON PO, GENTZ CF, JOHNELL O, et al. Surgical versus non-surgical treatment of ligamentous injuries following dislocation of the elbow joint: A prospective randomized study. J Bone Joint Surg Am, 1987, 69: 605.

［11］ RING D, JUPITER JB, SAUNDERS RW, et al. Transolecranon fracture dislocations of the elbow. J Orthop Trauma, 1997, 11: 545.

［12］ 胥少汀, 葛宝丰, 徐印坎, 等. 实用骨科学. 4 版. 北京: 人民军医出版社, 2012.

第十四章
周围神经损伤

　　周围神经损伤在平时和战争时期都较常见,可导致严重的功能障碍,甚至肢体残疾,严重影响患者生活质量。早期处理,多数可获得较好的治疗效果,恢复劳动力,减轻伤残程度。晚期修复神经,也可取得一定疗效。

第一节　概　　述

【病理】

　　周围神经单纯性断裂伤后,其近端和远端的神经纤维将发生 Wallerian 变性,整个远端神经(含终末器官)轴突和髓鞘即发生一系列改变,包括溃变、分解、吸收,近端神经纤维也会发生类似改变,但一般不超过一个郎飞结。神经纤维离断后,其胞体也会发生一定改变,包括细胞肿胀、尼氏体溶解或消失,称之为轴索反应,严重者甚至可以导致细胞死亡。Wallerian 变性过程从伤后数小时即开始,一般持续 8 周左右。

　　一般认为神经细胞损伤后不能再生,而神经纤维在一定条件下可以再生。神经断裂 24h 后,近段神经轴突开始发出神经轴芽向远侧生长,如行修复,以后每天生长 1~2mm,长至末梢器官后,即逐渐恢复功能。如神经断端未修复,或断端之间有不可克服的障碍物,则近端轴突不能长入远侧段,遂与瘢痕组织混杂生长,成为一团,成为假性神经瘤。

　　神经纤维的变性和再生是相互联系而不可分割的两个过程。神经修复后,要经过变性、再生、跨越神经缝合口及终末器官生长成熟等过程,而后逐渐恢复其功能。

【神经损伤的分类】

　　1. Seddon 分类　1943 年英国外科医生 Seddon 根据神经轴突和神经鞘膜的损伤程度,将周围神经损伤分为三类。

　　(1)神经失用(neuropraxia):受伤轻微,神经暂时性失去传导功能而神经轴索仍保持完整,神经纤维不发生 Wallerian 变性。多见于神经轻度挫伤、轻度牵拉伤、短时间压迫以及邻近震荡的波及等。表现为运动障碍明显,感觉功能仅部分丧失,而神经营养功能正常,电生理反应正常。患者预后良好,神经功能多于数日至数周内完全恢复。

　　(2)轴突断裂(axonotmesis):受伤较重,神经轴索连续性中断或严重破坏而神经鞘膜尤其是神经内膜仍然保持完整,损伤的远端可发生 Wallerian 变性。多见于挤压伤、骨折脱位长时间压迫、药物刺激或轻度缺血性损伤等。表现为神经完全性损伤,该神经分布区的运动、感觉功能完全丧失,出现神经营养性改变。但由于神经内膜完整,近端再生的轴索可沿原来的远侧端长入终末器官,神经功能多可自行恢复。对于神经内瘢痕形成的病例,需行神经松解术。

(3)神经断裂(neurotmesis):受伤严重,神经纤维完全或不完全断裂,损伤的远端发生 Wallerian 变性。多见于开放性损伤、暴力牵拉伤、严重缺血性损伤及化学破坏等。可表现为完全性或不完全性神经损伤。神经功能无法自行恢复,必须手术修复,方能恢复功能。

2. **Sunderland 分级**　1951年,澳大利亚学者 Sunderland 在 Seddon 分类的基础上,将神经损伤分为5度,在临床上应用更为广泛(表14-1)。

表 14-1　Sunderland 神经损伤分级

级别	病理	预后
Ⅰ度(同 Seddon 神经失用)	神经节段性脱髓鞘	神经功能完全恢复
Ⅱ度(同 Seddon 轴突断裂)	神经轴索中断,神经内膜仍完整	神经功能恢复比较完全
Ⅲ度	神经束内神经纤维中断,神经束膜仍完整	神经功能恢复较好
Ⅳ度	部分神经束中断,神经外膜仍完整	仅未损伤的神经束可恢复部分功能
Ⅴ度(同 Seddon 神经断裂)	神经完全离断	神经功能无法自行恢复

【临床表现与诊断】

1. **运动功能障碍**　周围神经损伤后其所支配的肌肉主动运动功能障碍甚至消失,肌张力和反射均消失,呈弛缓性瘫痪。神经损伤后,因瘫痪肌肉与其拮抗肌之间失去平衡,可出现动力性畸形,也可因重力作用而产生某种典型的畸形,如尺神经腕上损伤引起的爪形手畸形,腓总神经损伤所导致的足下垂畸形。

周围神经运动功能的临床检查包括肌力检查、肌肉萎缩的检查以及关节功能的检查。在检查过程中,应注意一些代偿动作或假象等,以免混淆。如桡神经损伤时,用力屈腕,可相应地增加麻痹的伸指肌的张力,而产生类似伸指的动作。

2. **感觉功能障碍**　皮肤感觉功能包括触觉、痛觉、温度觉、两点辨别觉和实体觉。神经完全性损伤后其所支配的皮肤区域内感觉均消失,但由于皮肤的感觉神经分布是相互重叠的,故实际感觉完全消失的范围很小,称之为该神经的绝对支配区。如正中神经的绝对支配区为示、中指远节,尺神经为小指,桡神经为虎口区等。在不完全性神经损伤时,各种感觉消失程度不一,可表现为减退、过敏或异常。

在检查触觉时用棉花接触,检查痛觉时用针刺,检查温度觉时分别用冷或热刺激。在具有痛觉的区域,可行两点辨别觉检查。嘱患者保持闭目状态,用两点辨别检查器接触皮肤,检查患者对针刺两点距离的区别能力,是测定感觉障碍或感觉功能恢复的有效检测方法,结果精确可靠。实体觉,即闭目时可分辨物体质地和形状,如金属、玻璃、棉布、丝绸、纸张等,可通过拾物试验来检查。

3. **自主神经功能障碍**　周围神经具有交感性自主神经纤维,其主要功能包括血管舒缩、排汗、竖毛肌运动以及营养性功能。神经损伤后,其支配区皮肤早期由于血管扩张而温度升高、潮红;约2周后,因血管收缩而温度减低、苍白,汗腺停止分泌、皮肤干燥。后期变化包括皮肤萎缩、指纹平坦;指甲增厚、出现纵脊、弯曲脆弱,甚至缺失;皮脂分泌减少,皮肤角化增加等。

其中汗腺功能检查对于帮助判断神经损伤及再生情况具有重要意义。检查出汗情况最简单实用的方法是直接用手触摸局部皮肤的干、湿情况和显微放大镜下直接观察有无汗点溢出。无汗表示神经损伤,从无汗到有汗则表示神经功能恢复,而且恢复早期表现为多汗。

4. **Tinel 征**　Tinel 征又称神经干叩击试验,周围神经损伤后,近端再生的神经纤维开始呈枝芽状而无髓鞘保护,外界叩击即可诱发其分布区疼痛、放射痛和过电感等过敏现象,称 Tinel 征阳性。此检查有助于判断神经损伤的部位,也有助于判断神经纤维的再生情况。沿神经干叩击,出现 Tinel 征阳性即表示为神经损伤部位;或从神经修复处向远端沿神经干叩击,Tinel 征阳性则是神经恢复的表现。需要指出的是 Tinel 征阳性只能反映有神经纤维向远侧生长,并不能说明再生神经纤维的数量,也不能判断今后神经功能的恢复程度。

5. 神经电生理检查　通过神经肌肉的电生理检查,能较好地反映出神经肌肉所处的功能状态,对于明确诊断、指导治疗以及评价疗效均有重要意义。目前临床常用的检查方法有肌电图、运动和感觉神经传导速度以及体感诱发电位等。

(1)肌电图:是将肌肉、神经兴奋时产生的生物电活动描记成图,来判断神经肌肉所处的功能状态。神经损伤后,失神经支配的肌电图特征性表现为插入电位延长,以及肌肉放松时出现纤颤电位、正相电位和复合束颤电位。

(2)神经传导速度:是研究神经在传递冲动过程中的生物电活动,正常四肢周围神经传导速度一般为 40~70m/s。在神经部分受损时,神经传导速度减慢,在神经完全断裂时甚至为 0。

(3)体感诱发电位:在躯体的任何部位进行刺激,在头皮上都可以记录到感觉诱发电位,即体感诱发电位。临床上最常用的是对上肢正中神经和下肢胫神经刺激,其次是尺神经和腓总神经。

6. 影像学检查

(1)X 线平片:X 线平片不能直接显示周围神经损伤情况,但其可清楚地显示骨折、关节脱位的征象,可帮助判断有无合并周围神经损伤。如肱骨中下段骨折可合并桡神经损伤,髋关节后脱位可造成坐骨神经损伤等。

(2)脊髓造影结合 CT 扫描技术(CTM):CTM 可明显提高敏感性。CTM 对诊断臂丛神经损伤具有较大价值,根据观察造影剂有无外渗,能判断有无神经根撕裂及硬膜囊破裂。

(3)磁共振成像(MRI):MRI 能从不同方向、不同角度对神经的走行、部位及周围结构进行扫描,对周围神经病变具有重要的诊断价值。

【治疗】

(一) 治疗原则

周围神经损伤的治疗原则是尽可能早地恢复神经的连续性及良好地缝合神经,为神经再生创造一个良好的条件。

1. 闭合性损伤(closed injury)　大部分闭合性损伤为牵拉伤、钝挫伤、挤压伤,发生神经完全断裂损伤的机会较小,因神经解剖连续性得以保持而可不同程度地自行恢复。经观察仍无恢复迹象或虽有部分恢复但主要神经功能未恢复时,应及时进行手术探查以明确不能自行恢复的原因。对于部分损伤严重的闭合性损伤,临床判断已属 Sunderland Ⅳ度、Ⅴ度者,应早期手术探查。

2. 开放性损伤(open injury)　原则上根据损伤的性质、伤口是否整齐、创面污染轻重、有无局部复合损伤、有无全身合并损伤等决定神经损伤的修复时机。

(1)一期修复:指在受伤后 6~8h 内,急诊清创术时即行神经修复。对于伤口清洁或污染轻、切面较整齐,无全身重要器官合并伤者均应行一期修复。一期修复具有解剖清楚,神经损伤部位或断端易于辨认,断面损伤程度易于判定,断端整齐,较少有张力,易于对合等优点。

(2)延迟一期修复:指伤口愈合后 2~4 周内进行的神经修复手术。多因复合性损伤而全身情况不佳,或伤口污染、缺损严重而不能行一期修复。对于此类患者,在清创手术时,可将神经断端缝合在邻近软组织处,以做标记并防止神经断端回缩,以利于再次手术时寻找。

(3)二期修复:指伤后 1~3 个月内才行神经修复手术。多数因为神经损伤合并肌腱、骨骼或皮肤的严重缺损而需先行修复,或由于早期清创时神经损伤被遗漏。此时,神经残端多已形成神经瘤样改变,手术时容易识别而加以切除。切除神经瘤后多有神经缺损,一般需要神经移植修复。

(二) 非手术治疗

周围神经损伤的非手术治疗适用于不需要手术的周围神经损伤、暂时不宜手术的周围神经损伤以及神经修复术后的患者,涉及以下三个方面的治疗。

1. 促进周围神经轴突再生　包括应用神经营养药物、高压氧治疗、电刺激治疗以及磁疗等。

2. 保护瘫痪肢体　瘫痪肢体处理的重要性并不亚于对损伤神经本身的处理,这方面的疏忽将影响肢体的功能恢复。主要措施包括:采用支具或石膏固定,防止瘫痪肌肉过度伸展或纤维化、挛缩;保护无感觉功能的皮肤免受外伤、冻伤、烫伤及压伤;对伤肢关节进行按摩、理疗及被动锻炼,以保持关节活动度和肌肉张力,改善肢体血液循环。

3. 康复训练　神经损伤后,再生的轴突虽然可以与靶器官重新建立突触连接,然而往往存在原先运动神经冲动的效应或感觉定位、类型发生改变,而运动、感觉康复训练可以最大限度地提高神经功能的恢复程度。

(三) 手术治疗

1. 神经松解术(neurolysis)　主要目的是将神经束从周围的瘢痕组织及神经外膜内瘢痕组织中松解出来,解除神经纤维的直接压迫,促进局部血液循环恢复,以利于神经功能的恢复。根据手术切除瘢痕部位的不同,分为神经外松解术和神经内松解术。神经外松解术是切除神经外膜以外的瘢痕组织或同时切除神经外膜,而神经内松解术是切除神经束间的瘢痕组织。

2. 神经缝合术(neurorrhaphy)　周围神经缝合的方法有三种:神经外膜缝合(图14-1)、神经束膜缝合(图14-2)以及神经束膜外膜联合缝合(图14-3)。神经外膜缝合是指缝合神经外膜的对端缝合,而束膜缝合是指将两断端同性质的神经束,按束分别对合、缝合其束膜。神经束膜缝合可使近、远断端的各个神经束准确对合,有利于再生的神经纤维通过,然而存在操作复杂、无创技术要求较高、无法区别各束性质等不足。相比之下,神经外膜缝合具有操作简单、术中不必进行神经干内解剖、减少束间瘢痕形成等优势。在临床实际中,应该根据损伤神经的平面、神经束类型以及解剖学特点来选择恰当的神经缝合方法。一般认为,神经外膜缝合适用于臂丛神经、臂部神经和下肢坐骨神经等近端周围神经,而神经束膜缝合或神经束膜外膜联合缝合主要适用于腕部正中神经和尺神经、腘部腓总神经和胫神经等远端周围神经。

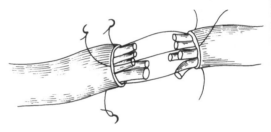

图 14-1　神经外膜缝合示意图

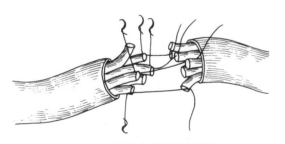

图 14-2　神经束膜缝合示意图

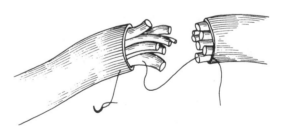

图 14-3　神经外膜束膜缝合示意图

3. 神经移植术(nerve grafting)　神经损伤修复,当行端-端缝合不能保证吻合无张力时,如神经缺损超过 2~4cm 或该神经直径的 4 倍以上,宜采取神经移植以消除张力,恢复神经干的解剖连续性。神经移植的材料,目前只有自体神经移植疗效较为可靠,常用的有腓肠神经、隐神经、前臂内侧皮神经、股外侧皮神经及桡神经浅支等皮神经;而同种异体移植或异种神经移植由于其免疫排斥反应而限制了其临床应用。

自体神经移植术有游离神经移植和吻合血管的神经移植两种。游离神经移植又可分为:①神经干移植术(图14-4),是将直径相似的移植神经段置于神经缺损处,然后进行神经外膜缝合或神经束膜外膜联合缝合;②束间神经移植术(图14-5),是指将数条细小的移植神经并排成电缆状,分别与神经近、远断端的神经束作束膜缝合。

4. 神经植入术(nerve implantation)　神经受到严重的撕脱、牵拉或火器损伤后,若神经远侧断端毁损严重,只保留神经近端,则无法直接将近端与所支配效应器的远端神经缝接修复,不能恢复终末效应器的功能。此时,可将运动神经末端分成若干束植入失神经支配的肌中形成新的运动终板,使该肌重新恢复运动功能;或者将感觉神经近端分成若干束植入支配区的真皮下,形成新的感觉受体而恢复感觉功能。这种手术方法,称之为神经植入术。

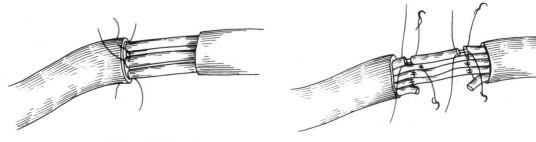

图 14-4　神经干移植术示意图　　　　　　　　图 14-5　束间神经移植术示意图

5. 神经移位术(nerve transposition)　当周围神经因外伤或肿瘤等病变,导致神经近端毁损,神经远端无法用直接缝合或神经移植修复时,可将另一束相对次要的神经切断后近端游离,与欲修复的重要神经远端缝接,恢复重要神经的功能。如臂丛神经根性撕脱伤后,可将相对不重要的肋间神经、副神经、颈丛运动支、健侧颈 7 神经根等移位到上肢重要的损伤神经远端。

第二节　上肢神经损伤

臂丛神经损伤

【应用解剖】

臂丛神经(brachial plexus)的解剖组成可以用"555"来记忆,即臂丛神经由 C_5~C_8 神经前支及 T_1 神经前支共 5 条神经根组成,分为根、干、股、束、支 5 个部分,有腋神经、肌皮神经、正中神经、桡神经和尺神经 5 大分支。其中,C_5、C_6 合成上干,C_7 独立延伸成中干,C_8、T_1 组成下干。三个干各自分成前后两股,三个后股合成后束,上中干的前股合成外侧束,下干的前股形成内侧束。后束发出腋神经和桡神经,外侧束发出肌皮神经和正中神经外侧头,内侧束发出正中神经内侧头、尺神经、臂内侧皮神经和前臂内侧皮神经。正中神经的外侧头和内侧头合成正中神经。

【临床表现与诊断】

臂丛神经损伤后,主要表现为相应神经支所支配的肌瘫痪和皮肤感觉区麻木。如 C_5 神经根损伤则出现肩外展障碍、三角肌萎缩、肩关节半脱位等;C_6 神经根损伤则表现为屈肘障碍和肱二头肌萎缩;当 C_7 神经根损伤后则出现拇、示指指腹麻木、肱三头肌肌力减弱;C_8 神经根损伤出现屈指肌萎缩与功能障碍;T_1 神经根损伤后出现手内肌萎缩与功能障碍。臂丛神经损伤的临床诊断,主要依据患者的外伤史、特有症状和体征等,临床上一般分为上臂丛损伤($C_{5,6,7}$)、下臂丛损伤(C_8、T_1)和全臂丛损伤。当全臂丛损伤时,早期出现整个上肢的迟缓性麻痹,各关节不能主动运动,但被动正常,耸肩运动可存在。上肢感觉除臂内侧存在外,其余全部丧失。上肢腱反射全部消失,皮肤温度较正常低,常伴有 Horner 征阳性。晚期上肢肌肉明显萎缩,各关节被动活动受限。常用的辅助检查有电生理学和影像学检查,影像学检查主要包括 CTM(脊髓造影加计算机断层扫描)和 MRI(磁共振成像)。

【治疗】

臂丛神经损伤的治疗目的在于减少永久性残疾,恢复或改进上肢功能。由于臂丛损伤的平面、范围及严重程度决定着治疗措施的选择,因此,臂丛损伤的治疗遵循这样的原则:一般神经震荡伤者多在 3 周内恢复功能,此类患者以观察为主;轴突断裂伤者多在 3 个月内开始恢复功能且不断进步,可继续观察;若 3 个月内未见功能恢复,应考虑为神经断裂伤,或为根性撕脱伤,宜早期进行臂丛手术探查;对臂丛神经连续性损伤的,可行神经内、外松解术,神经断裂者行神经缝合或神经移植术;对臂丛根性撕脱伤者应行神经移位术。目前常用的神经移位术包括膈神经移位术、肋间神经移位术、副神经移位术、颈丛运动支移位术及健侧 C_7 神经根移位术。上述治疗措施可不同程度的恢复臂丛神经的功能。近年来,有学者采用部分尺神经束支移位术治疗 $C_{5,6}$ 根性撕脱伤,采用神经移位联合早期双重股薄肌移植治疗全臂丛根性撕脱伤。这些手术方式在很大程度上提高了臂丛损伤的治疗效果。对于晚期或根部的臂丛损伤无法进行手术修复时,可按残存的肌情况作肌腱移位或关节融合术,以改善其功能。

腋神经损伤

【应用解剖】

腋神经(axillary nerve)起自臂丛后束,由 $C_{5,6}$ 神经纤维组成。与旋肱后动脉伴行一起穿过四边孔后,发出分支支配小圆肌,至三角肌后缘中点处,发出肌支进入三角肌并支配该肌,最后发出皮支支配三角肌区及臂外侧上部皮肤感觉。

【临床表现与诊断】

患者多有肩部外伤史。表现为三角肌麻痹、萎缩,方肩畸形,肩关节下垂半脱位,肩外展功能丧失等,其中三角肌麻痹症状可明确诊断。电生理检查示腋神经动作电位消失,三角肌失神经支配。

【治疗】

对于肩关节脱位或使用拐杖所致的腋神经麻痹,一般多可自行恢复;对于牵拉伤、撞击伤等造成腋神经的挫伤或挤压伤时,可采用非手术治疗,观察 3 个月,若无恢复应行手术探查;对于开放性断裂伤应一期修复神经;对于不可修复的腋神经损伤,可行斜方肌移位重建三角肌功能,或行肩关节融合术。

肌皮神经损伤

【应用解剖】

肌皮神经(musculocutaneous nerve)部位较隐蔽,不易被损伤。多见于枪伤或刺伤。肌皮神经来自臂丛外侧束,由 $C_{5,6}$ 神经纤维组成。在喙突下穿过喙肱肌,走行于肱二头肌和肱三头肌之间,其分支支配喙肱肌、肱二头肌和肱肌,终末支为前臂外侧皮神经。

【临床表现与诊断】

肌皮神经损伤表现为肱二头肌麻痹,肘关节屈曲障碍。前臂外侧皮肤痛觉消失或减退。电生理检查示肌皮神经未能引出动作电位,肱二头肌失神经支配。

【治疗】

对于闭合性损伤,常合并其他臂丛分支的损伤,一般采用非手术治疗,观察 2~3 个月无效者行探查术。开放性损伤应在早期行探查修复术。

桡神经损伤

【应用解剖】

桡神经(radial nerve)发自臂丛后束,由 C_5、C_6、C_7、C_8 及 T_1 组成。位于腋动脉的后方,在肩胛下肌、大圆肌和背阔肌的前方。在肱骨中下 1/3 交界处穿过外侧肌间隔,此处桡神经紧贴肱骨,骨折时最易受损。桡神经在肱骨外上髁处位于肱桡肌和肱肌之间深部,并分为深、浅两支。在分出深、浅支之前,桡神经在上臂支配肱三头肌、肘肌、肱桡肌、桡侧伸腕长肌和肱肌。深支在前臂支配除桡侧伸腕长肌以外的所有伸肌;浅支支配腕背和手背桡侧半及桡侧三个半手指背侧皮肤感觉。

【临床表现与诊断】

桡神经在肱骨中下1/3交界处紧贴骨面,该处骨折导致的桡神经损伤最为常见。主要表现为伸腕、伸拇、伸指、前臂旋后障碍及手背桡侧和桡侧三个半手指背面皮肤,主要是虎口处皮肤麻木。垂腕是最典型的畸形表现。桡骨头脱位可引起桡神经深支损伤,但由于桡侧伸腕长肌的功能尚在,常无垂腕畸形,也没有虎口背侧皮肤感觉丧失。

【治疗】

闭合骨折所致的桡神经损伤时,一般先将骨折、脱位闭合复位,密切观察2~3个月,若肱桡肌功能自行恢复可继续观察,若无恢复应早期探查,行神经修复手术。术中可根据神经损伤的具体情况分别行神经松解术、神经外膜缝合术及神经束膜缝合术。若神经损伤严重不能修复时,可采用前臂屈肌腱转移术,以改善伸腕伸指功能。

正中神经损伤

【应用解剖】

臂丛神经外侧束的正中神经外侧头与内侧束的正中神经内侧头共同组成正中神经(median nerve),由C_6~T_1神经纤维组成。正中神经位于腋动脉的浅面,下行于上臂内侧并逐渐转向肱动脉的内侧,在上臂并无分支。在肘部发出肌支支配旋前圆肌。在前臂支配桡侧腕屈肌、掌长肌、指浅屈肌、指深屈肌桡侧半、拇长屈肌。在腕管向桡侧发出鱼际肌支支配拇短展肌、拇短屈肌和拇对掌肌。在手部发出分支支配手掌桡侧、桡侧三个半手指掌面和近侧指间关节以远背侧的皮肤感觉,其并发支支配第1、2蚓状肌。

【临床表现与诊断】

肘关节损伤常常导致正中神经挤压性损伤,但多能自行恢复。在前臂上部受伤后,受正中神经支配的肌活动功能和皮肤感觉除旋前圆肌外全部消失。在腕部损伤时所支配的鱼际肌和蚓状肌麻痹及所支配的手部感觉障碍,临床表现主要是拇指对掌功能障碍和手的桡侧半感觉障碍,特别是示、中指远节感觉消失。

【治疗】

正中神经损伤后可作短期观察,若无恢复宜早期行手术探查,早期手术缝合效果较好,但手内肌恢复较差。若神经损伤严重,神经功能恢复不佳,一般可采用对掌肌成形术及其他肌腱转移术,以改善屈拇、屈指和拇对掌功能。

尺神经损伤

【应用解剖】

尺神经(ulnar nerve)来自臂丛内侧束,由C_7、C_8和T_1神经纤维组成。在腋窝,尺神经位于肱动脉与静脉之间。在上臂内侧沿着肱动脉内侧下行至上臂中部并逐渐转向背侧,经尺神经沟穿过尺侧腕屈肌肱骨头与尺骨头之间,发出分支至尺侧腕屈肌,然后于尺侧腕屈肌与指深屈肌间进入前臂掌侧,发出分支至指深屈肌尺侧半。尺神经在前臂远侧较为表浅,位于尺动脉内侧、豌豆骨外侧、腕横韧带浅面,后经腕尺管进入手掌。在此处分成深、浅两个终末支,浅支分布小指内侧缘掌面和环、小指相邻侧皮肤;深支为运动支,支配全部骨间肌、第3~4蚓状肌、拇内收肌和拇短屈肌深头。

【临床表现与诊断】

肘关节脱位或肱骨内上髁骨折时可致尺神经损伤,前臂肌肉缺血性挛缩时也可合并尺神经损伤。尺神经损伤在感觉方面表现为手掌尺侧、小指全部和环指尺侧半感觉消失。尺神经损伤在运动方面因指屈肌和指伸肌失去手内肌的对抗作用,因此呈爪状畸形表现。

【治疗】

根据损伤情况选择松解、减压或修复术。尺神经的修复效果较差,因此损伤后应尽早修复。手内在肌失去神经支配后，很容易萎缩变性，若拖延过久，即使修复神经，也很难恢复骨间肌功能。自从显微外科技术应用以来，神经修复的效果较以前有所提高。尤其在尺神经远侧单纯缝合感觉支或运动支，效果良好。若无恢复，可行示指、小指固有伸肌及指浅屈肌转移术，以替代手内肌，改善手的功能。

第三节　下肢神经损伤

股神经损伤

【应用解剖】

股神经（femoral nerve）起自腰丛，由 L_{2-4} 神经根前支的后股组成，自腰大肌外缘穿出后向下斜行于腰大肌和髂肌之间并经腹股沟韧带深面、髂腰肌表面进入股三角，分出前支和后支，沿途在髂窝内发出髂肌支和腰大肌支。前支感觉支中包括行程较短的股内侧皮神经和股中间皮神经，行走过程中发出细小分支支配大腿前内侧的皮肤，运动支支配耻骨肌和缝匠肌。后支发出隐神经伴随股动脉进入收肌管，继续下行于缝匠肌内缘浅出至皮下随后与大隐静脉伴行，沿途发出分支支配膝关节、髌下、小腿前内侧及足内侧缘皮肤；肌支支配股直肌、股内侧肌、股中间肌、股外侧肌。

【临床表现与诊断】

股神经损伤后由于臀大肌、腓肠肌、阔筋膜张肌、股薄肌的作用，患者通常稍可伸膝，并能站立和行走，因此容易漏诊。典型股神经损伤可出现屈髋无力并伴有大腿前方肌肉较明显的萎缩，出现爬坡或者上坡困难。同时伴有髌骨内上方、大腿前内侧皮肤及隐神经支配区域不同程度感觉减退。如神经损伤由外伤引起，应根据受伤性质、伤口部位、膝关节伸直情况做出诊断，还可将电极插入股神经附近进行电刺激检查评价其功能。

【治疗】

股神经损伤一旦确诊应尽早进行手术探查。股神经开放性损伤往往合并髂、股血管伤，应注意急救处理，在修复血管的同时根据伤情做神经一期修复或二期修复。

坐骨神经损伤

【应用解剖】

坐骨神经（sciatic nerve）由 L_{4-5} 和 S_{1-3} 的神经纤维组成，为全身最粗大的神经，以单干形式经梨状肌下孔出盆腔进入臀部，亦有穿梨状肌出盆腔者。此后沿臀大肌深部下行至臀皱襞水平，在大转子与坐骨结节的中点进入股后区，然后沿股骨后侧、股二头肌和半腱肌、半膜肌之间下行至腘窝上角分为胫神经和腓总神经两大终支。

【临床表现与诊断】

坐骨神经损伤可引起膝以下除隐神经支配区域外的皮肤感觉障碍。足跖面的感觉障碍可导致慢性溃疡。损伤平面在坐骨大孔或坐骨结节以上则大腿后侧肌群，小腿前、外、后肌群肌足部肌肉全部瘫痪，因而出现马蹄足、爪状趾畸形和相应支配肌肉的萎缩，还可出现膝关节屈曲无力、足不能背屈或趾屈。如在股部中下段损伤，只表现膝以下肌肉瘫痪，因腘神经的支配不受影响。由于坐骨神经位置较深，原位电刺激对于诊断的意义不大。神经电生理表现为患侧神经传导速度减慢，幅度下降；肌电图检查多为失神经电位。多发伤时，可沿神经走行部位叩击，找出麻痛最明显部位。

【治疗】

切割伤等锐器损伤,应一期神经修复,行神经外膜端端吻合,术后于伸髋位固定。药物注射伤应尽早行神经松解,反复生理盐水冲洗,还可于术后行高压氧治疗。如为骨盆骨折或髋关节脱位引起的损伤,应早期行复位减压,解除压迫,根据恢复情况决定后续是否行探查。

胫神经损伤

【应用解剖】

胫神经(tibial nerve)为坐骨神经两分支中较大的一支,在腘部胫神经与腘动、静脉相伴继续下行至小腿后区、比目鱼肌深面,然后沿胫后动、静脉下行至内踝后下方转入足底,发出分支支配腘绳肌、小腿三头肌、趾长屈肌和胫后肌。最后在踝管内分为足底内侧神经和足底外侧神经进入足底。

【临床表现与诊断】

损伤后出现拖鞋式麻痹区,包括小腿后外侧、足外侧缘、足跟及各趾对的背侧和跖侧。运动方面,出现足不能跖屈和内翻,行走时足跟离地困难,不能走快。足内侧肌瘫痪出现弓状足。患侧电生理检测表现和坐骨神经损伤相同。

【治疗】

应根据损伤情况行神经松解、减压和修补术,效果一般较好。足底的感觉非常重要,即使有部分恢复也有助于改进足的功能和防治溃疡。

腓总神经损伤

【应用解剖】

腓总神经(common peroneal nerve)为坐骨神经另一分支,在腘窝外侧沿股二头肌肌腱内侧向外下走行,在小腿上段外侧绕过腓骨颈穿腓骨长肌后分为腓浅和腓深神经二终支。进入小腿前侧下行至足背。胫前肌、趾长伸肌、腓骨长短肌、部分足部肌肉及小腿外侧和足背部皮肤感觉均由腓总神经支配。

【临床表现与诊断】

腓总神经损伤可致小腿外侧和足部感觉消失,小腿伸肌及腓骨长、短肌瘫痪,典型的可出现足下垂。可行腓骨头原位刺激进行检查。

【治疗】

腓总神经损伤时应尽早治疗,损伤后12个月再行吻合运动功能无法恢复。多数可直接行端端吻合,如神经缺损过大,可考虑自体腓肠神经移植修复。闭合性腓总神经损伤应行手术探查、松解和神经修复,如无恢复,可转移胫后肌或行三关节融合术。

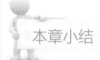

本章小结

周围神经损伤是一种常见疾病,早期及时处理将有利于神经功能恢复。周围神经单纯性断裂和神经纤维离断后会发生一系列病理变化,严重时可以导致细胞死亡;神经纤维变性后可再生。一般将周围神经损伤由轻到重分为5度,损伤越重越难恢复;损伤后常表现为运动功能、感觉功能及自主神经功能的障碍,神经干叩击试验呈阳性,神经电生理及有关影像学检查对于该疾病的诊断、治疗具有重要指导意义。闭合性损伤多可自愈,对于超时未能恢复或Ⅳ度以上损伤者,应手术探查;开放性损伤应根据损伤程度及患者状况等决定修复时机。手术治疗包括神经松解、神经缝合、神经移植、神经植入、神经移位等方式。上肢神经损伤包括臂丛神经、腋神经、肌皮神经、桡神经、正中神经及尺神经损伤,下肢神经损伤包括股神经、坐骨神经、胫神经、腓总神经损伤,表现出相应的症状,治疗上以减少残疾,恢复或改进肢体功能为主。

总结:

1. 周围神经损伤应在掌握神经解剖及功能的基础上,作出准确定位诊断。

2. 闭合性损伤而神经连续性存在,可观察恢复效果。如恢复不佳应及时行神经探查及神经修复重建。

3. 开放性损伤应一期探查恢复神经连续性。如恢复不佳,二期行神经转位及功能重建。

思考题

1. 尺神经损伤的临床表现是什么?

2. 坐骨神经的解剖?

3. 腓总神经损伤的原因有哪些?

(李　锋)

参考文献

[1] 吴孟超, 吴在德. 黄家驷外科学. 7 版. 北京 : 人民卫生出版社, 2008.

[2] 胥少汀, 葛宝丰, 徐印坎等. 实用骨科学. 4 版. 北京 : 人民军医出版社, 2012.

[3] CAMPBELL WW. Evaluation and management of peripheral nerve injury. Clin Neurophysiol, 2008, 119 (9): 1951-1965.

[4] DEUMENS R, BOZKURT A, MEEK MF, et al. Repairing injured peripheral nerves: Bridging the gap. Prog Neurobiol, 2010, 92 (3): 245-276.

[5] 顾立强, 裴国献. 周围神经损伤基础与临床. 北京 : 人民军医出版社, 2001.

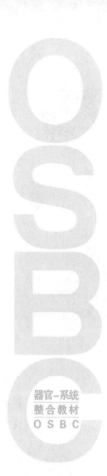

器官-系统
整合教材
OSBC

第三篇
退行性疾病

第十五章

概　　论

第一节　老年人运动系统退行性疾病的特征和诊治原则

当人体进入成年期后,发育停止,运动系统的骨、关节、肌肉、神经等各组织出现退变和老化。目前,国际认为 65 周岁以上为老年人。随着现代医疗技术的发展,人均寿命逐渐延长,心脑血管、泌尿系统等内脏器官疾病治疗进步及功能替代技术发展。目前运动系统退变及继发并发症成为主要残障和死亡原因,造成沉重社会负担。因此,认识老年运动系统退变性疾病的特征,准确评估老年脊柱四肢伤病,进行恰当的治疗与康复,在临床工作中越来越重要。

一、运动系统退变特点

运动系统老年退行性病变主要发生于骨、四肢关节、脊柱关节与椎间盘、以及骨骼肌,具有发病率高,起病隐匿,致病因素复杂,病程较长的特点。

1. **骨退变**　表现为骨质疏松。成年(25~40 岁)期间,骨量达峰值,以后随着年龄的增长发生骨的退行性改变,骨量逐渐减少,最终可导致骨质疏松的发生。而骨质疏松最严重的并发症是骨质疏松性骨折。

2. **关节退变**　主要表现为骨性关节炎。病理特点是关节软骨变性、破坏,软骨下骨硬化、关节边缘和软骨下骨反应性增生、骨赘形成,严重者可导致关节畸形,甚至致残。

3. **椎间盘退变**　表现为退行性的椎间盘疾病(degenerative disk disease,DDD)。椎间盘是两个相邻椎骨的椎体之间的连结,通常成年后纤维环和软骨终板开始退变、髓核含水量减少,弹性降低。进而椎间高度下降,纤维环破裂,继发椎间盘突出、椎间失稳、椎间关节退变、骨赘形成、纤维环与黄韧带等增生肥厚、椎管狭窄等病理改变,可导致神经等压迫,出现相应临床表现。

4. **骨骼肌退变**　表现为肌肉脂肪化和肌少症。骨骼肌是人体最大的组织,随着年龄的增长,骨骼肌纤维萎缩、肌肉出现脂肪化改变,肌肉力量降低,加之神经肌肉反应性下降,脊柱四肢平衡能力减退。导致老年人运动能力下降,跌倒和骨折的风险增高。

二、老年运动系统伤病的诊断要点

在老年退行性疾病基础上发生伤病时,诊断时需明确:

1. 伤前虚弱程度。

2. 预期寿命。

3. 伤前运动能力。

4. 脊柱四肢局部伤病严重程度。

5. 合并症状况与并发症风险。

6. 麻醉耐受力与风险等。

三、治疗原则与策略

老年患者常有多系统多器官病变、存在多种合并症，治疗过程中容易出现并发症，并且康复过程长，功能恢复相对较慢。因此，对于老年脊柱四肢伤病的治疗，要遵循综合治疗、个体化治疗和中西医结合的治疗原则。

治疗方案需要依据以下三方面因素综合考虑再进行决定：与全身情况相匹配；能够达到早期离床的目的；尽可能使用对内环境影响小的微创治疗方式。

治疗策略：采用多学科协作（multidisciplinary teamwork，MDT）的治疗模式，以患者为中心，确定个体化的治疗方案。需要手术治疗时，根据麻醉耐受力与手术创伤风险大小，可选择微创手术、有限手术、分次手术、组合手术等方式和策略；充分依托多学科团队进行治疗和围手术期管理。根据病情变化调整治疗康复计划，促进康复，提高老年人的生活质量。

（邓忠良）

第二节　关节软骨退行性变的病理生理

一、正常软骨的形态及解剖结构

软骨由软骨组织及其周围的软骨膜构成。软骨较硬，略有弹性。软骨组织由细胞成分和软骨基质构成，细胞成分包括骨祖细胞、成软骨细胞和软骨细胞；软骨基质包括纤维组织和细胞外基质组分。软骨组织中没有血管、淋巴管等结构，软骨基质决定软骨的结构和功能特点。根据软骨基质内所含的纤维不同，可将软骨分为透明软骨、弹性软骨和纤维软骨 3 种。

（一）软骨的结构

1. 软骨组织中的细胞　软骨组织中的骨祖细胞作为一种干细胞，可以增殖并分化为可分泌软骨细胞外基质的成软骨细胞，这两种细胞主要分布于软骨组织表层，成软骨细胞继续分化为软骨细胞（chondrocyte）。在软骨形成的早期，软骨细胞较小，位于软骨组织表层，呈扁圆形、单个分布，为幼稚的软骨细胞。伴随软骨生长进程，软骨细胞逐渐移向深层，软骨细胞逐渐长大成熟，变为椭圆形和圆形，常成群分布，同一软骨陷窝内的 2~8 个成熟软骨细胞由同一母细胞增殖而来，称同源细胞群（isogenous group）。

成熟的软骨细胞一般不再进行分裂增殖，代谢活动及修复能力较差，这也是软骨组织损伤后难以再生修复的原因之一。软骨细胞位于软骨陷窝内，细胞核呈圆形或卵圆形，染色浅淡，有 1 个或几个核仁，细胞质弱嗜碱性。在电镜下，软骨细胞表面有许多突起和皱褶，扩大了表面积，有利于软骨细胞与基质的物质交换。胞质内含有丰富的粗面内质网和发达的高尔基复合体，线粒体较少而糖原和脂滴较多。软骨细胞可合成和分泌软骨组织的基质和纤维。由于远离血液，软骨细胞主要以糖酵解的方式获得能量。

2. 软骨基质　软骨基质（cartilage matrix）由无定形基质（ground substance）和包埋在基质内的胶原纤维构成。

无定形基质主要含 3 种糖胺聚糖：硫酸软骨素（chondroitin sulfate）、硫酸角质素（keratan sulfate）和透明质酸（hyaluronan）。

硫酸软骨素和硫酸角质素分子结合于核心蛋白形成大分子蛋白聚糖单体,主要是聚集蛋白聚糖(aggrecan),还有饰胶蛋白聚糖(decorin)、双链蛋白聚糖(biglycan)、纤调蛋白聚糖(fibromodulin)等。300多个聚集蛋白聚糖通过连接蛋白结合于透明质酸形成蛋白聚糖聚合体,后者结合大量的水(占基质湿重的75%),并与胶原纤维结合在一起,形成坚固凝胶状物质。这样构成的各种大分子相互连接的结构复合体赋予透明软骨特殊的生物机械特性。透明质酸是非硫酸化的,而且不与核心蛋白共价结合,因此不是蛋白多糖的一部分。基质中还含有多种糖蛋白,如软骨粘连蛋白(chondronectin)和锚蛋白CII(anchorin CII)等,它们对于软骨细胞黏附在软骨基质上起重要作用。软骨基质内的小腔为软骨陷窝(cartilage lacuna),软骨细胞即位于此陷窝内。在光镜下,软骨基质呈嗜碱性,软骨陷窝周围的基质含硫酸软骨素较多,故嗜碱性强,染色深,称为软骨囊(cartilage capsule)(图15-1),软骨囊内含Ⅵ型胶原组成的细丝网。

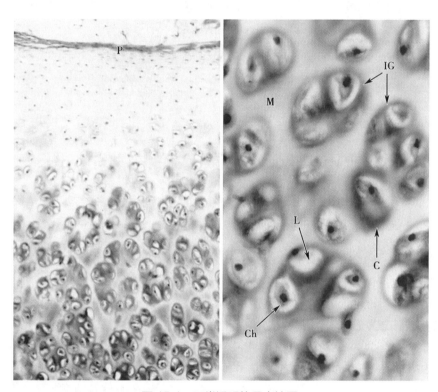

图 15-1　正常透明软骨光镜图

胶原纤维可以分为软骨特异性胶原(包括Ⅱ、Ⅸ、Ⅹ、Ⅺ型胶原)和软骨非特异性胶原(包括Ⅰ、Ⅲ、Ⅵ、Ⅻ型胶原)。Ⅱ型胶原纤维约占胶原总量的80%~90%,是构成关节软骨的主要胶原。Ⅸ型胶原纤维主要负责关节软骨组织中Ⅱ型胶原与聚蛋白聚糖的桥接,对于维持关节软骨完整性和机械特性有重要意义。Ⅹ型胶原纤维特异性表达于肥大期软骨细胞,之后分泌至胞外基质,分布于即将骨化的软骨内,启动软骨骨化进程,与软骨骨化过程紧密相关。

3. 软骨膜　除关节软骨外,软骨组织周围均覆有薄层致密结缔组织,称为软骨膜(perichondrium)。软骨膜可分为两层,外层含较致密的胶原纤维,主要起保护作用。内层纤维较疏松而细胞较多,其中有些梭形的小细胞,称为骨原细胞,可增殖、分化为软骨细胞。软骨的营养来自软骨周围的血管,经渗透进入软骨内部,供应软骨细胞。

(二)软骨组织类型

1. 透明软骨(hyaline cartilage)　透明软骨分布广泛,成体的肋软骨、关节软骨、呼吸道管壁的软骨均为透明软骨。胚胎早期暂时的骨架也是透明软骨。新鲜时透明软骨为乳白色,半透明状,略具弹性和韧性。透明软骨能承受压力,并耐摩擦。透明软骨中的纤维是由Ⅱ型胶原蛋白组成的胶原原纤维,含量约为软骨基质的40%。胶原原纤维直径为10~20mm,周期性横纹不明显,它们交织形成三维网络,维持软骨的机械稳定性。由于胶原原纤维纤细,且折光率与基质折光率相近,故在光镜下难以分辨。此外,在基质中还含有少量其他胶原蛋白,如Ⅵ型、Ⅸ型、Ⅹ型、Ⅺ型胶原,它们参与胶原原纤维网络的稳定及其余基质和细胞的相互作用。关节软骨自关节表面向骨端依次为滑动带、过渡带、放射带、潮线、钙化软骨和软骨下骨板。关节软骨无神经支配,且无免疫反应(细胞或体液免疫)。

2. **弹性软骨**(elastic cartilage)　弹性软骨分布于耳廓、外耳道、咽鼓管、会厌等处。其结构与透明软骨相似,主要特点是软骨基质中含有大量交织成网的弹性纤维,尤以软骨中央的弹性纤维更为密集,而胶原原纤维较少。因此,弹性软骨新鲜时呈不透明黄色,具有较强的弹性(图 15-2)。

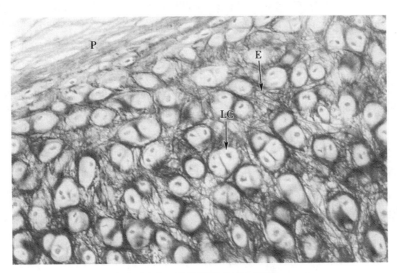

图 15-2　正常弹性软骨光镜图

3. **纤维软骨**(fibrocartilage)　纤维软骨分布于椎间盘、关节盘、耻骨联合以及某些肌腱和韧带附着于骨的部位,新鲜时呈乳白色。纤维软骨的结构介于规则致密的结缔组织和透明软骨之间,一般无软骨膜。软骨基质中含平行或交织排列的胶原纤维束,其化学成分为Ⅰ型胶原蛋白,也含有不等量的Ⅱ型胶原纤维;无定形基质很少,其中以多功能蛋白聚糖(versican)为主。软骨细胞常成行分布于纤维束之间。纤维软骨具有较大的伸展性,并可抵抗压力和摩擦(图 15-3)。

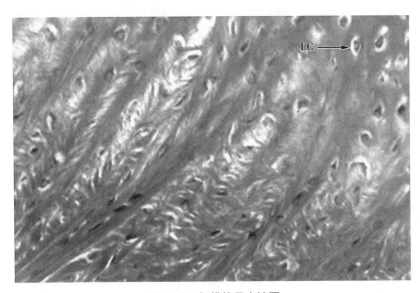

图 15-3　纤维软骨光镜图

（三）软骨生长方式

软骨的生长方式包括附加性生长和间质性生长两种，二者并存。附加性生长又称软骨膜下生长，体现为骨祖细胞→成软骨细胞→软骨细胞→细胞分泌产生纤维和基质成分软骨加厚。间质性生长又称软骨内生长，体现为软骨细胞增殖和成熟新基质生产软骨组织由内向外体积增大。

二、病理变化

（一）关节软骨的改变

随着年龄增长，关节软骨发生退变，表现为出现凹陷、浑浊、小的糜烂，软骨厚度减小。发生骨性关节炎（osteoarthritis，OA）时关节软骨的组织学改变是该病的一个显著特征。最早的改变包括表面糜烂和不规则、深部裂隙和基质染色的改变。潮线在尚可辨认的时候，常显示出不规则、重叠、不连续，有时有血管穿透。随着紊乱的进展，表面变得更加剥脱，短的垂直裂隙常穿过软骨的中间层深至移行层，有时能辨认出深部的水平裂隙。随着疾病的发展，关节表面的局灶性碎片扩大，裂隙加深（可深入到钙化带）。基质染色更加不规则和丢失。最后，到终末期，只留下小片的软骨附着于剥脱的象牙化硬化的软骨下骨。

骨关节炎的主要病理特征为关节软骨细胞凋亡和细胞外基质的进行性降解。软骨细胞外基质是软骨细胞发挥生理作用的场所，是软骨细胞汲取营养及传递信号的载体，细胞外基质的代谢平衡维持着软骨组织的正常功能。骨关节炎的病理变化进程并非直接开始于细胞的凋亡及成分的降解。骨关节炎早期，在溶酶体蛋白酶及胶原酶的作用下，软骨基质内蛋白聚糖含量减少，胶原纤维变性。

有学者认为，正常的软骨细胞是维持细胞外基质稳定的必要条件，细胞凋亡是骨关节炎关节软骨退变的关键因素之一。凋亡在软骨细胞丢失中起了不可磨灭的作用，凋亡细胞数目与骨关节炎严重程度度明显相关，电镜下凋亡呈灶性，多位于软骨表层和中层，且随年龄增长而增加，细胞周围软骨基质退行性变。大量关节软骨细胞凋亡，最终导致关节软骨变薄，关节下骨变硬、增厚。骨关节炎软骨的表面有许多类似溶酶体和基质小泡样的腔隙，即是由软骨细胞破碎及细胞核固缩所致。骨关节炎钙化层增厚伴血管长入；非钙化软骨及钙化层纤维样改变；潮线间隙增宽；钙化层及深层软骨缺损。番红 O/ 固绿染色可见软骨表层出现浅表溃疡，软骨中深层基质部分沿其胶原纤维走向撕裂，形成较多与表面垂直的裂隙，呈"微纤化"表现。细胞大小不等，有的成簇状，轮廓欠清晰，部分细胞坏死。软骨厚度明显减少，潮线前移、紊乱，部分消失，钙化层增厚，血管自软骨下骨长入软骨钙化层或软骨深层。

（二）软骨下骨的改变

当软骨形态及功能改变时，软骨吸收应力和缓冲震荡的能力减弱，软骨下骨承受应力和摩擦力增大，在承受应力和摩擦力大的部位，软骨下的骨质可出现微小的骨折、坏死，关节面及周围的骨质代偿性增生、骨赘形成及骨囊性变。

（三）滑膜和滑液的变化

发生部位（或始发部位）通常局限在出现病理改变的软骨和软骨下骨附近区域，且大多属轻度炎症。关节镜下可见滑膜充血、肥大、绒毛形成，甚至血管翳形成；光镜下可观测到滑膜内膜增生、炎症细胞浸润、血管增生、间质细胞增生和纤维化等。关节滑液变稀，影响了其对关节软骨的润滑和营养功能。后期可导致关节纤维性僵硬，严重影响关节活动度。

（刘宏建）

第三节　椎间盘退变的病理生理

椎间盘退变的病理生理可理解为在椎间盘独特的生理发育特点的基础上,多种诱发、促进因素以多种机制作用于椎间盘的纤维环、髓核、软骨终板,造成的椎间盘的不同部位的细胞数量减少,细胞功能异常,细胞外基质降解增多,基质成分变化继而造成椎间盘形态及功能异常,可在镜下观察到相应结构的特异性改变,并根据病变产生部位与层面产生相应临床表现的病理生理变化过程。其致病多与年龄、遗传、负重、吸烟、糖尿病、妊娠等因素有关。多种因素可通过细胞机制、酶学机制、细胞因子机制、自身免疫机制、生物力学机制等作用于椎间盘,最终造成的纤维环和髓核的完整性变化、细胞外基质合成与降解失衡。这些改变进一步发展,会造成椎间盘突出或椎间高度丢失直至椎间融合。

一、椎间盘退变概述

脊柱由 32 块椎骨构成,椎间盘(intervertebral disc)是位于相邻椎体间的纤维软骨盘,亦称为椎间关节,由纤维环、髓核和软骨终板 3 部分组成,椎间盘主要组分包括胶原、蛋白多糖、水和弹性蛋白等。因寰枢椎间和骶椎、尾椎间无椎间盘组织,故椎间盘仅有 23 个。椎间盘组织承受人体头部、躯干及上肢重量,在日常生活中,劳损较其他组织为重,因其仅有少量血液供应,营养极为有限,从而极易退变。

椎间盘退变(intervertebral disc degeneration)是一类由多因素导致的以纤维环和髓核的完整性破坏、椎间盘细胞外基质合成与降解失衡为特点的退行性改变,可引起椎管狭窄症、椎间盘突出症等临床疾病,其最终结局是椎间盘突出或椎间高度丢失直至椎间融合。

椎间盘退变可发生在颈椎、胸椎和腰椎,以腰椎最为多见,颈椎次之,胸椎相对少见。椎间盘退变发生在腰椎可引起腰椎管狭窄症、腰椎间盘突出症、腰椎滑脱症等骨科常见病,主要表现为腰背痛、坐骨神经痛、下肢运动障碍、下肢感觉异常、大小便功能障碍等。颈椎间盘退变可引起颈椎病、颈椎间盘突出症等,主要表现为颈肩痛、上肢运动障碍、上肢感觉异常、行走困难等。胸椎间盘退变可引起胸椎管狭窄症、胸椎间盘突出症等,主要表现为下肢运动障碍、下肢感觉异常、大小便功能障碍等。

二、椎间盘退变的病因

椎间盘退变的病因尚未有明确定论,但有证据显示与以下因素有关:

(一)种族、遗传与易感基因

研究表明,因纽特人、印第安人及非洲部分地区黑人椎间盘退变发病率较低,椎间盘退变发病率在种族间存在差异。椎间盘退变还有着一定的家族聚集性和家族易感性,对同卵双生双胞胎的椎间盘影像学等研究发现,在椎间盘含水量、椎间隙高度及椎间盘突出程度等方面,同卵双生双胞胎椎间盘改变极为相似,证实了椎间盘退变一定程度上受遗传影响。另外,尽管目前造成椎间盘退变的基因尚不明确,但部分基因已被证实其多态性与椎间盘退变疾病相关性较高,如胶原基因、蛋白多糖基因、维生素 D_3 受体基因及基质金属蛋白酶基因等,这部分基因的编码产物主要是椎间盘构成组分或引起其退变的酶和细胞因子。

(二)年龄与身高

婴幼儿椎间盘血供来自软骨终板,在出生 6 个月到 30 个月期间,软骨终板血管网急剧减少。实际上,在人 16 岁时椎间盘血供已经完全消失。另外随着年龄增加,椎间盘细胞密度逐渐减少,髓核组织脱水、纤维化,纤维环也增厚、变色,即发生椎间盘退变。椎间盘退变高发年龄为 30~50 岁,年轻者所占比例较小,这也说明年龄是椎间盘退变的相关因素。另外有研究表明,身高在正常男、女平均高度以上,特别是男性超过 1.8m,女性超过 1.7m 同时伴有肥胖时,腰椎间盘突出症的发病率高,但亦有人认为这些因素与椎间盘退变并无关联。

(三) 负重与运动

椎间盘退变进展与负重有一定关系。研究显示,腰椎间盘突出症发病率以卡车驾驶员最高,其中每日驾驶工作达每日工作量一半以上者,其发生腰椎间盘突出症危险性提高 2 倍,原因为驾车体位及颠簸状态会持续增加椎间盘压力,加速椎间盘退变。通常认为一般运动有益于椎间盘的营养供应,延缓椎间盘退变,但剧烈运动却能够加剧椎间盘退变,这是因为剧烈运动时椎间盘短时间内压力远高于一般水平。椎间盘退变与积累性体力劳动负荷及高强度运动负荷相关。

(四) 吸烟

主动吸烟和被动吸烟均可加速椎间盘退变。吸烟诱导椎间盘退变可能与以下几种因素有关:①吸烟引起的血管收缩直接减少椎间盘周边的血供,进而影响椎间盘内的营养和细胞代谢;②吸烟者多有慢性支气管炎,经常咳嗽会增加椎间盘内压力和腹压,使脊柱紧张,导致椎间盘退变;③吸烟可减少蛋白多糖和胶原的合成。④烟气中的各种化学成分如:一氧化碳、尼古丁、胺类、氮氧化物等对椎间盘组织细胞的毒性作用也不可忽视。

(五) 糖尿病、妊娠、性别、脊柱结构等因素。

糖尿病患者椎间盘周围动脉壁结构改变,血流量降低,椎间盘组织营养代谢受影响,最终促进椎间盘退变进程;妊娠期增大的子宫迫使腰椎代偿性前凸,增加了椎间盘应力,另外由于妊娠期内分泌系统的变化,使得腰椎及骨盆韧带松弛,腰背部相对负荷增加,故 50%~70% 的孕妇可有腰背痛;腰椎间盘突出症发病率男性较女性高,约为 2:1;脊柱畸形如腰骶移行椎、关节突关节变异等引起腰骶段生物力学改变,纤维环承受压力不一,均可加速椎间盘退变。

综上所述,椎间盘退变是由内因(年龄、遗传等)和外因(吸烟、负重等)长期共同作用的结果:随着年龄增长、遗传易感性等增加了椎间盘退变的潜在风险,吸烟、负重等因素又客观上加速了椎间盘的退变进程。

三、椎间盘的生理性退变

生理性退变是指与年龄有关的生物学改变,对于椎间盘的生理退变的研究主要是通过尸体脊柱标本观察、影像学检查、椎间盘退变动物模型的建立、椎间盘生物力学的研究等几个方面来进行的,椎间盘的生理性退变主要分为纤维环的退变、髓核的退变和软骨终板的退变。

(一) 纤维环的退变

纤维环(annulus fibrosus)分为外、中、内三层,外层由胶原纤维带组成,内层由纤维软骨带组成,中层为移行区,细胞排列与相应分层的纤维环方向一致。椎间盘纤维环各层以呈 45° 倾斜角附着于与椎体骺环附着,层间以 90° 角交叉,深、浅层间外、中、内三层互相交织,增强了纤维环的韧性及弹性。

纤维环退变具体表现为随着年龄增长,椎间盘中细胞数量减少,椎间盘基质(尤其是蛋白多糖)的合成能力下降,使得连接蛋白和Ⅸ型胶原减少,且生成的蛋白多糖体积更小且不易聚合,最终导致纤维环中Ⅰ、Ⅱ型胶原比例增高,蛋白多糖含量和胶原比率下降。蛋白多糖含量下降使髓核含水量减少,吸收、分散压力负荷能力下降。年龄增长过程中,腰椎屈曲或扭转时的应力作用,使得纤维环磨损产生网状变性和玻璃样变性,逐渐失去清楚的层次和韧性,产生环形裂隙(circumferential fissures),这种裂隙常见于纤维环侧方,由反复微小的创伤所造成,可向前或向后延伸。环形裂隙进一步发展,可形成一个或多个放射状裂隙(radial fissures),这种裂隙(T)常出现在纤维环(AF)的后侧和后外侧,可成

为髓核(NP)组织向外突出的通道,导致椎间盘突出
(图 15-4)。

Fraser 等综合有关文献,对纤维环退变进程中
的损伤进行了形态学分类:

Ⅰ型边缘型(纤维环撕裂):纤维环外层平行于
相邻软骨终板的分离性损伤,损伤在纤维环与椎
体的边缘附着部,常有肉芽组织长入,可达纤维环
中层。

Ⅱ型环状撕裂:常见于纤维环侧方,可向前或向
后延伸,尤其在外层纤维环退变时。这些退变与血
管长入有关,同纤维环撕裂一样,无组织学证据表明
有修复发生。

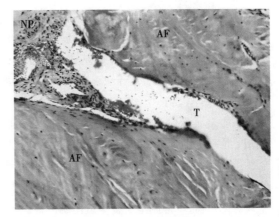

图 15-4　纤维环裂隙

Ⅲ型放射状裂隙:放射状裂隙常在纤维环外层平行或垂直于软骨终板,多在纤维环的后侧或后外
侧,有时大的裂隙可延伸至前方。放射状裂隙与髓核脱出有关,其可成为髓核与软骨终板物质向外突
出的通道,导致椎间盘突出。

(二) 髓核的退变

髓核(nucleus pulposus)是柔软而富弹性的胶状物质,为胚胎时期脊索细胞残留物。幼儿时,椎间
盘内层纤维环包绕在脊索细胞周围;10 岁后脊索细胞消失,仅留存软而呈胶冻样的髓核。髓核面积占
椎间盘横断面的 50%~60%,由蛋白多糖黏液样基质、胶原纤维网和软骨细胞构成。组织及组织液中
的液体的流动主要依靠间质中的糖胺多糖及蛋白多糖来维持,这类化合物具有弹性螺旋结构及凝胶
样特性,能结合大量水分,对水的流动性产生较大影响。因此蛋白多糖是影响髓核渗透压的主要因素,
其吸水性使髓核具有弹性和可膨胀性,从而在突然承受外力的情况下发挥吸收和传导应力的作用,避
免椎间盘承受应力不均而造成纤维环的破裂、软骨终板骨折甚至骨性椎体的压力性吸收。另外,髓核
作为脊柱运动的支柱,在脊柱前屈、后伸和旋转运动中发挥类似轴承的作用。

椎体在运动时,内层髓核组织水分的减少使内层的髓核对纤维环的流体压力增加,承受长期负荷
的纤维环逐渐发生退变,产生放射状的裂纹。另外,椎间盘靠弥散作用获取营养物质,继而将水和营
养物质泵入髓核,持续的压力负荷则减少了髓核营养物质的摄取。

髓核退变具体表现为:随着年龄增加,髓核中活细胞逐渐聚集并减少,而坏死及凋亡的细胞增多;
胶原物质则被纤维软骨逐渐所取代;另外由于蛋白多糖的丢失,髓核脱水使得髓核体积逐渐缩小,由
近乎椎间盘面积 50%~60% 缩小至椎间盘中心部位;当纤维环进一步退变产生裂隙时,髓核组织即可
通过裂隙突出。

(三) 软骨终板的退变

软骨终板(cartilage endplate)是连接椎间盘与相邻椎体间的软骨结构,在椎体上、下各有一个。在
青少年时其作用为软骨源性生长带,在成人为纤维环纤维附着固定处。其功能之一是保护椎骨在承受
压力下免于发生压缩性骨萎缩;另外,椎体与椎间盘之间的液体、营养交换有赖于软骨终板的渗透功能。

软骨终板退变的表现为:软骨终板变薄、钙化和裂隙形成。中年以后,在软骨终板常可出现裂隙,
这些裂隙可见于软骨终板中央、软骨终板与椎体骨终板之间、软骨终板与髓核间。软骨终板无血液供
应,故其不可修复、再生。

四、椎间盘退变的发病机制

(一) 细胞学机制

椎间盘基质的维持是椎间盘内散在分布的细胞完成的,正常情况下椎间盘内的细胞散在分布于

基质内,嵌于细小的胶原纤维网格中间,细胞功能决定了椎间盘命运。随着年龄的增长细胞成簇聚集,细胞更趋向于向软骨细胞的方向发展,细胞凋亡的数目也明显增加。成活细胞虽然仍有合成代谢功能,但老化和变性过程中产生的基质在数量和种类上与正常椎间盘已有明显差别。触发细胞凋亡的因素包括:血供的丧失、营养缺乏以及氮氧化物的暴露等。

（二）酶学机制

基质金属蛋白酶(MMPs)引起的椎间盘内蛋白多糖等大分子的降解是椎间盘退变的重要因素。MMPs 是一个细胞外锌依赖蛋白酶大家族,分为四个主要亚族:胶原酶、基质溶素、明胶酶和膜型基质金属蛋白酶。在椎间盘退化进程中,椎间盘细胞产生的基质金属蛋白酶以降解椎间盘细胞外基质成分。基质金属蛋白酶受特定的组织抑制金属蛋白酶(TIMPs)的抑制,它们能够以 1:1 形成不可逆的非共价化合物,以抑制基质金属蛋白酶活性。

综上,MMPs 的异常表达及其与 TIMPs 的失衡同椎间盘细胞外基质的降解密切相关,是椎间盘退变的重要原因之一。在椎间盘退变过程中,内环境发生的改变如 pH 降低和不断受到长期的机械作用使椎间盘细胞崩解、TIMPs 合成减少;溶酶体内组织蛋白酶 B 释放,激活潜伏状态的降解酶,使椎间盘细胞外基质分解加速,加剧了椎间盘的进一步退变进程。

（三）相关细胞因子的影响

在退变椎间盘中有大量炎症因子,包括白介素(IL)、肿瘤坏死因子 -α(TNF-α)、一氧化氮(NO)、前列腺素 E_2(PGE$_2$)。炎症因子通过参与炎症反应、诱导 MMPs 合成并增加其生物活性、诱导细胞凋亡等途径,促进椎间盘退变另外一部分细胞因子,如转化生长因子 -β(TGF-β)、胰岛素样生长因子(IGF)、骨形态发生蛋白(BMP)等,能促进椎间盘细胞合成蛋白多糖、胶原蛋白,抑制细胞凋亡,延缓或改善椎间盘退变。多种细胞因子形成网络调控效应,共同参与调控椎间盘的细胞功能及基质降解。椎间盘退变与促进细胞凋亡的细胞因子受体的上调,抑制细胞凋亡、延缓或改善椎间盘退变的细胞因子受体的下调,细胞因子网状调节功能失去平衡有关。

（四）自身免疫机制

椎间盘是人体最大的无血管封闭结构,组织被纤维环包绕,出生后就与血液循环隔绝,因而具备自身抗原性。椎间盘组织中 I、II 型胶原、蛋白多糖和软骨终板基质是潜在的自身抗原,这些成分在终板损伤后会暴露到循环系统中,激发细胞免疫反应,导致椎间盘早期退变。免疫反应诱导巨噬细胞聚集,分泌活性物质,活化 IL-1、肿瘤坏死因子 -α、干扰素、COX-2 等细胞因子,这些细胞因子能够抑制基质的合成以及促进金属蛋白酶的生成。巨噬细胞还产生超氧化物,一方面降解透明质酸酶和蛋白多糖,另一方面还可以抑制软骨细胞的增殖、合成。免疫反应可能会影响多个脊柱节段,导致多级退变。另外,椎间盘细胞中 Fas 配体的局限性表达在维持椎间盘免疫特性方面发挥了关键的作用。通过动物实验已经证实,损伤破坏椎间盘的生理屏障后,会改变 Fas 配体的作用,并引起椎间盘细胞的凋亡,进而促使椎间盘退变。

（五）生物力学机制

椎间盘是人体重要的缓冲装置,具有吸收震荡、减缓冲击以及均布外力等力学功能。由于椎间盘的组成同时包含固相和液相组织,其生物力学特性同时介于硬组织和软组织之间,由于固相组织会有弹性特征,液相组织会有黏滞性表现,故椎间盘具有黏弹特性。对椎间盘的应力分析表明,纤维环对扭矩和弯矩的抵抗力最好,而髓核是一个抵抗压力的良好结构。髓核受压时,可以均匀地传递压力至纤维环内层,再传至纤维环外层。当纤维环外层重复受力时,椎间盘将因内部液体流动而降低其对屈曲和剪力的抵抗。人类在每天的活动中,椎间盘的高度及体积大约减少 20%,主要是由于髓核液体的流出及纤维环中胶原纤维的黏弹蠕变所致,所以正常人体获得充分的休息后便可以恢复椎间盘的高度。

在外力作用下椎间盘细胞发生形变,产生压力、张力或剪力。而这些机械应力的产生则影响细胞的增生和分化。椎间盘细胞通过这个过程特异性地将流体静压等转化为代谢因子,获得控制与保持细胞外基质及细胞内活动的调控细胞内活动及维持细胞外基质的有效调控信息：在髓核流体静压升高时，液体流出直到形成新的渗透压平衡，同时电解质流动产生流体势能。此时椎间盘细胞环境改变，蛋白聚多糖阳离子浓度升高，细胞外 pH 下降，引起细胞的一系列反应。

此外，外加载荷使部分与应力方向垂直的纤维断裂，逐渐形成水平状和放射状裂隙或撕裂，而压缩负荷对纤维环后外侧造成的层间切应力最大，这些应力使纤维环层与层内外层之间相互分离，可使纤维环出现同心圆样裂隙。多处小的裂隙汇合，由浅层向深层发展，造成椎间盘退变。脊柱生物力学的改变会导致软骨终板的损伤，进而使髓核的密闭环境受到破坏，使其不再能够从内部撑起纤维环，结果造成了纤维环的内层向内收缩、外层向外扩张，这些变化同样加剧了椎间盘退变。

综上，椎间盘退变的发病机制有：椎间盘细胞减少，退变细胞增多；细胞外基质降解酶与其抑制因素比例失衡；细胞因子与炎性因子的调控变化；机体的自身免疫系统启动；椎间盘受压的生物力学改变。这些因素共同导致椎间盘纤维环和髓核的完整性被破坏，细胞外基质合成与降解失衡，致使椎间盘退变。

第四节 软组织退变的病理生理

软组织是体内非上皮性的骨外组织结构的总称，包括皮下浅筋膜、深筋膜、肌肉、肌腱、腱鞘、韧带、关节囊、滑膜囊、椎间盘、周围神经血管等组织。软组织也称为"主动运动系统"，其与骨性系统构成的"被动运动系统"相互协调，组成完整的运动系统。软组织系统是原始的动力系统，在中枢神经系统的支配下，主动收缩产生应力，带动骨围绕关节运动以完成各种活动。

退变即为老化过程，与年龄有关的退变称为生理退变。衰老在运动系统表现为激素变化引起的钙代谢失调，骨密度降低，骨基质减少，骨骼脆薄，同时伴有肌细胞水分减少，肌肉萎缩失去弹性，肌力降低等一系列变化。如果涉及病理因素如劳损、机械损伤、自身免疫或毒物等则称为病理退变。生理退变和病理退变并无一个明显的界限，这在椎间盘退变的过程中表现得尤为突出。在日常生活中，除年龄因素外，软组织劳损是最为常见的引起退变的病理因素。

各种病理因素导致软组织损伤后，其实机体将对局部软组织损伤进行自我修复和自我代偿。首先在病变局部会发生充血、水肿、渗出，人体利用粘连、瘢痕等反应对损伤部位进行修复，受损软组织可恢复正常的结构和功能；如果该部位软组织反复受到病理因素刺激，机体反复的利用瘢痕修复机制对抗病理性损伤，就会造成慢性纤维结缔组织增生、肥厚，软组织内正常的组织结构遭到破坏，纤维化甚至钙化，从而使软组织结构破坏和功能受损。

不同的软组织在具体的退变过程中有共同的病理生理特点，也有其各自独特的病理生理表现。本节将对骨骼肌、肌腱、韧带三种软组织的退变进行说明。

一、骨骼肌退变的病理生理

(一) 骨骼肌组织结构与收缩运动

骨骼肌属于横纹肌，结构的主要特点是胞内含大量的肌原纤维和高度发达的肌管系统，其主要组分肌原纤维由细肌丝和粗肌丝两种微丝组成。

细肌丝由 3 种蛋白即肌动蛋白（actin）、原肌球蛋白（tropomyosin）和肌钙蛋白（troponin）构成：肌动蛋白单体聚合形成两条链并相互缠绕成螺旋状，构成细肌丝的主干。原肌球蛋白是由两条肽链缠绕成的双螺旋长杆状结构,沿肌动蛋白双螺旋的浅沟走行,阻止肌动蛋白与横桥头部结合。肌钙蛋白由三个亚单位组成,保持原肌球蛋白遮盖肌动蛋白的结合位点。粗肌丝由肌球蛋白(myosin)分子组成,每个肌球蛋白由 6 条肽链,包括一对重链和两对轻链构成。两条重链尾部相互缠绕形成肌球蛋白的杆状部分,两对轻链分别与两条重链的末端结合。

这两种肌丝周期性排列并交叉存在,使其在光镜下呈现出相互交错带状结构。其中 I 带(isotropic 单折射)由细肌丝组成,相邻的 A 带(anisotopic 双折射)是由细肌丝和粗肌丝相互重叠组成,H 带则仅由粗肌丝构成,Z 线位于 I 带中央,被认为是肌节的附着面。

根据骨骼肌产生动力与阻力负荷间的大小将骨骼肌收缩分为两类。如果骨骼肌收缩时,阻力负荷低于骨骼肌所产生的力,这种情况称为向心性运动或者向心性收缩;如果阻力负荷大于骨骼肌所产生的力量,骨骼肌将被拉长,这种情况被定义为离心性运动或者离心性收缩。例如人在上楼梯时股四头肌伸直即是向心收缩的作用;人在下楼梯时股四头肌则呈离心运动,从而控制屈膝的速度。

(二)骨骼肌退变的病因和机制

日常生活劳动中,如果肌肉持续处于高强度或高速度收缩状态,尤其是肌肉高度离心收缩时,肌膜、肌原纤维、肌浆网等结构受到破坏,电镜下表现为肌原纤维的超微结构 Z 线破裂,肌肉结构的损伤程度与肌肉收缩力的强度、速度、负荷等成正比,其中收缩的速度比力的强度影响更大,在低速收缩肌纤维时横桥能够保持与收缩同步。

长期超负荷工作使骨骼肌产生代偿性肥大,加上肌肉持续紧张状态,小血管受压,供氧不足,代谢产物积累,从而刺激局部形成损伤性炎症。同时高强度机械收缩,还需要消耗大量能量,氧化代谢加强导致肌原纤维微环境改变,如局部高温、ATP 不足,最终导致无氧酵解酸性代谢物增加、氧自由基增多。胞质内酸性物质增多,降低了 NADH、NADPH 的浓度,抑制了自由基酶活性,减少了氧自由基清除。肌肉炎症反应亦可产生自由基,自由基通过与巯基共价结合,使巯基氧化,另外会导致多不饱和脂肪酸的过氧化从而影响膜结构;过氧化物与含 NH2 的核酸、含磷酸的生物膜交联,破坏其结构,从而影响其功能,使细胞膜孔隙增大,通透性增加,溶酶体膜破裂,释放水解酶进入胞质。

高强度机械收缩时,细胞膜表面张力激活通道开放以及细胞膜受损引起细胞膜通透性增加。肌原纤维结构损伤,导致肌浆网摄取 Ca^{2+} 能力下降,引起胞质 Ca^{2+} 升高,这是肌肉退变关键因素。正常情况下,肌纤维胞质内 Ca^{2+} 含量极少,静息电位时约为 $0.1\mu mol/L$。在线粒体和肌浆网中 Ca^{2+} 含量比胞质高出几百倍,称为“细胞内钙库”。骨骼肌损伤时,胞质内 Ca^{2+} 的浓度急剧升高,促进了钙依赖性蛋白水解作用,激活蛋白水解酶并促使溶酶体脆性增加,溶酶体酶释放增多损伤骨骼肌。当 Ca^{2+} 低于 $10^{-7}\sim10^{-5}\mu mol/L$ 时,Ca^{2+} 才与肌钙蛋白解离,使得肌肉舒张。胞质内持续高钙,Ca^{2+} 不能与肌钙蛋白解离,引起极度收缩活动,称为骨骼肌肌痉挛,造成肌纤维出现超微结构改变。肌痉挛又可引起局部缺血导致肌肉疼痛,形成恶性循环。

胞质内 Ca^{2+} 浓度的增高激活了磷脂酶 A2(PLA2),磷脂酶 A2 是一种能催化磷脂甘油分子上二位酰基的水解酶,也是花生四烯酸、前列腺素及血小板活化因子等生物活性物质生产的限速酶。磷脂酶 A2 广泛存在于各组织的细胞膜和线粒体膜上,Ca^{2+} 为其激活剂。当细胞内 Ca^{2+} 浓度升高,激活与胞质结合的 PLA2 使前列腺素和白三烯生成增多,膜磷脂分解,从而导致细胞膜通透性增加,胞内酶(肌酸激酶、乳酸脱氢酶等)外流。另外,PLA2 还可以通过脂质氧化酶系统和溶血卵磷脂损伤肌肉组织。

胞质内 Ca^{2+} 的增高可导致线粒体钙超载。正常情况下线粒体 Ca^{2+} 浓度低于肌浆网,只有胞质 Ca^{2+} 浓度异常增加,线粒体才会摄取 Ca^{2+},从而减低胞质 Ca^{2+} 的浓度。由于磷脂酶 A2 的激活导致线粒体膜的通透性增加,而细胞内 Ca^{2+} 的升高会引起 Ca^{2+} 的线粒体内流,形成线粒体钙超载,继而引起氧化磷酸化脱耦联,ATP 生成减少,膜泵功能受到抑制,Na^+、Ca^{2+} 排出障碍,导致细胞肿胀。另外钙泵的正常功能需要 ATP 的供能,钙泵的功能受损,形成恶性循环。

肌肉的高负荷收缩,或肌肉炎症导致的持续性肌肉收缩和痉挛将会产生肌肉损伤。一是肌肉持续收缩时,相对于松弛状态局部血流减少,而需要量增加,从而出现肌肉缺血,导致肌肉的生理功能下降和劳损;二是肌肉收缩时氧自由基及脂质过氧化物等代谢产物的过多聚集,致使肌肉废用及收缩力下降;三是肌肉持续收缩时,肌浆网对 Ca^{2+} 的重吸收减慢,并伴随着 Ca^{2+} 的不完全吸收,引发磷脂酶 A2 激活及线粒体超载,导致一系列细胞内变化损伤肌细胞。

二、肌腱退变的病理生理

肌腱是连接骨骼肌肌腹与骨骼的致密纤维结缔组织,由纵形排列的胶原纤维和散在分布的梭形腱细胞组成。腱鞘是肌腱的特殊附属结构,多位于腕、踝、趾、指等肌腱长且活动多的部位,是肌腱周围结缔组织为适应肌腱的滑动分化而形成的、包围着肌腱的双层套管结构。其外层为纤维性鞘膜,内层为滑液膜。滑液膜又分为衬于纤维性鞘膜内面的壁层和反折覆盖于肌腱上的脏层。腱鞘和骨形成了弹性极小的"骨 - 纤维性隧道"。由于肌腱承担了肌腹与骨之间的应力传导,故肌腱退变最常发生在邻近关节活动量大的部位,如腕伸肌腱、股四头肌腱、肘部、跟腱等部位。

正常肌腱肉眼表现为强韧、平行排列的亮白色外观,而退变区域肌腱呈现出变软,变灰等典型黏液样变外观。光镜下,退变的肌腱组织细胞、血管增生,胶原纤维变细且纵形平行排列结构遭到破坏,相邻胶原束之间失去了清晰的界限。

在日常生活工作中,频繁活动引起肌腱与腱鞘过度摩擦,使腱鞘发生充血、水肿、渗出等无菌炎症,迁延日久则发生慢性纤维结缔组织增生、肥厚、粘连等变化。病变局部骨性突起加大了肌腱与骨的摩擦,容易造成局部腱鞘、骨膜充血水肿,形成局部狭窄;由于腱鞘增厚,导致腱鞘腔的狭窄。肌腱亦发生变形,受损部位组织增生变粗,形成两端较细的纺锤形,或者两端变粗的葫芦形。腱鞘的肿胀、增厚,腱系膜内血流受阻、滑液的正常分泌受阻,导致肌腱修复、愈合所需营养减少,修复速度减慢,形成恶性循环。

肌腱退变的机制尚不十分明确,除上面提到的"炎症学说",还有"凋亡学说"。肌腱在传导大负荷张力、压力、剪切力或负荷间歇期太短时,发生变形,如果超过肌腱的弹性限度,则引起肌腱纤维间的微损伤,称为累积性微衰竭(cumulative micro-failure)。大负荷或负荷间歇短可以使肌腱缺血缺氧,摄取的营养物质减少。各种因素相互作用使大量的肌腱成纤维细胞发生凋亡,导致胶原的合成与修复受损、细胞基质合成减少,进一步增加了肌腱断裂风险。大负荷或负荷间歇期太短的应力传导,使肌腱纤维间产生微损伤、肌腱缺血缺氧、摄取营养减少,这些因素相互作用,使肌腱成纤维细胞凋亡,胶原蛋白合成减少。

如果腱鞘、关节囊周围结缔组织退变,可以形成一种腱鞘内的囊性肿物称为腱鞘囊肿。为无色透明或橙色、淡黄色的浓稠黏液,一般认为是关节囊、韧带、腱鞘上的结缔组织因以上各种病理因素导致局部营养不良,从而发生的退行性黏液性变性。

三、韧带退变的病理生理

韧带是一种纤维样致密结缔组织,附着于骨骼的可活动部分,限制其活动范围,从而避免损伤发生。在组成结构和力学特征上与肌腱有很多相似之处,不同之处在于肌腱是连接肌肉与骨的负重结构,而韧带是连接骨与骨的负重结构;由于韧带在稳定关节中需要承受更多方向的受力,故韧带中纤维的方向更多元化。在人体所有韧带中,黄韧带的退变表现突出,且黄韧带的组织结构有别于其他韧带,一般韧带组织中以胶原纤维为主,而黄韧带中以弹性纤维为主。

黄韧带又名弓间韧带,走行于相邻椎板之间,从上位椎弓板的下缘和内面,连至下位椎弓板的上缘和外缘,参与围成椎管的后壁和后外侧壁,是脊柱后方的重要连接结构,主要由弹性纤维、胶原纤维、网状纤维和基质构成,其中以弹性纤维为主。黄韧带弹性蛋白的含量达 75% 以上,即使在很大变形状态下也不会受到损伤。正常黄韧带在 HE 染色时,弹性纤维呈现亮粉红色,胶原纤维呈现淡粉红色,弹性纤维排列整齐而紧密。退变的黄韧带在 HE 染色镜下观察发现弹性纤维减少、断裂、排列不规则,染色浅而且不均匀,甚至有些区域弹性纤维灶性缺失。故黄韧带的退变主要表现为弹性纤维明显减少,弹力基质紊乱,胶原纤维显著增加,并出现钙化、骨化和软骨细胞、成纤维细胞、毛细血管的增生。肥厚的黄韧带胶原纤维的数量虽然增加,但排列紊乱,在这种情况受到较大外力引起变形时,黄韧带更容易受到损伤。

反复损伤修复是黄韧带退变的基本原因之一,随着年龄增加,脊柱退变,引发椎体不稳,椎体对黄韧带的机械牵张力增加。黄韧带在持续的机械牵张力作用下,胶原合成增加,增加的胶原能够抑制转化生长因子 β(Transforming growth factor β,TGF-β)抗体的出现,使 TGF-β 含量增加。TGF-β 主要在黄韧带肥厚早期刺激纤维化而导致韧带肥厚,其可以刺激细胞增殖,促进成纤维细胞和成骨细胞外基质合成,并对新合成基质的降解具有显著的抑制作用,其还有增加血管形成的作用。另外,反复损伤和低氧刺激可使黄韧带表达血管内皮生长因子(VEGF),促进局部血管生成,使黄韧带背侧毛细血管增生。新生的毛细血管通透性高,结合钙的大分子物质可以通过毛细血管内皮间隙到达其周围结缔组织,从而导致钙盐沉积,易于成骨。此外,通过激活腺苷酸环化酶,使细胞内 cAMP 含量升高引起胞质内钙离子浓度升高,也是最终导致软骨钙化,韧带骨化的机制之一。

炎症反应导致纤维化和瘢痕形成同样是黄韧带退变主要机制。黄韧带受到持续应力刺激,巨噬细胞、T 淋巴细胞为主的炎性细胞浸润退变基质区域,引起慢性无菌性炎症。巨噬细胞和血管内皮细胞显著表达 TGF-β,在机械张力作用下黄韧带细胞亦可产生 TGF-β。TGF-β 可刺激黄韧带源间充质干细胞,引起 I 型和 III 型胶原基因以及 α 平滑肌肌动蛋白基因的表达。黄韧带细胞还可以和巨噬细胞样细胞相互作用,产生白细胞介素 -6、白细胞介素 -8、血管源性生长因子等一系列促进血管生成的细胞因子,从而促进血管的生成。白细胞介素 -1、肿瘤坏死因子 α、缺氧等还可诱导环氧合酶 2 的表达,进一步引起炎症反应。炎症因子还可以使基质金属蛋白酶抑制因子增加,其可以抑制金属蛋白酶对细胞外基质蛋白的消化,引起纤维化增生。综上,反复的应力刺激引起黄韧带慢性炎症反应,导致韧带的反复损伤和瘢痕修复,最终导致了黄韧带的肥厚、钙化甚至骨化(图 15-5)。

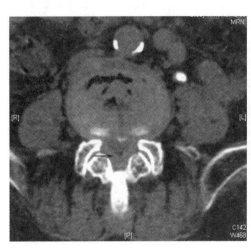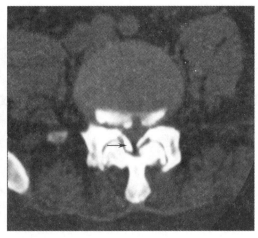

图 15-5　黄韧带肥厚和骨化

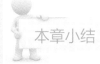

本章小结

退行性病变是运动系统常见的一类疾患,其发病与年龄、劳损等有密切关系。椎间盘退变的病理特征为椎间盘细胞减少、细胞外基质降解酶与其抑制因素比例失衡、细胞因子与炎性因子的调控变化及机体的自身免疫系统启动等。软组织退变的病理生理特征是大负荷或负荷间隙短的肌肉收缩、肌腱、韧带应力传导时,发生的慢性损伤,激活机体炎症反应,启动瘢痕修复机制,自身细胞结构遭到破坏,纤维组织增生活跃,从而出现纤维化甚至钙化。

(陈伯华)

思考题

1. 简述椎间盘退变的定义。
2. 简述椎间盘退变的发病机制。
3. 简述椎间盘生理性退变的主要内容。
4. 简述肌肉、韧带退变的主要机制。

参考文献

［1］ 胡有谷,陈伯华.腰椎间盘突出症.4版.北京:人民卫生出版社,2011.

［2］ ADAMS MA, DOLAN P. Intervertebral disc degeneration: evidence for two distinct phenotypes. J. Anat, 2012, 221 (6): 497-506.

［3］ KEPLER CK, PONNAPPAN RK, TANNOURY CA, et al. The molecular basis of intervertebral disc degeneration. Spine J, 2013, 13 (3): 318-330.

［4］ SIRYO K, BIYANI A, GOD V, et al. Pathomechanism of ligamentum flavum hypertrophy: a multidisciplinary investigation based on clinical, biomechanical, histologie, and bidogic assessments. Spine J, 2005, 30 (23): 2649-2656.

［5］ 胥少汀,葛宝丰,徐印坎.实用骨科学.4版.北京:人民军医出版社,2019.

第十六章
脊柱退行性疾病

脊柱退行性变是脊柱自然老化、退化的生理病理过程,当骨质、椎间盘或韧带退变到一定程度,造成了脊髓、马尾或神经根所在空间的狭窄,可造成相应的神经功能障碍。近年来,在退变性疾病的发病机制、诊断和治疗理念上均出现了相关的进展。

第一节 概 论

流行病学研究显示,老年人群中各种脊柱疾病的总体发病率可高达 97%。脊柱退行性疾病(spinal degenerative diseases)是由于脊柱退变引起的各种顽固性颈肩痛、腰腿痛、四肢及(或)括约肌的各种神经功能障碍等一系列症状和体征的总称。主要包括椎间盘突出症(intervertebral disc herniation)、退变性脊柱失稳症、腰椎滑脱症(lumbar spondylolisthesis)、椎管狭窄症(spinal canal stenosis)、退变性脊柱畸形,如脊柱侧弯(scoliosis)、脊柱后凸(kyphosis)等。

一般认为,脊柱外科大多数临床症状的根源都与椎间盘、韧带、肌肉、骨骼的生物学环境及生物力学环境的变化相关。由于脊柱解剖结构复杂、症状来源多样、涉及节段的数目较多,脊柱相关疾病的诊断与治疗极具挑战性。掌握脊柱结构与功能之间的关系是深刻理解脊柱如何正常工作的关键。解剖学、生物力学、影像学、分子生物学、病理学的相关研究有助于临床医生判定脊柱退行性疾病的发病机制和进展过程,选择相应的治疗方法。

【脊柱的基本解剖】

(一)脊柱基本构成、椎骨和椎间盘的解剖

详见第一章"运动系统应用解剖"中第四节"脊柱、脊髓与骨盆解剖"。

(二)肌肉与韧带

脊柱肌肉组织可以分为 6 个大组:脊柱后肌竖脊肌,外侧为髂肋肌(分为腰髂肋肌、背髂肋肌、项髂肋肌),中部为最长肌(分为腰背最长肌、颈最长肌、头最长肌),内侧为棘肌(分为胸棘肌、颈棘肌、头棘肌);脊柱前肌(腰小肌、腰大肌、腰方肌);短节段肌肉(棘间肌、横突间肌);呼吸肌或肋间肌;腹壁肌(横突间肌、腹外斜肌、腹内斜肌、腹横肌、腹直肌);上躯干肌(颈阔肌、菱形肌、背阔肌、胸大肌、斜方肌、腹横肌)。脊柱节段间的主要韧带包括:前纵韧带及后纵韧带;黄韧带;棘间及棘上韧带;横突间韧带;关节突关节囊。

脊柱肌肉、韧带附着于横突和棘突。横突、棘突等发挥杠杆力臂的作用,为肌肉和韧带提供更理想的力学环境。正常生理状态下,肌肉同韧带一道构成的脊柱动态系统,与骨性结构组成的静态系统保持着动态平衡。近年来,越来越多的研究显示两者之间力学平衡的反复打破和重新建立是脊柱退变性疾病发病和诊治的关键问题。

（三）脊髓与神经根

脊髓（spinal cord）从头颅枕骨大孔发出，通到骶椎。层叠的椎板和椎体后壁形成环状，包围并保护脊髓，成对的神经根从椎间孔穿出、支配相应区域。神经结构漂浮于硬脊膜的脑脊髓液中，齿状韧带将脊髓固定在硬脊膜侧方，使脊髓受到硬脊膜的进一步保护。脊柱骨折、椎间盘破裂、髓性撞击都可能影响神经系统，从而导致疼痛或瘫痪。

【脊柱的生物力学特点】

（一）脊柱整体

脊柱的基本功能是支撑身体，保护脊髓和神经，支持躯干的活动。因此，脊柱在维持身体直立姿势稳定的同时，也保持足够的活动度。脊柱还需要能够吸收能量，从而进行自我保护、避免应力损伤。在整个脊柱中，除头端和尾端外，大多数椎骨及椎骨之间的连接结构都是类似的。位于头端的上颈椎，其结构可以适应头部的大幅度运动，特别是旋转活动；尾端的骶尾骨则由于椎间盘退化融合而丧失大部分的活动度。脊柱其余部分（$C_3 \sim S_1$）作为运动节段，通常是制订诊断和治疗方案时需要考察和决策的对象。脊柱最小的解剖单位称为运动节段或者脊柱功能节段（motion segment，functional spinal unit，FSU），可显示整个脊柱的基本功能特点。

正常脊柱功能很大程度上取决于脊柱各个结构的完整性和协调的相互作用。胸椎和骶椎的后凸自出生就存在，通常被认为是脊柱的基本曲度。随着生长，为了适应直立体态，在颈椎和腰椎部位发育形成前凸。

（二）椎骨

脊柱的串联型受力决定了尾端的脊柱必须承受比头端节段更大的应力。研究发现70%~90%的轴向静载荷由椎体（松质骨构成）承担。因此，椎体的横截面积从上到下逐渐增加。正常成人脊椎的骨密度并没有差别。所以，每个椎体的破坏强度从头端到尾端相应也增加。

正常椎体松质骨的骨密度约为15%。松质骨的强度由前向后、由内到外降低。由于终板的骨质特点，轴向载荷比较均匀地分布于松质骨的横截面。骨性终板最坚强的部分是外围骺环，这一结构使得该区域特别适于承受轴向载荷。正常椎体松质骨材料受单向压缩时，屈服应力约为5MPa。弹性模量随着骨密度变化，粗略估计通常为骨密度变化的2倍。例如当骨密度降低25%时，强度下降50%。当椎体中心松质骨由于骨质疏松而骨密度逐渐降低时，致密的外壳承担的载荷增加。在严重骨质疏松情况下，骨密度会剧烈下降，甚至降到原骨密度的三分之一。所以，椎体骨的骨质疏松后，整体承载能力可以呈数量级的降低。据统计，老年人由于骨质疏松引起的脊柱并发症的发病率可达70%以上。不同部位的松质骨强度在初期没有太大区别；随着骨质逐渐流失，部位间的差异逐渐明显。而随着年龄不同，椎体的外壳和内核提供的机械强度也不同，依据矢状面的具体姿势承担剩余的轴向载荷。由此可以解释脊柱骨赘、骨桥、甚至退变性侧凸的形成。

（三）椎间盘

1. **髓核**　髓核占椎间盘截面的30%~50%。由于椎间盘基质中蛋白多糖含量很高，髓核中具有0.1~0.3MPa的基本膨胀压。如果将一块正常的椎间盘从中央割开，髓核会立即从切割面膨突而出。当将椎间盘置于生理盐水中时，髓核基质会继续膨胀。除了上面提到的基本膨胀压之外，髓核中心的压力还来自于外部的躯干载荷和用于平衡外部载荷的椎旁肌肉的张力。髓核压强可以随外力而变化。

正常髓核的水分含量在出生第一年占总体积的90%左右。步入老年后，髓核的水分含量降低到总体积的70%，水分逐渐被无序的纤维基质所取代，导致组织整体的弹性降低和刚度增加。软骨终板随年龄增加而逐渐钙化，阻碍了营养的输送，从而导致椎间盘随着年龄逐步地退变。退变中的髓核不能有效传递穿过椎间盘中央的压强。因为压力载荷已经成为纤维环基本受力，髓核受到纤维环挤压而膨突，最终导致椎间盘脱出（突出）。通常发生在颈椎和下腰椎，压迫神经根或硬膜囊。

2. **纤维环**　椎间盘是具有非均匀的、各向异性的、多孔的、非线性的黏弹性结构。椎间盘在体内受的压缩载荷，并表现出黏弹性行为。力学研究表明，纤维环前部的拉伸模量总是大于纤维环后部。

这说明纤维环后部较弱,髓核更易于从此处突出。

许多纤维层并不是连续的。这种不连续可能导致层与层之间应力峰值,从而诱发纤维环发生环状或放射状破裂。扫描电镜成像(SEM)显示,中心三分之一的纤维松散地与软骨母板相连,而外层区域的纤维则紧紧地连接断环。因此,内层纤维环更容易发生初始机械失效。纤维环先天不适于承受径向拉伸载荷,其原因就在于径向拉伸载荷易于分离层状纤维环。当纤维环弯曲一侧受到挤压时(比如前屈时脊柱的前部),深层的纤维层向内突,而外围纤维层向外突,造成纤维层分离。

（四）关节突关节

椎间关节由一对关节突关节与椎间盘共同组成。关节突关节是个双关节,具有滑液润滑的滑动软骨表面。关节突关节引导并限制前后方剪切和轴向旋转方向的运动范围,这对于脊柱不同节段非常重要,并且是区分不同节段的因素。

颈椎的关节突的排列类似于屋顶瓦片,耦合了侧弯以及与之反向的轴向旋转(将头弯向左侧会自然导致向右的轴向旋转)。胸椎关节突关节面为冠状面方向,在横断面上微微朝内偏,这样的特点便于轴向的旋转运动,该旋转运动的旋转中心位于椎体。腰椎关节突关节的关节面为欠状面方向,有效地限制了轴向的旋转运动。在直立情况下,关节突关节承受 10%~20% 的轴向载荷。在过度后伸的状态下,关节载荷可增加至 30%。在弯曲体态下,关节突关节承担高达 50% 的向前的剪切载荷。关节突关节的关节囊有丰富的神经支配,是腰背痛的重要原因之一。

【脊柱退行性变的病理学】

1. **椎间盘** 一直以来,椎间盘的病理改变是脊柱退行性变及相关疾病研究的难点热点。具体内容参见本篇第一章第二节"椎间盘退变的病理生理"中的重点阐述。

2. **椎体** 椎体后缘骨赘的形成首先是由于椎间盘退变引起的椎节不稳。这一不稳进一步引发退变节段上下椎体之间出现异常活动并导致节段瞬时旋转中心改变,上下椎体所受应力加大。在异常应力的反复作用下,椎体发生代偿性肥大,主要表现为椎体前后缘应力集中点骨质增生。由于长期应力刺激所形成的骨赘往往质地坚硬。骨赘形成的另一个重要途径可能是位于终板边缘处分布了存在分化潜能的多能干细胞,在炎症刺激下,干细胞向纤维环处聚集后向成骨方向分化,纤维环外层为 I 型胶原纤维,有促进成骨作用,因此,钙化和骨赘最常见于椎体边缘形成。

3. **关节突关节** 关节突关节的退变多为继发性改变。由于椎间盘的形态和功能的变化,椎体应力发生重新分布,关节面压力方向及大小均发生改变,小关节发生两个方面的变化。一是关节囊所受牵引力加大,产生充血水肿和增生;二是关节软骨损害退变,进而波及软骨下,形成损伤性关节炎。晚期导致关节间隙变窄和小关节增生可导致腰痛。椎间孔前后径及上下径均变窄,可刺激脊神经根产生神经症状。

关节突不对称是指关节突的角度的不对称,即一个关节相对于另一个更倾向于冠状面。有报道指出椎间盘退变人群的关节突不对称发生率较正常人群高。当关节突不对称出现后,在轴向载荷的作用下,脊柱节段易于朝着较大角度的斜面旋转。这种因为关节突不对称而产生的旋转会给纤维环带来更大的扭应力,从而可能导致椎间盘的损伤。

4. **韧带** 前纵韧带和后纵韧带对脊柱前柱和中柱的稳定起保护作用。在外伤或劳损后可反应性增生和肥大,甚至钙化和骨化。有研究表明,颈椎后纵韧带骨化患者前期主要表现为后纵韧带的增生肥厚。

黄韧带退变是在脊柱稳定失常时的一种代偿性表现。早期韧带松弛,后期增生、肥厚,也可钙化或骨化。增生的黄韧带可突入椎管内,构成对脊髓的压迫。其中胸椎黄韧带肥厚、骨化最为常见。

【脊柱退行性变的主要影像学检查】

1. **X 线片** 这是骨科的基本影像学检查,具有不可替代的作用。常规的颈椎正位(又称前后位)和侧位片可以了解脊柱的整体形态、曲度、平衡情况,评估病变节段的椎间高度丢失、骨赘形成、韧带骨化等情况,并有助于在早期发现病变。如大多数腰椎间盘突出症患者的腰椎生理前凸减小、消失或保护性胸腰椎侧弯,早期患者的椎间隙可显示前窄后宽现象,而病程较长者可见椎间隙变狭窄,椎体边缘骨赘增生,重度单侧椎间盘突出患者几乎都存在脊柱侧凸,当突出的髓核位于神经根腋下时,会出现躯干向对侧倾斜的保护性侧弯。一些疾病可通过寻找其在 X 线片上的典型表现基本确诊,如脊柱侧凸、颈椎后凸等脊柱畸形、颈椎后纵韧带骨化症、"食管型颈椎病"骨质异常增生的疾病等。

在对颈椎、腰椎退变性疾病的诊治中特别需要重视伸屈动力位片的作用。脊柱退变的早期主要表现为椎节松动,这种变化在常规的侧位片上无法判定。但在伸、屈状态下,由于椎间盘退变、脱水和椎间高度丢失而致使前纵韧带松弛,在 X 线片上表现为椎节松动与不稳,可以客观地表明该处椎间隙存在明显退变。同时动力位片对手术病例手术节段的判断、术式的选择也有重要的参考意义。

X 线片的另一个重要作用是有利于对椎管矢状径的判定。椎管是否存在狭窄一般通过椎体与椎管矢状径之间的比值来判断。从侧位片上测量椎体中部,椎管前后缘之间的距离,再测量椎体中部(同一部位)的矢状径值,二者之比被称为 Pavlov 比值。脊髓型颈椎病患者的椎管矢状径大多明显狭窄;颈椎发育性椎管狭窄的诊断标准为,Pavlov 比值小于 0.75 或椎管前后径绝对值小于 10mm。

此外,X 线片对排除一些其他脊柱疾患,如骨折、结核、肿瘤等很有帮助。

2. MRI 检查 MRI 具有无辐射损伤,可直接进行多种断面成像,不用造影剂即能清楚地区别各种不同组织的解剖形态等优点。尤其是能够在早期反映组织的生理、生化改变。在 MRI 上可直接显示椎间盘的变性程度和椎间盘突出的部位、类型以及硬膜囊和神经根的受压状况。椎间盘变性者,可见其信号强度减低,椎间隙变窄以及在信号减低的椎间盘内出现信号更低的裂隙。这与髓核脱水和纤维环存在不同程度的撕裂有关。椎间盘突出(protrusion)是指椎间盘膨出(bulge)或突出,但纤维环未完全撕裂,属于一种包容性椎间盘突出。椎间盘脱垂(prolapse)是指髓核组织被挤入最外侧的纤维环,但未完全破裂。椎间盘脱出(extrusion)是指在纤维环上出现破裂,导致髓核组织进入硬膜外间隙。髓核游离(sequestration)是指椎间盘碎块从突出的椎间盘分离,完全移位进入硬膜外间隙。

MRI 检查还可清晰地反映出脊髓受压的程度。脊髓受压呈波浪样压迹,严重者脊髓可变细,当中出现水肿信号带,或呈"念珠状"。增强 MRI 检查对脊髓水肿信号与神经源性肿瘤的鉴别、对骨折外伤与病理性占位的鉴别也具有重要意义。近来,也有利用腰椎磁共振平扫上,是否出现马尾神经冗余征(redundant)(图 16-1)、马尾神经沉降征阳性(图 16-2)、硬膜外脂肪增多(脂肪增多症,lipomatosis)等来判断是否存在潜在的腰椎椎管狭窄症,具有很高的诊断敏感度。

3. CT 检查 CT 图像上可清楚显示椎间盘突出的部位和大小,同时可以显示黄韧带增厚、小关节肥大、椎管及侧隐窝狭窄等部位的情况,特别是可以对是否存在钙化甚至骨化及其范围、程度作出较为准确的判断。近年来发展的 CT 三维重建技术为脊柱骨折、枕颈部畸形、颈椎畸形、颈椎后纵韧带骨化症、胸椎黄韧带骨化症、脊柱侧后凸等复杂脊柱疾患的诊断与治疗提供了重要的评价依据。

【脊柱退行性疾病的治疗原则】

目前被广泛接受的脊柱退行性疾病的治疗原则应该是阶梯性治疗和个体化治疗。在临床实践中,不能过度依赖甚至单纯依靠影像学检查结果轻易做出手术决定。必须根据患者不同的病因、病情、年龄、体质、基础疾病和医院、医生的技术水平、硬件条件等多种综合因素,制订科学、合理的治疗方案。

遵循阶梯化的治疗原则,重视理疗、支具、牵引、药物、功能锻炼等非手术方法的积极作用。保守治疗和手术治疗并非泾渭分明,非此即彼。实际上,即使是需要手术的患者,规范保守治疗在术前有助于进一步判断病情、确定手术时机,术后有助于巩固手术效果、促进功能恢复。

外科干预的一般原则是在充分减压和脊柱稳定性重建的前提下,尽量多地保留脊柱的运动节段。对手术患者需严格把握手术指征,在选择合理的手术入路、减压方法和重建手段上下功夫。近年来脊柱外科蓬勃发展。非融合技术(如人工椎间盘、腰椎棘突间固定等技术)、微创技术(如各类经皮"腔镜""通道"下实施的减压融合 + 椎弓根钉内固定术、经皮椎体成形术)、导航技术(如 3D 导航下经皮螺钉内固定术、复杂畸形手术的导航引导下的固定技术)等均极大拓展了脊柱外科在治疗理念和技术上的层次和空间。

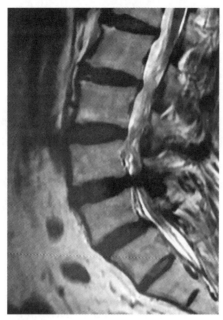

图 16-1　马尾神经冗余征示意图
可见腰 4/5 椎管狭窄,腰 4 平面马尾神经弯
曲如蚯蚓样改变。

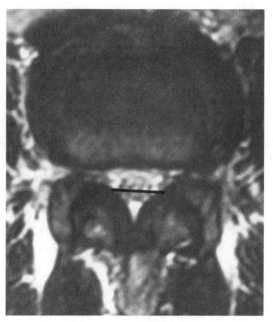

图 16-2　马尾神经沉降征
磁共振横断面 T_2 相,可见马尾神经大部分位于椎管
平分线的腹侧,此为马尾神经沉降征阳性。

参考文献

［1］ WANG G, PENG Z, LI J, et al. Diagnostic performance of the nerve root sedimentation sign in lumbar spinal stenosis: a systematic review and meta-analysis. Neuroradiology, 2019, 61 (10): 1111-1112.

［2］ VERGROESEN PP, KINGMA I, EMANUEL KS, et al. Mechanics and biology in intervertebral disc degeneration: a vicious circle. Osteoarthritis Cartilage, 2015, 23 (7): 1057-1070.

第二节　颈　椎　病

由于颈椎间盘退变及其继发性病理改变刺激或压迫周围组织结构(神经根、脊髓等),并出现相应临床表现者,称为颈椎病(cervical spondylosis)。颈椎病是中老年常见病、多发病,国内报道显示其患病率为3.8%~17.6%。另有资料显示50岁以上人群中97%出现椎间盘退变。从颈椎病的定义可以看出,本病首先属于颈椎退变性疾病(cervical degenerative disease),并与多种因素有密切关系。它起源于颈椎间盘的退变,颈椎间盘的退变本身就可以出现许多症状和体征,加之合并椎管狭窄,有可能早期出现症状,也可能暂时无症状,但遇到诱因后,出现症状。大多数患者在颈椎原发性退变的基础上产生一系列继发性改变。这些继发性改变包括器质性改变和动力性异常。器质性改变有髓核突出和脱出、韧带骨膜下血肿、骨刺形成和继发性椎管狭窄等。动力性改变包括颈椎不稳,如椎间松动、错位、屈度增加。这些病理生理和病理解剖的改变,构成了颈椎病的实质。然而,临床上并未将颈椎退变和颈椎病简单地画等号。在门诊经常发现有些人颈椎骨性退变很严重,但并无症状或仅有轻微症状。因此,颈椎病的诊断除有病理基础外,还需包括一系列由此而引起的临床表现,以有别于其他相似的疾患。

【病因】

(一)慢性劳损

慢性劳损是指超过正常生理活动范围最大限度或局部所能耐受值的各种超限活动所引起的损伤。但它明显有别于意外创伤,而是一种长期的超限负荷。常见的慢性劳损因素有以下几个方面。

1. **日常生活习惯不良** 长时间低头玩麻将、打扑克、长时间看电视,尤其是躺在床上高枕而卧都是不良习惯。以上习惯的共同特征是颈椎长时间处于屈曲状态,颈后肌肉及韧带组织超时负荷,容易引起劳损。

2. **工作姿势不良** 从事计算机、显微镜、财务、雕刻、刺绣等工作人员的亦需长时间低头工作。在屈颈状态下,椎间盘压力大大高于正常体位。这种体位容易加速颈椎间盘的退变和颈部软组织的劳损。

3. **睡眠姿势不良** 主要原因是枕头过高。在睡眠状态下,长时间的不良体位使椎间盘内部受力不均,引发退变。其次,颈部肌肉和关节亦因此平衡失调,加速退变。

(二)隐性创伤

主要为头颈部的隐性外伤,头颈部的外伤与颈椎病的发生和发展有明显的关系。无明显症状的颈椎创伤往往被忽视,然而对颈椎退行性变却可产生重要影响。临床上许多颈椎病患者在病程中均曾有颈部外伤史或反复过度推拿史。

1. 垂直压缩暴力可造成颈椎生理前屈消失或弧度减小,受损节段椎间盘受力加大,加速颈椎退变。

2. 暴力导致纤维环损伤,出现薄弱环节,为颈椎间盘突出打下基础。

3. 前纵韧带撕裂造成颈椎不稳,日后逐渐加重,出现椎体后缘骨质增生,加速受损节段的退变。

(三)颈部炎症

颈部存在急性和慢性感染时,炎症可直接刺激邻近的肌肉和韧带,致使韧带松弛、肌张力减低,椎节内外平衡失调,破坏了其稳定性,加速和促进退变的发生和发展。

(四)发育性椎管狭窄

临床上经常可以看到,有些患者颈椎退变严重,骨赘增生明显,但并无明显症状和体征,因为患者颈椎椎管矢状径较宽。而另一些患者在颈椎退变早期或程度并不严重节段就出现的症状和体征。基于大数据影像学资料的研究已经证实,颈椎实际矢状径的大小决定了症状的出现与否。椎管狭窄者在遭受外伤后容易损伤脊髓,甚至轻微的外伤也易于发病,且症状严重。椎管大者则不仅不易发病,且症状亦较轻。

(五)先天性畸形

颈椎的先天性畸形对颈椎病发病的影响主要表现在两个方面:一是应力改变;二是神经血管的刺激和压迫。

1. **先天性椎体融合** 以颈2、3和颈3、4多见,其次为颈4、5,多为双节单发。由于椎体融合,两个椎体间的椎间关节的活动度势必转移至相邻的椎间关节。邻近椎间盘的应力集中使得退变加剧,甚至出现损伤性关节炎。除先天性椎节分节不全以外,临床上常见到由于手术融合后相邻节段椎间盘退变加剧,产生临床症状和体征。

2. **棘突畸形** 主要影响椎体外在结构的稳定性,间接构成颈椎病发病的因素。

3. **颈肋和第七颈椎横突肥大** 颈肋和第七颈椎横突肥大并不直接引起颈椎病,但当刺激臂丛神经下干时,可出现上肢症状和颈部不适,必须与颈椎病相鉴别。

【生物力学和病理学】

(一)国际分型

1. **慢性颈痛**

颈椎退变引起的慢性颈痛(neck pain)在成人中的发病率可达30%~40%,并可伴有轻度的颈椎运动功能障碍。以往称之为"颈型颈椎病",实际上是颈椎病的早期阶段。主要表现为不同程度的轴性颈痛、颈部僵硬、活动受限。上述症状常于颈椎病发病早期出现并可作为主要症状随病情进展,贯穿始终。

2. 神经根型颈椎病　神经根型颈椎病(cervical spondylotic radiculopathy)是最为常见的一种,有研究提出最高可达 50%~60%。神经根性症状的产生同以下因素有关:髓核的突出与脱出,椎体后缘骨赘形成,后纵韧带的局限性肥厚等。一般认为:后方小关节的骨质增生,钩椎关节的骨赘形成,以及相邻颈椎间的不稳和移位,刺激、压迫脊神经根可能是引起症状和体征的重要因素。此外,根袖处蛛网膜粘连也可引起神经根症状。主要临床表现为与脊神经根分布区相一致的感觉、运动障碍及反射变化。

3. 脊髓型颈椎病　脊髓型颈椎病(cervical spondylotic myelopathy)也比较多见,由于主要损害脊髓,且病程多慢性进展,逐渐累及锥体束、脊髓丘脑束、薄束楔束,合并后方黄韧带皱褶或外伤等诱因后症状加重,临床上表现为损害平面以下的感觉障碍、无力、行走不稳及特征性的"踩棉花感"。体征上多存在损害平面以下不同程度的深、浅感觉障碍、肌张力上升、肌力下降、上运动神经元损伤的体征等。一旦延误诊治,常发展成为不可逆性神经损害。

此外脊髓型颈椎病患者多合并椎管狭窄,加之前后方的压迫因素而发病。突出的椎间盘、骨赘、后纵韧带及黄韧带造成了椎管的继发性狭窄,若合并椎节不稳,更增加了对脊髓的刺激或压迫。

(二) 国内分型

国内对颈椎病的分型与国际通用的标准并不同步。1984 年全国颈椎病会议上提出颈椎病可分为颈型、神经型、脊髓型、椎动脉型、交感型和其他型。这其中有一些分型或其表现已为国内外学者所接受,如混合型颈椎病,指同时合并两种颈椎病类型症状者。此类患者多病程长,年龄较大,大多数超过 50 岁。食管压迫型颈椎病,表现为颈椎椎体前鸟嘴样增生压迫食管引起吞咽困难(食管钡餐可证实)。单纯此型者少见,约 80% 的病例同时伴有脊髓或神经根压迫症状。

另外一些分型则仍未被国际所认可。国外学者虽承认头晕、心慌等交感神经症状可伴发于颈椎退行性疾病这一事实,但对"椎动脉型颈椎病""交感型颈椎病"等分型仍然持保留意见。近年来,有学者提出在按照国际通用分类,将颈椎病分为神经根型、脊髓型及混合型的基础上,可以暂时采用"伴交感神经症状的颈椎病"的提法,以方便基础研究、临床诊治和对外交流。

【临床表现】

(一) 慢性颈痛

颈部、肩部及枕部疼痛,头颈部活动因疼痛而受限制。因常在早晨起床时发病,即"落枕"反复发作。查体提示颈肌紧张,有压痛点,头颅活动受限。X 线片显示颈椎曲度改变——生理曲度减小、消失,甚至颈椎反曲,动力摄片上可显示椎间关节不稳与松动。严重时出现肌痉挛导致头偏斜,侧位片上可见椎体后缘一部分重影,小关节也呈一部分重影,呈"双边双突"征象。

(二) 神经根型颈椎病

具有典型的根性症状,开始多为肩颈痛,并向上肢放射,其范围与受累椎节相一致。颈肩部、颈后部酸痛,并沿神经根分布区向下放射到前臂和手指,轻者为持续性酸痛、胀痛,重者可如刀割样、针刺样疼痛;有时皮肤有过敏,抚摸有触电感;神经根支配区域有麻木及明显感觉减退。查体见颈部肌肉痉挛,头常偏向患侧,肩部上耸。横突、肩袖等处有压痛。颈脊神经根牵拉试验(Eaton's test)阳性:术者一手扶患侧颈部,一手握患腕,向相反方向牵拉,刺激已受压的神经根而出现放射痛(图 16-3)。压头试验(Spurling's test)阳性。X 线示颈椎生理性前凸消失,椎间隙变窄,椎体前后缘、钩椎关节增生及椎间孔狭窄。CT 及 MRI

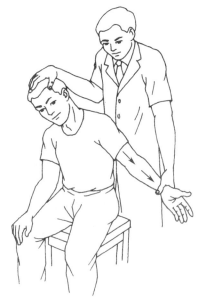

图 16-3　颈脊神经根牵拉试验

（图 16-4）示椎间盘向后外侧突出压迫脊神经。

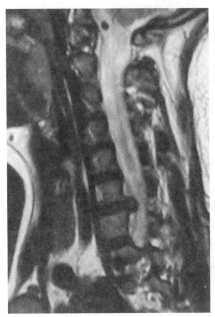
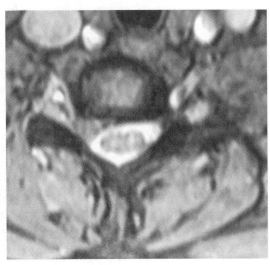

图 16-4 神经根型颈椎病典型病例

（三）脊髓型颈椎病

脊髓受压的主要原因是突出的髓核、椎体后缘骨赘、增生或钙化的黄韧带及后纵韧带等。临床主要以脊髓侧束、锥体束损害表现为主。表现为四肢乏力，麻木，行走、持物不稳、精细活动不能，并可有下肢踩棉花感及束胸、束腹感。查体：感觉障碍，肌力减退，腹壁反射、提睾反射和肛门反射减弱或消失，腱反射亢进，Hoffmann 征、Babinski 征阳性。X 线表现与神经根型相似，脊髓造影、MRI（图 16-5）及 CT 可显示脊髓受压、变性、水肿等情况。

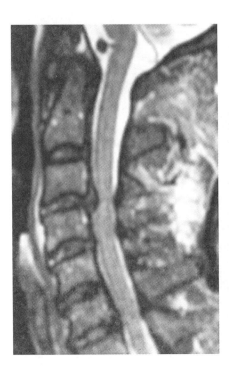
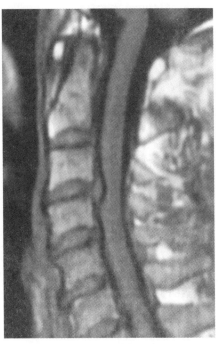

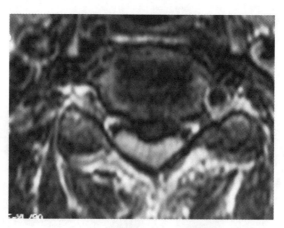

图 16-5   脊髓型颈椎病典型病例

【诊断】

任何一种类型颈椎病的诊断均需从病史症状、临床体征和影像学表现等三个方面进行全面分析和判断,这是颈椎病诊断的基本原则。根据病史、神经系统检查、X线摄片,一般能作出初步诊断,必要时可辅以 MRI、CT、脊髓造影、椎动脉造影等进一步影像学检查。对脊髓型颈椎病的临床症状目前常使用日本骨科学会制订的 17 分法(表 16-1)。该评分法可以对上肢功能、下肢功能、感觉障碍及膀胱功能分别进行评分。便于统计学分析。基本上能够客观地反映脊髓型颈椎病患者的神经功能状况,并可根据治疗前后的评分计算出改善率对治疗效果进行评价。

表 16-1   日本骨科学会(JOA)颈椎病疗效评定标准

项目	评分
上肢运动功能	
不能持勺或持筷,无法自己进食	0
能持勺、但不能持筷	1
能持筷、但有困难、手不灵活	2
能持筷及从事一般家务劳动	3
基本正常	4
下肢运动功能	
不能行走	0
即使平地行走也需要支撑物	1
平地行走可不用要支撑物、但上下楼时需用	2
平地或上下楼行走不需用支撑物、但下楼不灵活	3
基本正常	4
感觉功能	
上肢感觉	
有明显感觉障碍或疼痛	0
轻度感觉障碍或麻木	1
基本正常	2

续表

项目	评分
下肢感觉	
有明显感觉障碍或疼痛	0
轻度感觉障碍或麻木	1
基本正常	2
躯干感觉	
有明显感觉障碍或疼痛	0
轻度感觉障碍或麻木	1
基本正常	2
膀胱功能	
尿潴留	1
高度排尿困难、排尿费力、失禁或淋漓	2
正常	3

【鉴别诊断】

（一）慢性颈痛

1. **颈部扭伤** 俗称落枕，系颈部肌肉扭伤所致。其发病与颈型颈椎病相似，多系睡眠中体位不良所致。主要鉴别在于：①压痛点不同，颈型压痛点见于棘突部，程度也较强；②颈部扭伤压痛点在损伤肌肉，急性期疼痛剧烈，压之难以忍受；③扭伤者可触摸到条索状压痛肌肉，而颈椎病只有轻度肌紧张；④对颈部进行牵引时，颈型颈椎病者其症状多可缓解，而落枕者疼痛加剧；⑤颈椎病患者对封闭疗法无显效，而落枕者其症状可在封闭后消失或缓解。

2. **肩周炎**（scapulohumeral periarthritis） 多于50岁前后发病，好发年龄与颈椎病相似，且多伴有颈部受牵症状，两者易混淆。其鉴别点在于：有肩关节活动障碍，上肢常不能上举和外展，而颈椎病一般不影响肩关节活动。疼痛部位不同——肩周炎疼痛部位在肩关节，而颈型者多以棘突为中心。肩周炎患者X线表现多为普通的退变征象，而颈椎病患者生理前曲消失，且有颈椎不稳。有时两者不易区别。封闭疗法对肩周炎有效，而颈椎病无效。

（二）神经根型颈椎病

1. **尺神经炎** 尺神经由颈7、8和胸1脊神经根组成。易与颈8脊神经受累的症状相混淆。两者均可造成小指麻木和手内在肌萎缩。但尺神经根炎患者多有肘部神经沟压痛，且可触及条索状变性的尺神经。而且两者感觉障碍分布不尽相同。颈8神经根支配范围较大，常有前臂尺侧麻木，而尺神经炎无前臂尺侧麻木，而表现为手部尺侧麻木和尺侧一个半手指麻木。

2. **胸廓出口综合征**（thoracic outlet syndrome） 由于臂丛、锁骨上动脉、锁骨上静脉在胸廓上口或在胸小肌喙突止点区受压，可引起上肢麻木、疼痛、肿胀；锁骨上窝前斜角肌有压痛并放射至手。两者鉴别在于胸廓出口综合征 Adson 试验阳性。使患肢过度外展，肩抬平，出现桡动脉音减弱或消失者，也是阳性体征。X线片检查可发现颈肋或第七颈椎横突过大。

3. **颈背部筋膜炎** 可引起颈背痛或上肢麻木感，但无放射症状及感觉障碍，也无腱反射异常。如在痛点局部封闭或口服抗风湿药物，症状即见好转。颈椎病局部封闭无效。

4. **肌萎缩型侧索硬化症**（amyotrophic lateral sclerosis） 早期症状轻微，易与其他疾病混淆。患者可能只是感到有一些无力、肉跳、容易疲劳等一些症状，渐渐进展为全身肌肉萎缩和吞咽困难。最后产生呼吸衰竭。肢体起病型症状首先是四肢肌肉进行性萎缩、无力，最后才产生呼吸衰竭。延髓起病型则先期出现吞咽、讲话困难，很快进展为呼吸衰竭。可行肌电图（EMG）、神经传导速度和血液化验、基因检测或腰椎穿刺辅助诊断。患者早期很难确诊,可过三个月对神经系统体格检查和肌电图检查复查一次。侧索硬化症发展较快,不可贸然手术。

5. **腕管综合征(carpal tunnel syndrome)**   为正中神经通过腕管时受压所致,其主要特点如下:腕中部加压试验阳性,1~3指麻木或刺痛,而颈椎病无此征。腕背屈试验阳性,即让患者腕背屈持续0.5~1min,如出现拇、示、中指麻木或刺痛即属阳性。封闭试验有效,而颈椎病局部封闭则无效。

(三) 脊髓型颈椎病

1. **脊髓空洞症(syringomyelia)**   多见于青壮年,病程缓慢,早期影响上肢,呈节段性分节。其感觉障碍以温、痛觉丧失为主,而触觉及深感觉则基本正常,此现象称感觉分离。颈椎病无此征。由于温、痛觉丧失,可发现皮肤增厚、溃疡及关节可因神经保护机制的丧失而损害,即夏科关节。通过 CT 及磁共振成像,可以发现两者的差异。

2. **后纵韧带骨化症(ossification of the posterior longitudinal ligament)**   可出现与颈椎病相同的症状和体征。但侧位 X 片可发现椎体后缘有线状或点线状骨化影,CT 可显示其断面形状和压迫程度。

3. **脊髓肿瘤**   可同时出现感觉障碍和运动障碍,病情呈进行性加重,应用磁共振增强成像可鉴别颈椎病和脊髓肿瘤,脊髓肿瘤会呈局部信号增高,颈椎病不会出现压迫物的信号增高。脊髓造影下显示倒杯状阴影,磁共振上髓外硬膜下肿瘤呈杯口征表现。脑脊液检查可见蛋白含量升高。

4. **亚急性联合变性**   可合并轻度或严重贫血,出现倦怠、无力等,神经症状常表现手指及足趾对称的感觉异常,如刺痛、麻木及灼烧感,下肢较重,脊髓后索受损逐渐出现肢体动作笨拙、易跌倒、走路踩棉感、闭目或在黑暗中行走困难。运动障碍通常较感觉障碍出现晚,双下肢可呈不完全性痉挛性截瘫。外周血象及骨髓涂片提示巨细胞低色素性贫血,血网织红细胞数减少,血清维生素 B_{12} 含量降低。

【治疗】

(一) 保守治疗

1. **非手术疗法的基本原则**

(1)非手术治疗的目的是适度纠正颈椎病的病理解剖状态,停止或减缓伤病的进展,有利于病情恢复,预防疾病复发。但应当明确的是一旦明确诊断为神经根型或者脊髓型颈椎病,一切非手术治疗均只能在一定时间和一定程度上缓解症状,但不能从根本上解除颈椎退变引起的脊髓、神经根压迫,更不可完全逆转已经发生的神经功能损伤。

(2)非手术疗法应符合颈椎的生理解剖学基础,过度操作,如推拿、按摩、牵引超过颈部骨骼和韧带的强度,可引起患者出现神经症状,甚至完全瘫痪。

(3)非手术疗法必须采用系统的方法,按程序进行,必须保证治疗的连续性。

(4)非手术疗法需注意多种疗法并用。

2. **非手术疗法的适应证**

(1)颈椎间盘突出症及颈型颈椎病。

(2)早期脊髓型颈椎病。

(3)颈椎病的诊断尚未肯定而需一边治疗一边观察者。

(4)全身情况差,不能耐受手术者。

(5)手术恢复期的患者。

3. **非手术疗法的常用方法**

(1)保持良好的体位:纠正与改变工作中的不良体位,定期改变头颈部体位,调整桌面(或工作台)高度与倾斜度,改善与调整睡眠体位。

(2)颈椎制动法:制动的目的是使颈部肌肉获得充分休息,缓解因肌痉挛所致的疼痛;减少突出的椎间盘或骨赘对脊髓、神经根及椎动脉的刺激;减少颈椎间盘的劳损、延缓退变;颈椎术后的制动是为了使手术部位获得外在稳定,有利于手术部位的早日恢复。常用的颈椎制动包括颈围、颈托和支架三类。

（3）颈椎牵引疗法：颈椎牵引能限制颈椎活动，解除颈部肌肉痉挛，减轻神经根及突出物的充血水肿。通过牵引可增大椎间隙及椎间孔，减轻其对神经根的压迫，也可减轻椎间盘的压力，有利于已经突出的纤维组织消肿或回缩。后方小关节的嵌顿和错位也可因牵引而得到纠正。目前牵引的器械较多，但大致分为三种方式，即坐式牵引、卧式牵引和携带式牵引。从生物力学的角度看，卧式牵引效果较好。

（4）理疗：理疗是治疗颈背痛的传统方法，对多数患者有治疗作用。其作用是增强局部的血液循环，缓解肌肉痉挛，从而使局部的疼痛和不适得以缓解。常用的颈部理疗方法有离子导入疗法、超短波、短波、石蜡疗法等。应用直流电导入各种中西药，如醋、普鲁卡因等，经临床证明，确实行之有效。电疗法主要是深部电热作用，但需不断地调节。各种理疗不可长期不间断地应用，颈部肌肉长期充血反而可使症状加重。14d 为一个疗程，每个疗程结束后宜停 1 周后再行治疗。

（5）推拿按摩：对颈椎进行大力的推拿和旋转，是很危险的一种操作。从颈椎病的病因学和病理学角度看，超乎颈椎生理范围的推拿只会加速椎间盘的退变，增加颈部创伤，严重者可使症状加重，甚至截瘫。应该严格规范推拿的使用指征、操作手法；操作人员应经严格培训，整复性操作应与临床医师密切配合并得到临床医师的许可；不可长期接受推拿。

（6）药物治疗：药物治疗应在医师的指导下使用。常用的药物有神经营养药物，如维生素 B_1、维生素 B_{12}；缓解局部症状的药物，如抗炎镇痛药、肌松剂、硫酸软骨素等。

（7）注射治疗（封闭）：对于一些颈部肌肉劳损或拉伤的患者，如局部肌肉有明显压痛，可在超声引导下行注射治疗，注射药物以复方倍他米松、利多卡因 5mL、10~15mL 生理盐水混合溶液，注射至深筋膜下，对于肌肉源性疼痛有很好的缓解效果。对于压迫较轻的神经根型颈椎病，可以在透视引导下行局部神经根封闭治疗或硬膜外封闭治疗，注射药物以可溶性激素（如地塞米松）与低浓度（<0.5%）利多卡因 1~2mL 混合液，神经根封闭有因注射颗粒状激素导致脊髓栓塞的风险，建议使用可溶性的激素。神经根封闭对于缓解轻度的神经根型颈椎病疼痛症状有一定效果。

（二）手术治疗

1. 手术适应证　颈椎病手术治疗的主要目的是解除对脊髓、神经的压迫，重建并维持脊柱的曲度和稳定，其手术指征应严格掌握。

（1）颈椎病发展至出现明显的脊髓、神经根、椎动脉损害，经非手术治疗无效即应进行手术治疗。

（2）原有颈椎病的患者，在外伤或其他原因的作用下症状突然加重者。

（3）伴有颈椎间盘突出症经非手术治疗无效者。

（4）颈椎病患者，出现颈椎某一节段明显不稳，颈痛明显，经正规非手术治疗无效，即使无四肢的感觉运动障碍，亦应考虑手术治疗以中止可以预见的病情进展。

2. 手术禁忌证　颈椎病手术不受年龄的限制，但必须考虑全身情况。若肝脏、心脏等重要脏器患有严重疾病，不能耐受者，应列为手术禁忌证。此外，颈椎病已发展至晚期，或已瘫痪卧床数年，四肢关节僵硬；肌肉有明显萎缩者，手术对改善生活质量已没有帮助时，也不宜手术。若颈部皮肤有感染、破溃，则需在治愈这些局部疾患后再考虑手术。

3. 颈椎前路手术　经典的 Smith-Robison 法开创了颈椎前路减压（anterior decompression）手术路径的先河。自 20 世纪 90 年代以来，颈椎前路钢板在国际上被广泛采用，发展至今已经成为颈椎前路手术的主流术式。颈椎前路手术的优点是直接减压，原则是哪里有压迫，哪里就应该减压。主要手术方式有椎间盘切除加椎体间植骨融合术（discectomy）和椎体次全切除加植骨融合术（corpectomy）。减压范围可根据症状、神经定位体征、X 线片、MRI 等影像学检查显示的病变节段来确定。在此基础上，近年来，已有作者在颈椎前路手术中提出了钩椎关节完全切除或部分切除的方法，针对钩椎关节增生造成颈椎椎间孔外侧骨性狭窄的神经根型颈椎病患者，需要在前路切除部分钩椎关节的基础上，进行椎间孔的潜行减压，以确保神经根管从内至外的通畅（图 16-6）。另外，颈椎人工椎间盘置换术（total disc replacement，TDR）是一种保留颈椎活动度的手术方式，适应证较窄，只适用于退变不重、无颈椎不稳的单纯椎间盘突出症患者,对假体的选择和手术放置技术要求较高。

4. **颈椎后路手术**　颈椎后路手术是颈椎病最早采用的手术方法。早在 20 世纪 90 年代,颈椎后路椎板切除术就已经开始应用于临床,1965 年美国学者 Stoops & King 报道了关于后路全椎板切除术治疗脊髓型颈椎病,取得了较好的效果,但是全椎板切除术后,术后颈椎后凸的比例高达 20%,因此有学者采用辅助后路侧块固定融合的方法防止术后颈椎后凸(图 16-7)。椎管成形术的设计初衷也是为了保留后方骨性结构、预防术后颈椎后凸,日本学者 Oyama 最早在 1973 年,在椎板切除术的基础上,报道了"Z 字形"颈椎椎管成形术,之后 Hirabayshi

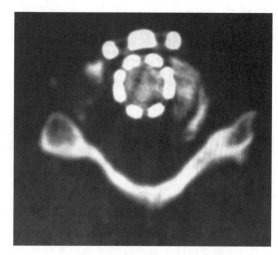

图 16-6　颈椎前路钩椎关节切除术

设计了单开门椎管成形术(open-door laminoplasty),再之后 Kurokawa 设计出了双开门椎管成形术,将棘突中线作为开门,又叫 Franch-door laminoplasty。颈椎后路术中,要注意对 C_2 棘突肌肉止点进行保护,可以减少术后的颈椎后凸和轴性颈痛,也要尽力保护 C_7 棘突肌肉止点,也可以减少术后的轴性颈痛。

后路手术通过扩大、恢复椎管容积来达到解除脊髓压迫的目的,属于间接减压。由于单纯椎板切除术会造成颈椎术后不稳定,对于青少年会造成术后颈椎后凸畸形,目前成人颈椎椎板切除术需附加后路侧块螺钉固定。近年来也有作者提出为了防止颈椎不稳,在椎管成形术中,对不稳定的节段附加后路螺钉内固定的方式(图 16-8)。颈椎 Keyhole 手术方式为近些年在显微镜或经皮内镜技术的推动下,为椎间盘突出症为主的神经根型颈椎病推出的一种微创手术技术,切除部分椎板上、下缘和侧块内侧缘,显露神经根后,从神经根的腋下摘除脱出的髓核组织(图 16-9),该方法的最佳适应证是 $C_{5/6}$ 和 $C_{6/7}$、无颈椎不稳定、外侧型的椎间盘突出症,缺点是若侧块切除超过 1/2 易造成颈椎不稳、突出髓核减压不彻底、骨性椎间孔狭窄减压不彻底等。

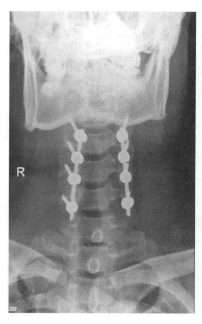
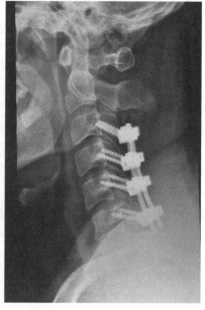

图 16-7　颈椎后路全椎板切除侧块螺钉内固定术

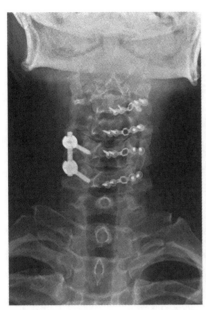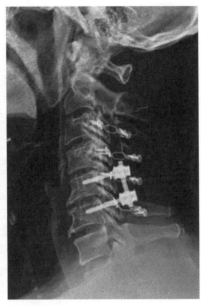

图 16-8 颈椎后路椎管成形术辅助椎弓根螺钉内固定术

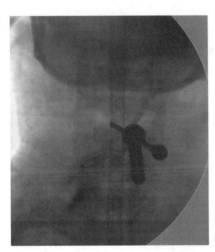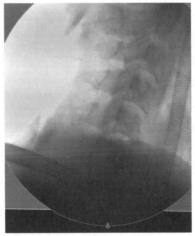

图 16-9 颈椎后路全内镜下 Keyhole 手术

5. 前后路联合手术 对于锥体束征和感觉障碍均较严重、影像学检查见脊髓前后方均有明显压迫或者存在严重椎管狭窄、后纵韧带骨化的患者,单纯前路或者后路手术无法有效减压或者重建并维持颈椎曲度和稳定性时,考虑采取前后联合入路手术,可一期同时完成,也可先选择后路(或前路)手术,3~6 个月后根据症状恢复和脊髓形态情况决定是否需二期前路(或后路)手术。

应当指出的是,颈椎前路和后路手术均有自己的优势和局限性,二者并无优劣之别、高下之分。前路手术可以直接解除压迫、有效恢复生理曲度,创伤小、恢复快,后路手术更适用于多节段受压、骨化范围广泛、脊髓后方存在压迫等情况。而前路术后发生的相邻节段退变(adjacent segmental degeneration,ASD)、吞咽困难(dysphagia)、神经根麻痹,后路术后出现的 C_5 神经根麻痹(nerve root palsy)、轴性疼痛(axial pain)等问题仍是目前研究的热点和难点之一。临床实践中,术者应根据具体病情特点和自身技术熟练程度酌情选择前路或者后路手术,甚至前后联合手术。

(袁 文)

第三节　颈椎管狭窄症

在临床上,腰椎管狭窄最常见,其次为颈椎管狭窄,胸椎管狭窄最少见。颈椎管狭窄症在中老年人多见,好发于下颈椎,颈 4~6 节段最多见,发病缓慢。

【病理】

颈椎管狭窄症根据病因可分为四类:

1. **发育性颈椎管狭窄**　在颈椎标准侧位 X 线平片测量椎体后缘中点与椎板、棘突结合部之间的最小距离即椎管矢状径。当因为先天性因素出现颈椎管的最大矢状径 <12mm 时,称为发育性颈椎管狭窄症。临床资料表明脊髓型颈椎病中发育性颈椎管狭窄者占 60%~70%。

2. **退变性颈椎管狭窄**　该类型最常见,多发于中年以后。颈椎间盘、韧带、关节囊及骨退变、增生,导致椎管内的有效容积减少,引起相应节段脊髓受压。前期可能没有临床表现,但如遇外伤,椎管内骨性或纤维结构遭到破坏,就会迅速出现颈脊髓受压的表现。

3. **医源性颈椎管狭窄**　①椎体手术、创伤、出血及疤痕组织形成,与硬膜囊粘连造成脊髓压迫;②椎板切除范围过大,未行骨性融合导致颈椎不稳,继发性创伤性和纤维结构增生性改变;③颈椎前路减压植骨术后,植骨块突入椎管内;④颈椎后路椎管成形术失败,如铰链断裂等。

4. **其他病变和创伤所致的继发性颈椎管狭窄**　颈椎病、颈椎间盘突出症、后纵韧带骨化症(OPLL)、颈椎结核、肿瘤和创伤等所致的颈椎管狭窄,但这类疾病是独立性疾病,颈椎管狭窄只是其病理表现的一部分,故不宜诊断为颈椎管狭窄症。

【临床表现】

颈部症状不多,颈椎活动受限不明显,可仅表现为颈棘突或其旁肌肉轻压痛。躯干及四肢常有感觉障碍,但不很规则。主要临床表现有:①感觉障碍,常为始发症状,表现为四肢麻木、过敏或疼痛,主要是脊髓丘脑束及其他感觉神经纤维束受累所致。四肢可同时发病,也可以一侧肢体先出现症状,但大多数患者感觉障碍先从上肢开始,尤以手臂部多发。躯干部症状有第二肋或第四肋以下感觉障碍,胸、腹或骨盆区发紧,谓之"束带感",严重者可出现呼吸困难。②运动障碍:多在感觉障碍之后出现,表现为锥体束征,为四肢无力、僵硬不灵活。大多数先出现下肢无力、沉重、行走不稳,尤以下楼不稳为明显。严重者出现四肢瘫痪。③大小便障碍:一般出现较晚。早期为大小便无力,以尿频、尿急及便秘多见,晚期可出现尿潴留、大小便失禁。

查体可发现四肢肌力减退,肌肉萎缩,肌张力增高。患肢浅反射减弱或消失,腱反射活跃或亢进,髌、踝阵挛阳性。病理征阳性如 Hoffmann 征、Babinski 征阳性。

【影像学检查】

X 线标准侧位片行椎管矢状径测量是简便的方法。椎管矢状径绝对值小于 12mm,属发育性颈椎管狭窄,小于 10mm 者,属于绝对狭窄。脊髓造影较少应用,但对局部有内置物影响时还是非常有用的方法。

CT 可显示颈椎管形态及狭窄程度。MRI 可显示颈椎管狭窄的部位及程度,并能纵向显示硬膜囊及脊髓的受压位置、范围和程度。尤其对软组织病变性质的分析可提供更多的信息。必要时应行增强 MRI 检查以分辨是否并发椎管内肿瘤。

【诊断和鉴别诊断】

对颈椎管狭窄症的诊断主要依据临床症状、查体和影像学检查,本病一般不难诊断。患者多为中老年人,发病慢,逐渐出现四肢麻木、无力、步态不稳等脊髓受压症状。往往从下肢开始,双脚有"踩棉花感",躯干有"束带感"。查体见患者有痉挛步态,行走缓慢,四肢及躯干感觉减退或消失,肌力减退,肌张力增高,腱反射亢进,Hoffmann 征阳性,重症者出现髌、踝阵挛及 Babinski 征阳性。解剖学和影像学上的颈椎管狭窄,并非一定属于临床上的颈椎管狭窄症,只有表现出相应的临床症状时,方可诊断为颈椎管狭窄症。CT 扫描发育性颈椎管狭窄者椎管各径线均小于正常,椎管呈扁三角形。MRI 检查表现为椎管矢状径变窄,颈脊髓呈蜂腰状或串珠样改变。对颈椎管狭窄症的确诊,影像学检查最为重要。X 线平片是基础,侧位动力位片可了解有无颈椎不稳定,有益于选择治疗方法。

鉴别诊断:①脊髓型颈椎病,患者多由压迫脊髓引起症状,多发于 40~60 岁。侧位 X 线片颈椎变直或反曲;骨质增生,尤以椎体后缘骨刺更多见。CT 及 MRI 可见颈脊髓受压、病损表现。②颈椎后纵韧带骨化,病程缓慢,颈部僵硬,活动受限,临床表现极为相似,难以鉴别。X 线平片 80% 可确诊,表现为颈椎椎管后壁有条状或云片状骨化阴影,必要时 CT 扫描可确诊。③颈脊髓肿瘤表现为脊髓进行性受压,患者症状进行性加重,从单肢发展到四肢,同时有感觉障碍及运动障碍,小便潴留。常常需要 MRI 或 MRI 增强检查以明确诊断。④脊髓空洞症好发于青年人,病程缓慢。痛温觉与触觉分离,尤以温度觉减退或消失更为突出。MRI 检查可确诊,见颈脊髓呈囊性改变、中央管扩大。⑤肌萎缩型脊髓侧索硬化症,系运动神经元性疾病,症状先上肢后下肢,呈进行性、强直性瘫痪。无感觉障碍及膀胱症状为鉴别诊断的特点。肌电检查见运动神经元病变,有助于鉴别诊断,椎管矢状径多正常,脊髓造影通畅。

【治疗】

对轻型病例可采用理疗、颈围制动及对症处理,多数患者症状可以缓解。对脊髓损害发展较快、症状较重者应尽早行手术治疗。对局限性颈椎狭窄多选颈前路手术。对狭窄范围在 3 节及 3 节以上的病例,应行后路减压,颈髓后移,椎管成形术。前路及后路手术各有其适应证,两者不能互相取代,应合理选择。

第四节　颈椎后纵韧带骨化症

颈椎后纵韧带骨化(ossification of posterior longitudinal ligament,OPLL)是一种起源于后纵韧带组织的异位骨化性病变。颈椎后纵韧带骨化症系因颈椎的后纵韧带发生骨化增厚,压迫脊髓和神经根,从而产生四肢及躯干的感觉、运动功能、括约肌功能障碍等神经症状的疾患。好发于 50~60 岁,在 60 岁以上患者中,发病率可高达 20%,在一般成人门诊中,占 1%~3%。

【病理】

发病率最高的年龄在 50~60 岁之间,男女比例为 2∶1。尽管自 20 世纪 70 年代开始对该疾病进行了大量的基础研究,但对其病因至今仍未明了,多数学者认为系退行性改变,有学者观察到 OPLL 患者中糖尿病发生率较高,甲状旁腺功能低下的患者中 OPLL 发生率较高,因而认为可能与糖、钙代谢障碍有关。在 OPLL 患者家族中,该病的发病率明显高于正常人,提示可能与遗传因素有关。骨化的后纵韧带沿长轴和水平两个方向生长,在骨化的同时也增厚、增宽,占据椎管前部,将脊髓挤压后推引起感觉和运动功能障碍、肌张力增高、腱反射亢进、病理征阳性等临床表现。骨化块主要由板层骨构成,由椎体后缘至板层骨之间依次为纤维组织、纤维软骨、钙化软骨。骨化灶与硬脊膜粘连,随着压迫程度的增加,硬脊膜变薄甚至消失,有时硬脊膜也发生骨化。由于骨化块不断增大,脊髓受压发生严重变形,神经组织充血水肿,脊髓前角细胞数量减少,形态缩小。脊髓白质有广泛的脱髓鞘变。

【临床表现】

颈椎后纵韧带骨化症患者的临床表现与颈椎管狭窄症、颈椎病脊髓型临床表现十分相似,既可有脊髓压迫症状,也可有神经根受压症状。患者感觉颈部疼痛或不适,逐渐出现四肢的感觉、运动功能障碍和膀胱、直肠功能障碍,并进行性加重。查体发生肢体及躯干感觉障碍,深反射亢进,多伴有上肢及下肢病理反射。绝大多数患者无明显诱因起病,缓慢发病,但有近 1/5 的患者,因程度不同的外伤、行走时跌倒或乘车时头颈突然后仰等突发起病,或使原有症状加剧甚至造成四肢瘫。

【辅助检查】

根据上述神经学检查,结合 X 线、CT、MR 等影像学所见,常可作出明确诊断。必要时应采用神经诱发电位和肌电图检查肢体受累神经范围及平面。

X 线表现及骨化类型:颈椎后纵韧带骨化的 X 线片主要特征为椎体后缘异常的高密度条状阴影,根据骨化灶的形态和范围,日本学者津山将其分为 4 型(图 16-10):①连续型,骨化呈条索状连续跨越数个椎体,占 27.3%;②节段型,骨化块呈云片状存在于每个椎体后缘,数个骨化灶可分别单独存在而无联系,该型最为多见,占 36%;③混合型,既有连续的骨化块又有节段的骨化块,占 29.2%;④孤立型,骑跨于相邻 2 个椎体后缘上下方,即发生于椎间盘平面,占 7.5%。在颈椎后纵韧带骨化中,以 C_2 椎节最为多见,其次为 C_4 和 C_6 椎节。一般 2~5 个椎节为最常见的发病数,平均约 3 个椎节。

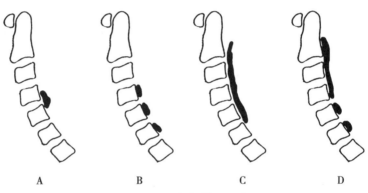

图 16-10　后纵韧带骨化分型
A. 孤立型;B. 节段型;C. 连续型;D. 混合型。

CT 扫描是诊断后纵韧带骨化症的重要方法,可以观察和测量骨化物的形态分布及其与脊髓的关系。在 MRI 的 T_1 加权、T_2 加权图像上,骨化的后纵韧带常呈低信号影凸入椎管。MRI 诊断后纵韧带骨化不及 CT 清晰,但其能反映出脊髓受压的程度及信号变化,有助于判断脊髓功能和手术预后。

【诊断和鉴别诊断】

患者常表现为四肢活动受限或无力、麻木、肢体运动灵活性下降,手不能做精细动作,步态不稳。患者常常以"双下肢无力"之主诉就诊。查体可发现躯干和四肢运动及感觉功能障碍,下肢肌张力增高,膝、踝反射亢进,上下肢病理反射阳性。常需与下列疾病鉴别:

1. 脊髓型颈椎病　脊髓型颈椎病与后纵韧带骨化的临床症状和体征非常相似。但一般来讲,OPLL 以运动受累为主,因主要是脊髓腹侧受压以运动障碍为首发症状且比其他症状重。二者的鉴别需借助 CT 及 MRI 检查来明确:后纵韧带骨化症患者可见椎体后缘的骨化影。

2. 颈髓肿瘤　颈髓肿瘤可见于各个年龄组,包括年轻患者。60 岁以上的患者中,脊髓硬膜外肿瘤大多是转移性瘤,故伴有明确的颈部疼痛,在 X 线平片与 CT 片上可显示骨质破坏。颈髓肿瘤在MRI"增强"检查中,肿瘤显影更为清晰;OPLL 则无变化。

3. 肌萎缩性侧索硬化症   多于 40 岁左右突然发病,病情进展迅速,以肌无力为主要症状,呈进行性加重,肌萎缩以手内在肌明显,并由远端向近端发展,严重时出现肩部和颈部肌肉萎缩。一般感觉无障碍,是与 OPLL 的主要鉴别点。

【治疗】

对于症状轻微或症状明显但经休息后能缓解者以及年龄较大有器质性疾病不宜行手术治疗的患者,可采用非手术疗法。

常用的有卧床休息、颈托制动、口服非甾体消炎止痛药、活血化瘀中药、局部外用药、理疗等。由于后纵韧带的骨化块既可以对脊髓产生直接持续的压迫,又可以在颈部活动时对脊髓产生摩擦而加重症状。采用保守疗法将颈部固定后可以消除摩擦引起的刺激,取得的疗效往往较预期的为好。对于颈椎的牵引法与推拿疗法,有引起症状加重的报道,应慎重选用。药物疗法除消炎止痛药、甲钴胺外,神经节苷脂等也有一定的疗效。严禁对 OPLL 所致椎管狭窄的患者行颈部重手法推拿、按摩及大重量牵引治疗。

颈椎后纵韧带骨化症手术治疗的基本原则是减压,解除骨化块对脊髓及神经根的压迫,为神经、脊髓功能恢复提供良好的生物力学环境。出现如下症状者可考虑手术治疗:①症状严重,骨化明显,其厚度大于 5mm 者;②症状和体征进行性加重,脊髓受压症状明显,保守治疗无效者;③影像学检查显示骨化块十分明显,颈椎管极度狭窄,尽管症状不很明显有人主张积极手术。

手术方式选择:①后路手术:适用于颈椎有一定生理性前凸、有 3 个或 3 个以上节段的连续型或混合型 OPLL 患者。患者有明显的脊柱后凸畸形,不宜采用后路手术。②前路手术:适用于骨化块在 C_3 以下孤立存在的骨化灶或小于 3 个节段的连续型或节段型 OPLL(图 16-11)。一般对于骨化灶超过 3 个节段以上、厚度大于 5mm 者,不宜采用前路手术时选择后方入路(图 16-12)。近年研究指出,Centerpiece 颈后路内固定在单开门颈椎管扩大成形术中应用,安全、有效,在开门的同时,颈椎可以获得即刻稳定,非融合技术的使用可以避免颈椎曲度改变(图 16-13)。③前后路联合手术:适用于混合型 OPLL 伴有巨大椎间盘突出或显著增厚的局限性骨化块者,以最大限度地解除脊髓压迫。一般先行后路手术,再行前路手术。

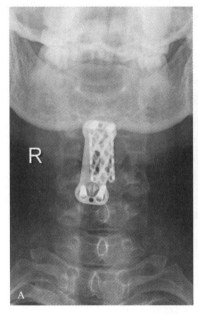
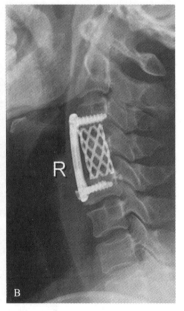

图 16-11   术后 X 线片,患者接受了颈前路 C_4 椎体次全切植骨融合内固定术
A. 正位片;B. 侧位片。

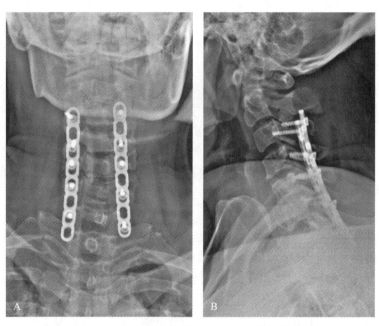

图 16-12 术后 X 线片,患者接受了 C$_{3\sim7}$ 颈后路单开门、
椎管扩大、椎板成形术
A. 正位片;B. 侧位片。

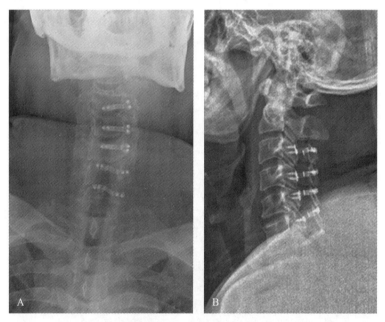

图 16-13 术后 X 线片,患者接受了经后路 C$_{3\sim7}$ 单开门、椎管
扩大、椎板成形、Centerpiece 非融合内固定术
A. 正位片;B. 侧位片。

(贺西京)

第五节　胸椎管狭窄症

胸椎管狭窄症是由于发育性因素、椎间盘退变突出、椎体后缘骨赘或小关节增生以及韧带骨化等因素导致的胸椎管狭窄引起脊髓受压症状的疾病。导致胸椎管狭窄最常见的原因是胸椎黄韧带骨化，其次是胸椎间盘突出、后纵韧带骨化。尽管人们很早就发现了胸椎管狭窄的现象，但是长期以来该病不为人们所知，并在很长时间内把胸椎黄韧带骨化描述为椎板肥厚或双椎板结构。近年来，随着影像诊断技术的提高和对该病认识的不断深入，发现胸椎管狭窄症并不少见。

【病理】

正常胸段脊柱有 20°~40° 的生理性后凸，胸廓的保护和胸椎关节突结构特点使得胸椎的活动度较小，但是在与活动度较大的颈椎和腰椎交界处则形成了应力集中点，容易发生损伤而导致椎间盘病变或胸椎黄韧带骨化。

$T_{1~10}$ 节段为胸脊髓所在位置，T_{10} 至 L_1 节段为脊髓圆锥及腰膨大所在位置，脊髓腰膨大内有大量的脊髓前角运动细胞。这一解剖特点决定了上、中胸椎压迫主要表现为胸脊髓上运动神经元性损害；而下胸椎或胸腰段压迫常常可见脊髓上下运动神经元混合性损害，或广泛性下运动神经元损害。

导致胸椎管狭窄症最常见的原因是胸椎黄韧带骨化症，其发生原因不清楚，可能与应力损伤、退变性疾病、环境因素如高氟、代谢性疾病如糖尿病、遗传因素如种族差异等相关。临床发现胸椎黄韧带骨化发生的部位主要为胸椎应力相对集中区域即下胸段和颈胸段，并经常与强直性脊柱炎、DISH、氟骨症等合并存在。

胸椎间盘突出症是导致胸椎管狭窄症第二常见的原因。临床发生胸椎间盘突出经常合并有 Scheuermann 病，所见的椎间盘突出常有钙化，多见于年轻患者；而对于年长患者，胸椎间盘突出多合并有胸椎椎体后缘骨赘及小关节增生或黄韧带肥厚等脊柱退变因素。此外，研究表明发生胸腰段椎间盘突出的节段及邻近节段的后凸角度显著大于正常人群，这可能导致局部应力增加，加速椎间盘的损伤。

根据脊髓受压方向，可分为脊髓后方受压为主型和脊髓前方受压为主型。脊髓后方受压为主型，致压因素包括小关节增生肥大内聚、黄韧带肥厚或骨化及椎板增厚等；脊髓前方受压为主型，致压因素主要是胸椎后纵韧带骨化、胸椎间盘突出，此外，还有胸椎后凸畸形导致脊髓前方受压。

【临床表现】

1. **症状**　大多数患者年龄在 40 岁以上，隐匿起病，逐渐加重，早期仅感觉行走一段距离后下肢无力、发僵、发沉、不灵活，休息片刻后又可继续行走，随着病情进展，出现踩棉花感，行走困难，躯干及下肢麻木与束带感，大小便困难、尿潴留或失禁，性功能障碍等。

2. **体征**　可见以脊髓上运动神经元损害为主的表现，躯干、下肢感觉障碍，感觉平面可不与脊髓受压平面一致，多低于受压平面，下肢肌力减弱，肌张力增高，膝腱反射、跟腱反射亢进，髌阵挛和踝阵挛阳性，巴宾斯基征、奥本海姆征、戈登征、查多克征阳性。当病变位于胸腰段时，可能出现以下运动神经元性损害为主的体征，包括广泛的下肢肌肉萎缩，肌张力下降，膝腱反射、跟腱反射减弱或消失，病理征不能引出；或同时存在有脊髓上下运动神经元损害的特征：既有肌张力下降，又有病理征阳性等。

【影像学检查】

由于复杂的胸椎结构,X 线片仅能发现一部分胸椎管狭窄的患者,但是作为一项基本检查仍能提供许多信息,如发现有椎体楔形改变或 Scheuermann 病,则可能有椎间盘突出;发现有强直性脊柱炎、氟骨症,则可能有胸椎黄韧带骨化。对于一些病变明显的患者,X 线片上可见关节突肥大增生突入椎管,椎板间隙变窄或模糊不清,可见密度增高的骨化影(图 16-14),椎体后缘纵行的高密度条带影。

在定位准确的前提下,CT 扫描可清晰显示胸椎管狭窄的程度,对于后纵韧带骨化、黄韧带肥厚或骨化、小关节增生内聚、椎板增厚等情况均可良好显示,尤其是 CT 的矢状面重建对于了解骨性椎管狭窄的长度很有优势(图 16-15)。

MRI 检查可清楚显示整个胸椎病变及部位、病因、压迫程度、脊髓损害情况(图 16-16),对骨性压迫因素的显示不如 CT,但是对于未成熟骨化块等致压因素的显示优于 CT,T_2 像可见脑脊液信号中断,部分患者还可见脊髓信号改变。

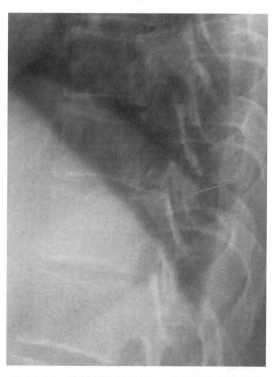

图 16-14　胸椎侧位片示 $T_{9\sim10}$ 椎间孔高密度骨化影(红色箭头)

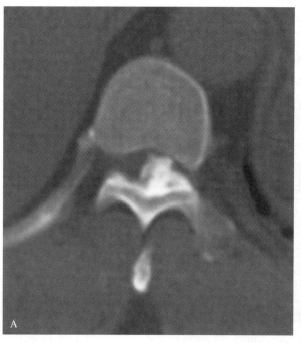
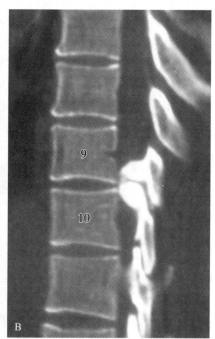

图 16-15　胸椎 CT 示 $T_{9\sim10}$ 黄韧带骨化,椎管狭窄
A. 横断面;B. 矢状位。

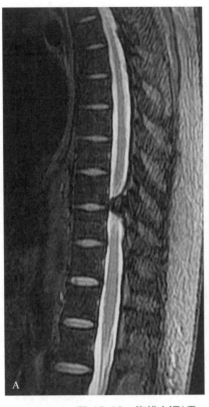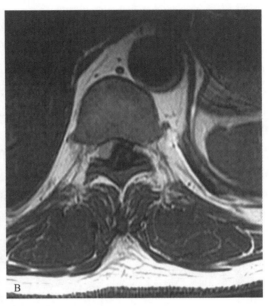

图 16-16 胸椎 MRI $T_{9\sim10}$ 黄韧带骨化,椎管狭窄,脊髓受压明显

A. 矢状位;B. 横断面。

【诊断】

根据上述临床症状、体征及影像学表现,诊断本病多不困难,应重点分析临床表现与影像学所见的对应关系。通过详细询问病史及查体,可大致判定问题来自于胸脊髓受压,首选 MRI 检查,判定病变的类型、部位、范围、脊髓受压的程度,再有针对性地进行 CT 检查,了解骨性椎管情况,为制订治疗方案提供依据。

【鉴别诊断】

1. **胸椎结核** 患者一般都有结核病史和原发病灶,多有消瘦、低热、盗汗,病变局部有叩压痛,部分患者局部有后凸畸形,血沉增快,C 反应蛋白升高,影像学检查可发现椎体破坏、椎间隙变窄和椎旁脓肿。

2. **胸椎肿瘤** 胸椎转移性肿瘤患者全身情况较差,部分患者可找到原发肿瘤,影像学检查显示椎体破坏。椎管内良性肿瘤导致脊髓受压也会产生类似的症状及体征,需要与之鉴别,但此类患者影像学检查多无明显退行性征象,可有椎弓根变薄、距离增宽、椎间孔增大等椎管内占位征象,MRI 上椎管内髓外肿瘤呈杯口状改变。

3. **脊髓空洞症** 多见于青年人,好发于颈段,发展缓慢,病程长,有明显而持久的感觉分离,痛温觉消失,触觉和深感觉保存,MRI 示脊髓内有长条空洞影像。

【治疗】

对于临床发现的胸椎管狭窄症患者,确定无脊髓损害者可密切观察,同时避免搬运重物等可引起胸椎外伤的活动。对于有神经损害的胸椎管狭窄症患者,无有效非手术治疗方法,应尽早手术治疗,手术方式多采用椎管减压手术。根据脊髓受压情况及病变特点可采用前路或后路减压手术,多数情况下采用后路减压手术。

第六节 腰椎管狭窄症

腰椎管狭窄症系腰椎管的中央、侧隐窝或椎间孔狭窄引起腰神经受压症状的疾病。1949 年荷兰医生 Verbiest 提出腰椎管狭窄的概念,描述了典型的临床表现:患者在站立或行走中出现下肢放射性疼痛、感觉障碍及肌力下降,平躺时症状消失而且神经系统查体无异常。腰椎管狭窄症依病因可分为先天性和继发性椎管狭窄,后者包括退行性、医源性、创伤性和其他椎弓峡部裂并椎体滑脱等所致的椎管狭窄,临床多见的为退行性椎管狭窄。

【病理】

腰椎管由 5 个腰椎椎孔连接而成,L_1 椎孔为卵圆形,L_{2-3} 椎孔多为三角形,而 L_{4-5} 椎孔因为关节突向外及侧隐窝形成,多为三叶草形,因此下腰椎椎管的容积较上腰椎减少。随着年龄增长,腰椎发生退行性改变,椎间盘退变,椎间隙变窄,周围韧带松弛,椎体间骨赘增生,突入椎管导致椎管容积变小;小关节退变,关节囊松弛,小关节增生,上关节突增生导致侧隐窝狭窄,下关节突增生向椎管内聚,导致中央椎管狭窄;椎板及黄韧带增生肥厚,导致中央椎管狭窄。此外,合并腰椎间盘突出、退变性滑脱也会导致椎管狭窄。

发生椎管狭窄以后,神经根被增生组织摩擦充血,同时椎管内硬膜外静脉丛回流障碍和椎管内无菌性炎症,引起马尾神经症状或神经根症状。当走路活动时,马尾神经需要的血供增加,静脉回流增加,导致椎管内压力增加,由于椎管狭窄已到了临界程度,动脉供血被迫减少以适应椎管内压力变化,这导致马尾神经缺血而产生下肢疼痛、麻木、无力,此时患者因腿痛而不能再走,需停下休息,马尾神经用血减少,坐下休息或向前弯腰使椎管内容积增大,有利于静脉回流,从而症状消失。由于退行性变所致的椎管容积减少是缓慢发生的过程,刚开始神经组织能适应和耐受此变化,当超过神经耐受的极限则出现症状。绝大多数生理性退变即使影像学检查有较重的椎管狭窄,亦可无神经症状。

依据腰椎管狭窄的部位分为:①中央型椎管狭窄,椎管矢状径 <10mm 为绝对狭窄,10~13mm 为相对狭窄。②神经根管狭窄:神经根管是指神经根自硬膜囊根袖部发出,斜向下至椎间孔外口所经的管道。各腰神经发出的水平不同,故神经根管长度与角度各异。③侧隐窝狭窄:侧隐窝是椎管向侧方延伸的狭窄间隙,存在于三叶草形椎孔内,下位两个腰椎即 L_{4-5} 处。侧隐窝前后径正常在 5mm 以上,前后径在 3mm 以下为狭窄。

腰骶神经根疼痛机制:

1. 背根神经节的作用 背根神经节为引起神经根疼痛的重要结构,其可在椎管内或椎间孔外,以 L_5 背根神经节最大。神经根由周围结缔组织如 Hoffman 韧带固定,可因体位变动而移动。神经肽主要为 P 物质与降钙素基因相关肽,通过轴突输送系统传送。神经根本身的内在神经、躯体和交感神经能调节各种感觉,正常背根神经节能自发产生异位电流和反射脉冲,引起神经根疼痛。

2. 伤害感受器的激活 组织损伤后,化学物质包括非神经源性和神经源性介质激活伤害感受器。非神经源性介质由乳突状细胞释放蛋白溶解酶而激活,这些物质包括缓激肽、血清素、组胺、前列腺素 E1 及 E2、白介素、TNF-α 和白三烯等;神经源性介质如 P 物质、血管收缩肠多肽、胆囊收缩素样物质等。这些物质有协同作用,可使血浆渗出、水肿和组胺释放。

3. 伤害感受器的作用 伤害感受器是接受疼痛刺激传导的游离神经末梢。在关节突、关节突关节囊、棘上韧带、棘间韧带、后纵韧带和纤维环外层均有伤害感受器。伤害感受器是对神经肽起到传递疼痛刺激的作用。慢性炎症、力学刺激,特别是Ⅲ型和Ⅳ型胶原纤维对力学刺激较为敏感,此种伤害感受器的功能导致椎旁肌持续痉挛,引起腰背痛。

【临床表现】

1. **间歇性跛行** 腰椎管狭窄症最典型的临床表现,即行走一定距离后,出现一侧或双侧下肢麻木、疼痛、酸胀、无力等感觉,停下休息后则下肢症状消失,再次行走一定距离后,又出现上述症状。开始时可走数千米,之后逐渐减少,只能走数百米或几十米。休息时无症状,坐位、骑自行车也无症状,症状严重时,平躺因腰前挺而出现症状,侧卧屈腰屈腿则症状缓解。

2. **腰痛或坐骨神经痛** 相当比例的患者可出现腰痛症状,尤其是合并腰椎不稳、小关节炎的患者,患者常诉行走后出现腰骶部胀痛,以至要弯腰方可继续行走。侧隐窝狭窄压迫神经根时,出现坐骨神经痛。压迫 L_5 神经根时,出现臀后、大腿后外侧到小腿前外、足背麻木疼痛;压迫 S_1 神经根时,出现臀部、大腿后外侧,小腿外后及足外缘的麻木疼痛。与中央型椎管狭窄症的区别在于症状持续及相对固定,无明显走路加重、休息缓解表现。

3. **主要体征** 中央型腰椎管狭窄症患者的一大特点是症状重,体征轻,患者自述症状明显,到医院检查时,由于等待休息,症状消失,医生检查时,常无任何阳性体征。侧隐窝狭窄症的体征类似腰椎间盘突出,出现受压神经根支配区的麻木、感觉减退,相应肌力下降,反射减弱,直腿抬高试验可出现阳性。

【影像学检查】

X 线片可发现腰椎退行性改变,如椎体边缘骨赘形成,椎间隙变窄,腰椎生理前凸减少或反常,还应观察有无退变性滑脱,有滑脱者,应再拍摄腰椎功能位片(前屈后伸侧位片),观察滑脱间隙的稳定性。

CT 横断面上可发现腰椎间盘膨出或突出,关节突关节增生、内聚,椎板增厚,椎管容积变小狭窄,侧隐窝狭窄,并可进行测量,椎管矢状径 <10mm 为中央管狭窄,侧隐窝前后径 <3mm 为侧隐窝狭窄(图 16-17)。

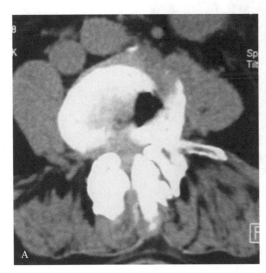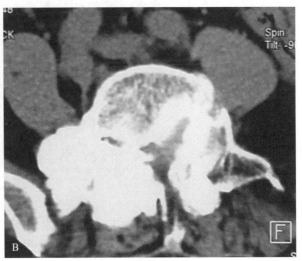

图 16-17 腰椎 CT 示关节突关节增生、内聚,椎管容积变小狭窄,侧隐窝狭窄
A. L_{4-5} 平面;B. $L_5 \sim S_1$ 平面。

腰椎 MRI 可显示腰段椎管的情况,了解硬膜囊受压情况,有无黄韧带肥厚、椎间盘膨出或突出及椎间孔狭窄(图 16-18)。

【诊断】

根据上述临床症状、体征及影像学表现,可以诊断腰椎管狭窄,但应注意三者的相互结合。影像学表现是重要的诊断依据,但只有与临床症状、体征相符时,才具有诊断意义。如果影像学发现关节突肥大增生、硬膜囊受压明显,但临床症状缺如,则不能诊断腰椎管狭窄症。

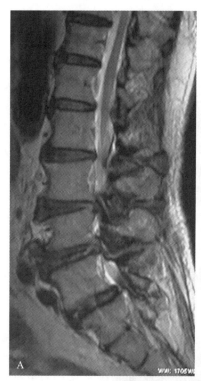
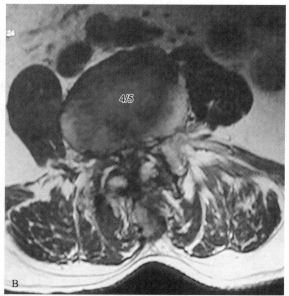
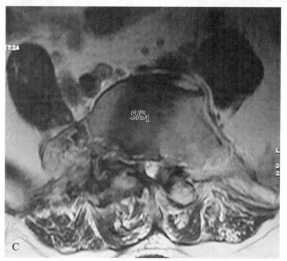

图 16-18　腰椎 MRI

A. 矢状面 T_2 像示 L_2~S_1 椎管狭窄；B. 横断面显示 L_{4-5} 平面椎管狭窄情况；

C. 横断面显示 L_5~S_1 平面椎管狭窄情况。

　　诊断腰椎管狭窄症后，应重点了解狭窄长度，以便制订治疗方案。此外，还应了解是否合并椎间盘突出、退变性滑脱、退变性侧凸。

【鉴别诊断】

　　1. **腰椎间盘突出症**　腰椎管狭窄症和腰椎间盘突出症的症状相似，主要鉴别点在腰椎管狭窄症常表现为间歇性跛行，休息时多无症状，行走一定距离后出现症状，症状重而阳性体征少，而腰椎间盘突出症休息时也有症状，劳累后加重。影像学检查可清楚显示椎管狭窄及椎间盘突出情况，可为鉴别提供重要依据。临床上常有腰椎管狭窄症并腰椎间盘突出。

　　2. **马尾肿瘤**　马尾肿瘤患者最常见的首发症状是腿痛，少数患者也可表现为间歇性跛行，患者的症状多缓慢进行性加重,常为夜间痛、平卧痛,对症治疗常无效,增强磁共振多可发现肿瘤。

3. **腰椎关节突关节综合征**　此种腰痛和下肢痛多见于中年女性,无明显外伤史,轻微腰部动作引起突发腰痛和下肢痛,活动困难,而无下肢间歇性跛行。行按摩可立即恢复正常,不予处理一般 2~3 周恢复正常,影像学检查无特殊征象。

4. **下肢动脉硬化性闭塞症**　此类患者也可出现间歇性跛行,即行走一段距离后出现下肢疼痛,被迫停下休息,休息后症状缓解又可行走,系动脉粥样硬化等病变引起下肢末梢缺血导致症状,称为血管源性间歇性跛行。患者多为老年人,有高血压、冠状动脉粥样硬化心脏病、糖尿病等疾病,部分患者可出现静息痛,查体有下肢皮温低、皮肤颜色异常(青紫、色素沉着甚至发黑)、足背动脉搏动减弱,下肢动脉彩超可发现动脉狭窄甚至闭塞。

5. **纤维组织炎**　多因肌肉过度活动出汗后受凉或因上呼吸道感染后发病,常见疼痛部位在斜方肌、冈上肌、骶棘肌和臀肌。腰骶部纤维组织炎时神经脊膜支受刺激可致腰痛和下肢牵涉痛。病程数天至数年,但无下肢间歇性跛行。检查时腰背部肌肉保护性痉挛,皮下组织增厚,扪之有痛性结节或条索感,可致腰痛或下肢痛,行痛性结节封闭则症状消失。影像学检查正常。

【治疗】

腰椎管狭窄症状轻时可行非手术治疗,患者应卧床休息减少活动,进行腰部理疗、按摩,并可服用消炎镇痛药物,如塞来昔布,还可行腰椎管硬膜外封闭,部分患者经保守治疗症状可以缓解。经非手术治疗无效,疼痛严重,有明显间歇性跛行,影像学检查椎管狭窄严重,则应考虑行手术治疗。手术指征:①有神经根放射痛,非手术治疗 3 个月不能缓解者;②有运动功能障碍者;③有排尿功能障碍者应急诊手术;④间歇性跛行,行走距离短于 100~200m 者。手术一般采用椎管减压术,合并椎间盘突出者应一并切除,预计减压后可能出现腰椎不稳或者术前已经存在退变性滑脱的患者,应同时行内固定植骨融合术。

(宋跃明)

第七节　腰椎间盘突出症

腰椎间盘突出症(lumbar disc herniation,LDH)是指腰椎间盘发生退行性改变以后,在外力作用下,纤维环部分或全部破裂,单独或连同髓核、软骨终板向外突出,刺激或压迫神经引起的以腰腿痛为主要症状的一种病变。腰椎间盘突出症是骨科的常见病和多发病,是引起腰腿痛的最常见原因。

【病因】

目前尚无统一的确切病因,但相关因素会增加腰椎间盘突出症的发生:

1. **椎间盘退变**　腰椎间盘在脊柱的运动和负荷中承受巨大的应力。随着年龄的增长,椎间盘逐渐发生退变,纤维环和髓核的含水量逐渐下降,髓核失去弹性,纤维环逐渐出现裂隙。在退变的基础上,劳损积累和外力的作用下,椎间盘发生破裂,髓核、纤维环甚至终板向后突出,严重者压迫神经产生症状。

2. **损伤积累**　损伤是椎间盘退变的主要原因。反复弯腰、扭转等动作最易引起椎间盘损伤,故本病与职业有一定关系。驾驶员长期处于坐位和颠簸状态,及从事重体力劳动者,因过度负荷,均易造成椎间盘早期退变。急性的外伤可以作为椎间盘突出的诱发因素。

3. **妊娠**　妊娠期间整个韧带系统处于松弛状态,而腰骶部又承受比平时更大的应力,增加了椎间盘突出的风险。

4. 遗传因素　有色人种本病的发病率较低。小于 20 岁的青少年患者中约 32% 有阳性家族史。

5. 发育异常　腰椎骶化、骶椎腰化和关节突不对称等腰骶部先天发育异常,使下腰椎承受异常应力,均会增加椎间盘的损害。

【病理及发病机制】

椎间盘由髓核、纤维环和软骨终板构成,由于椎间盘承受躯干及上肢的重量,在日常生活及劳动中,易发生劳损。椎间盘仅有少量血液供应,营养主要靠软骨终板渗透,较为有限,从而极易发生退变。

椎间盘的生化成分为胶原、蛋白多糖、弹性蛋白和水。在椎间盘退变时,I 型胶原增加而 II 型胶原减少,髓核中出现 I 型胶原。同时椎间盘中蛋白多糖含量下降,弹性蛋白含量明显减少,弹性纤维密度降低,出现裂隙和不规则空洞等。

关于椎间盘突出产生腰腿痛的机制,目前还存有争议,相关理论学说有:①机械性压迫:一般认为,神经根受到突入椎管的髓核的急性机械性压迫会产生腰腿痛症状,突出的大小直接影响疼痛的程度。但此理论尚无法完全解释临床症状和体征。②炎症反应:突出的髓核作为生物化学和免疫学刺激物,引起周围组织及神经根的炎症反应,可能是造成患者出现明显临床症状的主要原因。

根据不同的角度,腰椎间盘突出症的分型方式众多。依据间盘突出程度及影像学特征,结合治疗方法可做如下分型:

1. 膨出型　纤维环有部分破裂,但表层完整,此时髓核因压力向椎管内局限性隆起,但表面光滑。这一类型保守治疗大多可缓解或治愈。

2. 突出型　纤维环完全破裂,髓核突向椎管,但后纵韧带仍然完整。此型常需手术治疗。

3. 脱出型　髓核穿破后纵韧带,形同菜花状,但其根部仍然在椎间隙内。需手术治疗。

4. 游离型　大块髓核组织穿破纤维环和后纵韧带,完全突入椎管,与原间盘脱离。需手术治疗。

5. Schmorl 结节及经骨突出型　前者指髓核经上下软骨板的发育性或后天性裂隙突入椎体松质骨内;后者是髓核沿椎体软骨终板和椎体之间的血管通道向前纵韧带方向突出,形成椎体前缘的游离骨块。这两型临床上无神经症状,无须手术治疗。

【临床表现】

腰椎间盘突出症常见于 20~50 岁的患者,男女比例为 4:1~6:1。患者多有弯腰劳动或长期坐位工作史,首次发病常在半弯腰持重或突然扭腰动作过程中发生。

1. 症状

(1)腰痛:腰椎间盘突出症的患者,绝大部分有腰痛。腰痛可出现在腿痛之前,亦可在腿痛同时或之后出现。发生腰痛的原因是椎间盘突出刺激了外层纤维环及后纵韧带中的窦椎神经纤维。

(2)坐骨神经痛:由于 95% 左右的椎间盘突出发生在腰$_{4,5}$ 及腰$_5$、骶$_1$ 间隙,故多伴有坐骨神经痛。坐骨神经痛多为逐渐发生,疼痛为放射性,由臀部、大腿后外侧、小腿外侧至足跟部或足背。有的患者为了减轻疼痛,松弛坐骨神经,行走时取前倾位,卧床时取弯患侧卧屈髋屈膝位。坐骨神经痛可因打喷嚏或咳嗽时腹压增加而疼痛加剧。在高位椎间盘突出时(L_{2-3},L_{3-4}),可压迫相应的上腰段神经根而出现大腿前内侧或腹股沟区疼痛。

(3)马尾综合征:中央型的腰椎间盘突出可压迫马尾神经,出现大小便障碍,鞍区感觉异常。急性发病时应作为急症手术的指征。

2. 体征

(1)腰椎侧凸:是一种为减轻疼痛的姿势性代偿畸形,具有辅助诊断价值。如髓核突出在神经根的肩部,上身向健侧弯曲,腰椎凸向患侧可松弛受压的神经根;当突出髓核在神经根腋部时,上身向患侧弯曲,腰椎凸向健侧可缓解疼痛(图 16-19)。

(2)腰部活动受限:几乎所有患者都有不同程度的腰部活动受限,其中以前屈受限最明显,是由于前屈位时进一步促使髓核向后移位并增加对受压神经根的牵张之故。

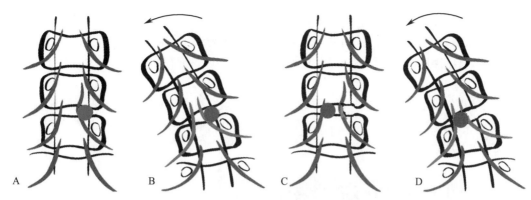

图 16-19　姿势性脊柱侧凸与缓解神经根受压的关系

A. 椎间盘突出在神经根外侧时；B. 神经根所受压力可因脊柱凸向患侧而缓解；

C. 椎间盘突出在神经根腋部时；D. 神经根所受压力可因脊柱凸向健侧而缓解。

（3）压痛及骶棘肌痉挛：大部分患者在病变间隙的棘突间有压痛，按压椎旁 1cm 处有沿坐骨神经的放射痛。约 1/3 患者有腰部骶棘肌痉挛，使腰部固定于强迫体位。

（4）直腿抬高试验及加强试验：患者仰卧，伸膝，被动抬高患肢，正常人神经根有 4mm 的滑动度，下肢抬高到 60°~70° 始感腘窝不适，本症患者神经根受压或粘连使滑动度减少或消失，抬高在 60° 以内即可出现坐骨神经痛，称为直腿抬高试验阳性。在直腿抬高试验阳性时，缓慢降低下肢高度，待放射痛消失，再被动背屈踝关节以牵拉坐骨神经，如又出现放射痛，称为加强试验阳性（图 16-20）。

（5）神经系统表现

1）感觉异常：多数患者有感觉异常，L$_5$ 神经根累者，小腿外侧和足背痛、触觉减退；S$_1$ 神经根受压时，外踝附近及足外侧痛、触觉减退（表 16-2）。

图 16-20　直腿抬高试验（实线）和加强试验（虚线）

表 16-2　腰神经根感觉和运动关键点

受累神经	关键感觉区	关键运动肌	反射
L$_2$	大腿前中部	屈髋肌（髂腰肌）	
L$_3$	股骨内髁	膝伸肌（股四头肌）	膝反射
L$_4$	内踝	足背伸肌（胫前肌）	
L$_5$	第三跖趾关节背侧	跨长伸肌	
S$_1$	足跟外侧	足跖屈肌（小腿三头肌）	踝反射

2）肌力下降：若神经受压严重或时间较长，患者可有肌力下降。腰 $_5$ 神经根受累时，足拇趾背伸肌力下降；S$_1$ 神经根受累时，足跖屈肌力减弱。

3）反射异常：根据受累神经不同，患者常出现相应的反射异常。踝反射减弱或消失表示 S$_1$ 神经根受累；S$_{3~5}$ 马尾神经受压，则为肛门括约肌张力下降及肛门反射减弱或消失。

3. 影像学及其他检查

（1）X 线片：通常作为常规检查。一般摄腰椎正、侧位片，若怀疑脊椎不稳可以加照过屈、过伸动力位片和双斜位片。在腰椎间盘突出症的患者，腰椎平片的表现可以完全正常，但很多患者也会有一些阳性发现。在正位片上可见腰椎侧弯，在侧位片上可见生理前凸减少或消失，椎间隙狭窄。在平片上还可以看到纤维环钙化、骨质增生、关节突肥大、硬化等退变的表现。

（2）造影检查：脊髓造影、硬膜外造影、椎间盘造影等方法可间接显示有无椎间盘突出及程度。由于这些方法为有创操作，有的存在并发症，有的技术复杂，所以目前在临床应用较少，在一般的诊断方法不能明确时才慎重进行。

（3）CT：能更好地显示脊柱骨性结构的细节。腰椎间盘突出症在CT上的表现有椎间盘后缘变形突出、硬脊膜囊受压变形、硬膜外脂肪移位、硬膜外间隙中软组织密度影及神经根鞘受压移位等（图16-21）。CT还能观察椎间小关节和黄韧带的情况。

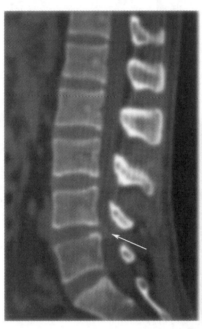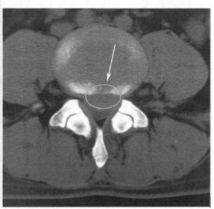

图 16-21　CT 图像显示腰椎间盘突出

（4）MRI：能清楚地显示出人体解剖结构的图像，对于腰椎间盘突出的诊断有极大帮助。MRI可以全面的观察各椎间盘退变情况，也可以了解髓核突出的程度和位置（图16-22），并鉴别是否存在椎管内其他占位性病变。在读片时需注意矢状位片和横断面片要对比观察，方能准确定位。

（5）其他：肌电图等电生理检查有助于腰椎间盘突出的诊断，并可以推断神经受损的节段。

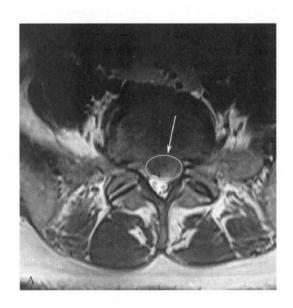

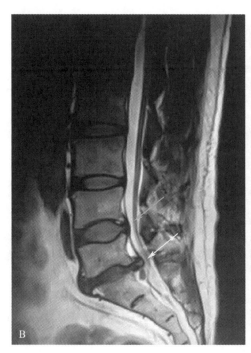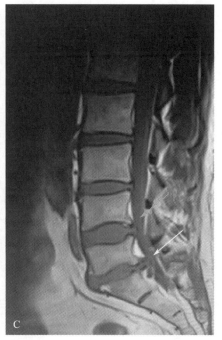

图 16-22　L_{4-5} 椎间盘突出

横轴位（A）及矢状位（B. T_2 加权；C. T_1 加权）MRI 示 L_{4-5}、L_5/S_1 椎间盘突出，压迫硬膜囊。

【诊断】

典型的腰椎间盘突出症患者，根据病史、症状、体征以及在 X 线平片上相应的节段有椎间盘退行性改变者即可做出初步诊断，结合 X 线、CT、MRI 等方法，能准确做出病变间隙、突出方向、突出物大小、神经受压情况的诊断。需注意的是，如仅有 CT、MRI 表现而无临床表现者，不应诊断本病。

【鉴别诊断】

1. 腰肌劳损　中年人多发，与长期保持一种劳动姿势有关。无明显诱因的慢性疼痛为主要症状，腰痛为酸胀痛，休息后可缓解。在疼痛区有固定的压痛点，在压痛点进行叩击，疼痛反而减轻。直腿抬高试验阴性，下肢无神经受累表现。痛点局部封闭有良好的效果。

2. 第三腰椎横突综合征　主要表现为腰痛，少数可沿骶棘肌向下放射。检查见骶棘肌痉挛，第三腰椎横突尖压痛，无神经受累体征。局部封闭有很好的近期疗效。

3. 梨状肌综合征　坐骨神经从梨状肌下缘或穿梨状肌下行，如梨状肌因外伤、先天异常或炎症而增生、肥大、粘连，均可以在收缩过程中刺激或压迫坐骨神经而出现症状。患者主要表现为臀部和下肢疼痛，症状的出现和加重常与活动有关，休息可明显缓解。查体可见臀肌萎缩，臀部深压痛及直腿抬高试验阳性，但神经定位体征多不明确。髋关节外展、外旋位抗阻力时，可诱发症状。

4. 腰椎管狭窄症　椎管狭窄症是指多种原因所致椎管、神经根管、椎间孔的狭窄，并使相应部位的脊髓、马尾神经或神经根受压的病变。临床上以下腰痛、马尾神经或腰神经受压症状为主要表现，以神经源性间歇性跛行为主要特点。主诉症状多而阳性体征少。结合 CT 和 MRI 检查可明确诊断。

5. 腰椎滑脱与椎弓根峡部不连　表现下腰痛，滑脱较重时可发生神经根症状，且常诱发椎间盘退变、突出。腰骶部侧位片可以了解滑脱的程度，斜位片可以了解有无峡部不连。MRI 检查可明确脊髓和神经受压情况。

6. 腰椎结核　有结核病史或接触史。常有午后低热、乏力等全身中毒症状，血沉快。X 线片上有明显的骨破坏，受累的椎体间隙变窄，病灶旁有寒性脓肿阴影。

7. 脊柱肿瘤　患者腰痛呈进行性加重，平卧不能减轻。恶性肿瘤有贫血和恶病质，血沉快，碱性或酸性磷酸酶升高。X 线片显示骨破坏，CT 和 MRI 均可与椎间盘突出相鉴别。

8. 椎管内肿瘤　发病较慢但是呈进行性加重。首先出现足部的麻木并自下而上发展,感觉、运动障碍,反射减弱,不只限于某一神经的支配区。括约肌功能障碍逐渐出现并加重。脑脊液检查及 MRI 检查可鉴别。

9. 盆腔疾病　早期盆腔的炎症、肿瘤等,当其本身症状尚未充分表现时,可刺激腰骶神经根而出现腰骶部疼痛,或伴有下肢痛。超声、CT 和 MRI 等检查可以协助诊断。

10. 下肢血管病变　单纯腿痛的患者须注意与血管病变相鉴别。检查时注意肢体的皮温、皮色、血管搏动等情况,必要时行多普勒或 DSA 检查明确诊断。

【治疗】

1. 非手术治疗

(1)适应证:①初次发病,病程较短的患者;②休息以后症状可以自行缓解者;③由于全身疾病或有局部皮肤疾病,不能实行手术者;④不同意手术者。

(2)治疗方法:①卧床休息,一般严格卧床 3 周,佩戴腰围逐步下地活动;②服用非甾体抗炎药物;③牵引疗法,骨盆牵引最常用;④理疗。

2. 手术治疗

(1)适应证:①腰腿痛症状严重,反复发作,经半年以上非手术治疗无效,且病情逐渐加重,影响工作和生活者;②中央型突出有马尾神经综合征,括约肌功能障碍者,应按急诊进行手术;③有明显的神经受累表现者。

(2)手术方法

1)全椎板切除髓核摘除术适合椎间盘突出合并有椎管狭窄、椎间盘向两侧突出、中央型巨大突出以及游离椎间盘突出。此术式减压充分。取腰背后正中入路,根据术前及术中定位,切除病变部位两侧椎板和黄韧带,必要时切除关节突的一部分,充分减压神经根;在保护好神经根的情况下,探查切除突出之髓核和纤维环等。

2)半椎板切除髓核摘除术适合于单纯椎间盘向一侧突出者。术中切除椎间盘突出侧的椎板和黄韧带。髓核摘除时由于术野较小,须谨慎操作。

3)显微外科腰椎间盘摘除术适合于单纯腰椎间盘突出。椎间盘突出合并椎管狭窄、椎间孔狭窄及后纵韧带骨化者都不适合此项手术。手术操作在手术显微镜和显微外科器械下进行。采用小切口,经椎板间隙摘除椎间盘。此手术损伤较小,但应选择好适应证。

4)经皮腰椎间盘切除术适用于单纯腰椎间盘突出。术前准确定位,术中经皮穿刺置入工作通道,在显示器影像的监视下切除突出之椎间盘。此术式需要术者经过专门训练,熟悉镜下操作。同时要严格掌握适应证,不可滥用。如果不能安全进入椎管或神经根粘连紧密,应果断放弃镜下操作,改为开放手术。

5)人工椎间盘置换术是近年来临床开展的术式。人工椎间盘设计基本上分为两类,一类是替代全部或部分纤维环和髓核,另一类仅置换髓核。其手术适应证尚存在争论。选择此手术须谨慎。

(冯世庆)

第八节　腰椎滑脱症

腰椎滑脱是指腰椎相邻两椎骨之间出现相对位置的滑移。自 1782 年 Herbiniaux 作出腰骶部椎体滑脱及峡部裂的报道以来,对于椎体滑脱(spondylolisthesis)有多种分类方式,根据引起腰椎滑脱的原因来分类,主要分为以下 5 类:①退行性:长期持续的椎间盘退变、椎间不稳、韧带松弛,逐渐发展为椎体滑脱,但峡部仍保持完整,又称假性滑脱;②疲劳骨折或慢性劳损:腰椎滑脱常由椎弓峡部崩裂导致椎体不稳所致,这种应力骨折或疲劳骨折的发生率在周期性应力运动员,尤其是体操和举重运动员中较高;③发育不良:先天性峡部不连,或因腰骶椎发育缺陷、移行椎产生脊椎滑脱,不伴有峡部裂;④创伤:急性外伤,尤其是后伸性外伤易致峡部断裂,多见于竞技运动现场或强劳动搬运工;⑤病理性滑脱:肿瘤或炎性病变累及椎弓、峡部、关节突,使椎体后结构稳定性丧失,从而发生病理性滑脱。本节将重点介绍退行性腰椎滑脱(degenerative lumbar spondylolisthesis)。

【概述】

1930 年 Junghanns 第一次描述了椎弓完整的腰椎滑脱,以区别于峡部裂及其他原因导致的腰椎滑脱。该类滑脱一开始被称为"假性腰椎滑脱",后来基于其在影像学上所表现的关节突退变性改变,又由 Newman 和 Stone 将其改称为退行性腰椎滑脱。并定义为:上位椎体相对于下位椎体的获得性前移位,伴有退行性改变,但不伴有椎弓结构的破坏或缺损。

通常退行性腰椎滑脱常伴有腰椎管狭窄,而这正是导致大多数退行性腰椎滑脱患者症状加重的重要原因。这一点是目前主要研究集中的地方。有研究证实,退行性腰椎滑脱发生率为 34%,而随着疾病的进展,虽然椎体滑脱程度并未加重,但是椎间隙狭窄的程度却进一步加重。影像学检查的结果与患者的临床症状并无显著相关性。而且在部分患者,随着椎间隙狭窄的加重,下腰痛的症状反而得到缓解,这一点可能与患者滑脱椎体间的自融合有关。

目前对于退行性腰椎滑脱的病因仍未阐明。有研究表明糖尿病、肥胖可能与退行性腰椎滑脱的发病相关。另外,女性卵巢切除或绝经后雌激素下降可能增加该病的发生率,且发现患者关节突软骨中的雌激素受体上调,然而雌激素在该疾病的病理生理学中的作用仍不清楚。

【流行病学】

退行性腰椎滑脱最常累及节段为 L_{4-5},其发生率是其他腰椎的 6 倍,其他易累及节段为 L_{3-4} 及 $L_5{\sim}S_1$。发病率因种族而异,白人比黑人更常见。在阿拉斯加的一个爱斯基摩部落中,发病率则达到了 50%,且在 4% 的尸检中发现有退行性腰椎滑脱。退行性腰椎滑脱很少发生在 50 岁以下的人群中,女性的发病率是男性的 5~6 倍,这可能是由于女性的韧带的松弛及关节突解剖结构异常所致。

【解剖改变及发病机制】

与真性腰椎滑脱(峡部裂性腰椎滑脱)不同,退行性腰椎滑脱患者的椎体峡部是完好的,因此椎体的向前滑脱随着关节突的退变而加重同时继发椎管狭窄的加重。在退行性腰椎滑脱患者的脊柱力学改变中,腰椎滑脱不是单纯出现线性位移,同时更应注意到旋转位移对脊髓神经根带来的牵拉及压迫,进而加重椎管狭窄症状。

目前主要有两种理论以解释退行性腰椎滑脱,包括原发性关节突矢状退变理论和原发性椎间盘退变致椎体前移继发关节突退变理论。前者认为由于关节突关节面在矢状位上朝向不良从而降低了对椎体前倾的抵抗力,进而造成长期的慢性关节突退行性变;而后者则认为椎间盘的退变及椎间隙的狭窄要更早发生,进而造成关节突关节面的超负荷而加速关节退变及重塑,造成椎体前移。

在目前的解剖研究中,关节突关节面的炎性改变明显,严重时伴有椎间隙狭窄,当椎间隙狭窄加重时通常会伴随着最严重的椎体前移,这一点在退变中是一个连续的过程。在退变节段中,关节突关节面越是垂直通常带来更加严重的脊柱不稳,但这一改变是由于关节突关节慢性炎性改变及重塑造成的还是由先天的解剖因素造成,目前仍存在争议。

当 L_{4-5} 椎体间关节突关节面超过 45° 时,患者退行性椎体滑脱的发病率增高 25 倍。虽然女性患者退行性椎体滑脱的发病率要远高于男性,但两性间的关节突关节面的朝向并不具统计学差异。这一现象使关节突退变理论被质疑。进一步研究表明关节突关节面的矢状朝向与椎间隙狭窄程度相关,提示椎间隙变窄增加了关节突负荷,进而导致继发性关节面改变。

【临床表现】

1. 症状　退行性腰椎滑脱的患者产生症状的原因是多方面的,从继发于退行性改变的机械性下腰痛,到椎管狭窄引起的神经源性间歇性跛行,再到侧隐窝狭窄或神经根孔受压引起的神经根性疼痛。虽然有近68%患者有椎管狭窄症状,包括了下肢疼痛及间歇性跛行,但仍有32%的患者只有腰痛症状。神经根病变出现在约32%的患者身上,而马尾神经病变的发生率非常低,约3%以上症状需要与血管源性间歇性跛行进行鉴别性诊断。同时,还需排除周围性神经病变的可能。

2. **体征**　大多数退行性腰椎滑脱的患者并不具备特异性体征。视诊可以发现腰椎退行性改变而导致的腰弯消失。腰椎的活动度正常,但患者通常会抗拒腰部过伸的动作,因腰椎管狭窄时,腰部过伸可让患者出现主诉的临床症状。神经功能查体通常不会出现明显的运动、感觉或反射异常。肢端动脉搏动的触诊有助于鉴别诊断血管源性的间歇性跛行或周围血管病变。双侧跟腱反射的减弱或消失提示可能存在周围神经病变的可能。有接近76%的患者并不存在神经症状。但若存在神经症状,包括间歇性跛行或膀胱直肠功能障碍等,接近83%的患者进行性加重且预后不良。

【辅助检查】

1. **X线检查**　腰椎X线侧位片是退行性腰椎滑脱最简便的无创检查方法。X线平片检查可以得到腰椎滑脱最为直观的影像学资料,腰椎的向前滑脱不伴有椎弓峡部裂是退行性腰椎滑脱的典型影像学改变。其他可能的影像学表现包括椎间隙狭窄、小关节硬化、终板硬化和周围骨赘的形成,这些常提示腰椎退行性改变。侧位和双侧斜位X线片可显示椎弓峡部的情况,有助于区分退行性腰椎滑脱和峡部滑脱。X线片要求患者站立位照射,因为有接近15%退行性腰椎滑脱患者平卧位可以自动复位。前屈后伸动力位片可用于发现腰椎不稳,表现为椎体间超过4~5mm的水平移位或超过10°~15°的矢状位旋转改变。而Ferguson位X线检查可以更好地提供腰骶关节的退变情况,且更好地显示L_5的横突。L_5横突的发育不良应该作为椎间隙融合的指征,因横突发育不良提示椎旁植骨不良,特别是腰骶间的融合。

2. **CT、脊髓造影及MRI**　CT、脊髓造影及MRI通常用于评估椎管狭窄,且可发现关节突增生、黄韧带增厚,其中极少数患者伴有椎间盘突出。由于关节突关节的关节炎改变,在退行性腰椎滑脱患者中经常可以发现滑液囊肿。这一发现通常意味着需要进一步行椎间孔的扩大减压及囊肿切除。

脊髓造影或CT是评估退行性腰椎滑脱患者椎管狭窄的有效方法,特别是对MRI禁忌证患者。对退行性腰椎滑脱患者应行站立位的前屈-后伸动力位脊髓造影及CT检查,因为站立位的动力位脊髓造影可以更好地显示平卧位时无法显示的脊髓压迫情况。但是由于缺乏蛛网膜下腔的相关信息,对于脊髓背根神经节外侧的病理性改变无法显示。

退行性腰椎滑脱伴椎管狭窄最适宜的影像学检查是磁共振成像(MRI)。MRI可以提供一些CT及脊髓造影无法提供的额外信息,特别是对于软组织的成像上,有助于选择治疗方案。在退行性腰椎滑脱的患者MRI影像中,患者平卧位时,虽然大多数患者滑脱椎体可以自主复位,但是此时滑脱节段的关节突关节肥大水肿,仍可以用于提示腰椎滑脱。

3. **椎间盘造影**　由于手术治疗的首要指征是间歇性跛行,椎间盘造影对单纯退行性腰椎滑脱的治疗的指导意义不大。而对于并发间歇性跛行与椎管狭窄的滑脱患者,无论滑脱节段的椎间盘造影结果如何,都应行减压及融合手术治疗。在以严重腰痛为主诉的患者中,椎间盘造影可以为是否融合邻近节段提供依据,然而,这一点仍存在争议。因此,椎间盘造影目前的作用在于排除无须融合的邻近节段而不是用于扩大融合节段。

4. **其他检查**　对于怀疑存在周围神经病变,特别是糖尿病患者,肌电图检查有助于鉴别诊断。而对于需要鉴别是神经源性或血管源性间歇性跛行患者,可以考虑行血管多普勒超声检查、血管造影等检查。

【分度与分级】

腰椎滑脱的分度与分级对于治疗方案的选择具有一定的指导意义。

1. **Meyerding分度系统**　此法是临床最广泛接受的分级方法,即通过侧位X线片测量腰椎滑脱程度并进行分度。将下位椎体上缘分为4等份,根据滑脱椎体相对于下位椎体向前移的程度分为

Ⅰ~Ⅳ度(图 16-23)。具体如下,Ⅰ度:椎体向前滑动不超过椎体中部矢状径的 1/4 者;Ⅱ度:超过 1/4,但不超过 2/4 者;Ⅲ度:超过 2/4,但不超过 3/4 者;Ⅳ度:超过椎体矢状径的 3/4 者。

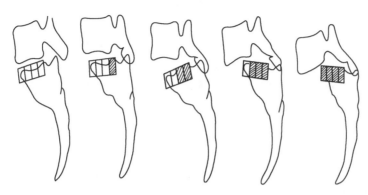

图 16-23 Meyerding 分度法

由左至右,依次为正常结构;Ⅰ度:椎体向前滑动不超过椎体中部矢状径的 1/4 者;Ⅱ度:超过 1/4,但不超过 2/4 者;Ⅲ度:超过 2/4,但不超过 3/4 者;Ⅳ度:超过椎体矢状径的 3/4 者。

2. **Newman 分级判定法** 该方法主要用于 L_5 滑脱程度的判定,既表明 L_5 椎体的滑脱程度,也反映了 L_5 的旋转程度。将 S_1 椎体上缘划分为 10 等份,然后按照同等尺寸在骶骨前方也划分出 10 等份。滑脱程度用 2 个数相加表示:第 1 个数表示 L_5 椎体沿骶骨上缘向前滑脱的程度,第 2 个数表示 L_5 椎体由骶骨顶部向下滑脱的程度(图 16-24)。

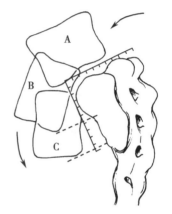

图 16-24 Newman 分级判定法
A.椎体滑脱程度评分为 3+0 ;B.椎体滑脱程度评分为 8+6 ;C.椎体滑脱程度评分为 10+10。

【治疗】

对于退行性腰椎滑脱的患者,目前的治疗方式包括保守治疗、硬膜外注射及手术治疗等。

1. **保守治疗** 保守治疗包括限制活动,使用消炎止痛药和类固醇等来缓解疼痛,以及其他身体康复锻炼。身体康复包括支撑、运动、超声、电刺激和活动调整。运动可以帮助减少疼痛和加强脊椎肌肉组织,以恢复活动范围和稳定脊柱。有证据表明,与伸展运动相比,屈肌运动能更好地缓解疼痛,改善功能。在治疗性运动中加入超声可减少镇痛药的用量。佩戴腰围及腰部支具可以改善神经性跛行患者的行走距离。保守治疗的临床方案,与下腰痛的治疗方法相似,通常被认为是无神经系统症状的轻度腰椎滑脱的一线治疗方案。2014 年北美脊柱协会(NASS)对于退行性腰椎滑脱的诊断和治疗指南中指出,在对退行性腰椎滑脱的患者行保守治疗时,应类似于腰椎管狭窄症的治疗,主要针对神经根性症状为主。对于退行性腰椎滑脱中因椎管狭窄造成的神经源性间歇性跛行的患者保守治疗也是有效的。目前常用的治疗方式是休息制动及消炎止痛药物治疗,偶尔加用肌松药治疗。目前仍无确切有效的康复运动计划可用于该部分患者,但是,加强肢体稳定性的锻炼及低强度的有氧运动对于该类患者是有帮助的。

2. **硬膜外激素注射** 虽然膜外激素注射的治疗是临床上常用的治疗方式,但目前仍缺乏大规模随机对照或安慰剂对照试验证实其对于腰椎管狭窄的治疗效果。激素本身强大的抗炎作用是其应用的基础,而有时注射时加用的局麻药物产生的麻醉效果也可以增加其短期疗效。目前硬膜外激素注射最适用于伴有神经根性病变的患者。

由于背正中隔对药物扩散的阻隔作用,X 线引导的硬膜注射可以达到更好的效果。目前对于初次硬膜外注射无效的患者,并无证据支持二次或更多的硬膜外注射治疗。除非初次注射并非在 X 线引导下操作的,可尝试进行二次 X 线引导下注射治疗以确保注射有效性;当初次注射位置及弥散确切而有效果时,后续注射也无法产生确切的治疗效果。目前有证据支持硬膜外注射治疗可以作为对退行性腰椎滑脱的诊断性治疗、治疗的短期有效性与手术治疗的预后有良好的相关性。

3. 手术治疗　只有 10%~15% 的退行性腰椎滑脱的患者需要手术治疗。对于保守治疗效果不佳的低度腰椎滑脱并伴有椎管狭窄症状的患者,可以考虑行手术治疗。大多数专家认为至少 3~6 个月保守治疗失败是寻求外科干预的一个迹象。就具体的症状或适应证而言,根性疼痛或神经源性跛行患者被认为是合适的。出现马尾综合征症状的患者,如膀胱直肠功能障碍或鞍区麻木,需要紧急手术干预。对于保守治疗无效,持续腰背部疼痛的患者,应该考虑手术治疗。有证据表明,对于有症状的退行性腰椎滑脱的患者,接受手术治疗的患者比非手术治疗的患者相比具有更好的疗效。手术并发症的发生一般与腰椎滑脱的严重程度相关。而单纯腰部疼痛的患者应该小心排除邻近节段的病变,再考虑手术治疗。

目前文献支持,对于无神经症状的患者,观察随访及保守治疗作为初始治疗的选择是合理有效的。当患者出现神经症状或保守治疗无效时,则应考虑手术治疗。对于出现间歇跛行的患者,手术减压及内固定融合是有效的治疗方式。

(沈慧勇)

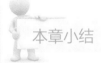

本章小结

脊柱退行性疾病是由于脊柱退变引起的各种顽固性颈肩痛、腰腿痛、四肢及或括约肌的各种神经功能障碍等一系列症状和体征的总称。本章介绍了颈椎病、腰椎间盘突出、椎管狭窄的腰椎滑脱的病因、临床表现、诊断及治疗原则。重点要求掌握颈椎病及腰椎间盘突出的临床表现及诊治原则。

思考题

1. 颈椎退变和颈椎病是同一个概念吗? 为什么?
2. 脊髓型颈椎病有哪些典型临床表现?
3. 颈椎后路手术与颈椎前路手术的优缺点是什么?
4. 腰椎间盘突出症最主要的治疗方式是什么?

参考文献

[1] KUROKAWA R, KIM P. Cervical Laminoplasty: The History and the Future. Neurol Med Chir (Tokyo), 2015, 55 (7): 529-539.

[2] HIRANO Y, OHARA Y, MIZUNO J, et al. History and Evolution of Laminoplasty. Neurosurg Clin N Am, 2018, 29 (1): 107-113.

[3] CHO SK, KIM JS, OVERLEY SC, et al. Cervical Laminoplasty: Indications, Surgical Considerations, and Clinical Outcomes. J Am Acad OrthopSurg, 2018, 26 (7): e142-e152.

[4] NOURI A, TETREAULT L, SINGH A, et al. Degenerative Cervical Myelopathy: Epidemiology, Genetics, and Pathogenesis. Spine (Phila Pa 1976), 2015, 40 (12): E675-E693.

［5］ WEINSTEIN JN, LURIE JD, TOSTESON TD, et al. Surgical versus nonsurgical treatment for lumbar degenerative spondylolisthesis. N Engl J Med, 2007, 356 (22): 2257-2270. doi: 10. 1056/NEJMoa070302

［6］ MATZ PG, MEAGHER RJ, LAMER T, et al. Guideline summary review: An evidence-based clinical guideline for the diagnosis and treatment of degenerative lumbar spondylolisthesis. Spine J, 2016, 16 (3): 439-448. doi: 10. 1016/j. spinee. 2015. 11. 055

［7］ JACOBSEN S, SONNE-HOLM S, ROVSING H, et al. Degenerative lumbar spondylolisthesis: an epidemiological perspective: the Copenhagen Osteoarthritis Study. Spine, 2007, 32 (1): 120-125. doi: 10. 1097/01. brs. 0000250979. 12398.96

［8］ 裴福兴, 陈安民. 骨科学. 北京 : 人民卫生出版社, 2016.

第十七章
退行性关节炎

骨关节炎(osteoarthritis，OA)是一种好发于中老年人的缓慢进展的关节退行性疾病，故也称为退行性关节疾病(degenerative joint disease)。目前认为 OA 的发生是骨关节组织结构在应对多因素损伤的反复自身修复过程中所导致的不可逆退变的结果。其病理学特点包括：关节软骨变性破坏、软骨下骨硬化或囊性变、关节边缘骨质增生、滑膜病变、关节囊挛缩、韧带松弛或挛缩和肌肉萎缩无力等。主要临床表现为关节疼痛、僵硬、活动度受限，严重时关节活动丧失而致残。OA 严重影响患者生活质量，给家庭和社会造成巨大经济负担。

因骨关节炎好发于中老年人，也常称其为老年性关节炎。全世界范围 OA 的发病率均较高。据世界卫生组织(WHO)统计，50 岁以上人群中，OA 的发病率为 50%；60 岁以上的人群中 OA 的发病率高达 80%。目前我国 60 岁以上的人口已超过 2 亿，随着老龄化的进展，关节 OA 患者数量会继续增加。2018 年中华医学会骨科分会发布的《骨关节炎诊疗指南》指出 65 岁以上的人群中超过一半患有 OA。需要注意的认识误区是老龄虽与退行性关节炎密切相关，但并非 OA 唯一致病因素。OA 致病因素还包括异常的生物力学、损伤、劳损、肥胖、性别、遗传、代谢异常、自身免疫和毒物等。即除了老化导致的生理性(原发性)退变之外，还有创伤和疾病所致的病理性(继发性)退变。因此临床上将发生于中老年、无明确的全身和局部诱因，可能与遗传和体质有关的骨关节炎称为原发性 OA。而继发于创伤、关节失稳、积累性劳损、炎症或先天性疾病者称为继发性 OA。后者多发于青壮年人。还有学者认为退行性病变很可能起始较早，因较轻和进展缓慢在早期无症状，到中老年因出现症状就医才被诊为 OA。另外，以往对 OA 的认知多源于对关节局部病变的观察研究，认为是一种局部疾病。但流行病学调查显示 OA 可增加心血管事件的发生率，甚至导致全因死亡率增长一倍。因此，WHO 将 OA 与心血管疾病和癌症列为威胁人类健康的三大杀手。中华医学会也预计到 2020 年 OA 将成为我国第四大致残性疾病。因此，OA 作为一种可导致全身系统性影响的疾病已受到广泛地重视。随着现代医学研究的进展，有关器官疾病和全身系统性代谢相互影响的知识不断更新和整合，将为全面和准确地认知 OA 发病机制和预防治疗提出新的思路和方法。

退行性关节炎常累及负重大和活动多的关节，如膝、髋、手、踝、脊柱等关节。本章依次分节予以介绍。

第一节　膝关节退行性病变

【发病特征】

膝关节 OA 是常见的关节退行性病变之一，多在 50 岁左右膝关节出现症状。临床表现主要为膝关节痛，可累及单侧或双侧膝关节。疾病早期有临床症状，但可有或无放射影像学改变；中晚期 X 线表现明显，并可伴有不同程度的关节畸形。有文献报道 60 岁以上的人群中，至少 50% 在 X 线片上可见骨关节炎表现,而80岁以上人群中有骨关节炎X线表现者可达90%,但其中有临床表现的约为10%~50%。据我国健康与养老调查研究结果显示,我国膝关节症状性OA的患病率为8.1%。西南和西北地区OA发病率高于华北和东部沿海地区,农村OA发病率高于城市。OA发病率随年龄增加而增高,女性高于男性。

【病理学】

膝关节OA的病理特征是关节软骨变性和丢失,软骨下骨硬化、囊性变,以及关节边缘骨质增生。一般认为该病的始发部位为关节软骨,继而导致软骨下骨、滑膜、关节囊及关节周围软组织等多种组织结构发生病理改变。这些病理改变互相影响,使膝关节退行性变成为持续和不可逆的恶性循环。

1. **关节软骨**　关节软骨形态和功能改变是最早也是最重要的病理变化。主要表现为软骨细胞凋亡和细胞外基质代谢异常、变性和进行性降解。显微镜下见关节软骨分层结构紊乱、软骨层变薄、钙化层增厚和血管长入、软骨纤维样改变。致使关节软骨软化、失去正常弹性、软骨表面变粗糙甚至破损、严重时软骨下骨裸露。关节软骨的丢失在X线片上表现为关节间隙变窄。近年来的研究证明软骨细胞的凋亡和代谢异常是诱发OA慢性炎症进展的初始因素。

2. **软骨下骨**　由于关节软骨退变,软骨吸收应力和缓冲震荡的能力减弱,导致关节面生物应力失均衡,软骨下骨承受应力和摩擦力增大。在承受压力和摩擦力大的部位,软骨下骨质可出现微小骨折、坏死。软骨下骨响应生物应力变化而修复重塑,负重较多部位软骨下骨密度增加,呈象牙样硬化;而负重较少部位软骨下骨发生骨萎缩、修复不足,呈囊性改变。关节软骨周边的韧带或肌腱附着处,因血管增生、软骨内化骨形成骨赘。这种关节面及周围的骨质代偿性增生和骨赘形成导致关节变形。

3. **滑膜与滑液**　磨损脱落的软骨碎屑漂浮于滑液中或黏附于滑膜上,刺激滑膜产生轻度炎症反应。关节镜下可见滑膜充血、肥大、绒毛和血管翳形成。光镜下可见滑膜内膜增生、血管增生、炎性细胞浸润、间质细胞增生和纤维化等。滑液渗出增多变稀,影响其对关节软骨的润滑和营养功能。严重时可造成关节积液肿胀。

4. **关节周围软组织**　包括筋膜、肌肉、肌腱、腱鞘、韧带、关节囊、滑膜囊和相关的神经血管等。这些软组织在长期、慢性、反复的病理因素刺激下,通过机体的瘢痕修复机制对抗病理损伤,结果造成慢性纤维结缔组织增生肥厚、纤维化和钙化,丧失其正常组织结构和生理功能。关节囊的增生肥厚和纤维化,使其韧性和弹性降低,关节活动范围和灵活性减少。病变关节周围的肌肉由于疼痛而长期处于保护性痉挛状态,使肌肉逐渐萎缩、纤维化、挛缩、弹性和肌力降低。因此,造成关节僵硬、活动受限和畸形。

【临床表现】

(一) 临床症状

膝关节OA的症状主要是关节疼痛、肿胀、僵硬、畸形和功能受限。一般发病缓慢,多见于中老年肥胖女性,常劳累后出现症状。

膝关节痛是患者就医时最常见主诉。疾病早期痛轻,或仅在上下楼梯时有不适感,常呈间歇性,膝关节活动多或劳累后疼痛加重,休息后可缓解。中晚期时疼痛加重,常为持续性,休息不缓解,严重者有静息痛和夜间痛。疼痛位置多局限于受累的关节间隙,以膝内侧痛多见。髌股关节OA多呈髌骨下疼痛,早期表现为主动伸屈膝关节时,如上下楼梯或坐位站起等动作,股四头肌收缩即引起髌骨下疼痛及摩擦感,而被动伸屈膝时则无症状。当滑膜炎症加重和形成大量关节积液时则加剧为全膝关节疼痛。

除疼痛外,还可出现关节活动协调性异常,表现为关节打软和错位感。因肌肉萎缩感觉关节无力。关节僵硬常发生在晨起后或白天长时间关节不活动后,但稍活动后即可恢复正常,僵硬持续时间一般不超过30min。疾病晚期由于肌肉和关节周围软组织结构性挛缩,关节活动受限和僵硬不适加重。膝OA由于关节软骨破坏,关节面粗糙不平,活动时有摩擦感,如有关节内游离体可发生关节交锁。

(二) 体格检查

早期轻症患者可有膝关节局部、髌骨深面及膝周压痛,可触及摩擦感。患者因疼痛,协调性异常,关节活动受限和畸形等原因导致步态异常。中晚期可见股四头肌萎缩,膝关节相对粗大,受累关节存在不同程度的过伸过屈受限,严重者下蹲、蹲起和坐起困难,但完全强直者少见。因骨质增生和大量骨赘导致膝关节变形,因膝关节间隙变窄造成内翻或外翻畸形,以膝关节屈曲、内翻畸形为多。膝侧方应力试验可见相应侧副韧带松弛。滑膜炎症加剧,产生大量积液可致膝关节肿胀、局部温度升高、拒动及浮髌试验阳性。

【影像学检查】

X 线片检查被世界卫生组织(WHO)推荐为检查 OA 形态学改变的主要手段,是首选和必选检查。拍摄站立(负重)位的膝关节正侧位 X 线片才能观察到是否存在关节间隙改变、力线偏移和脱位情况。软骨退变早期 X 线片检查无明显改变。而胫骨髁间嵴和关节边缘骨赘形成常是膝 OA 早期 X 线片表现。随着关节软骨变薄和磨损,相应部位关节间隙变窄。同时可见软骨下骨硬化和囊性变及关节边缘骨赘形成,有时可见关节内游离体。晚期膝关节间隙消失、关节变形、力线偏移、内翻或外翻畸形、半脱位等。

临床常用 Kellgren-Lawrence X 线五级分级法作为评估膝骨关节炎严重程度的参考:

0 级:X 线表现正常。

1 级:出现骨刺样骨赘,关节间隙正常。

2 级:出现明显骨赘,关节间隙轻度变窄。

3 级:出现多发性骨赘,关节间隙明显变窄,出现软骨下骨硬化,象牙化。

4 级:出现多发性骨赘及关节内游离体,关节间隙严重狭窄或消失,出现软骨下骨硬化,象牙化,骨囊肿形成。患者可出现 X 形腿或 O 形腿。

CT 和 MRI 对于 OA 诊断而言均不是必须。CT 三维重建有助于对严重畸形和骨缺损的 OA 患者进行术前评估和计划手术。MRI 检查可用于诊断半月板损伤、韧带损伤、关节腔积液以及鉴别诊断除外其他软组织疾病。

【实验室检查】

实验室检查结果多为正常,对 OA 的诊断没有临床意义,但对鉴别诊断有价值。

【诊断和鉴别诊断】

(一)膝关节 OA 的诊断标准

膝关节 OA 的临床和放射学诊断标准为:

1. 近一个月反复膝关节疼痛;

2. X 线片示关节间隙变窄、软骨下骨硬化和囊性变、关节边缘骨赘形成;

3. 年龄 ≥ 50 岁;

4. 晨僵 <30min;

5. 膝关节活动时有摩擦声。

符合 1+2 条或 1+4+5 条,或 1+3+4+5 条者,可诊断为膝 OA。

(二)鉴别诊断

1. 类风湿关节炎　女性多见,好发年龄 20~45 岁,常伴有低热、乏力、贫血、消瘦等全身症状。多关节发病,多发于近端指间关节,其次为腕、膝、肘等。受累关节肿胀、疼痛、活动受限,可有皮下风湿结节,缓解后遗留功能障碍或畸形。实验室检查血红蛋白减少,类风湿因子阳性,活动期血沉加快。X线片示关节周围软组织肿胀、骨质疏松、关节间隙狭窄、关节软骨下囊变。

2. 痛风性关节炎　多见于中青年男性,常为食用海鲜、动物内脏食物和饮酒后发生急性关节肿痛,多发于足第一跖趾关节,局部红肿,活动受限。实验室检查血尿酸和血沉升高。

3. 强直性脊柱炎　多为青年男性,早期有双侧骶髂关节及下腰部疼痛,逐渐发展至胸、颈段脊柱强直。可引起膝关节病变。实验室检查血沉加快,HLA-B27 多阳性。X 线片示骶髂关节炎表现,脊柱"竹节样"改变。

4. **化脓性关节炎**　急性化脓性关节炎多见于儿童,起病急,常有高热、畏寒等全身症状。关节红、肿、热、痛、拒动。血白细胞和中性粒细胞数升高,关节液混浊或脓性。由低毒性或特殊致病菌所致慢性化脓性关节炎的鉴别诊断较困难,易误诊。推荐行关节穿刺检查及细菌培养作为诊断"金标准"。

5. **髌骨软骨软化症**　膝关节活动量越大,疼痛越明显,且有过伸痛,行走无力。按压髌骨时伸膝,可触及骨擦感及疼痛,髌骨阻抗和研磨试验阳性。

6. **膝关节侧副韧带损伤**　损伤韧带常有固定压痛,常在韧带的上下附着点或中部。膝关节常呈半屈曲位,关节活动受限,侧方应力试验阳性。MRI 检查多可明确诊断。

7. **膝关节半月板损伤**　有外伤史,伤后关节疼痛、肿胀,可有弹响和交锁现象,膝内外侧间隙压痛。慢性期股四头肌萎缩,以股四头肌内侧头尤明显。麦氏征和研磨试验阳性。MRI 检查多可明确诊断。

8. **髌下脂肪垫损伤**　有外伤、劳损或膝部受凉病史。膝关节疼痛,下楼梯为甚,膝过伸位疼痛加重,髌下脂肪垫压痛明显,膝过伸试验阳性,髌腱松弛压痛试验阳性。X 线膝侧位片,可见脂肪垫支架的纹理增粗,少数可见脂肪垫钙化阴影。MRI 检查可辅助诊断。

【治疗】

应根据患者病情遵循阶梯治疗原则,采用基础治疗、药物和手术等方法综合治疗膝关节 OA,达到缓解疼痛,延缓病变发展,改善或重建关节功能的目的。

(一) 基础治疗

1. **健康教育**　通过 OA 知识宣教,为患者建立长期检测和评估机制,建议患者改变不良生活和工作习惯、控制饮食、减轻体重、避免加剧关节软骨磨损的运动,如长时间地跑、跳、蹲、登山、频繁上下楼梯和负重活动等。

2. **运动治疗**　选择正确运动方式和制订适当锻炼方案,通过低强度非负重有氧运动、关节周围肌肉力量和关节功能训练等,保持关节活动度,防止肌肉萎缩,维持膝关节稳定性并改善关节功能。如直腿抬高、静蹲、慢走、游泳和平路自行车骑行等。

3. **物理治疗**　包括热疗、水疗、按摩、超声波和冲击波等方法。理疗可增加局部血液循环、减轻炎症反应、解除肌肉痉挛、缓解疼痛。

4. **行动辅助**　可选用手杖、拐杖、助行器、关节支具和特制鞋具等辅助行走,减少患膝负重、缓解疼痛、提升患者满意度。

(二) 药物治疗

1. **非甾体类镇痛消炎药(NSAIDs)**　是缓解 OA 患者疼痛、改善关节功能最常用药物。可局部或全身用药治疗。此类药物主要通过抑制 COX-1 和 COX-2,或选择性抑制 COX-2 起到消炎镇痛作用。此类药物都有副作用,因此应慎用,且不过量或长期使用。

2. **非 NSAIDs 镇痛药**　对 NSAIDs 类药物治疗无效或不耐受时,可使用阿片镇痛剂、对乙酰氨基酚与阿片类药物的复方制剂。因此类药物的不良反应和成瘾性较高,更应慎用或少用。

3. **关节腔注射用药**　临床上常用关节腔内注射玻璃酸钠治疗 OA。主要通过润滑和保护关节面、抑制炎症反应等作用,有效缓解疼痛,改善关节活动。欧美国家常用关节腔内注射糖皮质激素治疗 OA。因这些治疗方法是侵入性治疗,可能会增加感染风险,必须严格无菌操作和规范使用。

4. **缓解 OA 症状的慢作用药物**　软骨保护药物包括双醋瑞因、氨基葡萄糖、软骨素、鳄梨豆非皂化物等。有研究认为这些药物可通过外源性补充、辅助软骨基质蛋白多糖的合成和抑制炎症等作用,起到缓解症状、改善关节功能和延缓病程进展作用。目前对该类药物的治疗效果尚存争议,临床可选择使用。

临床上有时还选用抗焦虑药和中成药辅助治疗 OA,有一定的缓解疼痛和改善关节功能效果。其作用机制和长期疗效尚需更多随访研究和有力的临床循证证据支持。应在专科医生指导下慎用抗焦虑药。

（三）手术治疗

对于合并关节内游离体、半月板损伤等机械性损伤的中期患者、存在明显下肢力线不良而关节退变不很严重的年轻患者,以及膝 OA 晚期患者,如有持续性疼痛和明显的关节活动障碍,严重影响工作及生活质量,而保守治疗无效时可考虑选择适合的外科手术治疗。治疗目的是消除疼痛,改善关节活动度和重建其稳定性。常用手术治疗方法包括膝关节镜手术、关节周围截骨矫形术和膝关节表面置换术。

1. **膝关节镜手术**　创伤小,兼具诊断和治疗的作用。可清除关节腔内炎性物质、软骨碎片、骨赘、游离体、病变滑膜,还可修复韧带、修整和缝合撕裂的半月板、钻孔修复关节面以及进行骨或软骨移植等。可不同程度地缓解轻中度 OA 的疼痛症状,延缓病情发展。对严重的膝 OA 患者,如已有明显关节间隙狭窄,膝关节镜手术后获益有限。

2. **膝关节周围截骨矫形术**　适用于软骨磨损局限于单个间隙、存在下肢力线对线不良、关节稳定性良好、活动度及肌力较好的年轻膝 OA 患者。通过纠正关节力线偏移和调整关节承重部位改善关节异常负重状态,停止或减少对已有软骨损伤区及软骨下骨的继续损伤,延缓关节退变。在严格掌握适应证的条件下,术后缓解症状效果明显。术后一些患者甚至可避免膝关节置换手术。常见术后并发症有截骨部位骨折延迟愈合等。

3. **关节软骨修复手术**　采用外科手术和组织工程技术生物性修复关节表面损伤。适用于年轻,活动量大,孤立的小面积负重区软骨缺损。常用软骨下骨钻孔微骨折技术,诱导软骨下骨骨髓中间充质细胞再生纤维软骨,修复覆盖关节面磨损区。另外,还尝试采用自体软骨细胞或骨软骨移植技术修复关节面损伤区。文献报道术后放射学检查反映软骨面恢复,症状缓解,生活质量改善。但术后长期效果仍不确定,因此尚未在临床广泛应用。

4. **膝关节置换术**　适用于骨关节炎晚期有严重疼痛和功能障碍、非手术治疗无效、且无手术禁忌的老年患者。禁忌证包括患者体内存在活动性感染病灶、神经性关节疾病或因其他严重疾病和体弱不能耐受手术。膝关节置换术在消除疼痛和恢复膝关节功能方面疗效肯定,技术成熟,已成为被广泛应用的治疗严重膝 OA 的终极手术方法。术后常见并发症有感染、假体松动、脱位、骨折、下肢深静脉血栓和活动度欠佳等。随着人工假体材料、设计、手术技术、围手术期管理和术后康复各方面的不断改进、完善和规范化,膝关节置换术后假体生存率已显著提高、并发症发生率不断降低、患者术后满意度逐步提高。

5. **膝关节融合术**　对于单侧关节严重病变,但又需从事重体力劳动的年轻患者,或对活动要求不高的老年患者可选用。它可消除疼痛和恢复关节承重,但造成关节活动功能永久丧失,因而目前已很少采用。

第二节　髋关节退行性病变

【发病特征】

髋关节是人体中承重大、活动多的主要关节之一,因此也是发生关节退行性疾病好发部位之一。其发病可能是由于受到局部和全身多重因素的影响。疾病发展具有不可逆性和致残性。原发性髋关节 OA 好发于 50 岁以后,老年男性患者多见。起因于关节软骨生理性退行性变,主要与衰老、过度活动、肥胖、遗传等因素相关。继发性髋关节 OA 继发于髋关节发育不良、股骨头坏死、骨折、脱位、炎性疾病和某些特殊疾病如褐黄病性关节病、血友病性关节病等。发病年龄一般在 40 岁左右。关于髋关节 OA 的发病率既往多引用美国 20 世纪 90 年代的统计数据:症状性髋关节 OA 的发病率约占成人的

2%。发生双侧髋关节退变的概率为 42%。我国研究报告髋关节影像学骨关节炎的患病率在男性为 1.1%,女性为 0.9%。农村地区髋 OA 患病率为 0.59%。随着我国人口老龄化的加速,髋关节 OA 的发病率有明显上升的趋势。

【病理学】

髋关节的解剖结构特点和生理功能对头臼发育匹配度、生物力学和生化因素的改变较敏感,易受损伤和发生退变。髋关节退行性疾病的基本病理改变与上节所述膝关节退行性病变特征相同。原发性髋关节 OA 病变为关节软骨软化、纤维化、溃疡形成和剥脱,导致关节软骨下骨的暴露、硬化、囊变和关节边缘骨赘形成。严重时囊变部位不堪负重而骨折塌陷,致使股骨头和髋臼变形,破坏了髋关节的正常形态结构和头臼匹配。加上髋臼边缘骨质增生和关节囊及周围软组织硬化挛缩,使髋关节的活动范围受限,甚至完全丧失活动功能。而继发性髋 OA 多表现出原发疾病在骨关节部位的病变特点。如先天性髋臼发育不良多有扁平髋臼和关节脱位特征;而典型的股骨头坏死则表现为股骨头的塌陷变形。但无论是原发性还是继发性,髋关节 OA 的终末病理学特征大同小异。

【临床表现】

(一) 临床症状

主要表现为髋关节疼痛、僵硬和活动受限。早期多表现为活动时隐痛不适,间歇发作,休息后疼痛缓解。随疾病进展疼痛间歇期缩短且进行性加重。晚期变为持续痛和静息痛。典型的疼痛部位为腹股沟区或臀部。疼痛常可向臀部、股骨大转子周围及大腿后外侧放射,也可放射至大腿和膝前内侧。因此,临床上时有髋关节疾病患者以膝关节疼痛主诉就诊。早期关节活动可无明显异常,逐渐出现关节活动欠灵活、僵硬感、上下楼和下蹲困难。晚期出现关节僵直。

(二) 体格检查

随疾病进展可伴有不同程度的跛行和步态异常。髋关节内旋痛,常呈屈曲挛缩的内收外旋疼痛保护位。关节活动范围缩小,4 字征阳性。疾病中晚期常见髋关节屈曲畸形。

【影像学检查】

首选和必选拍摄骨盆正位及髋部正侧(斜位)位 X 片。早期无明显改变。典型 X 线表现有关节间隙变窄,外上方为著;骨赘形成;髋臼顶部和股骨头负重区囊性变、软骨下骨硬化。根据 X 线片表现将关节病变分为五级:0 级无改变;Ⅰ 级可疑,有微小骨赘;Ⅱ 级轻度,有肯定骨赘,关节间隙正常;Ⅲ 级中度,关节间隙轻度狭窄;Ⅳ 级重度,骨赘增生,关节间隙明显狭窄,软骨下骨硬化。上述 X 线分级对评估髋关节 OA 进展和严重程度具有参考价值。

CT 和 MRI 检查均不作为诊断髋关节 OA 的首选。CT 检查一般只用于存在严重骨缺损和畸形,拟行手术进行术前评估和手术计划时。MRI 检查可用以早期发现关节软骨退变、股骨头坏死以及结核等疾病的鉴别诊断。

【实验室检查】

如前所述,常规实验室检查对关节退变的诊断没有特别价值。对关节 OA 也很少进行关节穿刺抽液检验,但关节液分析可有助于鉴别诊断。

有研究发现髋关节 OA 患者的血清 CRP 浓度要明显高于无关节退变患者。提示髋关节退变的严重程度与 CRP 可能存在直接的关系,可能作为判断预后的指标之一。退变关节的透明质酸会在浓度、分子量和黏性等方面改变,其与血液透明质酸的比值可能与退行性变有一定的关系。Ⅱ型胶原 C 多肽抗体反映了关节软骨破坏后代偿性合成增加,随着年龄的增加逐渐下降,可作为退行性病变的动态观察指标。

【诊断和鉴别诊断】

(一) 髋关节 OA 的诊断标准

髋关节 OA 的临床和放射学诊断标准为:

1. 近一个月内反复髋关节疼痛。

2. 红细胞沉降率 ≤ 20mm/h。

3. X线片示骨赘形成,髋臼边缘增生。

4. X线片示髋关节间隙变窄。

满足上述 1+2+3 条或 1+3+4 条,可诊断为髋关节 OA。

（二）鉴别诊断

需要与类风湿关节炎、强直性脊柱炎和化脓性髋关节炎进行鉴别。

1. **类风湿关节炎**　典型患者多有全身症状,晨僵时间 >30min,常见对称性多关节受累,四肢的大小关节均可受累。类风湿因子阳性,X 线表现为关节间隙狭窄、关节变形半脱位及强直。

2. **强直性脊柱炎**　多见于青壮年男性,典型的强直性脊柱炎患者多有骶髂关节的改变,脊柱早期的小关节模糊晚期竹节样改变,HLA-B27 可阳性。

3. **髋关节化脓性关节炎**　如结核或低毒性微生物感染时,发病较缓慢,病史可较长,但多伴有发热等全身症状,血常规化验、CRP、血沉等异常,X 线检查有明显骨质破坏和侵蚀等。

【治疗】

治疗原则与膝关节 OA 相同。治疗目的是缓解或解除疼痛症状,改善关节活动度和重建髋关节功能。对轻中度患者应采用非手术治疗。非手术治疗无效,疼痛持续加重,关节功能受限和畸形者可采用手术治疗。非手术治疗包括基础治疗和药物治疗。手术治疗包括关节镜手术、截骨术、髋关节融合术和髋关节置换术。

（一）基础治疗

髋关节 OA 的基础治疗内容与膝关节 OA 的治疗基本相同,但因发病部位不同而稍有区别。

通过升高座椅和卫生间坐便器的高度,可以减少髋部从坐位到直立位阶段的压力。支具辅助有助于改善患者的活动能力和康复锻炼。常见支具有手杖、拐杖、矫形鞋和助行器等。有研究表明,使用手杖可以减少髋关节的负荷达 40% 左右。

物理治疗应在专科医生的指导下进行。有计划地循序渐进的体育锻炼,可以避免并发症和加重疾病,配合一定的休息周期,有利于新一轮的康复锻炼。通过等长运动、等张运动或等动力运动改善肌肉张力,减少肌肉痉挛并预防肌肉挛缩。热疗用于减轻僵硬、消除疼痛、缓解肌肉痉挛。对于髋部而言,由于关节位置较深,推荐选用超声波的深部热疗来提高疗效。温泉疗法、按摩、冲击波、脉冲电磁场等都有一定的效果。

（二）药物治疗

NSAIDs 类药物是目前推荐使用的常用药物。一般来说,小剂量的 NSAIDs 药物就可以达到镇痛的效果。由于选择性 COX-2 抑制剂对胃肠道影响较小,渐渐取代了非选择性 NSAIDs 药物的使用,但要注意 COX-2 抑制剂对心血管系统的影响,避免长期服用。

从用药安全性考虑,推荐使用外用药代替口服用药。辣椒素的外用可以通过局部的吸收,干扰疼痛传导起到镇痛的效果。肌松药物可以缓解肌肉痉挛,改善睡眠和辅助镇痛。

（三）手术治疗

对保守治疗无效的患者,应根据患者具体病情、年龄、职业、生活习惯和诉求选择适当的手术治疗方法。

1. **关节镜手术**　由于髋关节的解剖特点,位置较深,周围软组织较厚,手术入路、视野局限,术中操作难度大,应用不如膝关节普及。可用于清理关节腔内游离体、骨赘及异常滑膜,清洗关节腔内炎性物质,进行骨或软骨移植,股骨头钻孔减压等。可达到缓解疼痛,延缓病情发展目的。常用于治疗髋关节撞击综合征,效果明显。

2. **截骨矫形术**　通过骨盆或股骨近端截骨技术,纠正关节力线偏移和改变髋关节的承重部位,旨在减少因异常应力导致的关节软骨磨损和软骨下骨损伤,延缓关节退变,缓解症状。该手术主要适用于早期软骨磨损较轻、关节稳定性好、活动度及肌力尚好的年轻患者。适应证选择得当,可获得较好术后效果。

3. **关节软骨修复手术**　通过对软骨面的生物学修复,达到减轻症状、保留自体关节及功能、延长关节使用寿命。有文献报道使用股骨头软骨下骨钻孔技术,诱导软骨下骨骨髓中间充质细胞再生纤维软骨,修复覆盖关节面磨损区。术后可缓解症状,改善生活质量,但术后的远期疗效并不确定。

4. **髋关节置换术**　被认为是 20 世纪骨科手术技术发展的里程碑。通过植入人工关节替代病变关节,重建一个无痛和功能良好的髋关节。适用于髋关节 OA 晚期疼痛明显、功能严重受限、经严格保守治疗无效者。该手术治疗方法技术成熟,效果可靠,应用广泛。禁忌证包括:患者体内存在活动性感染病灶、神经性关节疾病、髋关节外展肌力不足 4 级、因其他严重疾病和体弱不能耐受手术。关节置换术后常见并发症有感染、假体松动、脱位、骨折、异响、双下肢不等长、活动度欠佳和下肢深静脉血栓等。随着人工假体材料、设计、手术技术、围手术期管理和术后康复等方面的不断改进和规范化,髋关节置换术后假体生存率、并发症发生率和患者术后满意度在所有已开展的关节置换术中均为最佳。

5. **关节融合术**　现已很少采用。适用于晚期严重髋关节 OA,不能避免重体力劳动,或有关节置换术禁忌证的患者。是通过手术将髋关节固定融合在屈髋 20°~25°、外展 5°~10°、外旋 10° 位置。可达到缓解疼痛、控制感染,恢复患肢承重站立和行走等日常基本活动要求。

第三节　手足关节退行性病变

【发病特征】

人类进化的主要标志是站立行走和使用工具,这种进化形成了手与足的功能分工。手和足的关节均由数十块小骨组成,关节数量多,类型多样,结构精细复杂。它们通过协同动作,完成各自精细复杂的功能动作。手和足关节疾病将严重影响患者劳动能力和生活质量。手部关节是全身关节中 OA 最好发部位,手部 OA 发病率较膝、髋关节为高。我国调查数据显示在城市人口中手部关节 OA 的患病率男性为 3%,女性为 5.8%。年龄、性别及某些职业是手部 OA 发病的危险因素。手关节 OA 的患病率也随年龄的增长而明显增高,尤其是在 50 岁以上或绝经后女性群体中手部 OA 发病率较高。手部 OA 多为多关节发病,少数累及单一关节。多发于指间关节,易受累的次序是远侧指间关节、拇指的腕掌关节、近侧指间关节、掌指关节。足踝部关节 OA 多为继发性,可继发于发育畸形、劳损、特殊职业及创伤等。由于踝关节的负重大、活动多和易受损伤等特点,是足部 OA 的好发部位。

【病理学】

手和足部 OA 中软骨的退行性变多缘于长期的关节应力不均、劳损和创伤等因素。具有 OA 的基本病理变化特征。指间关节 OA 以关节肿大和关节周围组织内结节(Heberden 结节和 Bouchard 结节)为特征。在老年女性多见指间关节变形。踝关节 OA 常因滑膜增生或关节积液表现明显关节肿大。

【临床表现】

(一) 临床症状

手指间关节 OA 早期表现为关节疼痛并发僵,活动后僵硬感可减轻。活动多时疼痛加重,休息后可缓解。疼痛遇冷时加重,保暖可缓解。症状重时有关节活动摩擦感,晚期疼痛为持续性。

踝关节 OA 的显著特征是站立行走时疼痛、运动受限和负重功能减弱。疼痛随着负重的增加,或某个动作角度而加重,疼痛常局限于关节,无远、近端放射痛。负重时疼痛可导致对运动的控制力降低和关节失稳。足部其他关节 OA 症状常不显著和缺乏典型性,可能是被原发疾病症状或被关节间相互代偿作用所掩盖。

（二）体格检查

指间关节 OA 的典型体征是指间关节肿大，局部温度正常，关节活动轻度受限。严重时可出现关节积液、半脱位、手指对线不良。手指畸形大多为外侧偏斜畸形，拇指可出现腕掌关节内收、掌指关节过伸畸形。远端指间关节的骨质增生称为 Heberden 结节。近端指间关节骨质增生称为 Bouchard 结节。结节压痛明显，常以远侧指间关节背外侧骨赘形成和关节轻度屈曲位固定为指关节 OA 特征。

踝关节 OA 可表现为关节肿胀畸形、压痛、不同程度的活动度受限、僵硬、摩擦感、撞击痛和活动痛。为避免疼痛，行走时出现步态异常和跛行。

【影像学检查】

早期病变局限于软骨时，X 线片呈阴性。此后出现关节间隙变窄，骨赘形成呈唇样变，骨端致密硬化呈象牙样骨，关节面下囊变，关节腔内游离体。还可出现骨端变形，关节面不平，不对称，偏向畸形半脱位等。但无骨性强直或侵蚀性改变。指间关节 OA 的典型 X 线表现包括：远节指骨基底出现波状外形类似鸟翅，即"海鸥"征。累及掌指关节时，常合并更严重的远侧和近侧指间关节 OA 改变。其特征性表现是一个或多个掌指关节间隙均匀性狭窄。在大多角骨 - 掌骨关节 OA 典型 X 线特征是明显的掌骨基底部桡侧半脱位、关节间隙狭窄、硬化、软骨下骨囊性变、骨赘以及骨碎裂等。

踝关节 OA 的 X 线片呈现关节间隙变窄、骨硬化、骨赘、关节面粗糙和欠平滑。距骨的背侧形成距骨喙尖、负重区软骨下骨囊性变，严重时可有关节面塌陷。退行性改变还常见于第一跖跗和跖趾关节。距骨头内侧部分不规则增大、囊变、骨小梁增粗和骨赘形成。

【实验室检查】

血沉和 C 反应蛋白均为正常，少数伴发急、慢性滑膜炎者可轻度升高。类风湿因子阴性。受累关节如伴发滑膜炎可出现滑液量增多，其滑液透明呈淡黄色，黏稠度正常或降低，但黏蛋白凝固良好，蛋白质轻至中度升高。白细胞轻至中度升高，多在 8×10^9/L 以下，以淋巴细胞为主。

【诊断与鉴别诊断】

（一）指间关节 OA 诊断标准

1. 指间关节疼痛、发酸、发僵；

2. 10 个指间关节中有骨性膨大的关节 ≥ 2 个；

3. 远端指间关节骨性膨大 ≥ 2 个；

4. 掌指关节肿胀 <3 个；

5. 10 个指间关节中，有畸形的关节 ≥ 1 个。

符合 1+（2、3、4、5 条内的任 3 条）可诊断指间关节 OA。10 个指间关节为双侧示、中指近端和远端指间关节，双侧拇指腕掌关节。

踝关节 OA 尚无类似于上述统一的诊断标准，但临床上根据病史、临床表现和 X 线检查不难做出诊断。

（二）鉴别诊断

手部 OA 常需与类风湿关节炎鉴别。指间关节肿胀是 OA 与类风湿关节炎鉴别诊断的代表性体征，后者典型表现为掌指关节的肿胀和畸形，实验室检查类风湿因子阳性、血沉和 CRP 异常。踝关节 OA 常需与肌腱韧带损伤、关节结核、痛风、大骨节病、滑膜病变及某些全身性疾病相鉴别。

【治疗】

（一）非手术治疗

手部关节 OA 的早期治疗主要是对症治疗，包括避免冰冷刺激、改善工作或生活习惯、减少诱发因素、适当功能训练、湿热疗法、适度的理疗等。对于重度疼痛或者有炎症表现的患者，局部涂敷或口服非甾体类抗炎药物均有缓解疼痛的效果。还可服用氨基葡萄糖和硫酸软骨素等保护关节软骨药物。

对于踝关节 OA，减少关节负担十分重要。可选用手杖、拐杖、助行器、关节支具和特制鞋具等辅助行走,减少关节负重,缓解疼痛和提升患者满意度。康复治疗包括力学疗法,治疗的目的是转移病变关节的负重,以减轻负重性疼痛。采用足踝矫形器可以限制和支持踝关节的活动,减轻骨赘撞击所产生的疼痛。应用局部理疗,消炎镇痛药物,关节腔注射玻璃酸钠或皮质激素等均可缓解症状。可以进行踝关节周围肌肉力量的锻炼,增强对关节的保护作用。

(二) 手术治疗

1. 关节镜手术　适用于去除腕、踝关节内游离体或骨赘、清除病灶、松解粘连、重建软组织平衡等。

2. 关节融合手术　对于严重的指 / 趾间关节和踝关节 OA,非手术治疗无效者,必要时行关节融合术,以牺牲关节活动功能换取疼痛缓解。关节融合手术缓解疼痛效果明显。

3. 关节成形术　适用于有明显畸形、症状严重但仍有部分关节面完好的患者,多用于掌指关节。

4. 关节置换术　适用于终末期 OA,非手术治疗无效者。虽然近年来掌指关节、第一腕掌关节、踝关节置换手术逐渐增多,但其术后中远期效果、并发症发生率、假体寿命等仍远不及髋、膝关节置换术。这些特殊假体的设计和手术技术仍待改进和完善。例如,由于手、足部关节一般均缺乏强壮的关节周围软组织保护,且 OA 时多伴有损伤,术后如何平衡和保持关节的稳定性与活动度是影响术后远期效果和患者满意度的关键。应严格掌握手术适应证,禁忌在病变早期、活动期、韧带损伤、感染及患肢已有神经病变丧失功能等状况下行关节置换术。

本章小结

骨关节炎是一种好发于中、老年人关节的慢性退行性病变。发病与衰老、肥胖、遗传、代谢、创伤、炎症、劳损等多种因素相关。其病理特点为关节软骨变性破坏、软骨下骨硬化和囊变、关节边缘骨质增生、滑膜病变、关节囊挛缩、韧带松弛或挛缩、肌肉萎缩无力等。主要临床表现是关节疼痛、僵硬、活动受限。严重时可致关节畸形和致残。好发部位是手、膝和髋关节。临床诊断主要根据病史、临床表现和 X 线检查。推荐根据患者病情,遵循基础治疗、药物和手术相结合的阶梯治疗原则,达到缓解疼痛,延缓病变发展,改善或重建关节功能的目的。

(邱裕生)

思考题

1. 退行性关节炎是如何发生的,有何病理学特征?
2. 如何诊断膝、髋关节退行性关节炎,应与哪些疾病鉴别?
3. 退行性关节炎的治疗原则和方法有哪些,如何选择适当的治疗?
4. 关节置换术的适应证和禁忌证为何?

参考文献

[1] 中华医学会骨科学分会关节外科学组 . 骨关节炎诊疗指南 (2018 年版). 中华骨科杂志 , 2018, 38 (1): 1-11.

[2] 陈孝平 , 汪建平 , 赵继宗 . 外科学 . 9 版 . 北京 : 人民卫生出版社 , 2018.

[3] 裴福兴 , 陈安民 . 骨科学 . 北京 : 人民卫生出版社 , 2016.

［4］秦岭 . 骨内科学 . 北京 : 人民卫生出版社 . 2013.

［5］胥少汀 , 葛宝丰 , 徐印坎 , 等 . 实用骨科学 . 4 版 . 北京 : 人民军医出版社 , 2012.

［6］美国骨科医师学会骨科学教程 . 邱贵兴 , 译 . 9 版 . 北京 : 北京大学医学出版社 , 2012.

［7］BULSTRODEC, WILSON-MACDONALD J, EAWOOD D, et al. Oxford textbook of trauma and orthopaedics. 2nd edition. Qxford: Oxford university press, 2011.

［8］HELMS C. Fundamentals of skeletal radiology. 3rd edition. Philadelphia: Elsevier Saunders, 2005.

［9］BULLOUGH P. Orthopaedic pathology. 4th edition. Edinburgh: Mosby, 2004.

第十八章
运动系统慢性损伤

运动系统慢性损伤是临床常见的伤病。机体组织无论是骨、关节、肌、肌腱、韧带、筋膜或其相关的血管、神经等,均可因慢性损伤而受到损害。尽管运动系统的慢性损伤累及的多系非重要部位、非重要组织或器官,但其顽固性的病痛常给人们日常生活与工作带来很大不便和痛苦,影响人们的生活质量,应引起临床医生的高度重视。人体对长期、反复、持续的姿势或职业动作在局部产生的应力往往造成组织的肥大、代偿性增生,超越代偿能力即形成轻微损伤,累积、迁延而形成慢性损伤。一些特殊职业者、长期伏案工作者及家庭妇女均是本类疾病的好发人群。

按运动系统慢性损伤所累及的组织不同包括:软组织慢性损伤、神经卡压损伤以及骨与软骨慢性损伤等。运动系统慢性损伤常见的临床表现为:局部长期慢性病痛,但无明显外伤史;局部无明显炎症表现;近期有与疼痛部位相关的过度活动史;有特定部位的压痛点和肿块,常伴有放射痛及某种特殊的体征;部分患者有导致运动系统慢性损伤的工种、坐姿和工作习惯或职业史。

多数慢性损伤是可以进行预防或经处理而减轻其发病症状的。对特殊岗位、职业人员应注意职业健康,科学地进行职业工作,合理地运用姿势,以助于分散相应部位的应力,改善血液循环,减轻局部累积性损伤。治疗包括限制致伤活动、纠正不良姿势;积极地辅以系统理疗等物理治疗;正确、合理地使用肾上腺皮质激素及非甾体类消炎止痛药物;适时的采取手术治疗对某些非手术治疗无效的慢性损伤(如狭窄性腱鞘炎、神经卡压综合征及腱鞘囊肿等)都是必要的。

第一节　软组织慢性损伤

一、腰肌劳损

腰肌劳损(mechanical back pain)为腰部肌及其附着点的筋膜、韧带甚或骨膜的慢性损伤,引起局部慢性无菌性炎症,以腰部隐痛、反复发作、劳累后加重为主要临床表现的疾病,为腰痛常见的原因。又称"慢性腰部劳损""腰背肌筋膜炎""功能性腰痛"等。

【病因】

(1)腰肌劳损多因腰部肌肉、筋膜、韧带等软组织的积累性、机械性、慢性损伤,或急性腰扭伤后未获得及时有效的治疗而转变为慢性病变后引起的无菌性炎症。

(2)腰部慢性损伤除创伤因素外,尚有潮湿、寒冷及腰骶结构本身的因素(先天畸形)引起,在临床上也较常见。

【病理及发病机制】

腰部在活动时由于其位置较低、所承受的重力较大,从而腰部受力也最集中。躯干的稳定性主要在于脊柱,当脊柱结构失稳时起辅助作用的腰背肌将超负荷工作,以求躯干稳定,日久肌肉即产生代偿性肥大、增生。另外,长期腰部姿势不妥可导致腰部肌呈持续性紧张状态,使小血管受压、供氧不足、代谢产物积聚,刺激局部而形成损伤性炎症。韧带、筋膜、肌肉的起止端血管少,血液供应差,一旦发生损伤,则修复愈合慢。另一方面脊柱经常活动可干扰愈合的过程,使局部组织的损伤病灶和临床上的疼痛长期存在。即使损伤获得愈合,由于瘢痕组织的结构不够牢固,一旦脊柱活动或承受重物失去平衡,脊柱的杠杆作用又可作用于损伤处而引起腰痛的复发。部分患者也可因腰部外伤治疗不当,迁延而成慢性腰部损伤。

【临床表现】

1. 无明显诱因的慢性疼痛为主要症状。其特点是腰痛为酸胀痛,呈间歇性,如病情严重则变为持续性。

2. 在腰背部有固定压痛点,该点位置常在肌肉起、止点附近或神经肌肉结合点。腰肌劳损的压痛点在腰段骶棘肌中外侧缘(图 18-1)。在压痛点进行叩击,疼痛反而减轻,这是与深部骨骼疾患的区别之一。

3. 不同的压痛点可产生不同部位的放射痛。直腿抬高试验阴性,临床可据此作腰部损伤与椎间盘脱出症的鉴别诊断。后者放射痛可达同侧下肢腘窝、大腿外侧、小腿外侧及足部。

4. 有单侧或双侧骶棘肌痉挛征,肌收缩显得隆起,由于患侧腰肌收缩,骨盆可以倾斜,腰部显得板硬,起卧床比较费力。

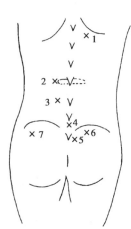

图 18-1 腰痛的常见压痛点
1. 肋脊角;2. 第 3 腰椎横突;3. 骶棘肌;4. $L_5～S_1$ 棘突间;5. 骶髂关节上部;6. 臀肌髂嵴起点;7. 臀上皮神经。

【诊断】

结合患者病史、症状、体格检查及影像学检查进行综合判断。其中病史和体格检查对该疾病的诊断尤为重要。如患者长期从事体力劳动,或长时间保持固定体态,继发出现反复的腰部疼痛,不伴有下肢症状等,多考虑腰肌劳损。

【鉴别诊断】

1. **腰间盘突出症** 常伴下肢放射痛,影像学上有明显髓核突出的证据。

2. **腰椎压缩骨折** 伴有严重骨质疏松的老年人多见,大多数伴有外伤,如跌倒后臀部着地或台阶踏空等。主要症状为腰背部疼痛,伴或不伴有神经症状,如下肢的麻木、皮肤感觉异常等。查体可见腰背部压痛、叩击痛。X 线可见椎体楔形变等压缩骨折征象。

3. **腰椎结核** 有结核病史或接触史。常年午后低热、乏力等全身中毒症状,血沉快,C 反应蛋白升高。X 线片上有明显的骨破坏,受累的椎体间隙变窄,病灶旁有寒性脓肿阴影。

4. **强直性脊柱炎** 早期强直性脊柱炎累及骶髂关节时,常表现为腰背部疼痛、僵硬,可表现为夜间痛、晨僵明显。实验室检查可发现血沉、C 反应蛋白升高,HLA-B27 阳性。影像学检查可见骶髂关节炎征象。

【治疗】

(一) 非手术治疗

1. 病情较重时,应适当卧床休息,定时改变姿势,睡觉时用小枕垫于腰部亦可减轻疼痛。必要时可在工作中佩带腰围,但休息时则应解除,以免继发废用性肌萎缩,进一步加重腰段脊柱的不稳定。同时还应训练腰背部核心肌群力量,以增加腰肌抵御创伤和应力的能力。

2. 腰部进行物理治疗,是治疗腰部损伤的主要方法,如蜡疗、电疗等。同时可进行推拿按摩治疗。

3. 非甾体类抗炎药如双氯芬酸二乙胺乳胶剂、氟比洛芬巴布膏等外用于腰背部疼痛处,可有效减轻炎症反应,缓解局部肌肉软组织疼痛。如果疼痛剧烈,可加用依托考昔、塞来昔布等药物口服。

4. 封闭治疗。如果腰骶部出现特定的疼痛点或部位,必要时可考虑于痛点注射利多卡因及曲安奈德注射液,进行封闭治疗。

（二）手术治疗

该疾病一般无须手术治疗。

二、滑囊炎

滑囊是位于人体摩擦频繁或压力较大部位的一种缓冲结构。其外层为薄而致密的纤维结缔组织，内层为滑膜，平时囊内有少量滑液。由于关节周围结构复杂，活动频繁，故人体滑囊多存在于大关节附近（图18-2）。这类滑囊每人均有，称为恒定滑囊。另一类是为了适应生理和病理的需要而继发的，称继发性滑囊或附加滑囊，如跟腱后滑囊、脊柱后凸畸形处的滑囊等。根据滑囊存在的部位可分为皮下滑囊、肌腱下滑囊、肌肉下滑囊、筋膜下滑囊、韧带间滑囊、关节滑囊等。滑囊炎（bursitis）是指由创伤、感染、风湿病、结核等各种因素使滑囊受损而引起的炎症。

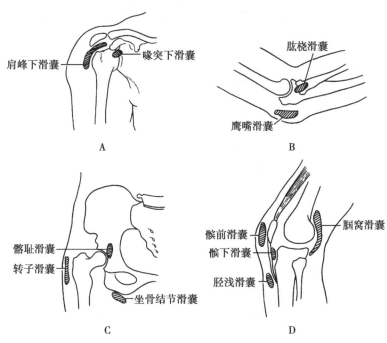

图 18-2　大关节附近常见滑囊

A. 肩部滑囊；B. 肘部滑囊；C. 髋部滑囊；D. 膝部滑囊。

临床上滑囊炎有多种分类方法。根据发病部位，可分为肩峰下滑囊炎、鹰嘴滑囊炎、髋部滑囊炎、膝部滑囊炎和跟后滑囊炎。根据其病因、性质可分为创伤性滑囊炎、感染性滑囊炎、风湿性滑囊炎等。按发病缓急，分为急性滑囊炎与慢性滑囊炎，此方法也更利于患者了解该病。与急性滑囊炎相较，临床上以慢性滑囊炎为多见，常与职业有关，例如矿工的髌前和鹰嘴滑囊炎。

【病因及病理】

滑囊炎多因创伤、感染以及痛风、结核、风湿等疾病损伤滑膜所致，此外长期反复摩擦和压迫滑囊也可能诱发。

当滑囊受到过分的摩擦和压迫时，滑囊壁发生轻度的炎症反应，滑液分泌增多，同时液体渗出充满滑囊，使滑囊膨大。急性期囊内积液为血性，以后呈黄色，至慢性期则为黏液。在慢性滑膜炎中，囊壁水肿、肥厚或纤维化、滑膜增生呈绒毛状，有的囊底或肌腱内有钙质沉着，影响关节功能。

【临床表现】

无明显原因在关节或骨突出部位逐渐出现一圆形或椭圆形肿块，缓慢长大伴压痛。在某些关节部位常伴有关节的部分功能障碍，如肩峰下滑囊炎，常常表现为关节部位疼痛，亦可有局部压痛和放射性痛。局部肿块表浅者可触及清楚的边界,有波动感,皮肤无炎症表现。部位深在,边界不清,有时可被误认为是实质性肿瘤。对重要关节部位的滑囊炎若不及时予以治疗,随着滑囊壁的增厚、粘连,关节滑动度将逐渐减小。晚期可见关节部位肌肉萎缩。

【诊断】

询问病史、职业性质,检查肿块部位,肿胀和疼痛的程度和性质,局部皮肤温度,询问有无发热、创伤史及相关关节疾病史等,有助于判断滑囊炎的性质和程度。实验室检查可行肿胀滑囊的穿刺液检查,为该病重要的检查手段。血液学检查可辅助筛查感染、痛风、类风湿关节炎或糖尿病等疾病。影像学检查为辅助检查。

【鉴别诊断】

1. 骨与软组织肿瘤　滑囊炎的肿块一般为囊性,边界较清楚,而骨或软组织肿瘤为实质性肿块,恶性肿瘤边界不清,活动度差。通过 B 超、X 线和 MR 等检查可予以鉴别。

2. 骨关节炎　主要症状为疼痛,初期表现为轻微钝痛,随着疾病进展会逐渐加剧。一般活动时时疼痛会加剧,休息后缓解。膝关节炎有时亦会并发滑囊炎和滑膜囊肿,可通过 B 超及 MR 等检查与该病鉴别。

【治疗】

1. 对于急性滑囊炎患者,关节予以适当制动,避免继续摩擦和压迫,受伤后 48~72h 内或肿胀疼痛明显的患者可在患处进行冰敷。辅以物理治疗后多数可消退

2. 对于疼痛明显患者,可以酌情使用非甾体类抗炎药,如布洛芬、塞来昔布等用于控制炎症,缓解疼痛,需注意肠道不良反应和心脑血管疾病的风险。

3. 经穿刺抽出囊内积液,然后注入醋酸泼尼松,加压包扎,多可治愈。

4. 对非手术疗法无效或反复发作的患者可考虑做滑囊切除术。但术后有一定复发概率,因此为防止手术复发,手术时尽量去除可能引起滑囊炎的因素,如跟骨后结节过于突出,需同时行跟骨突切除术。

三、狭窄性腱鞘炎

狭窄性腱鞘炎(stenosing tenosynovitis)系指腱鞘因机械性摩擦而引起的慢性无菌性炎症改变。腱鞘分为两层,外层为纤维性鞘膜,内层为滑液膜。滑液膜又分为壁层和脏层。脏壁层两端形成盲囊,其间含有少量滑液,起着润滑和保持肌腱活动度的作用。在日常生活和工作中,由于频繁活动引起过度摩擦,加之某些部位有骨性隆起或肌腱走行方向发生改变形成角度,这样就更加大了肌腱和腱鞘之间的机械摩擦力。这种机械性刺激可使腱鞘在早期发生出血、水肿、渗出等无菌性炎症反应。反复创伤或迁延日久以后,则发生慢性纤维结缔组织增生、肥厚、粘连等变化,腱鞘的厚度可由正常时的 1mm 以内增厚至 2~3mm,由于腱鞘增厚致使腱鞘狭窄。腱鞘与肌腱之间可发生不同程度粘连,肌腱也发生变性。临床表现为局部疼痛、压痛及关节活动受限等。

四肢肌腱凡跨越关节(骨 - 纤维隧道)(图 18-3)处均可发生腱鞘炎,如肱二头肌长头腱鞘炎、拇长伸肌腱鞘炎和指总伸肌腱鞘炎、腓骨长短肌腱鞘炎、指屈肌腱腱鞘炎、拇长屈肌腱鞘炎及拇长展肌与拇短伸肌腱鞘炎等。其中以后三种临床最为多见,故在此一并加以叙述。

(一) 手指屈肌腱腱鞘炎

手指屈肌腱腱鞘炎(tenosynovitis of hand flexor tendons)又称扳机指或弹响指,是最为常见的手指腱鞘炎。拇指为拇长屈肌腱鞘炎,又称弹响拇。本病可发生于不同年龄,以中、老年人常见,妇女及手工劳动者多见。任何手指均可发生,但多发于拇指。

【病因及病理】

发病部位在掌骨头相对应的指屈肌腱纤维鞘管的起始部。此处由较厚的环形纤维性腱鞘与掌骨头构成相对狭窄的纤维性骨管。屈指肌腱通过此处时受到机械性刺激而使摩擦力加大,加之该部掌

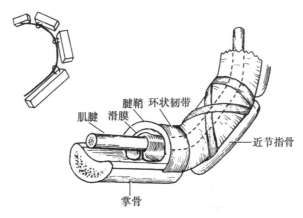

图 18-3　屈指肌腱的骨纤维隧道示意图

骨隆起,手掌握物时,腱鞘受到硬物与掌骨头两个方面的挤压损伤,逐渐形成环形狭窄。屈指肌腱亦劳损肿胀、变性形成梭形或葫芦形膨大,因而通过困难,就产生弹拨动作和响声,引起患者屈伸活动障碍和疼痛,故称弹响指(图 18-4)。

【临床表现】

起病多较缓慢,早期在掌指关节掌侧出现局限性酸痛,晨起或工作劳累后加重,活动稍受限,疼痛逐渐发展可向腕部及手指远侧扩散。随着腱鞘狭窄和肌腱变性增粗的发展,肌腱滑动时通过越来越困难,手指屈伸时便产生扳机样动作及弹响。严重时手指不能主动屈曲或交锁在屈曲位不能伸直。检查时在掌骨头掌侧皮下可触及一结节状物,手指屈伸时可感到结节状物滑动及弹跳感,有时有弹响。局部疼痛明显,如狭窄严重时,手指多固定于伸直位不能屈曲或固定于屈曲位不能伸直。

【诊断】

手长期劳作后,患指疼痛,活动时加剧。患指肿胀,沿腱鞘有压痛,手指掌纹处压痛尤著。患指弹响或绞锁,活动受限,患指掌指关节掌侧可触及一腱性结节,屈指抗阻试验(+),B 超检查可见肌腱局限性肿胀,在腱鞘入口部位肌腱明显缩窄。

【治疗】

早期或症状较轻的病例,可采用非手术疗法,包括减少手部活动尤其是手指屈伸活动、理疗及腱鞘内注射类固醇药物等。一般只注射一次或两次,不可多次注射,以免引起广泛粘连。早期病例,一次注射即可治愈,如未痊愈,间隔一周后再注射一次。非手术治疗无效或反复发作、腱鞘已有狭窄者,应采用手术疗法(图 18-5)。手术要切除增厚的狭窄环,切除范围应在术中观察屈肌腱在手指屈伸时增粗处不受鞘管的阻挡为度。

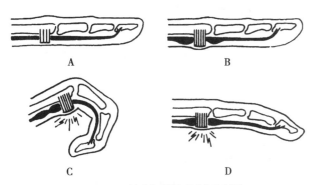

图 18-4　弹响指发生机制示意图

A. 正常肌腱和腱鞘;B. 发病后肌腱呈葫芦形肿大,腱鞘肿胀;C. 手指主动屈曲时,远侧膨大挤过狭窄的腱鞘,发生弹响;D. 手指伸直时也同样发生弹响。

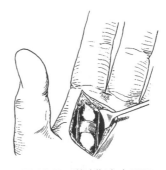

图 18-5　弹响指术中所见

（二）桡骨茎突部狭窄性腱鞘炎

【病因及病理】

桡骨茎突部有一个窄而浅的骨沟，上面覆以腕背侧韧带，形成一个纤维鞘管。拇长展肌腱和拇短伸肌腱通过此鞘管后折成一定角度分别止于拇指近节指骨和第一掌骨。因此肌腱滑动时产生较大的摩擦力，当拇指及腕部活动时，此折角加大，使拇短伸肌和拇长展肌腱在桡骨茎突部腱鞘内长期相互反复摩擦，导致该处肌腱与腱鞘产生无菌性炎症反应，局部出现渗出、水肿和纤维化，鞘管壁变厚，肌腱局部变粗，造成肌腱在腱鞘内的滑动受阻而引起的临床症状。

【临床表现】

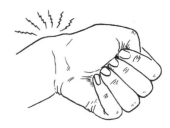

主要表现为桡骨茎突部隆起、局限性疼痛，可放射至手、肘或肩臂部，活动腕部及拇指时疼痛加重，有时伸拇指受限，无力提重物。检查桡骨茎突处有明显压痛，有时可触及痛性结节。握拳尺偏腕关节时，桡骨茎突处出现疼痛，称为握拳尺偏试验（Finkelstein 征）阳性（图 18-6）。

【诊断】

患者腕部用力或提物时疼痛。桡骨茎突处压痛，可摸及硬结节。Finkelstein 征阳性。

图 18-6   握拳尺偏试验（Finkelstein 试验）阳性

【治疗】

早期行局部封闭：用醋酸氢化可的松或泼尼松龙 12.5~25mg 加 1% 普鲁卡因 2mL 行局部鞘管内注射，每周一次，连续 3~4 次为一疗程。药物应准确注入鞘管内，疗效多满意。局部制动：尽量避免手部活动，如洗衣、拧毛巾等，必要时石膏固定 2~4 周。反复发作而非手术疗法无效者，可手术治疗。手术切开狭窄的腱鞘和松解粘连，但要注意勿伤及头静脉和桡神经浅支，术后早期行功能锻炼。理疗和热敷具有一定治疗效果。

四、腱鞘囊肿

腱鞘囊肿（ganglion）是关节附近的一种囊性肿物，关节囊、韧带、腱鞘中的结缔组织退变所致。目前临床上将手、足小关节处的滑液囊疝（腕背侧舟月关节、足背中附关节等处）和发生在肌腹的腱鞘囊肿统称为腱鞘囊肿。而大关节的囊性疝出另行命名，如膝关节后方的囊性疝出称腘窝囊肿或 Baker 囊肿。

【病因】

病因尚不清楚，可能与下列因素有关：

1. 慢性损伤   长期慢性劳损导致滑膜腔内滑液增多而形成囊性疝出。

2. 结缔组织黏液退行性变   可能是发病的重要原因。

【临床表现】

1. 本病可发生于任何年龄，以女性和青少年多见。腕背、桡侧腕屈肌腱及足背发病率最高，手指掌指关节及近侧指间关节处也常见到。偶尔在膝关节前下方胫前肌腱膜上也可发生这类黏液退行性变囊肿，但因部位较深，诊断较困难。

2. 病变部出现一个缓慢长大肿物，肿物较小时无症状，长大到一定程度活动关节时有酸胀感，严重时造成一定功能障碍。检查可发现直径 0.5~2.5cm 的圆形或椭圆形肿物，表面光滑，不与皮肤粘连。因囊内液体充盈，张力较大，扪之如硬橡皮样实质性感觉。如囊颈较小者，略可推动；囊颈较大者，则不易推动，易误诊为骨性肿物。重压肿物有酸胀痛。用粗针头穿刺可抽出透明胶冻状物。

【治疗】

腱鞘囊肿可自行消退，如被挤压破裂而自愈。临床治疗方法较多，但复发率高。

1. 非手术治疗   囊内容物排出后，在囊内注入药物或留置可取出的无菌异物（如缝扎粗丝线），并加压包扎,使囊腔粘连而消失。通常是在囊内注入醋酸泼尼松龙 0.5mL,然后加压包扎。本方法简单、痛苦较少,易于被患者接受,复发率也较低,临床上可作为首选方法。

2. **手术治疗** 手指腱鞘囊肿一般较小,穿刺困难,且穿刺后复发率较高;其他部位多次复发的腱鞘囊肿均可手术切除。术中应完整切除囊肿,勿留残存囊壁。如系腱鞘发生者,应同时切除部分相连的腱鞘;如系关节囊滑膜疝出,应在根部结扎切除,同时修复关节囊以减少复发。

五、肱骨外上髁炎

肱骨外上髁炎(lateral humeral epicondylitis)又名肘外侧疼痛综合征,是伸肌总腱起点处的一种慢性损伤性炎症。因早年发现网球运动员易患此病,故称"网球肘"(tennis elbow)。

【病因及病理】

1. 在前臂过度旋前或旋后位,被动牵拉伸肌(握拳、屈腕)和主动收缩伸肌(伸腕)对肱骨外上髁处的伸肌总腱起点产生较大张力,如长期反复这种动作即可引起该处的慢性损伤。因此,凡需反复用力活动腕部的职业和生活动作均可导致这种损伤,如网球、羽毛球、乒乓球运动员,钳工,瓦工,厨师和家庭妇女等。少数情况下,平时缺乏文体活动的中、老年文职人员,因肌肉软弱无力,即便是短期提重物也可发生肱骨外上髁炎。

2. 肱骨外上髁炎的基本病理变化是慢性损伤性炎症。虽然炎症较局限,但其炎症的范围在每个患者却不尽相同:有的仅在肱骨外上髁尖部,以筋膜、骨膜炎为主;有的在肱骨外上髁与桡骨头之间,以肌筋膜炎或肱桡关节滑膜炎为主。

【临床表现】

患者逐渐出现肘关节外侧痛,在用力握拳、伸腕时疼痛加重以致不能持物。严重者拧毛巾、扫地等细小的生活动作均感困难。检查时,仅在肱骨外上髁、桡骨头及二者之间有局限性、极敏锐的压痛(图 18-7),皮肤无炎症,肘关节活动不受影响。伸肌腱牵拉试验(Mills 征):伸肘,握拳,屈腕,然后前臂旋前,此时肘外侧出现疼痛为阳性。有时疼痛可牵涉到前臂伸肌中上部(图 18-8)。

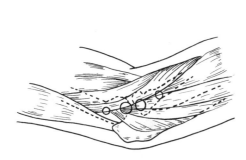

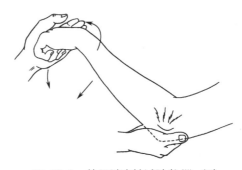

图 18-7 肱骨外上髁炎压痛部位 　　　图 18-8 伸肌腱牵拉试验(Mills 征)

【治疗】

非手术治疗对绝大多数患者有效。

1. 限制以用力握拳、伸腕为主要动作的腕关节活动是治疗和预防复发的关键。

2. 封闭疗法在压痛点注射醋酸泼尼松龙或复方倍他米松 1mL 和 2% 利多卡因 1~2mL 的混合液,一般可取得良好的近期效果。

3. 对不能间断训练的运动员,应适当减少运动量,同时在桡骨头下方伸肌上捆扎弹性保护带,以减少肌腱起点处的牵张应力。

4. 对非手术治疗效果不佳的顽固疼痛者,可施行伸肌总腱起点剥离松解术或卡压神经血管束切除术,或结合关节镜手术。

六、肩关节周围炎

肩关节周围炎主要痛点在肩关节周围,影响肩关节活动范围,简称肩周炎,又称冻结肩、凝肩(frozen shoulder)。好发于 40~60 岁的中老年患者,50 岁左右为高发,俗称"五十肩"。本病是因多种原因致肩盂肱关节囊炎性粘连、僵硬,以肩关节周围疼痛、各方向活动受限为特点,尤其是外展外旋和内旋后伸活动。

【病因】

1. **肩部原因** ①软组织退行性变,对各种外力的承受能力减弱是基本因素;②长期过度活动、姿势不良等所产生的慢性致伤力是主要的激发因素;③上肢外伤后肩部固定过久,肩周组织继发萎缩、粘连;④肩部急性挫伤、牵拉伤后治疗不当等。

2. **肩外因素** 颈椎病、心、肺、胆道疾病发生的肩部牵涉痛,因原发病长期不愈使肩部肌持续性痉挛、缺血而形成炎性病灶,转变为真正的肩关节周围炎。

【病理】

肩关节周围炎的病变主要发生在盂肱关节周围,是肩周肌肉、肌腱、滑囊以及关节囊的慢性损伤性炎症。其中包括:

1. **肌和肌腱** 可分两层,外层为三角肌,内层为冈上肌、冈下肌、肩胛下肌和小圆肌四个短肌及其联合肌腱。联合肌腱与关节囊紧密相连,附着于肱骨上端如袖套状,称为旋转肩袖或肩袖。肩袖是肩关节活动时受力最大的结构之一,易于损伤。肱二头肌长头起于关节盂上方,经肱骨结节间沟的骨纤维隧道,此段是炎症好发之处。肱二头肌短头起于喙突,经盂肱关节内前方到上臂,受炎症影响后肌挛缩,影响肩外展、后伸。

2. **滑囊** 有三角肌下滑囊、肩峰下滑囊及喙突下滑囊。其炎症可与相邻的三角肌、冈上肌腱、肱二头肌短头相互影响。

3. **关节囊** 盂肱关节囊大而松弛,肩活动范围很大,故易受损伤。

病程可分为三期,急性期、僵硬期和缓解期。急性期为肩关节周围水肿,渗出性关节炎,此期持续数周;僵硬期为肩关节内存在纤维素性关节炎,伴随上述结构的增生、粗糙及关节内、外粘连,从而产生疼痛和功能受限,此期持续 3~12 个月;缓解期,纤维素性炎症逐渐吸收,肩关节僵硬症状逐渐减轻,大多数患者功能恢复正常或接近正常,如果关节周围粘连变得非常紧密,此时疼痛消失,但功能障碍却难以恢复。

【临床特点】

1. 本病有自限性,一般在 6~24 个月可自愈,但部分不能恢复到正常功能水平。本病多为中老年患病,女性多于男性,左侧多于右侧,亦可两侧先后发病。

2. 肩各方向主动、被动活动均不同程度受限,以外旋外展和内旋后伸最重(图 18-9),患肢不能够与对侧相同高度。逐渐出现肩部某一处局限性疼痛,与动作、姿势有明显关系。

3. 急性期肩关节疼痛、活动受限。疼痛常为肩关节运动中原来的慢性不适加重,可在夜间出现。初期患者尚能指出明确的痛点,后期疼痛范围扩大。若勉强增大活动范围会引起剧烈锐痛。严重时患肢不能梳头和反手触摸背部。压痛广泛,冈上肌腱、肱二头肌长、短头肌腱及三角肌前、后缘均可有

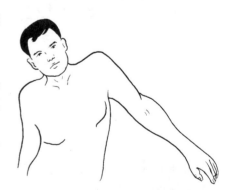

图 18-9 肩关节周围炎时的外展姿势
实为躯干代偿侧弯

明显压痛。肩关节以外展、外旋、后伸受限最明显,少数人内收、内旋亦受限,但前屈受限较少。

4. 僵硬期肩关节各方向活动仍受限,疼痛减轻,可在受限范围内无痛地活动患肢,但超出受限范

围活动仍会导致明显疼痛。患者梳头、穿衣、托物等动作皆感困难。

5. 缓解期肩关节僵硬症状可逐渐减轻,大多数患者的功能恢复正常或接近正常,肌肉的萎缩需要较长时间锻炼才能完全恢复。

6. **影像学**　X线平片见肩关节结构正常,可有不同程度骨质疏松,MRI见关节囊增厚,肩部滑囊可有渗出,MRI对鉴别诊断意义较大。

【鉴别诊断】

1. **肩袖损伤**　①60岁以上老人,肩颈痛,肩关节无力;②被动活动范围基本正常;③疼痛弧;④落臂征;⑤超声、MRI有肩袖撕裂的特征性表现。

2. **肩峰下撞击综合征**　①肩外侧痛(夜间痛);②外展、上举障碍;③X线平片显示肩峰、肱骨大结节硬化,骨赘形成;④超声、MRI排除肩袖损伤。

3. **肩关节不稳**　①外伤史(骨折脱位);②肩周痛、无力;③影像学检查可见肱骨头或关节盂部分缺失;④关节镜可见骨或关节囊损伤征。

4. **颈椎病**　①有神经根刺激症状;②肩关节被动活动大致正常且无痛;③颈椎斜位X线平片显示相应椎间孔狭窄;④肌电图提示神经根性损伤。

5. **肩部肿瘤**　①疼痛进行性加重,固定患肢无法缓解;②轴向叩痛;③特征性影像学表现。

6. **其他**　①永久性起搏器后肩周痛;②肩胛背神经卡压综合征;③锁骨外端骨折,锁骨钩钢板使用后;④胸腔内或颈肩部炎症疾患。

【治疗】

肩关节周围炎有其自然病程,若不配合治疗和功能锻炼,自愈后可能遗留不同程度的功能障碍。治疗目的:缓解疼痛,恢复功能,避免肌肉萎缩。多采用非手术治疗。不同时期治疗侧重不同。

1. 早期给予理疗、针灸、适度的推拿按摩,可改善症状。

2. 急性期疼痛明显,治疗原则是止痛、解痉。痛点局限时,可局部注射醋酸泼尼松龙,能明显缓解疼痛。疼痛持续、夜间难以入睡时,可短期服用非甾体抗炎药。配合肩关节的主动活动,活动以不引起剧痛为限。

3. 僵硬期关节挛缩较重,疼痛较前减轻,治疗原则是止痛、功能锻炼。可做上肢划圈、甩手和贴墙双手交替摸高练习,增加关节活动度。

4. 对症状持续且重者,在麻醉下采用手法或关节镜下松解粘连,然后再注入类固醇或透明质酸钠,可取得满意疗效。

5. 对肩外因素所致肩关节周围炎,除局部治疗外,还需对原发病进行治疗。

第二节　神经卡压综合征

一、总论

神经卡压综合征是指周围神经受到某周围组织的压迫,而引起疼痛、感觉障碍、运动障碍及电生理学改变,从而出现临床症状的一类疾病,属骨-纤维管、室压迫综合征之一。周围神经在走行过程中,经过某些骨-纤维隧道或跨越腱膜,穿过筋膜处,由于各种原因导致通道狭窄、组织肥厚粘连等使神经活动空间缩小,挤压其内走行的神经,进而出现神经传导功能障碍,甚至形成永久性神经功能障碍,无法恢复。此类疾病在临床极为普遍,影响人群范围极广。

【病因】

1. 按照压迫来源,神经卡压综合征的病因可大致分为三类:

(1)通道内压迫:神经受压的因素来源于神经走行的通道内部,如腱鞘囊肿,神经纤维瘤,神经慢性炎症等;

(2)通道外压迫:神经受压的因素来源于神经走行的通道外部,如骨疣、骨质增生、骨与关节损伤、韧带损伤等;

(3)全身性疾患:神经受压的原因是机体因免疫或激素等造成全身骨、肌肉、软组织发生变化而造成神经卡压,如类风湿性关节炎、黏液水肿、糖尿病、甲状腺功能亢进、Reynaud 病、妊娠等。

2. 按照引起压迫的具体原因,可分为:解剖性、姿势性、炎症性、发育性、创伤性、代谢性、肿瘤性、医学性等。

【病理及发病机制】

神经卡压综合征的病理机制包括机械性损害和神经缺血。当肢体反复活动时,已经发生狭窄的通道,将对走行于其内的神经纤维产生反复的机械刺激,诱发损伤性炎症,加重神经水肿 - 缺血,形成神经损伤的恶性循环;当压迫是急性、短时间的,压迫解除时,神经缺血缺氧改变是可逆性的,神经症状能够恢复,但当压迫持续存在时,神经纤维将进一步发生脱髓鞘改变,甚至远端轴索崩解,髓鞘发生 Waller 变性,产生不可逆性的神经损害,出现功能障碍。

【临床表现】

神经卡压综合征根据压迫神经的不同,临床表现呈现多样化,但多为受压神经支配区域出现的感觉、运动等功能障碍,上肢多于下肢,具体表现可为:

1. 疼痛和感觉异常,可按神经支配皮节发生感觉缺失或异常。

2. 夜间加重,静息痛,尤其夜间可以被疼醒或麻醒。

3. 疼痛可向近侧、远侧同时放射需与双重卡压鉴别。

4. 肌肉萎缩、无力、运动不协调,精细活动受限明显。

5. 交感神经受累时表现为皮温、皮肤颜色、发汗及营养障碍等。

6. 神经卡压点多伴有局限性压痛,叩触时可加重症状。

7. Tinel 征:轻叩神经卡压点时,疼痛并伴有麻木感(图 18-10)。

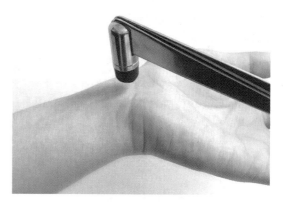

图 18-10　Tinel 征检查方法

【周围神经相关的检查】

由于神经卡压综合征发生的部位较多,且各部位检查方法不尽相同,无法一一列举,从总体上来说,X 线检查、神经肌电图、超声、MR 等方式是目前采用较为广泛的检查手段。

1. X 线检查可以发现骨增生和陈旧损伤征象。

2. 超声、MR 等检查可以发现囊肿、神经损伤等更多信息。

3. 神经肌电图检查可显示纤维震颤和去神经电势,正常时一般无传导速度减慢。当周围神经受累时可有传导速度减慢和远端潜伏期减慢等表现。

【诊断】

典型的神经卡压综合征患者,根据病史、症状、体征以及 X 线检查、神经肌电图等检查结果,即可做出初步诊断,对于临床表现不典型的患者,可在怀疑发生神经卡压的部位,选取主要神经,利用 1% 利多卡因 2mL 进行试验性阻滞,如果患者的临床症状迅速缓解,有助于诊断。但对于多个神经同时受压的患者,在进行诊断时应充分进行查体鉴别。

【治疗】

1. **保守治疗**　采用局部制动,理疗、热敷、针灸、封闭治疗等,注射皮质类固醇和服用 NSAIDs 类药物减轻卡压病变的炎性反应,缓解症状。但本病为缓慢进展性疾病,很少能够自愈;

2. **手术治疗**　对于神经卡压综合征的患者,手术治疗是较为有效的治疗方式,通过手术切开骨-纤维通道,使卡压神经得以减压松解,从而缓解症状。但手术操作过程中应注意神经保护,避免进一步的医源性神经损伤。

二、临床常见的周围神经卡压(疾病的特点)

(一) 腕管综合征(carpal tunnel syndrome)

腕管综合征又称迟发性正中神经麻痹,是最常见的周围神经卡压性疾患,其病理基础是各种原因导致的腕管内压力增高,使正中神经受卡压而引起一系列感觉、运动障碍。

【病因及病理】

腕管是一个由腕骨和屈肌支持带组成的骨-纤维管道。腕管的底部和两侧由腕骨构成,顶部是横跨于尺侧的钩骨、三角骨和桡侧的舟骨、大多角骨之间的屈肌支持带,腕横韧带横跨其上。正中神经和屈肌腱由腕管内通过。正中神经走行在屈肌支持带下方,紧贴屈肌支持带。在屈肌支持带远端,正中神经发出返支,支配拇短展肌、拇短屈肌浅头和拇对掌肌。其终支是指神经,支配拇、示、中指和环指桡侧半皮肤(图 18-11)。

腕管容积减小,内容物增加,解剖结构异常,正中动脉压迫,腕管内出血,骨折损伤(如月骨脱位、桡骨远端骨折等)都可造成腕管内正中神经压迫,进而引起神经充血水肿,继而缺血出现神经纤维化。

【临床表现】

(1)发病特点:多见于 40 岁以上女性,女:男 =2:1~4.5:1,双侧发病患者占全部的 1/2~1/3,女:男 =9:1

(2)正中神经支配区(拇指、示指、中指和环指桡侧半)感觉异常和 / 或麻木,以中指显著;夜间或清晨症状加重,适当抖动手腕症状可减轻。

(3)夜间疼痛明显。

(4)大鱼际肌肉萎缩是病情严重的表现,拇指对掌活动受限。

(5)出现"猿手"畸形(图 18-12)。

【诊断】

腕管综合征的诊断主要根据临床症状和特征性的物理检查结果,结合神经肌电图检查。其中最重要的诊断依据是患者典型的临床症状,即正中神经分布区的麻木不适,夜间加重。

1. **临床症状**　Tinel 征、Phalen 试验和正中神经压迫试验。

2. **腕管切线位 X 线片**　有助于确定是否存在腕管容积的改变,并与骨折、脱位、骨质增生等鉴别。

3. **神经电生理检查**　发现神经损伤表现。

【治疗】

1. **非手术治疗**　包括理疗、热敷、支具制动和皮质类固醇封闭治疗等。

控制症状的最有效体位是中立位,能够减轻腕管内压力,但手的功能位是腕关节背伸 30°,此时腕管内压力增高,因此建议白天不固定,晚上用支具将腕关节固定在中立位。尽管封闭治疗可以暂时缓解症状,但皮质类固醇不建议常规或多次应用。

2. **手术治疗**　反复发作,非手术治疗难以缓解者需行手术减压治疗,但手术操作过程中应切断屈肌支持带,充分显露神经,避免二次损伤,内镜微创手术具有切口小、创伤小的优势,但存在视野欠佳、无法解决解剖变异、松解不充分以及费用较高等问题。

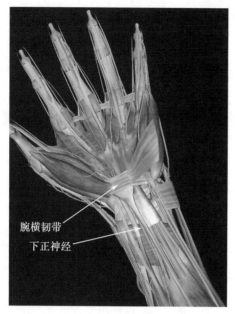

图 18-11　腕管及尺神经结构

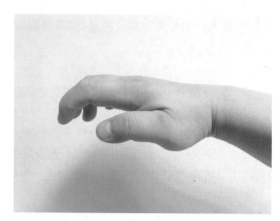

图 18-12　正中神经损伤后"猿手"畸形

（二）腕部尺管综合征

腕部尺管综合征又称 Guyon 管神经卡压，指尺神经在腕部尺侧骨性纤维管道中由于各种因素导致卡压而引起的感觉、运动功能障碍的临床疾病。

【病因及病理】

Guyon 管的解剖：位于腕前区尺侧，小鱼际区近端，豌豆骨和钩骨之间，由腕横韧带和腕掌侧韧带远侧部共同构成。上方为腕掌侧韧带，尺侧为豌豆骨内侧，桡侧为钩状骨，深层为钩 - 豆骨关节面。管内有尺动脉、尺静脉和尺神经通过，动脉在桡侧，神经在尺侧，尺神经在管内分为深支和浅支，即运动支和感觉支。

腕尺管内容物被一个密闭的骨纤维鞘管包绕，内部结构排列固定，管壁坚硬，管腔狭窄，任何使管内狭小或内容胀大的因素均会引起尺神经卡压，发病原因主要有以下几个方面：

1. **肿物**　特别是腱鞘囊肿，约占 30%，由于局部肿物占据空间，尺管内容物增多，其靠近腕尺管之近端，尺神经尚未分出深、浅支，故引起的病变多为感觉运动障碍型。

2. **劳损**　长期反复腕关节背伸尺偏、长期高负荷使用手指，均会使韧带、滑膜发生无菌性炎症，水肿增生，而尺管延展性差，故管内压增高，压迫尺神经致局部变性、外膜增厚。

3. **急慢性创伤**　造成局部骨质结构的异常或创伤性关节炎的发生，局部组织增生、瘢痕粘连，压迫神经。

4. 血管性疾病等。

【临床表现】

（1）中年男性多见，劳动者或有掌腕部外伤史、骨折史多见。

（2）尺神经浅支受累，临床表现为手掌尺侧小指及环指尺侧的皮肤感觉障碍，腕关节以上感觉正常，症状轻且局限、无运动功能障碍。

（3）尺神经深支受累，临床表现为手内肌运动障碍，骨间肌萎缩、无力或麻痹，病程长者可出现爪形畸形，无感觉障碍（图 18-13）。

（4）腕屈肌如在尺侧扪及压痛性肿物，则提示有腱鞘囊肿或肿瘤压迫。

（5）屈腕试验可使环、小指麻木、刺痛、灼热感加重。

【诊断】

腕部尺管综合征的诊断主要根据病史，手部运动和感觉功能检查，结合神经肌电图检查。

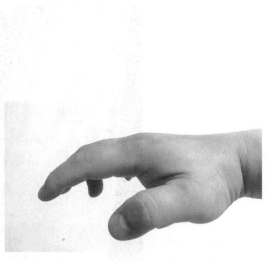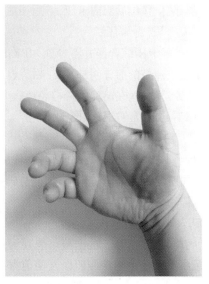

图 18-13　尺神经损伤后"爪形手"畸形

【治疗】

主要以手术治疗为主,患者病史越短,神经功能恢复越快,手术解除了神经四周的纤维瘢痕和机械性压迫,改善了神经局部血流障碍,降低了神经内液压,利于维持神经内环境的稳定性,促进神经纤维再生,恢复其正常传导功能。对于单纯感觉障碍较轻患者可暂保守治疗,予局部封闭及口服神经营养药物。

(三) 肘管综合征

肘管综合征又称迟发性尺神经炎,是临床较为常见的神经卡压症,在肱骨内上髁与尺骨鹰嘴之间有一弧形窄而深的骨沟,有深筋膜跨越其上,形成一骨性纤维鞘管,即尺神经沟,也称肘尺管,当尺神经沟因各种原因变浅变窄时,即对尺神经造成压迫,出现相应神经症状。

【病因及病理】

1. **尺神经脱位**　因尺神经沟变异变浅,约 1/2 患者在屈肘时尺神经滑出尺神经沟而位于皮下,工作、学习等伏案时,人们多习惯将肘部平放在桌面,致使尺神经处于慢性受压状。

2. **肘外翻畸形**　任何原因引起的肘外翻畸形,使尺神经沟形态改变,造成尺神经张力增大,于肘关节活动过程中受到牵拉和摩擦,神经鞘逐渐增厚而导致神经受到卡压。

3. **肿物**　肘管内的血管瘤、腱鞘囊肿等占位病变,造成肘管容积减小,压迫神经。

4. **其他**　骨性关节炎、类风湿性关节炎、糖尿病等。

【临床表现】

小手指及环指的一半麻木或疼痛,叩击尺神经有放射感,于尺神经沟内可触及变硬、滑动的尺神经,屈肘时症状加重。

严重者尺侧腕屈肌及环指、小指指深屈肌力弱,手内在肌萎缩、瘫痪,甚至出现爪状手畸形。小指及环指屈曲无力,Froment 征阳性。

【诊断】

肘管综合征的诊断主要根据病史,手部运动和感觉功能检查,结合神经肌电图检查。X 线检查有助于判断肘关节骨质情况,明确骨质增生等。

【治疗】

无尺神经脱位,症状轻微者,只需调整臂部的姿势、防止肘关节长时间过度屈曲,避免枕肘睡眠,戴护肘,避免肘部尺侧受压即可缓解。如有肘外翻畸形、尺神经损害症状明显者,应行手术治疗。松解神经周围粘连,切开增厚的神经外膜行神经松解,然后将尺神经移位于肘前。前移时要往远、近端做充分游离,防止移位后肌内卡压,术后屈肘位石膏托或支具固定制动,3周后开始功能锻炼。

(四)前骨间神经卡压综合征

前骨间神经卡压综合征并不少见,由 Kiloh 和 Nevin 于 1952 年报道,是正中神经的前骨间神经支被指浅屈肌上缘的腱弓或纤维带卡压所致,其发病在前臂远端神经性病变中约占 1%,但临床上由于认识不足,常常被误诊(图 18-14)。

【病因及病理】

造成神经卡压的原因多为间接因素,如旋前圆肌纤维带形成压迫、指浅屈肌腱弓的增厚及压迫、尺桡骨骨折后的移位、血肿及骨痂压迫等。

【临床表现】

前骨间神经为纯运动支,卡压后表现为运动神经性麻痹,拇长屈肌、示指和中指的指深屈肌以及旋前方肌的肌力减弱,前骨间神经有一终末感觉支支配腕部的部分感觉。因此,前臂和腕部的疼痛是常见的临床表现。

前臂掌侧疼痛,拇、示指、中指屈曲对捏无力,突然或逐渐发生症状。

手感觉正常,无手的内在肌瘫痪。

拇指与示指对指时指间关节过伸,捏握试验阳性。

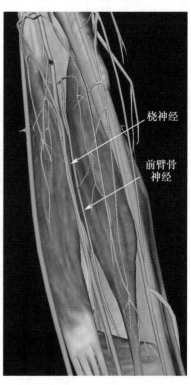

桡神经

前臂骨间神经

图 18-14　前臂骨间神经结构示意图

【诊断】

前骨间神经卡压综合征的诊断主要根据病史,手部运动功能检查,前骨间神经卡压的临床诊断中,最常见的误诊是诊断为拇长屈肌和指深屈肌肌腱的断裂,神经肌电图检查对鉴别前骨间神经卡压具有重要的诊断价值。

【治疗】

根据病因选择不同的治疗方法。对创伤引起的前骨间神经损伤,一般观察 3~4 个月,如果不能恢复,应进行手术治疗。非手术治疗可采用休息、固定、减少前臂活动和局部封闭治疗,手术应松解 Struthers 韧带,切除肱二头肌腱膜,对旋前圆肌进行松解等,并对前骨间神经存在的卡压因素进行松解。

(五)旋前圆肌综合征

旋前圆肌综合征最早是由 Seyffarth 在 1951 年报道的,是正中神经通过旋前圆肌或指浅屈肌时神经受到卡压所致。

【病因及病理】

正中神经走行至肘窝处,可受到附近结构的压迫而出现症状,压迫主要来源为:肱二头肌腱膜扩展部;旋前圆肌异常纤维带;指浅屈肌的弓状缘。

【临床表现】

1. 主要症状

(1)疼痛肘窝附近疼痛,活动后加重,肘关节伸直时抗阻力旋前可加重疼痛。疼痛可向肘部、上臂放射,也可向颈部和腕部放射。一般无夜间痛。

(2)感觉障碍手掌桡侧和桡侧 3 个半手指麻木,但感觉减退比较轻,反复旋前运动可使感觉减退加重。

(3)肌肉萎缩手指不灵活,手内在肌、外在肌广泛肌力减退,鱼际肌有轻度萎缩。

2. 体征

(1)旋前圆肌触痛、发硬。

(2)Tinel 征阳性率较高,常于发病 4~5 个月后出现。

(3)旋前圆肌激发试验:屈肘、抗阻力下使前臂做旋前动作,肌力减弱者为阳性。指浅屈肌腱弓激发试验:中指抗阻力屈曲诱发桡侧 3 个半指麻木为阳性。肱二头肌腱膜激发试验:前臂屈肘 120°,抗阻力旋前,诱发正中神经支配区感觉变化为阳性。

【诊断】

依据病史及临床表现,常规肌电图检查,无法区分腕管综合征和旋前圆肌综合征,应用针电极对卡压区正中神经支配肌肉进行电刺激反应,通过判断肌肉失神经电位的变化,有助于诊断和鉴别诊断。与腕管综合征不同的是,旋前圆肌综合征无夜间痛,腕部 Tinels 征阴性,腕部神经传导速度正常,掌皮支区感觉减退。

【治疗】

1. 非手术治疗 对轻度、较重上肢劳动后引起间断性发作的病例,可行保守治疗,包括避免重体力劳动、夹板固定、局部封闭治疗。

2. 手术治疗 旋前圆肌综合征存在许多潜在卡压因素,由于临床定位往往比较困难,因此手术中应尽可能检查所有可能的卡压点并进行松解。术后屈肘位石膏固定 2 周,抬高患肢,鼓励患者进行手指活动。

(六) 梨状肌综合征

梨状肌综合征是指由于梨状肌损伤而压迫坐骨神经所引起的一侧臀部及腿疼痛为主的病症。梨状肌是臀部的深层肌肉,始于骶椎前面,穿出坐骨大孔,而将其分成梨状肌上孔与下孔,止于股骨大转子。梨状肌主要是协同其他肌肉完成外旋动作。坐骨神经走行恰好经梨状肌下孔穿出骨盆到臀部(图 18-15)。

【病因及病理】

(1)当梨状肌受到损伤,发生充血、水肿、痉挛、粘连和挛缩时,反复损伤导致梨状肌肥厚,该肌间隙或该肌上、下孔变狭窄,挤压其间穿出的坐骨神经、血管,因而出现的一系列临床症状和体征。

(2)药物注射使梨状肌变性、纤维挛缩;髋臼后上部骨折移位、骨痂过大均可使坐骨神经在梨状肌处受压。

(3)部分妇科疾患如盆腔卵巢或附件炎症,以及骶髂关节发生炎症时,也有可能波及梨状肌,影响通过梨状肌下孔的坐骨神经而发生相应的症状。

【临床表现】

(1)疼痛是梨状肌综合征的主要表现。疼痛以臀部为主,并可向下肢放射,严重时不能行走或间歇性跛行。

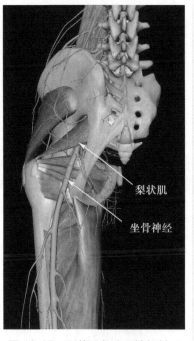

梨状肌

坐骨神经

图 18-15 梨状肌与坐骨神经关系示意图

(2)疼痛自感位置来源于深部,放射时可引起同侧下肢疼痛及会阴部不适。

(3)严重时臀部疼痛剧烈,为"刀割样"或"灼烧样",双腿屈曲困难,双膝跪卧,夜间睡眠困难。大小便、咳嗽、打喷嚏时因腹压增加使患侧肢体的放射痛加剧。

【诊断】

梨状肌综合征的诊断主要依靠临床症状和体征,臀部疼痛且向同侧下肢放射,负压增加时疼痛加剧,臀部触诊时可及弥漫性钝厚、成条索状或梨状肌束局部变硬等,可伴有梨状肌萎缩。梨状肌紧张试验阳性(患者仰卧位于检查床上,将患肢伸直,做内收内旋动作,如坐骨神经有放射性疼痛,再迅速将患肢外展外旋,疼痛随即缓解,即为梨状肌紧张试验阳性)。

【治疗】

非手术方法包括推拿手法治疗、局部封闭、肌注、理疗、中草药、针灸等。推拿手法治疗是治疗梨状肌综合征的主要方法,局部封闭对缓解疼痛有一定作用。对已经形成较重瘢痕粘连或有骨痂压迫、神经走行变异的患者则需手术治疗。术后恢复效果与病程长短关系密切。

（七）股外侧皮神经卡压综合征

股外侧皮神经卡压综合征为股外侧皮神经通过髂前上棘处,在髂前上棘与腹股沟韧带外端的两层之间形成的骨-纤维管内受到卡压而引起的神经功能障碍。

【病因及病理】

常见致压原因有:①股外侧皮神经在出骨盆入股部有成角,当肢体反复活动(如跨栏运动)时,神经受到持续性牵拉、摩擦、挤压等,造成局部组织水肿、瘢痕形成、肌肉筋膜鞘管增厚,引起神经卡压;②骨盆骨折、巨大盆腔肿瘤、异物等压迫股外侧皮神经,引起卡压;③取髂骨手术时刺激神经,或局部瘢痕粘连压迫神经;④因外伤或血液疾病患者发生的髂腰肌筋膜内血肿可引起神经压迫。

【临床表现】

(1)多数患者有腰部臀部闪伤、扭伤史,女性多见。

(2)患侧臀部疼痛,呈刺痛、酸痛或撕裂样痛,急性期疼痛较剧烈,且有大腿放射痛,有下肢麻木症状,疼痛定位模糊。

(3)患者常卧立困难,由坐位改直立位或由直立位卜坐时,疼痛加重。

(4)弯腰活动受限,患侧下肢直腿抬高受限,但无神经根刺激体征。在髂嵴中点直下可触及一滚动、高起的条索状物,即肥厚的股外侧皮神经,压痛明显,疼痛难忍,其周围软组织肿胀、钝厚。

【诊断】

依据病史,临床表现局部压痛、Tinel征阳性,髋后伸时症状加重,即能成立诊断。X线、CT检查,有助于除外腰椎、骨盆及髋部骨性病变。MRI可除外肿瘤、结核及炎症等。

【治疗】

明确诊断后,按照不同病因进行治疗。如为局部瘢痕增生、肌筋膜鞘管狭窄所致,宜行保守治疗(休息、理疗)。无效时,可进行手术探查,去除致压因素,切开肌筋膜鞘管,切除神经周围的瘢痕。

（八）腓总神经卡压症

腓总神经卡压症是指腓总神经及其主要分支在腓骨颈的骨-筋膜管内被受压而引起的一系列症状和体征的综合征。

【病因及病理】

损伤和体外压迫为常见病因:

(1)外伤:多见于腓骨头、颈处骨折,胫骨外侧平台骨折,足内翻损伤,腘窝外侧软组织损伤等并发腓总神经损伤。

(2)慢性损伤:多见于长时间蹲位、盘膝而坐、跪地足内翻畸形等,这些情况都可使腓骨长肌过度紧张致其起始部的腱性组织卡压腓总神经。

(3)医源性因素:在临床上亦较为常见,如石膏、夹板过紧压迫神经、胫骨结节骨牵引等。

(4)肿物:腓骨头颈处的肿瘤如骨巨细胞瘤、软骨骨瘤、血管瘤等;股二头肌肌腱、腓骨长肌起始部的腱鞘囊肿。

(5)其他原因造成的卡压。

【临床表现】

腓总神经完全性损伤表现为足与小腿外侧痛、麻木、运动障碍。踝背伸、伸趾无力,外翻力弱或消失。小腿外侧及足外侧可有感觉障碍,腓骨颈部叩击时有放射痛,即Tinel征阳性。

【诊断】

根据病史、临床表现、Tinel征并结合肌电图检查,可以明确诊断。

【治疗】

1. **非手术治疗**　可先行保守治疗,消除病因,应用消炎镇痛药物、局部封闭等对症治疗,矫正支具固定踝关节于外翻位可防止患侧踝关节扭伤,同时辅以电刺激及神经营养药物治疗以帮助神经功能恢复。

2. **手术治疗**　对于神经症状无明显恢复,或因包块压迫引起,应行松解解压手术。如腓总神经已完全变性纤维化,则需行病变段神经切除、神经移植术。

（九）踝管综合征

踝管综合征又称跖管综合征（metatarsal tunnel syndrome）,亦称为跗管综合征,是指胫神经或其终末支（足底内侧或外侧神经）在通过位于内踝后下方的踝管至足底的行程中被卡压所引起的一系列临床症状和体征。

【病因及病理】

踝管为一纤维骨性通道,起于小腿后内侧,行经内踝后方,由屈肌支持带与跟骨内侧面和内踝之间构成。屈肌支持带为踝后区的深筋膜在内踝和跟结节内侧面之间增厚形成,覆盖于踝管表面。支持带向深部发出纤维隔,将踝管分隔成 4 个骨性纤维性管。其内容纳的结构由前向后依次为:胫骨后肌腱;趾长屈肌腱;胫内动、静脉及胫神经;踇长屈肌腱。胫神经伴胫后血管走行于小腿后群浅、深肌间,在屈肌支持带深方分足底内外侧神经。

踝管综合征常见病因包括:

(1)创伤:最常见的可确切引起踝管综合征的原因。后足骨折会减小踝管内空间。踝关节反复扭伤,踝管内肌腱摩擦增加,引起肌腱炎,肌腱水肿增粗也会减小踝管的空间。

(2)占位性病变:这类疾病会导致踝管内压力增加,如腱鞘囊肿、脂肪瘤、神经鞘瘤、静脉曲张、附属肌肉、增生性滑膜炎。

(3)骨结构改变:距跟联合,增大或脱位的三角骨。

(4)屈肌支持带:覆盖于踝管之上并可能撞击胫神经。

(5)后足畸形。

(6)妊娠、心衰、骨筋膜室综合征等使体液积聚。

高位的踝管综合征:胫神经及其分支在下肢的几个部位受到挤压。腓肠肌在小腿后内侧缘的挤压。

踝管综合征:在内踝后方踝管内的挤压。

远踝管综合征:胫后神经分支在踝管以远部位的挤压。"慢跑者足":足底内侧神经和屈趾长肌腱通过屈肌支持带被卡压于 Henry 结节。

【临床表现】

患者起病缓慢,多发于一侧。患者诉足底有弥漫的放射痛、灼热痛、刺痛或是麻木感。1/3 的患者存在向近端放射痛,这种现象被称为 Valleix 现象,有夜间痛醒病史,多数患者在脱鞋后能缓解。随着病情的进展,疼痛常逐步加重,进一步可出现胫神经在足部的支配区感觉减退或消失。足跟部的皮肤感觉可为正常,这是因为跖内侧神经在跖骨以上从胫神经分出或是由于卡压的部位在踝管下方。晚期可出现足趾皮肤发亮、汗毛脱落、少汗等自主神经功能紊乱征象,甚至有足内在肌萎缩表现。检查时两点间距离辨别力消失是早期诊断的重要依据;内踝后下方的 Tinel 征常为阳性;将足外翻外旋时可诱发疼痛。

近端型卡压源于胫神经在其移行为足底神经分支之前受压。因此,踝部以下整个胫神经分布区受累;远端型症状源于神经分支的末梢受压,一般为足底内侧或外侧神经受累。

查体可见内踝后方可有肿胀、压痛,局部 Tinel 征阳性。部分患者为缓解疼痛,减少胫后神经牵拉,足呈内翻位。行走时,负重期缩短,呈痛性跛行步态。部分患者可发现足底痛觉减退,个别患者可见肌肉萎缩。

【诊断】

依据病史、临床表现、EMG 检查、X 线检查及 CT 检查即可成立诊断。

(1)足底胫神经支配区有弥漫的放射痛、灼热痛、刺痛或是麻木感。卡压症状于活动时加剧,休息时好转。

(2)完整的电生理检查包括运动和感觉神经传导检查以及肌电检查,在诊断踝管综合征时有高达

90%的准确度,表现为踝管内或远端的传导减慢、潜伏期延长以及内在肌纤颤电位。

(3)X线、CT可明确踝关节主要的骨骼病变,如骨赘或跗骨联合。

(4)CT、MRI检查双侧对比有助于发现踝管内的囊肿及肿瘤等。

【治疗】

1. **非手术治疗**　对于无典型病变的患者,应在手术治疗前先尝试行保守治疗。包括针灸、理疗、局部封闭,非甾体类抗炎药等方法,其中NSAIDs类药物可用于减轻炎症和神经周围的局部刺激,为减轻胫神经上的张力,可用支具限制旋前。必要时进行制动休息。

2. **手术治疗**　占位性病变引起的踝管综合征其外科治疗效果最好,通常对保守治疗无效、神经卡压症状明显者,应考虑手术松解,除松解屈肌支持带外,还需松解足底内、外侧神经,松解至其进入神经孔处并将神经入口的纤维切开。术后行加压包扎,建议石膏托制动踝部,抬高患肢,局部冰敷,限制切口区域肿胀和辅助术后止血。

第三节　骨与软骨慢性损伤

一、疲劳骨折

健康的骨组织发生骨折多是受到暴力所致。但在骨的某些相对纤细部位或骨结构形态变化大的部位易产生应力集中,当受到较长时间的反复、集中的轻微损伤后,首先发生骨小梁骨折,并随即进行修复。但在修复过程中继续受到外力作用,阻碍修复进程,骨吸收增加。这一过程不断反复,终因骨吸收大于骨修复而导致完全骨折。

疲劳骨折(fatigue fracture)或应力骨折(stress fracture)好发于第2跖骨干和肋骨,第3、4跖骨及腓骨远端、胫骨近侧和股骨远侧也可发生。疲劳骨折中约80%发生于足部。

【病因】

疲劳骨折的重要危险因素包括:疲劳性骨折的既往史、身体素质差、体力活动的量和强度增加、女性及月经不规律、身高体重指数(body mass index,BMI)低、钙及维生素D不足、骨的健康状况差、解剖异常及生物力学状况差。有"女运动员三联症"(伴或不伴饮食失调的能量摄取不足、月经失调和低骨密度)的女性由于存在多种危险因素,故风险最高。虽然慢性损伤是疲劳骨折的基本原因,但发生在不同部位时,各有其前驱因素,如患者有先天性第1跖骨短小畸形,则足掌负重点就从第1跖骨头转移到第2跖骨头,但第2跖骨干远较第1跖骨纤细,故易发生骨折。由于这种骨折常发生在新兵训练或长途行军之后,故又称为行军骨折;老人多患骨质疏松,如因慢性支气管炎而长期咳嗽,肋间肌反复强烈收缩可产生肋骨疲劳骨折。

【临床表现】

损伤部位出现逐渐加重的疼痛为其主要症状。早期常为前足痛,这种疼痛在训练中或训练结束时尤为明显。

【检查和诊断】

查体受累骨的压痛是诊断应力性骨折最敏感的体格检查发现。压痛通常仅限于受伤部位,除非是完全骨折,这种情况下可能因为有出血和炎症而造成压痛部位更广泛。

1. **X线检查**　病史和体格检查通常能为临床医生处理低危型应力性骨折提供充足的信息,无须行影像学检查。首先进行的影像学检查应为X线平片,其特异性很高,如果结果为阳性则很有价值,但其敏感性较差。在出现症状的2~3周内常无明显异常,可能要数月后才会出现异常表现,如皮质增厚、硬化以及骨折线等。病程长者,骨折周围骨痂有增多趋势,但骨折线更为清晰,且骨折端有硬化征象(图18-16)。因此,当临床疑有疲劳骨折,而X线检查阴性时,可考虑采取放射性核素骨显像或MRI检查。

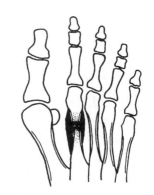

图18-16 第2跖骨疲劳骨折

2. **MRI** MRI正在取代骨扫描成为诊断骨疲劳损伤的首选影像学检查。其敏感性与骨扫描相当但特异性较高。发病早期即可发现骨折区域水肿信号增强。

3. **骨扫描** 传统上用于诊断的是放射性核素检查(三相骨扫描),因为其能在受伤2~3日内显示应力性骨折的证据,并且敏感性很高。不过,骨扫描的特异性很低。大约40%的阳性发现位于无症状部位。

【治疗】

疲劳骨折治疗方法与暴力骨折相似。如果临床上高度怀疑或经影像学检查确诊为应力性骨折,则应尽早干预以减轻疼痛、促进愈合并防止进一步骨损伤。越早开始治疗,患者就能越快地恢复完全活动。由于骨折多无移位,故仅需局部牢固的外固定和正确的康复功能锻炼。一经确诊应早期石膏固定6~8周,延迟治疗可以发生缺血性坏死造成病废。应注意的是,就诊较晚的疲劳骨折,因断端已有硬化现象,骨折愈合较为困难合理治疗能获良好效果。但在恢复训练前必须制订妥善计划,纠正错误动作、姿势,避免多走路,以免再伤。老人肋骨疲劳骨折时除了抗骨质疏松治疗外,还应治疗慢性咳嗽等原发疾病。

二、髌骨软骨软化症

髌骨是全身最大的籽骨,上极与股四头肌腱相连,下极由髌韧带固定于胫骨结节,通过增加股四头肌的力臂来提升伸膝功能。其关节面与股骨内、外髁相互形成髌股关节,膝关节屈伸时,髌骨在股骨内、外髁间由近到远呈S形滑动,称为髌骨轨迹。髌骨受力平衡时才能在滑车沟内保持正确的运动轨迹。髌骨软化症(chondromalacia patellae,CMP)是髌骨软骨面因慢性损伤后,软骨肿胀、侵蚀、龟裂、破碎、脱落,最后与之相对应的股骨髁软骨也发生相同病理改变,从而形成髌股关节的骨关节炎。

【病因】

1. 先天性因素如髌骨发育障碍、位置异常及股骨髁大、小异常;或后天性膝关节内、外翻,胫骨外旋畸形等,均可使髌骨不稳定,在滑动过程中髌股关节面压应力集中于某点,成为慢性损伤的基础。

2. 膝关节长期、用力、快速屈仰,增加髌股关节的磨损,如自行车、滑冰、足球运动员的训练,是本病的常见原因。

3. 髌骨软骨的营养主要来自关节滑液,各种原因所致滑液成分异常,均可使髌骨软骨营养不良,易受到轻微外力而产生退行性变。

【临床表现】

1. **青年运动员较多见** 初期为髌骨下疼痛或膝前痛,开始训练时明显,稍加活动后缓解,过久训练又加重,休息后渐消失。随病程延长,疼痛时间多于缓解时间,以致不能下蹲,上、下台阶困难或突然打软腿无力而摔倒。

2. **髌骨边缘压痛** 伸膝位挤压研磨或推动髌骨可有摩擦感,伴疼痛。单纯髌骨软骨损害时无关节积液,后期形成髌股关节骨关节炎时,可继发滑膜炎而出现关节积液,积液较多时浮髌试验阳性。病程长者多伴有股四头肌萎缩,尤其以股内侧肌最为明显。

【检查与诊断】

1. **体格检查** 先天性髌骨软骨软化症可发现股四头肌萎缩,同时伴有髌骨畸形的迹象:①股骨前倾或胫骨外旋增加;②髌骨外侧半脱位或髌骨内侧活动能力丧失。

2. **X 线平片**　早期无异常,晚期可见髌骨边缘骨赘形成,髌股关节面不平滑或间隙狭窄。X 线平片尚可发现部分病因,如小髌骨、高位髌骨或股骨外髁低平等畸形。

3. **放射性核素骨显像**　检查时,侧位显示髌骨局限性放射性浓聚,有早期诊断意义。

4. **MRI**　据报道,MRI 检出髌骨和股骨滑车关节软骨病灶的敏感性和特异性分别为 91% 和 98%。MRI 可显示髌软骨局灶区域水肿、表面不规则、碎裂、软骨变薄以及软骨缺失伴软骨下骨暴露。

【治疗】

以非手术治疗为主。

1. 出现症状后,首先限制膝关节剧烈活动 1~2 周。同时进行股四头肌抗阻力锻炼,增加肌肉强度有利于维持良好的髌骨轨迹,增加膝关节稳定性。在没有软骨损伤的情况下,可以通过联合使用 RICE(休息,冰镇,压迫,抬高)、消炎药和物理疗法来解决因膝关节过度使用而导致的膝盖前部疼痛。

2. 肿胀、疼痛突然加剧时,应行冷敷,48h 后改用湿热敷和理疗。

3. 关节内注射玻璃酸钠(透明质酸钠)可增加关节液的黏稠性和润滑功能,保护关节软骨,促进关节软骨的愈合和再生,缓解疼痛和增加关节活动度。通常每次注射 2mL,每周 1 次,4~5 次为一疗程。关节内注射醋酸泼尼松龙虽然可以缓解症状,但由于抑制糖蛋白、胶原的合成,对软骨修复不利,无菌操作不严格时甚至发生关节细菌性感染导致严重后果,故应慎用。

4. 经严格非手术治疗无效或有先天性畸形者可手术治疗。手术目的:①增加髌骨在股骨髁滑动过程中的稳定性,如外侧关节囊松解术、股骨外髁垫高术等;②刮除髌骨关节软骨上较小的侵蚀病灶,促进修复;③髌骨关节软骨已完全破坏者,有学者采用髌骨切除方法减轻髌股关节骨关节炎的发展,但术后膝关节明显无力;④髌股关节人工关节置换手术。

三、胫骨结节骨软骨病

胫骨结节是髌韧带的附着点。约 16 岁时该骨骺与胫骨上端骨骺融合,18 岁时胫骨结节与胫骨上端骨融为一整体。故 18 岁前此处易受损而产生骨骺炎甚至缺血坏死。胫骨结节骨软骨病(osteochondrosis of the tibial tuberosity)又名 Osgood-Schlatter 病。

【病因】

股四头肌是全身非常强大的一组肌肉,其牵拉力通过髌骨、髌韧带常使尚未骨化的胫骨结节骨骺产生不同程度撕裂。男性青少年喜爱运动,在缺乏正确指导时往往发生这种损伤。

【临床表现】

1. 本病一般发生于已经历了快速生长突增的 9~14 岁儿童。发病率在积极参加体育活动的青少年中大约 20%,在运动不积极的青少年中大约为 5%,其中 25%~ 50% 为双侧发病,常有近期剧烈运动史。Osgood-Schlatter 病本来最常见于男孩,由于女孩参加运动的积极性越来越高,该人群中的患者也越来越多。女孩的发病年龄通常比男孩早 1~2 年。临床上以胫骨结节处逐渐出现疼痛、隆起为特点,疼痛与活动有明显关系。

2. 最常见的症状是前膝疼痛,随着时间的推移逐渐增加,从轻度疼痛到导致跛行和 / 或损害活动的疼痛。跪、跑、跳、蹲、爬楼梯或上坡都会加重疼痛,休息可以缓解疼痛。受累通常是不对称的。

【检查与诊断】

1. 检查可见胫骨结节明显隆起,皮肤无炎症、局部质硬、压痛较重。作伸膝抗阻力动作、牵拉股四头肌或下蹲完全屈曲膝关节时疼痛加剧。

2. 对该病患者使用超声检查可能有助于诊断,明确发病机制,确定危险因素并进行相应的处理。但多数患者无法及时超声检测即可诊断并处理。

3. 典型临床表现者不需要进行 X 线摄影。对于非典型的患者(夜间疼痛,与活动无关的疼痛,急性发作的疼痛,伴随全身性症状),X 线平片可显示胫骨结节骨骺增大、致密或碎裂,周围软组织肿胀等(图 18-17)。

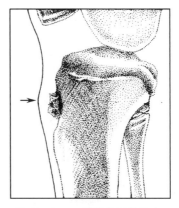

图 18-17 胫骨结节骨软骨病,骨骺撕裂,密度增大,软组织肿胀

【治疗】

本病通常是一种良性自限性疾病,大多数患者保守治疗有效果。

1. **非手术治疗** 通常在 18 岁后胫骨结节与胫骨上端骨化后,症状即自行消失,但局部隆起不会改变。有明显疼痛者,可予冰敷,短期内使用镇痛药或非甾体消炎药,及穿戴胫骨结节保护垫。疼痛充分控制后,鼓励积极参与康复计划及理疗。该类患者既不需要也不推荐完全避免体育活动,不活动会导致失健,并增加重新开始运动后疾病复发或出现其他损伤的风险。通常不推荐局部注射皮质类固醇,因注入皮下不会有效,而注入骨骺又难以注入。曾有皮质类固醇注入皮下引起皮肤坏死,骨髓外露长期不愈者。偶有成年后尚有小块碎裂骨骺未与胫骨结节融合而症状持续,此时可行钻孔或植骨术以促进融合。

2. **手术治疗** 仅用于保守治疗失败的患者,通常应在胫骨近端生长板闭合后再实施手术,部分骨切除术或胫骨结节切除术都有利于缓解症状。

四、股骨头软骨病

本病为股骨头骨骺的缺血性坏死,又名为 Legg-Calvé-Perthes 病、扁平髋等,是儿童全身骨软骨病中发病率较高且致残程度较重的一种骨软骨病。股骨头骨骺的骨化中心在 1 岁以后出现,18~19 岁骨化融合。在此年龄阶段均有可能发病。由于各种原因所致的成人股骨头缺血性坏死不包括在本病范畴。

【病因】

本病的发病原因尚不清楚,大约 10% 病例为家族性的,多数学者认为慢性损伤是重要因素。外伤使骨骺血管闭塞,从而继发缺血坏死。股骨头骨骺的血供从新生儿到 12 岁有明显变化,在 4~9 岁仅有一条外骺动脉供应骨骺,此时血供最差,即使是较轻外伤也可导致血供障碍。9 岁以后圆韧带血管参与股骨头骨骺的血供,故发病率开始下降。当骺板骨化融合后,干骺端血管进入股骨头内,即不再发生此病。

【病理】

股骨头骨骺发生缺血后,可能有以下 4 个病理发展过程:

1. **缺血期** 此期软骨下骨细胞由于缺血而坏死,骨化中心停止生长,但前软骨仍可通过滑液吸收营养而继续发育,因受刺激反可较正常软骨增厚。这一过程可延续数月到 1 年以上,因临床症状不明显而多被忽视。

2. **血供重建期** 新生血管从周围组织长入坏死骨骺,逐渐形成新骨。如外力损伤持续存在,新生骨又将吸收,被纤维肉芽组织所替代,因而股骨头易受压变形。此期可持续 1~4 年,是治疗的关键。如处理恰当,能避免发生髋关节的畸形。

3. **愈合期** 本病到一定时间后骨吸收可自行停止,继之不断骨化,直到纤维肉芽组织全部为新骨所代替这一过程中畸形仍可加重,且髋臼关节面软骨也可受到损害。

4. **畸形残存期** 此期病变静止,畸形固定,随年龄增大最终将发展为髋关节的骨关节炎而出现相应的症状。

【临床表现】

1. 本病好发于 3~10 岁儿童,发病高峰为 5~7 岁,男女之比约为 6:1,单侧发病较多,10%~20% 为双侧发病。

2. 髋部疼痛,且逐渐加重。少数患者以患肢膝内上方牵涉痛为首诊主诉,此时应注意同侧髋关节检查。随疼痛加重而出现跛行和摇摆步态。疼痛和跛行的程度与活动度有明显关系。

【检查与诊断】

Thomas 征阳性。跛行患肢肌萎缩,内收肌痉挛。患髋内旋、外展、后伸受限较重。晚期患肢较健侧稍有短缩。

1. 该病最初在 X 线平片上通常是正常的,初期可发现更小、密度更高的骨骺,内侧关节间隙扩大,生长板不规则以及模糊透射线的干骺端。可能出现新月征,这表示软骨下骨折。后期显示股骨头密度增加、骨骺碎裂、变扁、股骨颈增粗及髋关节部分性脱位等。其 X 线表现与病理演变过程有较密切关系(图 18-18~ 图 18-21)。

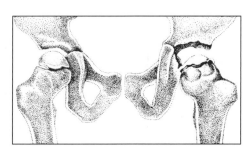

图 18-18　股骨头骨软骨病,早期(左侧)骨化中心较健侧为小密度增高,关节间隙增宽

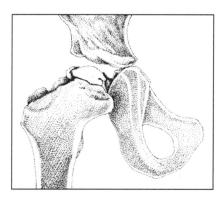

图 18-19　股骨头骨软骨病,血供重建期骨化中心小而密度高,周围有新骨沉积,头和颈变形

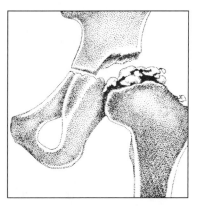

图 18-20　股骨头骨软骨病血供重建期骨化中心"碎裂"头扁平,颈宽粗

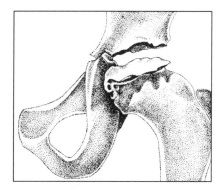

图 18-21　股骨头骨软骨病,愈合期骨髓扁平,密度略深,无"碎裂",颈宽粗

2. 放射性核素骨显像。在病理性缺血期 X 线平片显示阴性,而骨显像已可发现放射性稀疏,股骨头灌注减少。用计算机对骨显像进行定量分析,病侧与健侧放射量的比值小于 0.6 则为异常,其早期诊断准确率大于 90%。

3. MRI 有助于对 Legg-Calvé-Perthes 病进行诊断、分期和并发症的评估。在疾病的诊断(归因于 MRI 能早期检测到骨骼水肿),检测股骨头半脱位和评估股骨头包容方面,MRI 比 X 线摄影更敏感。MRI 可用于计算股骨头受累的百分比,并预计未来塌陷的风险。MRI 可显示股骨头愈合的程度,推荐 MRI 与 X 线平片联合能够预测愈合率。MRI 能够鉴别出因骺板异常而有早期失能风险的儿童,其骺板异常可能会导致生长停滞。

4. Legg-Calvé-Perthes 病是一个排除性诊断,必须排除引起儿童骨坏死的其他原因,例如:全身性疾病(如白血病,淋巴瘤和系统性红斑狼疮),异常血红蛋白病,凝血病,类固醇治疗,骨骺发育不良,以及 Gaucher 病。它们可能有与 Legg-Calvé-Perthes 病相似的影像学特征。

【治疗】

目的是保持一个理想的解剖学和生物力学环境,预防血供重建期和愈合期中股骨头的变形。治疗原则为:①应使股骨头完全包容在髋臼内;②避免髋臼外上缘对股骨头的局限性压应力;③减轻对股骨头的压力;④维持髋关节良好的活动范围。

非手术治疗用支架将患髋固定在外展 40°、轻度内旋位。白天带支架用双拐下床活动,夜间去除支架将三角枕置于两腿之间,仍维持外展、内旋位。支架使用时间为 1~2 年,定期拍摄 X 线平片了解病变情况,直到股骨头完全重建为止。

手术治疗包括滑膜切除术、股骨转子下内旋、内翻截骨术、骨盆截骨术及血管植入术等。

针对病变不同时期、不同年龄可选择不同的手术方法。上述方法多可缓解病情,但难以完全恢复股骨头正常形态,早期诊断、早期治疗是预防病残的关键。

五、椎体骨软骨病

脊椎骨骺有两个,一是原发骨骺,位于椎体中部,出生时已存在,6~10 岁融合;二是次发骨骺,位于椎体上、下面,呈环状与椎间盘连接,约在 16 岁时出现,25 岁左右与椎体融合。二者均可发生缺血性坏死而产生一系列病理变化和临床表现,但这两种骨骺病变的原因迄今众说纷纭,均未被公认。无论有无前置因素,反复、集中的慢性致伤力均在本病的发生、发展中起到重要作用,故对其作扼要介绍。

（一）原发骨骺骨软骨病

又名扁平椎,或 Calve 病。可发生在脊椎的任何部位,但以胸椎中段最常见。

【临床表现】

临床上有以下特点:①多见于 2~8 岁的儿童;②病儿常见倦怠,活动减少,夜啼;③背部疼痛,相应棘突压痛,伴椎旁肌痉挛;④后期出现脊柱后凸畸形;⑤ X 线片上显示受累椎体呈薄饼状,椎间隙增宽;⑥本病有自限性,症状可在数月内自行消失,病变椎体也可在数年内逐渐恢复到正常厚度。

【治疗】

本病以休息、脊柱支架等非手术治疗为主。在诊断时应注意与其他易产生椎体塌陷的疾病,如嗜酸性肉芽肿、结核等鉴别。

（二）次发性骨骺骨软骨病

又名 Scheuermann 病或青年圆背。也易发生在胸椎中段,往往是多个椎体受累,与椎间盘变性关系较大。

【临床表现】

临床上有以下特点:①青年男性多见,部分患者有弯肢工作职业史;②临床症状不明显,多是旁人发现背部弧形后凸后就诊,畸形加重后始有轻度酸胀不适;③体检时仅见胸段脊柱弧形后凸,腰椎代偿性前凸,病变段棘突或有轻度压痛,但无椎旁肌痉挛;④ X 线片显示多个相邻椎体前缘变窄、密度增高、椎间隙狭窄,有时可见椎体前方有横形的血管沟影,多数患者伴有椎间盘经软骨板突入椎体的征象（Schmorl 结节）;⑤本病有自限性,但当病变停止发展、症状消失后,圆背畸形仍不会消失。

【治疗】

在病变进展中,休息、脊柱支架等方法可减小畸形程度。畸形固定后大多无须特别治疗,个别后凸严重,影响心、肺功能者可考虑手术治疗。

六、月骨坏死

又称 Kienbock 病,好发于 20~30 岁的青年人,此时骨骺已经闭合,故不属于骨骺的慢性损伤,而属于骨的慢性损伤。

【病因】

月骨位于近排腕骨中心,活动度大,稳定性较差。其血供主要依靠桡腕关节囊表面小血管和腕骨间韧带内小血管。对腕部活动频繁者,尤其是某些手工业工人,风镐、振荡器操作者,长期对月骨产生振荡、撞击,使关节囊、韧带小血管损伤、闭塞,导致月骨缺血。而缺血的月骨骨髓内压力增高,进一步使循环受阻,产生缺血性坏死。

【临床表现】

缓慢起病,腕关节胀痛、乏力,活动时加重,休息后缓解。随疼痛加重,腕部逐渐肿胀、活动受限而无法坚持原工作。

【检查与诊断】

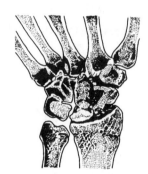

1. **查体**　腕背轻度肿胀,月骨区有明显压痛,叩击第 3 掌骨头时,月骨区疼痛。腕关节各方向活动均可受限,以背伸最明显。

2. **X 线平片**　早期无异常,数月后可见月骨密度增加,表面不光滑,形态不规则。骨中心有囊状吸收。周围腕骨有骨质疏松(图 18-22)。

3. **放射性核素显像**　可早期发现月骨处有异常放射性浓聚。

图 18-22　月骨缺血性坏死

【治疗】

1. 早期可将腕关节固定在背伸 20°~30° 位。固定期间定期行 X 线或核骨显像检查,直到月骨骨形态和血供恢复为止。过早去除固定物,病变易复发。

2. 月骨已完全坏死、变形者,可行月骨切除。缺损处可用骨填充或人工假体植入。对于体力动者,若桡腕关节骨关节炎已非常严重,应考虑桡腕关节融合术。

七、腕舟骨坏死

腕舟骨坏死(Peiser 病)同月骨坏死一样,在临床上并不少见,好发于 18~24 岁青年,体力劳动者多见。男多于女,右侧多见。

【病因】

病因本病发病原因尚不十分明了,大致有三种学说:①纤维性骨炎;②腕背部血管损伤;③积累性损伤。

【临床表现】

缓慢发病,腕关节胀痛、乏力,活动时加重,休息后缓解。随疼痛加重,腕部渐肿胀、活动受限而无法坚持原工作。

【检查与诊断】

1. **体检**　见腕部轻度肿胀,舟骨区有明显压痛。腕关节各方向活动均可受限,以背伸最明显。

2. **X 线片**　早期无异常,数月后可见舟骨密度增加,形态不规则,骨中心有点状吸收。周围腕骨有骨质疏松。

3. **放射性核素显像**　可早期发现舟骨处有异常放射性浓聚。

【治疗】

早期以保守治疗为主,若不愈合或存疼痛、关节活动受限等症状可手术治疗。手术方法有刮除死骨加自体骨植骨术、血管束植入术、近排腕骨摘除术、桡骨缩短术及腕关节融合术等,应根据病变程度和患者的职业要求来确定。

八、距骨坏死

【病因】

特发性约占 10%;药物性与其他骨坏死约占 25%(激素类药物,慢性酒精中毒,高血脂,骨营养不良等);大多数是由于距骨颈或体骨折所致,约占 75% 距骨体血供破坏造成缺血坏死,距骨是全身骨骼中唯一无肌肉起止附着的骨骼,在踝关节遭受严重损伤时,可使距骨的血供遭到完全破坏而发生缺血性坏死。最终导致距骨体塌陷变形,造成踝关节骨性关节炎。

【临床表现】

主要症状为踝部疼痛,轻重不一。常伴有肿胀,跛行,不能负重,休息后减轻,活动或负重后加重,关节僵硬及功能障碍,踝关节活动时有粗糙摩擦音。

【检查与诊断】

1. **X 线或 CT 检查**　距骨颈或体骨折术后 8 周拍踝正位 X 线片,在距骨软骨面下 X 线透光区即片状骨质疏松区,则有血流供应,不会发生缺血性坏死,称 Hawkius 征阳性。距骨坏死者则有不均匀密度增高影像,顶部塌陷,关节面不规整,关节间隙狭窄。

2. **MRI 检查**　距骨早期坏死,病灶呈不规则条带状异常信号,T_1WI 呈低信号,T_2WI 呈高信号,均伴有周围骨髓水肿;典型距骨坏死,即地图样表现,T_2WI 病灶中间呈高信号,周边环绕低信号的硬化带。

3. **放射性核素骨显像**　可早期发现距骨处有异常放射性浓聚。

【治疗】

目前,距骨坏死在处理上有两种意见:一种是保守治疗,认为缺血性坏死多可自行修复,很少发生塌陷,故可采用避免负重,延长固定时间来治疗。另一种主张手术治疗,认为距骨坏死发生后,即使不塌陷,也可诱发距下或踝关节创伤性关节炎,造成功能障碍,特别是晚期发生塌陷或骨关节炎时应手术治疗。方法有四关节融合术、胫跟骨融合术等。

(冯世庆)

第四节　踇　外　翻

踇外翻是指踇趾相对于第一跖骨向外侧偏斜大于 14°。其他特点包括第 1 跖趾关节内侧软组织增厚,踇趾活动度良好,第一跖趾关节无退变。

【流行病学】

具体发病率尚不确切,女性发病率大于男性,需要手术治疗的患者中,80% 为女性。

【病原学】

具体病因不明。70% 有母方遗传倾向。研究发现踇外翻可能与 X 染色体显性遗传、常染色体显性或者多基因遗传有关。踇外翻的病因为足部骨与关节结构异常、遗传因素及穿鞋等有关。此外,平足畸形和韧带松弛是导致踇外翻的危险因素。

【临床表现】

踇外翻的临床表现主要为两方面:疼痛和畸形。

大部分踇外翻无明显症状,患者往往会选择合脚的鞋子,避免压迫第一跖骨头内侧而导致疼痛。有些患者在穿某些风格的鞋子(比如高跟鞋等)时也会出现足部疼痛。

少部分蹋外翻患者即便穿着宽松的鞋子,其疼痛依然比较严重。疼痛局限于内侧软组织表面,位于第一跖骨头的骨性突起与鞋接触处。

青少年蹋外翻的疼痛较少出现在关节内,因此,跖趾关节的活动一般不受限制。如果跖趾关节活动受限,则需要考虑是否有关节炎、感染,或者局部骨与软组织损伤。蹋外翻严重时,蹋趾远端与第二趾重叠,会导致疼痛。

【影像学标准】

对于青少年蹋外翻,需要从站立位正、侧位片来评估。主要评估中足和后足排列情况。在侧位片上测量跟骨角和距骨 - 第一跖骨角。前足的评估包括测量蹋外翻的角度,第一和第二跖骨夹角,远端跖骨关节角度,跖骨 - 距骨关节角度,跖骨的相对长度,跖骨 - 距骨关节方向。其中远端跖骨关节角度尤为重要,但是在儿童足部平片上难以判断跖骨头软骨关节面。

蹋外翻角是衡量蹋外翻畸形的重要指标。该角度为近端趾骨和第一跖骨轴线的夹角(图 18-23)。第一跖骨内翻是指第一和第二跖骨的轴线夹角大于8°(图 18-23)。远端跖骨 - 关节面角度是主要评价指标。角度越大,说明第一跖骨内翻越大。

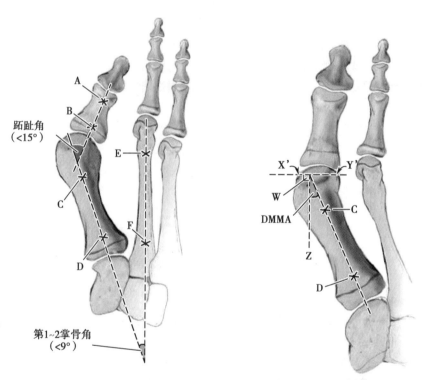

图 18-23   蹋外翻和第一、第二跖骨角度
AB 为近节趾骨轴线;CD 为第一跖骨轴线;EF 为第二跖骨轴线。

【病理解剖学】

第一跖骨内翻是导致蹋外翻的危险因素。导致第一跖骨内翻的原因为跖骨 - 楔骨关节的方向和活动度。跖骨 - 楔骨关节的内偏会导致第一跖骨内翻。正常情况下,楔骨的关节面为冠状面方向,当骰骨的关节面倾斜,容易导致第一跖骨内翻。

第一跖骨的形状也是导致出现蹋外翻的因素。第一跖骨远端关节面与其轴线垂直。如果其关节面出现倾斜,则会导致第一跖骨外翻,从而出现蹋外翻。随着蹋外翻畸形的进展,伸肌腱逐渐移向外侧,附着于近端趾骨基底部的内收肌会导致畸形加重。一旦蹋外翻畸形形成,蹋趾外展肌肉的内侧头无法内收第一蹋趾。

【自然病史】

青少年踇外翻的自然病史不明。如果踇趾 - 第一跖骨关节面光滑,则其比较稳定,一般不容易出现脱位。在这种情况下,踇外翻的角度等于第一跖骨 - 软骨面角度。如果踇外翻患儿的第一跖骨 - 趾骨关节尚可,但畸形严重,则需行手术治疗。若第一跖骨 - 趾骨关节出现脱位,则其畸形可能会加重,且可能出现退变性关节炎(图 18-24)。

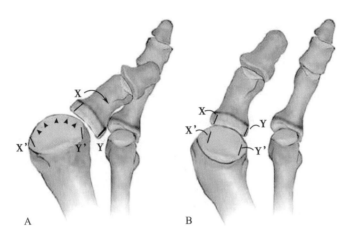

图 18-24　第一跖趾关节对位不良(A)和对位良好(B)
XY:近节趾骨关节面;X'Y':跖骨关节面。

【诊断】

依据症状、查体和影像学标准,青少年踇外翻的诊断并不困难。但需要注意有无合并其他畸形。

需要在负重状态下评估中足和后足排列情况,观察是否有可能同时存在扁平足畸形。观察行走时的步态也可以评估前足情况。必要时详细检查运动和感觉功能。评估跟腱紧张程度和距骨 - 骰骨关节活动度。

另外,需要评估患儿的症状严重程度、对治疗的期望值。

【治疗】

首先需要明确患者前来就诊的目的。如果患者无疼痛仅仅为改善外观,则不适宜手术,可以选择保守治疗。

治疗分为两大类:一类为保守治疗,以改善症状为主,但无法阻止踇外翻进展。保守治疗包括矫形鞋,或者可以选择平跟、垫高足弓的鞋子,慢跑鞋可以满足这些标准。另一类为手术治疗,可以改善症状,也可以改善外观。

手术治疗的指征为保守治疗无法缓解疼痛,同时需要考虑患儿的年龄。手术治疗踇外翻的并发症发生率为 30%~60%。这些并发症包括:骨骺部分破坏导致踇外翻复发、近端生长板破坏后生长停滞以及术后畸形改善不明显等。

外科手术治疗踇外翻的方法很多,但是没有任何一个术式适合所有患儿,因为每个患儿畸形的情况不同。需要通过临床检查和影像学测量仔细评估患儿畸形情况。外科矫形畸形的目的是缓解疼痛,恢复功能,维持第一跖骨 - 趾骨关节活动度,恢复肢体负重模式。矫正畸形的原则是:在不带来继发畸形的前提下,矫正畸形。对远端跖骨 - 软骨关节面角度和第一跖骨 - 趾骨关节角度的评估对手术规划十分重要。这些角度决定手术是进行关节内还是关节外矫形。手术的主要方式包括关节周围软组织松解和截骨术。

对于远端跖骨 - 软骨关节面角度正常的踇外翻,其踇外翻多为跖趾关节半脱位引起,因此,手术方式主要为软组织松解和跖骨内侧骨突切除,常用的手术方式称为 Silver 手术。

对于远端跖骨 - 软骨关节面角度增大的患者,其踇外翻同时合并有跖内翻,因此,手术方式包括软组织松解、跖骨内侧骨突切除,同时还需要纠正跖骨内翻畸形。纠正跖骨内翻畸形常常需要采用截骨术,可以在跖骨近端和远端行楔形截骨,纠正跖骨内翻畸形。

(雷　伟)

思考题

1. 梨状肌综合征的解剖机制是什么?
2. 腕管综合征的临床表现有哪些?
3. 尺神经卡压的临床表现和治疗方法有哪些?
4. 简述青少年踇外翻的诊断和治疗。

参考文献

[1] 陈孝平,汪建平,赵继宗. 外科学. 9 版. 北京:人民卫生出版社,2018: 716-717.

[2] HANLEY J, MCKERNAN A, CREAGH M D, et al. Guidelines for the management of acute joint bleeds and chronic synovitis in haemophilia. Haemophilia, 2017.

第十九章

骨 坏 死

骨坏死（osteonecrosis）又称骨缺血坏死、无菌性坏死,其特征性病理学改变为由于血液供应受阻而导致的骨细胞死亡。股骨头是最常见的受累部位,其次为股骨髁和肱骨头,较少累及踝骨、腕舟骨和足舟骨。

国际骨循环研究会（Association Research Circulation Osseous,ARCO）及美国骨科医师学会（American Academy of Orthopaedic Surgeons,AAOS）将骨坏死定义为:由于各种原因致骨组织血供中断或受损,从而引起骨细胞及骨髓成分死亡及随后的修复,继而导致骨结构改变,出现关节功能障碍的疾病。

第一节　股骨头骨坏死

股骨头坏死（osteonecrosis of femoral head,ONFH）是指由于不同病因破坏了股骨头血液供应,导致股骨头发生部分或完全性缺血,骨结构成分包括骨细胞、骨髓造血细胞及脂肪细胞坏死的病理过程,是临床常见疾病。可分为创伤性和非创伤性两种类型。创伤性 ONFH 最常见的原因为股骨颈骨折,其次为髋关节脱位和粗隆间骨折。非创伤性 ONFH 可并发于多种内外科疾病,除少数有明显原因外,多数的确切病因与发病机制仍未明确,多见于 30~50 岁人群,约有半数累及双侧股骨头。ONFH 早期因症状和体征不明显,容易误诊、漏诊。中、晚期股骨头塌陷造成骨关节炎,病残率很高。

一、病因及病理

尽管非创伤性 ONFH 股骨头坏死具体发病机制仍不十分明确,但大量研究表明,股骨头坏死的发生与激素使用、长期大量饮酒、基因突变、HIV 感染、血红蛋白疾病、地中海贫血以及与血液促凝血酶原激酶释放有关的妊娠、恶性肿瘤、肠炎、放射线照射、家族遗传性高凝疾病等密切相关。

当人体暴露于上述相关危险因素下,体内产生高凝低纤溶状态、骨髓基质细胞代谢紊乱、胶原代谢异常、骨内压增高、股骨头内骨氧分压降低等病理生理改变,最终发生股骨头坏死。针对这些病理生理改变,学界有各种不同骨坏死学说,但目前仍有争议,骨坏死的病因和发病机制仍未完全阐明。但不管何种因素引起的骨坏死,其病理过程是相似的,即早期表现为骨细胞坏死,中、晚期表现为骨组织坏死与修复共存。

二、临床表现

最常见的症状为腹股沟深部疼痛,活动、负重时疼痛出现或加重,休息后缓解。至股骨头塌陷,疼痛可加重,伴关节活动受限。早期物理检查可无阳性体征或仅有髋内旋时诱发髋关节疼痛。出现受累关节活动度减小、疼痛步态和活动时关节内有弹响感等体征时,表明 ONFH 已经发展至中、晚期,股骨头已经发生塌陷。

三、影像学检查

(一) X 线片

X 线检查对确定股骨头坏死的临床分期和制订最佳治疗方案,有重要的意义。通常拍摄骨盆正位和双髋正斜位 X 线片。X 线片对早期(Ficat 0、I 期)ONFH 诊断困难,但可发现 Ficat II 期以上的头内囊性变,边缘硬化带、软骨下骨折及股骨头塌陷改变。

股骨头坏死 X 线片主要改变包括:①股骨头内密度改变,骨小梁紊乱;②头内囊性变或新月征;③坏死与正常骨之间有分界明显的硬化带;④股骨头塌陷(图 19-1)。

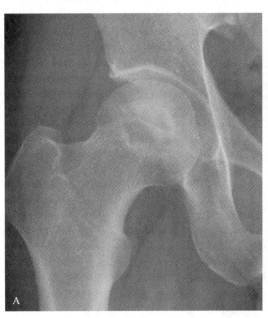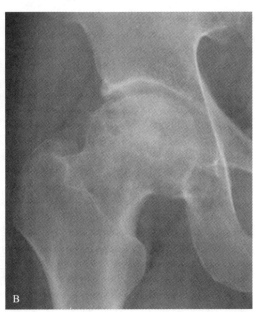

图 19-1　股骨头坏死典型 X 线表现

A. 右侧股骨头坏死,头内可见囊变,周围硬化带,界线清楚;B. 病情进行性发展,股骨头塌陷。

(二) MRI 检查

MRI 是本病最敏感、最早期的检查方法。早期发现股骨头坏死灵敏度和特异性分别达 99% 和 98%。它可以鉴别坏死范围和程度,可以发现不同程度的骨髓水肿及关节内积液,T_1 和 T_2 相上可见股骨头局限坏死区和正常骨质之间可见线样低信号改变,此即称为线样征(图 19-2)。同时还可根据坏死范围指数对股骨头塌陷进行预测。对于有股骨头坏死诱发因素的患者,出现髋关节疼痛、活动障碍,X 线或 CT 未发现坏死征象时,应行 MRI 明确诊断。

(三) CT 检查

CT 检查对于确定股骨头塌陷、软骨下骨骨折等骨结构改变方面要优于其他检查方法。它可以从冠状面和矢状面揭示微小病灶,有较高的分辨率,可以做出早期诊断。但没有 MRI 敏感,更多的是了解股骨头内坏死面积大小,以及是否有早期塌陷表现。

(四) 骨扫描

骨扫描以前多用于影像学检查阴性但有高度怀疑股骨头坏死的高危人群的检查。通常股骨头坏死骨扫描呈冷区。骨扫描对于诊断股骨头坏死价值不大,缺乏灵敏度和特异性。

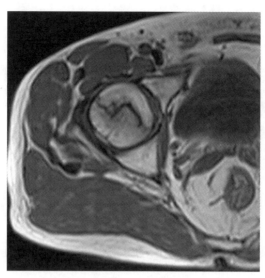

图 19-2　股骨头坏死典型 MRI 表现
右侧股骨头坏死在 MRI 上可见坏死区和正常
骨质之间线样低信号改变。

四、诊断和鉴别诊断

当患者出现髋部、腹股沟区疼痛，并且活动时疼痛加重，关节功能受限，而且既往有糖皮质激素应用史，或酗酒史，中青年人群，应高度怀疑有股骨头坏死的可能性。一般结合病史、体征和影像学检查，特别是 MRI 检查，即可明确诊断。特别注意的是，糖皮质激素、酒精等因素诱发的股骨头坏死70%~80% 为双侧受累，当 X 线发现一侧有股骨头坏死，而对侧正常时，应进行髋关节 MRI 检查，明确或排除对侧发生股骨头坏死的可能。

本病注意与下列疾病相鉴别：

1. **髋关节发育不良继发骨关节炎**　髋关节发育不良女性多见，起病缓，病程长，疼痛呈渐进性加重。相比而言，股骨头坏死病情发展迅速，往往数月至 1 年股骨头即出现塌陷，出现肢体不等长、活动明显受限等。X 线片检查有利于鉴别，髋关节发育不良患者头臼包容欠佳、半脱位甚至脱位，股骨头扁平，可有多个囊性变，但股骨头不会发生塌陷。

2. **髋关节感染性病变**　髋关节急性化脓性关节炎多急性起病，可伴有高热、寒战等全身中毒症状。患髋疼痛通常较剧烈，拒动和活动受限。注意发病前有无外伤、穿刺、感染病史。髋关节结核多起病隐匿，发展缓慢，初期表现不典型，病情发展可伴有低热，盗汗，乏力，食欲差，消瘦等全身表现；病变发展至后期患髋疼痛明显，常放射至膝，髋关节多呈屈曲、内收、内旋畸形。此时往往病程已达数月甚至更长。相较于这两种病变而言，股骨头坏死属于非感染性疾病，通常血沉、CRP 正常，MRI 改变局限于股骨头内，髋关节周围软组织无受累。

五、分期及分期治疗

股骨头坏死分期的目的是帮助选择合适的治疗方法。1973 年 Marcus 首先根据病情变化规律，从轻到重，提出股骨头坏死的影像学分期方法。在此基础上后来出现多种修改方法。Mont 等通过比较文献后发现，85% 的学者使用 Ficat 分期和 ARCO 分期。

（一）Ficat 分期

1980 年 Ficat 和 Arlet 综合分析 ONFH 患者的 X 线表现、骨扫描和关节功能等方面的表现后提出，

ONFH 分为 4 期(图 19-3,图 19-4),并于 1985 年对该分期方法进行修订,增加了 0 期。此分期方法不强调对坏死范围的测量和定量检查,因此简单易用且有效,临床使用广泛。详见表 19-1。

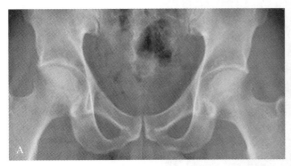
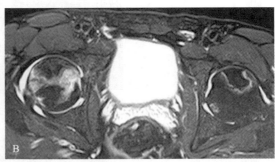

图 19-3　I 期股骨头坏死 X 线及 MRI 表现

A. Ficat I 期,X 线片未见异常;B. MRI 示股骨头内骨髓水肿,地图样改变。

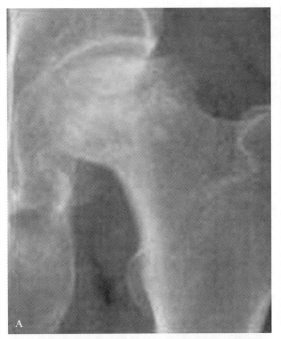
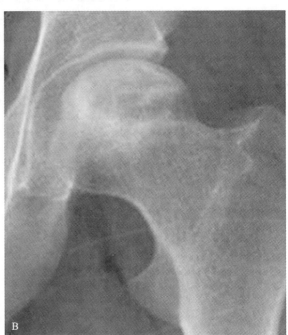
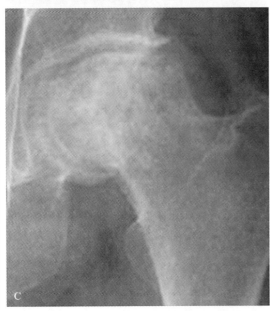

图 19-4　II 期股骨头坏死 X 线表现

A. Ficat II 期,股骨头内大面积囊性变,周围硬化;B. Ficat III 期,负重区塌陷,病程短,病变仅累及股骨头,关节间隙和髋臼侧未见异常;C. Ficat IV 期,股骨头坏死终末期,股骨头丧失正常形态,关节间隙变窄,髋臼软骨下骨硬化,髋臼骨赘形成。

表 19-1　Ficat 分期法

分期	影像学特征
0	无临床症状和体征,X 线及骨扫描正常
Ⅰ	有症状和体征,但 X 线及骨扫描正常,MRI 可见信号强度改变,骨髓水肿
Ⅱ	X 线片已有骨密度降低、囊性变、骨硬化等表现,但股骨头形态正常
Ⅲ	X 线片可见股骨头塌陷变平,但关节间隙仍保持正常
Ⅳ	X 线片可见关节间隙狭窄,髋臼有异常改变

(二) ARCO 分期

Ficat 分期基于股骨头骨结构改变,简单、易于掌握,缺点是对坏死面积、部位无定量标准。而股骨头坏死病变范围、部位与治疗方法选择、预后密切相关,因此国际骨循环研究会(Association Research Circulation Osseous,ARCO)将骨坏死的定性和坏死区的定量综合在一起得出 ARCO 分期标准,详见表 19-2。

表 19-2　股骨头坏死 ARCO 分期

0 期		骨髓活检证实股骨头坏死,其他检查项目正常
Ⅰ 期		核素骨扫描和 / 或 MRI 阳性
	Ⅰa	MRI 示股骨头坏死范围 <15%
	Ⅰb	MRI 示股骨头坏死范围 15%~30%
	Ⅰc	MRI 示股骨头坏死范围 >30%
Ⅱ 期		X 线片异常(股骨头内密度改变、骨硬化线、囊变、骨小梁稀疏紊乱);X 线片或 CT 无塌陷指征,核素骨扫描和 MRI 阳性,髋臼无改变
	Ⅱa	MRI 示股骨头坏死范围 <15%
	Ⅱb	MRI 示股骨头坏死范围 15%~30%
	Ⅱc	MRI 示股骨头坏死范围 >30%
Ⅲ 期		新月征
	Ⅲa	新月征范围 <15%,或 CT 示股骨头塌陷 <2mm
	Ⅲb	新月征范围 15%~30%,或 CT 示股骨头塌陷 2~4mm
	Ⅲc	新月征范围 >30%,或 CT 示股骨头塌陷 >4m
Ⅳ 期		X 线片显示股骨头变扁,关节间隙变窄,髋臼出现硬化、囊变和骨赘

注:0 期股骨头坏死属于股骨头坏死的超早期,所有的影像学检查均无阳性表现,但患者的股骨头内的确发生了缺血性坏死病理性变化。这种情况临床很难发现,偶可见于高危人群的检测或发现一侧股骨头坏死后对另一侧股骨头的穿刺活检检查。

(三) 股骨头坏死的分期治疗

成人股骨头坏死的治疗首先应该明确诊断、分期、病因等因素,同时也要考虑患者的年龄、身体一般状况、单髋或双髋受损,以便选择最佳的治疗方案。常用的治疗方法可分为非手术治疗和手术治疗。

1. 非手术治疗　适用于病变为无临床症状的 Ficat Ⅰ、Ⅱ期患者,病变范围越小,越容易修复。非手术治疗原则是:积极治疗原发疾病,消除外源性致病因素,如酒精、激素等,同时减少或避免负重,以利于股骨头的自身修复。治疗目标是重建或修复股骨头的血运,促进坏死骨的修复,防止病情的进一步发展。

非手术治疗法包括:

(1)一般治疗:包括停止服用激素、戒酒等针对发病原因的治疗,以及牵引、减少或禁止负重、理疗、非甾体消炎镇痛药等对症治疗,有助于减轻症状,促进修复。

（2）药物治疗：微血管扩张药物为常用药，主要用于改善局部微循环。中药适用于早期或中晚期患者的配合治疗，以活血化瘀为主。

也有学者尝试高压氧疗和介入治疗，对股骨头坏死有一定的治疗效果。非手术治疗中，应定期检查拍摄 X 线片，监测康复效果，直至病变完全愈合后才能重新负重。

2. 手术治疗　目前，手术治疗是成人股骨头缺血性坏死的主要治疗手段，方法较多，具体手术方式选择取决于病程分期，可分为以下几种。

（1）髓芯减压及植骨术：适用于股骨头缺血的早期，头的外形完整，且无新月征时，ARCO Ⅰ～Ⅱ期。其操作简单，透视下环钻于大转子下通过股骨颈钻至股骨头软骨下 4~5mm，取出骨栓，刮除坏死组织，肝素盐水冲洗后充填骨条（图 19-5）。

（2）骨移植术：分为不带血管和带血管蒂两种。不带血管蒂的骨移植术可用于 ARCO Ⅱ、Ⅲa/b 期，去除头内坏死骨，用自体松质骨和皮质骨填充，起减压、支撑和骨诱导作用。带血管蒂的骨移植术甚至在 ARCO Ⅲc 期患者中尝试，填入带血运的皮质骨起支撑作用。其良好血运可满足股骨头血供，加速骨愈合。

（3）髋关节表面置换术：适合于年轻，Ficat Ⅲ期或Ⅳ期，股骨头坏死塌陷面积小，不影响表面置换股骨头固定的患者。

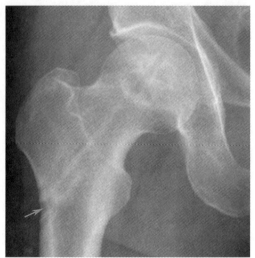

图 19-5　右股骨头坏死钻孔减压术后，可见经股骨颈直达股骨头坏死区域的钻孔隧道

（4）全髋关节置换术：主要用于 Ficat Ⅲ～Ⅳ期，即大面积的骨坏死和严重的关节面塌陷阶段伴或不伴骨关节炎改变的患者。可根据患者年龄、骨质情况、全身状况和活动量选择假体类型和固定方式。

第二节　手足骨坏死

一、月骨坏死

月骨坏死又称月骨无菌性坏死，在临床上并不少见，是导致腕关节疼痛、功能障碍的主要疾病之一。从事体力劳动，工作中经常需使腕关节极度背伸，同时又常受到外力自手掌向腕部冲击或工作时需经常手握高频震动工具者，如木工、锻工、搬运工、铆工或使用风钻的工种等，易发生腕月骨坏死。好发于 18~24 岁青年，体力劳动者多见，男多于女，右侧多见。

（一）病因及病理

月骨坏死的病因尚未完全明确，目前大致存在两种学说，即外因学说和内因学说。外因学说认为月骨坏死与慢性损伤、骨折有关。认为由于腕关节的反复微损伤导致月骨附着韧带损伤及滋养血管断裂、闭锁，发生月骨缺血改变，进一步发展出现月骨缺血坏死。内因学说认为，本病与尺骨末端较桡骨相对过短，桡骨作用于月骨的应力增加有关，长期的应力作用，导致月骨滋养动脉损伤，出现无菌性坏死。

骨坏死发生后，坏死骨质逐渐被吸收并被新骨所代替，出现囊性改变，其中充满纤维组织和死骨碎屑。关节面多退化并为纤维软骨所代替，重建后的月骨变窄，外形不规则，日久可引起腕关节退行性改变。

（二）临床表现

患者常有外伤或劳损病史。腕部肿胀和疼痛常向前臂放射,局部有轻度肿胀及压痛,腕关节活动受限,尤以腕背伸活动时受限最明显,被动过伸中指的掌指关节也可引起局部疼痛,第2、3掌骨头有纵向叩击痛,第3掌骨头低于相邻两个掌骨头高度。

【影像学检查】

1. **X线片** 在症状出现数月后方有改变,表现为月骨密度增高,关节间隙变窄,周围腕骨骨质疏松,可发生囊性变。数年后,骨密度可恢复正常,但骨外形不规则,囊肿也可持续存在(图19-6)。

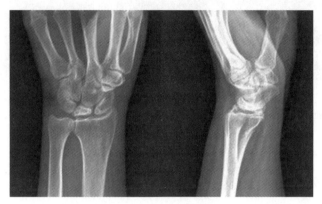

图19-6 腕关节正位X线片见月骨密度增加,侧位见月骨塌陷

（引自:Il-Jung Park,Sang-Uk Lee,Hyoung-Min Kim.Coexisting avascular necrosis of the scaphoid and lunate.J Plast Surg Hand Surg,2010,44 :252-256.）

2. **放射性核素^{99m}Tc骨扫描** 对本病是一种有效的诊断方法,尤其在X线片诊断不明确时更具有诊断意义。一般需双侧对比扫描后,方可进行诊断(图19-7)。

3. **MRI检查** 可早期诊断本病,对于X线片无任何发现的早期病例,MRI图像上可出现明确的低信号区改变(图19-8)。

（三）诊断及鉴别诊断

腕月骨坏死的诊断,主要依靠临床症状与体征。临床腕骨痛、运动痛、运动受限,尤以背伸比掌屈明显,局部压痛,握力减低,局部肿胀,功能障碍,伴正中神经卡压症。X线平片月骨示骨小梁不规则、萎缩、密度增高、囊变、分裂、变形等。MRI、ECT检查能早期诊断。注意与月骨结核相鉴别,影像学上月骨结核出现骨质破坏和周围关节间隙变窄,常同时侵犯其他腕骨。

（四）治疗

病变早期,月骨外形正常,无明显骨密度改变时采取保守治疗,用管型石膏、骨外固定架等固定腕关节于功能位3个月后复查X线片和MRI。病变中晚期已有明显X线骨密度改变但月骨轮廓尚完好,可行手术治疗重建血运和生物力学。如月骨已塌陷甚至碎裂,保守治疗不能有效缓解症状,可考虑行月骨切除或月骨替代术;若月

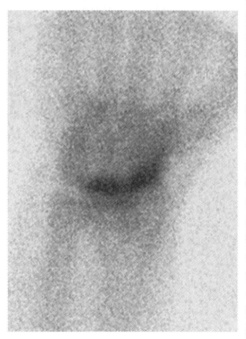

图19-7 左手骨扫描示月骨、舟骨区域核素明显浓聚,提示月骨和舟骨坏死

（引自:Il-Jung Park,Sang-Uk Lee,Hyoung-Min Kim. Coexisting avascular necrosis of the scaphoid and lunate.J Plast Surg Hand Surg,2010,44 :252-256.）

骨已塌陷变形并伴有腕关节创伤性关节炎,且疼痛症状明显,仅作月骨摘除则不能缓解症状,需根据关节炎或退行性变选择作桡腕关节融合术或全腕关节融合术。

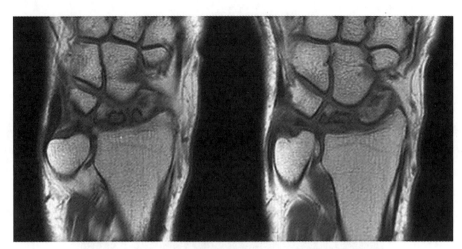

图 19-8 MRI 扫描 T₁ 相可见月骨和舟骨局限性低信号区域

（引自：Il-Jung Park, Sang-Uk Lee, Hyoung-Min Kim.Coexisting avascular necrosis of the scaphoid and lunate.J Plast Surg Hand Surg, 2010, 44：252-256.）

二、腕舟骨坏死

腕舟骨坏死也称腕舟骨缺血性坏死或腕舟骨骨软骨病，同月骨坏死一样，在临床上并不少见，主要由创伤所致，大部分发生于骨折之后。好发于 18~24 岁青年人群，体力劳动者多发，男性多于女性。

（一）病因及病理

关于腕舟骨坏死的原因较复杂，各种报道不一，但普遍认为与慢性损伤、骨折有关。腕舟骨骨折是腕部常见的骨折之一，其发病率占腕部骨折的 80% 以上，体力劳动者多见，多见于青壮年男性，右侧多见。由于舟状骨大部分被关节面覆盖，只有结节部和腰部有血管进入，血供较差，骨折后若损伤血管，容易发生延迟愈合、不愈合甚至缺血性骨坏死。

（二）临床表现

本病起病缓慢，早期主要为腕关节不适，腕关节肿胀、乏力，活动时疼痛，后期疼痛加重，腕关节活动受限，特别是背伸受限明显，部分患者出现腕关节肿胀，局部有压痛。

（三）影像学检查

1. X 线检查 早期常无异常，数月后可见月骨密度增加，形态不规则。骨中心有囊性吸收，周围腕骨有骨质疏松。

2. 同位素骨显像 早期可见舟骨处异常核素浓聚。

3. MRI 检查 早期可发现舟骨信号异常，T₂ 相高信号（图 19-9，图 19-10）。

（四）诊断及鉴别诊断

腕舟骨坏死起病缓慢，腕关节肿胀、乏力，活动时加重，休息时缓解。随疼痛加重，腕关节各个方向活动受限，以背伸最明显。注意与腕关节结核鉴别。

（五）治疗

根据腕舟骨血运障碍情况，腕舟骨的 X 线表现及临床症状，将本病分为 4 期：Ⅰ 期仅表现为腕疼痛，尤以腕背伸时明显，X 线片无变化；Ⅱ 期腕疼痛进一步加重，手的握力较健侧减低，X 线表现为腕舟骨密度增高，骨小梁有不规则变化，但腕舟骨形态正常；Ⅲ 期表现为腕肿痛，疼痛可向前臂放射，腕背伸明显受限，X 线片表现腕舟骨受压变扁，骨密度明显不均匀，但无骨碎块；Ⅳ 期在 Ⅱ、Ⅲ 期病变的基础上合并有腕舟骨碎块，还可能伴有腕管综合征出现。

腕舟骨坏死临床防治的关键是避免创伤。治疗主要根据临床分期采取不同的方法。

1. 非手术治疗 适用于 Ⅰ、Ⅱ 期患者，采用石膏固定，将腕关节固定在背伸 20°~30° 位。固定期定

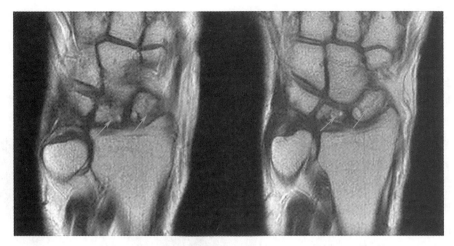

图 19-9　MRI 扫描 T$_2$ 相可见月骨和舟骨局限性高信号区域

（引自：Il-Jung Park，Sang-Uk Lee，Hyoung-Min Kim.Coexisting avascular necrosis of the scaphoid and lunate.J Plast Surg Hand Surg，2010，44：252-256.）

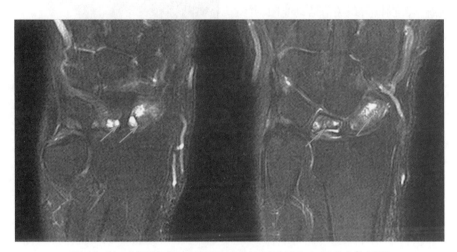

图 19-10　MRI 扫描 Gd 强化清楚可见月骨和舟骨高亮信号影

（引自：Il-Jung Park，Sang-Uk Lee，Hyoung-Min Kim.Coexisting avascular necrosisof the scaphoid and lunate.J Plast Surg Hand Surg，2010，44：252-256.）

期行 X 线检查，直至舟骨形态和血供恢复为止。要特别重视固定的范围、石膏的质量和制动的时间，保守治疗的持续时间通常需要 1 年左右。辅助改善微循环药物。

2. **手术治疗**　对于Ⅲ、Ⅳ期患者，舟骨已完全坏死、变形者，行全舟骨切除，然后采用人工假体置换，配合桡骨茎突切除，可解除疼痛，减轻创伤性关节炎。也可采用桡动脉腕背支血管束骨内移植或行带血管蒂骨移植。对有较重的创伤关节炎，头状骨关节面已破坏的病例应做桡腕关节融合术。对轻体力工作者可做近端腕骨切除，效果也较满意。

三、距骨坏死

距骨是全身骨骼中唯一无肌肉起止附着的骨骼，在踝关节遭受严重损伤时，可使距骨的血供遭到完全破坏而发生坏死。最终导致距骨体塌陷变形，造成踝关节骨关节炎。距骨骨折和脱位是距骨坏死的主要原因，如治疗不及时，距骨坏死发生率可达 50%~80%。

（一）病因及病理

距骨居于胫腓骨与跟、舟骨之间，是足部主要负重骨之一，对踝关节的活动有非常重要的作用。

距骨骨折或脱位是距骨坏死的主要原因,其他原因引起距骨坏死的只占10%左右。原因在于一旦发生距骨骨折或脱位,距骨血供将遭到极大破坏,即使复位,距骨坏死率仍然很高。

（二）临床表现

主要是疼痛和活动受限,因距骨体塌陷变形,关节软骨面损伤,引发骨关节炎,活动时产生疼痛和踝关节屈伸活动均受限。

（三）影像学检查

1. X线片　早期可见距骨顶部出现透明带和不均匀的密度增高的影像,到了晚期可出现距骨体塌陷变形,形态变小变扁,骨质硬化,关节面不整,关节间隙变窄等骨关节炎的表现。

2. MRI检查　距骨坏死在MRI表现为T_2高信号,并且高低信号交织（图19-11）。

（四）诊断及鉴别诊断

主要依据临床表现,踝关节疼痛,活动时加重,休息时缓解,轻度肿胀,踝关节活动受限,并结合X线表现以及MRI检查,可作出诊断。注意与距骨结核、距骨骨巨细胞瘤等疾病鉴别。

（五）治疗

1. 非手术治疗　避免负重,必要时石膏固定。循序渐进坚持做肌肉关节活动锻炼,以提高疗效。

2. 手术治疗　手术指征:距骨坏死后发生塌陷、距骨周围骨关节炎、疼痛,关节功能障碍,严重影响患者的生活。手术方式主要为四关节融合术。

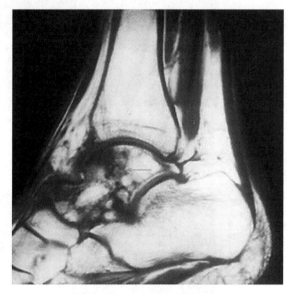

图19-11　距骨颈骨折后3个月,距骨MRI示距骨坏死灶,高低信号交织

（引自:Adelaar RS,Madrian JR. Avascular necrosis of the talus.OrthopClin North Am,2004,35:383-395.）

第三节　股骨头骨软骨病

股骨头骨软骨病又称股骨头骨骺的缺血性坏死,最早于1910年由Legg（美国）、Calve（法国）和Perthes（德国）相继发现并描述,故称为Legg-Calve-Perthes综合征,简称Perthes病。本病是发生于儿童股骨头的自限性、自愈性、非系统性疾病。多见于2~12岁儿童,男与女之比为4 : 1,多为单侧发病,有10%为双侧,女孩预后较差。

（一）病因及病理

目前病因尚不完全清楚,可能与下列因素有关:血管发育异常、体位及外伤造成血运障碍,滑膜炎等炎症导致关节囊内压力增高,过度生长的股骨头受压引起缺血,血黏度的增高引起血管栓塞,内分泌异常。有研究表明,该病患儿生长素水平低于同龄儿,致使股骨头骨化延迟,软骨增厚、变软,使股骨头骨骺周围血管长入困难,诱发或加重股骨头的缺血;甲状腺素紊乱与此病也有一定的关系,股骨头骨骺受累程度与血浆甲状腺素水平成正比。

病理过程包括骨坏死,继之死骨吸收和新骨形成,以及股骨头重新塑形等一系列病理变化。病理研究揭示Perthes病是多次缺血梗死的结果,表现在同一病灶中既有骨坏死又有骨修复。此特点显示它完全不同于其他骨坏死疾患,是一种儿童期特有的独立疾病。病理改变通常分为以下几期:

1. **初期或滑膜炎阶段**　髋关节滑膜和关节囊水肿、充血。此时 X 线片表现为关节囊肿胀,软组织增厚,关节间隙加宽。邻近骺板下方的干骺部因充血而脱钙。这个阶段持续1~4周。

2. **缺血性坏死期**　这一阶段可以长达数月或一年。主要是骨髓坏死、骨小梁断裂成片状或压缩成块,骨细胞细胞核消失,坏死骨髓和死骨聚集成坏死团,在坏死团内偶见残余存活的骨组织。此期软骨下骨细胞由于缺血而坏死,骨化中心停止生长,骨无再生迹象,但骺软骨仍可通过滑液吸收营养而继续发育,因受刺激反而较正常软骨增厚。此期临床症状不明显,关节囊造影或 B 超检查股骨头软骨仍保持球形。X 线显示股骨头密度普遍增高,其中无囊性区。

3. **血供恢复重建期**　股骨头借"爬行替代"而再生,由于死骨的刺激,毛细血管和单核细胞所组成的连接组织侵入坏死区,吸收坏死的骨小梁碎片,由不成熟的新生骨组织代替。如致伤力持续存在,新生骨又将被吸收,被纤维肉芽组织所替代,因而股骨头易受压变形。此期可持续数年,是治疗的关键。如处理恰当,能避免发生髋关节的畸形。此期 X 线片可见股骨头变扁,有碎裂与囊性区,这反映该区有纤维血管组织长入和未骨化的不成熟骨组织。股骨颈增宽,关节囊造影显示股骨头增大畸形改变。B 超检查可见股骨头圆弧线有中断现象。

4. **愈合期或末期**　正常骨组织取代坏死骨组织,X 线片上的透亮区消失,并出现正常骨小梁。股骨头形状能否恢复正常,是否残留扁平髋,取决于患儿的发病年龄、性别、病变累及的范围以及治疗是否及时、充分、恰当等因素。有学者统计本病的自然转归,有 1/3 病例可不留任何解剖异常,预后良好;有 2/3 病例残留不同程度的扁平髋畸形,这种解剖结构的异常,至青壮年可出现退行性关节病。

(二)临床表现

本病是一种儿童期开始发生的股骨头骨骺坏死病症。临床上主要表现跛行,患侧髋关节疼痛和活动受限。

1. **起病缓慢,病程长**　患儿数月来出现间歇性跛行与疼痛,疼痛常向膝部、大腿内侧牵涉。症状可因活动而加重,休息后缓解。部分病儿早期可无症状或仅有轻微症状,有时只有轻微步态异常,如行走时小腿内旋。

2. **典型体征**　患髋有轻度屈曲内收畸形,伸直时,外展和内旋受限。旋转髋关节时,有轻度肌肉痉挛。该病于活动期,症状较明显。约 20% 病例有外伤史,伤后急性发病,有跛行,髋关节疼痛及活动受限,患肢短缩。通常伴有肌痉挛,以内收肌和髂腰肌最显著。髋关节活动受限,"4"字试验阳性。有时会出现固定的屈曲内收畸形。临床上有三个重要体征,即肥胖、髋关节活动范围减小和内收肌痉挛。

(三)影像学检查

1. **X 线检查**　必须进行骨盆正位及双髋蛙式位摄片,通过对比,了解股骨头病变的确切部位和病变程度。Perthes 病 X 线表现可分为四期:

Ⅰ期:早期 X 线片仅见关节周围软组织肿胀,股骨头骨骺轻度向外移位,关节间隙增宽。最早变化是关节间隙轻度增宽,这是由于骨骺生长停止和髋臼内滑膜、关节囊肿胀所致。骺板邻近的股骨干骺端变化不明显或轻度骨质疏松。侧位片可见股骨头骨骺前部有新月状透亮线,但高度无变化,股骨头未塌陷。由于血供障碍,股骨头内的钙质不能排出,股骨头骨骺的密度可以相对增高。

Ⅱ期:可见股骨头密度加深,骨骺出现扁平。骨化中心累及范围可以是部分或全部,骨纹理消失。骺板附近干骺端的变化明显,并与骨骺变化的范围和程度相一致。干骺端增宽,有囊性变,骺板也增宽。股骨头骨骺的软骨下方可见线样裂隙,这是病理性骨折现象。有时在股骨头骨骺中央的原先缺血骨化中心周围,有一层新骨包围,新骨自外围向中心推进,形成"头内头"的 X 线征象(图 19-12)。

Ⅲ期:股骨头骨骺全部扁平,分裂成小块状。股骨头内并存密度增加和减小,密度增加与新骨增生有关,而密度减小表示有血管性肉芽组织长入,这与死骨吸收排除有关。干骺端变宽,股骨颈侧方有骨质疏松,轮廓不整齐,这是关节囊附着处有骨吸收所致。此期尚可见股骨头畸形增大,并向外侧突出,髋关节关节面不平整。

Ⅳ期:股骨头骨骺逐渐生长、增厚,骨密度与邻近正常骨密度相同,坏死股骨头已修复完毕。股骨头形态部分病例可以正常,但大多数有不同程度的变形,常出现股骨头增大扁平、菌状畸形,股骨头向外半脱位。干骺端变宽,呈广泛囊性变,股骨颈变宽变短,前倾角角度变小,形成髋关节内翻,大小粗隆向上移位,形成巨髋征。

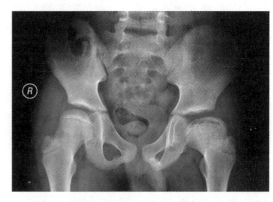

图 19-12　骨盆 X 线片,双侧对比可见左股骨头骨骺高度降低,塌陷,骨骺内囊性改变

2. CT 检查　主要作为 X 线检查的辅助诊断,可更加清晰明确地发现股骨头塌陷和骨骺的硬化和碎裂。

3. MRI 检查　MRI 对 Perthes 病的早期诊断比较敏感。早期除了滑膜炎和少量关节积液等非特异表现外,还可见短 T_1、中等 T_2 信号的股骨头骨骺变小,骺软骨及骺板软骨增厚。随病程进展,出现股骨头骨骺变扁,并呈长 T_1、短 T_2 信号改变,或同时出现条索状、结节状及不规则形长 T_1、长(短) T_2 信号区。病变中晚期骺板不均匀变窄或部分提早消失,骨骺信号可逐渐恢复正常,但可较对侧扁平。骺软骨不同程度增厚,厚薄不均,甚至不连续。关节囊亦较健侧增厚。关节内游离体 T_1WI 和 T_2WI 均呈低信号。

4. 核素扫描　三相显像中,动脉相见患侧供血低于健侧;血池相见患侧斜率增高,提示静脉回流障碍;静态相见放射性核素浓集。早期表现为股骨头外上方有放射性稀疏区,中期见坏死部位的放射性稀疏区周围有放射性浓集。

(四) 诊断与鉴别诊断

早期诊断非常重要,对 2~12 岁儿童,凡不明原因的膝部疼痛与跛行,病儿身材矮小,有反复发作病史;早期 X 线片见到股骨头内下缘至髋臼下缘的"泪滴"的距离增宽超过 2mm,应密切观察,让患儿 3~6 个月内定期来门诊由专科医师随访检查,直至除外 Perthes 病。

许多疾病都可以引起股骨头骨骺缺血坏死,如血红蛋白病(如镰状细胞病,地中海贫血)、白血病、淋巴瘤、血小板减少性紫癜、血友病。详细询问病史和体格检查有助于鉴别。甲状腺功能减退表现为双侧对称性改变,股骨头呈进行性骨化,表现为假性碎裂,可引起扁平髋。

如果有明确的家族史或表现为双侧病变,应除外是否为多发骨骺发育不良,脊柱骨骺发育不良。这些疾病表现为患儿身材矮小,股骨头对称性的扁平、碎裂、轻度硬化,没有干骺端的相应改变,其他骨骺也有异常改变,特别是股骨远端骨骺扁平增宽,通常双侧髋关节同时起病。而 Perthes 病则表现为股骨头不对称的受累,局部密度增加,有干骺端受累,双髋关节发病者为相继受累,一般间隔 1 年或更长时间。

在年幼儿童中,创伤性髋脱位或发育性髋脱位治疗后可出现股骨头缺血坏死,但是均继发于原发疾病治疗之后。

(五) 治疗

本病病因不明,病理变化不清,使得治疗缺乏依据,疗效不太令人满意。治疗的目的在于减轻临床症状、改善髋关节功能、预防病变进行性加重,使股骨头能获得良好的包容和生物力学塑形,防止股骨头畸形及继发退行性关节炎。

1. 非手术治疗　常用的方法有卧床休息、外展位牵引、石膏固定、外展支架或矫形器矫正等,支具需固定下肢于外展 40°~45°,内旋 10°~15° 或无内旋,以期获得最佳的股骨头包容。佩戴支具后髋、膝关节可自主活动,这不仅有利于重塑和保持良好的活动范围,而且能促进关节滑液的流动,有利于软骨和滑膜的营养。严格限制患肢负重是治疗成败的重要因素。其他如高压氧治疗,疗效报道不一,通常需要连续治疗 2~3 个月。

2. **手术治疗** 手术指征是患儿有明显髋关节疼痛、功能受限、髋关节半脱位、年龄 >8 岁。手术方式包括：

(1)滑膜切除术：认为可促进股骨头血运的增加，帮助坏死的吸收。但单纯滑膜切除术并不能有效促进股骨头的修复，还增加了关节的损伤，易引起关节活动受限，甚至强直。单纯滑膜切除术已很少使用。

(2)血管植入术：通过在股骨头颈交界处钻孔，植入血管束，减轻骨内压、增加头骺血运。常用旋股外血管单根或多根血管束植入。但有研究表明，血管植入术并不能有效增加头骺的血液供给。

(3)开窗减压术：现多为经股骨颈开窗减压，清除死骨并原位自体骨移植治疗儿童早期 Perthesis 病。该法不仅克服了单纯减压不能彻底清除死骨的弊端，同时也克服了减压术开窗处骨折的并发症。

(4)带肌蒂、带血管蒂骨瓣移植术：适用于病变Ⅲ~Ⅳ期的患儿。常用的带肌蒂骨瓣有缝匠肌、股方肌、臀中肌骨瓣等，带血管蒂骨瓣有旋深动静脉、旋股外动脉、臀下动静脉等。目的主要是增加股骨头的血液供给及修复塌陷区，但临床效果并不理想。

(5)截骨包容术：手术指征是病变中晚期，年龄 8 岁以上，且有明显临床症状的患儿。方法是通过各种截骨方法，使头臼相称，在良好的包容状态下促进股骨头的塑形，恢复髋关节功能，术后能较早开始功能锻炼，恢复正常活动，有利于股骨头的塑形，而且对股骨头的包容是永久性的。但应注意术前要使患儿髋关节活动度正常并维持数周。常用的术式有股骨上端内翻截骨术、Salter 骨盆截骨术、Chiari 骨盆截骨术等。各种术式的目的都是为了获得最佳的髋臼形态和最佳的股骨头包容。

第四节　椎体骨软骨病

脊椎骨骺有两个：一是原发骨骺，位于椎体中部，出生时已存在，6~10 岁融合；二是次发骨骺，位于椎体上、下面，呈环状与椎间盘连接。发生在这两个骨骺的无菌性坏死分别称为原发性椎体骨软骨病（Calve 病）和继发性椎体骨软骨病（Scheuermann 病）。

一、原发性椎体骨软骨病

原发性椎体骨骺骨软骨病又名扁平椎或 Calve 病，可发生在脊椎的任何部位，但以胸椎中段最常见。反复、集中的慢性致伤力在本病的发生、发展中起到重要作用。本病有自限性，症状可在数月内自行消失。病变椎体也可在数年内逐渐恢复至正常高度。

（一）病因

本病是由于椎体的原发骨化中心发生无菌坏死，继而在脊柱纵向压力作用下，使病椎变扁，骨质致密甚至碎裂。

（二）临床表现

本病好发于 2~10 岁的儿童，症状单发局限，无全身症状，好发于下胸椎，少数发生于腰椎，常只累及一个椎体。约有 1/3 的病例发病急骤，可有外伤史。主要症状为背部酸痛，不能维持正常体位，有跛行。检查可发现脊柱有轻度局限性后凸畸形，呈钝角畸形，受累椎体有深部触痛，脊柱运动受限，尤以前屈活动受限，可能伴有轻度肌痉挛。偶尔出现神经受压症状。

（三）影像学检查

本病主要检查是 X 线片。典型表现：①椎体呈扁平犹如一枚硬币，其前后径及横径较相邻的椎体为大,骨质致密,边缘光滑;②邻近椎间隙无改变或轻微的增宽;③椎弓根及附件不受侵犯,无椎旁脓疡或软组织肿块阴影;④病变愈合后椎体的高度及密度可完全或部分恢复。

（四）诊断及治疗

本病属自限性疾病,临床症状轻者表现轻微,多数患儿只是在发现局限性后凸畸形时才受到重视,前来就诊。治疗上主要以休息、脊柱支架等非手术治疗为主。

二、继发性椎体骨软骨病

继发性椎体骨软骨病是一种主要引起青少年结构性驼背的疾病。近百年前由 Scheuermann 首先描述本病,又称 Scheuermann 病。

（一）病因及病理

本病有家族性发病倾向,其遗传方式尚不明确,可能为常染色体显性遗传。病变发生在椎体的第2 骨化中心,即椎体上、下面的骺板。由于各种原因骺板血液供应减少、软骨板变薄、抗压力降低,在过多的负荷下出现碎裂,髓核在破裂处突入椎体内,形成所谓的 Schmorl 结节。脊柱胸段向后弯曲,使椎体前方承受的压力大于后方,前方骨骺的坏死影响了前半椎体高度的发育。随着年龄的增加和机体的生长,后半椎体的高度越来越大于前半椎体的高度,椎体形成楔形,数个楔形的椎体使胸椎的后凸加大形成驼背。

（二）临床表现

本病好发于 12~16 岁,见于过早负荷的体力劳动少年,男性患者比女性患者多 4~5 倍;多见于中胸段,其次为胸腰段,一般累及 3~5 个相邻椎体;25% 有家族史。

患者常主诉腰背痛,疼痛局限于棘突,易感疲劳,久立或劳动后加重,休息或卧床后减轻;检查可发现有圆背或背部隆起,胸椎的正常后凸加大,而颈、腰椎的生理性前凸出现代偿性增大,头前倾、肩下垂,受累脊柱的棘突有压痛和叩击痛,待骨骼发育成熟后,症状消失,但脊柱后凸将永久存在。

（三）影像学检查

1. **X 线检查**　侧位片显示受累椎体呈轻度楔形变,其前半部的上、下缘不规则,骨骺板软骨内化骨紊乱,有 Schmorl 结节现象,椎间隙明显狭窄。

2. **全脊柱体层摄片**　主要表现两种类型的曲度改变,一种为胸段后凸,另一种则为胸腰段后凸。文献认为,胸段后凸畸形常见,涉及 T_1、T_2~T_{12} 或 T_{11} 节段,顶椎常位于 T_6~T_8。胸腰段的后凸畸形相对较少,常涉及 T_4、T_5~T_{14}、T_5 节段,顶椎常位于胸腰交界附近。

（四）诊断

病史和临床查体可以大致诊断本病,最终需要放射学确诊。本病在影像学上有特征性表现。1964 年 Sorenson 首先提出 X 线影像学诊断标准:胸段脊柱至少 3 个相邻椎体有 5° 或 5° 以上楔形改变。椎体的楔形变是 Scheuermann 病的基本特点,还可以有其他一些特征,如椎间隙变窄、Schmorl 结节、椎体终板变窄、不规则或扁平,顶椎前后径增长。X 线片上除了胸椎过度后凸外,也可以发现有不同程度的腰椎过度前凸以及颈椎前凸减少,头部相对于躯干向前突出。原因主要是矢状面上的代偿造成。也有一部分患者出现颈椎前凸增加,原因是胸椎后凸加重,为保持双目前视状态,颈椎出现代偿增加。

（五）治疗

1. **非手术治疗**

（1）随访观察、科普教育:对脊柱后凸小于 50° 的青少年需定期随访,包括 X 线摄片,直到骨骼发育成熟。在此期间应予以相关科学知识教育,使家长及患儿了解本病、注意预防畸形及配合治疗。

（2）功能锻炼:主要为单独的姿势训练,其对本病的矫正具有一定作用;姿势训练与支具治疗相结合可以使脊柱柔韧,矫正腰椎过度前凸,增强脊柱的伸肌。对后凸小于 75° 者,此种措施具有肯定的效果。

（3）支具治疗：在骨骼发育成熟之前进行支具治疗亦可得到满意的疗效，即使对后凸已近80°者亦多有效。由于胸椎型 Scheuermann 病患者顶椎大多位于胸6~8处，可选用具有三点支撑的 Milkwaukee 支具，因其具有动力性三点矫正功能，可以增加胸椎的伸展幅度使腰椎前凸变浅；胸腰椎型 Scheuermann 病患者的顶椎大多在胸9或更低，可用改良的腋下胸-腰-骶矫正器。在支具治疗过程中，应自始至终进行姿势性伸展运动和腘绳肌的牵张运动。支具治疗至少应坚持至骨骼成熟后2年。在支具治疗的最后一年，仅需晚上配戴支具即可。虽然支具治疗后患者的畸形可得到明显矫正，但随着时间的推移有15%~30%的效果可能会丧失。

2. **手术治疗**　仅有为数甚少的 Scheuermann 病患者需行手术治疗，手术指征是：①在青少年期采用支具治疗无法控制畸形发展的病例，包括那些超过80°的后凸畸形而骨骼尚未发育成熟者。②对成人后凸超过75°、造成持久功能障碍性疼痛、经6个月以上非手术治疗无效并明确提出要求改变外形以求美观者亦可考虑手术治疗。Scheuermann 病的手术治疗包括矫正后凸畸形和脊柱融合术。

第五节　胫骨结节骨软骨病

胫骨结节骨软骨病（Osgood-Schlatter disease）是在胫骨结节骨骺与胫骨上端骨骺融合之前，由于股四头肌的长期、反复、猛烈的收缩暴力，通过髌骨和髌腱集中于胫骨结节骨骺，使其发生慢性损伤，以致骨骺缺血坏死引起的疼痛和胫骨结节局部肿胀等临床表现。本病多见于11~15岁，男多于女，可单侧或双侧发病，一侧多见，多有剧烈运动史。

（一）病因及病理

一般认为本病是胫骨结节骨骺在髌腱的牵拉下发生急性或反复慢性损伤的结果。病理研究发现，由于髌韧带的反复暴力牵拉，胫骨结节骨骺髌腱附着处发生腱鞘炎，由于成纤维细胞的分化和成骨细胞的活动，髌韧带及其附近的软组织可出现异位骨化，并有新生小骨出现；同时，胫骨结节处的成骨细胞活跃，产生骨质增生，使胫骨结节增大，明显向前突出。

（二）临床表现

好发于青春期，11~15岁好动的男孩，多为单侧发病，也可双侧发病，一侧较重，常有近日进行剧烈运动或外伤史。主诉胫骨结节处疼痛，活动尤其是上下楼和跑跳等股四头肌抗阻力运动时疼痛明显加重。查体可见一侧或双侧胫骨结节处局限性肿胀，压痛明显，做伸膝抗阻动作时疼痛加剧。

X线显示胫骨结节骨骺增大、密度增高或碎裂，周围软组织可有肿胀。

（三）治疗

本病在成年后胫骨结节与胫骨上端骨化成一体后，症状即自行消失，但局部隆起不会消失。疼痛明显者，先避免进行跑跳等剧烈运动，可局部外用抗炎镇痛药膏或贴剂，一般不需口服镇痛药。不推荐局部注射糖皮质激素。成年后，有长期局部疼痛者，主要是由于小块骨骺未与结节融合之故，可手术切除未融合的骨骺块。

本章小结

骨坏死又称骨缺血性坏死、无菌性坏死或骨软骨病等，其特征性病理学改变为由于血液供应受阻而导致的骨细胞死亡。骨坏死的危险因素包括糖皮质激素的应用、长期过量饮酒以及其他一些原因，如血红蛋白疾病、减压病、放射线照射等，目前的研究还发现，基因多态性在骨坏死的发生发展中也起重要作用。

　　股骨头是最常见的骨坏死部位，其次为股骨髁和肱骨头坏死，较少累及踝骨、腕舟骨和足舟骨。骨坏死在早期表现主要是坏死部位关节的疼痛，当疾病进展至中晚期，发生关节面塌陷时，将出现关节活动受限，疼痛加剧。

　　根据骨坏死的不同分期，目前所采取的治疗措施分为早期的非手术治疗和中晚期手术治疗两个大的方面。早期非手术治疗包括减少负重、电磁刺激、体外震波、高压氧疗及药物，如降血脂药、抗凝药、血管扩张剂和二磷酸盐等。对于晚期骨坏死，关节塌陷变形，关节功能受限患者，关节置换是目前最有效的治疗方法。不能接受关节置换的患者，关节融合手术也可以显著缓解症状，改善患者生活质量。

（裴福兴）

思考题

1. 简述股骨头坏死的 Ficat 分期及分期治疗。
2. 简述手舟骨、月骨坏死的病理基础及处理。
3. 简述 Perthes 病的发病原因及影像学特点。

参考文献

［1］PARSONS SJ, STEELE N. Osteonecrosis of the femoral head: Part 2d Options for treatment. Current Orthopaedics, 2008, 22 (2): 349-358.

［2］KANG PD, PEI FX, SHEN B, et al. Lovastatin inhibits adipogenesis and prevents osteonecrosis in steroid-treated rabbits. Joint Bone Spine, 2008, 75 (6): 696-701.

［3］HUNGERFORD DS, JONES LC. Core decompression. Tech Orthop, 2008, 23: 26-34.

［4］黄振国，张雪哲，王武，等.股骨头坏死的 MRI 表现与病理对照分析.临床放射学杂志，2008, 27: 817-820.

［5］MALIZOS KN, KARANTANAS AH, VARITIMIDIS SE, et al. Osteonecrosis of the femoral head: Etiology, imaging and treatment. European Journal of Radiology, 2007, 63: 16-28.

［6］康鹏德，赵海燕，裴福兴.糖皮质激素作用下骨髓基质细胞成脂肪细胞分化与股骨头坏死发生研究.中华骨科杂志，2010, 30: 607-610.

［7］康鹏德，裴福兴.股骨头坏死临床分期.中华骨科杂志，2010, 30: 60-63.

［8］刘霞，屈辉.股骨头坏死的影像学表现.中华全科医师杂志，2006, 5 (2): 78-80.

［9］张雪哲.骨坏死的影像学表现.中华放射学杂志，2004, 28 (8): 882-884.

［10］康鹏德，裴福兴.膝关节骨坏死.中华骨科杂志，2010, 30: 634-639.

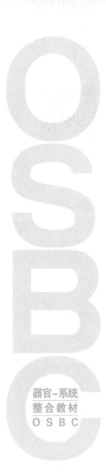

OSBC

器官-系统
整合教材
O S B C

第四篇
感染性疾病

第二十章
骨与关节化脓性疾病

骨与关节化脓性疾病是骨、关节及其附属结构非特异性感染的统称,包括骨膜、软骨和滑膜感染在内。

第一节　化脓性骨髓炎

化脓性骨髓炎(suppurative osteomyelitis)是化脓性细菌引起的骨膜、骨质和骨髓炎症的总称。按发病时程,可分为急性和慢性化脓性骨髓炎两类。急性期常有骨质破坏,慢性期多伴有骨质硬化、死骨和窦道形成。化脓性骨髓炎的感染途径通常有三种:①血源性或淋巴管来源:细菌从体内其他部位如呼吸道、泌尿系、体表和消化道等的感染灶,经血行或淋巴管到达骨组织,形成小的细菌栓子。当身体抵抗力不足以抵御细菌时发生骨的化脓性感染。也有患者无明显感染灶。②创伤性:开放性伤口让细菌直接从外界进入体内。③蔓延性:从邻近软组织直接蔓延而来,如肢体远端局部软组织感染导致局部骨髓炎。血源性骨髓炎最复杂且常见,本章将着重介绍。

一、急性血源性化脓性骨髓炎

【发病特征】

急性血源性化脓性骨髓炎常见于 3~15 岁的儿童和少年,即骨生长最活跃的时期,其中 50% 以上患者年龄在 5 岁以下,且男性较多,约为女性患儿的 2 倍。胫骨近端和股骨远端发病率最高,约占 60%,其次为肱骨近端、桡骨及髂骨等。

【病因及微生物学】

急性血源性化脓性骨髓炎由菌血症造成细菌播散引起,多发生于儿童长骨的干骺端。最常见的致病菌是金黄色葡萄球菌,其次是乙型链球菌和白色葡萄球菌,偶有大肠埃希菌、铜绿假单胞菌和肺炎双球菌。在镰状细胞贫血或新生儿骨髓炎患者,沙门氏菌引起的感染比率有所增加。而随着抗生素使用的增多,耐甲氧西林葡萄球菌(MRSA)出现的频率也越来越高。

菌血症并非骨髓炎发生的充分条件。菌血症很常见,可由中耳炎、咽炎或刷牙等引起,仅在刷牙后就可有约 25% 的人发生菌血症。但短暂的菌血症并不足以发展为骨髓炎,只有当病原微生物的数量足够多或足够强,能够突破宿主的自然防御屏障并在局部形成感染灶后,才会发生骨髓炎。骨骼的局部因素有着重要的病理生理作用:儿童骨骼干骺端缺乏吞噬细胞;长骨干骺端有很多细小的小动脉,血流慢,细菌栓子容易停留。

【病理学】

感染开始后 48h 细菌毒素即可损害干骺端的毛细血管循环,在干骺端生成脓液,经过哈弗系统和福尔克曼管进入骨膜下,使骨膜剥离,导致骨质破坏,与由此诱发的修复反应(骨质增生)同时并存。早期以组织破坏和坏死为主,后期以骨增生为主。骨皮质内层接受干骺端的血液供应,血供受损后,骨质坏死,肉芽组织将其与存活的骨分开,形成死骨片,骨膜反应生成新骨称为包壳,包裹感染骨和坏死骨,以后包壳出现缺损形成骨瘘和窦道,引流脓液。

骨内感染灶形成后,因周围为骨质,引流不畅,多有严重的毒血症表现。随着脓肿的扩大,感染沿局部阻力较小的方向向四周蔓延(图 20-1)。通常有以下 3 种途径:

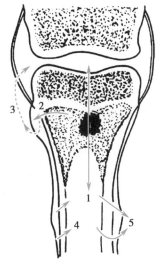

1. 脓肿向骨端蔓延 因骺板抵抗感染的能力较强,脓液不易穿破骺板进入关节腔,多向骨髓腔扩散,致使骨髓腔受累。

2. 脓液突破皮质骨,穿入骨膜下形成骨膜下脓肿 当压力进一步增高时,突破骨膜流入软组织。

3. 穿入关节,引起化脓性关节炎 小儿骺板是抗御感染的天然屏障,脓肿不易进入关节腔,但成人骺板愈合血运减少,抵抗力下降。若干骺端位于关节囊内(如髋关节),则脓肿亦可穿破干骺端骨皮质进入关节,形成化脓性关节炎。

图 20-1 胫骨上端急性化脓性骨髓炎扩散途径

1. 干骺端病灶向骨髓腔发展,可进入关节腔;2. 穿破骨皮质侵入骨膜下;3. 穿破骨膜至关节周围,可再进入关节;4. 骨膜下与骨髓腔经骨小管相通;5. 穿破骨膜与软组织。

急性血源性化脓性骨髓炎的转归大致有以下几种情况:

1. 致病菌毒力较弱,患者抵抗力强,早期治疗,大多可获得痊愈。

2. 若细菌毒力和宿主抵抗力相当,则急性感染有转为慢性感染的可能。

3. 细菌毒力强,抵抗力弱,可并发败血症或脓毒血症,严重时危及患者生命。

4. 骨髓炎复发概率与感染的部位、治疗是否及时有效等因素有关。位于足部远端的骨髓炎复发率可高达 50%,累及股骨、胫骨的骨髓炎复发率为 20%~30%。而腓骨远端、上肢骨与脊柱的炎症感染预后较好。儿童急性骨髓炎经治疗 1 年后的复发率为 4%。

5. 儿童长骨骨髓炎可损害长骨的骺板,导致患儿生长滞后或者发育畸形。

6. 骨髓炎急性期骨质吸收加剧,或手术钻孔开窗过大使皮质缺损严重,若未行外固定,则易发生病理性骨折。

【临床表现】

1. 全身症状 起病急,开始时即有全身中毒症状,表现为高热、寒战、脉快、口干、食欲不振、精神差;严重者可伴有头痛、呕吐、甚至谵妄等中枢神经系统中毒表现;幼儿可表现为烦躁不安、啼哭不止,或吐奶、闷不做声。

2. 局部表现 早期有疼痛,较剧烈,有时呈搏动样;局部触痛明显,肌肉常保护性痉挛;因惧怕移动患肢,患肢常呈强迫体位;早期可无明显软组织肿胀,发病数日后局部皮肤红肿,提示骨膜下脓肿形成可能。脓肿穿破骨膜进入软组织后,压力骤减,疼痛可暂时缓解;软组织受累后引起局部红、肿、皮温升高,可出现波动感;脓液侵入骨干骨髓腔后,整段肢体剧痛、肿胀。炎症引起骨质破坏,可并发病理性骨折。

【实验室检查】

当怀疑骨和周围软组织非特异性感染时,需行血常规、红细胞沉降率和 C 反应蛋白等检查,有条件时可查血降钙素原。典型的血常规表现为白细胞总数增加、中性粒细胞比例增高等急性感染征象,但小儿、老人和免疫抑制者多不升高。红细胞沉降率变化多出现于感染后 3~5d,在有效治疗开始后 3 周内恢复正常或明显下降;红细胞沉降率提示炎症反应,但无法鉴别无菌性炎症反应。C 反应蛋白是机体介导非特异性免疫的物质,感染后 6h 内开始升高,2d 达到高峰,在有效治疗开始后 1 周内恢复正常或明显下降;监测 C 反应蛋白可以间接反映感染控制情况。以上检查结果需要综合分析。值得注意的是,与其他类型的骨髓炎相比,耐甲氧西林金黄色葡萄球菌(MRSA)引起的骨髓炎,CRP、血沉和白细胞计数呈现出更高的水平。局部抽取的脓液可行细胞计数和分类,以鉴别化脓性感染和其他疾病。其他检验指标,如金黄色葡萄球菌表面抗原或抗体试验、尿液免疫荧光计数均有良好的应用前景,但目前在临床上尚未广泛应用。

病原学检查对于急性化脓性骨髓炎的诊断和治疗有重要意义。局部抽取的脓液涂片染色找细菌,对于诊断和早期抗生素的应用有指导意义。对于大多数细菌感染需要行病原菌培养,根据培养和药敏结果可选取敏感抗生素进行抗感染治疗。最佳的培养标本是穿刺液(关节液或脓液);浅表伤口和窦道样品容易污染,伤口在清创后取的深部标本或刮取的标本培养的结果较准确;血液细菌培养的阳性率较低,患者高热、寒战且在应用抗生素前抽血培养的阳性率稍高。

【影像学检查】

X 线片上早期的骨髓炎一般正常,也可有软组织肿胀、局限性骨质疏松等表现;随后出现干骺端模糊阴影;骨基质必须丢失 30%~50%,X 线片上才能显示出溶骨性破坏,因此骨质破坏的表现要到感染 7~14d 后才明显。入院时正常的 X 线片并不能排除急性化脓性骨髓炎,但有助于排除骨折、尤因肉瘤或其他类型的恶性疾病。Wheat 等人发现,骨关节感染初期只有不到 5% 的患者 X 线出现异常,感染 1 周后约 30% 的患者 X 线出现异常;而当感染 3~4 周后 90% 的患者 X 线片会出现异常。因此,在骨与关节感染的早期诊断中,X 线片的敏感性不高。

对于 X 线片显示不清的部位如胸锁关节、骶髂关节和脊柱等,CT 有助于判断骨质受累的范围;CT 提供了多个层面的图像重建,可以发现比较微小的骨变化。髓腔内的脂肪组织被脓液替代时,CT 上显示为高密度影;CT 增强扫描有助于发现脓肿。然而,其在急性血源性骨髓炎评估中的作用是有限的,因为其较差的软组织对比度。

目前认为 MRI 是诊断骨髓炎最有效的工具。MRI 检查是安全的,因为相比于 X 线和 CT 来说,它没有辐射的风险。然而,对于年幼的儿童检查,通常需要镇静或全身麻醉才能进行。MRI 被广泛用于发现早期骨感染,其发现病变的时间早于 X 线。骨髓炎典型表现即为 T_1 加权像髓腔低信号、T_2 加权像高信号;短 T 波反转恢复信号(STIR),亦称压脂序列,对骨髓炎的阴性预测率很高,几乎达到 100%。但 MRI 信号改变没有特异性,任何造成水肿或充血的疾病如骨折、肿瘤和无菌性炎性反应,均能够产生与骨髓炎相似的信号改变。

超声不能穿透骨皮质,因此其在骨髓炎诊断中的应用有限。超声多用于定位脓腔,引导骨科医师穿刺抽液。放射性核素扫描(ECT)是诊断骨髓炎的重要辅助手段,局部骨组织对感染产生炎症反应引起局部代谢活跃,ECT 表现为局部放射性浓集;其信号变化可在发病 48h 内出现,较 X 线出现早,对早期骨髓炎的诊断敏感性很高,但信号变化并非直接提示感染,故特异性较差。对于体内有金属内植物等行 MRI 有禁忌的患者,放射性核素扫描可起到很大的作用。

【鉴别诊断】

1. **急性蜂窝织炎**　全身中毒症状轻,病灶往往位于肢体非干骺端的一侧,而骨髓炎常常表现为干骺端周围肢体均受累;急性蜂窝织炎局部症状和体征较一致,常伴有明显的局部红、肿、热和波动感,并无局部深压痛;急性骨髓炎往往症状重,除疼痛外,局部炎症表现轻。诊断性分层穿刺有助于鉴别。

2. **化脓性关节炎**　急性化脓性关节炎与急性化脓性骨髓炎临床表现相近,容易混淆;化脓性关节炎疼痛部位往往位于关节,关节可以迅速出现肿胀和积液;急性化脓性骨髓炎早期一般 X 线片无明显改变,急性化脓性关节炎的 X 线检查早期表现为关节囊积液扩张。

3. **尤因肉瘤**　全身和局部表现与急性骨髓炎相似,但起病稍缓,以骨干居多,早期不妨碍邻近关节活动,表面有曲张的血管并可摸到肿块;鉴别困难的可活检行病理检查。

【治疗】

1. **保守治疗**　对于早期诊断的急性化脓性骨髓炎,保守治疗对于 90% 以上的患者是有效的。首先需要抗生素治疗,先经验性应用抗生素,待有病原学结果时再改用敏感性抗生素;应早期、足疗程应用,必要时可联合应用抗生素。严重感染可能需给予静脉输注抗生素,然后改为口服抗生素,当口服给药时,因为剂量较大,应考虑药物的副作用,并检测血清抗生素浓度。经验使用抗生素应与流行病学、患者的年龄和致病原因相结合。关于抗生素治疗的时程尚有争议,目前认为疗程至少 3 周,直至体温正常,局部症状明显缓解,实验室检查血沉和 C 反应蛋白必须正常或明显下降。对于耐甲氧西林金黄色葡萄球菌(MRSA)引起的病例,除了需要进行针对病原体的抗生素治疗,并应适当延长治疗时间。

骨髓炎患者可能需要其他治疗,包括全身支持治疗等。高热时降温、适当补液、纠正酸中毒,并可间断补充少量新鲜血液,增强患者的抵抗力。使用非甾体类抗炎药(NSAIDs)可以用来降低患者的体温和缓解症状,如疼痛或发热。在一些重症感染中,如 MRSA 感染的骨髓炎,可合并深静脉血栓形成、脓毒性肺栓塞或两者并发,这种情况下可能需要抗凝血药物。

2. 手术治疗　规范使用抗生素 48~72h 后,穿刺抽出脓液或在影像学检查发现脓肿、坏死组织或病灶范围扩大时,应积极进行手术治疗。手术目的为:①减少致病菌负荷,减少细菌入血量;②去除坏死组织和脓腔,促进愈合。延迟手术只能达到引流的目的,不能阻止急性骨髓炎向慢性演变。常用手术技术是钻孔引流或开窗减压。无论哪种手术均应做到彻底引流和保护血供。于压痛点最明显处切开骨膜,释放骨膜下脓液,然后行骨开窗减压;如骨膜下无脓液,在术中 X 线定位下在干骺端钻孔数个减压;若有脓液溢出,则将孔洞连成一片,用骨刀凿除方形皮质;整个过程尽量不要剥离骨膜,以免人为造成无血供区;开窗后尽量以冲洗的方式冲出脓液,不要用刮匙或硬质工具搔刮松质骨,以免破坏血运,影响感染的愈合;将脓液引流后,若脓液不多可放置碘仿纱布,若脓液较多可以使用闭式灌注引流;将皮肤松弛缝合或减张缝合,患肢以石膏托制动。术后应继续给予静脉抗生素治疗。

【并发症】

延迟诊断和治疗不当可导致败血症、慢性感染、骨折、深静脉血栓形成、骨生长停滞和肢体发育畸形。发病后超过 5d 的诊断延误,是发生并发症的主要危险因素,准确及时的治疗可改善预后。

二、慢性骨髓炎

【发病特征】

慢性骨髓炎(chronic osteomyelitis)大多是急性化脓性骨髓炎治疗不当或不及时,病情迁延不愈的结果。本病具有病程长、易复发、致残率高等特点。若细菌毒力较低,或患者抵抗力较强但不足以消灭细菌,也可能从起病伊始即为慢性,并无明显急性期症状。近年来急性骨髓炎在早期多能得到有效治疗,所以转为慢性骨髓炎的概率越来越低。有时骨的开放性感染,以及放置金属内置物后的感染可一开始就表现为慢性感染。其他危险因素包括糖尿病、糖皮质激素、免疫缺陷及营养不良等。慢性骨髓炎的标志是感染性死骨。死骨被炎性肉芽组织、硬化骨和相对缺血的骨包围,外面覆盖着增厚的骨膜和瘢痕化的软组织。由于细菌外包围大量缺血组织,所以全身应用抗生素很难奏效。

金黄色葡萄球菌是慢性骨髓炎主要的致病菌,而耐甲氧西林金黄色葡萄球菌(MRSA)的感染比例正在上升。绝大部分病例为多种细菌混合感染,最常合并的是链球菌、铜绿假单胞杆菌、变形杆菌和大肠埃希菌等。近年来革兰氏阴性细菌引起的骨髓炎亦有增多。

【微生物学和病理学】

急性期如果治疗不彻底便会演变成慢性骨髓炎。坏死的松质骨逐渐被肉芽中的破骨细胞吸收掉,空腔被肉芽组织爬行替代,外围成骨细胞合成类骨质,再矿化为新生骨。慢性骨髓炎时,肉芽组织血运差,无法爬行替代整块坏死骨,导致剩余松质骨成为死骨并维持数月之久。剩余死骨的表面因破骨细胞变得不平整,由于缺乏血供,死骨不会脱钙,反而还与邻近的骨组织更为致密。若能将感染完全控制,坏死的骨将重新启动替代过程,该过程需数月之久。若死骨周围肉芽停止生长,脓液便堆积使死骨脱落。浸泡在脓液中的死骨吸收过程异常缓慢,甚至停止。为防止感染扩散,机体使周围的骨骼致密、硬化,刺激骨膜不断形成新骨而成为骨壳。严重时整段骨干成为死骨,再由新生的骨壳包围。骨壳上通常有多个窦道,不断排出脓液及死骨。软组织损毁严重形成大量瘢痕,局部皮肤菲薄、黑色素沉积,窦道经久不愈,表皮会内陷生长深入窦道内。窦道长期排液会刺激窦道皮肤恶变成癌。当患者抵抗力降低或细菌毒力增加时,可能出现急性发病期。

【临床表现】

慢性骨髓炎可以无自感症状,骨失去原有的形态,肢体增粗及变形。皮肤菲薄色泽暗;有多处瘢痕,稍有破损则长期不愈合。窦道口肉芽组织突起,流出臭味脓液。肌肉挛缩、瘢痕增生导致肢体僵硬。身体抵抗力下降时可急性发作,皮肤红、肿、热、痛。窦口流脓量增加,有时可排出死骨。急性炎症消退后窦口关闭(图 20-2,图 20-3)。

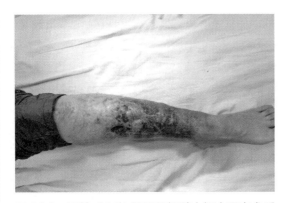

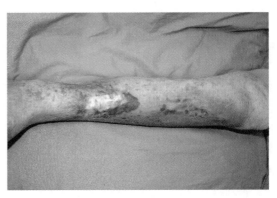

图 20-2　男性,31 岁,胫骨骨折髓内钉内固定术后感染 4 年,左侧小腿呈慢性骨髓炎表现,畸形、瘢痕增生、黑色素沉着、窦道形成

图 20-3　男性,70 岁,糖尿病病史 20 年,左侧小腿中下段外伤致慢性骨髓炎病史 10 年。胫骨结节下区域为慢性骨髓炎急性发作。症状是红肿热痛,窦道排脓,皮下积脓

【实验室检查】

患者白细胞总数通常升高,但不及急性感染期高。中性粒细胞在非急性期多轻微增高,急性期时与急性骨髓炎类似。绝大多数患者 ESR 和 CRP 升高。实验室检查指标多无特异性,仅表现为体内存在慢性感染灶。

【影像学检查】

X 线片可见死骨生成、硬化,死骨周围透亮区,外层骨质硬化,骨髓腔不规则。死骨外包壳可有窦孔。骨膜反应明显。新生骨致密,可能在 X 线片上遮挡死骨。X 线片上死骨表现为孤立的骨片,没有骨小梁,浓白致密,边缘不规则,周围有空隙(图 20-4,图 20-5)。CT 和 MRI 片可以显示炎症范围、脓腔和死骨。窦道造影可以了解窦道的深度、径路和分布。

【治疗】

慢性骨髓炎的治疗原则是摘除死骨,清除病灶,消灭死腔和改善循环。抗生素应结合手术而使用,单用药物常不能奏效。手术适应证为:死骨、脓腔和窦道形成。禁忌证为:急性发作期,死骨过大,包壳形成不充分,切除容易引起骨缺损和继发性骨折。具体手术方式如下:

1. 清除病灶　定位病灶,骨壳上开窗,吸出脓液,清除死骨与炎性肉芽组织。在开窗时切勿破坏过多骨质,以免造成术后不愈合或病理性骨折。如上下骨段髓腔已闭塞,应凿去封闭髓腔的硬化骨打通髓腔,以利血液循环。

2. 消灭死腔

(1)碟形手术:清除病灶后将骨皮质缘削平,类似碟状,以容周围软组织贴服而消灭死腔。本法只用于死腔不深的情况。

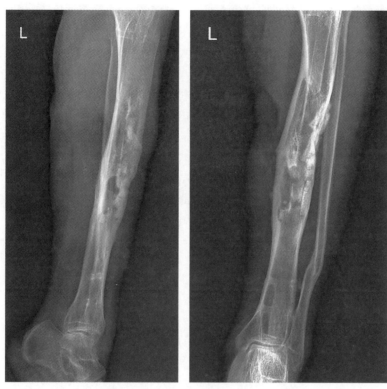

图 20-4　患者胫腓骨正侧位 X 线片骨髓腔内可见死骨、新生骨、
死骨周围脓腔、骨骼畸形和软组织缺损影

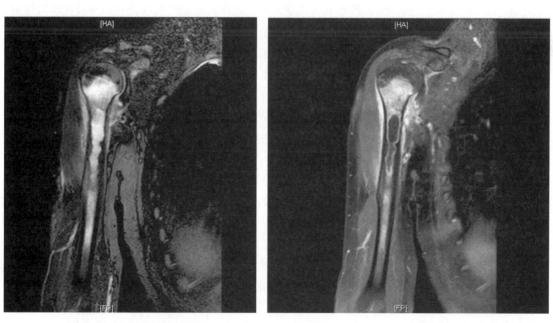

图 20-5　一例肱骨慢性骨髓炎的患者急性发作期影像，MRI T$_2$ 压脂序列可见肱骨髓腔内大片高信号区（左）；
进一步行 MRI 增强扫描，T$_1$ 压脂序列可见髓腔内高信号区内的低信号区，局部不强化，边缘有强化带，示为脓肿

（2）肌瓣填塞：死腔较深，可将骨腔边缘略施修正后将附近肌肉作带蒂肌瓣填塞以消灭死腔。

（3）闭式冲洗：小儿生长旺盛，骨腔容易闭合，因此可不必过多填塞死腔。可在髓腔上端置一根冲洗管，下端置一根吸引管。术后持续灌注抗生素或防腐剂溶液，吸引管持续负压吸引。2 周后可拔除冲洗管，再持续负压吸引 2 周，待引流液清晰时即可停止。

（4）抗生素载体植入：将可局部使用的抗生素如庆大霉素，混入骨水泥制成 7mm 直径左右的小球，以不锈钢丝串连起来，聚合化后即成为庆大霉素 - 骨水泥珠链，每一颗小球约含庆大霉素 4.5mg。将珠链填塞在骨腔内，有一粒小珠露于皮肤切口外。珠链在体内会缓慢地释放出有效浓度的庆大霉素约 2 周。2 周后即可拔去珠链。小型的骨腔去除珠链后迅速被肉芽组织所填满，中型的尚须换药一段时间也有闭合的可能，大型的拔去珠链后尚需再次手术植入自体骨松质。此外，还有聚甲基丙烯酸甲酯（PMMA）释放系统、聚交酯与聚乙交酯共聚物释放系统、硫酸钙释放系统等。

3. **伤口的闭合**　伤口大部分可一期缝合，并留置引流管。一般在术后 2~3d 内，吸引量逐渐减少，此时可拔除引流管。周围软组织缺少或张力过大时，可减张缝合或者不缝，伤口敞开换药或放置闭合负压持续吸引装置。待肉芽长满后可二期缝合或行植皮术。

第二节　化脓性关节炎

【发病特征】

化脓性关节炎（pyogenic arthritis）是化脓性细菌引起的关节内感染，作为外科急症，有着较高的发病率和死亡率，有报道称死亡率可达 11%，多关节发病者甚至可达 50%。可由血行播散、邻近部位感染和手术引起，可发生于任何年龄，但儿童和老年人最多。化脓性关节炎的发病与否和病情轻重取决于细菌毒力和宿主抵抗力的平衡，危险因素包括：关节腔激素注射、关节创伤、血友病、骨性关节炎、类风湿关节炎、肿瘤、糖尿病、酒精中毒、肝硬化和尿毒症等。最常受累的部位为膝、髋关节，其次为肘、肩和踝关节。该病强调早诊断、早治疗，避免关节功能出现障碍。

【微生物学和病理学】

致病菌多为金黄色葡萄球菌，其次为溶血性链球菌、肺炎双球菌和大肠埃希菌等。儿童多见流感嗜血杆菌，性生活活跃者可见淋球菌，关节置换后可见表皮葡萄球菌。化脓性关节炎大概分为 3 个过程：

1. **浆液性渗出期**　滑膜充血、水肿，白细胞浸润。关节腔内浆液性渗出，呈淡黄色，液内有大量白细胞。在此阶段无关节软骨破坏，如治疗得当，渗出液可完全吸收，关节功能恢复正常。

2. **纤维素性渗出期**　渗出液增多，细胞成分增加，关节液浑浊黏稠，有脓细胞、细菌和纤维蛋白性渗出物。关节内有纤维蛋白沉积，常附着于软骨表面，妨碍软骨内代谢。如不及时处理，关节软骨将失去活性，进而发生软骨面破坏；纤维蛋白还容易引起关节粘连。

3. **脓性渗出期**　关节内含大量脓液，关节液呈黄白色，死亡的白细胞释放蛋白酶，溶解关节软骨和滑膜。关节囊和周围软组织有蜂窝织炎改变。此期患者容易遗留关节功能受损，甚至强直于非功能位。

【临床表现】

化脓性关节炎发病急，可伴寒战、高热、全身不适等脓毒血症症状。局部表现受累关节肿胀、剧痛，并可有红肿、热和压痛。邻近肌肉痉挛，关节常处于屈曲畸形位，久之可发生关节挛缩，甚至有半脱位或脱位。剧痛好转再加剧说明脓液穿透关节囊，进入软组织，周围软组织发生蜂窝织炎。深部脓肿穿破皮肤后会成为窦道，此时全身与局部的炎症都会迅速消退，病变转入慢性阶段（图 20-6）。

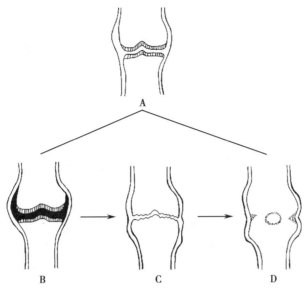

图 20-6 化脓性膝关节炎发展过程
A. 正常;B. 浆液性渗出;C. 关节软骨破坏;D. 关节骨性强直。

【实验室检查】

外周血白细胞计数增高,中性粒细胞比例增加。红细胞沉降率增加,C 反应蛋白含量增高,降钙素原含量增加。关节液穿刺为诊断金标准,关节液外观可为浆液性(淡黄、透明),纤维素性(浑浊)或脓性(黄白色)。镜检可见大量脓细胞,涂片或培养发现致病菌即可诊断。白细胞浓度大于 5×10^9/L,中性粒细胞比例大于 90%,即使涂片未找到细菌,或穿刺液培养为阴性,也应高度怀疑化脓性关节炎。

【影像学检查】

X 线检查早期见关节肿胀、积液,关节间隙增宽,周围软组织影。之后关节间隙变窄,软骨下骨质破坏使骨面毛糙,并有虫蚀状骨质破坏,软骨下骨质疏松破坏,晚期关节强直,软骨下骨增生和硬化。邻近骨骼出现骨髓炎改变的也不少见。MRI 检查可以早期发现关节周围软组织和骨髓水肿。

【诊断】

早期根据全身及局部症状和体征,结合上述检查,一般不难作出诊断。影像学改变出现较晚,一般不作为诊断依据。

【鉴别诊断】

化脓性关节炎需与下列疾病进行鉴别(表 20-1):

表 20-1 化脓性关节炎的鉴别诊断

疾病名称	起病	发热	关节发病数	好发部位	局部症状和体征	周围血象	血沉	X 线表现	穿刺液检查
化脓性关节炎	急骤	高热	单发多,很少3个以上	膝、髋	急性炎症明显	高	高	早期无变化	清→混→脓性,多量脓细胞,可找到革兰氏阳性球菌
关节结核	缓慢	低热	单发多	膝、髋	急性炎症不明显	正常	高	早期无变化	清→混,可发现抗酸杆菌
风湿性关节炎	急	高热	多发性对称性,游走性	全身大关节	有急性炎症,伴有心脏病	高	高	无变化	清,少量白细胞

续表

疾病名称	起病	发热	关节发病数	好发部位	局部症状和体征	周围血象	血沉	X线表现	穿刺液检查
类风湿关节炎	一般不急	偶有高热	多发性(超过3个)对称性	全身大小关节	有急性炎症,伴有小关节病变	可增高	高	早期无变化	清→草绿色,浑浊,中等量白细胞,类风湿因子阳性
创伤性关节炎	缓慢	无	单发性	膝、踝、髋	无炎症表现	不高	正常	关节间隙窄,骨硬化	清,少量白细胞
痛风	急,夜间发作	可有中、低热	多发,一般2个	姆趾跖关节	红肿显著	高,血尿酸增高	高	早期无变化	清→混,内有尿酸盐结晶

【治疗】

1. **抗生素治疗**　早期经验用药,待药敏结果出来后改用针对性强的抗生素。5岁以下儿童多选用针对金黄色葡萄球菌、链球菌及流感嗜血杆菌的抗生素。对于植入人工关节导致化脓性关节炎的成年患者多采用万古霉素和庆大霉素。一般先静脉用药,待感染控制后,再改为口服。

除全身用药外,关节腔内注射抗生素也是有效治疗手段。每天做一次关节穿刺,抽出关节液后,注入抗生素。如果抽出液变清,且局部症状和体征缓解,说明治疗有效,可以继续使用,直至关节液细胞分析白细胞降至正常。若无效则应手术治疗。

2. **手术治疗**　手术方式以关节腔清理和持续关节腔持续冲洗为主,二者皆可在关节镜的辅助下进行。关节腔清理是将关节液、脓液、坏死组织、脓性滑膜、软骨上的脓苔一并清除,后放置一条关节引流管。每天观察引流管液体性状,待清澈透明时再拔除引流管。持续关节腔冲洗可在关节腔清理术后进行。在关节腔内插入两根管内。一根为灌注管,另一根为引流管。每日经灌注管滴入含抗生素生理盐水2 000~3 000mL,至引流液转清,经培养无细菌生长后可停止灌洗;但引流管仍继续吸引数天,如引流量逐渐减少至无引流液,而局部症状和体征都已缓解,可以将引流管拔除。

3. **关节康复锻炼**　在感染急性期,关节应制动以利炎症消退和感染控制;为防止关节内粘连,应在感染控制后积极行被动活动。急性炎症消退3周后,鼓励患者做主动运动。

第三节　脊柱感染

脊椎感染(spinal infection)包括椎体感染、椎间盘炎、椎体间盘炎、硬膜外脓肿等一系列脊柱感染病变,占整个骨关节系统感染的2%~7%。本节主要介绍椎体化脓性骨髓炎和椎间盘术后感染,两者占整个脊柱感染90%以上。

一、椎体化脓性骨髓炎

【发病特征】

椎体化脓性骨髓炎(osteomyelitis of the vertebra)发病率较四肢低,多由血行传播引起,其原发感染病灶可能为疖肿、泌尿生殖系感染；其次为邻近部位感染波及，少数为外伤，椎体手术后感染，继发于椎间盘感染的称为继发性椎体骨髓炎。成年人多见，以 20~40 岁年龄段为主，男性多；发病节段以腰椎发病率高，依次为胸椎、颈椎和骶椎。病变主要侵犯椎体，可向椎间盘及上下椎体扩散，可突入椎管内；也有同时侵犯附件或单发于附件的情况。糖尿病、营养不良、吸毒、艾滋病，长期使用激素等均为脊柱感染的易感因素。

【临床表现】

起病急骤，发展迅速，伴高热、寒战、烦躁等脓毒血症症状。局部疼痛，椎旁肌痉挛、压痛，棘突压痛或叩痛，强迫体位，惧怕移动身体，不能翻身或转颈。可伴有脊髓或脊神经压迫症状，导致远端肢体运动感觉障碍。后期形成脓肿，可破溃至各个方向，常见有腰大肌脓肿、后纵隔脓肿和咽后壁脓肿。大型腰大肌脓肿可在股部触及。发热症状无特异性，部分脊柱感染患者无发热表现。硬膜外脓肿形成可导致 1/3 患者出现神经功能损害表现，尤其在颈椎部位发生率更高。

【实验室检查】

白细胞在部分患者可不增高。红细胞沉降率是诊断感染的敏感指标，但特异性差，且对判断治疗效果不准确。C 反应蛋白在炎症早期即可明显增高，对诊断感染的特异性高于血沉。且更能准确反映感染的治疗效果。血培养 25%~59% 阳性，在发热高峰时进行抽血培养率更高。

【影像学检查】

椎体化脓性骨髓炎早期 X 线片没有特异性表现，发病 2~3 周后出现椎体密度减低，椎体边缘可能模糊不清，8~12 周后可见终板溶解硬化模糊，在胸椎甚至有椎体塌陷、后凸畸形等表现（图 20-7）。

CT 可清楚显示椎体骨质破坏及椎体周围脓肿，但对早期感染诊断意义不大。CT 平扫有时易漏诊，必要时应矢状位重建。

MRI 有利于诊断椎体化脓性骨髓炎，尤其是对感染的早期诊断。典型椎体化脓性骨髓炎的 MRI 表现是：炎症致椎体 T_1 加权像低信号，T_2 加权像椎体高信号改变。发病早期椎间盘信号可正常，但 2 周左右椎间盘即可被炎症侵袭破坏。

脊柱化脓性感染与脊柱结核 MRI 鉴别：①结核骨破坏大于 50%，以相对于椎间盘处破坏较重，而化脓感染骨破坏呈弥漫性，一般不塌陷；②椎体结核椎间盘受累明显，化脓感染椎间盘早期变模糊；③增强后椎体结核周围软组织侵犯边界清晰，化脓感染边界不清晰；④增强后结核椎体内脓肿有增强边缘，而化脓感染椎间盘信号增强；⑤脊柱化脓性骨髓炎形成椎旁脓肿并不多见，而脊柱结核常伴有椎旁脓肿。

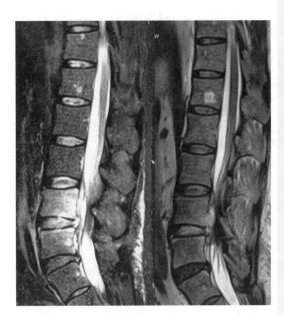

图 20-7　化脓性脊椎炎，MRI 示椎体内破坏灶有硬化骨形成

【诊断】

早期根据全身及局部症状和体征，结合上述检查，一般不难作出诊断。穿刺活检对确诊及治疗均有非常重要的作用，穿刺理论上应进入骨质破坏最严重的部位，必要时可切开活检，或在 CT 引导下穿刺活检，能明显提高准确率。穿刺活检样本应送细菌涂片，细菌培养加药敏并送病理检查。

【治疗】

1. 非手术治疗　卧床休息和制动是保守治疗最基本、最关键的治疗措施。颈椎感染用颈托固定，胸腰骶椎可用支具或石膏床进行固定。抗生素的选择在早期选择广谱头孢类抗生素，待穿刺或培养细菌或药敏结果出来后再选择致病菌敏感抗生素。关于抗生素治疗的时程尚有争议，目前认为需静滴抗生素 6~8 周再口服抗生素 3 个月。期间需严密监测血沉、C 反应蛋白,定期复查 X 线、CT 及 MRI,观察治疗效果。

非手术治疗无效的判定依据为:临床症状未缓解或加重,治疗一个月感染指标未降低,影像学检查复查无明显改善,相反则为治疗有效。

2. **手术治疗**　椎体化脓性骨髓炎是细菌感染,手术不能完全清除致病菌,非手术治疗是基础。但当出现椎体破坏大于 50%,导致脊柱不稳定;或脊柱后凸畸形,进行性神经功能损害加重时,应该手术治疗。手术目的是清除感染灶,恢复神经功能,重建脊柱稳定性和缓解疼痛。手术操作包括清创、引流、减压、植骨融合、内固定等。前路清创的同时行一期植骨内固定,为标准手术方法。

二、椎间盘术后感染

椎间盘术后感染的致病菌以金黄色葡萄球菌最为常见。细菌进入椎间隙的途径有两种:①医源性感染,手术操作中因消毒不彻底或局部感染扩散至椎间隙;②经血行播散,类似于椎体感染。腰椎间盘突出经手术摘除髓核后,发生椎间隙感染者在 1% 左右,不同方法摘除髓核的术后感染的发病率可能不同。

【临床表现】

最常见的临床表现是术后数日到数周,出现腰部剧烈疼痛,腰肌痉挛,严重者可出现卧床时疼痛、夜间痛,甚至患者因疼痛惧怕碰床及响动。感染间隙处压痛,但切口无红肿,可有高热。有些还伴有腹痛,腹胀(腹膜后神经丛受刺激)及下腹部放射痛,髋关节疼痛和活动受限等症状,但无术前下肢放射至足的疼痛。

【辅助检查】

1. **实验室检查**　与椎体化脓性骨髓炎相比,白细胞、血沉、C 反应蛋白检测特点相似。

2. **影像学检查**　椎间隙感染早期 X 线检查多数无阳性表现。一般于术后 2~4 周出现椎体改变,即感染椎间隙及上下方的椎体密度减低,椎体的椎间盘边缘呈不规则破坏,可呈锯齿状。椎间盘早期呈云雾状,后期呈毛玻璃状,2~3 个月后椎体增生,一般无塌陷,椎间隙骨化,上下椎体间融合,椎间隙常稍变窄。

CT 主要表现为椎体终板不规则骨质破坏和增生改变。其影像学特点主要为病变局限于椎体软骨终板及终板下。

MRI 的 T_1 加权像表现病变椎间隙及相邻的上下椎体 1/3 到 1/2 广泛低信号,成均匀弥散性改变。椎体溶骨改变,一般较对称、均匀,T_2 加权像呈较高信号,椎间盘组织变形、破裂、变小或消失。可形成蜂窝织炎、脓肿,或同时发生两种病变,发生率达 90%,为椎间隙感染特异性表现。

【诊断】

诊断要点是椎间盘突出术后数日或 1 周左右,在膝及腿症状消退之后,突然出现剧烈腰痛,伴双髂后至大腿疼痛,但无下肢放射痛,腰肌痉挛,椎间压痛与手术间隙一致。MRI 见椎间盘及椎体改变即可诊断。

【治疗】

椎间盘术后感染累及椎间盘及其上下椎体,椎间盘感染,由于周边纤维环存在,掏除髓核之小孔,术后很快封死,故椎间盘内肿胀压力大,致腰痛严重。因此早期治疗最主要最关键的就是缓解症状的措施,仅严格卧床是不够的,打包括双髋的石膏裤可很快缓解腰痛症状。

抗生素的使用主要针对金黄色葡萄球菌,椎间盘加椎体感染有脓肿者较少,若有的话应穿刺取培养并做药敏试验,有针对性地应用抗生素。

本章小结

　　骨与关节感染多由血行传播引起，金黄色葡萄球菌是主要致病菌。虽然用抗生素治疗大多数细菌感染均能获得很好效果，但由于生理和解剖特殊性，骨关节感染的治疗未能达到同样疗效。所以当骨或关节感染应及时手术治疗，以改善预后。

（沈慧勇）

思考题

1. 请描述化脓性骨关节感染的病理生理过程。
2. 请描述化脓性骨关节感染的常见致病菌。
3. 化脓性关节炎需要与哪些疾病相鉴别？如何鉴别？
4. 简述化脓性关节炎的治疗原则。

参考文献

［1］胥少汀，葛宝丰，徐印坎，等 . 实用骨科学 . 4 版 . 北京：人民军医出版社，2011.

［2］ABRIL JC, RAMIREZ A. Successful treatment of chronic recurrent mul-tifocal osteomyelitis with indomethacin: a preliminary report of five cases. J Pediatr Orthop, 2007, 27: 587, 2007.

［3］CALHOUN JH, MANRING MM, SHIRTLIFF M. Osteomyelitis of the long bones. Semin Plast Surg, 2009, 23: 59.

［4］PELTOLA H, PÄÄKKÖNEN M. Acute osteomyelitis in children. N Engl J Med, 2014, 370 (4): 352-360. doi: 10. 1056/NEJMra1 213956

［5］YEO A, RAMACHANDRAN M. Acute haematogenous osteomyelitis in children [published correction appears in BMJ. 2014; 348: 1326]. BMJ. 2014; 348: g66. Published 2014 Jan 20. doi: 10. 1136/bmj. g66

第二十一章
骨与关节结核

第一节 概 论

骨与关节结核（tuberculosis of bone and joint）是结核分枝杆菌引起的骨与关节的慢性特异性感染性疾病。近年来随着人口流动性的增加、艾滋病的流行以及耐药菌结核病的出现等，骨与关节结核的发病率有回升的趋势。世界卫生组织《2019 年全球结核病报告》表明，2018 年全球结核病潜伏感染人群约 17 亿，占全球人口 1/4 左右，其中仅 2018 年全球新发患者就有 700 万例。我国为全球结核病第二大患病国，有 86.6 万病例。骨与关节结核的患病率占所有结核患者的 3%~7%，占肺外结核的 19.8%。结核分枝杆菌进入人体以后，首先在肺部形成原发灶，95% 的骨关节结核及其全身各脏器结核均是由此原发灶经血行播散而引起，其余少数经消化道和破损的皮肤引发。骨与关节结核易发生于毛细血管稠密和血运丰富的短骨如脊椎及干骺端。病变可发生于原发病灶的活动期；但绝大多数情况下细菌潜伏在上述部位且保持一定的生存能力形成"潜在病灶"，一旦机体免疫力降低，少数患者则会在原发灶已经静止、甚至痊愈以后发病。发病的高危人群包括：轻微外伤、曾感染过结核病者、糖尿病及肾功能不全者、营养不良者等。

骨与关节结核的患者中以青壮年居多，女性略多于男性。随着我国人口老龄化，老年人发病率也逐步增加。骨与关节结核 50%~75% 以上发生在脊椎，其次为髋关节，膝关节居第三。

【病原学及基本病理表现】

1882 年 Koch 首次发现结核病的致病菌为结核分枝杆菌。其后多年，学界对结核分枝杆菌进行过多次分型。目前普遍认为，由于这些细菌之间有着广泛的相似性，故将其称之为结核分枝杆菌复合群，包括结核分枝杆菌、牛分枝杆菌、非洲分枝杆菌、田鼠分枝杆菌，其中前三者为人致病菌（结核分枝杆菌是最主要的致病菌），而后者对人体无致病力。结核分枝杆菌复合群内成员的 DNA 杂交同源性高达 78%~98%，而它们与其他快速生长或慢性生长的分枝杆菌以及麻风分枝杆菌的同源性则极低。

非结核分枝杆菌病是指除结核分枝杆菌复合群和麻风分枝杆菌以外的其他分枝杆菌感染引起相关组织、器官的病变。该菌亦可引发骨与关节的感染，对利福平等抗结核药物多产生耐药，疗效差。

结核分枝杆菌细长而稍弯，约 $(1~4)\mu m \times 0.4\mu m$，两端微钝，不能运动，无鞭毛或芽胞；高度需氧；不易染色，但其经品红加热染色后不能被酸性乙醇脱色，故称抗酸杆菌。结核分枝杆菌对不利环境和某些理化因子有较强的抵抗力，如在干燥痰液中可存活 6~8 个月，在低温湿冷条件下可存活 4~5 个月。结核分枝杆菌不耐热，对紫外线敏感，故常应用加热或紫外线照射的方式对其进行消杀。

结核病的基本病理表现为渗出、增生、坏死。这三种病理形式常同时存在，并以某一种变现为主，且可相互转化。①以渗出为主的病变：在病变早期或人体免疫力低下时，病变组织表现为充血、水肿、浆液性或浆液纤维蛋白渗出，渗出液和巨噬细胞中可查见结核分枝杆菌；②以增生为主的病变：当人体免疫力较强或细菌毒力较低时可形成具有诊断价值的结核结节，结节由上皮样细胞、朗格汉斯（Langhans）巨细胞及其外周局部聚集的淋巴细胞、少量成纤维细胞构成；③以坏死为主的病变：当人体免疫力低下、细菌毒力强、菌量多或变态反应增强时，上述两种病变可发展为坏死。结核性坏死灶中因含有来源于破坏了的结核杆菌和脂肪变性的单核细胞,故含脂较多,淡黄色、均质且细腻、质地较实,形似奶酪,故称干酪样坏死。后者对诊断具有重要意义,且其中含一定量的结核分枝杆菌。

【分型】

根据发病部位的不同,骨与关节结核分为骨结核、滑膜结核、关节结核三种类型。

1. **骨结核**(tuberculosis of the bone)　结核病变仅位于骨组织,依其发生部位不同分为以下几种类型。

(1)松质骨结核:按松质骨的不同部位分为两型。①中心型,病灶距血供丰富的组织较远,以骨破坏为主,易形成死骨、空洞;新骨形成较少。②边缘型,病灶与血运丰富的软组织相邻,局部破坏可形成缺损,很少见死骨形成。

(2)皮质骨结核:最早出现骨干髓腔的骨破坏,其后因骨膜反应而出现大量新骨形成,常见的如指骨结核。

(3)干骺端结核:位于皮质骨与松质骨移行部位,具有松质骨与皮质骨结核的共同表现。

2. **滑膜结核**(tuberculosis of the synovial membrane)　滑膜分布于关节、腱鞘和滑囊的内衬。结核分枝杆菌可通过两种途径感染上述滑膜组织。一种是经关节腔感染滑膜,结核分枝杆菌通过血液直接进入关节腔,先在滑液内繁殖,其毒力和代谢产物刺激滑膜,产生炎症反应,关节液增加。结核分枝杆菌由关节腔逐渐侵入滑膜内,此类滑膜结核的病变是相对均匀一致的。另一种途径是结核分枝杆菌先侵入滑膜下组织,在其中产生局限性病灶,此时无明显临床症状,随着病灶突破滑膜迅速向关节腔内破溃,而造成滑膜组织的感染。

3. **关节结核**(tuberculosis of the joint)　多发生于髋、膝、踝、肘等关节。多由单纯骨结核或滑膜结核进一步蔓延侵犯关节而形成,破坏关节软骨。关节滑膜内有结核性肉芽组织形成,关节腔内有浆液、纤维素性渗出物。关节周围的软组织因水肿和慢性炎症导致关节肿胀。病变累及周围软组织和皮肤可形成窦道。病变痊愈时,关节腔常被大量纤维组织充填造成关节强直而失去运动功能(图 21-1)。

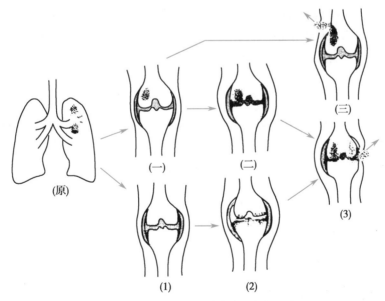

图 21-1　骨与关节结核临床病理发展示意图

【临床表现】

1. **全身症状**　一般发病缓慢,可有全身乏力、食欲减退、体重减轻,甚至有午后潮热、盗汗等症状;幼儿常有夜啼现象。当机体免疫力突然下降时,病变急骤发展并转变为全关节结核,偶可出现高热、寒战等类似化脓性感染的全身中毒症状。

2. 局部表现

(1)疼痛与压痛:大多表现为当肢体或躯干活动、站立负重时疼痛,非负重位时疼痛减轻或消失。病灶部位压痛明显,叩击痛阳性。

(2)肿胀:四肢表浅关节周围肿胀,深部的髋关节与脊柱则肿胀不明显。

(3)寒性脓肿与窦道:关节结核在关节周围形成脓肿,脊柱结核可沿肌间隙或筋膜间隙流注到体表或体内特定部位形成脓肿。因这些脓肿无局部皮肤红、热等急性炎症表现,因而称为寒性脓肿。脓肿破溃后形成窦道,窦道多较深而弯曲,窦道口有潜行性边缘。病变活动时,窦道口肉芽组织苍白、水肿,脓液多而稀薄,可有豆腐渣样碎块或碎骨片流出;当分泌物减少,肉芽组织比较新鲜时,表示窦道有愈合趋势。

(4)功能障碍:患病部位的肢体或躯干的各个运动范围受限。与健侧对比检查即可确定。脊柱结核可致截瘫。

(5)畸形:早期畸形是为缓解局部疼痛而采取的代偿性体位;中晚期畸形则由于关节腔纤维粘连或纤维性强直导致的关节非功能位挛缩,如屈曲挛缩畸形、脊柱后凸畸形、小儿骨骺破坏导致的肢体不等长等。

【实验室检查】

1. 一般检查 仅 10% 患者有外周血白细胞升高,部分患者血红蛋白可降低;病变活动期血沉明显增快、C 反应蛋白升高;静止期则正常。血沉、C 反应蛋白是用来检测病变活动与否的重要指标。

2. 结核菌素试验 在感染早期或机体免疫力低下时可为阴性,大多数成人隐性感染者呈阳性,但骨与关节结核患者,结核菌素试验常为阴性,因此该试验诊断价值不大。若出现强阳性反应时,应给予足够重视。

3. 结核分枝杆菌培养 是诊断结核病的金标准,脓液结核分枝杆菌的培养阳性率一般在 50%~60%。在化疗前行细菌学检查,可提高检出的阳性率。使用 BACTEC 法快速培养结核分枝杆菌和药敏试验可对耐多药患者的治疗方案提供修订依据。

4. 分子生物学检测聚合酶链反应(polymerase chain reaction,PCR)技术 可以将标本中微量的结核分枝杆菌 DNA 扩增,提高检出率,但标本 DNA 容易污染出现假阳性。PCR 检测不能区分活菌与死菌,故不能用于结核病的疗效评估及流行病学调查等。

5. T 细胞斑点试验(T-SPOT) 又叫结核感染干扰素释放试验(interferon gamma release assays,IGRAs),采用结核分枝杆菌特异性抗原,在体外刺激患者血液中的 T 淋巴细胞,检测该细胞释放的干扰素 -γ 的量,来确定是否感染过结核分枝杆菌。IGRAs 操作过程很少受干扰,其敏感性约 70%,特异性为 95%。

6. Gene X-pert Mtb/RIF 该检测系统全自动化的软件会判断出是否患有结核病以及是否对利福平耐药。仅需 90min 即可完成检测,结核分枝杆菌的敏感性可达到 98.4%,特异性达 96% 以上。

7. 组织病理学检查 对于早期或不易诊断的滑膜结核和骨与关节结核可以取活组织做病理检查。

8. 关节镜检查及滑膜活检 有助于诊断滑膜结核。

【影像学检查】

1. X 线片检查 对诊断骨与关节结核十分重要,但难以实现早期诊断。一般在起病 6~8 周后方有 X 线片改变:①骨骺或干骺端以溶骨性破坏为主,骨增生硬化不明显;②局部骨质疏松,关节间隙或椎间隙狭窄、模糊;③周围软组织肿胀,与正常软组织分界不清,如有寒性脓肿形成,可见局限性软组织增厚,脓肿壁不规则钙化。随着病变发展,可出现边界清晰的囊性变并伴有明显硬化反应和骨膜炎。可出现死骨和病理性骨折。

2. CT 检查 能发现 X 线片不能显示的病变,能确定病变的准确位置以及骨质破坏范围、形态,软组织病变的大小。

3. MRI 可在炎症浸润阶段时显示异常信号,有助于早期诊断。脊柱结核时,MRI 还可以显示脊髓有无受压和变性。

4. **同位素骨扫描** 对结核定性诊断较差,应用较少。

5. **B超** 可探测软组织内脓肿大小和位置。

对采取上述诊断措施仍不能诊断的病例,可采用诊断性化疗或试验性化疗,使用强有力的抗结核化疗,一般于用药 4~6 周,如能明显改善临床症状,将有助于诊断。

在骨与关节结核的诊断中,临床表现、各种影像学检查资料,仅是诊断者经验性的判定;具有完全确诊价值的"金标准"仍然是细菌培养,应努力找到病原学诊断依据;组织病理学发现朗格汉斯细胞具有重要意义,但朗格汉斯细胞偶可在其他疾病如非结核分枝杆菌病中出现。

【治疗】

(一) 全身治疗

1. **全身支持疗法** 作为改善全身状况的一个重要步骤,是治疗任何骨与关节结核不可缺少的。卧床休息可减轻患处负重、减少机体的自我消耗;全面均衡饮食是维持和提高自身免疫力的物质基础;必要时可对患者少量多次进行输血及人血白蛋白。

2. **全身抗结核治疗** 抗结核药物的使用不仅在于杀菌和防止耐药性的产生,而且还要到达灭菌的最终目的,防止和杜绝复发。用药原则为早期、联合、规律、适量、全程用药。其中,联合和规律用药最为重要。常用药物有异烟肼、利福平、链霉素、吡嗪酰胺、对氨水杨酸、乙胺丁醇等。初次治疗失败后的细菌多对一些药物产生耐药性,因此在复治时可适当联合其他药物,如卡那霉素、卷曲霉素等。但这些药物疗效稍差,副作用较多。常用抗结核药物如下,其中前五种为一线抗结核药。

(1) 异烟肼(isoniazid,INH,H):具有杀菌强、可口服、副作用少、价廉等优点,能抑制结核分枝杆菌 DNA 合成和阻碍细胞壁的合成,渗入组织,通过血-脑屏障,杀灭细胞内外的结核分枝杆菌。由于该药能杀死细胞内外生长代谢旺盛和几乎静止的结核分枝杆菌,故是一个全效杀菌剂。成人剂量 300mg/d,晨起顿服。

(2) 利福平(rifampin,RFP,R):为利福霉素的半合成衍化物,为广谱抗生素。通过抑制菌体的 RNA 聚合酶,从而起到杀菌作用。常与异烟肼联合应用。与异烟肼一样,能杀死细胞内外生长旺盛和几乎静止的结核分枝杆菌,本品属于全效杀菌剂。成人 1 次/d,空腹口服 450~600mg。副作用较小,主要有消化道反应及肝脏损害等。

(3) 吡嗪酰胺(pyrazinamide,PZA,Z):能杀灭细胞内、酸性环境中的结核分枝杆菌,为半效杀菌剂。剂量:1.5g/d,顿服或分三次口服。副作用有高尿酸血症、关节痛、消化道反应及肝脏损害等。

(4) 链霉素(streptomycin,SM,S):为广谱的氨基苷类抗生素,对结核分枝杆菌有杀菌作用,能干扰结核分枝杆菌的酶活性,阻碍蛋白合成,对细胞内的结核分枝杆菌作用较小。本品只能杀灭细胞外的结核分枝杆菌,不易通过血脑屏障,属于半效杀菌剂。剂量:成人肌内注射 1g/d(50 岁以上或肾脏损伤者可减至 0.75g/d),间歇疗法为 2 次/周,每次 1g。毒副作用:链霉素可损害第Ⅷ对脑神经,儿童应用链霉素后会引起神经性耳聋,儿童应慎用。

(5) 乙胺丁醇(ethambutol,EMB,E):对各种生长繁殖状态的结核分枝杆菌有作用,对静止状态的细菌几无作用;与其他一线抗结核药有协同作用,且可延缓其他药物耐药性的产生。成人剂量 0.75g/d,一次顿服或分 2 次口服。

(6) 对氨水杨酸(para-aminosalicylic acid,PAS,P):为抑菌药,与链霉素、异烟肼或其他抗结核药物联用,可以延迟对其他药物耐药性的产生。剂量:1~3 次/d,每日 8~12g。副作用主要为胃肠道反应等。

(7) 其他:氨硫脲、卷曲霉素、环丝霉素、乙硫异烟胺和丙硫异烟胺为二线抗结核药物,作用相对较弱,不良反应较多,故目前仅用于耐多药结核病患者。氟喹诺酮类抗生素对结核分枝杆菌有良好的抑制作用。

化疗方案:随着新的抗结核药物应用,骨与关节结核的疗程明显缩短,治愈率达 90% 以上,死亡率小于 1%。对于新发病例,需采用标准化治疗方案:2 个月的强化期和 4~6 个月的巩固期。强化期通常联合应用 3~4 种杀菌药,如 INH、RFP、PZA 和 SM,尽快控制病情发展,改善症状。巩固期药物可以减少,但仍需应用杀菌药物,以清除残余菌并防止复发。世界卫生组织推荐方案为:初始标准化方案:2HRZ/4HR(异烟肼、利福平、吡嗪酰胺 2 个月强化期 / 异烟肼、利福平 4 个月巩固期)。

治愈标准:①全身症状消失;②血沉、C 反应蛋白连续复查三次正常;③影像学检查无病灶组织、植骨愈合。符合治愈标准的可停抗结核药物治疗,但仍需定期复查。

(二)局部治疗

1. **局部制动**　适用于关节结核急性发作,疼痛和肌肉痉挛较严重的患者,采用石膏、牵引、夹板等方法,目的是保证病变部位的休息,纠正轻度关节畸形,恢复关节功能位,缓解肌肉痉挛以减轻疼痛,利于局部组织修复。

2. **局部注射**　抗结核药物的局部注射主要用于早期单纯性滑膜结核病例,具有局部药物浓度高及全身反应轻的优点。常用药物为异烟肼 100~200mg 或链霉素 0.25~0.5g,或两者合用,每周注射 1~2 次,视关节积液量而定,链霉素局部刺激较大,浅表关节可选用异烟肼。穿刺液减少、转清,表明治疗有效。若未见好转,应选择其他治疗方法。对于较大脓肿且有明显局部压迫,不宜立刻进行病灶清除者,可行局部穿刺抽脓减压,但应尽量避免反复穿刺带来的混合感染和窦道的产生。

3. **手术治疗**　骨关节结核的手术适应证包括:①有明显的死骨和大的脓肿形成;②窦道经久不愈;③存在影响功能的畸形;④其他治疗效果不佳;⑤脊柱结核引起致脊髓、神经功能障碍者;⑥需用手术来明确诊断者。禁忌证:主要为合并有其他疾病不能耐受手术者。

(1)寒性脓肿的处理:与化脓性感染形成的脓肿的处理不同,对寒性脓肿一般不单独做切开引流,多在病灶清除术的同时将其作为病灶组织的一部分与其他所有病灶组织一并清除。若体表寒性脓肿即将破溃或脓肿过大、全身中毒症状重时可行潜行穿刺(即穿刺针从正常皮肤进入后在皮下潜行一段距离进入脓肿)以免直接穿刺进入而形成窦道。对于深部较大脓肿者,如果患者全身中毒症状严重或伴有混合感染,全身状况差,不能耐受手术时,可在 B 超或 CT 引导下或直接在微创手术下行暂时的脓肿穿刺。

(2)病灶清除术:是治疗骨与关节结核的基本和关键方法。其他同时施行的各种手术均以此为基础。将骨与关节结核的病灶组织包括脓液、死骨、结核性肉芽组织、干酪样坏死物质、坏死的椎间盘、硬化骨、空洞等彻底清除,称为病灶清除术。术前应进行 2~4 周的全身抗结核药物治疗。

(3)其他手术:①关节融合术,用于关节不稳定者;②关节置换术,可以改善关节功能,但要严格把握适应证;③截骨融合术,用以矫正畸形;④近年来随着微创技术的快速发展,已有在 CT 引导下行脊柱结核微创的手术治疗方法,其疗效有待进一步观察。

第二节　脊 柱 结 核

一、脊柱结核

【发病率和疾病分布】

在全身骨与关节结核中,脊柱结核发病率最高。其中绝大部分为椎体结核(占 99%),附件结核罕见。最常受累的椎体为负荷较大的腰椎,后依次为下胸椎、胸腰段、上胸椎、颈椎及骶椎。胸腰椎结核发病率高可能与胸腰椎负重多、劳损多、血运差有关;骶尾椎几乎无活动,劳损少,其患病概率相对最低;颈椎血运好、负重轻,局部抵抗力强,其患病率也明显较低,但颈椎结核的截瘫发生率较高。脊柱结核中,男性比女性略多见;儿童和成人均可发生。随着艾滋病感染和免疫缺陷患者的增加,合并结核性脊柱炎的病例有增多趋势,应引起注意。

【脊椎结核分型】

根据病变发生部位不同,脊椎结核分为以下4型。

1. 中心型椎体结核　多见于儿童,好发于胸椎。病变始于椎体松质骨,以破坏为主,易被压缩成楔形,造成后凸畸形。在成人,病灶可长期局限于椎体中心,可出现死骨,死骨吸收后,遗留空洞,周围骨质稍显致密。

2. 骨骺型椎体结核　多见于成人,腰椎为好发部位。结核分枝杆菌经小动脉至相邻椎体靠近椎间盘的骨骺区,很快侵犯至椎间盘及相邻椎体,位于椎体后缘的病变容易向后压迫脊髓引起神经症状。椎间盘破坏是本病的特征,因而椎间隙变窄。

椎体破坏后形成的寒性脓肿可沿肌间隙或神经血管束流注体表。颈椎:C_4 以上形成咽后壁脓肿;C_5 以下形成食管后壁脓肿可流注形成颈前或锁骨上窝脓肿。胸椎:常形成椎旁脓肿,可沿神经血管束流注至胸背部,偶可穿入胸腔。胸腰段可形成椎旁脓肿及腰大肌脓肿。腰椎:脓肿穿破骨膜后形成腰大肌脓肿(图21-2),后者向后穿破腰深筋膜形成腰三角脓肿;沿髂腰肌筋膜向下流注形成髂窝、腹股沟、臀部、小转子、大腿外侧、膝关节周围脓肿。腰骶段及骶椎:可形成腰大肌与骶前脓肿。

3. 骨膜下型椎体结核　胸椎前缘多见,常为多椎体受累,前纵韧带及两邻椎体前缘骨膜下虫蚀样骨质破坏形成,很少见死骨,易形成骨膜下寒性脓肿。

4. 脊椎附件结核　椎体无病变,而病变发生于棘突、椎弓及椎弓根、关节突间关节、横突。发生率很低,CT 及 MRI 可提高检出率。

【临床表现】

1. 全身症状　早期病变较轻,多无明显全身症状,病变加重时可出现食欲减退、体重下降,盗汗等。儿童常有性情急躁、不好嬉耍和夜啼等。病变稳定后,症状可减轻或消失。

2. 局部症状　疼痛通常是最先出现的症状,疼痛部位与疾病的位置一致,常见胸椎,其次腰椎,颈椎和骶椎少见。疼痛多为钝痛,休息后缓解,劳累后、咳嗽或持物时加重,无夜间痛。颈椎结核除有颈部疼痛外,还有上肢麻木等神经根受刺激的表现,咳嗽、喷嚏会使疼痛与麻木加重。神经根受压时则疼痛剧烈。胸椎结核有背痛症状,必须注意,下胸椎病变的疼痛有时表现为腰骶部疼痛。脊柱后突十分常见。腰椎结核疼痛可向下肢放射。

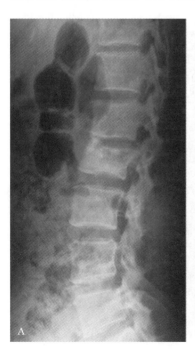
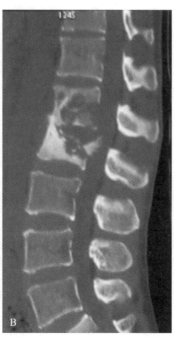
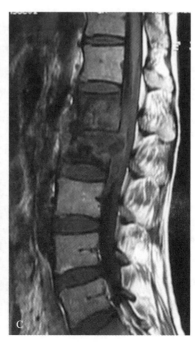

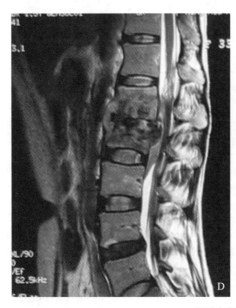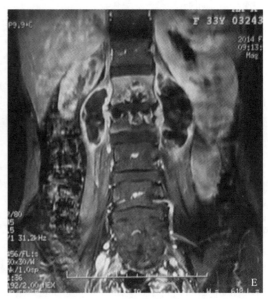

图 21-2　$L_{1\sim2}$ 椎体结核

A. X 线侧位片；B. CT 矢状位片；C. MRI T_1 像；D. MRI T_2 像；E.MRI 增强像显示寒性脓肿。

3. **体征**

（1）姿势异常：脊柱正常的生理曲度消失。颈椎结核患者可有斜颈畸形，活动明显受限，头前屈，用双手托住下颌减轻疼痛；胸腰椎结核患者不能弯腰，走路时需双手扶腰，拾物试验阳性。检查儿童椎旁肌肉痉挛，可让患儿俯卧，检查者用双手提起患儿双足，将两下肢及骨盆轻轻上提，如有腰椎病变，由于痉挛，腰部保持僵直，生理前凸消失。

（2）运动受限："腰背僵"对诊断具重要意义。颈、胸、腰、骶相应的发病部位脊柱屈、伸、旋转运动受限。

（3）脊柱畸形：脊柱后凸畸形是椎体破坏塌陷的结果，有时伴有侧凸。畸形程度因病变范围大小而异。椎体塌陷后出现的角状后凸常为患者就诊的原因。胸椎结核畸形明显；颈椎和腰椎结核因脊柱原有的生理前凸，虽有后凸，畸形并不明显。

（4）压痛与叩击痛：在病变脊椎的棘突用力触压或在棘突用拳叩击可出现疼痛，但操作宜轻柔以防造成医源性病理性骨折。

（5）脊髓或马尾神经、神经根损伤表现：因相应部位的病理性压迫导致。定位可参阅相关专业章节。

（6）寒性脓肿与窦道：对可能出现寒性脓肿的部位应作细致检查，如咽后壁、颈部、腰背三角、髂窝、腹股沟下方、股骨大转子等处。脓肿亦可引起其他一些症状，如有咽后壁脓肿者妨碍呼吸与吞咽，睡眠时伴鼾声。胸椎脓肿可引起肋间神经痛；腰椎结核可形成腰大肌或髂窝脓肿，表现出 Thomas 征阳性，也可出现腰神经根激惹症状。当寒性脓肿破溃后，于相应部位可形成窦道；当继发感染后可使病情加重。

【影像学检查】

1. **X 线平片**　早期表现为骨质变薄疏松。随着病变发展，可出现椎间隙变窄，骨质破坏，椎旁软组织肿胀等，与化脓性脊柱炎相似。中央型的病变与肿瘤类似，表现为局部骨小梁模糊不清，中央变薄和骨质破坏，随着病变发展，椎体中央出现空洞，空洞内可见大小不等，形状不规则死骨，破坏严重时出现椎体塌陷。偶尔可见腰大肌内脓肿吸收后残留的钙化表现。

2. **MRI 检查**　病变早期即有改变，故 MRI 应列为首选的检查，椎体病变在 T_1WI 加权主要以低信号为主，T_2WI 以高信号为主；寒性脓肿在 MRI 普通扫描表现与上相同，但在增强后扫描可见脓肿边缘环状增强影，而脓肿内为低信号影，具有诊断意义。

3. **CT 检查**　可清晰、准确显示骨病灶的破坏范围、程度、大小，亦可显示软组织情况。

4. **B超**　可显示脓肿及软组织改变。

5. **同位素检查**　ECT在病变部位显示为骨盐代谢活跃,但与化脓性感染、肿瘤的鉴别意义不大。

6. **影像学引导下的穿刺活检**　在B超或CT引导下进行穿刺检查,穿刺组织需行细菌培养、药敏试验以及组织病理学检查。

【诊断】

根据上述临床表现及影像学检查,结合患者血沉增快、C反应蛋白升高,应考虑本病的诊断。在急性肺结核患者,痰标本或胃洗液找抗酸杆菌可能为阳性,对诊断有帮助,但确诊需作椎体病灶或软组织活检。由于椎体病变通常为溶骨性,可伴有椎旁脓肿,CT引导下的细针穿刺活检在诊断方面非常有价值。皮下脓肿穿刺若能发现病原菌,可不必作脊柱活检。

【鉴别诊断】

本病必须与以下疾病鉴别。

1. **化脓性脊柱炎**　发病急,有高热及剧痛,进展很快,脊柱活动明显受限,早期血培养可检出致病菌。X线表现进展快,其特征性X线表现可作鉴别。

2. **腰椎间盘突出症**　无全身症状,青壮年多见,以下肢神经根受压症状为主,血沉正常。X线片上无骨质破坏,CT、MRI可确诊椎间盘髓核突出。

3. **强直性脊柱炎**　多数有骶髂关节炎症,症状以后背疼痛为主。X线检查无骨质破坏与死骨,胸椎受累后会出现胸廓扩张受限等临床表现,血清HLA-B$_{27}$多数为阳性。

4. **脊柱肿瘤**　多见于老年人,疼痛逐渐加重,X线片可见骨质破坏,后期可累及椎弓根,椎间隙正常,通常无椎旁软组织影。

5. **嗜酸性肉芽肿**　多见于胸椎,以12岁以下儿童多见。整个椎体均匀性压扁成线条状,上下椎间隙正常,无发热等全身症状。

6. **退行性脊椎骨关节病**　为老年性疾病,椎间隙变窄,邻近的上下关节突增生,硬化,没有骨质破坏与全身症状。

【治疗】

脊柱结核的治疗目的是治愈结核病灶、重建脊柱稳定性、恢复脊髓功能,使患者尽早康复。其中治愈结核病灶是基础,亦是关键。

1. **全身治疗**　包括结核病的全身支持治疗与全身抗结核治疗。无手术指征者抗结核治疗的时间为一年半左右;具有手术指征者一般术前抗结核治疗需2~4周,个别病例可能需时更久。

2. **局部治疗**

(1)局部制动:颈、胸、腰、骶椎各有相应的支具予以佩戴;且患者要平卧硬板床;术前尽量避免下地负重。

(2)局部穿刺:必要时术前可行影像学引导下或微创技术穿刺排脓或穿刺活检术。

(3)手术治疗:脊柱结核的手术适应证如前节所述骨与关节结核的手术指征。当全身情况允许、无禁忌证时即可行手术治疗。

脊柱结核的手术方法,包括彻底病灶清除、减压、畸形矫正、植骨融合、器械内固定等手术方法。彻底病灶清除术是脊柱结核的最基本手术方法;如有脊髓、神经压迫或存在畸形时则需分别行减压与矫形手术;植骨融合与器械内固定术对所有患者都要施行。

关于手术入路,根据椎体破坏情况分别有:单纯经后入路手术;单纯经前入路手术;和先经后入路畸形矫正、器械内固定术,再经前入路行病灶清除、减压、植骨融合术的联合入路手术。

二、脊柱结核并发截瘫

脊柱结核中,截瘫发生率约10%,胸椎结核合并截瘫者多见,其次为颈椎、颈胸段和胸腰段,腰椎最为少见。椎弓结核虽不多见,因椎弓环绕椎管,故当其发生结核时,合并截瘫的比例较高,约占26%。

【发病机制】

1. **骨病活动型截瘫**　在早期或病变活动期多由于结核性脓肿、干酪样坏死物质、肉芽组织、死骨、坏死的椎间盘等直接压迫脊髓所致。及时手术减压效果良好。

2. **骨病静止型截瘫**　在晚期或病变愈合期,由增厚的硬膜、椎管内肉芽组织纤维化及纤维组织增生对脊髓形成环状压迫,椎体后凸畸形形成或椎体病理性脱位所造成的椎管前方骨嵴,亦可使脊髓遭受压迫或磨损而导致纤维变性、脊髓软化、脊髓萎缩、空洞形成等从而引起截瘫。

【临床表现和诊断】

通常在截瘫发生之前,患者往往已有脊柱结核症状,初始先有运动障碍,感觉障碍及大小便障碍发生较晚。

1. **运动功能障碍**　对患者影响最大,也最早发现。痉挛性截瘫的患者下肢发硬、颤抖、无力,易跌倒,走路时呈痉挛步态或剪刀步态等;弛缓性截瘫的患者下肢松弛无力,易跌倒,瘫痪的程度逐渐加重。一般情况下,由于结核病变发展缓慢,脊髓压迫逐渐加重,导致脊髓传导功能障碍,但脊髓腰膨大未受损害,反射弧仍完整,故临床上表现为痉挛性瘫痪;若结核病变进展迅速,使脊髓急性受压,由于超前遏制的影响,腰膨大内的反射弧暂时丧失功能,因而早期可表现为弛缓性瘫痪。若脊髓腰膨大区域受损导致的反射弧功能障碍时,临床上将出现弛缓性瘫痪。

2. **感觉功能障碍**　出现得较运动障碍较晚,深浅感觉均需检查,感觉平面一般和脊柱结核病灶平面一致,故临床上常可通过感觉平面的测定来确定脊髓受压的部位。

3. **大小便功能障碍**　当膀胱反射功能恢复后,可出现小便失禁。大便功能障碍最初表现为便秘和腹胀,腹泻时也可出现失控现象。

4. **自主神经功能障碍**　自主神经功能障碍表现为截瘫平面以下的皮肤干燥无汗,无汗平面与感觉平面一致。当截瘫恢复后,患者的排汗功能也随之恢复。晚期即使截瘫不恢复,截瘫平面以下也会出现反射性排汗。

5. **反射**　在早期,截瘫平面以下浅深反射减弱或消失,以后浅反射可亢进,并出现病理反射、髌阵挛及踝阵挛。少数患者在截瘫恢复以后很久,病理反射及踝阵挛仍为阳性,提示锥体束已有不可逆的损害。

合并截瘫患者,脑脊液多呈完全性或不完全性梗阻,色黄,蛋白含量增加,有时可见毛玻璃现象。CT 和 MRI 可以清楚地显示病灶部位脊髓受压情况。MRI 还可显示 T_1、T_2 加权像上脊髓信号的变化,有助于判断预后。

【治疗】

1. **骨病活动型截瘫的手术治疗**　解除结核病灶对脊髓的压迫与彻底清除结核病灶是本型截瘫手术治疗的主要方法,减压的入路可选用前路或后路,但前入路减压手术在直视下进行,更为清晰。骨病活动型截瘫的轻、中度后凸畸形的矫正较为容易,而重度后凸畸形的矫正较为复杂,大多选用后路畸形矫正手术,同时需行椎体间支撑植骨、器械内固定手术。在制订手术方案时要综合考虑病灶清除、减压、矫形、植骨、内固定等方式,合理设计。

2. **骨病治愈型截瘫的手术治疗**　主要的手术方法是减压与畸形矫正。在十余年前,这种手术被视为禁区,目前的治疗方法已获得良好效果。有三种手术方式可供选择,即单纯前入路手术、单纯后入路手术、后前路联合手术,较为公认的是单纯后入路手术。常用的后入路截骨术的方法包括经椎弓根截骨术、全脊椎切除术、去松质骨截骨术等。这些手术的原理是对后凸畸形病变的脊椎进行截骨、切除,再行植骨、内固定,从而重建脊柱前中柱,矫正后凸畸形,重建脊柱稳定性。

影响预后的因素:①年龄;②病变位置;③脊髓受损程度和受压时间。某些病例,因脊髓受压过久已有变性,手术效果往往不佳,截瘫不易恢复。

第三节 髋关节结核

髋关节结核的发病率在骨与关节结核中居第二位,仅次于脊柱。患者多为儿童和青壮年,常为单侧发病。

【病理】

髋关节结核中单纯滑膜结核较多。单纯骨结核的病灶常位于髋臼上缘,其次为股骨头和股骨颈靠近骺板处。单纯滑膜结核很少有脓肿及窦道形成,而单纯骨结核形成脓肿的较多见。髋臼结核所产生的脓液,向下逐渐侵蚀穿破关节面软骨而进入关节腔,使髋关节受到感染。向后常汇集在臀部,形成臀部脓肿。也可穿破骨盆内部,形成盆腔内脓肿。股骨颈结核脓液可穿破周围的骨膜及滑膜进入髋关节,或沿股骨颈髓腔流注到大转子或股外侧。髋臼、股骨头或关节囊破坏严重者,股骨头常发生病理性脱位,以后脱位为主。晚期髋关节可发生纤维性或骨性强直,常固定在屈曲、内收、内旋位。若在纤维性强直时病变再次活跃,可引起病变范围扩大及进一步骨质破坏。

【临床表现】

患者常有全身症状,局部症状一般出现较晚,典型症状为跛行及髋部痛。起初髋部疼痛较轻,活动后加重,休息后可缓解或消失;若起病急骤,疼痛亦可剧烈。儿童易哭、夜啼,诉膝部疼痛而非髋部疼痛,这是因为两者均由同一闭孔神经支配。随后出现跛行。股三角及臀部饱满,臀纹变浅或消失,随后髋关节周围可出现脓肿或窦道。关节活动明显受限,肢体短缩。严重时可有髋关节屈曲内收畸形。

【影像学检查】

X线表现对髋关节结核的早期诊断极为重要,应行骨盆正位片以对比两侧髋关节。单纯滑膜结核可发现骨质疏松、骨小梁变细、骨皮质变薄、关节囊肿胀,关节间隙增宽或变窄等。单纯中心型骨结核,破坏区在股骨颈近骺区或髋臼,有骨质破坏及死骨形成;但边缘型者死骨小或无死骨。全关节结核时,关节破坏严重,常合并病理性脱位,有的股骨头、颈消失(图 21-3);有的形成纤维性或骨性强直。CT 与 MRI 可评估髋关节内积液量,并可发现微小骨破坏病灶。MRI 尚可显示骨内的炎性浸润。

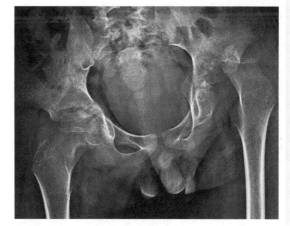

图 21-3 X线片示双侧髋关节结核,左侧髋关节病理性脱位

【诊断和鉴别诊断】

根据病史、症状、体征和影像检查,本病一般不难诊断。但早期病变轻微时,需要反复检查、仔细观察,比较双侧髋部影像学检查资料,才不致漏诊。

本病须与下列髋部疾病鉴别:

(1)急性化脓性髋关节炎:一般急性发病,患者高热、寒战、白细胞增多,下肢呈外展、外旋畸形。必要时可进行穿刺,作涂片检查或细菌培养。

(2)慢性低毒性化脓性髋关节炎或与髋关节结核合并混合感染的鉴别,有时较困难。必须依靠脓液的细菌培养和活组织检查才能确诊。

(3)髋关节类风湿性关节炎:往往呈双侧对称性,并合并其他关节病变,血清类风湿因子阳性。

(4)儿童股骨头骨软骨病:该病具有典型的 X 线特征:股骨头致密扁平,关节间隙增宽,后可出现股骨头破碎、坏死及囊性变,股骨颈粗而短。临床检查髋关节活动很少受限,血沉正常。

(5)短暂性髋关节滑膜炎:多见于 8 岁以下儿童,主诉为髋或膝关节疼痛、跛行或不愿行走,髋关节活动轻度受限,患儿发病前一般有上呼吸道感染病史,卧床休息及患肢皮牵引数周后即可治愈。

【治疗】

1. 全身支持治疗及全身抗结核治疗   全身支持及抗结核药物的应用,无论对改善患者的全身状况还是作为术前准备及术后治疗都是极其重要的。

2. 牵引治疗   如髋部疼痛剧烈并伴有肌痉挛或屈曲畸形时,应采用皮肤牵引。早期病例经药物、牵引等经保守治疗效果良好。但对于经正规药物、关节内注射、牵引等保守治疗效果不佳者,在髋关节破坏前应行手术治疗。

3. 单纯滑膜结核   可行关节内注射抗结核药物。可在腹股沟韧带中部下方,在股动脉及股神经外侧进针。若疗效不佳,应行滑膜切除术,术后用皮肤牵引和丁字鞋制动 3 周。

4. 单纯骨结核   股骨头及髋臼有脓腔及死骨时,应及早施行病灶清除术。经搔刮后,遗留的较大空腔,可用松质骨充填。

5. 早期全关节结核   如无手术禁忌证,为了挽救关节,应及早进行病灶清除术。病灶清除范围包括:①清除寒性脓肿;②切除全部肥厚水肿的滑膜组织;③切除残留的圆韧带;④刮除所有的骨破坏病灶;⑤切除游离坏死的软骨面,直至正常骨组织。手术成功的关键在于彻底清除病灶,切勿遗漏隐匿的病灶或脓肿,否则病变将很快复发,并发展为晚期全髋关节结核,使关节功能完全丧失。

6. 晚期全关节结核有两种情况需要治疗   ①局部仍有活动性病变,如脓肿、窦道等;②病变虽已静止,但仍有关节疼痛或畸形。对局部仍有活动性病变者,可根据患者的具体情况,经严格抗结核治疗,病情稳定的基础上行彻底病灶清除、关节融合术;对病变虽静止而仍有疼痛者,多主张行人工全髋关节置换术。病灶稳定后遗留畸形的处理,髋关节屈曲和内收畸形者,可作转子间截骨矫形术,髋内翻、外翻畸形可于成年后作股骨转子下截骨矫形术,对于明显肢体不等长者可考虑作肢体延长术。这些畸形也可经人工全髋关节置换术来重建关节结构及功能。

第四节   膝关节结核

膝关节结核的发病率居全身骨与关节结核的第三位,其高发病率可能与膝关节有丰富的松质骨及较多的滑膜组织有关。患者多见于儿童及青壮年。

【病理】

膝关节滑膜丰富,滑膜结核的发病率较骨结核高得多。滑膜结核发病缓慢,症状轻微,往往在滑膜结核进展为全关节结核时患者方来就诊。此时滑膜已完全被结核性肉芽组织破坏,并进一步破坏和侵蚀关节软骨。最后侵犯骨质,发生纤维性粘连。单纯骨结核多位于股骨下端和胫骨上端的骨骺和干骺端,当转变为全关节结核时,关节软骨及软骨下骨质的破坏比较局限,仅限于骨病灶移向关节内的破口及其附近,大部分关节软骨面尚保存完整,随后软骨及骨质继续破坏,形成死骨、空洞。由于软骨和骨质破坏严重,关节囊和侧副韧带相对松弛,加上腘绳肌和髂胫束牵拉,胫骨可向后外侧脱位,股骨下端或胫骨上端骨骺板在儿童时期被破坏,可引起患肢严重短缩畸形。胫骨结节或胫骨上端骨骺板的前方破坏后,可发生膝关节反张畸形,但比较少见。脓液可进入髌上囊,腘窝或膝关节两侧,形成脓肿。若脓肿破溃,可长期流脓,继发混合感染,窦道可经久不愈。

【临床表现】

发病较缓慢,常为单发。可有低热、乏力、疲倦、食欲减退、消瘦、贫血、夜间盗汗等全身症状。

单纯滑膜结核的早期症状为关节呈弥漫性肿胀。局部疼痛多不明显。检查时可发现膝眼饱满,髌上囊肿大,浮髌试验阳性。穿刺可得黄色混浊液体。

单纯骨结核仅在局部有肿胀和压痛。

早期全关节结核,肿胀、疼痛和关节功能受限比较明显。至晚期,股四头肌萎缩,关节肿胀呈梭形。由于疼痛和肌痉挛使膝关节处于半屈曲位。也可因关节肿胀、骨质破坏和韧带松弛,胫骨可向后半脱位,并可发生膝外翻畸形。骨骺破坏后,使骨生长受到影响,以致患肢发生短缩畸形。

【影像学检查与关节镜检查】

放射学表现常常不典型。单纯性滑膜结核表现为髌上囊和软组织肿胀,关节间隙增宽或变窄,局部骨质疏松。在单纯骨结核,中心型表现骨质模糊,呈磨砂玻璃样,以后可形成死骨及空洞。边缘型表现为边缘骨质被侵蚀破坏。在全关节结核,骨质广泛疏松脱钙。骨质被侵蚀破坏,关节间隙变窄或消失;破坏严重时出现胫骨向后半脱位,有时还可有膝外翻、外旋畸形。窦道长期不愈者可出现骨质硬化现象。CT 与 MRI 可以较早发现 X 线片未能显示的病灶,如局部的小脓肿,软组织增厚,骨坏死块。尤其是 MRI 对关节内病变有较早的诊断价值。

关节镜检查对早期诊断膝关节滑膜结核具有独特价值,既可作关节液培养,组织活检,同时也可行镜下滑膜切除术。

【治疗】

1. 全身支持疗法及抗结核治疗。

2. 皮牵引治疗。

3. **单纯滑膜结核**　应用全身抗结核药治疗,80% 左右的病例可以治愈,并保留正常或接近正常的关节功能。局部治疗包括从膝关节前方注射抗结核药物,成人注射异烟肼,每次 200mg,儿童减半;效果不显著者也可加用链霉素,成人为 1g,儿童 0.5g。每周注射 1~2 次。3 个月为一疗程。若上述治疗无效,对滑膜明显增生肥厚的病例,可施行滑膜切除术。

4. **单纯骨结核**　当骨质破坏较重有转变为全关节结核的危险时,应尽早施行病灶清除术,手术时尽可能不进入关节内,病灶清除后可用松质骨充填骨腔。术后支具制动,随后逐渐练习不负重活动。

5. **全关节结核**　15 岁以下的患者只作病灶清除术。15 岁以上关节破坏严重时,在病灶清除后,可同时行膝关节加压融合术。加压钢针一般在术后 4 周拔除,改用管型石膏固定 2 个月。在某些情况下,若结核病灶已完全控制,全膝关节置换术也是一种选择。

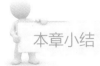

本章小结

95% 以上的骨与关节结核继发于肺部的结核原发灶。骨与关节结核的临床表现及治疗原则与其他感染性疾病有所不同。临床表现主要为全身表现与局部表现。治疗原则为全身支持疗法与全身抗结核治疗,以及局部制动、脓肿处理、手术治疗。

(王自立)

思考题

1. 骨与关节结核的临床表现。
2. 简述骨与关节结核的手术指征。
3. 简述骨与关节结核的治疗原则。
4. 简述脊柱结核寒性脓肿的流注情况。
5. 脊柱结核的手术方法有哪些？

参考文献

[1] 张光铂, 吴启秋, 关骅, 等. 脊柱结核病学. 北京: 人民军医出版社, 2007.

[2] LI L, XU J, MA Y, et al. Surgical Strategy and Management Outcomes for Adjacent Multisegmental Spinal Tuberculosis. Spine, 2014, 39 (1): E40-E48.

[3] JIN W, WANG Q, WANG Z, et al. Complete debridement for treatment of thoracolumbar spinal tuberculosis: a clinical curative effect observation. Spine J, 2014, 14 (6): 964-970.

[4] OTTAVIANI S, TIENDREBEOGO J, CHOUDAT L, et al. Knee tuberculosis under rituximab therapy for rheumatoid arthritis. Joint Bone Spine, 2013, 80 (4): 435-436.

[5] D'SOUZA AR, MOHAPATRA B, BANSAL ML, et al. Role of posterior stabilization and transpedicular decompression in the treatment of thoracic and thoracolumbar TB: a retrospective evaluation. Clin Spine Surg, 2017, 30 (10): E1426-E1433.

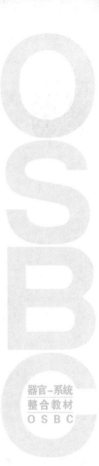

器官-系统
整合教材
OSBC

第五篇
非感染性炎性疾病及代谢性骨病

第二十二章
非感染性炎性疾病及代谢性骨病总论

非感染性炎性关节病包括以关节受累为主要特征的炎症性和自身免疫性疾病,如类风湿关节炎(rheumatoid arthritis,RA)、以强直性脊柱炎(ankylosing spondylitis,AS)为代表的脊柱关节病(spondyloarthropathies)等。代谢性骨病则包括痛风性关节炎(gouty arthritis)、骨质疏松(osteoporosis,OP)、氟骨症和大骨节病等。这一大类骨与关节疾病的解剖定位、发病机制、病理基础、临床表现都不尽相同。其中类风湿关节炎病变主要位于滑膜,病理基础是滑膜炎和血管翳形成;脊柱关节病病变主要位于肌腱附着点,病理基础是附着点炎;痛风性关节炎病变主要位于关节腔,病理基础是尿酸盐结晶沉积诱发的晶体性关节炎;骨质疏松是以骨量减少和骨微结构破坏为特征的代谢性骨病综合征;而氟骨症和大骨节病则是特殊类型的代谢性骨病。本章内容将从病史采集、体格检查、实验室及影像学检查、常规及靶向治疗等方面归纳总结非感染性炎性关节疾病的诊治特点,而代谢性骨病将在各自章节中详细介绍。

一、病史采集

完整的病史采集提供的信息对炎性关节病的诊断十分重要,一份完整的病史应包括患者的一般情况(年龄、性别、职业等),主要症状,可能的诱因,按时间顺序的病情经过,治疗经过及用药情况,既往史、家族史等,还包括系统回顾。

发病年龄、性别方面,强直性脊柱炎、Reiter综合征多见于青年男性,类风湿关节炎好发于中年女性,痛风多见于中年男性,骨质疏松多见于绝经后女性,骨关节炎多见于中老年者。病情经过往往体现了病理过程,类风湿关节炎、强直性脊柱炎多慢性起病、逐渐进展,痛风等晶体性关节炎多起病急骤(24h内达高峰),但有自限性(多于1周左右缓解),反应性关节炎常在感染后数周内相继出现皮肤黏膜损害和关节炎。治疗情况,如对抗生素、非甾体抗炎药、糖皮质激素等药物的反应,则可能为诊断和治疗方案的确定提供重要的依据。既往史中饮酒史可以是痛风发作的重要因素,吸烟史与类风湿关节炎合并间质性肺炎关系密切,有冶游史需除外淋菌性关节炎、反应性关节炎,强直性脊柱炎常有阳性家族史等。

二、症状特点

1. **关节疼痛**　关节及周围软组织疼痛是风湿性疾病最常见的症状之一。关节痛发作的时间、性质、部位、伴随症状和缓解方式常能提供诊断线索。炎性关节痛通常伴有关节肿胀、皮温升高,且往往在下午或晚间加重;夜间发作的第一跖趾关节剧烈的刀割样、烧灼样的疼痛是痛风的特点;机械性损伤的疼痛往往与特殊动作相关;多发对称性小关节、手足关节区受累是类风湿关节炎的特点;骶髂关节、脊柱、下肢非对称性大关节受累是脊柱关节病的特点。骨质疏松的骨痛多发生于腰背部,站立等承重位更明显。疼痛的定位常需体检来进一步判定。

2. **关节僵硬和肿胀**　僵硬是指经过一段静止或休息后(如清晨),患者试图在活动某一关节时,感到不适,而且想要达到平时的关节活动范围和程度非常困难,常与关节的疼痛、肿胀相伴,是炎性关节病的重要特征。强直性脊柱炎的腰背常伴晨僵,活动后即可缓解。类风湿关节炎的晨僵时间更长(常超过 1h)。骨关节炎则表现为起始运动时出现的、为时短暂的僵硬。关节肿胀往往意味着关节或关节周围组织的炎症或积液,患者的自觉症状常在体征出现之前发生,因此结合疼痛、僵硬症状,有助于早期诊断。

3. 系统表现　炎性关节病还可有多种全身不适,常见发热、疲乏、体重下降、食欲减退等。类风湿关节炎可有类风湿结节、指(趾)坏疽、溃疡、紫癜等皮肤损害,胸闷气促等间质性肺病表现。脊柱关节病可有虹膜炎、结膜炎、口腔生殖器溃疡、腹泻、尿路感染、银屑病皮疹、指甲病变等表现。痛风可在耳轮或关节旁见痛风石。

三、关节体检

关节的物理检查在关节炎诊断中占有重要的地位,它可发现关节外形、结构及功能的异常,使关节局部或全身性疾病得以正确诊断。检查要点在于受累关节有无红、肿、疼痛,有无关节畸形和功能障碍。

对患者进行关节检查时,要让患者放松和配合,检查者动作要轻柔。一般先从上肢关节开始检查,然后是躯干和下肢关节。每个关节按视、触、动和量的顺序系统地进行检查,必要时辅以叩诊和听诊,有时还需行特殊检查。检查时应将患侧与健侧对比,或与检查者的健康关节对比。不同关节炎侵犯的关节和在关节周围的表现不尽相同,现将常见部位的关节物理检查法介绍如下。

(一)手部关节检查

1. 关节肿胀　为判断关节肿胀,需观察关节背侧皮肤皱纹有无减少,并与正常关节相对比。手指肿胀可因关节或关节周围组织病变引起,滑膜肿胀通常为局限于关节的对称性肿大,而关节外肿胀常为弥漫性并超过关节范围,或仅累及手指或关节的一侧,呈非对称性肿大。整个手指或脚趾的弥漫性肿大提示为肌腱端炎,常见于脊柱关节病,如反应性关节炎或银屑病关节炎,称为"腊肠指(趾)"。还应注意鉴别肿胀是骨性膨大还是软组织肿胀,如骨关节炎在远端指间关节和近端指间关节的骨性膨大分别称为 Heberden 结节和 Bouchard 结节,而类风湿关节炎为软组织肿胀,且很少累及远端指间关节。同时应注意与手指上的其他疾病引起的结节,如痛风石及罕见的多中心网状细胞增生症结节相鉴别。

2. 关节形态改变　注意观察手有无畸形改变,如梭形肿胀、尺侧偏斜、天鹅颈样畸形、纽扣花样畸形、手指短缩或望远镜手等。前三者主要见于类风湿关节炎晚期,而手指短缩或望远镜手主要见于银屑病关节炎残毁型,槌状指见于外伤后。尺侧偏斜是因掌指关节慢性炎引起肿胀和扩张,使关节囊和肌腱拉长及松弛,再加上肌肉力量不平衡等,最终导致手指伸肌腱滑离掌骨头,滑向关节尺侧而形成的。天鹅颈样畸形指手的近端指间关节过伸及远端指间关节屈曲的畸形改变。这是因能使近端指间关节伸直的骨间肌和其他肌肉的挛缩所致。纽扣花样畸形是指近端指间关节屈曲挛缩和远端指间关节过伸的畸形改变,这是因滑过近端指间关节的伸肌腱与中节指骨基底部分离,向掌侧移位,穿过关节支点而行使关节屈曲作用。手指短缩或望远镜手是因指骨末节溶解所致。槌状指是指末节指骨始终保持屈曲位而不能伸直,这是因伸指肌腱在远端指间关节水平撕脱或破裂引起的。

3. 关节触痛　触痛的检查方法在掌指关节是用拇指和示指挤压关节的上下侧或左右侧,在近端指间关节和远端指间关节则最好用拇指和示指触压关节的内外侧。与此同时观察患者对触诊的反应。

4. 关节活动　在手的功能位上,让患者快速握拳和完全伸开手指,可了解手的活动功能。如患者不能完全握拳,则应进一步评价患者的对指功能,可观察患者能否捡起小物品。

(二)腕和腕关节检查

1. 关节肿胀　腕关节肿胀可由腱鞘炎和 / 或滑膜炎引起,注意观察肿胀的形状、部位和质地。如外表形状不规则、肿胀较弥散、从肌腱向前和向后突出及质地较软提示有关节积液;而外表呈圆形、局限在第 2 掌骨基底部的指总伸肌腱和桡伸肌腱间的腕背侧、质地较硬、有明显囊性感及可随手指的屈伸而改变提示腱鞘囊肿。当关节有大量积液时,检查者用拇、示两指分别放在患者腕关节的背侧及掌侧,当挤压背侧肿胀处时,掌侧手指可触及液体传导的波动。

2. 关节触痛 应使用拇指和示指,拇指放在腕关节背侧,示指放在掌侧,其他手指可支撑和固定患者的手,按压患者的腕关节。触压腕关节背侧判断滑膜炎更为可靠。

3. 关节屈伸活动 可用简单的合掌法测量。先将双手掌及手指紧贴,两腕充分背伸,对比两侧的角度;再使两手背贴近,双腕充分掌屈,对比双侧的角度。如果一侧活动范围受限即可明显测出。类风湿关节炎常有关节积液、关节屈伸受限,甚至完全固定。韧带的劳损亦可限制活动,但用普鲁卡因封闭使痛点消失后,活动可恢复到正常范围。

(三) 肘关节检查

首先观察肘关节的外表,若呈梭形肿胀,并在完全伸直时尺骨鹰嘴桡侧小凹陷消失,提示较大量关节积液。积液量少时,应屈肘 90°,从后方观察其外形改变,并与对侧肘关节相对比。尺骨鹰嘴桡侧小凹陷为检查关节积液最敏感的部位,同时也是关节腔注射或抽液的理想部位。鹰嘴突上的浅表肿胀提示鹰嘴滑囊炎,见于反复局部外伤或类风湿关节炎或痛风性关节炎等。同时屈肘观察肱骨内上髁、外上髁及尺骨鹰嘴三点连线是否成一等腰三角形,如不成等腰三角形提示关节脱位或骨折。肘关节触压痛、活动受限和骨摩擦音的检查方法是,检查者一只手握住患者的前臂使其肘关节屈曲约 70°,另一只手的拇指放在患者的肱骨外侧髁和鹰嘴突间的鹰嘴外侧槽中,按压并被动活动患者的肘关节,使之屈曲、伸直和旋转,可得到阳性结果。检查皮下结节时让患者屈肘 90°,检查者用整个手掌面从后往前滑过肘关节伸侧。类风湿关节炎常有肘关节积液和活动明显受限,有时在距尺骨鹰嘴远端数厘米的前臂伸侧可及皮下结节。应注意与痛风石相鉴别,痛风石多在尺骨鹰嘴附近,较大、较硬、可移动且无压痛。

(四) 髋关节检查

为全面检查髋关节和有关区域,最好让患者脱去长裤。患者脱衣服时,要注意观察是否有疼痛或动作不便的特殊表现。患者站立,检查者从患者前面观察其双侧的髂前上棘是否在同一水平,从后面观察其两侧的臀纹是否对称,判定是否有骨盆的倾斜。

检查髋关节活动时,检查者必须用双前臂及手放在患者双侧髂骨嵴上面以固定骨盆,防止骨盆运动和脊柱的代偿运动而造成假象。有神经损伤及病变者应先做主动运动检查,而一般髋关节病变可直接做被动运动检查。内旋和外旋疼痛并伴活动受限(尤其是内旋)是髋关节病变的敏感指标。髋关节内收受限见于髂胫束挛缩,外展受限则见于髋内翻、髋关节后脱位及炎症性疾病。可观察患者俯卧时姿势,髋关节屈曲挛缩者不能完全俯卧。

髋关节触诊应尽量在立位进行,因在不负重时有些病态易被忽略而在负重时表现明显。髋痛的原因很多,包括滑膜炎、滑囊炎和肌腱端炎等。触诊时应注意触痛的部位,如局限于髋外侧大转子区,且疼痛可因主动抵抗髋外展而加重,提示为转子滑囊炎。髋外侧和后方的触痛常为肌腱端炎。臀区触痛可见于坐骨滑囊炎。髋前方和腹股沟区的触痛多提示髋关节本身的病变,尤以骨关节炎和脊柱关节病多见。腹股沟区触诊亦很重要。如该区有局限性肿胀和触痛,疼痛随髋后伸而加重,应怀疑髂腰肌滑囊炎;无肿胀者应怀疑髂腰肌肌腱炎。

托马斯(Thomas)征:患者平卧位,将健侧髋及膝关节极度屈曲,以使腰部放平紧贴床面,防止腰椎前凸的代偿,此时若患侧髋关节表现为屈曲畸形,即为托马斯征阳性。记录患肢与床面的角度,即为患侧髋屈曲畸形之度数。托马斯征阳性时,髋关节肯定存在屈曲挛缩或强直畸形,见于骨关节炎、强直性脊柱炎和髋关节结核等。

"4"字试验(Patrick test):患者取仰卧位,一侧下肢伸直,屈曲对侧膝关节并将对侧足置于伸直侧的膝上,检查者向下压屈曲的膝关节及对侧的髂骨前部,如患者不能完成此动作或有明显抵抗或疼痛为阳性。阳性可提示屈膝侧髋关节病变或膝关节病变、髂腰肌挛缩或骶髂关节病变。

（五）膝关节检查

充分暴露和放松膝关节,对比两侧。患者取仰卧位,膝关节取伸直位,观察关节有无发红、肿胀及肿胀的具体部位,如髌上和髌骨侧面饱满或肿胀提示关节积液或滑膜炎;髌骨表面局部的肿胀常见于髌前滑囊炎;沿关节线前外侧或内侧的局部肿胀提示半月板囊性肿胀。屈曲位时,观察"象眼"是否存在,如消失也提示膝关节积液或滑膜炎。

从髌骨上缘 10cm 处的大腿伸侧开始触诊,了解关节及关节周围有无发热、增厚、结节、疏松体和触痛。注意触痛的具体部位,如关节间隙的触痛提示关节软骨、内侧或外侧半月板、前交叉韧带、内侧或外侧副韧带、髂胫带或腓骨头的受累。肌腱附着点触痛提示肌腱端炎。滑囊炎是膝关节局部触痛的另一原因,以鹅状滑囊和髌前滑囊最常受累,其触痛点定位准确。膝关节伸直位时,压迫髌骨使整个关节面与下面的股骨接触,移动髌骨是否有骨摩擦感。正常功能的膝关节也可有轻度骨摩擦感,而有明显骨摩擦感可提示骨关节炎或髌骨软化症。为鉴别胫股关节还是髌股关节的病变,可把髌骨上抬,同时被动屈伸膝关节,如无疼痛提示髌股关节病变。

关节肿胀者,应鉴别是由关节积液还是滑膜增厚引起。增厚滑膜质地柔软,与周围软组织和肌肉有明显不同,滑膜增厚通常最早出现在内侧髌上囊和内侧胫股关节处。浮髌试验明显阳性提示关节积液。当积液量少(4~8mL),浮髌试验可疑时,检查者可用一只手手掌从膝内侧向外上方按压,将液体挤入外上部髌上囊,然后轻轻敲打膝关节的外侧,如在关节内侧间断性地出现流体波或膨胀,即"膨隆征",提示积液。如关节肿胀明显而浮髌征不明显,触之有揉面感及"膨隆征"持续存在,提示增厚滑膜。关节积液者需定期测量关节周径。

检查膝关节的活动范围时,如膝不能完全伸直提示屈曲挛缩或大量关节积液,过度超伸为膝反张。膝伸直位时有内收、外展及旋转活动,提示侧副韧带和/或交叉韧带的松弛或损伤。注意观察患者站立和行走的情况。站立时两腿并拢,观察双膝及踝能否同时并拢。若两踝能并拢但双膝分开者为膝内翻(O 形腿);两膝并拢而两踝分开者为膝外翻(X 形腿)。观察患者行走时的步态,注意有无跛行、屈曲挛缩和关节锁定。关节锁定指突然不能伸直关节,可伴有疼痛和弹响,常提示有明显的关节内异常,包括游离体或软骨撕裂等。从患者身后观察有无腘窝 Baker 囊肿。Baker 囊肿是半膜肌囊内侧的肿胀,可破裂进入腓肠肌,引起腓肠肌的肿胀,这是类风湿关节炎患者单侧腓肠肌肿胀最常见的原因,应与深静脉血栓形成相鉴别。

浮髌试验:怀疑关节内积液时,如以一手压迫髌上囊,将液体挤入关节腔内,另一手反复按压髌骨,如感到髌上囊处有波动,或按压时髌骨触到股骨,不压时即浮起,即为浮髌试验阳性。髌前黏液囊的积液与关节不通,虽在髌前方可触及肿胀,但浮髌试验阴性。注意检查者不应把髌上囊压迫太紧或向远端推移组织,以避免髌骨或正常软组织包括脂肪垫充填触诊间隙,而误诊为滑膜炎或关节肿胀。

（六）骶髂关节检查

骶髂关节的检查主要依靠触诊。患者取俯卧位,检查者手掌放在髂嵴周围,而拇指放在骶髂关节上直接按压关节。骶髂关节炎患者可出现疼痛。也可按压骶骨,间接引出骶髂关节的疼痛。另外,骶髂关节炎患者做"4"字试验时也可出现屈膝侧阳性。

（七）颈部检查

患者取坐位,将头摆正,观察有无侧弯、扭转、后凸或屈曲等畸形。颈椎小关节炎或斜方肌纤维组织炎患者在头摆正时,患侧即会出现疼痛。颈椎结核或强直性脊柱炎患者则会出现固定性后凸或屈曲畸形。其后,触诊检查棘突有无移位和有无局限性压痛部位。

检查颈椎活动时,固定患者双肩以防躯干参与活动。检查患者的前屈、后伸、两侧转动和左右侧屈有无受限。如强直性脊柱炎或类风湿关节炎侵犯颈椎时,这些活动将明显受限。颈椎间盘病变者则有向患侧的侧屈及后伸受限。

（八）脊柱检查

充分暴露患者脊柱,双足并拢站立位,双下肢直立,双手自然下垂,检查者要注意如下情况:①脊柱是否居中,有无后凸、前凸及侧弯畸形;②两肩是否等高,双髂嵴上方是否水平;③双侧骶棘肌是否对称,有无萎缩或痉挛。腰椎前凸加深见于慢性下背痛综合征,前凸消失见于强直性脊柱炎。

检查脊柱压痛部位时,应让患者取俯卧位,使椎旁肌肉放松,准确找出压痛部位。一般自上而下用拇指按压棘突、棘间韧带和两旁的腰背筋膜、肌肉及椎间关节等。有压痛表明病变较浅,而叩击痛提示病变深在,如存在脊柱结核时,叩击痛明显大于压痛。

为了解脊柱的活动度,可做前屈、后伸、左右侧弯和旋转动作。让患者弯腰手触向足趾,测量指尖离地面的距离(指地距),可粗略了解腰椎前屈和髋关节运动状况。

Schober 试验:让患者直立,在背部正中线骶后上棘水平做一标记为零,向下 5cm 做标记,向上 10cm 再做另一标记,然后让患者双膝保持直立向前弯腰到最大程度测量两个标记间距离,若增加少于 4cm 即为阳性。阳性说明腰椎活动度降低,见于强直性脊柱炎中晚期。改良 Schober 试验,只需在双髂后上棘连线中点与其上 10cm 处相连作一垂直线,测量前屈时两点的延伸距离,正常人可达 5cm 以上。

枕墙距和扩胸度测定:让患者靠墙直立,双足跟贴墙,双腿直立,背贴墙,收颏,眼平视,测量枕骨结节与墙之间的水平距离。正常为 0,如有距离可见于强直性脊柱炎及其他脊柱病变。在第 4 肋间隙测量患者深吸气和深呼气胸围之差,为扩胸度测定。正常应≥2.5cm,低于此值见于强直性脊柱炎。

直腿抬高试验和加强试验:患者取平卧位,检查者一手握患者足跟,一手握膝伸侧,保持下肢伸直位,缓慢抬高足跟,如抬高至 30°~70° 时引起下肢放射性疼痛为阳性,提示椎间盘突出症,此时该侧坐骨神经根已受压。为增加坐骨神经牵拉强度,再被动使踝关节背屈,则下肢放射痛明显加剧,即直腿抬高加强试验阳性,进一步支持椎间盘突出症。

四、实验室检查

炎性关节病相关实验室检查除包括三大常规、血沉、C 反应蛋白(CRP)、肝肾功能、血尿酸、补体、免疫球蛋白等常规项目,特殊检查还包括:

1. **类风湿因子** 类风湿因子(RF)是抗变性 IgG 分子的 Fc 片段的自身抗体,按免疫球蛋白类型可分为 IgM-RF、IgG-RF、IgA-RF 等。RF 在外周淋巴结、关节滑膜、扁桃体淋巴滤泡和骨髓等产生。IgG 是感染等因素诱导的免疫应答中的主要抗体,这些抗体与相应抗原结合时会发生变性。此外,在炎症等病理条件下滑膜或其他部位可能产生不正常的 IgG,这些变性的 IgG 就构成自身抗原刺激免疫系统产生各种抗 IgG 抗体。研究发现,IgM-RF 与 RA 的皮下结节、血管炎、下肢溃疡、多发性单神经病变有关,并与 HLA-DR4、HLA-DR1 高度相关;IgG-RF 与 RA 的关节外症状及 RA 活动有关;IgA-RF 与 RA 继发 IgA 肾病和干燥综合征有关。持续高效价的 RF 常提示 RA 活动,且骨侵蚀发生率高。目前临床检测常用的乳胶凝集试验是检测 IgM-RF。IgG-RF、IgA-RF 需用放射免疫分析法(RIA)或酶联免疫吸附法(ELISA)等手段检测。RF 在类风湿关节炎的阳性率为 80% 左右,是诊断 RA 的重要血清学标准之一,但并不是 RA 独有的特异性抗体。RF 阳性还可见于自身免疫性疾病如干燥综合征、系统性红斑狼疮、系统性硬化症、混合性结缔组织病等,感染性疾病如未控制的感染性心内膜炎、结核、麻风、血吸虫病、病毒感染等,此外还可见于结节病、肺间质纤维化、巨球蛋白血症等疾病。正常人的阳性率可达到 3%~5%。临床上 RF 常作为血清阴性脊柱关节病的区分标准之一,但必须指出,部分 RA 测不出 IgM-RF,应进一步检测 IgG-RF、IgA-RF。

2. **抗环瓜氨酸肽抗体(抗 CCP 抗体)** 2000 年 Schellekens 等通过 ELISA 方法在 RA 患者血清中检测出抗 CCP 抗体。该抗体在 RA 中的敏感性为 70%~80%,特异性高达 98%~99%,对 RA 诊断的敏感性和特异性均高于 RF。一项前瞻性队列研究显示,在没有出现明显的 RA 临床症状的抗 CCP 阳性患者中,约有 93% 患者会发展成 RA。提示抗 CCP 抗体可作为 RA 的早期诊断指标。并且抗 CCP 抗体与 RA 关节影像学改变密切相关,对 RA 患者的远期关节损害具有一定的预测价值。

3. **HLA-B27**　人类白细胞抗原Ⅰ类分子 B27（HLA-B27）与脊柱关节病存在密切关联。强直性脊柱炎（AS）的阳性率在 90% 以上，亦可见于反应性关节炎、Reiter 综合征、银屑病关节炎等疾病中，而在正常人群中有 6%~8% 的阳性率。

4. **HLA-DR4**　属于 MHCⅡ类基因，MHCⅡ类抗原主要功能是呈递抗原多肽给 T 辅助细胞。HLA-DR4 与 RA 相关，阳性的 RA 患者出现骨破坏率明显升高，对 RA 预后判断有重要意义。

5. **滑液检查**　在一定程度上反映了关节滑膜炎症，滑液的白细胞计数有助于区分炎性、非炎性关节病变和化脓性关节炎，当白细胞超过 3 000/mm³，且中性粒细胞占 50% 以上时，提示炎性关节炎；在此标准以下非炎性病变可能性大；白细胞 5 万 ~10 万 /mm³ 以上，提示化脓性关节炎。上述标准必须结合临床，如细胞计数大于 10 万 /mm³ 亦可见于反应性关节炎、痛风。滑液应及时送检，以免晶体溶解和细胞自溶，在滑液中找到尿酸盐结晶或细菌培养阳性分别有助于痛风、化脓性关节炎的确诊。关节穿刺的禁忌证为局部皮肤的感染、出血性疾病及患者不配合。

五、关节影像学检查

患者骨、关节的影像学检查对疾病的诊断和治疗反应的判断具有重要意义。

传统的骨关节 X 线片是风湿病影像学检查的基本手段，可以显示骨质改变，但对早期病变不够敏感，而且不能显示软组织病变。而关节超声和磁共振（MRI）可以敏感地显示关节炎症，在风湿病诊治中得到越来越多的应用。CT 虽然可以更加清晰地显示骨质病变，甚至可用于骨量的测定，但目前对类风湿关节炎或脊柱关节病的诊断，CT 改变均没有确定的诊断标准。

关节超声可以显示关节内和关节周围的软组织病变，尤其是对肌腱的观察优于其他技术手段；结合能量多普勒技术，还可以敏感和定量地发现和测量滑膜等软组织炎症。关节超声还可以扫描骨质表面，敏感地发现骨质破坏或骨赘形成，也可以发现软骨的形态改变、痛风和假性痛风的晶体沉积。其他优点包括价廉、无创，同一患者可以多次重复进行，对病情的动态观察有十分重要的作用。关节超声也有一定缺陷，如无法观察骨骼内的病变，对深在的骨面无法扫描，且检查依赖个人能力，不同检查者之间重复性较差。

关节 MRI 也可以敏感地显示关节软组织病变，发现骨质破坏的敏感性也优于传统 X 线片，还可以显示骨质内病变，MRI 发现的骨髓水肿在炎性关节病中有着肯定的临床和病理生理意义。其中骶髂关节 MRI 目前用于脊柱关节病的早期诊断。

现对常见炎性关节病的 X 线片、MRI 和超声改变分别介绍如下。

（一）X 线片检查

1. **类风湿关节炎**　腕关节和双手掌指关节、近端指间关节是 RA 最常见的受累关节。在 1987 年 RA 诊断标准中，X 线片发现关节侵蚀是重要的诊断依据。为了对患者进行早期诊断，目前使用 2009 年 ACR RA 诊断标准，如果患者双手 X 线片检查发现典型骨侵蚀，排除其他疾病即可诊断 RA。同时，对手及足的 X 线片病理改变可进行半定量评分，是判断疾病进展及治疗效果的重要依据之一。

在 RA 不同阶段，X 线片可发现不同病理改变，早期是软组织肿胀和骨质疏松；随疾病进展可发现骨侵蚀和关节间隙狭窄；疾病晚期出现明显骨质破坏，关节间隙消失以及骨性强直。根据关节 X 线片改变可将 RA 关节损伤分为 4 期（详见类风湿关节炎章节）。

对 RA 关节损伤进行半定量评价最常使用的方法是 Sharp 评分及改良 Sharp 评分。后者是对双手腕、MCP 和 PIP 的关节间隙狭窄和骨侵蚀进行评价。Sharp 评分还增加了足跖趾关节和第一趾间关节关节间隙狭窄和骨侵蚀的评分。

2. **强直性脊柱炎**　AS 可以累及骶髂关节、脊柱小关节等中轴关节，也可以累及髋关节等外周关节，常见下肢非对称的寡关节炎，但除髋关节外，外周关节炎症很少造成关节破坏。

AS 患者进行骶髂关节 X 线片检查前应排空大便，减少肠气以及粪石的影响。X 线片不能发现骶髂关节炎早期改变,目前已不作为早期诊断 AS 的依据。随着 AS 疾病进展,X 线片可发现骶髂关节面模糊,关节间隙增宽,关节面下骨质硬化;疾病进一步进展,可发现骶髂关节骨质侵蚀,关节间隙变窄;疾病晚期可出现明显骨质破坏,关节间隙消失及骨性强直。AS 骶髂关节病变根据 X 线片表现可分为 5 级(详见强直性脊柱炎章节)。

AS 可以造成椎体小关节和椎骨的炎症,炎性病变激活的骨修复最终会造成关节及韧带硬化。X 线片不能发现 AS 早期脊柱病变,但病程晚期 X 线片上脊柱韧带钙化形成"竹节样"改变是 AS 特征性的影像学改变。

AS 引起髋关节滑膜炎,病情进展可出现髋关节破坏,股骨头塌陷,X 线片表现为髋关节间隙狭窄,股骨头和髋臼增生硬化及囊变,晚期出现股骨头变形,关节间隙消失。

3. **银屑病关节炎(PsA)**　银屑病关节炎的基本病理改变也是肌腱附着点炎,炎症可侵蚀邻近骨质,造成关节破坏。其早期 X 线片仅可发现软组织肿胀;病情进展出现骨破坏,X 线片可出现骨质侵蚀。指(趾)的"笔帽样"改变是本病 X 线片的特征性表现。

4. **痛风性关节炎**　急性期 X 线可发现明显的软组织肿胀。慢性痛风患者关节周围及耳廓等部位尿酸结晶沉积形成痛风石,发作间期关节炎往往不能完全缓解,并可出现累及包括手小关节等上肢关节在内的多关节炎。慢性痛风 X 线片表现包括关节骨软骨缘有囊性、穿凿样或虫蚀样骨质缺损,边缘锐利,边界清晰,骨破坏区的边缘部可见翘起且突出的边界,是本病的特征性 X 线改变。

(二) 磁共振检查

骨关节 MRI 检查中不同组织含水量的不同,在 T_1 和 T_2 加权像出现不同信号。骨皮质在 T_1 和 T_2 加权像均为黑色;骨髓在 T_1 加权像为深灰色,T_2 加权像为浅灰色;滑液在 T_1 加权像为黑色,T_2 加权像为白色;脂肪在 T_1 和 T_2 加权像均为高信号,可采用压脂像去除脂肪信号,更好地显示炎症信号。另外还可以使用钆造影剂进行增强核磁扫描,血液增加的组织出现高信号。滑膜炎等炎性病变因血流增加而在增强 MRI 上呈现高信号,可与关节腔积液鉴别。骨关节疾病的不同病理改变在 MRI 上的表现如下:

关节腔积液:关节腔内出现均匀 T_1 低信号,T_2 高信号,T_1 增强低信号。

滑膜炎:关节间隙中出现 T_1 低信号,T_2 STIR 序列为高信号,T_1 增强明显强化。

腱鞘炎:肌腱周围出现 T_2 高信号,T_1 增强显示强化。

骨髓水肿:骨质内出现 T_1 低信号,T_2 高信号。

骨侵蚀:T_1 加权像见骨皮质出现不连续信号,RA 造成的骨侵蚀,在骨质破坏部位还可以出现 T_2 高信号,提示骨侵蚀有炎症参与。

1. **类风湿关节炎**　RA 基本病理改变是滑膜炎和血管翳形成,并出现骨质破坏。类风湿关节炎病变累及的关节进行 MRI 检查可以发现关节腔积液、滑膜炎、腱鞘炎、骨髓水肿及骨侵蚀。

对早期关节炎患者,为明确 RA 诊断而进行 MRI 常用检查部位为腕关节、掌指关节及近端指间关节,采用冠状位和轴位。RA 患者腕关节与掌指关节均可见明显滑膜炎,表现为关节内 T_1 增强高信号,以及不同程度的骨髓水肿,表现为腕骨内边界模糊的高信号;并常伴有腱鞘炎,表现为肌腱周围 T_2 高信号。上述改变不是 RA 特有的,但如果 MRI 在多个手关节发现明显炎性改变,结合新的 RA 分类标准,有助于 RA 的早期诊断。由于 MRI 可以敏感地发现炎性病变,可以进行定量分析,从而敏感地反映疾病活动度。目前使用最多的是 RAMRIS(rheumatoid arthritis MRI scoring)评分标准,该标准对腕和掌指关节的骨侵蚀和滑膜炎进行评分,可以很好地反映 RA 的影像学疾病活动度。近年来在临床实践和临床研究中,磁共振被广泛用于判断疾病是否缓解和评估药物治疗反应。

2. **脊柱关节病**　骶髂关节 MRI 检查异常是中轴型脊柱关节病重要的诊断依据。脊柱关节病的椎体病变也会在 MRI 上出现特征性改变。

为诊断脊柱关节病进行骶髂 MRI 检查采用斜冠状位和轴位,急性病变包括骨髓水肿(骨炎)、滑膜炎、滑囊炎及肌腱附着点炎,慢性病变则包括脂肪沉积、骨侵蚀、关节面下骨硬化及关节强直。MRI 见软骨下骨髓水肿/骨炎,数量上在一个层面上有2处或在2个层面出现,即可诊断急性骶髂关节炎。出现滑膜炎、滑囊炎或肌腱附着点炎的影像但无软骨下骨髓水肿不足以诊断活动性骶髂关节炎。除滑膜炎外(还需增强T_1加权像),T_2压脂像或STIR影像通常足以发现活动炎症,因此为诊断脊柱关节病无须进行增强MRI扫描。

脊柱关节病的椎体病变常在椎体角部,出现骨髓水肿的急性炎症改变,也可以有脂肪沉积等慢性病变。此外还可以出现椎间盘炎症,表现为椎骨骨髓临近椎间盘处出现T_2高信号,以及椎体小关节炎、脊柱韧带肌腱附着点炎。晚期患者可以出现脊柱骨赘形成以及脊柱韧带钙化强直。

对脊柱关节病骶髂关节炎和椎体病变还可以进行MRI评分,常用的有加拿大脊柱关节炎协会评分系统,对骶髂关节的骶骨和/或髂骨,或椎体出现的骨水肿信号进行计量,定量反映疾病活动度,可以敏感地评价治疗反应。

（三）超声检查

超声检查是利用超声波在不同物质中传播速度的差异来描绘物体内部影像。超声频率越高,分辨率越好。由于大多数关节解剖部位表浅,常采用高频超声,以获得高质量图像。另外除了灰阶超声显示关节软组织结构外,使用能量多普勒技术可以显示组织内慢速血流成分,可以很好地反映组织炎症状态。关节超声可以发现炎性关节病的多种病理改变。

骨侵蚀:超声不能穿透骨皮质,因此正常骨皮质在超声检查中为连续光滑的高回声区,出现骨侵蚀时,在2个垂直平面上见到骨皮质不连续。对于类风湿关节炎造成的骨侵蚀,在骨皮质不连续的部位,能量多普勒还能见到血流信号。

骨赘形成:突出于正常骨皮质的强回声信号。

关节腔积液:关节腔内无回声区。

滑膜炎:关节腔内低回声信号,灰阶超声可以显示滑膜肥厚,能量多普勒显示滑膜内血流信号。

腱鞘炎:肌腱纤维素回声欠均一,肌腱周围有多普勒血流信号,并伴有软组织肿胀。

肌腱附着点炎:肌腱端出现异常的低回声信号,可出现异常能量多普勒信号以及骨质改变,包括骨破坏或骨赘形成。

由于关节超声可以清楚显示关节软组织与骨质解剖结构并能够显示炎症血流,超声可用于炎性关节疾病的诊断、评价疾病活动度、病情进展及治疗效果,并可以引导关节穿刺,增加穿刺成功率、减少并发症。

1. **类风湿关节炎**　RA基本病理改变是侵蚀性滑膜炎。受累关节进行超声检查,灰阶超声可见滑膜增厚,关节腔积液,肌腱周围低回声信号以及骨侵蚀;能量超声可见增厚滑膜,肌腱周围及骨侵蚀部位的血流信号。由于高频超声具有较高分辨率,对腕关节和掌指关节等小关节的软骨也能显示,当RA疾病进展时,超声可以显示软骨层破坏消失。

关节超声可以发现亚临床的关节炎症,即在没有肿胀、压痛的关节也能够发现滑膜增厚、关节积液、能量多普勒血流信号。而根据2009年新RA诊断标准,超声发现的关节炎症可用于诊断,超声可比普通X线片更敏感地发现骨侵蚀,因此超声检查可提高早期RA诊断的敏感性和特异性。此外,对治疗后达到临床缓解的RA患者行超声检查,仍有相当部分患者可发现关节炎症。因此,关节超声检查是评价RA疾病活动度客观可靠的指标。

2. **脊柱关节病**　脊柱关节病的基本病理改变是肌腱附着点炎。灰阶超声检查可见肌腱周围积液,肌腱端低回声;能量多普勒示肌腱周围及肌腱端血流信号。腱鞘炎也是脊柱关节病的常见表现,超声可见肌腱纤维走行紊乱,可出现部分甚至完全的肌腱撕裂,伴有肌腱周围液性暗区及肌腱周围的异常血流信号,相邻软组织也可出现肿胀及回声减弱。虽然目前脊柱关节病的诊断标准尚未纳入关节超声检查异常,但关节超声发现多处肌腱附着点炎有助于脊柱关节病的诊断,且肌腱附着点炎的数量与严重程度还与疾病活动度相关。

骶髂关节深在且形状不规则,使用超声进行骶髂关节的探查比较困难,目前也没有标准操作规范。超声可以发现骶髂关节骨赘形成和关节内血流增加,还可在超声引导下进行骶髂关节的药物注射。

3. **晶体性关节炎**　急性痛风性关节炎为尿酸盐结晶在关节腔内沉积诱发急性炎症造成的关节炎。关节超声可以发现关节软骨表面高回声尿酸盐结晶,即所谓"双轨征",为痛风特征性表现,在软骨较厚的膝关节表现尤为明显。其他超声表现还包括关节腔内低回声(关节积液)以及关节内和关节周围能量多普勒血流信号。而焦磷酸盐结晶沉积造成的假性痛风,晶体往往沉积在软骨内部,超声检查发现软骨内有高回声区,这种改变是痛风和假性痛风进行鉴别的重要依据。

六、治疗

炎性关节病的治疗目标应为缓解症状、保护关节功能、减少关节破坏、改善远期预后,从而提高生活质量。

（一）药物治疗

原则是早期诊断和尽早合理用药。

1. **非甾体抗炎药**（non-steroid anti-inflammatory drugs,NSAIDs）　是一大类具有相同作用机制的药物,通过抑制环氧化酶,从而阻止花生四烯酸转化为前列腺素,从而起到抗炎解热止痛的作用,对缓解关节痛症状有较好效果。临床上常用的有双氯芬酸、洛索洛芬、吲哚美辛、美洛昔康等。胃肠道反应(上腹不适、腹痛、溃疡、出血甚至穿孔)、肾脏损害、肝损、骨髓抑制和过敏反应是该类药物最常见的不良反应。选择性作用于环氧化酶-2(COX-2)的非甾体抗炎药如塞来昔布、依托考昔,对消化道副作用明显减少,而疗效与传统NSAIDs相当,但应注意其心血管不良事件。值得注意的是,不同种类NSAIDs疗效大体相当,使用宜强调个体化。不主张联合应用,因不增加疗效反而增加不良反应。

2. **改变病情抗风湿药**（disease modifying anti-rheumatic drugs,DMARDs）　此类药物是类风湿关节炎及周围型脊柱关节病的基础用药。其特点是不具备即刻的抗炎和镇痛作用,但能够改善和维持关节功能、减轻滑膜炎症、减缓关节结构破坏和病情进展。该类药物起效缓慢,通常要在治疗2~4个月后方显效果,病情缓解后宜长期维持治疗。随着生物制剂以及靶向化学合成药物如JAK抑制剂(tsDAMARDs)托法替布(tofacitinib)的出现,这类药物也被称为传统合成类DMARDs(csDMARDs)。目前常用的DMARDs包括甲氨蝶呤、抗疟药(氯喹和羟氯喹)、柳氮磺吡啶、来氟米特、雷公藤多苷、艾拉莫德等。常见的不良反应包括胃肠道反应、肝功能损害、骨髓抑制、性腺损害等。用药过程中需严密监测。

3. **糖皮质激素**　具有强大的抗炎和免疫抑制作用,小剂量可用于类风湿关节炎初始用药,有助于迅速缓解症状,可作为DMARDs起效前的"桥梁药"。但激素有诸多副作用,主要包括继发感染、骨质疏松、代谢紊乱、缺血性股骨头坏死、消化性溃疡、动脉粥样硬化等,且随着疗程的延长而风险增加。故强调短程应用,症状缓解后尽快减至维持剂量,应用时权衡利弊,遵循个体化原则。

4. **生物制剂**　此类药物是针对参与免疫应答或炎症过程的特定致病性靶分子的拮抗剂,以期靶向性阻断疾病的发生发展。区别于传统的小分子化学合成药物,它们是通过生物工程方法制造的生物大分子,由于能阻断或延缓病情进展,故又被称为生物DMARDs(bDMARDs)。具有代表性的生物制剂包括肿瘤坏死因子(tumor necrosis factor-α,TNF-α)拮抗剂、CD20单抗等,在炎症性关节病的治疗实践中获得了巨大成功。此类药物将在下一节中详细介绍。

（二）外科疗法

包括不同的矫形手术、滑膜切除、人工关节置换等。手术不能从根本上控制疾病的发展,对于病情稳定的晚期关节炎患者,有助于改善其关节功能和提高生活质量。

髋关节受累的晚期强直性脊柱炎患者,如关节功能受到严重影响,于炎症控制后行全髋关节置换术,可提高患者生活质量。

重症类风湿关节炎患者可行滑膜切除术缓解病情,但仍需配合口服药物治疗,否则病情易复发。对于晚期出现关节畸形和功能障碍的患者,可行关节置换术,主要用于膝关节等大关节。

严重骨质疏松患者出现髋部、脊柱等部位骨折时,根据患者骨折类型、部位、全身情况等可考虑选择行内固定、髋关节置换术、椎体成形术等。

(三) 其他治疗

包括物理、康复、职业训练、心理等治疗,是本类疾病综合治疗不可缺少的部分。

七、靶向治疗

近年来,对各种炎性关节病的免疫、病理生理学基础的深入研究和生物药剂学的发展为炎性关节炎生物治疗提供了可能。这些药物以在疾病发生与维持过程中可能起核心作用的失调的特异性免疫反应元件为作用靶点。例如有大量证据显示在类风湿关节炎患者的滑膜中,关键的致炎细胞因子如 TNF-α、白介素 -1(interleukin-1,IL-1)、白介素 -6(interleukin-6,IL-6)等上调。针对这些关键炎症介质(尤其是 TNF-α)的制剂对 RA、AS、PsA 等炎性关节炎患者具有显著疗效。下面对 TNF-α、IL-6、IL-1 等有靶向治疗作用的药物分别进行介绍。

(一) 肿瘤坏死因子 -α(TNF-α) 抑制剂

在 RA 等炎性疾病中,TNF-α 主要由活化的巨噬细胞产生,可能通过多种机制促成 RA 发病,包括诱导其他促炎细胞因子(如 IL-1、IL-6)和趋化因子(如 IL-8);通过增加内皮细胞的通透性和黏附分子的表达来促进白细胞迁移;使多种细胞活化;诱导急性期反应物和其他蛋白的合成,包括由滑膜细胞或软骨细胞产生的组织降解酶(基质金属蛋白酶)。TNF-α 是一种能介导多种炎症反应的细胞因子,在炎症过程中起到了重要的作用。因此,在炎性关节病中以该细胞因子为靶点进行治疗提供了理论依据。

1. 作用机制 TNF 抑制剂可能通过多种机制在 RA、AS 等炎性关节病中发挥临床疗效,其中下调局部和全身性促炎细胞因子、减少淋巴细胞活化及其向关节部位的转移可能是最相关的机制。已经证实,抗 TNF-α 单克隆抗体治疗后,血清 IL-6 和 IL-1 水平显著降低,继而减少金属蛋白酶(MMP)和其他降解酶类的合成。TNF 抑制剂治疗还与 RA 患者淋巴细胞迁移至关节内减少有关。此外,治疗后的关节滑膜活检显示细胞浸润减少,这些作用继发于滑膜组织内皮黏附分子表达减少。并且抗 TNF-α 治疗所引起的可溶性 E- 选择素、可溶性细胞间黏附分子 -1(ICAM-1)以及循环中淋巴细胞的改变与临床疗效密切相关。滑膜产生的血管内皮生长因子(VEGF)是一种潜在的内皮细胞特异性血管生成因子,是血管翳中新生血管形成的重要调控因素。通过抗 TNF-α 治疗,RA 患者血清中的 VEGF 水平明显下降,这一现象与这些患者临床症状的改善密不可分。

目前有五种可用于临床的抗 TNF-α 制剂:依那西普(etanercept)是完全人源化 TNF 受体 p75 和人免疫球蛋白 Fc 段融合表达形成的蛋白。英夫利昔单抗(infliximab)是一种人鼠嵌合的单克隆抗体,可以高亲和力地与膜结合型以及游离型 TNF-α 结合,从而阻断 TNF-α 的生物学效应。阿达木单抗(adalimumab)是一种可以与 TNF-α 特异性结合的重组人源性 IgGl 单克隆抗体,它不但可以结合游离 TNF-α 以阻断 TNF-α 的炎性效应,而且还可以在补体作用下溶解已经结合 TNF-α 的炎性细胞,从而达到有效的抗炎作用。戈利木单抗(golimumab)是一种新的全人源化 TNF-α 单克隆抗体。塞托珠单抗(certolizumabpegol)是一种聚乙二醇修饰的人源化 TNF-α 抗体 Fab 段。由于聚乙二醇的修饰,使该药半衰期达 14d,在给药间隔上可以长达 4 周;与其他 TNF-α 抑制剂相比,该药缺乏 Fc 段。因此不能形成免疫复合物或激活补体,不能启动抗体或补体依赖的细胞毒作用,从而减少潜在的不良反应。

2. 疗效 以上药物均在 RA 患者中进行了开放性和随机双盲安慰剂对照临床试验。早期研究对象是相对慢性和难治的高活动性患者,在最难治患者中的成功应用促成了随后在早期 RA 患者中进行的研究。大多数研究对象是同时应用了甲氨蝶呤(methotrexate,MTX)的处于疾病活动期的患者,

ATTRACT、ASPIRE、TEMPO、PREMIER 等研究结果均证实了抗 TNF-α 制剂的良好疗效,且在影像学上显示有利于延缓关节破坏。抗 TNF-α 制剂 +MTX 联用组相比 MTX 单用组,RA 患者的疾病活动度显著降低,活动功能和生活质量亦获显著改善,更为重要的是,影像学改变评分提示联用组的关节损害进展大大减慢,显著优于 MTX 单用组。

鉴于在 RA 患者中达到的治疗效果,抗 TNF-α 制剂已被试验用于包括强直性脊柱炎和银屑病关节炎在内的其他炎性关节炎。在强直性脊柱炎的随机双盲安慰剂对照研究中,抗 TNF-α 组的疾病活动性(BASDAI)、功能指数(BASFI)、脊柱活动度(BASMI)、MRI 评估的脊柱炎症相比安慰剂组均有明显改善。但停药后所有患者均有复发,复发后再次应用抗 TNF-α 制剂依然有效。抗 TNF-α 治疗在银屑病关节炎的疗效研究与 RA 研究结果类似,且对患者的皮肤损害亦获显著改善。

3. 剂量与药代动力学　静脉给予英夫利昔单抗后可达到较高的峰浓度,其后被稳态清除。而由于依那西普和阿达木单抗都是皮下注射药物,它们的药代动力学曲线更为平坦。

英夫利昔单抗首次静脉输注的推荐剂量是 3mg/kg,首次给药后的第 2 周和第 6 周再次给药,以后每 8 周给药一次。英夫利昔单抗可与 MTX 或其他 DMARDs 联用,或单药治疗。英夫利昔单抗剂量在 RA 为 3mg/kg,半衰期为 8~9.5d。与 MTX 联用可使英夫利昔单抗的曲线下面积增加 25%~30%,且可降低其免疫原性,两者有协同作用。对强直性脊柱炎和银屑病关节炎患者,推荐剂量为 5mg/kg(联用或不联用 MTX),在首次给药后第 2 周和第 6 周给药。以后每 8 周给药一次。

依那西普经皮下注射给药,在类风湿关节炎、强直性脊柱炎和银屑病关节炎患者,剂量为 25mg、每周 2 次,或 50mg、每周 1 次。依那西普可单独使用,也可与 MTX 一起使用。皮肤银屑病患者在治疗最初 12 周经常使用更高剂量(50mg,每周 2 次)。临床上,依那西普还可与包括来氟米特、柳氮磺吡啶在内的其他 DMARD 联用。依那西普皮下给药吸收缓慢,单次给药 25mg 后约 50h 达到平均峰浓度,Ig 结构的半衰期为 3~4.8d。在 RA 时,与 MTX 联用可起到协同作用。

阿达木单抗在类风湿关节炎、强直性脊柱炎和银屑病关节炎患者中的推荐剂量为皮下注射 40mg,隔周一次。阿达木单抗可单独使用,也可与 MTX 及其他 DMARD 联用。与 MTX 联合用药可使曲线下面积增加 25%~30%,清除半衰期约 10~13.6d。同样,RA 患者建议阿达木单抗和 MTX 联用。

妊娠和母乳喂养:基于目前的证据,FDA 把 TNF 抑制剂划分为 B 类妊娠风险(动物生殖研究未能证明其对胎儿有风险,并且在孕妇中无足够的良好对照研究)。仅在确需应用抗 TNF 药物治疗时才推荐应用于孕妇。由于人乳中是否含有 TNF 抑制剂及这种乳汁被吸吮后是否被机体吸收等尚未明确,故 TNF 抑制剂禁用于哺乳妇女。

4. 药物毒性和监测　三种 TNF-α 抑制剂的临床试验均显示出患者对药物的良好耐受性。但由于 TNF-α 不仅在自身免疫性疾病的发病机制中起关键作用,同时也是正常免疫平衡所不可或缺的,所以在治疗期间,需要对引起感染和肿瘤的潜在风险进行监控。

(1)输液和注射部位反应:依那西普、阿达木单抗皮下注射带来的皮肤反应(局部皮肤红斑和荨麻疹)是 TNF-α 抑制剂治疗最常见的不良反应,但多数是轻微、一过性的,很少导致治疗中断。英夫利昔单抗为人鼠融合单抗,少部分患者出现输液反应,如头痛、恶心、皮疹,严重者甚至出现喉头水肿、过敏性休克。

(2)感染:由于 TNF-α 是炎症反应中的重要介质,TNF 抑制剂增加感染的潜在危险性是其临床使用的主要争议点。在唯一一项以安全性作为主要治疗终点的临床试验中,与低剂量 TNF 抑制剂相比,高剂量 TNF 抑制剂与严重感染发生率增高是相关的。低剂量组与安慰剂组的严重感染发生率没有区别。然后,有高度感染风险的 RA 患者(处于活动期、病情严重的患者)常被纳入 TNF-α 抑制剂试验中,他们也可能是最常使用此类药物的患者群体。总的来说,尽管 TNF 抑制剂可使感染和严重感染的风险提高,但其他因素比如 RA 严重性、应用其他药物(如糖皮质激素)和合并症的存在也与此有关。临床上必须严密观察患者感染的症状和体征。值得注意的是,机会感染,特别是播散性结核分枝杆菌感染,是使用 TNF 抑制剂后的主要感染类型。因此目前美国指南推荐应用抗 TNF-α 治疗前进行 PPD

和胸片检查筛查结核感染(国内可用 T-spot 替代)。活动性结核感染者禁用抗 TNF 制剂。如果 PPD 阳性但无活动性感染证据,则推荐用异烟肼治疗潜在 TB 感染,疗程为 9 个月。预防性治疗 1 个月以后方可考虑应用抗 TNF 制剂。同时建议筛查乙型肝炎病毒感染和监测肝功能。

(3)恶性肿瘤:迄今为止,在临床试验中和经长期随访的 RA 患者,恶性肿瘤发生率并没有比预期增多。但对曾经患过恶性肿瘤或由于其他原因有恶性肿瘤高风险的患者,当考虑应用 TNF 抑制剂时需提高警惕。

(4)充血性心衰(CFH):美国纽约心脏病学会(NYHA)分级 Ⅲ/Ⅳ级充血性心衰患者应避免使用 TNF 抑制剂治疗。

(5)自身免疫性疾病:接受 TNF 抑制剂治疗的患者中约有10%~15%体内产生了抗双链 DNA 抗体,但仅有 0.2%~0.4% 患者发生药物性狼疮症状,其机制和意义尚不明确。TNF 抑制剂相关性系统性红斑狼疮(SLE)患者通常不会进展成有生命危险的 SLE(如狼疮性肾炎、中枢神经系统狼疮),也很少产生自发性 SLE 特征性抗体。该类患者在停止 TNF 抑制剂治疗后,症状能改善。有鉴于此,对有 SLE 病史的患者使用该药应持谨慎态度。

(6)脱髓鞘症状:TNF-α 抑制剂治疗引起脱髓鞘疾病的风险很小,但对有脱髓鞘疾病病史的患者或在抗 TNF-α 治疗期间出现脱髓鞘疾病症状体征的患者,应尽量避免使用。

(二)白介素 -6 受体拮抗剂

最近研究表明,IL-6 及 IL-6 细胞因子家族的其他成员在炎症和免疫反应中发挥重要作用。IL-6 由单核细胞、T 淋巴细胞和 B 淋巴细胞以及成纤维细胞表达,RA 和银屑病关节炎患者的血清和滑膜组织中可检测到高水平的 IL-6、其受体成分 IL-6R 及 gp130。IL-6 水平与 CRP 水平和疾病严重程度正相关,强烈提示其在发病中的重要作用。IL-6 敲除小鼠不易发生胶原诱导的关节炎且血清 TNF-α 水平降低。因此,阻断 IL-6 有望成为 RA 等炎性关节病很有前景的治疗方法。

妥珠单抗(Tocilizumab),是一种人源性 IgG1 单抗,以高亲和力与 IL-6R 的可溶性和膜结合形式的 80kDa 组分结合,可在结构性表达 IL-6R 的细胞中抑制 IL-6 介导的相互作用。由于 IL-6R 的可溶性形式能够有效地与在多种细胞中表达的 gp130 相互作用,应用妥珠单抗可抑制 IL-6 引起的一系列反应。

1. **疗效**　在一项大规模 Ⅱ 期临床研究试验中,单独应用妥珠单抗治疗相对难治和活动的 RA 患者,用法是每 4 周分别静脉给予 4mg/kg 和 8mg/kg 的剂量,为期 3 个月,结果多数患者的关节炎活动性在治疗 4 周后显著改善,并能持续至第 12 周。随访 5 年,多数患者可长期维持疗效。在 CHARISMA 研究中,入选了 359 名活动性 RA 患者。妥珠单抗单药治疗组中,4mg/kg 组和 8mg/kg 组的疗效优于单用 MTX 组,但 2mg/kg 低剂量组的疗效不如 MTX 组。而妥珠单抗与 MTX 联合用药的 3 个剂量组(2mg/kg、4mg/kg 和 8mg/kg)的疗效均显著优于单用 MTX 组。在 SAMURAI 研究中,结论显示应用抗 IL-6R 单抗治疗不仅可以改善早期 RA 患者的临床和功能状态,且在影像学上能改善关节的破坏和进展。

2. **用法**　目前指南推荐妥珠单抗治疗类风湿关节炎的推荐用法为 8mg/kg,每 4 周 1 次静脉应用。

3. **安全性**　与所有有效的 RA 免疫调节治疗一样,妥珠单抗临床试验中出现感染的概率略有增高,其他不良反应包括:肝功能和胆固醇的一过性升高及中性粒细胞减少症。

(三)白介素 -1 受体拮抗剂

其他被批准应用的针对 RA 中致病细胞因子的靶向治疗还包括 IL-1R 拮抗剂(阿那白滞素),用于治疗幼年特发性关节炎全身型。

(四)B 细胞靶向生物制剂

B 细胞在 RA 发病机制中的作用尚未完全阐明。但与以下这些已知的 B 细胞功能可能相关,如抗原提呈作用、分泌促炎细胞因子、产生类风湿因子、形成免疫复合物以及 T 细胞共刺激。而免疫复合物是刺激产生 TNF 和促炎细胞因子的重要激发物质。B 细胞还与类风湿滑膜异位性淋巴样器官形成有关。20 年代 90 年代末,Edwards 等提出以下假说:RA 的基础自身免疫反应是由自身永存 B 细胞所驱动,而炎症反应是由免疫复合物与低亲和力的 IgG 受体 FcRγ Ⅲa 结合所启动。该理论提示 B 细胞去除策略可以去除自身反应性 B 细胞克隆及其抗体产物。因 CD20 抗原位于细胞膜上,且在一系列 B 细胞中高水平表达,包括前 B 细胞、未成熟 B 细胞、活化 B 细胞和记忆细胞,而在干细胞、树突状细胞及浆细胞中不表达。因此,CD20 是一个以单克隆抗体来去除 B 细胞的理想靶点。

利妥昔单抗(rituximab,RTX)是针对 CD20 胞外区抗原的人鼠嵌合型单克隆抗体,它可启动补体介导的 B 细胞溶解,并当抗体 Fc 段被相应细胞毒性细胞的受体识别后,产生抗体依赖性细胞介导的细胞毒性作用。RTX 还可以启动凋亡,影响 B 细胞对抗原或其他刺激的反应功能。RTX 最早被批准用于治疗非霍奇金淋巴瘤,现已被美国和欧洲批准用于治疗 TNF 抑制剂无效的活动期 RA。

在临床实践中,利妥昔单抗的应用主要限于抗 TNF 治疗无效的重度活动期 RA 患者的治疗。RTX 还可用于抗 TNF 治疗有相对禁忌的患者,如结缔组织病、重叠综合征。基于 DANCER 研究结果,推荐 RTX 联合每周不低于 15mg MTX 口服治疗以达到最佳疗效。RTX 输注前推荐静注 40mg 甲强龙以减少输液反应发生率及程度。间隔两周的两次 RTX 给药推荐剂量为每次 1g,因为 DANCER 研究显示 1g 组达到 ACR70 反应比例高于 500mg 组,然后 ACR20、ACR50 反应比例两组间无差异。500mg RTX 治疗的优势是花费更低,严重不良事件发生率可能更低。目前的治疗建议使用 RTX 最适宜的间期是 6~12 个月。重复用药的疗效可与首次用药相似,甚至更好,疗效持续时间亦相当。乙型肝炎病毒感染患者禁用 RTX。

(五) 共刺激因子阻滞剂

此外,以 T 细胞共刺激因子为靶点的细胞毒 T 淋巴细胞相关抗原(CTLA-4)融合蛋白阿巴西普(abatacept)也已获 FDA 批准治疗对其他药物无效的 RA 患者。阿巴西普可作为单一治疗或与除 TNF 抑制剂外的 DMARD 联用。临床研究证实,对确诊的活动期 RA 患者使用阿巴西普可在 16 周内获得满意疗效,并可在此后一年甚至更长时间内病情获得持续改善,亦可减缓 RA 患者的影像学进展。阿巴西普应用的安全性较好,且与利妥昔单抗一样,可作为治疗 TNF 抑制剂无效的 RA 患者的新方法。目前常用剂量是 10mg/kg,每 4 周重复一次,静脉滴注。

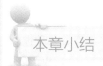

本章小结

详细准确地采集病史对非感染性炎性关节病的正确诊断非常重要。关节疼痛的部位、性质、诱发及缓解因素及伴随症状等特点有助于鉴别诊断。包括视、触、动、量的详细关节体检尤其是特异性体征可以提供更为丰富的诊断线索。特征性抗体检测、滑液检查及影像学检查(X 线、MRI、超声)是重要辅诊手段。非感染性炎性关节病的传统药物治疗包括 NSAIDs、DMARDs 和糖皮质激素等。以 TNF-α 抑制剂和 CD20 单抗为代表的生物靶向治疗为难治病例带来了希望。

(赵东宝)

思考题

1. 急性下肢单关节炎需考虑哪些疾病?

2. "4"字试验如何做,阳性的意义是什么?

3. 类风湿因子阳性是否一定是类风湿关节炎?

4. 目前可应用于自身免疫性关节炎的生物制剂有哪几类,代表药物分别是哪些?

参考文献

［1］FIRESTEIN G, BUDD R, HARRIS E, et al. Kelley's Textbook of Rheumatology. 8th ed. PA: Saunders. Philadelphia, 2009.

［2］葛均波 , 徐永健 , 王辰 . 内科学 . 9 版 . 北京 : 人民卫生出版社 , 2018.

第二十三章
自身免疫性疾病

第一节　强直性脊柱炎

强直性脊柱炎胸腰椎 / 腰椎后凸畸形（thoracolumbar/lumbar kyphosis in ankylosing spondylitis；thoracolumbar/lumbar kyphotic deformity secondary to ankylosing spondylitis）是由于 AS 广泛的脊柱关节和韧带骨化导致脊柱部分或完全融合僵直。在骨化过程中，患者逐渐出现胸椎 / 胸腰椎后凸增加伴腰椎生理前凸减小、头颈前倾而导致僵硬的胸腰椎 / 腰椎后凸畸形。

一、发病特征

AS 在不同种族和地区间的患病率有差异。欧洲白人患病率在 0.15%~1.6% 之间。日本患病率为 0.01%；我国 AS 的总体患病率在 0.3% 左右。美国 AS 的患病率为 0.13%~ 0.22%。非洲黑人中罕见有 AS 的报道，而印第安人 AS 患病率则高达 27%~ 63%。总体来说，AS 患病率印第安人最高，白种人次之，黄种人低于白种人，黑种人最低。AS 在各个年龄均可发病，发病高峰为 15~35 岁，平均发病年龄 25 岁左右，8 岁以前和 40 岁以后发病少见。AS 以往被认为男性多见，国外报告男女患病比例为 9：1；但是近年来的研究提示男女比例差距没有如此悬殊，可能是由于女性发病较隐匿，症状轻，不易早期诊断。我国 AS 流行病统计发现南方男女患病比例为 3.97：1，北方则为 4.39：1。

二、病因学

本病发病原因不明，遗传和感染都被认为可能与 AS 发病相关。MHC 基因家族的 *HLA-B27* 基因被认为 AS 发病有重要关系，动物实验研究表明，AS 患者 HLA-B27 阳性率高达 90%~96%，而健康人群只占据 4%~9% 的比例。此外 HLA-B60、B7、B16、B35、B62、B38、B39 等也被发现与 AS 发病相关，但是仍然存在争议。一些非 MHC 基因也被发现与 AS 发病相关，比如 *ERAP1*、*IL-1R2*、*ANTXR2*、*TRADD*、*TNFSF15*.*CARD9* 以及 *TNFR1* 等基因也被发现与 AS 发病相关。微生物感染也被认为和 AS 发病相关，肺炎克雷伯杆菌及肠道寄生的革兰氏阴性菌如沙门氏菌、耶尔森菌、大肠埃希菌以及变形杆菌等也被认为与 AS 发病相关。有些研究发现衣原体，主要是沙眼衣原体感染与 AS 发病相关，但是具体关联需要进一步研究。也有学者提出遗传和感染共同参与 AS 的发病。他们认为外源肽如某些微生物与 HLA-B27 的致病亚型的某些成分相似，外源肽进入机体后，通过分子模拟引发机体对自身抗原成分（即 HLA-B27）发生异常免疫反应，即自身免疫反应，从而导致疾病的发生。耶尔森菌、沙门氏菌、志贺菌、克雷伯菌均有成分与 HLA-B27 分子 α1 螺旋可变区的第 70~78 氨基酸序列相同，提示肠道杆菌可能通过分子模拟机制参与 AS 的发病。持续存在于机体内的衣原体的某些片段作为内源性肽也可模拟机体自身的 HLA-B27 配体，被 HLAB-2 分子提呈，从而引发机体的自身免疫反应，导致了 AS 的发生。

三、病理学

AS 的基本病理改变为附着端炎,最多发生在骶髂关节、椎间盘、椎间韧带、跟腱等处。初期以淋巴细胞、浆细胞浸润为主,伴少数多核白细胞。进一步骨破坏和新骨形成,最终出现附着端纤维化和骨化。骶髂关节炎是本病突出的临床特征,其病变为炎性肉芽组织逐渐破坏了该关节,关节间隙消失,代之纤维化和骨化。随着 AS 持续的炎症和骨侵蚀、硬化、韧带附着点韧带钙化及骨桥的进展,患者逐渐出现由脊柱远端至近端、由脊柱后柱至前柱的关节韧带强直骨化,关节突关节间隙消失,脊柱棘间棘上韧带骨化,最终使得整个脊柱强直固定。这一过程中患者可因疼痛呈蜷缩体态、经常强迫侧位睡姿(疼痛缓解体位)及异常步态等因素逐渐出现脊柱矢状面后凸畸形,可发生在腰段、胸腰段、胸段及颈胸段 / 颈段,其中以胸腰段 / 腰椎最为常见。AS 伴胸腰椎后凸畸形顶椎区也可合并应力性骨折,即假关节形成,可进一步加重后凸畸形的严重程度。

四、临床表现

AS 最常见的症状是腰背部疼痛或者不适,发生隐匿,无法定位。患者睡眠可被疼痛惊醒,有些患者需要下床活动后方能重新入睡。患者休息无法缓解疼痛,活动反而可以使疼痛消失,这种特殊的临床表现是其与炎症性或者机械性腰痛的鉴别要点之一。晨僵也是 AS 重要的临床特征之一,患者晨起后腰部僵硬。活动后可以缓解。肌腱和韧带骨附着点炎症可引起胸痛,患者在咳嗽或者喷嚏时加重,也可出现轻、中度胸廓活动度降低。颈椎僵硬、疼痛一般出现在数年以后,但是也有患者早期即出现此症状。超过一半的患者可以出现髋、膝、踝的外周关节症状,但是很少表现为持续性和破坏性。关节外症状一般不严重,可出现急性前部葡萄膜炎或虹膜炎,可累及心血管、肺部、神经、肌肉和肾脏等。AS 患者的脊柱受累后进展,可出现后凸畸形。AS 后凸畸形患者常不能平视、视野缩小,站、坐、平躺、行走、个人卫生等日常活动明显受限,而且由于外观因素限制了人际交往,可产生不良的心理影响。AS 患者站立时呈弯腰体位,骨盆向后方旋转,髋关节过伸,膝关节屈曲以及颈椎过伸等均可发生以代偿性维持水平视线及矢状面平衡,最终患者呈疲劳性站立位,易发生肌肉张力过高、能量过度消耗,产生疲劳及与活动相关的疼痛,造成姿势调整和平衡维持受到影响,长时间行走及维持直立站位比较困难。AS 患者步态异常可表现为步幅缩短,步速减慢。AS 后凸畸形严重的病例,躯干塌陷,肋骨边缘对腹腔脏器形成压迫,可引起腹内脏器的并发症(膈疝、食欲减退、食量减小、营养缺乏导致缺铁性贫血等)(图 23-1)。胸廓顺应性下降,胸式呼吸受限,表现为限制性通气功能障碍。后凸畸形及躯干塌陷导致肋弓对腹内脏器形成压迫,横膈活动度减幅,也进一步限制了腹式呼吸。畸形严重的病例,可合并髋关节屈曲挛缩畸形,严重者可呈折刀样畸形。AS 后凸畸形患者如出现严重的脊柱矢状面失平衡,颅颈交界区应力增大,因此此类患者如合并颈椎旋转受限、颈部疼痛伴上肢神经损害甚至颌触胸畸形应高度怀疑合并寰枢椎脱位的可能。寰枢椎脱位时寰椎前弓与齿状突分离,寰齿关节面失去正常的对合关系,发生关节功能障碍和 / 或神经压迫的病理改变,一般无外伤史,多数是 AS 的晚期表现,但文献也报道可作为早发性 AS 的首发症状。当侵蚀性硬化累及椎间盘 - 邻近椎体界面时,谓之"椎间盘炎"或"Andersson 损害"或"脊柱假关节(pseudarthrosis)",好发于下胸椎、腰椎,也可见于上胸椎及颈椎。文献报道 MRI 检出的 Andersson 损害在不同脊柱节段的发生率如下:下胸椎(37.2%)、腰椎(24.8%)、颈椎(21.7%)和上胸椎(16.3%)。由于缺乏明确的诊断标准,其准确的发生率还未知,文献中报道在 1.5%~28% 之间。前柱广泛受累的 Andersson 损害可导致前柱塌陷,短期内显著加重脊柱后凸畸形,导致脊柱矢状面失平衡,局部后凸畸形可呈角状而非圆弧形,患者的水平视线可快速受限。

五、影像学表现

X 线一般用于诊断和判断病情的严重程度,操作简便,价格低廉,应用广泛,但对炎症活动性的监测效果欠佳,最早的变化发生在骶髂关节(sacroiliac joint,SI),在病程早期可以表现为无明显变化(AS 纽约修订标准 0 级);可疑变化,SI 关节面模糊(Ⅰ级);轻度异常,可见局限性软骨下骨的侵蚀、硬化,但无关节间隙的改变(Ⅱ级)。早期病变更多见于髂骨侧的关节面,双侧可呈非对称性改变。Ⅲ及Ⅳ级为中晚期进展型骶髂关节炎,Ⅲ级表现为骶髂关节广泛的侵蚀和反应性骨硬化,关节间隙增宽(侵蚀)或狭窄(硬化)(Ⅲ级)。Ⅳ级时 SI 关节大部分或完全强直,关节间隙消失(图 23-1),此时骨硬化表现可因长期废用、脱钙及骨质疏松而明显减轻。

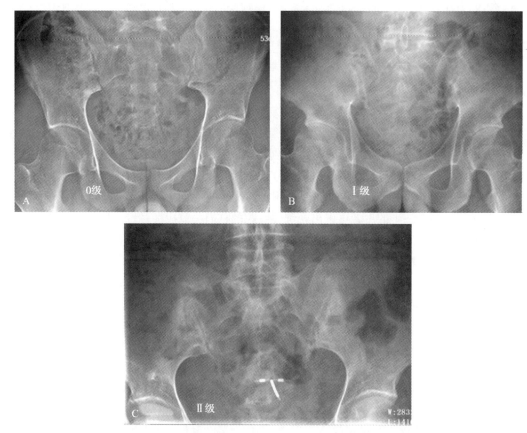

图 23-1   AS 骶髂关节 X 线分级(纽约修订标准,早期)

A.0 级:无明显变化;B. Ⅰ级:可疑变化,SI 关节面模糊;C. Ⅱ级:轻度异常,可见局限性软骨下骨的
侵蚀、硬化,但无关节间隙的改变。

脊柱的 X 线表现一般首先在胸腰 / 腰椎出现,晚于 SI,因此未被列入 AS 的早期诊断依据标准。根据改良 Stoke 强直性脊柱炎脊柱 X 线评分(modified Stoke AS spine score,mSASSS,图 23-2),在病程早期,脊柱 X 线可无异常(0 分),局部骨硬化(亮白的椎体角,shiny corner)、侵蚀(Romanus 病变,椎体前上角处椎间盘下方骨炎伴三角形骨硬化和侵蚀)以及椎体方形变(1 分);椎旁前纵韧带骨赘形成但无骨桥连接(2 分)。假关节在病程早期不可见。

在 AS 早期,CT 在骶髂关节 X 线表现不明确同时患者无法耐受 MRI 检查时(金属内植物、起搏器、幽闭恐惧症等)具有一定的优势,且因其分辨率更高,可以更清晰地显示关节骨质形态和密度相关的细微的 SI 病变,包括局部骨侵蚀、硬化、骨质疏松、新骨形成和关节间隙宽度等,观察者间的准确性和可重复性更高。其早期 CT 分级(0~Ⅱ级)如下:0 级:关节正常或关节面稍模糊;Ⅰ级:关节周围骨质疏松,软骨下骨轻度糜烂,关节面模糊、关节间隙正常;Ⅱ级:关节面模糊,软骨下骨质破坏、骨质疏松、硬化,关节间隙基本正常(图23-3)。既往研究表明,针对0~Ⅱ级病变,X线和CT分级的符合率较低,特别是对于X线Ⅰ级病变,CT可提高约53.6%的患者的级别;而对于Ⅲ~Ⅳ级骨质病变,X线和CT分级的符合率较高,此类患者无须再做骶髂关节CT检查。

应用CT可以观察早期脊柱关节突关节增生、关节囊钙化、韧带骨赘形成以及胸椎椎体、肋椎关节及肋横突关节的软骨下骨侵蚀、硬化和融合等,规避了X线重叠显影的劣势。总的来说,CT在AS早期诊断的临床应用价值优于X线,但早期诊断敏感性不如MRI,也不能有效评估炎症活动性。尽管如此,在AS晚期,CT可用于评估假关节、椎体骨折、寰枢椎不稳或脱位等。

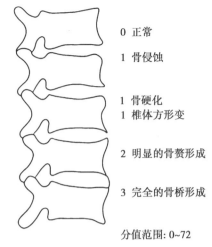

0 正常

1 骨侵蚀

1 骨硬化
1 椎体方形变

2 明显的骨赘形成

3 完全的骨桥形成

分值范围: 0~72

图 23-2　改良 Stoke 强直性脊柱炎脊柱评分

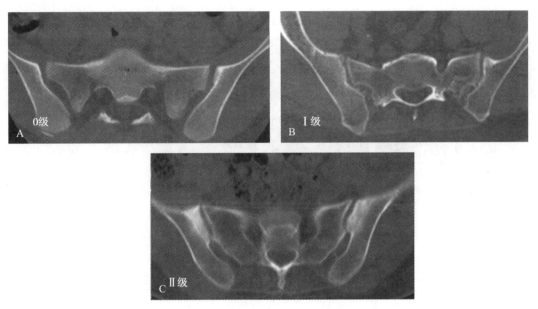

图 23-3　AS 骶髂关节 CT 分级(早期)

A. 0级:关节正常或关节面稍模糊;B. Ⅰ级:关节周围骨质疏松,软骨下骨轻度糜烂,关节面模糊、关节间隙正常;C. Ⅱ级:关节面模糊,软骨下骨质破坏、骨质疏松、硬化,关节间隙基本正常。

MRI能显示X线平片和CT不能显示的骨髓水肿、滑膜软骨炎等急性炎性改变,也能发现脂肪沉积等改变,其早期诊断价值优于X线平片和CT检查。骶髂关节的炎性病变在MRI上分为活动性和慢性炎性病变,在AS早期主要为活动性急性炎性病变(active inflammatory lesions)。单侧非对称性骨髓水肿在AS早期多见,大于2个部位提示炎症为活动性,随疾病进展转变为双侧对称性。滑膜炎、滑囊炎或者肌腱起止点炎症多伴随骨髓水肿,在T_2WI和STIR序列上信号增高,提示炎症为活动性。软骨下骨硬化在T_1WI上表现为低信号,无法增强,边界模糊,动态观察有逐渐扩大的趋势。活动性侵蚀病变表现为T_1WI上低信号,STIR序列高信号,而静止性侵蚀病变在所有序列均为低信号。软骨下骨髓脂肪浸润在T_1WI上为高信号,可被脂肪抑制序列抑制,无法增强。椎体、肋椎关节、肋横突关节处骨髓水肿在T_1WI上为低信号,T_2WI和STIR序列上为高信号,可增强显影,既往研究认为中胸段脊柱可能最早受累。侵蚀病变在T_1WI上可使骨皮质正常的低信号影全层丢失,并破坏椎体内骨髓正常的高信号影。椎体上/下角处软骨下骨髓脂肪浸润在 T_1WI 上为高信号,可被脂肪抑制序列抑制,无法增强,常发生在炎症活动性减低之后,预示着韧带骨赘和新骨形成的可能。AS 脊柱炎症 MRI 活动性评分法(AS spinal MRI activity scoring system,图 23-4)和骶髂关节 SPARCC 法(the Spondyloarthritis Research Consortium of Canada)可辅助评估监测炎症活动性(图 23-5)。

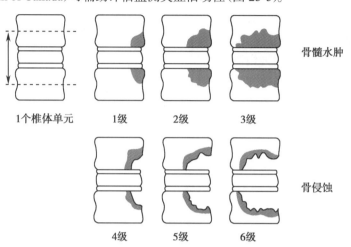

图 23-4　强直性脊柱炎磁共振炎症评分(ASspiMRI-a)

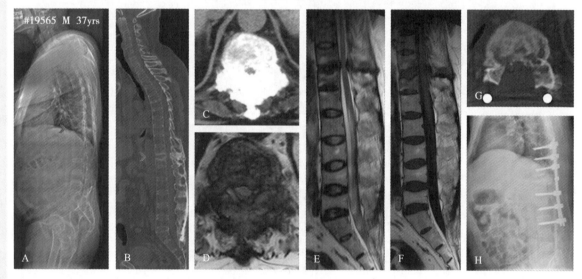

图 23-5　男性,37 岁,$T_{11/12}$ 假关节(A,B 箭头)伴椎管狭窄及双下肢不全瘫(C,D),无明显脊柱后凸畸形(A),CT 横断面可见显著椎管狭窄(C);MRI 示椎管狭窄,脊髓受压(E,F);患者接受脊柱后路全椎板切除减压内固定植骨融合术重建脊柱稳定性(H),术后 CT 示椎管减压良好(G)

六、实验室检查

活动期患者可见红细胞沉降率(ESR)增快,C 反应蛋白(CRP)增高。轻度贫血和免疫球蛋白轻度升高。类风湿因子(RF)多为阴性,但 RF 阳性并不排除 AS 的诊断。虽然 AS 患者 HLA-B27 阳性率达 90% 左右,但无诊断特异性。因为健康人也有阳性。HLA-B27 阴性患者只要临床表现和影像学检查符合诊断标准,也不能排除 AS 可能。

七、诊断标准

近年来较多用 1984 年修订的 AS 纽约标准。对一些暂时不符合上述标准者,可参考有关脊柱关节病(SpA)的诊断标准,主要包括 Amor、欧洲脊柱关节病研究组(ESSG)和 2009 年 ASAS 推荐的中轴型 SpA 的分类标准。

1984 年修订的 AS 纽约标准:①下腰背痛持续至少 3 个月,疼痛随活动改善,但休息不减轻;②腰椎在前后和侧屈方向活动受限;③胸廓扩展范围小于同年龄和性别的正常值;④双侧骶髂关节炎 Ⅱ~ Ⅳ 级,或单侧骶髂关节炎 Ⅲ~ Ⅳ 级。如患者具备④并分别附加①~③条中的任何 1 条可确诊为 AS。

ESSG 诊断标准:炎性脊柱痛或非对称性以下肢关节为主的滑膜炎,并附加以下任何 1 项,即:①阳性家族史;②银屑病;③炎性肠病;④关节炎前 1 个月内的尿道炎、宫颈炎或急性腹泻;⑤双侧臀部交替疼痛;⑥肌腱端病;⑦骶髂关节炎。符合者可列入此类进行诊断和治疗,并随访观察。

2009 年 ASAS 推荐的中轴型 SpA 的分类标准:起病年龄 <45 岁和腰背痛 ≥ 3 个月的患者,加上符合下述中 1 种标准:①影像学提示骶髂关节炎加上 ≥ 1 个下述的 SpA 特征;② HLA-B27 阳性加上 ≥ 2 个下述的其他 SpA 特征。其中影像学提示骶髂关节炎指的是:① MRI 提示骶髂关节活动性(急性)炎症,高度提示与 SpA 相关的骶髂关节炎;或②明确的骶髂关节炎影像学改变(根据 1984 年修订的纽约标准)。SpA 特征包括:①炎性背痛;②关节炎;③起止点炎(跟腱);④眼葡萄膜炎;⑤指(趾)炎;⑥银屑病;⑦克罗恩病,溃疡性结肠炎;⑧对非甾体抗炎药(NSAIDs)反应良好;⑨ SpA 家族史;⑩ HLA-B27 阳性;⑪ CRP 升高。

八、鉴别诊断

1. **髂骨致密性骨炎**　中青年女性多见,多次怀孕分娩或者从事长时间站立的工作是其高危因素。X 线表现为在髂骨沿骶髂关节之中下 2/3 部位有明显的骨硬化区,呈三角形,尖端向上,密度均匀,不侵犯骶髂关节面,关节界限清楚无狭窄或侵蚀,骶骨侧骨质及关节间隙正常。

2. **弥漫性特发性骨质增生症**　多见于中老年,是指以脊柱相邻 4 个以上椎体及椎体前外侧韧带广泛骨化为主要特征的骨关节退变性病患,简称 DISH 病(diffuse idiopathic skeletal hyperostosis)。影像学表现主要见于韧带(尤其前纵韧带)、肌腱、纤维环及关节囊在骨的附着部,以钙化或新骨形成为特征。胸椎是 DISH 的主要受累部位。胸椎韧带钙化或骨化的特点是以前纵韧带多见,偏向右侧。CT 表现为椎体前方流注型钙化与骨化,椎间隙基本正常,关节突关节等椎旁小关节及骶髂关节无关节面侵蚀或关节骨性强直;MRI 对钙化和骨化的显示不如 X 线片和 CT 直观,但可清楚显示椎管狭窄及脊髓受压的情况。

3. **其他类型的 SpA**　其他 SpA 如反应性关节炎、银屑病、炎症性肠病或幼年性脊柱关节病等需与 AS 相鉴别。此外类风湿性关节炎和结核累及骶髂关节或脊柱时,需进一步鉴别。

九、治疗

AS 尚无根治方法。但是患者如能及时诊断及合理治疗,可以控制症状并改善预后。应通过非药物、药物和手术等综合治疗,缓解疼痛和僵硬,控制或减轻炎症,保持良好的姿势,防止脊柱或关节变形,必要时矫正畸形关节,以达到改善和提高患者生活质量的目的。

1. **药物治疗**　NSAIDs 可迅速改善患者腰背部疼痛和晨僵,减轻关节肿胀和疼痛及增加活动范围,对早期或晚期 AS 患者的症状治疗都是首选。抗肿瘤坏死因子(TNF)-α 拮抗剂包括:依那西普(etanercept)、英夫利西单抗(infliximab)和阿达木单抗(adalimumab)等生物制剂治疗 AS 已经过多项随机双盲安慰剂对照试验评估,总有效率达 50%~75%。柳氮磺吡啶可改善 AS 的关节疼痛、肿胀和发僵,并可降低血清 IgA 水平及其他实验室活动性指标,特别适用于改善 AS 患者的外周关节炎。本药起效较慢且抗炎作用欠佳,通常选用 1 种起效快的 NSAIDs 与其并用。一般不主张口服或静脉全身应用皮质激素治疗 AS。其不良反应大,且不能阻止 AS 的病程。顽固性肌腱端病和持续性滑膜炎可能对局部皮质激素治疗反应好。眼前葡萄膜炎可以通过扩瞳和激素点眼得到较好控制。对难治性虹膜炎可能需要全身用激素或免疫抑制剂治疗。对全身用药效果不好的顽固性外周关节炎(如膝)积液可行关节腔内注射糖皮质激素治疗。对顽固性的骶髂关节痛患者,可选择 CT 引导下的骶髂关节内注射糖皮质激素。类似足跟痛样的肌腱端病也可局部注射糖皮质激素来进行治疗。部分男性难治性 AS 患者应用沙利度胺(thalidomide)后,临床症状、ESR 及 CRP 均明显改善。对上述治疗缺乏疗效的患者,AS 外周关节受累者可使用甲氨蝶呤和抗风湿植物药等,但它们对中轴关节病变的疗效不确定,还需进一步研究。

2. 手术治疗　髋关节受累引起的关节间隙狭窄、强直和畸形是本病致残的主要原因。人工髋关节置换术是最佳选择,置换术后绝大多数患者的关节痛得到控制,部分患者的功能恢复正常或接近正常。

胸腰椎后凸畸形一旦形成,因脊柱强直固定,保守治疗无效,一旦骨盆及下肢关节出现失代偿,生存质量下降明显。手术治疗可重建脊柱 - 骨盆复合体矢状面平衡,矫正颌眉角,改善患者心肺及消化功能,提高患者生存质量和恢复劳动能力。对于 AS 后凸畸形截骨矫形的手术时机除了正确掌握适应证外,还必须满足下列条件:腰痛停止 6 个月以上(腰椎力学性疼痛除外);血沉连续 2 次正常;C 反应蛋白阴性。制订截骨手术策略需考虑以下问题:①选择合适截骨位置;②确定正确的截骨方法;③选定截骨节段数和内固定节段数。另外,研究表明颌眉角在 10°~20° 之间时,患者视野相关活动功能及满意度最高,因此 10°~20° 为颌眉角的最佳矫正角度。目前治疗 AS 胸腰椎后凸畸形的后路截骨矫形术式主要有两种,即多节段经椎间关节截骨术(Smith—Petersen osteotomies,SPOs)和经椎弓根截骨术(pedicle subtraction osteotomy,PSO)。SPOs 适用于截骨节段脊柱骨化程度较轻、椎间隙无明显变窄、骨化、脊柱前方大血管无严重钙化及低 PI 的患者,要求患者脊柱骨量良好,腹侧软组织挛缩轻,因而该术式较多用于年龄相对轻的患者。SPO 术后后柱截骨面融合较慢,且前柱有所延长,支撑作用不完全,术后易发生矫正丢失,需要定期随访(图 23-6)。PSO 截骨矫形术属于脊柱三柱截骨,适应于脊柱前柱骨化严重的患者。PSO 截骨面较大,能够在短期内融合,且前柱未被延长,有完整的支撑作用,术后不易发生矫正丢失(图 23-7)。

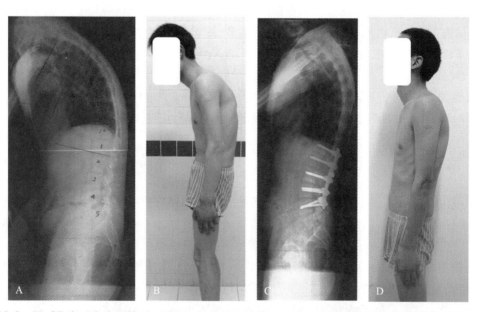

图 23-6　男,27 岁,AS 胸腰椎后凸畸形。X 线片示椎体方形变,正常椎体前缘的生理凹陷消失,胸椎后凸畸形,伴腰椎前凸消失,但脊柱骨化程度较轻、椎间隙仅轻度变窄、骨化(A,B),提示可行后路多节段SPO 截骨,通过椎间隙张开而获矫形,术后摄片示脊柱的矢状面平衡以及腰椎的生理前凸均获得满意的重建(C,D)

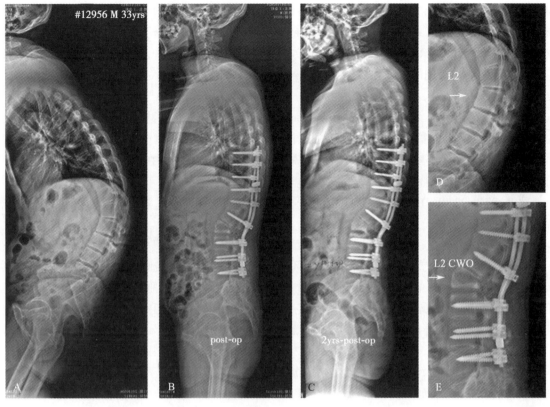

图 23-7　男,33 岁,AS 胸腰椎后凸畸形,站立位侧位 X 线片示顶椎区椎间盘楔形变,前柱融合,躯干前倾(A,D);患者行后路 L$_2$ 经椎弓根椎体 PSO 截骨矫形内固定融合术(B,E);术后 2 年随访示胸腰椎后凸畸形的矫正及矢状面平衡维持良好(C)

(朱泽章)

第二节　类风湿关节炎

　　类风湿关节炎(rheumatoid arthritis,RA)是一种以慢性、对称性、侵蚀性、进行性发展的多关节炎为主要表现的自身免疫性疾病,还可以出现皮肤、眼、心、肺、血液系统等许多关节外表现。RA 是最常见的炎性关节病之一,多见于中年女性,在世界上的患病率为 0.5%~1%。我国的患病率较低,约为 0.42%,而在某些人群中,如北美的 Pima 印第安人,其患病率高达 5%,男女之比为 1:3。

　　【病因】

　　尽管 RA 的病因仍不清楚,但许多研究提示遗传背景和免疫学异常是 RA 发病的主要原因,感染、吸烟等环境因素可能是促进 RA 发病的始动因素,性激素则增加了易感性,即遗传、自身免疫、环境、性激素等多种因素共同作用,参与了 RA 的发病过程。

　　(一)遗传

　　双生子研究是支持遗传因素参与发病的最有说服力的证据。与普通人群的患病率相比,同卵双生子中一个患病后,另一个体的共患率可达到 30%~50%。

　　HLA-DR 可能是对 RA 发病影响最大的遗传危险因子。1976 年首次提出 HLA-DW4 与 RA 发病相关,后证实 HLA-DR1 和 DR4 的某些亚型与 RA 关系密切。1987 年提出共享表位(shared epitope,

SE)理论,SE 是指 RA 相关的 HLA-DRB1 亚型分子的 β 链第 3 高变区内均含有共同或相似的 5 氨基酸序列,即 70Q/R K/RRAA74。这部分氨基酸残基参与构成了 DRB1 分子抗原结合槽的 P4 功能区。含有 SE 序列的 HLA-DRB1 分子能够与具有特定空间构象的抗原肽结合,提呈给相应的 T 细胞,导致这些自身反应性 T 细胞的发育和活化,参与 RA 的发病。携带 SE 的 RA 患者骨质破坏较严重,易出现类风湿结节和血管炎,且与携带剂量相关。

1995 年出现了 RA 保护学说(RA Protection,RAP),即携带 DERAA 共享表位的 HLA-DRB1 亚型对于 RA 的发生具有保护性作用。在对骨质侵蚀的 4 年随访观察中发现,DERAA 阳性的 RA 患者其骨质侵蚀破坏程度显著轻于 DERAA 阴性者,说明这种保护性基因的存在不仅能阻止 RA 的发生,而且还能抑制 RA 骨质破坏和病情进展。

此外,PTPN22、PADI 和一些细胞因子,以及基因组 STAT4 和 TRAF1-5C 区域,也与 RA 遗传因素相关。

（二）自身免疫

在部分 RA 患者关节症状出现前几年就可以检测到类风湿因子和抗环瓜氨酸肽抗体等多种自身抗体,使人们认识到 RA 的自身免疫特性。这些自身抗体与相应关节抗原形成免疫复合物,通过作用于靶细胞表面 Fc 受体或激活补体,进而激活免疫细胞内酪氨酸磷酸化受体途径或 MEK 激酶级联活化,引起抗体或补体介导的吞噬和超敏反应,导致 RA 的组织损伤。

（三）环境

在自然生态环境中,各种感染原尤其是病毒和细菌均可作为始动因子,启动携带易感基因的个体发生自身免疫反应,从而导致 RA 发病。RA 患者具有较高的 EB 病毒载量,在患者滑膜内可以检测到病毒 DNA 的表达。EBV 是一种 B 细胞多克隆激活因子,可以刺激 B 细胞产生类风湿因子。此外,EB 病毒糖蛋白 110 含有与共享表位相同的氨基酸序列,可通过"分子模拟"机制引发针对自身抗原的免疫应答。分枝杆菌则是迄今发现的与 RA 最为相关的细菌。RA 患者滑膜组织中可检测出分枝杆菌的 HSP65,血清中也可检测出高滴度的 HSP65 IgG 和 IgA 抗体,且 HSP65 可与弗氏佐剂一起诱发大鼠关节炎。

许多细菌或病毒蛋白,如葡萄球菌蛋白 A、链球菌蛋白 G 以及巨细胞病毒,具有结合人 IgG Fc 片段的功能。这些蛋白可与 IgG 的 CH2-CH3 交界区结合,而这也是 RF 结合的部位。有人将这类分子模拟称为"独特型模拟",即抗 Fc 结合蛋白抗体的"内映象"模拟了自身 IgG 的 Fc 段。上述病毒或细菌蛋白诱发 RA 的机制包括:对滑膜及淋巴细胞的转化作用;外源性抗原多肽通过分子模拟及"激发链式反应"机制引起的自身免疫损伤。

吸烟、寒冷、外伤及精神刺激也可以作为始动因素诱发 RA。研究表明,吸烟与 SE 具有显著的协同作用。SE 携带者长期吸烟可导致气道内瓜氨酸化蛋白增多,引发炎症反应、激活天然免疫应答,进而诱导抗 CCP 抗体产生和 RA 的发病。

（四）内分泌

RA 是一种多发于女性的慢性炎症性疾病,女性和男性之比为(2~4):1,推测与激素环境对免疫功能的影响有关。更年期女性 RA 的发病率明显高于同龄男性及老年女性。在妊娠的最后三个月 RA 会得到缓解,但 90% 的孕妇在分娩后都会随 RF 效价的升高而再次出现疾病的复发。这可能和怀孕期间产生的大量抑制性细胞因子如 IL-10 有关。

【发病机制】

RA 是一种复杂性状疾病,其发病过程可分为 3 个阶段:自身免疫启动环节,即在遗传背景下自身抗原对患者致病性免疫反应的驱动;异常免疫应答阶段,即自身反应性 T、B 细胞及一系列免疫细胞在抗原刺激下活化,引起致病性免疫反应的过程;炎症及组织破坏阶段,即免疫细胞活化后通过一系列炎性细胞因子、自身抗体及炎症介质等致炎因子的作用,导致关节滑膜炎症、软骨和骨破坏的过程。

抗原进入人体后首先被巨噬细胞所吞噬,经加工处理后与其细胞膜的 HLA-DR 分子结合成复合物。若此复合物被其 T 细胞受体所识别,则该 T 辅助细胞被活化,引起一系列的免疫反应,包括激活 B 淋巴细胞,使其分化为浆细胞,分泌大量免疫球蛋白,包括类风湿因子(rheumatoid factor,RF)。RF 是抗 IgG Fc 端的抗体,它与自身的 IgG 相结合形成免疫复合物是造成关节局部和关节外病变的重要 因素之一。RF-IgG 复合物在病变关节内,可固定并激活补体,吸引中性粒细胞及单核细胞至炎症部位。 中性粒细胞、单核细胞、滑膜细胞(A 型)吞噬 RF-IgG 后释放溶酶体酶包括中性蛋白酶和胶原酶,致使 关节组织包括肌腱、关节囊、软骨和骨发生进行性和不可逆性破坏。抗胶原抗体、抗角质蛋白抗体和 抗核周因子等自身抗体在 RA 的发病中可能也起一定作用。

细胞因子是细胞间相互作用的重要介质。它们由不同的但已活化了的细胞分泌,如被抗原 -HLA 复合物活化了的巨噬细胞能分泌 IL-1、IL-6、TNF 等,它们可作为活化 T 淋巴细胞的辅助因子。活化 了的淋巴细胞则分泌 IL-2、IL-3、IL-4、γ- 干扰素等,γ- 干扰素又转而促进巨噬细胞的 HLA-DR 分子的 表达,IL-2 促使 T 淋巴细胞本身的增殖及巨噬细胞的活化。细胞因子一方面使巨噬细胞、淋巴细胞 在疾病过程中持续被活化,造成类风湿关节炎慢性过程。另一方面它是诱发许多临床表现的因素,如 IL-1 等促使花生四烯酸的代谢造成滑膜炎症,它也激活胶原酶和破骨细胞,致使关节软骨和骨破坏, 促使肝脏合成急性期蛋白致血沉(ESR)、C 反应蛋白(CRP)升高。

【病理】

RA 免疫活动的主要位点在滑膜。单核细胞,特别是 T 细胞和巨噬细胞对滑膜的浸润以及滑膜衬 里层增生,是这一疾病的典型表现。RA 的基本病理改变是滑膜炎。主要表现为滑膜的血管增生和炎 性细胞浸润,以及滑膜炎导致的滑膜、软骨以及软骨下骨的破坏。同时患者可有皮肤及内脏血管的淋 巴细胞、单核细胞等炎性细胞浸润。

早期的滑膜病变为滑膜水肿、纤维蛋白沉积及滑膜衬里细胞的增生肥大。随着病变进展,淋巴细 胞可迁移至滑膜并形成以血管为中心的灶性浸润。病变早期以 CD4$^+$T 细胞为主,CD8$^+$T 细胞和 B 细 胞较少,周围可有巨噬细胞。类风湿结节的特征是结节中心为纤维素样坏死,外周是上皮细胞浸润及 纤维组织形成。

类风湿关节炎滑膜的病理特征是血管翳(pannus)形成,即一种以血管增生和炎性细胞浸润为特 征的肉芽组织,电镜下可见增生的滑膜呈指状突起。血管翳和软骨交界处可见血管、单核细胞及成纤 维细胞侵入软骨内,形成"血管翳 - 软骨交界区"。血管翳可逐渐浸润和血管增生,局部可有基质金属 蛋白酶增多、蛋白多糖减少及细胞因子分泌增加,晚期则以纤维增生为主。

【临床表现】

本病发病年龄为 20~60 岁,以 45 岁左右最为常见。大部分患者隐袭缓慢起病,最初症状可以是 全身症状或关节症状。疲劳、不适、肿胀手、弥漫性肌肉骨骼疼痛可能是最早的非特异性表现,随后累 及关节,关节不对称的表现并不少见(经常是在疾病发展以后才出现对称性的表现)。

(一) 关节表现

1. **疼痛与压痛**　关节疼痛和压痛(tenderness)往往是最早的关节症状。受累关节以近端指间关 节(PIP)、掌指关节(MCP)及腕关节最为常见,其次是足趾关节、膝关节、踝关节、肘关节等。多呈对称性、 持续性。

2. **关节肿胀(swelling)**　多因关节腔积液、滑膜增生及关节周围组织水肿导致。以双手近端指间 关节、掌指关节及腕关节最常受累,尤其是近端指间关节多呈梭形肿大。膝关节肿胀时膝眼消失,浮 髌试验阳性。

3. **晨僵(morning stiffness)**　病变关节在静止不动后出现关节发紧和僵硬,活动不灵或受限,尤 以清晨起来时最为明显,RA 患者的晨僵时间多大于半小时。其持续时间长短可作为衡量本病活动程 度的指标之一,95% 的 RA 患者有晨僵。

4. **关节畸形(joint deformity)**　多见于较晚期患者。因滑膜炎的血管翳破坏了软骨和软骨下的 骨质,造成关节纤维强直或骨性强直。又因关节周围的肌腱、韧带受损使关节不能保持在正常位置,出现关节的半脱位,如手可出现尺侧偏斜、天鹅颈样畸形、纽扣花畸形等。关节周围肌肉的萎缩和痉挛则可使畸形更为严重。

5. 关节功能障碍　关节肿痛和畸形造成了关节的活动障碍。美国风湿病学院(ACR)将因本病而影响了生活能力的程度分为 4 级,即关节功能分级。

Ⅰ级:能正常进行日常生活和各项工作。

Ⅱ级:可进行一般的日常生活和某种职业工作,但对参与其他项目的活动受限。

Ⅲ级:可进行一般的日常生活,但对参与某种职业工作或其他项目活动受限。

Ⅳ级:日常生活的自理和参与工作的能力均受限。

(二) 关节外表现

1. 类风湿结节　是本病较特异的皮肤表现。20%~35% 的经典的 RA 患者可有类风湿结节,常见于鹰嘴突和近段尺骨伸侧,为一皮下结节,表现为可活动不定形的软组织,一般不引起疼痛。类风湿结节还可出现在喉部、心脏、肺及巩膜等非常见部位。类风湿结节多见于 RA 的高度活动期,并常提示有全身表现,RF 多为阳性。

2. 类风湿血管炎　可出现在患者的任何系统,查体能观察到指甲下或指 / 趾端出现的小血管炎,少数可引起局部组织的缺血性坏死。严重者可见单发或多发的指 / 趾端坏疽。

3. 胸膜和肺　10%~30% 的 RA 患者可出现这些损害,常见的胸膜和肺损害包括胸膜炎、间质性肺炎、肺间质纤维化、肺类风湿结节、肺血管炎和肺动脉高压。其中以肺间质纤维化和胸膜炎最为常见。

4. 心脏　心包炎是最常见心脏受累的表现,通过超声心动图检查约 30% 的患者出现少量心包积液,多不引起临床症状。其他还可以出现心肌炎和心内膜炎。

5. 肾　肾脏在 RA 中很少直接受累,但常由于治疗而间接受损。淀粉样变性是慢性 RA 的一个并发症,使用 NSAIDs 可引起肾间质损害。

6. 神经系统　患者可伴发感觉型周围神经病、混合型周围神经病、多发性单神经炎、颈脊髓神经病、嵌压性周围神经病及硬膜外结节引起的脊髓受压等。神经病变多因免疫复合物和补体等致炎因子引起的血管炎或神经末梢变性和脱髓鞘而导致。

7. 血液系统　大部分 RA 有轻度的正细胞低色素性贫血,这与 ESR 升高和疾病活动性一致。原因是多方面的,慢性炎症、缺铁或利用障碍,或因服用 NSAIDs 而造成胃肠道长期少量失血等。Felty 综合征患者可有白细胞减少、脾肿大,伴贫血、血小板降低、血沉增快、高滴度的类风湿因子和 HLA-DR4 阳性,部分患者抗核抗体和抗组蛋白抗体阳性。

8. 继发性干燥综合征　30%~40% 本病患者出现此综合征。口干、眼干的症状多不明显,必须通过各项检测方证实有干燥性角结膜炎和口干燥症。继发性干燥综合征多继发于系统性红斑狼疮、RA 等弥漫性结缔组织病。

【实验室和其他辅助检查】

1. 血常规　轻至中度贫血,活动期患者血小板可升高,白细胞及分类多正常。Felty 综合征患者可有白细胞和血小板降低。

2. 红细胞沉降率(ESR)　它是一个观察滑膜炎症的活动性和严重性指标,本身无特异性。

3. C 反应蛋白(CRP)　它是炎症过程中出现的急性期蛋白之一。与疾病的活动指数、晨僵时间、握力、关节疼痛及肿胀指数、血沉和血红蛋白水平密切相关。病情缓解时 CRP 可下降。

4. 类风湿因子(rheumatoid factor, RF)　在常规临床工作中以乳胶凝集法所测得的是 IgM 型 RF,见于约 70% 的患者血清,其滴度与疾病的活动性和严重性成正比。但 RF 阳性也可出现于其他弥漫性结缔组织病、感染性疾病和部分正常人(详见本章总论)。

5. 抗瓜氨酸化蛋白抗体(ACPA)　近年来,在 RA 患者的血清中发现了一些新的抗体,如抗核周因子(APF)、抗角蛋白抗体(AKA)、抗环瓜氨酸肽(CCP)抗体、抗聚丝蛋白抗体(AFA)及抗 Sa 抗体等多种自身抗体。其中抗 CCP 抗体具有较高的敏感性和特异性,特异性达 96%,明显高于 RF。其不仅可以与 RF 互补,提高 RA 的诊断率,也与关节的损害程度密切相关,可以独立作为疾病预后的血清学指标。这几种抗体的联合检测有助于 RA 的早期诊断,可明显提高诊断的阳性率,对 RA 的早期诊断具有重要意义。

6. HLA-DRB1(HLA-DR4/DR1)　HLA-DR4 和 / 或 DR1 阳性见于 48%~87% 的 RA 患者,依种族不同而异,该基因在国内 RA 患者的携带率约为 50%。骨质破坏、类风湿结节及血管炎等表现与 HLA-DR4 及 DR1 密切相关。

7. **关节滑液**　正常人关节腔内的滑液不超过 3.5mL。在关节有炎症时滑液可增多,造成关节腔积液,滑液中的白细胞明显增多,且中性粒细胞占优势,其黏度差,含糖量低(低于血糖)。关节积液穿刺检查可用于鉴别诊断,排除感染性关节炎、痛风性关节炎等。

8. **关节 X 线检查**　本项检查对 RA 的诊断、关节病变的分期、观察病情的演变均非常重要,以双手、双腕关节的 X 线片最有价值。根据关节 X 线片改变可将 RA 关节损伤分为 4 期。

Ⅰ期:软组织肿胀,可见骨质疏松,但尚无骨质破坏。

Ⅱ期:轻度软骨下骨质破坏,可有轻度关节间隙狭窄。

Ⅲ期:关节面出虫凿样破坏性改变,关节间隙狭窄,可出现关节半脱位。

Ⅳ期:关节纤维和骨性强直。

9. **CT 和 MRI**　CT 检查对关节间隙的分辨能力优于 MRI。对需要分辨关节间隙、椎间盘、椎管及椎间孔的 RA 患者可行 CT 检查。MRI 可很好地分辨关节软骨、滑膜和软骨下骨组织,对早期发现关节破坏很有帮助。已经证明,发病 4 个月内即可通过 MRI 发现关节破坏的迹象。

10. **关节超声**　超声技术是 RA 患者早期诊断和疗效评价的重要手段。高频灰阶超声软组织分辨力较高,能够区分渗出性和增殖性滑膜病变;能量多普勒超声有助于区分活动性和非活动性关节病变,超声造影(CEUS)可提高检出滑膜增厚、滑膜血管增生等病变的敏感性。超声检出骨侵蚀的能力优于放射学检查,还可随访和监测治疗效果。

11. **关节镜及活检**　关节镜(arthroscopy)和活检的应用已日趋广泛。关节镜对诊断及治疗均有意义。活检是一种操作简单、创伤小的检查方法。

【诊断和鉴别诊断】

(一) 诊断

国内外对 RA 的诊断一直沿用 1987 年美国风湿病学会(ACR)修订的分类标准,具体如下:

(1)晨僵:关节及其周围僵硬感至少持续 1h(病程 ≥ 6 周)。

(2)3 个或 3 个以上区域关节部位的关节炎:医生观察到下列 14 个区域(左侧或右侧的近端指间关节、掌指关节、腕、肘、膝、踝及跖趾关节)中累及 3 个,且同时软组织肿胀或积液(不是单纯骨隆起)(病程 ≥ 6 周)。

(3)手关节炎:腕、掌指或近端指间关节炎中,至少有一个关节肿胀(病程 ≥ 6 周)。

(4)对称性关节炎:两侧关节同时受累(双侧近端指间关节、掌指关节及跖趾关节受累时,不一定绝对对称)(病程 ≥ 6 周)。

(5)类风湿结节:医生观察到在骨突部位,伸肌表面或关节周围有皮下结节。

(6)类风湿因子阳性:任何检测方法证明血清类风湿因子含量异常,而该方法在正常人群中的阳性率小于 5%。

(7)放射学改变:手和腕关节出现典型的类风湿关节炎放射学改变:必须包括骨质侵蚀或受累关节及其邻近部位有明确的骨质脱钙。

以上 7 条满足 4 条或 4 条以上并排除其他关节炎即可诊断 RA。

2010 年 ACR 和欧洲抗风湿病联盟(EULAR)提出了新的 RA 分类标准。该分类标准的必要条件是:①至少一个关节肿痛,并有滑膜炎证据(临床、超声或 MRI);②未分化关节炎中需排除其他疾病引起的关节炎症状和体征。如果满足两项必要条件,并有放射学典型 RA 骨破坏改变,可明确诊断为 RA。如果无放射学典型 RA 骨破坏改变,则根据关节受累情况(小或大关节和数量)、血清学(抗 CCP 抗体和 RF)、滑膜炎病程、急性炎症产物(ESR 和 CRP)四个部分进行评分,总评分大于 6 分则提示为确定的 RA(表 23-1)。该分类标准一方面体现出抗 CCP 抗体的诊断意义,另一方面去除了晨僵、类风湿结节,也不再强调 X 线,而增加了 CRP、ESR 的炎症指标,可以更早期地对 RA 做出诊断。

表 23-1　RA 分类评分系统

评分表	
关节受累情况(0~5)	
1 个大关节	0
2~10 个中大关节	1
1~3 个小关节	2
4~10 个小关节	3
大于 10 个关节(至少 1 个小关节)	5
血清学(0~3)	
RF 和抗 CCP 抗体均(−)	0
RF 和抗 CCP 抗体低滴度(+)	2
RF 和抗 CCP 抗体高滴度(+)	3
滑膜炎的病程	
小于 6 周	0
大于等于 6 周	1
急性时相反应(0~1)	
CRP 和 ESR 正常	0
CRP 或 ESR 升高	1

注:高低度为滴度大于正常值 3 倍以上。

(二) 鉴别诊断

1. **强直性脊柱炎**　本病主要侵犯脊柱,但周围关节也可受累,特别是以膝、踝、髋关节为首发症状者,需与类风湿关节炎相鉴别。该病有以下特点:①青年男性多见;②主要侵犯骶髂关节及脊柱,外周关节受累多以下肢不对称关节受累为主,常有肌腱端炎;③ 90%~95% 患者 HLA-B27 阳性;④类风湿因子阴性;⑤骶髂关节及脊柱的放射学改变对诊断极有帮助。

2. **骨关节炎**　该病为退行性骨关节病,发病年龄多在 40 岁以上,主要累及膝、脊柱等负重关节。活动时关节痛加重,可有关节肿胀、积液及晨僵。手指骨关节炎常被误诊为类风湿关节炎,尤其在远端指间关节出现赫伯登(Heberden)结节和近端指关节出现布夏尔(Bouchard)结节时易被视为滑膜炎。骨关节炎通常无游走性疼痛,大多数患者血沉正常,类风湿因子阴性或低滴度阳性。X 线示关节间隙狭窄、关节边缘呈唇样增生或骨赘形成。

3. **系统性红斑狼疮**　部分患者早期因手指关节肿痛而容易被误诊为 RA。然而本病的关节病变较 RA 的关节炎为轻,不会出现骨质的侵蚀破坏。且往往合并有关节外的其他症状,包括蝶形红斑、多浆膜腔积液、蛋白尿等。可有 RF 阳性,但抗核抗体、抗双链 DNA 抗体多为阳性,补体则降低。

4. **银屑病关节炎**　银屑病关节炎以手指或足趾远端关节受累为主,也可出现关节畸形,但类风湿因子阴性,且伴有银屑病的皮肤或指甲病变。

5. 急性复发性对称性血清阴性滑膜炎伴凹陷性水肿(RS₃PE) 多见于老年人,表现为关节肿胀,特别是手、足,伴有可凹性水肿。RS₃PE 的出现可提示不同的疾病(如风湿性多肌痛、皮肌炎、多发性肌炎、迟发性外周型脊柱关节病)。RS₃PE 是一个良性的病程,但复发明显,可进展为 RA,但很罕见。

【病情活动评分】

(一) 病情活动性评分(disease activity score,DAS)

DAS 评分是 1990 年 van der Heijde 等提出的首个面向临床的 RA 病情活动性评分方法,包括 52 个关节的压痛评分(Ritchie 指数)、肿胀关节数、血沉(ESR)和患者健康状况评分。由于检查关节数过多,1995 年 Prevoo 等提出 DAS28,包含 28 个关节压痛数(28 tender joint count,TJC28)、28 个关节肿胀数(28 swollen joint count,SJC28)、患者病情视觉评估及 C 反应蛋白(CRP)或 ESR,即 DAS28-CRP 或 DAS28-ESR。与 DAS 相比,DAS28 缩短了关节检查的时间,而且能有效降低不同检查者之间评定差异,同时又未明显降低评估的敏感性和效率。

(二) 简化的病情活动性指数(simple disease activity index,SDAI)

SDAI 包括 TJC28、SJC28、患者总体病情活动度评估(patient global assessment of disease activity,PtGA)、医生总体病情活动度评估(provider global assessment of disease activity,PrGA)及 CRP。SDAI 结合了患者主观评价的部分(TJC28 和 PtGA)及医生客观评价的部分(SJC28、PrGA 和 CRP),较 DAS28 更为全面。另外,SDAI 实验室指标选择 CRP 而没选择 ESR,是由于 CRP 的水平较少受药物、年龄、性别等影响,且对 RA 病情发展有一定的预测作用。

(三) 临床病情活动性评分(clinical disease activity score,CDAI)

在日常的临床工作中,往往不能及时得到实验室检查结果,因此临床医生无法使用 DAS、DAS28 及 SDAI 等病情活动性评分或使用带有一定的滞后性。2005 年提出从 SDAI 中去掉 CRP,即 CDAI。CDAI 与 SDAI、DAS28 有较高的一致性,并与 ACR 的缓解标准、关节破坏影像学进展有明显的相关性。

【治疗】

从 20 世纪 90 年代中期以来,类风湿关节炎的治疗发生了重大改变。治疗原则在于早期诊断、早期使用改善病情的抗风湿药(disease modifying antirheumatic drugs,DMARD)、用药剂量足、联合治疗以及使用生物制剂。这使得很多患者的症状缓解、关节破坏减慢以及功能改善,副作用也较以往更少。在治疗的同时,应强调关节功能锻炼的重要性和必要性。

(一) 一般性治疗

包括休息、关节制动(急性期)、关节功能锻炼(恢复期)、物理疗法等。卧床休息只适宜于急性期、发热、内脏受累患者。

(二) 药物治疗

药物治疗主要包括非甾体抗炎药(NSAIDs)、改善病情抗风湿药(DMARDs)、糖皮质激素、生物制剂和植物药等。

1. 非甾体抗炎药 通过抑制环氧化酶(COX)以减少花生四烯酸代谢为前列腺素等炎性介质,从而改善关节滑膜的充血、渗出等炎症现象,达到控制关节肿痛的目的。NSAIDs 是治疗 RA 不可缺少的一线药物,但不能阻止疾病的进展,应用中应同时加用 DMARD。这类药多为口服药,在服用后需注意胃肠道不良反应如胃不适、胃痛、恶心、反酸,甚至胃黏膜出血、溃疡;久用这类药物后可出现肾间质性损害。上述药物至少需服用 1~2 周后才能判断疗效,效果不佳者可换用其他 NSAIDs,但应避免同时服用两种及两种以上的 NSAIDs。

2. 改善病情抗风湿药 因 DMARDs 作用于类风湿关节炎病程中的不同免疫成分,有控制病情进展的作用,故名为改变病情抗风湿药,其中部分属免疫抑制剂。此类药物起效时间较长,因此也称为慢作用药物。在临床治疗时,多采用本类药物与 NSAIDs 联合应用的方案。本类药物中常用的药有:

(1)甲氨蝶呤(MTX):本药抑制细胞内二氢叶酸还原酶,同时具抗炎作用,是目前治疗 RA 首选的、最常用的免疫抑制剂,也是 RA 治疗的锚定药物。每周剂量为 7.5~20mg,以口服为主(每周服 1 次或 2 次),亦可静注或肌注。4~6 周后起效。疗程至少半年。不良反应有胃肠道反应、肝损害、口腔溃疡、骨髓抑制等,停药后多能恢复,偶见间质性肺病。服药期间应适量补充叶酸,定期复查血常规和肝功能。

(2)来氟米特:是嘧啶代谢抑制剂。活化的淋巴细胞不存在替代的嘧啶代谢途径,故能通过抑制嘧啶通路干扰 DNA 合成,使细胞分裂在 G_1 期受阻,进而选择性抑制增生的淋巴细胞。1998 年美国 FDA 批准用于治疗 RA,其疗效与 MTX 相当,剂量为 10~20mg/d。不良反应包括:腹泻、肝损害、皮疹、脱发、高血压和白细胞下降等。服药期间应定期复查血常规和肝功能。

(3)柳氮磺胺吡啶:对 RA 有一定的治疗作用。一般从小剂量开始,逐渐递增为 2~3g/d,分次服用。不良反应常见但不严重,如消化道症状、皮疹、骨髓抑制、肝损害等。对磺胺过敏者禁用。

(4)雷公藤:具抑制淋巴、单核细胞增殖及抗炎作用。本药有不同制剂,以雷公藤多苷为佳,每日剂量为 60mg,分 3 次服用。病情稳定后可酌情减量。其主要不良反应是对性腺的毒性,出现月经减少、停经,精子活力及数目降低,其他为皮肤色素沉着、指甲变薄软、肝损、胃肠道反应等。

(5)艾拉莫德(T-614):是一种具有新的抗炎和免疫调节性质的小分子药物,可抑制细胞因子的生成、促进骨形成。每日剂量 50mg,分 2 次服用。T-614 的不良反应特征性表现为肝酶升高,其次为皮肤病,消化性溃疡也有报道。

(6)硫唑嘌呤:抑制细胞的合成和功能。每日口服剂量为 100mg,病情稳定后可改为 50mg 维持,服药期间需监测血象及肝肾功能。

(7)环磷酰胺:抑制细胞生长。本药毒副作用较多,多用于难治性、持续活动性、系统症状较重的患者。静脉冲击疗法的用法为每平方米体表面积用药 0.75~1.0g,1 次 / 月,症状控制后延长其间歇期,或用 200mg,静脉注射,隔日一次。口服法为:100mg,1 次 /d。不良反应包括骨髓、性腺受抑,胃肠道反应、肝损害、出血性膀胱炎等。用药期间宜大量饮水以防并发症。

(8)环孢素 A:一种治疗本病的免疫调节剂。每日剂量为每公斤体重 3~5mg,一次口服。其突出的不良反应为较为严重的肝肾毒性,宜服用期间严密监测。

(9)青霉胺:开始剂量为 125mg,每日 2~3 次,无不良反应者则每 2~4 周后加倍剂量,至每日量达 500~750mg,待症状改善后减量维持。不良反应较多,包括胃肠道反应、骨髓受抑、皮疹、口异味、肝肾损害等。目前已少用。

3. 糖皮质激素 具有强大的抗炎作用,适用于:①伴有血管炎或关节外症状的重症 RA;②关节炎明显又不能为 NSAIDs 所控制或 DMARDs 尚未起效的患者。一般应用泼尼松(强的松),每日剂量小于 10mg,起桥梁或过渡期的作用,应尽量在 6 个月内减撤。关节腔注射糖皮质激素有利于减轻关节炎症状,改善关节功能,但一年内不宜超过 3 次。过多的关节腔穿刺除了并发感染外,还可发生类固醇晶体性关节炎。因糖皮质激素副作用大,宜短程应用,症状缓解后尽快减至维持剂量至停药。有研究认为,小剂量泼尼松(≤ 7.5~10mg/d)可缓解 RA 患者的关节症状,并缓解关节的侵蚀性改变。

4. 生物制剂治疗 目前临床用于治疗类风湿关节炎的生物制剂包括:

(1)肿瘤坏死因子 α(TNF-α)拮抗剂:TNF-α 作为一种重要的促炎因子,介导了 RA 病程中的多种炎症反应。临床研究证实,TNF-α 抑制剂(包括依那西普、英夫利昔单抗、阿达木单抗、戈里木单抗和赛妥珠单抗)主要通过竞争结合 TNF-α(sTNF)或受体,抑制 TNF-α 活性。相较于 DMARDs,TNF-α 拮抗剂起效快、延缓关节破坏作用明显、患者总体耐受性好,是在 RA 中应用最早、最广泛的生物制剂。

(2)白细胞介素(IL)拮抗剂:IL 是一类能够发挥致或抑炎作用的重要细胞因子。其中 IL-6、IL-1 具有强大的致炎作用。托珠单抗(tocilizumab)是 IgG1 型人源化 IL-6 受体单克隆抗体,主要用于中重度 RA,在 TNF-α 拮抗剂反应欠佳的患者中可能有效。阿那白滞素(anakinra)是目前唯一被批准用于治疗 RA 的 IL-1 拮抗剂。

(3) B 细胞清除剂:利妥昔单抗(rituximab)是人鼠嵌合型 CD20 单克隆抗体,通过补体活化经典途径、抗体依赖细胞毒作用介导 B 细胞凋亡,也可直接抑制 B 细胞生长并诱导其凋亡。主要用于血清学阳性的活动性 RA 或在 TNF-α 拮抗剂疗效欠佳的 RA。输液反应是其常见不良反应,因此注射前应给予适量甲泼尼龙。

(4) 细胞毒性 T 淋巴细胞抗原 4(CTLA4):阿巴西普(abatacept)是人源性 CTLA4 胞外段与人免疫球蛋白 IgG1 Fc 段的融合蛋白,可以阻止 T 细胞 CD28 与抗原提呈细胞衔接,继而阻断 T 细胞活性。

以上各种生物制剂具有起效快、治疗效果好的特点,但同时也具有一定的安全问题,其常见的不良反应有感染、皮肤过敏反应、输液反应、多发性硬化症样神经脱髓鞘反应、恶性肿瘤等。因此,在使用生物制剂前,尤其是使用 TNF-α 抑制剂时,应注意筛查和评估用药风险,排除各种活动性感染,如结核、病毒性肝炎、重症感染、心力衰竭、恶性肿瘤、多发性硬化等。

(三) 外科手术治疗

包括关节置换和滑膜的切除手术。前者适用于较晚期有畸形并失去正常功能的关节。这种手术目前只适用于大的关节,而且手术不能改善类风湿关节炎本身的病情。滑膜切除术可以使病情得到一定的缓解,但当滑膜再次增生时病情又趋复发。

近年来,国内外学者一致认为早期诊断、早期治疗,使患者维持在临床缓解或低疾病活动度的状态,是 RA 治疗的关键所在。MTX 是治疗最常用也是首选的 DMARD,疗效不佳或存在预后不良因素的患者,可采用 2~3 个 DMARDs 早期联合应用的方案,或使用生物制剂治疗。随着治疗的规范和新疗法的不断出现,类风湿关节炎的预后已有明显改善。

小结

类风湿关节炎(RA)是一种病因不明的自身免疫性疾病,主要表现为慢性、对称性、进行性发展的多关节炎,还可有皮肤、眼、心、肺、血液系统等关节外表现。目前 RA 的病因仍不清楚,认为环境(感染)和遗传因素等多因素共同参与该疾病的发生。其基本病理改变是滑膜炎。实验室检查主要包括炎症指标如血沉、CRP,自身抗体如 RF、抗 CCP 抗体等。X 线检查对 RA 的诊断、关节病变的分期、观察病情的演变均非常重要。以双手、双腕关节的 X 线片最有价值。RA 的治疗目的在于通过早期诊断、早期使用改善病情的抗风湿药(DMARD)、用药剂量足、联合治疗以及使用生物制剂,来减轻患者症状,控制疾病发展,保护关节功能,并提高生活质量。

(赵东宝)

思考题

1. 简述强直性脊柱炎的临床表现。

2. 简述 1984 年修订的强直性脊柱炎纽约标准。

3. 简述强直性脊柱炎的骨科表现。

4. 2010 年 ACR/EULAR 的 RA 分类标准和 1987 年 ACR 的 RA 分类标准之间有何差异?

5. 常用的 RA 治疗药物有哪些? 各有何特点?

参考文献

[1] 中华医学会风湿病学分会 . 强直性脊柱炎诊断及治疗指南 . 中华风湿病学杂志 , 2010, 14 (8): 557-559.

[2] TAUROG JD, CHHABRA A, COLBERT RA. Ankylosing Spondylitis and Axial Spondyloarthritis. N Engl J Med, 2016, 374 (26): 2563-2574.

[3] RANGANATHAN V, GRACEY E, BROWN MA, et al. Pathogenesis of ankylosing spondylitis-recent advances and future directions. Nat Rev Rheumatol, 2017, 13 (6): 359-367.

[4] ZHU Z, WANG X, QIAN B, et al. Loss of correction in the treatment of thoracolumbar kyphosis secondary to ankylosing spondylitis: a comparison between Smith-Petersen osteotomies and pedicle subtraction osteotomy. J Spinal Disord Tech, 2012, 25 (7): 383-390.

[5] QIAN BP, HUANG JC, QIU Y, et al. Complications of spinal osteotomy for thoracolumbar kyphosis secondary to ankylosing spondylitis in 342 patients: incidence and risk factors. J Neurosurg Spine, 2018, 30 (1): 91-98.

[6] GAUTAM D, MALHOTRA R. Total Hip Arthroplasty in Ankylosing Spondylitis With Extension Contracture of Hips. J Arthroplasty, 2019, 34 (1): 71-76.

[7] 栗占国 , 张奉春 , 鲍春德 . 类风湿关节炎 . 北京 : 人民卫生出版社 , 2009.

第二十四章

代谢性骨病

第一节　骨质疏松症和椎体骨折

骨由骨组织、骨膜及骨髓等构成。骨组织是坚硬而有一定韧性的结缔组织，与关节、肌肉等一起构成复杂的运动系统，对人体起到支持和保护作用，同时还具备一定的造血、内分泌和免疫功能，参与维持人体的钙平衡。骨生长完成后不是静止的，而是保持了骨形成与骨吸收交替进行的新旧骨替代更新过程。当这个平衡过程被打破，出现骨吸收超过骨形成，则导致骨质疏松，使骨折的危险性显著增加。常见的骨折部位是脊柱和髋部。

【流行病学】

骨质疏松症（osteoporosis，OP）是一种以骨量丢失、骨组织微结构破坏为特征，导致骨脆性增加和易于骨折的代谢性骨病。根据其病因的不同可以将之分为原发性和继发性两类。继发性骨质疏松症的发病原因明确，常常由内分泌疾病（如甲亢、甲旁亢、库欣综合征、1 型糖尿病、性腺功能减退症等）或全身性疾病所致。原发性骨质疏松症分为 Ⅰ 型和 Ⅱ 型，Ⅰ 型原发性骨质疏松症即绝经后骨质疏松症（postmenopausal osteoporosis，PMOP），见于绝经后女性。Ⅱ 型原发性骨质疏松症即老年性骨质疏松症，发生于老年人。

目前，骨质疏松症具有四大特征。一是认识不足，首先是普通人对该疾病的认识不足，尤其是骨质疏松性骨折，总感觉没有明显外伤或轻微的外伤，超过 75% 的骨质疏松性脊柱骨折都是由于轻微外力、咳嗽、打喷嚏等引起，90% 以上的骨质疏松性髋部骨折都是由于跌倒所致；其次是医务人员对该疾病的认识不足，胸部侧位片对骨质疏松性椎体骨折诊断研究显示，英国单中心研究漏诊率 82.57%，国际多中心研究漏诊率 46.50%。二是发病率高，国际骨质疏松基金会报告，50 岁以上人员中有 1/3 女性和 1/5 男性发生骨质疏松性骨折，约 900 万例 / 年，即 1 例 /3s；美国妇女骨质疏松性骨折的年发病人数超过其五种常见疾病（心脏病、卒中、乳腺肿瘤、子宫肿瘤、卵巢肿瘤）的年发病例数。我国骨质疏松患者达 9 300 万，骨量减少人数约 2.86 亿，约有 49% 的 60 岁以上的老年妇女患有骨质疏松。骨质疏松症被列为继心血管疾病、糖尿病后第三大重大慢性病。三是发病年轻化，北京市疾控中心数据显示骨健康异常发生率 40 岁以上人员为 81%，40 岁以下者为 76%。四是死亡率高，髋部骨折 1 年死亡率为 29.2%；脊柱骨折 4 年死亡率为 50%。

骨质疏松性椎体压缩骨折（osteoporotic vertebral compression fracture，OVCF）是指由于原发性骨质疏松症导致脊柱椎体骨密度和骨质量下降，骨强度减低，使椎体在轻微外伤甚至没有明显外伤的情况下即发生压缩骨折，以胸 / 腰背部疼痛为主，伴或不伴下肢神经症状为临床表现的一种疾病。

OVCF 导致骨折椎体高度丢失，后凸畸形，产生顽固性背痛。脊柱后凸畸形使患者肺功能显著下降，导致肺炎和慢性阻塞性肺病，胃肠功能紊乱，严重影响患者生活质量。椎体骨折发生后，由于疼痛、卧床、活动减少，导致患者骨量进一步丢失，持续的骨量丢失加上后凸畸形导致的身体重心前移，使再骨折的概率大大增加，从而陷入恶性循环，许多患者最终因并发症而死亡。据报告，OVCF 保守治疗 4 年死亡率高达 50%。根据我国 2010 年人口普查数据和 50 岁以上人口 OVCF 发病率估算，我国目前 OVCF 例数已达 3 000 万，而且正以每年 181 万例的数量增加，相当于每 17.4s 就增加一例骨质疏松性脊柱骨折。

【临床表现】

骨质疏松症患者病史的采集应尽可能详尽,在采集病史时应特别注意患者的日常活动及职业,日常活动较多,从事体力劳动的人群不易出现骨质疏松症,日常活动较少的脑力劳动者易发生骨质疏松症。另外,程度较重的骨质疏松症患者多有"腰背疼痛"或"全身痛"等不适主诉,严重的骨质疏松症患者出现椎体压缩性骨折时会有"变矮"或"驼背"等表现,骨质疏松程度较轻的患者可能没有任何明显症状。在采集病史时应注意患者的饮食,吸烟酗酒及长期用药史等情况,对于女性患者,还应注意其月经情况,月经异常或绝经后妇女易罹患此症。另外,骨质总量和遗传因素有关,有严重骨质疏松症家族史的人群较没有家族史的人群更易罹患本病。

(一)骨痛和肌无力

疼痛是骨质疏松症最常见症状,以腰痛最为突出,轻者常无明显的症状,仅仅在 X 线检查或者骨密度测量时偶然发现骨质减少,骨密度降低。较重患者常诉腰背部疼痛、乏力和 / 或全身骨痛。乏力多在劳累或活动后明显,且负重能力下降。在不伴有骨折时,体格检查时通常不会出现压痛点,主要表现为在劳累或活动后加重,负重能力下降或不能负重,骨痛常常为弥散性,患者活动后常导致肌肉劳损和痉挛,从而加重疼痛。当发生四肢骨折或者髋部骨折时肢体活动明显受限,局部疼痛明显加重,伴有畸形或者骨折的阳性体征。

(二)骨折

对于骨质疏松症患者,轻微活动或创伤即可造成骨折,多见于负重、挤压或摔倒后发生,脊柱及髋部为骨折好发部位。以骨质疏松性椎体压缩骨折为例。

1. **症状**　急性或慢性持续性腰背部、胸背部疼痛,可伴胸肋部疼痛。部分患者背痛在卧床休息时减轻或消失,但在翻身、坐起改变体位或行走等脊柱承担负荷时出现疼痛或疼痛加重。

严重的椎体压缩骨折尤其是多发性椎体骨折可导致脊柱后凸畸形,患者可出现身高缩短和驼背。由于胸廓容积减小,使患者肺活量下降,肺功能明显受限,使得原有的限制性肺病加重。脊柱后凸的加重,使得肋弓对腹部压力增大,产生饱胀感,导致饱感提前、食欲减退,产生营养不良。

2. **体征**　往往有腰背部、胸背部压痛、叩击痛,伴有胸椎或 / 和腰椎后凸、侧凸畸形,并可进行性加重。胸腰部活动受限,一般无下肢感觉、肌力减退及反射改变等神经损害表现,但如椎体压缩程度和脊柱畸形严重,也可出现神经功能损害表现。

【辅助检查】

(一)骨密度检测

随着年龄增加,骨密度会发生改变,这种改变因性别和种族的不同而有差异。骨密度测量通常用于评估骨折发生概率的大小,患者的绝对骨密度(BMD)值越低,骨折的风险越大。但是,骨密度的测量结果只能表示存在低骨量,这些结果并没有特异性,诊断骨质疏松症需要对患者进行彻底的诊断性检查。

1. **双能 X 线吸收法**　首先建立的骨密度检测方法是 X 线照片测定法和光密度测定法,主要用于检测四肢骨的皮质骨。双能 X 线吸收法可测定中轴骨、四肢骨或全身骨骼皮质骨和松质骨的总和,而定量 CT 则可单独检测脊柱或其他部位松质骨的骨量。

传统的 X 线照片法是最早用于评价骨量和诊断骨质疏松症的方法,但是,由于 X 线照片法的敏感性低,只有在骨量丢失超过 30%~40% 时才有所显示。该法的主要缺点是不能提供定量指标,诊断结果主观因素较大,因此无助于骨质疏松症的早期诊断。

美国骨质疏松协会、WHO、欧洲骨质疏松和骨病学会采用下列诊断标准:①正常:BMC(或 BMD)在骨峰值平均值 –1SD 内;②骨量减少(osteopenia):BMC(或 BMD)降至骨峰值的 1SD 至 2.5SD 内;③骨质疏松(osteoporosis)BMC(或 BMD)值低于骨峰值 2.5SD 以上;④严重骨质疏松:骨质疏松伴一处或多处骨折。

参考世界卫生组织标准,结合我国国情,中国老年学会骨质疏松委员会骨质疏松症诊断标准学科组制订的诊断标准以汉族妇女 DXA 测量峰值骨量(M ± SD)为正常参考值,具体标准如表 24-1。

表 24-1　DXA 骨密度诊断标准

>M-1SD	正常
M-1SD-2SD	骨量减少
<M-2SD 以上	骨质疏松症
<M-2SD 以上	伴有一处或多处骨折,为严重骨质疏松
<M-3SD 以上	无骨折,也可诊断为严重骨质疏松

在尚未做峰值骨密度检测,或者虽然做了检测,但 SD 不便应用时,可参考日本 1996 年修订版标准,采用腰椎骨量丢失百分率(%)诊断法,具体如表 24-2。

表 24-2　日本骨密度诊断标准

>M-12%	正常
M-13%~24%	骨量减少
<M-25%	骨质疏松症
<M-25%	伴有一处或多处骨折,为严重骨质疏松症
<M-37%	无骨折,也可诊断为严重骨质疏松症

2. 骨定量超声测量(QUS)　诊断骨质疏松症(OP)的各种方法(如 SPA、DPA、DXA、SXA、QCT 和 QMRI 等)都是基于骨内所含的无机盐吸收各种射线的原理,测得结果只反映骨骼中矿物质含量,从骨的生物力学角度考虑,QUS 可能优于单纯的骨量测量。

QUS 已被广泛应用于诊断骨质疏松症,特别是绝经和衰老所致的原发性骨质疏松症。另外 QUS 还被用于评价各种疾病时的骨代谢状况,如甲状旁腺功能亢进、甲状腺毒症等。此外,QUS 还被用于正常生理状况下的骨量评价。综上所述,QUS 在诊断和评价骨质疏松症的骨折危险性方面,可作为骨密度测量法的互补手段,且 QUS 更加方便,而且没有放射性损伤等副作用。

(二)骨组织形态测量

骨组织形态测量学是指对骨组织进行采样后行病理切片检查,可以为我们提供成骨细胞、破骨细胞的形态与活性、骨量的改变以及骨转换率、骨结构的形态与数值信息,可以判断骨重建过程的不同阶段,据此可以对骨质疏松提供明确地分类诊断依据,对其不同的发生机制加以区分,从而为治疗药物的选择及疗效的判断提供指导。同时可以区分皮质骨和松质骨不同的骨量,在骨量的判断上比其他方法更加精确和直观。另外,一般能使 BMD 增加的药物均同时提高了骨的生物质量,降低了骨的脆性,但有的药物虽然可使骨密度增加,但损害了其力学性能,对骨折的防治方面无益,而骨组织形态测量学分析却能更早更有效地对此作出判断。需要指出的是,骨组织形态测量学分析是有创检查,若能用其他无创方法确定病因则不必行此项检查。

(三)骨代谢生化指标

骨形成指标基本都是成骨细胞的代谢产物,主要有血清总碱性磷酸酶(TALP)和骨碱性磷酸酶(BALP),骨钙素(osteocalcin),骨连蛋白、骨蛋白聚糖(BPG),基质 γ- 羟基谷氨酸蛋白(MGP),骨特异性磷蛋白(BSPP)等。

骨形成指标包括:①碱性磷酸酶(ALP);②骨钙素(OC);③Ⅰ型前胶原前肽(PICP 和 PINP)。骨吸收指标包括:①尿钙(U-Ca);②尿羟脯氨酸(HOP);③吡啶酚和脱氧吡啶酚(Pyr 和 D-Pyr);④Ⅰ型胶原 C- 末端交联顶端链(CTX);⑤Ⅰ型胶原 N- 末端交联顶端胎(NTX);⑥羟赖氨酸(Hyl)糖苷;⑦骨涎蛋白(BSP);⑧抗酒石酸酸性磷酸酶(TRAP);⑨Ⅰ型胶原 α1 链螺旋区肽 620-633。

(四)影像学检查

1. X 线检查　单纯性骨质疏松单位体积内骨量减少,常规 X 线平片具有重要诊断意义。检查部位通常为胸腰椎、骨盆和股骨近端等,根据患者的具体症状和体征还应检查与之相关的部位。

(1)单纯性骨质疏松症:X线表现为骨密度减低,这是因为矿化骨减少,骨内钙含量也减少,X射线对骨的穿透性增强。早期骨质疏松表现为非应力部位骨小梁变少、变稀疏,在椎体、股骨颈等处的骨小梁尤为明显。

(2)混合型骨质疏松症:临床上单纯的骨质软化症很罕见,大多数表现为骨质疏松和骨质软化的混合型,X线表现为骨密度减低,但骨小梁和疏松的骨皮质边缘均较模糊,可合并骨骼弯曲变形。

轻度骨质疏松症 X 线主要表现为骨小梁的变化,成人表现为骨性关节面下骨小梁吸收,出现透亮线,儿童表现为临时钙化带下骨小梁数量减少、密度降低。

中度骨质疏松者可见骨皮质变薄、骨密度减低,松质骨结构模糊,骨小梁分布不均、粗细不匀,关节面下或干骺端可见较宽的疏松带。

重度骨质疏松患者骨小梁明显减少,骨皮质极为薄弱,骨密度严重下降,易并发多发性骨折。

2. CT 检查　在评价局部骨病变的形态与性质方面,CT 表达的征象与 X 线平片基本一致。CT不同于 X 线平片的主要特点是它可以断层成像且具有更高的密度分辨力,可以更清晰地显示骨内结构或结构较复杂、重叠较多的,X 线平片不易显示的骨皮质及骨松质结构。除此之外,CT 检查在骨质疏松症中的应用还可以确定骨小梁的细微变化、定量进行骨密度测量,具有 X 线平片不可替代的作用。

定量 CT 骨密度测量(quantitative CT,QCT)是应用 CT 扫描中 X 线衰减原理,通过外置质量控制体模与校准体模将 CT 值转换为羟基磷灰石等效密度。定量 CT 骨密度测量与 DXA 相比具有诸多优势:①通过设置感兴趣区域可分别对皮质骨和松质骨进行测量,而松质骨对治疗的反应与骨丢失比皮质骨敏感的多;②不受骨骼大小及形态的影响,在 CT 断面图像基础进行测量,可得到真正的体积骨密度;③可排除骨质增生与脊柱退变对骨密度测量的影响,减少假阴性率。根据国际临床骨测量学会专家的建议,QCT 诊断骨质疏松的标准如下:骨密度 >120mg/cm³ 为骨密度正常;80 ~120mg/cm³ 为低骨量;<80mg/cm³ 或 T 值 <-3.4 个标准差为骨质疏松。

3. **磁共振成像(MRI)检查**　MRI 能反映软骨、骨旁软组织及骨髓内的病理变化,对骨关节系统的检查具有独特的优点。MRI 对骨髓病变的显示比 X 线平片及 CT 均要敏感,可比平片或 CT 提前数月发现骨髓内的异常变化。

目前,MRI 对骨质疏松的主要应用是对骨质疏松并发椎体压缩性骨折的诊断、鉴别诊断。术前精确判定 OVCF 疼痛责任椎体,对于手术疗效和安全意义重大。对于单椎体压缩骨折病例,要明确疼痛是否来源于该椎体;对于多节段椎体压缩患者,要确定导致疼痛的具体椎体节段。引起疼痛的骨折椎体即为疼痛责任椎体,也是手术目标椎体。MRI 检查显示,疼痛责任椎体内有水肿信号,表现为 T₁ 加权像(T₁WI)呈低信号,T₂ 加权像(T₂WI)为高信号或等信号,脂肪抑制序列(STIR)则为高信号。

骨质疏松所致椎体压缩性骨折具有一定特征,其压缩程度严重的椎体后上角呈尖角状突入椎管内,T₁WI 椎体终板下呈带状低信号或除椎体后角外全椎体呈低信号改变,T₂WI 为高信号或等信号,脂肪抑制序列呈高信号,Gd-DTPA 增强后扫描无明显变化。其他原因特别是肿瘤所致椎体病理性压缩性骨折往往椎体形态不规则,椎体内异常信号多为局限结节状、不规则形或全椎体受累并常常累及椎弓根,Gd-DTPA 增强扫描病变区有不同程度的强化。

4. **核素扫描检查**　原发性骨质疏松症患者因骨代谢速度较慢,骨显像表现为骨摄取显像剂普遍减少,骨与软组织对比度下降,骨轮廓模糊。骨显像对轻微的椎体压缩、嵌插骨折和不移位的肋骨骨折有时较 X 线平片敏感,表现为骨折部位的线性、卵圆形或梭形放射性浓集(热区)。骨显像对难以确认的骨质疏松并发的骨折是一种可行的方法。MRI 检查有禁忌证者,可行核素骨扫描,表现为相应节段核素浓集。

【诊断】

诊断骨质疏松症需以详细的病史、体格检查及骨密度减少为基本依据,在诊断时需结合年龄、性别、病史、体格检查及辅助检查综合考虑,并鉴别出原发性骨质疏松症还是继发性骨质疏松症。

　　骨质疏松症患者 X 线片可见骨密度降低、骨小梁稀疏、骨皮质变薄等表现,CT 表现基本与 X 线表现一致,有助于脊柱、骨盆等重叠区域的骨密度测量。MRI 对判定新鲜椎体压缩性骨折有重要意义,尤其是多椎体骨折,疼痛责任椎体在 T_1WI 上椎体呈现低信号,T_2WI 为高信号或等信号,脂肪抑制序列则为高信号改变(图 24-1)。对于无法行 MRI 检查的患者,可行 ECT 检查,如显示相应节段椎体放射性核素浓聚,可判定为疼痛责任椎体。在 OVCF 患者中,要特别注意骨质疏松性椎体骨折骨不连。

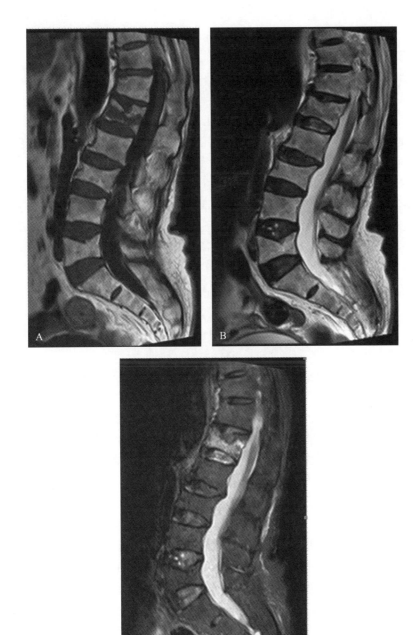

图 24-1　女性患者,83 岁,跌倒致腰背部疼痛 1 个月。MRI 示腰$_1$、腰$_3$、腰$_5$
三个椎体压缩性改变,仅有腰$_1$(L_1)椎体信号异常
A. T_1 加权像为低信号,B. T_2 加权像为等信号,C. 脂肪抑制序列为高信号,故 L_1 为疼痛责任椎体。

【鉴别诊断】

继发性骨质疏松症主要包括内分泌性骨质疏松、血液系统疾病导致的骨质疏松、结缔组织疾病导致的骨质疏松等，在鉴别时，通常采用排他法进行鉴别，原发性骨质疏松症的诊断必须是排除各种继发性骨质疏松症后，方可成立。在与内分泌性骨质疏松相鉴别时，一般情况下测定血钙、血离子钙及血磷及 PTH1-84/PTH-C 比值等一般可予以排除。在于血液系统疾病导致的骨质疏松相鉴别时，通常需检测血 PTH 及其组分，肿瘤特异标志物等鉴别。另外，患者应用糖皮质类固醇可出现皮质类固醇性骨质疏松症，应注意鉴别。

【治疗】

（一）全身综合治疗

骨质疏松症是全身性代谢性疾病，需要采取综合性治疗。

1. 基础措施

（1）调整生活方式：均衡膳食，进食富含钙、低盐和适量蛋白质的食物；戒烟，减少饮酒，慎用影响骨代谢的药物；适当参加户外活动；采取防止跌倒的各种措施，减少摔倒的风险。

（2）基本补充剂：推荐每日补充适量的钙剂，脊柱骨折围手术期的钙摄入量可略增加。老年人容易合并维生素 D 缺乏或不足，补充钙剂的同时应补充普通维生素 D，纠正维生素 D 缺乏状态，使患者的血清 25（OH）D 达到正常水平。

2. 运动疗法　在骨质疏松的防治方法中，运动疗法是一种十分有效的方法。已患有骨质疏松的患者也要尽量多活动，可防止骨质的进一步丢失。即使是截瘫患者，主动运动仍可使上肢 BMD 下降，但下肢的被动运动不能阻止下肢骨质疏松的发生。运动时需注意应根据个体不同年龄、健康状况、体力和运动习惯等灵活掌握活动量。做拉力运动时不得过猛过急，运动量不要超过自身的能力，以防发生意外。

3. 药物治疗　抗骨质疏松药物包括骨吸收抑制剂和促骨形成药物，前者包括双膦酸盐、降钙素、雌孕激素替代治疗以及选择性雌激素受体调节剂等，后者则以 PTH$_{1-34}$ 片段为代表性药物。适量的活性维生素 D 及其类似物能促进骨形成和矿化，抑制骨吸收，并且能改善老年人肌肉力量和平衡能力，降低跌倒的风险。

（1）双膦酸盐类药物：临床上主要适用于高骨转换型骨质疏松症。双膦酸盐类药物是焦磷酸盐的稳定类似物，与骨骼羟磷灰石有高亲和力，能特异性地结合到骨转换活跃的骨表面上而抑制破骨细胞的功能、抑制骨吸收，能够增加骨质疏松症患者的腰椎和髋部骨密度、降低发生椎体及非椎体骨折的风险。不同双膦酸盐类药物抑制骨吸收的效力差别很大，故临床使用时的剂量及用法也有所差异。临床常用口服双膦酸盐类药物包括阿仑膦酸钠、依替膦酸钠、利噻膦酸钠等，静滴药物包括唑来膦酸注射液和伊班膦酸钠。以阿仑膦酸钠和唑来膦酸应用较为广泛。

该类药物由于需要长期服用，患者多较关心用药安全问题。实际用药过程中应注意以下几点：①少数患者口服双膦酸盐类药物后可能发生轻度的胃肠道反应，包括上腹疼痛、反酸等食管炎和胃溃疡症状。因此，除严格按说明书服药外，有活动性胃及十二指肠溃疡或反流性食管炎患者应慎用。②经静脉输注含氮双膦酸盐类药物后可引起一过性的发热、骨痛和肌痛等类流感样不良反应，但多会在用药 72h 内明显缓解。对症状明显者可用非甾体抗炎药或普通解热止痛药对症治疗。③所有双膦酸盐类药物进入血中后约 60% 以原形从肾脏排泄。对肾功能损害患者，应慎用此类药物或酌情减少药物剂量。尤其对经静脉输注用双膦酸盐类药物，每次给药前都应检测患者的肾功能。④双膦酸盐类药物相关的下颌骨坏死罕见，且绝大多数发生于恶性肿瘤患者使用大剂量双膦酸盐类药物之后以及存在严重口腔健康问题如严重牙周病或经多次牙科手术等的患者中。⑤对于使用双膦酸盐类药物期间，有条件要定期监测血骨转换生化标记物，对于骨吸收标志物过度抑制的患者以及对于治疗超过 3 年患者要重视该不良反应发生的可能。

（2）甲状旁腺素（parathyroid hormone，PTH）类药物：主要用于治疗绝经后严重骨质疏松症及低骨转换型骨质疏松症。可增加骨密度、降低椎体及非椎体骨折发生的风险。特立帕肽是目前促进骨形成药物的代表性药物,间断性、小剂量给药有促进骨形成的作用。目前,国内市场供应的是重组人 PTH 1-34 即特立帕肽。用药期间应监测血钙水平、防止高钙血症的发生。治疗期限不宜超过 2 年。

患者对特立帕肽治疗的耐受性总体较好,部分患者可能有头晕或下肢抽搐的不良反应。但有动物研究报告,特立帕肽可能增加成骨肉瘤的风险。因此,对合并畸形性骨炎、有骨骼疾病放射治疗史、肿瘤骨转移或合并高钙血症的患者,应避免使用特立帕肽。

(3)降钙素类药物:临床多应用于缓解 OVCF 的急性骨痛。降钙素是一种钙调节激素,能抑制破骨细胞的生物活性和减少破骨细胞的数量、进而阻止骨量丢失并增加骨量。目前临床应用的降钙素类药物有鲑鱼降钙素和鳗鱼降钙素两种。降钙素类药物使用后少数患者有面部潮红、恶心等不良反应,偶有过敏现象。过敏体质者慎用(可按说明书要求确定是否做过敏试验)。

降钙素类药物的安全性总体良好,但近期研究表明,降钙素可能有增加肿瘤发生的风险,故推荐短期使用。欧洲人用药委员会(CHMP)指出如下三种情况可使用注射剂型,而且应该以最短时间及最小有效剂量:①畸形性骨炎,仅用于对于其他可选择的治疗无反应或不合适其他治疗的患者;②急性制动导致的骨丢失,推荐疗程为 2 周,不超过 4 周;③肿瘤引起的高钙血症。

(4)维生素 D 类似物:包括骨化三醇(1,25- 二羟基维生素 D_3)和阿法骨化醇(1α- 羟基维生素 D_3),其中前者因不再需要经肝脏 25- 羟化酶羟化为骨化三醇后才具生物活性。维生素 D 类似物更适用于老年人、肾功能不全以及 1α- 羟化酶缺乏的患者。维生素 D 类药物可与其他抗骨质疏松药物联合使用。适当剂量的维生素 D 类似物能促进骨形成和矿化并抑制骨吸收。研究表明,维生素 D 类似物对增加骨密度有益,能增加老年人的肌肉力量和平衡能力、降低跌倒的危险,进而降低骨折风险。需要注意肝功能不全可能会影响阿法骨化醇疗效,长期使用应注意监测血钙和尿钙水平。

(5)雌激素类药物:雌激素类药物(包括雌激素补充疗法和雌、孕激素补充疗法)能抑制骨转换、阻止骨丢失,临床研究已证明 5 年的雌激素补充治疗能降低椎体骨折34% 以及其他非椎体骨折23%,是防治绝经后骨质疏松症的有效药物。主要适用于绝经 10 年内或者 <60 岁的绝经后妇女、特别是有绝经期症状(如潮热、多汗等)及有泌尿生殖道萎缩症状的妇女。但需注意雌激素依赖性肿瘤(乳腺癌、子宫内膜癌)、血栓性疾病、不明原因的阴道出血、活动性肝病和结缔组织病为绝对禁忌证。子宫肌瘤、子宫内膜异位症、有乳腺癌家族史、胆囊疾病和垂体泌乳素瘤患者慎用。

绝经后妇女正确使用雌激素类药物总体上是安全的,但是使用雌激素类药物治疗应进行全面的利与弊评估,开始治疗前必须评估患者是否有明确的治疗适应证并排除禁忌证,这是保证治疗利大于弊的基础。建议雌激素类药物治疗遵循以下原则:①明确的适应证和禁忌证(保证利大于弊);②绝经早期(绝经 10 年内或 <60 岁)开始用药的获益更大、风险更小;③使用最低有效剂量;④治疗方案个体化;⑤局部问题采用局部治疗方法;⑥坚持定期随访和安全性监测(尤其是对乳腺和子宫);⑦是否继续用药应根据每年进行的利弊评估结果而定。

(6)选择性雌激素受体调节剂(selective estrogen receptor modulators,SERMs):SERMs 与雌激素不同,特点是与不同组织中的雌激素受体结合后会产生不同的生物效应。其中,选择性雌激素受体调节剂能在骨骼中与雌激素受体结合,表现出类雌激素活性、抑制骨吸收,而在乳腺和子宫中则表现为抗雌激素活性,故不会刺激乳腺和子宫。能够起到降低骨转换、增加骨密度,降低发生椎体骨折的风险。少数患者用药期间会出现潮热和下肢痉挛症状,潮热症状严重的围绝经期妇女暂时不宜使用。有静脉栓塞病史或有血栓倾向者如长期卧床或制动者禁用。

(7)维生素 K_2:四烯甲萘醌是维生素 K_2 的一种同型物,是 γ- 羧化酶的辅酶,在 γ- 羧基谷氨酸的形成过程中起着重要作用。γ- 羧基谷氨酸是骨钙素发挥正常生理效应所必需的。动物实验和临床试验显示,四烯甲萘醌可促进骨形成并有一定的抑制骨吸收作用。用于治疗绝经后骨质疏松症。能够增加骨质疏松症患者的骨量、降低骨折发生的风险。少数患者出现胃部不适、腹痛、皮肤瘙痒、水肿和肝转氨酶水平暂时性轻度升高。禁用于服用华法林的患者。

(8)中成药:国内批准了数种治疗骨质疏松症的中成药,多数有缓解症状、减轻骨痛的疗效。但中成药缺乏有关改善骨密度、降低骨折风险的大型临床研究,长期疗效和安全性需进一步研究。

(9)romosozumab:romosozumab是一种结合并抑制骨硬化蛋白的单克隆抗体,具有增加骨形成和减少骨吸收的双重作用。硬化蛋白阻断了典型的Wnt信号传导,导致成骨细胞介导的骨形成减少和骨吸收增加,这两者都被romosozumab所抑制。临床试验显示,在开始治疗后12个月内,romosozumab组的临床骨折风险也明显低于安慰剂组。对绝经后骨质疏松症妇女进行12个月的romosozumab单抗治疗,其椎体骨折和临床(非椎体和症状性椎体)骨折的风险明显低于安慰剂组。这似乎是一种新的有前途的骨形成治疗方法。

(二) 手术治疗

骨质疏松性椎体压缩骨折的手术治疗有微创手术治疗和开放手术治疗。手术的目标椎体为疼痛责任椎体。

1. 微创手术治疗 1984年,法国Amiens大学的Galibert和Deramond医生首先运用经皮椎体成形术(percutaneous vertebroplasty,PVP)将骨组织或骨水泥注入椎体,增强骨折椎体力学强度,用于充填肿瘤切除后骨缺损和增强椎弓根螺钉力学强度。1990年Galibert首次应用PVP治疗骨质疏松性椎体压缩骨折,取得了良好疗效。然而后续研究表明PVP无法纠正脊柱后凸畸形,患者存在畸形愈合。而且在手术过程中需要将骨水泥高压注入,骨水泥渗漏风险较高。

1994年,美国Mark Reiley等设计了以可扩张球囊为关键技术的手术器械对PVP进行改进,形成球囊扩张经皮椎体后凸成形术(percutaneous kyphoplasty,PKP),可扩张球囊经皮延椎弓根途径置入压缩椎体,扩张后抬高终板恢复椎体高度,纠正后凸畸形,增加肺活量,改善肺功能。椎体复位后球囊退出后在椎体内形成一个空腔,可低压注射骨水泥明显降低骨水泥渗漏。

2000年,我国开始应用球囊扩张椎体后凸成形术治疗骨质疏松性椎体压缩骨折,取得了显著的手术疗效(图24-2)。

PKP和PVP是目前首选的微创手术方式。通过经皮微创手术,向骨折椎体注射骨水泥,能够迅速缓解疼痛,增强病椎的强度和刚度,防止椎体进一步塌陷和畸形,而且没有传统开放手术内固定带来的手术创伤以及远期可能出现的内固定失败。PKP还可以通过球囊扩张使压缩骨折得到一定程度的复位,球囊取出后在椎体内形成的空腔有利于骨水泥低压力注入,有效降低骨水泥渗漏率。

(1)适应证:非手术治疗无效,疼痛剧烈;不稳定的椎体压缩骨折;椎体骨折不愈合或椎体内部囊性变、椎体坏死;不宜长时间卧床者;能耐受手术者。

(2)禁忌证:绝对禁忌证:不能耐受手术的患者;无痛的、陈旧的OVCF。相对禁忌证:椎体严重压缩骨折,椎管内有骨块;有出血倾向者;身体其他部位存在活动性感染者。

(3)并发症:有部分脊椎感染、脊椎结核、低磷血症性骨软骨症等疾病患者被误诊为OVCF,接受PKP或PVP治疗,导致临床疗效不佳甚至发生其他相应并发症。术中穿刺失误可引起脊髓、神经损伤,血气胸,出血和血肿。灌注骨水泥时可出现骨水泥渗漏。术后可发生椎体再骨折等。

骨水泥渗漏是PKP和PVP最常见的并发症,严重者可损伤神经、脊髓导致瘫痪、肺栓塞等灾难性后果。Eck等进行了一项PKP和PVP治疗椎体压缩性骨折的meta分析,其结果显示PVP术后骨水泥渗漏率为19.7%(1 838/9 330),其中有症状的骨水泥渗漏率为1.6%(65/4 125),PKP术后骨水泥渗漏率为7.0%(213/3 034),其中有症状的骨水泥渗漏率为0.3%(3/963)。

术前"一线影"基准定位可避免术中穿刺并发症,提高手术疗效。即穿刺前调整X线投照方向,使手术目标椎体终板、双侧椎弓根呈"一线影",正位像两侧椎弓根对称并与棘突距离相同,侧位像上目标椎体上和/或下终板、双侧椎弓根影完全重合呈"一线",此时穿刺区域和位置最为准确。术中应

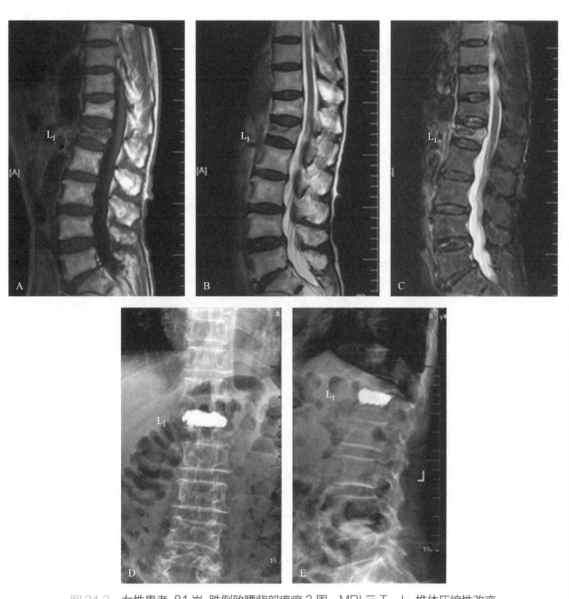

图24-2　女性患者,81岁,跌倒致腰背部疼痛3周。MRI示T_{12}、L_1椎体压缩性改变

A. T_1WI为L_1低信号;B. T_2WI为L_1等信号;C.脂肪抑制序列为L_1高信号,T_{12}椎体信号正常,故L_1为疼痛责任椎体(手术目标椎体);D. PKP术后X线正位片,可见椎体内骨水泥充盈良好;E. PKP术后X线侧位片,可见L_1椎体高度恢复。无骨水泥渗漏。

用以下技术使骨水泥渗漏率降低:①温度梯度灌注技术。在不同的温度下,骨水泥的凝固速度不一样。椎体内温度与手术间室温存在温度差,骨水泥在椎体内的凝固速度与体外往往不同,故体内骨水泥的凝固状态与体外不一致,不能完全依靠体外骨水泥的凝固状态来评估体内骨水泥状态。应在术中透视机实时动态监测下适时、间隔、低压地将骨水泥缓慢注入椎体内。当骨水泥较快流向椎体周壁或骨折裂缝时,应暂停灌注,利用椎体内温度高于室温,凝固的速度高于体外,使得流入骨折线的骨水泥稍凝固后,再缓慢低压的将骨水泥推入椎体内,从而使骨水泥既避免渗漏又能在椎体内良好地弥散和咬合。②封堵和骨锚合技术。即间隔3~5min分次调制骨水泥,当第一次调制的骨水泥处于团状期中期时开始注入椎体的前方,此时的骨水泥既能避免自身向椎体前方渗漏,又可形成一道"墙壁"封堵椎体前壁破损处,为第二次灌注弥散性能良好的拉丝期后期或团状期早期的骨水泥创造条件。当完成第一次调制的骨水泥灌注时,第二次调制的骨水泥正处于"不黏"始注时刻,采用适时、间隔灌注技术将骨水泥缓慢低压灌推入骨折椎体内,该技术可使骨水泥既避免渗漏又能达到一定程度的弥散和锚合。

2. **开放手术治疗**　对有神经压迫症状和体征,或严重后凸畸形,需截骨矫形的患者,以及不适合微创手术的不稳定椎体骨折的患者,可考虑行开放手术治疗。针对骨质疏松性椎体骨折的固定方法有多种,有单纯微创经皮置钉螺钉固定术,疼痛责任椎体 PVP 或 PKP 加螺钉固定术,置钉椎体先灌注骨水泥再螺钉固定术,灌注螺钉灌注骨水泥固定术等。

(杨惠林)

第二节　痛风性关节炎

　　痛风(gout)是一种单钠尿酸盐沉积所致的晶体相关性关节病,与嘌呤代谢紊乱及(或)尿酸排泄减少所致的高尿酸血症(hyperuricemia)直接相关,属于代谢性风湿病范畴。临床表现为高尿酸血症和尿酸盐结晶沉积所致的特征性急、慢性关节炎反复发作,可并发尿酸性间质性肾炎及尿酸性尿路结石,重者可出现关节破坏、肾功能受损,常伴发代谢综合征的其他表现,如肥胖、高脂血症、高血压、2 型糖尿病以及心血管疾病。痛风分为原发性和继发性两大类,本节重点讨论原发性痛风。

　　痛风见于世界各地区,欧美发达国家发病率较高,为 1.4%~3.9%,随着生活水平的提高,我国痛风发病率也呈明显上升趋势,据调查,目前我国人群痛风患病率高达 1%~3%,且逐渐呈现年轻化趋势。

一、病因

　　长期高尿酸血症是导致痛风的根本原因,在正常人体内,尿酸主要以尿酸盐的形式存在,体温在 37℃时,尿酸盐在血液中的溶解度约 7mg/dl,如血尿酸浓度超过饱和点就会出现尿酸盐沉积,从而诱发痛风性关节炎发作。高尿酸血症的相对含义为血清尿酸盐浓度高于正常值上限,在大多数流行病学调查中,男性上限为 7mg/dl(420μmol/L),女性绝经前为 6mg/dl(360μmol/L),绝经后接近于男性。若血清尿酸浓度超过 7mg/dl,则发生痛风性关节炎的风险增加。

　　原发性痛风由遗传因素和环境因素共同致病,具有一定的家族易感性,但除 1% 左右由先天性嘌呤代谢酶缺陷引起外,绝大多数病因未明。体内尿酸来源主要有两个途径:①外源性,约占 20%,由食物中核苷酸代谢分解而来;②内源性,约占 80%,由体内氨基酸磷酸核糖及其他小分子化合物合成或核酸分解而来。正常人体内尿酸池容量平均为 1 200mg,每天产生约 750mg,排出 500~1 000mg,约 2/3 以游离尿酸钠盐形式由肾脏经尿液排泄,另 1/3 由肠道排出或被肠道内细菌分解。正常人每天产生的尿酸与排泄的尿酸量维持在平衡状态,此时血尿酸水平保持稳定。如尿酸生成增加或排泄尿酸不足,则可产生高尿酸血症。

　　痛风患者中因尿酸生成增多所致者仅占 10% 左右,大多数均由尿酸排泄减少引起。多基因遗传缺陷引起的肾小管尿酸分泌功能障碍,导致尿酸排泄减少;尿酸生成过多可由特定的嘌呤代谢酶缺陷引起,如 5- 磷酸核糖 -1- 焦磷酸合成酶(PRS)活性增加,次黄嘌呤鸟嘌呤磷酸核糖转移酶(HGPRT)部分缺乏,腺嘌呤磷酸核糖转移酶(APRT)缺陷症及黄嘌呤氧化酶活性增加等。前三种酶缺陷属于 X 伴性连锁遗传,后者可能为多基因遗传。

二、临床表现

　　原发性痛风有显著的年龄、性别特征,以中老年为主,40~50 岁为发病高峰期,男性多见,女性于绝经期后发病率升高。痛风患者的自然病程及临床表现大致可分为三个阶段:无症状高尿酸血症,急性痛风性关节炎发作和间歇期,慢性痛风性关节炎。

(一)无症状高尿酸血症

无症状性高尿酸血症是指血清尿酸水平升高,但尚未发生痛风。大多数高尿酸血症患者可终生无症状,只有 5%~12% 的高尿酸血症患者最终表现为痛风发作,但向急性痛风转变的趋势随血尿酸水平升高而增加。

(二)急性痛风性关节炎发作和间歇期

急性关节炎是原发性痛风的最常见首发症状,起病急骤,多于夜间突然发病,数小时内症状达到高峰,85%~90% 首次发作累及单关节,最常见的受累部位是第一跖趾关节,具有典型的红、肿、热、痛和功能障碍等体征。疼痛剧烈,压痛明显,伴行走困难。初次发病常只累及单关节,反复发作后则受累关节增多,其余常见受累关节依次为足背、踝关节、足跟、膝关节、腕关节、手指和肘关节。痛风急性发作很少累及肩关节、髋关节、脊柱、骶髂关节、胸锁关节、肩锁关节或颞颌关节。也可出现急性痛风性滑囊炎、肌腱炎或腱鞘炎。

未经治疗的急性痛风病程差异很大。轻度发作在数小时内缓解或仅维持 1~2d,达不到典型发作的严重程度。重者可持续数天或数周。红肿消退后常遗留受累关节处皮肤脱屑。缓解后患者症状消失,进入痛风间歇期。

间歇期是指两次痛风发作之间的时期。12.5%~90% 的痛风间歇期患者关节液滑液中可检出尿酸盐晶体,提示即使在间歇期关节内晶体也可能对关节造成损害。

(三)慢性痛风性关节炎

患者最终将进入慢性多关节炎痛风期而无间歇期。在未经规范化治疗的患者,首发症状后 20 年,约 72% 的患者会出现痛风石,2% 的患者在首发症状 20 年后出现严重的残疾。痛风石沉积的速度取决于血尿酸水平。痛风石可沉积在身体不同部位,多见于耳廓、第一跖趾关节、指关节、膝关节、足跟、肘部等处,偶可沉积于心肌、心脏瓣膜、眼等部位。慢性期可见关节肿胀、畸形,可形成外观为芝麻大至鸡蛋大的黄白色赘生物,表面皮肤菲薄,易于破溃,破溃后有豆渣样或糊状的白色物质排出,由于尿酸盐有抑菌作用,继发感染者少见,瘘管周围组织呈慢性炎症性肉芽肿,不易愈合。虽然痛风石本身相对无痛,但其周围可能发生急性炎症导致疼痛。最终,关节严重破坏和皮下巨大的痛风石可导致患者关节畸形,造成关节功能障碍,尤其是手和足。发生时间较短的,体积较小的痛风石在血尿酸水平达标后可缩小甚至消失,但发生时间较长,体积较大的痛风石由于反复炎症发作,纤维增生严重不易消失。

(四)肾脏病变

1. **慢性尿酸盐肾病**　微小的尿酸盐晶体沉积于肾间质,特别是肾髓质部乳头处,导致慢性肾小管-间质性肾炎,引起肾小管萎缩变形、间质性纤维化,严重者可引起肾小球缺血性硬化。临床表现为腰痛、夜尿增多、蛋白尿、轻度血尿及管型等。晚期可致肾小球滤过功能下降,出现肾功能不全及高血压、水肿、贫血等。

2. **急性尿酸性肾病**　由于大量尿酸结晶广泛梗阻于肾小管所致,表现为少尿、无尿及迅速发展的氮质血症,甚至肾功能衰竭。尿中可见大量尿酸盐晶体。这种情况在原发性痛风患者中罕见,多由恶性肿瘤及其放疗、化疗(即肿瘤溶解综合征)等继发因素引起。

3. **尿酸性尿路结石**　尿中尿酸浓度增加呈过饱和状态,在泌尿系统沉积并形成结石,在痛风患者中的发生率在 20% 以上,且可能发生在痛风首次发作之前。细小泥沙样结石可随尿液排出而减轻症状,较大者常引起肾绞痛、排尿困难、血尿、尿路感染、肾盂扩张、积水等。

三、实验室检查

(一)血清尿酸测定

以尿酸酶法应用最广,痛风患者多伴有血尿酸水平增高,流行病学调查显示正常成年男性血尿酸值为 3.5~7mg/dl（1mg/dl=59.45μmol/L），女性为 2.5~6mg/dl，绝经后接近男性。由于尿酸本身的波动性如急性发作时肾上腺皮质激素分泌增多，尿酸排泄一过性增强以及饮食、药物等因素影响，需反复检测方能免于漏诊。

（二）尿液尿酸测定

低嘌呤饮食 5d 后，留取 24h 尿，采用尿酸酶法测定。通过尿尿酸测定可初步判定高尿酸血症的分型，有助于降尿酸药物的选择及鉴别尿路结石的性质。正常水平为 24h 1.2~2.4mmol，大于 3.6mmol 为尿酸生成过多型。

（三）关节滑囊液检查

急性期如有踝、膝等较大关节肿胀积液时，可行关节腔穿刺抽取积液，利用偏振光显微镜，可在白细胞内见双折光的细针状或棒状尿酸钠结晶，该检查具有确诊意义，被视为痛风诊断的"金标准"。滑囊液分析和培养也有助于与感染性关节炎鉴别。

四、影像学检查

（一）X 线检查

早期急性关节炎除软组织肿胀外，无明显改变，晚期可见骨质破坏，对骨质产生凿孔样、虫蚀样改变，亦可有骨髓内痛风石沉积，局部可有骨质疏松改变，其边缘锐利，界限清晰，"悬挂边缘征"有利于与其他炎性关节病鉴别（图 24-3）。

（二）双能 CT

两个 X 线源同时进行两组不同的能量数据采集，不同能量衰减，体现组织化学成分的特性图像，可特异性显示组织与关节周围的尿酸盐结晶。有助于痛风性关节炎的诊断及降尿酸疗效评估（图 24-4）。

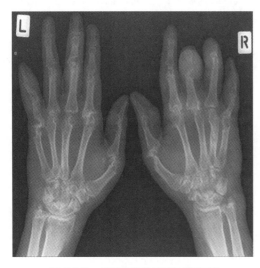
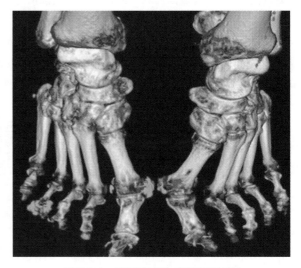

图 24-3　痛风石骨破坏 X 线表现　　　　　　图 24-4　痛风患者治疗前双源 CT

（三）MRI

MRI 显示痛风石敏感性高，但因痛风石复杂的组织结构，信号范围相对较宽，此信号代表蛋白、纤维组织、晶体及含铁血黄素等多种组织成分，易和其他骨关节病变相混淆，所以在判定痛风石上特异性较低。大多数病变 T_1WI 上为低信号，T_2WI 上变化较大，通常为等、低混杂信号；T_2WI 上信号强度取决于痛风石的含水量及钙化程度。痛风石累及的关节可以出现滑膜增厚和渗出，骨破坏以及痛风石邻近的骨髓水肿。

（四）B 超高频超声

　　B 超在痛风患者中能较敏感地发现尿酸盐沉积征象,可作为影像学筛查手段之一,尤其是超声检查关节肿胀患者有双轨征时,可有效辅助诊断痛风。典型可见透明软骨表层不规则线状回声显示尿酸沉积物,可见"双轨征"（图 24-5）。

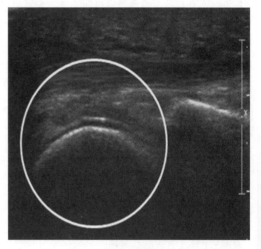

图 24-5　透明软骨表层尿酸盐沉积"双轨征"

五、诊断与鉴别诊断

　　诊断的金标准是关节腔积液或结节活检有大量尿酸盐结晶。目前多采用 1977 年美国风湿病学会（ACR）的分类标准（表 24-3）。2015 年 10 月,美国风湿病学会（ACR）与欧洲抗风湿病联盟（EULAR）联合发布了痛风性关节炎的最新痛风分类标准（表 24-4）,此标准包含 3 各方面,8 个条目,共计 23 分,得分 ≥ 8 分可诊断痛风。较 1977 年 ACR 指定的标准在敏感度和特异度方面更高。同时急性痛风性关节炎应与蜂窝织炎、丹毒、感染性化脓性关节炎、创伤性关节炎、反应性关节炎、假性痛风等鉴别,慢性痛风性关节炎应与骨关节炎、类风湿关节炎、银屑病关节炎及骨肿瘤等鉴别。

表 24-3　1977 年 ACR 急性痛风性关节炎分类标准

1. 关节液中有特异性尿酸盐结晶,或
2. 用化学方法或偏振光显微镜证实痛风石中含尿酸盐结晶,或
3. 具备以下 12 项(临床、实验室、X 线表现)中 6 项
(1)急性关节炎发作 >1 次
(2)炎症反应在 1d 内达高峰
(3)单关节炎发作
(4)可见关节发红
(5)第一跖趾关节疼痛或肿胀
(6)单侧第一跖趾关节受累
(7)单侧跗骨关节受累
(8)可疑痛风石
(9)高尿酸血症
(10)不对称关节内肿胀(X 线证实)
(11)无骨侵蚀的骨皮质下囊肿(X 线证实)
(12)关节炎发作时关节液微生物培养阴性

表 24-4　2015 年 ACR 与 EULAR 发布的痛风性关节炎分类标准

受累关节	累及踝关节或足中段的单关节炎或寡关节炎	1
	累及 MTP1 的单关节炎或寡关节炎	2
发作时关节特点	符合 1 个发作特点	1
患者自述或医师观察发现受累关节红肿		
受累关节明显肿痛或触痛	符合 2 个发作特点	2
受累关节活动受限或行走困难		
发作的时间特点	符合 3 个发作特点	3
符合以下 3 点中的 2 点,且无论是否进行抗炎治疗		
24h 内疼痛达峰值	有 1 次典型发作	1
14d 内疼痛缓解		
两次发作间歇疼痛完全缓解	反复典型发作	2

续表

痛风石的临床证据 皮下结节在皮肤变薄破溃后可向外排除粉笔屑样的尿酸盐结晶,常见于耳廓、关节、双肘鹰突滑囊、指腹、肌腱,结节皮肤表面菲薄,常覆有较多血管。	有	4
血尿酸水平(尿酸酶法) 应在发作 4 周后且还未进行降尿酸治疗情况下进行检测,有条件者可重复检测,取检测的最高值评分。	<4mg/dl(<240μmol/l)	-4
	6~8mg/dl(360~480μmol/l)	2
	8~10mg/dl(480~600μmol/l)	3
	≥10mg/dl(≥600μmol/l)	4
发作关节或滑囊的滑液分析(应用受过培训者进行评估)	尿酸盐阴性	-2
影像学表现		
发作关节或滑囊尿酸盐沉积的影像学表现 超声表现有双轨征 双能 CT 证实有尿酸盐沉积	有任意一种表现	4
痛风关节损害的影像学表现 普通 X 线显示手和 / 或足至少 1 次骨侵蚀	有	4

六、治疗

治疗目标是尽快且平稳地终止急性发作;预防急性痛风性关节炎复发;预防或逆转因尿酸盐或尿酸结晶在关节、肾脏或其他部位沉积导致的并发症。

(一)一般治疗

调整生活方式有助于痛风的预防和治疗。应遵循以下原则:①限酒;②减少高嘌呤食物的摄入;③防止剧烈运动或突然受凉;④减少富含果糖饮料的摄入;⑤大量饮水,每日饮水应在 2 000mL 以上;⑥控制体重;⑦增加新鲜蔬菜的摄入;⑧规律饮食和作息;⑨规律运动;⑩禁烟。

(二)药物治疗

大多数情况下可选择秋水仙碱、某种 NSAID、皮质类固醇成功终止急性痛风发作。虽然认识到 IL-1β 在痛风性关节炎的发作中起关键作用,且在急性痛风性关节炎治疗与预防临床试验已取得满意的结果,但这类药物昂贵目前仍未被批准用于痛风治疗。治疗开始的时机比选择药物重要得多。越早开始治疗,起效越迅速。痛风治疗药物主要分两类,一类为控制关节症状的抗炎药物,包括非甾体抗炎药(NSAIDs)(如依托考昔、塞来昔布、双氯芬酸、美洛昔康、尼美舒利等)、秋水仙碱、糖皮质激素;另一类为降尿酸药物,目前中国已经上市的常用药物有苯溴马隆、别嘌醇及非布司他。

1. **抗炎药物**　在急性关节炎发作期,以下三类抗炎药物均强调早期应用和足量应用,见效后逐渐减停。对于正在服用降尿酸药物者,不予调整治疗方案。

(1)NSAIDs 药物:各种 NSAIDs 均可有效缓解痛风急性症状,非选择性环氧化酶抑制剂常见的不良反应是胃肠道症状(恶心、呕吐、严重时可导致溃疡出血),也可能加重肾功能不全、影响血小板功能、导致白细胞降低等。必要时可加用胃黏膜保护剂,活动性消化性溃疡禁用,伴肾功能不全者慎用。长期使用需要定期随访血常规及肾功能、粪隐血等,必要时行胃镜检查。选择性环氧化酶 -2 抑制剂(如依托考昔、塞来昔布),与前者相比,药物胃肠道反应较小,可用于有慢性胃炎和 / 或消化性溃疡病史的患者,但心血管系统的不良反应较前者多,故有明确心血管疾病的患者应慎用。

(2)秋水仙碱:是治疗急性发作的传统药物,其不良反应主要为胃肠道反应,如恶心、呕吐、腹泻、腹痛等,也可引起骨髓抑制、肝细胞损害、过敏、神经毒性等。不良反应与剂量相关,肝肾功能不全者慎用。最常见的不良反应为腹泻。长期用药需随访血常规及肝肾功能。长期以来,很多痛风指南建议首次剂量为 1.0mg,以后每 1~2h 0.5mg,24h 总量不超过 6mg,但患者常不能耐受,中、重度肾功能不全患者须慎用。

(3)糖皮质激素:对急性痛风患者短期单用糖皮质激素(30mg/d,3d)可起到与 NSAIDs 同样有效的抗炎镇痛疗效,且安全性良好,特别是对 NSAIDs 和秋水仙碱不耐受的急性发作期痛风患者。

2. **降尿酸药物**　痛风患者血尿酸水平维持低于 6mg/dl 常可有效控制急性发作,对于伴发痛风石患者,血尿酸降至 5mg/dl 以下可促使痛风石溶解。降尿酸药物分为两大类,即促尿酸排泄类和抑制尿酸合成类,应根据患者 24h 尿尿酸、肾功能以及是否存在尿路结石等选择合适药物。小剂量开始,逐渐加量,根据血尿酸水平调整剂量。此两组药物本身没有抗炎作用,在使用初期可能因为血尿酸波动,反而诱发急性发作,故在治疗初期常规合并使用预防发作的抗炎药物至少 1 个月。对于使用时机,国内指南认为,首次使用应在急性发作缓解至少 2 周后开始,而 ACR 指南认为,只要在合并使用抗炎药物的前提下,急性发作期即可开始降尿酸治疗。

(1)促尿酸排泄药:此类药物主要通过抑制肾小管对尿酸的重吸收,增加尿尿酸排泄而降低尿酸水平。适用于肾功能正常,24h 尿尿酸偏低的患者。由于这类药物可使尿中尿酸含量增高,一般慎用于存在尿路结石或慢性尿酸盐肾病的患者,急性尿酸性肾病患者禁用。在用药期间,特别是开始用药数周内应碱化尿液(服用碳酸氢钠片维持尿 pH 在 6.0~6.5 之间),并保持尿量(>2L/d)。

1)苯溴马隆:初始剂量 25mg 每日 1 次,渐增至每日 50mg。不良反应较少,主要包括胃肠道症状(如腹泻)、皮疹、肾绞痛、粒细胞减少等,罕见严重的肝毒性作用。可用于轻、中度肾功能不全者。

2)丙磺舒:初始剂量 250mg 每日 2 次,渐增至 500mg 每日 3 次,最大剂量每日不超过 2g。主要不良反应有胃肠道症状、皮疹、药物热、一过性肝酶升高及粒细胞减少。对磺胺过敏者禁用。

3)磺吡酮:排尿酸作用较丙磺舒强,初始剂量 50mg,每日 2 次,渐增至 100mg,每日 3 次,每日最大剂量 600mg。主要不良反应有胃肠道症状、皮疹、粒细胞减少,偶见肾毒性反应。本品有轻度水钠潴留作用,对慢性心功能不全者慎用。

(2)抑制尿酸生成药:通过抑制黄嘌呤氧化酶,阻断次黄嘌呤、黄嘌呤转化为尿酸,从而降低血尿酸水平。广泛用于原发性及继发性高尿酸血症,尤其是尿酸产生过多型或不宜使用促尿酸排泄药者。

1)别嘌醇:通常开始剂量为 50~100mg/d,可逐步加至 100mg/d,3 次/d,但需注意如出现皮肤瘙痒、皮疹等过敏表现,应及时停药。不良反应包括胃肠道症状、皮疹、药物热、肝酶升高、骨髓抑制等,长期使用需要监测血常规及肝肾功能。需要特别指出的是别嘌醇可能会引起严重的过敏反应,在用药前推荐进行 *HLA-B5801* 基因位点检测,检测阳性的患者更易出现过敏,应慎用。肾功能不全会增加药物不良反应风险,应根据肾小球滤过率减量使用。

2)非布司他:是一种分子结构与别嘌醇完全不同的非嘌呤类降尿酸药物,疗效优于别嘌醇,过敏发生率较低,可用于轻、中度肾功能不全者。推荐起始剂量为 40mg/d,最大剂量可增至 80mg/d。不良反应主要有肝功能异常,其他有腹泻、头痛、肌肉骨骼系统症状等。长期使用需定期监测肝肾功能。用药中注意肝损相关临床症状:疲劳、食欲减退、右上腹不适、酱油色尿或黄疸。

(3)其他

1)尿酸酶:人类和一些灵长类动物由于编码尿酸酶的基因出现错义编码而不能合成尿酸酶,无法将尿酸氧化为更易溶解的尿囊素排出体外。生物合成的尿酸氧化酶从这一机制降低血尿酸。目前主要有:①重组黄曲霉菌尿酸氧化酶;②聚乙二醇化重组尿酸氧化酶,如培戈洛酶(pegloticase),已被 FDA 批准作为严重痛风石性关节炎的治疗药物,建议剂量为每 2 周静脉输注 8mg。静脉输注 0.5~12mg培戈洛酶,血浆中尿酸酶的活性呈线性增加至 8mg,其在血浆中的半衰期为 6.4~13.8d。静脉输注培戈洛酶 4mg 以上,可在 24~72h 内使血清尿酸含量从 11.1mg/dl 降至 1mg/dl,并且可能维持低血清尿酸水平 21d。通过一些临床试验研究表明,培戈洛酶可有效减少痛风石的形成。秋水仙碱或非甾体抗炎药可用于痛风的预防,而在输注培戈洛酶前口服对乙酰氨基酚或静脉输注氢化可的松 200mg 可预防输注反应。但由于价格昂贵且易导致严重过敏反应,仅用于严重高尿酸血症、难治性痛风,特别是肿瘤溶解综合征患者。

2)某些降血脂及降血压药物:也兼有降尿酸作用,合并上述疾病者值得选用,但不主张单独用于痛风的治疗。如降脂药非诺贝特,降压药氯沙坦。

3)维生素 C:有研究显示维生素 C 有促进尿酸排泄作用,连续 2 个月每天摄取维生素 C 500mg,血尿酸可下降 0.5mg/dl。

七、预后

如能早期诊断、早期治疗,预后良好。急性期治疗需控制关节症状,尽快促进功能改善。慢性期病变经过治疗有一定的可逆性,前提需长期将血尿酸水平严格控制在 300μmol/L 以下,皮下痛风石才能减小或消失。如起病早,血尿酸水平持续升高,痛风发作频繁,出现痛风石或引起内脏损伤常提示预后较差。伴发高血压、糖尿病、慢性肾脏病者,降尿酸治疗同时也需要积极控制其他慢性疾病。

(赵东宝)

第三节   大骨节病

大骨节病(osteoarthrosis deformaris endemica;Kaschin-Beck disease,KBD)是一种以软骨及骺板坏死为主要改变的地方性、慢性变形性骨关节病。俄国 Kashin 和 Beck 医生最先研究本病,故国际上以其姓氏而命名。因其呈侏儒体形和摇摆状步态,故在我国北方又称为柳拐子病。本病主要分布在我国和俄罗斯、朝鲜北部部分地区。在我国主要分布于东北、西北、内蒙古、河南、四川等地的潮湿寒冷山谷地区,而平原则较少见。

【病因】

具体原因不详。目前病因假说主要集中在生物地球化学学说、粮食镰刀菌毒素中毒学说和饮水有机物中毒学说。

生物地球化学说认为,病区环境某些化学元素或化合物过多、缺乏或比例失调,影响体内矿物质的正常代谢而引起大骨节病,20 世纪 70 年代,我国学者发现环境低硒与大骨节病关系密切。

粮食镰刀菌毒素中毒学说认为,病区谷物被某种镰刀菌及其所产生毒素(目前多认为是 T2 毒素)和代谢产物污染,居民因食用被污染食物而发生大骨节病。动物实验给予带有致病镰刀真菌的谷物饲养后,其骨骼发生的病理变化与大骨节病相似。

饮水有机物中毒学说,大骨节病是病区饮用水被植物分解残骸或腐殖质污染从而导致人体发生的一种慢性中毒性疾病。

【病理学变化】

大骨节病骨软骨的改变是全身性的,首先受累的是手的掌指骨。其次是踝、足、肘、腕、膝;肩、髋受累较少。其原发病变主要是骨发育期中骺软骨、骺板软骨和关节软骨的多发对称性变性、坏死,以及继发性退行性骨关节病。

病变首先侵犯骨骺软骨板,然后累及关节软骨,骺板软骨及关节软骨内发生明显的营养不良性变化。受累骺板弯曲,厚薄不均,软骨细胞层次排列不齐,骨化紊乱或凋亡。骺板骨基质发生变形,软骨细胞消失,附近的软骨细胞增殖成团。由于骺板软骨被破坏,骨骺早期融合,长骨过早停止生长,因而患骨短缩,指骨骨骺要比正常早闭合 6~7 年。关节软骨也出现类似病变。软骨面变粗糙,并形成溃疡,部分软骨可脱落成游离体;骨髓腔内的毛细血管向软骨内侵入,使关节软骨变薄,表面凹凸不平,厚薄不均,呈紫红色,失去正常的韧性;晚期在软骨边缘常有明显的骨质增生,滑膜也呈绒毛样增生,绒毛脱落后也可形成游离体,骨端松质骨内骨小梁排列紊乱,骨髓腔内可见坏死灶和囊腔。由于受到机械应力影响,骨端粗大变形。近年来发现大骨节病软骨细胞过度凋亡和细胞去分化,进而涉及软骨细胞分化和发育障碍的基因和蛋白表达异常。

【临床表现】

本病以青少年多见,男性多于女性。儿童在 8 岁以前离开疫区,较少发病。骨骺已闭合者进入疫区,发病也较少见。患者常无自觉症状,无特异性,表现为肌肉、关节酸胀疼痛,继而肌萎缩和痉挛,晨起僵硬,关节运动受限,步态不稳,手指弯曲或指末节下垂;轻者关节粗大、疼痛、活动受限,重者发生严重畸形,短指、短肢,甚至矮小畸形,四肢关节变形增粗,伴内、外翻畸形(图 24-6)。关节症状大都从指、趾关节开始,常呈对称性。发病晚者仅有关节炎而无任何畸形。

大部分患儿表现有掌指骨干骺端和骨端的 X 线征象异常,因此一般多以掌指骨特征性 X 线征象作为本病诊断和判定防治效果的主要依据。X 线可见干骺端先期钙化带中断、凹陷、硬化,骺线变窄或呈锯齿状,局部过早融合。晚期可见骨端关节面毛糙、不整、凹陷、硬化、缺损、骨质增生、囊变,骨端粗大变形;骨骺会出现硬化、不整,歪斜,严重者骨骺变形,骺核缺损,碎裂(图 24-7)。晚期患者同时会有腕骨缺损、破坏、囊变、变形及跟骨短缩、距骨塌陷等表现。

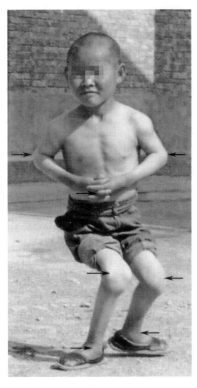

图 24-6　短指、短肢、矮小畸形,四
肢关节变形增粗

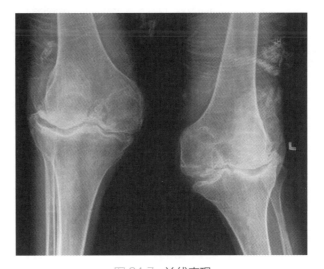

图 24-7　X 线表现

【诊断】

参照 2010 年新修订我国《大骨节病诊断》(WS/T 207—2010),根据病区接触史、症状和体征以及手部 X 线拍片所见掌指骨、腕关节骨性关节面、干骺端先期钙化带的多发对称性凹陷、硬化、破坏及变形等改变并排除其他相关疾病诊断本病。指骨远端多发对称性 X 线改变为本病特征性指征。

【治疗】

大骨节病重在预防,大骨节病的治疗是需多部门相互协作的系统工程,一方面是要通过改水换粮、异地育人、移民搬迁、补硒等综合措施,消除病区儿童新发病例;对大骨节病患者,以缓解疼痛和保持关节活动功能为主。对有严重畸形和功能障碍的晚期患者,可行手术治疗,如矫形或关节置换。

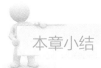

本章小结

骨质疏松症在老年人群中发生率高达 60% 以上,绝经后妇女多见,骨质疏松常导致患者全身性骨痛,甚至发生骨质疏松性骨折,以骨质疏松性髋部骨折和骨质疏松性脊柱骨折多见。目前诊断骨质疏松症的主要检测手段包括双能 X 线吸收法及 X 线平片等,早期的诊断与治疗可有效减少骨质疏松症的相关并发症,骨质疏松为全身性疾病,对其要提高疾病诊断认识。

痛风是一种嘌呤代谢紊乱和 / 或尿酸排泄减少所引起的晶体性关节炎。其临床特点为高尿酸血症及由此引起的特征性急性关节炎反复发作、痛风石沉积、痛风石性慢性关节炎和关节畸形,并可累及肾脏导致慢性间质性肾炎和尿酸性肾结石形成。痛风强调综合治疗,包括生活方式的调整及药物治疗,降尿酸治疗是痛风治疗的关键。

(李浩鹏)

思考题

1. 骨质疏松症骨折的常见部位及其主要治疗方法是什么?
2. 骨质疏松症患者如何进行药物治疗?
3. 双能 X 线吸收法诊断骨质疏松症的诊断标准是什么?
4. 请简述急性痛风性关节炎发作期的典型临床表现。
5. 请列举常用的降尿酸药物。
6. 大骨节病主要诊断及疗效判定的指标是什么?
7. 请简述急性痛风性关节炎发作期的典型临床表现。
8. 痛风诊断常用诊断方法有哪些?
9. 试述急性痛风性关节炎的诊断分类标准。
10. 急性痛风性关节炎的鉴别诊断要注意哪些?

参考文献

[1] 廖二元,谭利华.代谢性骨病.北京:人民卫生出版社,2003.

[2] 马信龙.认识、重视骨质疏松症,提高骨质疏松性骨折的诊疗水平.中华骨科杂志,2014,34(1):1-5.

[3] 薛庆云.骨质疏松症治疗药物的经济学分析.中华骨科杂志,2014,34(1):81-85.

[4] SILVERMAN S, CHRISTIANSEN C. Individualizing osteoporosis therapy. Osteoporos Int, 2012, 23 (3): 797-809.

［5］中华医学会风湿病学分会 . 原发性痛风诊断和治疗指南 . 中华风湿病学杂志 , 2011, 15 (6): 410-413.

［6］DINESHKHANNA, JOHN D. FIITZGERALD, PUJA P KHANNA, et al. 2012 American college of rheumatology guidelines for management of gout. Arthritis care & research, 2012, 64 (10): 1431-1461.

［7］中华医学会风湿病学分会 . 2016 中国痛风诊疗指南 . 中华内科杂志 , 2016, 55 (11): 892-896.

［8］PASCAL RICHETTE, MICHAEL DOHERTY, ELISEO PASCUAL, et al. 2018 updated European League Against Rheumatism evidence-based recommendations for the diagnosis of gout. Annals of the Rheumatic Diseases, 2019, 0: 1-8.

［9］高尿酸血症相关疾病诊疗多学科共识专家组 . 中国高尿酸血症相关疾病诊疗多学科专家共识 . 中华内科杂志 , 2017, 56 (3): 235-245.

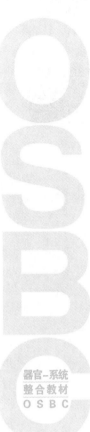

器官-系统
整合教材
O S B C

第六篇
畸　形

第二十五章
脊 柱 畸 形

第一节 概 述

脊柱侧凸(scoliosis)又称脊柱侧弯,是指脊柱在一个或数个节段在冠状面上偏离中线向侧方弯曲,形成带有弧度的脊柱畸形,通常伴有脊柱椎体的旋转和矢状面上生理性弯曲的改变,是一种三维畸形。国际脊柱侧凸研究学会提出:应用 Cobb 法测量站立位全脊椎正位 X 线片,大于 10° 即可诊断为脊柱侧弯。

注:Cobb 法在全脊柱站立位正位 X 线片,确定脊柱弯曲中倾斜最大的椎体(上、下端椎),沿上端椎的上终板和下端椎的下终板各画一条直线,如果终板不清楚,可用椎弓根代替,其交角即为 Cobb 角。

【分类及病因】

脊柱侧凸分为非结构性脊柱侧凸和结构性脊柱侧凸。

1. 非结构性脊柱侧凸 非结构性脊柱侧凸是指脊柱及其支持组织无异常,侧方弯曲像或牵引位畸形可矫正,针对病因治疗后,脊柱侧凸即可消失。非结构性脊柱侧凸可由以下原因引起:

(1)姿势性脊柱侧凸。

(2)疼痛等因素引起,如腰椎间盘突出症、肿瘤等导致神经根受刺激等。

(3)癔症性脊柱侧凸。

(4)双下肢不等长。

(5)髋关节挛缩。

2. 结构性脊柱侧凸 结构性脊柱侧凸是指伴有旋转且结构固定的侧凸,侧凸不能通过平卧或侧方弯曲自行矫正,或虽矫正但无法维持。结构性脊柱侧凸根据不同病因可分为:

(1)特发性脊柱侧凸:最常见,发病机制不明,脊柱椎体及骨性结构无异常,研究发现可能与遗传因素、结缔组织发育异常、神经内分泌系统异常等因素密切相关。

(2)先天性脊柱侧凸:是指先天性椎体异常而引起的脊柱侧凸,可分为三种类型:①椎体形成障碍,如半椎体、楔形椎、蝴蝶椎等;②椎体分节不全是指因椎体分节异常导致的部分或整个椎体的融合;③椎体形成障碍合并分节不全。目前尚无法得知先天性脊柱侧凸的真正发病原因,大多数学者认为环境、遗传、维生素缺乏、化学物质、有毒物质等诸多因素中的一种或几种在脊柱生长发育不同阶段参与及影响脊柱侧凸的发生发展。

(3)神经肌肉型脊柱侧凸:是指因神经系统的疾病而引起的脊柱弯曲,常见的类型包括脑瘫、脊柱裂、肌肉营养失调、脊髓损伤等。引起神经肌肉性脊柱侧凸的原因很多,其具体发病机制尚未完全确定,但基本的发病机制是由于神经系统的病变导致脊柱周围的肌肉力量不平衡,导致不对称的应力长期作用于脊柱,引起脊柱侧凸。

(4)神经纤维瘤病合并脊柱侧凸:有高度遗传性,约占总数的 2%,特点是皮肤上存在咖啡斑,可有局限性象皮病样神经瘤,畸形持续进展,甚至术后仍可进展,治疗困难。

(5)间叶组织异常合并脊柱侧凸:常见于 Marfan 综合征,该病 40%~75% 合并脊柱侧凸。

(6)骨组织营养不良或代谢障碍合并脊柱侧凸：包括弯曲变形的侏儒症，黏多糖蓄积病、脓胸所致侧凸等。

(7)其他原因引起的脊柱侧凸：包括骨折、手术、瘢痕挛缩、脊柱疾病如腰椎滑脱和腰骶关节异常等。

【病理】

各种类型的脊柱侧凸病因不同，但其病理变化相似。

1. 椎体及附件的改变　脊柱侧凸凹侧椎体可出现楔形变，合并椎体旋转。主侧凸的椎体向凹侧旋转，凹侧椎弓根变短、变窄，椎板略小于凸侧。棘突向凹侧旋转倾斜，使凹侧椎管变窄，凹侧小关节突肥厚、硬化，甚至形成骨赘。

2. 椎间盘、椎旁肌及韧带的改变　凹侧椎间隙变窄，凸侧增宽，凹侧的椎旁肌肉轻度挛缩等。

3. 肋骨的改变　椎体旋转导致凸侧肋骨向后背部突起，形成隆凸，严重者形成剃刀背畸形，凸侧肋骨相互分开，间隙增宽；凹侧肋骨挤在一起，并向前突出，导致胸廓不对称。

4. 内脏的改变　胸廓严重畸形的患者，肺脏受压变形，严重者可引起肺源性心脏病等。

【临床表现】

早期的脊柱侧凸大多无疼痛不适，身体的外观异常也不明显，大多数儿童或青少年都是在洗澡或穿着较少衣物时偶然发现。随着身体生长发育，脊柱侧凸畸形迅速发展，可出现身高低于同龄人、双肩不等高、胸廓不对称等。侧凸畸形严重者可出现剃刀背畸形，影响心肺发育，出现神经系统牵拉或压迫等相应症状。

【体格检查】

进行体格检查时应注意以下几个方面：

1. 神经系统检查　包括躯干与四肢的感觉、运动及反射查体，确定是否存在神经系统及肌肉系统功能异常。

2. 心肺功能查体　确定脊柱侧凸对于心肺功能的影响，轻度的脊柱侧凸一般不引起任何症状，但严重的脊柱侧凸可导致胸廓畸形，压迫胸腹脏器，引起心悸、气促等症状。

3. 体征观察　主要包括以下几个方面：

(1)肩部不对称：脊柱侧凸患者可出现一侧肩高、一侧肩低的现象。我们可以用以下方法判断双肩是否等高：患者脱去外衣，直立位，双手自然下垂并紧贴身体两侧，平视患者双肩，确定双肩是否等高及对称性，此外，若双手中指不处于同一水平面，也提示双肩不等高。但应用此方法前要确定双上肢及双下肢是否长度相等。

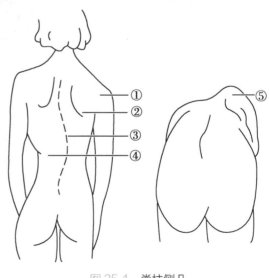

(2)不对称的背部隆起：此畸形在患者前屈位时更明显（Adams 前屈试验）。检查方法如下：患者前屈90°（或尽可能前屈），双手自然下垂，从后面观察腰背部是否对称，脊柱侧凸患者通常一侧隆起，称为剃刀背畸形（图 25-1）。一般情况下，脊柱侧凸的弯度越大，剃刀背畸形越明显。

图 25-1　脊柱侧凸

(3)乳房不对称：对于处于青春期的女孩，可出现乳房不对称，大小和高低也可能不一致。

(4)骨盆倾斜：可通过触诊发现双侧髂前上棘不在同一水平。或观察到患者双侧臀沟线不对称，也提示骨盆倾斜。

(5)异常毛发生长和色素沉着：对于先天性脊柱侧凸、神经肌肉型或神经纤维瘤病性脊柱侧凸，常伴有体表毛发生长异常、异常色素沉着、或牛奶咖啡斑等。

（6）皮肤褶皱不对称。

【辅助检查】

1. X 线检查

（1）站立位全脊柱正侧位像：是诊断脊柱侧凸的基本方法，因卧位后肌肉松弛会导致侧凸的真实度数减小，因此，摄片时患者必须直立位，摄片范围应包括部分头颅、整个脊柱及骨盆。在正位像上，Cobb 角 >10° 即可诊断为脊柱侧弯（图 25-2）。

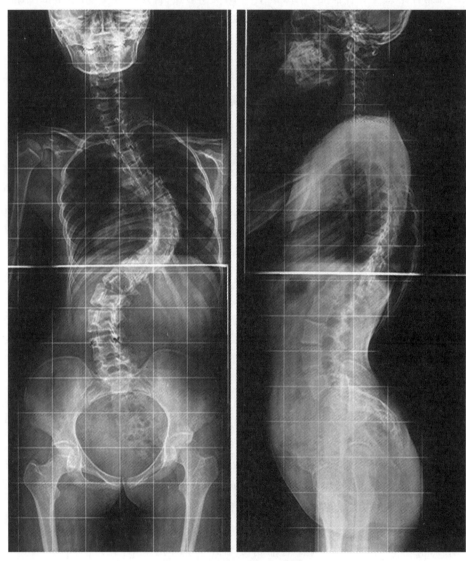

图 25-2　脊柱侧凸 X 线表现

（2）平卧位最大左右弯曲像、重力悬吊位牵引像及支点反向弯曲像，用以了解脊柱侧凸的内在柔韧性，对指导治疗具有重要的价值。

（3）去旋转像：对于严重侧凸，尤其是伴有后凸、椎体旋转严重的患者，普通 X 像很难看清肋骨、横突及椎体的畸形情况，需要拍摄去旋转像，以了解侧凸椎体的真实结构。随着 CT 三维重建技术的广泛应用，去旋转像的应用越来越少。

通过 X 线检查，可以测量侧凸角度的大小，以指导治疗。目前常用的侧凸角度测量方法包括：① Cobb 法：是目前最常用的方法，首先确定侧凸的端椎。头侧、尾侧端椎是指向脊柱侧凸凹侧倾斜度最大的椎体，头侧端椎上缘的垂线与尾侧端椎下缘垂线的交角即为 Cobb 角。若端椎上下缘不清，可取椎弓根上缘和下缘的连线,然后分别取其垂线的交角(图25-3)。② Ferguson 法:较少用,找出端椎及顶椎椎体的中点,然后从顶椎中点到上、下端椎中点分别画两条线,其交角即为侧凸角(图25-4)。

　　脊柱侧凸常伴随椎体的旋转,除测量侧凸角度,X线还可用于椎体旋转的测量(Nash-Moe 法):根据正位X线上椎弓根的位置,将椎体旋转分为5度:0度:椎弓根对称;Ⅰ度:凸侧椎弓根移向中线,凹侧椎弓根与椎体缘重叠;Ⅱ度:凸侧椎弓根已移至近椎体中线2/3,凹侧椎弓根部分消失;Ⅲ度:凸侧椎弓根已移至椎体中线,凹侧椎弓根消失;Ⅳ度:凸侧椎弓根已越过椎体中线,凹侧椎弓根消失(图25-5)。

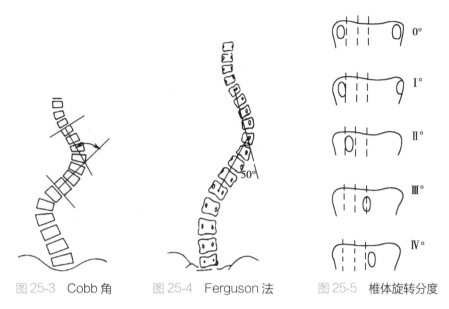

图25-3　Cobb 角　　　　图25-4　Ferguson 法　　　　图25-5　椎体旋转分度

　　2. **CT 检查**　可以很好地显示骨性畸形,尤其是脊柱三维重建CT可以很好显示先天椎体发育畸形,了解是否存在骨性纵隔、骨性结构与椎管内神经组织之间的关系。此外,还可以做脊髓造影CT扫描,在一些复杂的脊柱畸形中可以很好地显示脊椎与神经关系,有无脊髓畸形,指导后续治疗。随着MRI检查的普及应用,脊髓造影CT扫描应用越来越少。

　　3. **MRI 检查**　对椎管内病变分辨力强,不仅能提供病变部位、范围,并且对病变的性质,如对于神经水肿、压迫、血肿、脊髓变形等分辨力优于CT。此外,MRI检查还可以显示脊髓栓系、脊髓纵裂、脊髓空洞、小脑扁桃体疝等神经系统畸形。

　　4. **肺功能检查**　脊柱侧凸患者的常规检查。脊柱侧凸患者的肺总量和肺活量减少,而残气量多正常,肺活量的减少与脊柱侧凸的严重程度相关。肺功能检查有利于评估患者的肺脏功能,评估麻醉及手术风险。

　　5. **心脏、腹部B超检查**　先天性脊柱侧凸常合并脏器发育畸形,因此,脊柱侧凸患者,尤其是先天性脊柱侧凸,应行心脏B超、腹部B超筛查有无腹部脏器或心血管系统畸形。

　　6. **电生理检查**　了解脊柱侧凸患者是否并发神经、肌肉系统障碍。

　　7. **发育成熟度的评估**　生长发育成熟度的评价在脊柱侧凸的治疗中尤为重要。必须根据生理年龄、实际年龄及骨龄来全面评估。主要包括:

　　(1)第二性征:男性的声音改变,女孩的月经初潮、乳房及阴毛的发育情况等均提示骨骼发育成熟度高。

　　(2)骨龄:①手腕部的骨龄:20岁以下的患者可拍摄手腕部的X线片,有助于判断患者的骨龄。② Risser 征:髂骨骨骺环由髂前上棘向髂后上棘依次出现。Risser 0 级:未见髂骨嵴骨骺;Risser Ⅰ 级:可见髂骨嵴骨骺初始骨化;Risser Ⅱ 级:髂骨嵴骨骺骨化达髂骨翼的1/2;Risser Ⅲ 级:髂骨嵴骨骺骨化达髂骨翼的3/4;Risser Ⅳ 级:髂骨嵴骨骺骨化达整个髂骨翼,但尚未与髂骨融合;Risser Ⅴ 级:髂骨嵴骨骺骨化达整个髂骨翼,并与髂骨完全融合(图25-6)。③髋臼 Y 形软骨:若观察到 Y 形软骨完全闭合,说明脊柱发育接近成熟。此外,还可以通过观察椎体骺板融合等判断脊柱生长发育潜能,以提供更为合理的治疗建议。

【治疗】

脊柱侧凸治疗目的包括:防止畸形进展;恢复脊柱平衡;尽可能地矫正畸形;对于不同类型的脊柱侧凸,其治疗原则和方法也不近相同,大体可分为三大类,观察治疗、非手术治疗和手术治疗。

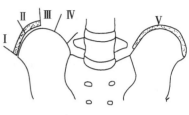

图 25-6　Risser 征

1. **观察治疗**　一般 20° 以内的脊柱侧凸,可先不予治疗,定期复查,进行严密观察,判断脊柱侧凸的进展速度,如果每年加重超过 5°,则应进行支具治疗,必要时可考虑手术治疗。

2. **非手术治疗**　常见的非手术治疗方法包括支具、理疗、体操疗法、石膏等,其中,最主要和最可靠的方法是支具治疗。首诊 25°~40° 的青少年,根据年龄及生长发育状态,可进行支具治疗,并定期影像学随访,根据随访调整治疗计划。

3. **手术治疗**　由于脊柱侧凸病因复杂,类型繁多,是否需要手术绝非简单地依据患者年龄或侧凸度数,还应考虑畸形的类型、特点、节段、进展速度、患者骨龄发育及畸形对患者体态的影响程度等因素。对于进展型的先天性脊柱侧凸,应早手术已成共识,因其随年龄增长不仅畸形加重,且变得僵硬,加大手术治疗的难度和风险。对于特发性脊柱侧弯,需要对患者的年龄、脊柱侧弯的严重程度,侧弯的进展风险、脊柱总体平衡以及手术带来的不良影响(脊柱活动度下降的)进行综合考虑,制定适合患者的手术治疗建议和方案。因此,每个脊柱侧凸的患者都应该具体分析,采取个体化的治疗措施。

手术治疗主要包括两个方面:侧凸矫形和脊柱融合。侧凸矫形方法基本上可以分为前路矫形和后路矫形,有时需要前后路联合手术,尽可能纠正脊柱的畸形。脊柱融合的目的是保持矫形效果,维持脊柱的稳定。在特发性脊柱侧凸的手术治疗中,如何正确选择矫形及融合的范围与手术治疗的效果密切相关,融合太短将导致代偿弯曲加重,畸形更严重。融合过长则会使脊柱活动不必要的受限,影响脊柱的生理功能。

第二节　青少年特发性脊柱侧凸

【概述】

青少年特发性脊柱侧凸(adolescent idiopathic scoliosis,AIS)指在青春前期或骨骼成熟前发生的一种脊柱畸形,影响青少年健康发育,发病率为 1%~3%,大多数 AIS 无须治疗干预,其中女性多于男性,比例约为 9∶1。一些脊柱侧凸有明确致病原因,如先天性脊柱侧凸或综合征性脊柱侧凸等,但更多的是病因不明的脊柱侧凸,我们称之为特发性脊柱侧凸。特发性脊柱侧凸多无脊柱骨性结构的异常,但脊柱侧凸的严重程度及进展风险需要医生的定期监测,并根据监测结果进行必要的医疗干预。部分特发性脊柱侧凸患者侧凸会逐渐加重,形成严重畸形,不仅会导致身体外观异常,还可因胸廓畸形造成心、肺功能障碍。极少数严重患者可压迫脊髓而致下肢瘫痪及排便功能障碍。

【病因学】

AIS 发病机制至今尚不清楚,以往大量研究表明 AIS 可能与遗传因素、神经系统平衡功能失调、神经内分泌异常、生长不对称和生物力学因素等密切相关。

【分型】

AIS 具有多种不同的表现类型,而每个类型的侧凸均有不同的特点,治疗的方法也不尽相同。因此,如何对 AIS 进行合理的分型从而正确确定手术方法对手术治疗非常关键,并将直接关系到手术治疗的效果。长期以来,国内外学者在 AIS 分型方面进行了大量研究,提出了包括 King 分型、Lenke 分型以及 PUMC(协和)分型在内的多种分型,其中 Lenke 分型是目前国际上应用最广泛的 AIS 分型系统。

2001 年,Lenke 等提出了 Lenke 分型,在该分型系统中,Lenke 将结构性弯定义为冠状面上侧屈像 Cobb 角 ≥ 25°,矢状面上胸椎后凸($T_2\sim T_5$) ≥ 20° 或胸腰椎后凸($T_{10}\sim L_2$) ≥ 20°。该分型由三部分构成:侧凸类型(分为 1~6 型)、根据腰弯顶椎与骶骨中垂线的位置关系制订的腰弯修正型(A、B、C)及胸椎矢状面修正型(–、N、+)。理论上,该分型共有 42 种类型。Lenke 分型规定了每一分型的手术入路和融合范围,即结构性弯均应融合,但未提及具体的融合节段,对于非结构性弯何时需要融合也无明确规定。Lenke 分型较过去的分型更为全面,基本上包括了所有常见的侧凸类型,Lenke 分型考虑了侧凸的冠状面和矢状面畸形,但仍未考虑侧凸在轴状面上的畸形。

【临床表现】

AIS 的脊柱畸形早期不明显,通常不引起注意。但在身体发育高峰期,脊柱侧凸畸形迅速发展,可出现双肩不等高、胸廓不对称。侧凸畸形严重者可出现剃刀背畸形等。此外,近 35% 的 AIS 患者有不同程度的背痛,约 58% 出现疼痛的患者后来症状消失。大小便失禁或潴留等神经功能障碍的情况很罕见,但出现这些症状时应充分评估并考虑其他诊断。

【影像学检查】

1. **X 线检查**　是 AIS 诊断必不可少的常规检查,可以明确是否存在脊柱椎体发育异常,一般能区别侧凸的分类、分型、严重程度、脊柱旋转度、可代偿程度及柔软性,常包括站立位的脊柱全长正侧位片,平卧位左右侧屈位片。但 X 线检查不能直接提示观察情况异常,需要进一步的影像学检查对椎管内神经组织、脊柱周围软组织作出评价,以发现可能存在的脊髓及软组织异常(如肿瘤等)。

2. **CT 检查**　CT 对 AIS 的诊断意义有限,但若患者存在严重旋转畸形及先天畸形则具有更大意义。CT 的矢状位、冠状位、轴位像及三维重建图像对手术计划的制订很有帮助,如测量椎弓根直径,为选用合适的固定技术及椎弓根螺钉尺寸提供依据。

3. **MRI**　对于诊断软组织及骨骼疾病具有重要作用,特别是用于发现、诊断 AIS 患者的神经系统异常等。

4. **肺功能检查**　评估患者的肺脏功能,评估麻醉及手术风险。

5. **电生理检查**　了解 AIS 患者是否并发神经、肌肉系统障碍。

【鉴别诊断】

(一) 先天性脊柱侧凸

是脊柱胚胎发育异常所致,发病较早,一些患者在婴幼儿期即被发现,发病机制为脊椎的结构性异常和脊椎生长不平衡,鉴别诊断并不困难,X 线摄片可发现脊椎有结构性畸形,包括脊椎形成障碍(如半椎体等)、椎体分节不良(如单侧未分节等)以及混合型。如常规 X 线摄片难于鉴别,可行 CT 等检查。

(二) 神经肌源性脊柱侧凸

神经肌源性脊柱侧凸可分为神经性和肌源性两种。前者包括上运动神经元病变的脑瘫、脊髓空洞等和下运动神经元病变的小儿麻痹症等,后者包括肌营养不良,脊髓病性肌萎缩等。这类侧凸的发病机制是由于神经系统和肌肉失去了对脊柱躯干平衡的调节作用,其病因常需询问病史和仔细的临床体检才能发现,有时需用神经肌肉电生理甚至神经、肌肉活检才能明确诊断。AIS 患者一般无神经及肌肉功能异常。

(三) 神经纤维瘤病并发脊柱侧凸

神经纤维瘤病为单一基因病变所致的常染色体遗传性疾病(但 50% 的患者来自基因突变),患者多具有家族史,患者多可观察到皮肤咖啡斑;可出现 2 个以上任何形式的神经纤维瘤或皮肤丛状神经纤维瘤;腋窝或腹股沟部皮肤雀斑化;视神经胶质瘤;2 个以上巩膜错构瘤(Lisch 结节);骨骼病变,如长骨皮质变薄等。X 线特征可以类似于 AIS，也可表现为短节段成角型弯曲、脊椎严重旋转等。这类侧凸进展风险高，治疗困难，假关节发生率高。

（四）间充质病变并发脊柱侧凸

马方综合征、Ehlers-Danlos 综合征等也可以脊柱侧凸为首诊，详细体检可以发现这些病的其他临床症状，如韧带松弛、鸡胸或漏斗胸等。

（五）骨软骨营养不良并发脊柱侧凸

如多种类型的侏儒症，脊椎骨髓发育不良。

（六）代谢障碍疾病合伴脊柱侧凸

如各种类型的黏多糖病，高胱氨酸尿症等。

（七）"功能性"或"非结构性"侧凸

这类侧凸可由姿态不正、神经根刺激、下肢不等长等因素所致。如能早期去除原始病因，侧凸能自行消除。但应注意的是少数 AIS 在早期可能因为度数小而被误为"姿态不正"所致，所以对于青春发育前的脊柱侧凸应密切随访。

【治疗】

AIS 的治疗主要包括观察、支具治疗、手术治疗等多种方法。一般需根据患者年龄、侧凸程度和进展情况来选择和制订治疗方案。早期发现、早期矫治是获得良好治疗效果的关键。

（1）观察随访：对于 Cobb 角小于 20° 的脊柱侧凸，可定期随访，根据侧弯度数的动态进展情况，决定下一步的治疗方案。

（2）支具治疗：Cobb 角为 20°~45° 的脊柱侧凸，支具是主要的治疗方法。支具治疗的目的是预防或延缓生长期儿童的侧凸进展。支具治疗适应证：支具治疗主要适应于 Cobb 角为 20°~45°、处于生长发育期的 AIS 患者；对于 Risser 征 <1°，Cobb 角 <25° 的患者可先观察，如果 6 个月内 Cobb 角进展达 5° 以上则应进行支具治疗。

在进行支具治疗前，必须对患者脊柱发育成熟度、Cobb 角的大小和侧凸的类型等指标进行评估，以确定其是否适合支具治疗。支具需要坚持穿戴才能取得较好的治疗效果，每天应保证 22h 以上的穿戴时间，支具需要坚持穿戴至骨骼发育成熟，脊柱侧凸稳定后，才能逐渐减少穿戴时间，最后停止穿戴。穿戴支具应定期复查，根据影像学检查结果、临床症状和体征，及时处理穿戴支具期间出现的问题。

（3）手术治疗

1）AIS 的手术适应证：①处于生长期、Cobb 角 >45° 且半年内观察到明确的畸形进展（侧凸进展超过 5°）；②骨骼发育成熟，Cobb 角 >50°，伴脊柱疼痛、伴有明显外观畸形的患者。

2）手术治疗的主要目标包括：①阻止侧弯进展；②达到最大限度的永久性三维畸形矫正；③通过保持躯干平衡改善外观。在成年人，手术适应证是非手术治疗不能控制的与脊柱弯曲相关的疼痛，影响生理功能的进展性侧凸。尽管青少年患者可以选择成年后进行手术，但成人脊柱的可塑性不及儿童，并且相同手术成年人的并发症发生率远高于青少年人群。因此，需要根据侧凸严重程度、骨骼发育成熟度等综合评估，以确定最佳的手术时机。

3）手术治疗主要包括非融合手术和融合手术两大类。融合手术一般适用于骨骼发育接近或已经成熟的脊柱侧凸，是通过内固定（主要是椎弓根螺钉、椎板钩）的方式对弯侧凸进行矫形，并利用植骨融合的方法将脊柱固定于矫形后的状态，一般包括后路手术、前路手术及前后路联合手术。对于骨骼尚未发育成熟的进展期脊柱侧凸，过早融合手术可能导致躯干的短缩、身体比例不对称以及可能发生曲轴现象，进而影响儿童胸腔的发育导致胸腔发育不全综合征。非融合手术主要包括椎体阻滞技术、生长棒技术及纵向可撑开型人工钛肋技术，主要原理是通过应用可延长的脊柱器械或者通过局部阻滞凸侧脊柱发育的方法，在控制畸形的同时保留患儿脊柱继续生长的能力，直到合适的年龄进行最终脊柱融合手术。

第三节　先天性脊柱畸形

【概述】

先天性脊柱侧凸是指在胚胎期脊柱生长发育过程中,脊椎分节不全和/或形成不良所致的一种先天性畸形,由于脊柱两侧的生长发育不平衡而出现侧凸。患儿往往出生后即发生畸形,其病变随着年龄增长而呈进行性加重,具有进展快、畸形重、柔韧性差、矫形效果差、并发症多等特点,是造成青少年残疾的主要疾病之一。

【分型】

先天性脊柱侧凸的主要特征是椎体结构的异常导致的脊柱侧凸,包括椎体形成障碍、椎体分节不全,或者是两个因素同时存在导致的混合畸形,可分为三种类型。

Ⅰ型:椎体形成障碍,包括楔形椎、半椎体等。楔形椎的椎体高度不对称,但是有两个形成完好的椎弓根;半椎体是指椎体缺少一侧椎弓根和一侧椎体。

Ⅱ型:椎体分节不全,因椎体分节异常导致的部分或整个椎体的融合,可表现为两个椎体间被异常的骨性结构所连接或并肋畸形等,这些骨性连接称为骨桥,如果是单侧的骨桥连接,则可导致连接对侧椎体的单侧生长。

Ⅲ型:混合型,即同时存在椎体形成障碍和分节不全。

【病因】

目前,尚未完全明确导致先天性脊柱侧凸的病因,然而大多数学者们认为,环境因素、遗传因素、维生素缺乏、化学物质和有毒药物等诸多因素中的一种或几种在脊柱发育的不同阶段参与了脊柱侧凸的形成。可以肯定的是先天性脊柱侧凸患者生理学方面的变化在胚胎早期骨骼发育之前就已出现,这一变化可以导致椎体部分或完全发育障碍,进而导致脊柱侧凸畸形,并且这一畸形在出生后的生长发育过程中将逐渐加重。

【临床表现】

先天性脊柱侧凸患者的临床表现通常为:

1. 两肩不等高。

2. 双侧肩胛骨一高一低。

3. 一侧腰部出现皱褶皮纹。

4. 腰前屈时两侧背部不对称,即"剃刀背"畸形。

5. 脊柱偏离中线。

此外,先天性脊柱畸形还可伴发以下表现:下肢畸形或大小便异常;背部皮肤(特别是脊柱区皮肤)有色素沉着、异常毛发或包块;患儿躯干短,与身体长度不成比例。

【影像学评估】

1. **X线检查**　是所有脊柱侧凸,包括先天性脊柱侧凸必不可少的常规检查,一般能区别侧凸的分类、严重程度、脊柱旋转度、可代偿程度及柔韧性,常包括站立位的脊柱全长正侧位片、平卧位左右侧屈位片、牵引位片。X线上通常可以观察到先天性脊柱侧凸患者的椎体发育异常,如半椎体、蝴蝶椎、楔形椎或分节不全等表现,但X线检查不能直接观察脊髓异常,需要进一步的影像学检查。

2. **CT检查**　可以很好地显示骨性畸形,尤其是脊柱三维重建CT可以很好显示先天椎体发育畸形,还可以了解是否存在骨性纵隔、骨性结构与椎管内神经组织之间的关系。此外,还可以做脊髓造影 CT 扫描,在一些复杂的脊柱畸形中可以很好显示脊柱骨性结构与神经组织的关系,有无脊髓畸形等情况,以指导手术治疗。随着 MRI 检查的普及应用,脊髓造影 CT 扫描应用越来越少。

3. **MRI 检查**　对椎管内病变分辨力强,不仅能提供病变部位、范围,并且对病变的性质,如神经水肿、压迫、血肿、脊髓变形等分辨力优于 CT。此外,MRI 检查还可以显示脊髓栓系、脊髓纵裂、脊髓空洞、小脑扁桃体疝等神经系统畸形。

4. **肺功能检查**　脊柱侧凸患者的常规检查,以评估麻醉及手术耐受情况。

5. **心脏、腹部 B 超检查**　先天性脊柱侧凸常合并脏器发育畸形,因此,脊柱侧凸患者,尤其是先天性脊柱侧凸,应行心脏 B 超、腹部 B 超等筛查有无腹部脏器或心血管系统畸形。

6. **电生理检查**　了解脊柱侧凸患者是否并发神经、肌肉系统障碍。

【鉴别诊断】

(一)特发性脊柱侧凸

先天性脊柱侧凸与特发性脊柱侧凸的鉴别诊断并不困难,在 X 线上,特发性脊柱侧凸无椎体结构性畸形。

(二)与神经肌源性脊柱侧凸、神经纤维瘤病性侧凸、间充质病变并发脊柱侧凸等脊柱侧凸的鉴别诊断见本章第二节。

【治疗】

1. **非手术治疗**

(1)观察:适用于自然史不清楚和进展可能性不高的病例。观察方法为每 4~6 个月随诊一次,常规行站立位脊柱全长正侧位 X 线检查。一般来说,在人体发育过程中的两次快速生长期(即 4 岁前和青春期)的观察尤为重要。

(2)支具治疗:对于部分自然病史为良性的先天性脊柱侧凸患者,支具是有效的非手术治疗。弧度大的侧凸、柔韧性好、胸腰段的侧凸对支具治疗的效果反应最好。而对于僵硬的先天性侧凸,支具治疗效果较差。如果支具治疗期间侧凸仍然进行性加重,则应行手术治疗。

2. **外科治疗**　手术目的是阻止或延缓侧凸进展,恢复脊柱平衡,尽可能纠正脊柱的三维畸形。手术方案最终取决于患儿骨骼发育成熟度、畸形类型、位置、严重程度、柔韧性等多种因素。手术出现神经损伤的风险要明显高于特发性脊柱侧凸。

第四节　其他类型脊柱畸形

(一)神经肌肉型脊柱侧凸

神经肌肉型脊柱侧凸是一组神经肌肉性疾病引起的脊柱畸形。这些疾病原发于大脑、脊髓、周围神经、神经-肌肉接头和肌肉等部位,导致脊柱两侧的肌力不平衡,导致椎间盘、椎体小关节发生改变,椎体楔形变,引起脊柱侧凸。

国际脊柱侧凸研究会将引起神经肌肉型脊柱侧凸的疾病分为神经源性和肌源性。神经源性脊柱侧凸又可以进一步分为源于上运动神经元疾病和源于下运动神经元疾病引起的脊柱侧凸,前者包括脑瘫、脊髓小脑变形、脊髓空洞症、脊髓肿瘤、脊髓损伤等,后者包括脊髓灰质炎或其他病毒性脊髓炎、周围神经损伤、脊髓肌肉萎缩等。肌源性脊柱侧凸主要包括先天性多发性关节挛缩症、肌营养不良等。

虽然神经肌肉型脊柱侧凸的致病因素很多,每一个患者的表现多不一致,但其基本特征、表现形式、评估及处理等方面有许多共同点。神经肌肉型脊柱侧凸通常发病较早,在生长期快速发展,并且在骨骼成熟之后仍继续发展,侧凸累及椎体多,节段长,呈长弧 C 形,并累及骶骨,往往合并骨盆倾斜,可合并脊柱后凸畸形;严重的神经肌肉型脊柱侧凸常需双手支撑才能坐立平衡,并有腰背痛。由于患者原发病的影响,患者常活动受限,因此应关注患者下肢髋关节脱位及下肢畸形等并发情况,关注下肢运动功能的评估。

对多数神经肌肉型脊柱侧凸患者,单靠观察和支具治疗等非手术治疗很难控制脊柱侧凸的发展,因此,手术治疗往往是必要的。手术指征随患者的诊断而不同,但主要的手术指征包括:脊柱侧凸和后凸畸形呈进行性加重、严重背痛、坐立困难、呼吸功能失代偿以及神经功能受累等。手术方式根据患者的年龄、侧凸的程度、脊柱柔韧性、骨骼成熟度等进行综合考虑,具体手术方式参考特发性脊柱侧凸和先天性脊柱侧凸。

(二) 神经纤维瘤病性脊柱侧凸

神经纤维瘤病伴发的脊柱畸形传统上分为非营养不良型和营养不良型。非营养不良型临床表现类似于特发性脊柱侧凸,常见的畸形为胸椎侧凸,此类畸形发病年龄轻,一般无结构性后凸畸形,侧凸弧度改变均匀,处理原则与特发性脊柱侧凸相似,但需要注意的是:此类侧凸有发展成为营养不良型的倾向。营养不良型畸形表现为锐利成角的短节段侧凸畸形,常伴有严重的椎体楔形变及椎体旋转,偶有椎体半脱位,肋骨以及横突细长呈铅笔状,神经根管扩大,椎弓根缺如;该畸形还常伴发脊柱矢状面的畸形,如脊柱侧后凸畸形,治疗难度大,风险高,手术并发症高。

营养不良型畸形是一种恶性的临床类型,支具治疗一般无效,常伴发神经纤维瘤,畸形呈进行性发展,多需手术治疗。手术后复发以及继续发展的可能性大。畸形的进展可能常导致神经功能受累,主要原因可能为肿瘤或者脊柱的成角畸形对脊髓的压迫。此外,畸形的进行性发展可能导致胸廓畸形,而使心肺功能下降,出现相关的并发症。

非营养不良型患者的治疗可以参照特发性脊柱侧凸,支具或手术治疗效果优于营养不良型患者。部分非营养不良型患者通过严密的观察和支具等保守治疗可达到预防脊柱畸形进展的治疗效果,但大部分患者有向营养不良型脊柱侧凸转变的可能性,因此,必须对这类患者进行密切随访,必要时采取手术治疗阻止脊柱畸形的进展。

(三) 退变性脊柱侧凸

退变性脊柱侧凸(degenerative scoliosis)是指骨骼成熟以后由于各种退行性改变而引起冠状面 Cobb 角 >10° 的脊柱侧凸。患者既往无脊柱侧凸病史,是指骨骼成熟后因脊柱发生退行性改变逐渐发生的脊柱畸形,常见于胸腰段和腰段,主要发生于 50 岁以上的中老年人。退变性脊柱侧凸是一种复杂的脊柱畸形,多由脊柱退变,如椎间盘塌陷、椎体楔形变、小关节骨性关节炎等多种因素引起,不仅表现为冠状面上的弯曲,常合并椎体轴位旋转、冠状面侧方移位及矢状面失平衡。男女比例为 1:2。随着人口老龄化的进程,退变性脊柱侧凸的发生比例近年来不断增高。

背部酸困疼痛、神经根痛及神经源性跛行症状是退变性脊柱侧凸患者就诊最常见的主诉。疼痛可继发于肌肉劳损、躯干失平衡、腰前凸丢失、小关节突炎症、骨质疏松或椎管狭窄,且侧凸顶椎区的疼痛与顶椎区以外的疼痛有所不同。侧凸患者常存在根性疼痛,这可能与侧凸的顶椎旋转、侧方滑移以及椎管狭窄等原因导致神经根受到压迫或刺激有关。根据椎管狭窄部位和程度不同,患者可表现为不同的下肢症状:神经根性疼痛主要与侧隐窝狭窄和畸形凹侧神经根受压或凸侧神经根受牵拉有关;中央管狭窄可导致间歇性跛行,部分严重患者可出现小便失禁等情况。

退变性脊柱侧凸的影像学评估包括 X 线、CT 及 MRI。脊柱 X 线片可显示椎体骨质疏松、椎体边缘骨质增生、小关节增生肥大、腰椎生理前凸消失或轻度后凸畸形,脊柱侧凸弧顶区椎体常呈现楔形变或侧方压缩及旋转畸形、相邻椎体可出现侧方移位或滑脱。因此,对退变性脊柱侧凸患者应拍摄站立位脊柱全长正侧位及过伸过屈位 X 线片。对伴有椎管狭窄的退变性脊柱侧凸患者,应行 CT 和 MRI 检查,明确有无神经受压及受压部位和程度。

多数退变性脊柱侧凸患者只需保守治疗。通常非手术治疗较为理想,治疗手段包括口服消炎镇痛药物、理疗、支具保护等。加强腹部和背部肌肉的运动疗法(如游泳)对疼痛的治疗也有一定的作用。与青少年脊柱侧凸相比,改善外观并非退变性脊柱侧凸症的治疗目的,改善躯干肌力的不平衡,缓解疼痛症状才是治疗的重点。因此,手术与否主要取决于临床症状。对于有严重神经根症状、非手术治疗无效、畸形进展严重且临床症状严重者,才需考虑手术治疗。手术治疗原则包括:①椎管减压,解除神经压迫;②稳定脊柱,阻止畸形进一步加重;③矫正畸形。

总之,退变性脊柱侧凸患者背部、下肢疼痛的原因十分复杂,故手术治疗前必须明确疼痛的原因、疼痛与侧凸的关系、疼痛的"责任"节段或"责任"部位,手术才能以最小的代价获得更好的治疗效果。

（四）其他

上述脊柱侧凸是临床较为常见的脊柱侧凸畸形,除此之外,脊柱侧凸还可以继发于间质病变,如马方综合征、黏多糖增多症、软骨发育不良等,还可以继发于脊柱创伤、脊柱感染(脊柱结核)、脊柱肿瘤等。每一种继发性脊柱畸形均有脊柱畸形的一般表现,同时有各自的特点,其治疗和预后也各不相同,需要根据不同情况进行不同的处理。

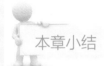

本章小结

脊柱侧凸畸形是指脊柱在一个或数个节段在冠状面上偏离中线向侧方弯曲,形成带有弧度的脊柱畸形,通常伴有脊柱椎体的旋转和矢状面上生理性弯曲的改变,是一种三维畸形。国际脊柱侧凸研究学会提出:应用 Cobb 法测量站立位全脊椎正位 X 线片,大于 10° 即可诊断为脊柱侧凸。脊柱侧凸畸形分为特发性脊柱侧凸、先天性脊柱侧凸、神经肌肉型脊柱侧凸等,其中特发性脊柱侧凸是最常见的一种类型。在诊断脊柱侧凸畸形时,需要拍摄站立位正侧位 X 线片进行诊断,必要时行 CT、MRI 及其他检查全面评估畸形整体情况。脊柱侧凸的治疗主要分为观察治疗、支具治疗和手术治疗,最终目的都是减缓或阻止脊柱畸形的进展,保持脊柱的整体平衡性。

（罗卓荆）

思考题

1. 脊柱侧弯畸形的临床表现有哪些?
2. 简述特发性脊柱侧弯的治疗原则。
3. 简述先天性脊柱侧弯的分类。

参考文献

[1] 陈孝平,汪建平.外科学.北京:人民卫生出版社,2013.

[2] KEITH H. BRIDWELL, RONALD L. DEWALD. The Textbook of Spinal Surgery. Wolters Kluwer Health, 2011.

第二十六章
肢体畸形

第一节　先天性肌性斜颈

斜颈（torticollis）是小儿常见的颈部姿势畸形，先天性斜颈（congenital torticollis）分为骨性斜颈和肌性斜颈（congenital muscular torticollis，CMT），以后者多见。

胸锁乳突肌挛缩、纤维性瘤变是本病的直接病因，但胸锁乳突肌变性的具体病因尚不清楚。产伤、宫内错位、遗传、感染、神经源性疾病等因素均与胸锁乳突肌变性有关，但争议较大。目前比较流行的是产伤学说、宫内发育障碍学说、缺血性肌挛缩三种学说，但此三者均不能完全解释本病。产伤学说认为，分娩过程中胸锁乳突肌缺血、出血、血肿机化，最终发生肌纤维变性导致本病，然而剖宫产的婴儿亦有发生肌性斜颈者，因此产伤学说不能很好地解释本病的发生。宫内发育障碍学说推测胎位不正、子宫内约束导致胸锁乳突肌缺血、变性，但有部分胎位正常、分娩正常的婴儿亦发生肌性斜颈者。主张缺血性肌挛缩者认为，动脉供血不良导致肌肉缺血而发病，但临床上所见的缺血性肌挛缩（如 Volkmann 缺血挛缩）均无肌肉肿块。因此目前认为，胸锁乳突肌挛缩、纤维性瘤变是多种因素共同作用的结果。

【流行病学】

本病多发现于出生后 2 周左右，发生率 0.3%~0.5%。约 1/4 发生在右侧，且本病易合并其他肌肉骨骼疾病，如跖骨内翻、发育性髋关节发育不良和马蹄内翻足等。研究表明先天性肌性斜颈患儿中，约 1/5 合并先天性髋关节脱位或髋臼发育不良。病变可累及整块肌肉，但病变附着于肌肉锁骨端附近更为常见。

【临床表现】

患儿在发病过程中各阶段的临床表现具有不同特征，为便于早期发现和治疗，现将其临床表现按照出生后时间顺序归纳如下：

（1）出生后 2~3 周：通常在新生儿出生时或出生后 2 周内，在一侧胸锁乳突肌中下段，可触到梭形的质硬肿块，随胸锁乳突肌被动移动。患儿头部向患侧倾斜，面部向健侧旋转，下颌指向健侧肩部，头部主动、被动转向健侧旋转可有不同程度受限（图 26-1）。症状较轻者应仔细观察才能发现。颈部超声检查可发现早期肿块，具有无痛、可重复等特点。

（2）出生后半年：颈部肿块一般在 1~2 个月内生长较快，达到最大后生长停滞或萎缩，3~4 个月后肿块逐渐消失形成纤维性挛缩的索条。如果不消失，则肌肉发生永久变形、萎缩，出现斜颈。

（3）出生后 1 年：此时患儿斜颈畸形更为明显，头向患侧倾斜，下颌转向健侧，如勉强将头摆正，可见患侧胸锁乳突肌紧张而突出于皮下，形如硬索。在发育过程中面部逐渐不对称，健侧丰满，患侧短小，颈椎侧凸，头部运动受限制。若不及时治疗，畸形可随年龄增长而加重。

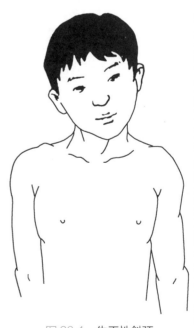

图 26-1　先天性斜颈

【诊断及鉴别诊断】

先天性肌性斜颈诊断并不困难,但应与其他原因引起的斜颈相鉴别:

(1)骨性斜颈:是颈椎发育过程中椎体发育异常,虽有斜颈畸形,但无颈部肿块。颈椎正、侧位 X 线摄片可发现颈椎半椎体、楔形椎或蝴蝶椎、颈椎关节不对称、颈椎椎间融合等。

(2)感染引发的斜颈:颈部炎症刺激,局部软组织充血、水肿,颈椎韧带松弛,导致寰枢椎旋转移位而发生斜颈。另外,颈椎结核也可致斜颈,X 线检查显示骨质破坏,椎旁寒性脓肿。

(3)眼源性斜颈:也称视力性斜颈。患儿无颈部肿块形成,主要由于视力障碍,如屈光不正和眼神经麻痹眼睑下垂,视物时出现斜颈,多为姿势性斜颈。做视力检查及视神经检查可以确诊。

(4)耳源性、神经源性斜颈:两者均可找到原发灶,且一般无胸锁乳突肌挛缩,亦无颈部活动受限。

【治疗】

先天性肌性斜颈强调早期发现、早期诊断、早期治疗,预防头颈及颜面部畸形的发生。

(1)非手术治疗:适用于 1 岁以内的婴儿。包括局部热敷、按摩、理疗、牵引、手法矫正和矫形支具外固定等。这些治疗的目的在于促进肌肉肿块消退,减轻肌纤维挛缩,拉长变性的肌纤维。

(2)手术治疗:适用 1 岁以上的病儿。对于 12 岁以上者,虽然患儿面部畸形已难以矫正,但手术仍可使颈部畸形和活动有所改善。

1)胸锁乳突肌远端单极松解术:适于治疗 1~4 岁轻度畸形的患儿。在锁骨近端以上做横形切口,切断胸锁乳突肌的锁骨部和胸骨部的肌腱(图 26-2),应注意不宜在肌腱的止点处切断,以免发生骨化。注意挛缩有时累及胸锁乳突肌周围之筋膜及软组织,应一并切断,有时会达颈动脉鞘周围,勿损伤膈神经、颈总动脉和颈内静脉。术后将头置于过度矫正位,用头颈胸石膏固定 3~4 周。去除石膏后,应立即开始颈肌的手法牵伸训练,避免再度粘连挛缩。

2)胸锁乳突肌远、近端双极松解术:适用于超过 6 岁且畸形较重的患儿。在耳后近端做一短横切口,在紧靠乳突处横行切断胸锁乳突肌止点。在距锁骨内侧端和胸骨颈静脉切迹上方一横指宽处延皮肤皱褶做 4~5cm 长切口。横向切断胸锁乳突肌的锁骨部,对其胸骨部行 Z 字成形术(图 26-3)。从而保持胸锁乳突肌在颈部的正常 V 字形外观。术后行颈围固定 6~12 周。

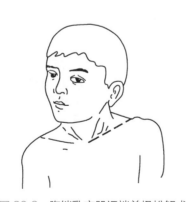

图 26-2　胸锁乳突肌远端单极松解术

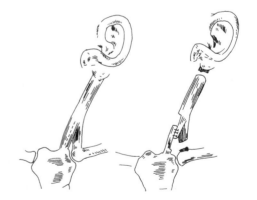

图 26-3　胸锁乳突肌远、近端双极松解术

第二节　先天性髋关节脱位

先天性髋关节脱位(congenital dislocation of the hip,CDH)是较为常见的一种先天性肢体畸形。

表现为股骨头与髋臼失去正常解剖关系,在出生前或产后异常发育,继而引发一系列的临床症状。该病又被称为发育性髋关节脱位或发育性髋关节发育不良(developmental dysplasia of the hip,DDH)。

先天性髋关节脱位的病因至今不明。目前认为,该病是多种因素作用的结果。一般认为,该病可能与内分泌因素有关。20%~30%的患儿有家族史,尤其在双胎婴儿中更为明显,而且以姐妹中更为多见,说明与遗传因素有一定的相关性。据临床统计,臀位产患儿发病率最高,占16%~30%,表示发病与胎位有关。亦可能受生活习惯和环境因素的影响,如出生后的体位亦被认为是引起此症的因素之一,在瑞典等寒带地区儿童的发病率高被认为与婴儿应用襁褓位有关。另外,原发性髋臼发育不良及关节韧带松弛症也被认为是一个重要原因。

【流行病学】

本病的发病率受多种因素的影响,如地域、生活习惯、民族、婴儿体位等。就我国而言,不同地区发病率不相一致,北方地区的发病率略高于南方地区。而在世界范围内,非洲地区被认为是发病率最低的地区。

据统计,我国儿童发病率为0.1%。左髋多于右髋,约为10:1,双髋脱位多于单侧脱位。女性患儿多见,男女比例为1:5~1:6。

【解剖特点】

髋关节是典型的球窝关节,由股骨头与髋臼构成(图26-4)。

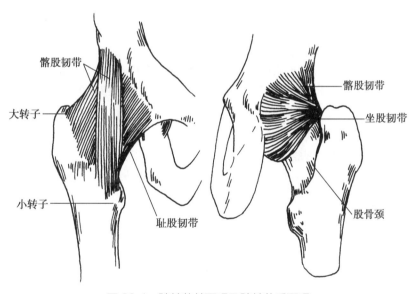

髂股韧带
大转子
小转子
耻股韧带
髂股韧带
坐股韧带
股骨颈

图26-4 髋关节前面观及髋关节后面观

髋臼周围附有关节盂缘软骨,以加深关节窝,可容纳股骨头的2/3。髋关节囊坚固,但后下方薄弱,关节囊内有股圆韧带(股骨头韧带)连于关节窝与股骨头凹之间(图26-5)。关节囊周围有韧带加强,前面有强大的髂股韧带,后面有坐股韧带,关节外还有强大的肌肉群包围,这样保证了髋关节的稳定性。

【病理改变】

先天性髋关节脱位的病理变化主要为原发性病理改变(包括骨质变化及周围软组织变化两部分)及继发性病理改变。主要变化是来自脱位后的继发性变化。

(一)原发性病理改变

1. **髋臼** 大多数先天性髋关节脱位者出生时髋臼尚属正常,随着生长发育,由于缺乏股骨头的模造作用,髋臼盂唇增厚、髋臼逐步变狭变浅;臼底充满脂肪纤维组织。而脱位的股骨头不断挤压造成髋臼盂唇的内翻或外翻,在髋臼后上方形成假臼,在髋臼前缘内上方形成缺损。

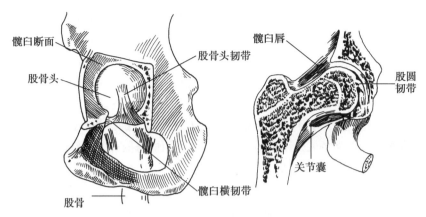

图 26-5   髋关节矢状面及髋关节冠状面

2. **股骨头**   大多数先天性髋关节脱位患者出生时股骨头尚属正常,表面有光滑的软骨面,而在生长发育过程中由于脱位于髋臼外,股骨头的形状逐步改变,头可变大或变小,呈尖锥形或形状不规则,股骨头受压处出现扁平。股骨头骨骺出现迟缓。如果遭受强大暴力或者经手术复位后,由于髋臼与股骨头不相适应,对股骨头的压力过大,可造成股骨头无菌性坏死。

3. **股骨颈**   髋关节脱位后,股骨颈变短而粗,是肢体缩短的原因之一。股骨颈前倾角变大,正常新生儿前倾角为 25°,以后逐步减少至 5°~15° 之间,股骨头外移后,由于肌肉牵拉作用,使股骨头向前旋转,前倾角增大,一般在 60°~90° 之间。如能早期复位,前倾角可逐步自行纠正。尤其在 1 岁以内得到复位的患儿大都可恢复正常。

4. **盘状软骨**   早期胚胎中,间充质细胞分化形成髋关节囊及盂缘,任何机械刺激都会使正常间质细胞停止吸收而出现盘状软骨,它遮住了部分关节面使股骨头与髋臼不能接触。盘状软骨吸收不全多见于髋臼后上部,它的增生与肥大使股骨头不能直接指向髋臼中心。在复位过程中 3 岁以上的患儿凡牵引后股骨头不能进入髋臼者,多伴有肥厚的盘状软骨。

5. **关节囊**   正常的髋关节囊是一层纤维组织,脱位后关节囊受到长期牵拉使其拉长、增厚与髋臼上方髂翼粘连;而圆韧带、盘状软骨与关节囊可形成广泛粘连的结缔组织,在后期呈葫芦状,有狭窄的颈部阻碍股骨头进入髋臼。

6. **圆韧带**   正常圆韧带连接股骨头中心凹与髋臼内下方。在髋关节脱位病例中,其改变不一,部分病例关节囊与圆韧带同时受到牵拉而增长增厚,部分病例圆韧带与关节囊广泛粘连而消失。圆韧带内的中心动脉亦因牵拉而过早闭塞。

(二) 继发性病理改变

1. **骨盆和脊柱**   单侧脱位的骨盆发育不良,髂翼较斜,坐骨结节较分开,出现代偿性脊柱侧弯。双侧脱位时,除以上病变存在外,骨盆向前倾斜而使腰前凸增加、臀部后凸。

2. **肌肉及筋膜**   由于股骨头向上移位,起自骨盆沿股骨向下走行的大部分肌肉均发生短缩。内侧肌群以内收肌更为明显,并且许多肌腱均出现纤维变性。后侧肌群臀肌亦有缩短,肌力减弱,影响关节稳定性,出现摇摆步态。外侧肌群中可见到臀筋膜挛缩。

【临床表现及诊断】

(一) 新生儿和婴儿期的表现

1. **症状**

(1)关节活动障碍:患肢常呈屈曲状,活动较健侧差,蹬踩力量弱于健侧,髋关节外展受限。

(2)患肢短缩:患侧可见股骨头向后上方脱位,相应的下肢短缩。

(3)皮纹及会阴部变化:臀部及大腿内侧皮肤皱褶不对称,患侧皮纹较健侧深陷,数目增加,女婴大阴唇不对称,会阴部加宽。

2. 体征

（1）"弹进"试验（Ortolani 试验）和"弹出"试验（Barlow 试验）：适用于产后 3 个月之内的患儿。前者是将患儿双膝和双髋屈至 90°，检查者将拇指放在患儿大腿内侧，示指、中指则放在大转子处，将大腿逐渐外展、外旋。如有脱位，可感到股骨头嵌于髋臼缘，而产生轻微的外展阻力，然后以示指、中指往上抬起大转子，拇指可感到股骨头滑入髋臼内时的弹动，即为 Ortolani 试验阳性（图 26-6）。Barlow 试验与 Ortolani 试验操作相反，使患儿大腿被动内收内旋并将拇指向外上方推压股骨大转子可再次感到弹动（图 26-7）。

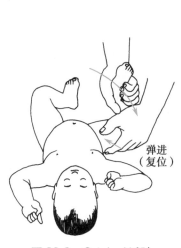

弹进
（复位）

图 26-6　Ortolani 试验

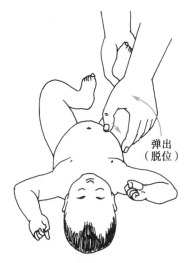

弹出
（脱位）

图 26-7　Barlow 试验

（2）Allis 征（Galezzi 征）：患儿平卧屈膝 85°~90° 两腿并拢，双足跟对齐，如见两膝高低不等即为阳性（图 26-8）。

（3）套叠试验：又称"望远镜试验"，患儿平卧，患侧髋膝关节各屈曲 90°，检查者一手握住其膝部，另一手压住其腹股沟，在提推患肢膝部时如感到大转子随之上、下活动则为套叠试验阳性。

（4）髋膝屈曲外展试验：患儿平卧，髋膝关节屈曲，检查者双手握住其膝部，拇指在膝部内侧，其余的四指在膝外侧。正常婴儿可外展约 80°，若仅外展 50°~60° 为阳性，外展 40°~50° 为强阳性（图 26-9）。

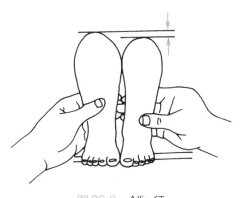

图 26-8　Allis 征

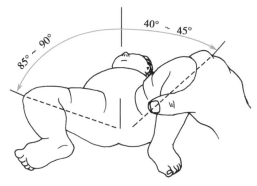

40° ~ 45°

85° ~ 90°

图 26-9　髋膝屈曲外展试验

（二）幼儿期的表现

1. 症状

（1）跛行步态：跛行常是患儿就诊时家长的唯一主诉。一侧脱位时表现为跛行，双侧脱位时则表现为"鸭步"。患儿臀部明显后突、腰椎前凸增大。

（2）患肢短缩畸形：除短缩外常伴有内收畸形。

2. 体征

（1）Nelaton 线：髂前上棘与坐骨结节连线，通过大转子顶点。髋关节脱位时大转子上移。

（2）屈氏试验（Trendelenburg 试验）：患儿单腿站立，另一腿尽量屈髋、屈膝使足离地，正常站立时对侧骨盆上升；髋关节脱位后股骨头不能托住髋臼，臀中肌无力，使对侧骨盆下降，称为 Trendelenburg 试验阳性（图 26-10）。是髋关节不稳的典型体征。

【影像学表现】

婴儿出生后 2~3 个月内，股骨头骨骺骨化中心尚未出现，X 线检查仍依靠股骨干近侧端与髋臼关系来测量。骨化中心出现后，通过骨盆正位 X 线片即可确诊，摄片时将双下肢并拢，将患肢上推和下拉各摄一片对比测量，则更有助于诊断。测量方法有以下几种：

1. Pekin 象限　股骨头骨骺骨化中心出现后，可利用 Perkin 象限判断髋关节脱位情况。连接双侧髋臼中心做一水平线（称 Y 线或 Hilgenreiner 线），自髋臼外缘做 Y 线的垂线（称 Perkin 线或 Ombredarne 线），两线交叉将髋臼划为四个象限，正常股骨头骨化中心在内下象限，若位于其他象限则为脱位。脱位侧骨化中心常较小（图 26-11）。

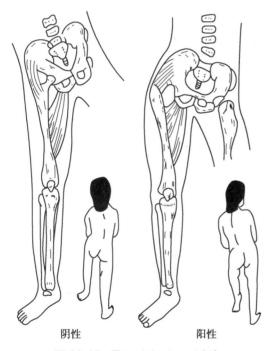

图 26-10　Trendelenburg 试验

阴性　　　阳性

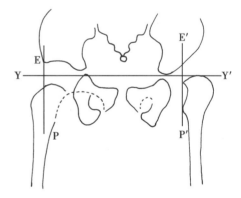

图 26-11　先天性髋关节脱位的 X 线测量
YY′ 即 Y 线；EP、E′P′ 即 Perkin 线；虚线即 Shenton 线。

2. Shenton 线（申通氏线）　股骨颈内缘与闭孔上缘的连续线，称作申通氏线，正常情况下为平滑的抛物线（见图 26-11）。在髋脱位及半脱位病例中，此线完整性消失。

3. 髋臼指数　自髋臼中心至髋臼边缘作连线，此线与 Y 线间夹角称髋臼指数，可表明髋臼发育程度（图 26-12）。其正常值为 20°~25°。出生时髋臼指数为 25.8°~29.4°；6 个月婴儿在 19.4°~23.4°；2 岁以上者在 20° 以内。小儿开始步行后，此角逐年减小，至 12 岁时基本恒定于 15° 左右。大于正常值者说明臼顶倾斜度增加，为髋臼发育不良。髋关节脱位时此角明显增大，在 30° 以上。

4. 中心边缘角（center edge angle，CE 角）　股骨头中心点连线的垂线与髋臼外缘和股骨头中心点的连线所形成的夹角，其意义是检测髋臼与股骨头的相对位置，此角正常范围为 20°~46°，平均 35°；15°~19° 为可疑；少于 15°，甚至负角，表示股骨头外移，为脱位或半脱位（图 26-13）。

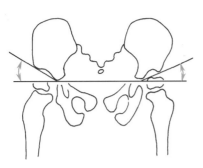

图 26-12　髋臼指数测量法

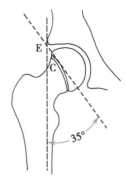

图 26-13　边缘中心角测量法
E= 髋臼外上缘;C= 股骨头中心
点(即髂线中心点)。

5. **骨骺外移测定**　自股骨头骨骺中心至耻骨联合中央垂线之间距离称为旁氏中心距,两侧比较,有距离增宽表明股骨头向外移位。常用于髋关节半脱位,此法在评价轻度半脱位时很有价值,在骨骺出现前,同样可用股骨颈内侧缘作测量。

6. **Von-Rosen 线**　双侧大腿外展 45°~50° 并内旋,摄包括双侧股骨上端的骨盆正位片。作双侧股骨中轴线,并向近侧延长即 Von-Rosen 线。正常时此线通过髋臼外上角;脱位时通过髂前上棘。在股骨头骨化中心未出现前,对诊断有一定价值(图 26-14)。

7. **关节造影**　一般情况下很少行关节造影来明确诊断,但在需要明确盘状软骨位置、关节囊是否狭窄、复位失败原因等情况时,造影术偶有必要。在透视下可以发现髋臼外缘有无障碍、髋臼外缘的软骨情况以及关节囊有无狭窄,必要时手法复位后可以再次造影,明确股骨头是否完全进入髋臼。

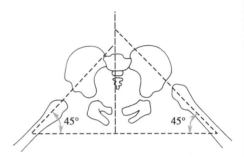

图 26-14　Von-Rosen 线
左侧正常:股骨干轴线经过髋臼外上缘;右侧
脱位:股骨干轴线经过髂前上棘。

8. **CT 及 MRI**　前倾角增大是 DDH 的主要骨性病变之一,是手术矫正的重要参考,CT 检查可见髋臼变形引起的脱位,骨骼变化和软组织嵌入,以及股骨颈的前倾和股骨头脱位的程度等,以便为手术提供依据。对 6 个月以前的患儿,股骨头骨化核尚未出现,可行超声或 MRI 检查。

【鉴别诊断】

1. **先天性髋内翻**　屈髋自如,髋关节外展、内旋明显受限,是婴儿型髋内翻区别于先天性髋关节脱位的重要特征。在婴儿期,两者的 X 线检查因骨化中心未出现区别不明显,可行 CT 检查。

2. **麻痹性或痉挛性髋脱位**　前者多为脊髓灰质炎后遗症,存在部分肢体瘫痪;后者多为早产儿或出生后窒息及有脑病病史。

3. **多发性关节挛缩症合并髋关节脱位**　具有典型体征,如肢体肌肉萎缩,关节呈对称性挛缩,而皮肤感觉正常,此型患儿多为对称性分布并伴有身体多个关节发病,较容易鉴别。

【治疗】

治疗应强调早期诊断,早期治疗。婴儿期的治疗效果最佳,年龄越大效果越差,在 3 岁以内治疗的患儿有很高的治愈率,随着年龄的增长,病理变化加重,疗效越差。

治疗方法应根据不同年龄和病理情况来决定。具体原则如下:

1. **出生至 2 个月**　不需牵引和麻醉,屈曲双髋至 90° 后逐步外展,拇指置于大粗隆外向前内方推压复位,复位时切忌暴力,复位成功后行支架固定于髋关节屈曲 90°,外展 70°,固定时间为 2~3 个月,支架于摄片检查后再确定拆除时间。支架的种类很多,有外展尿枕(图 26-15)、Begg 塑料支架

（图 26-16），这两种支架在换尿布时须打开，较为繁琐，目前较少应用。Barlow 支架（图 26-17）和 Rosen 支架（图 26-18）效果确实，但对皮肤有压迫，易造成疼痛及压疮，且有发生股骨头缺血性坏死的可能。Pavlik 支架（图 26-19）可避免暴力引起缺血性坏死的并发症，双下肢屈曲 90°，利用双下肢本身重量而外展，使其达到自然复位和维持复位的双重目的，对髋关节的发育和塑形均有利，并有一定的髋关节活动范围。缺点是肩胸部如包扎过紧，可影响呼吸；过松则易滑脱，影响治疗。

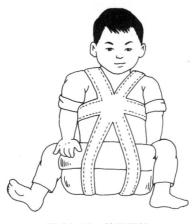

图 26-15　外展尿枕

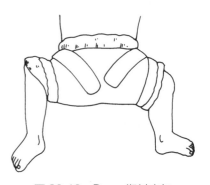

图 26-16　Begg 塑料支架

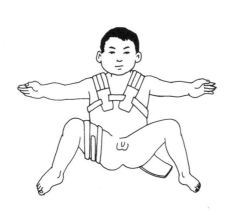

图 26-17　Barlow 支架

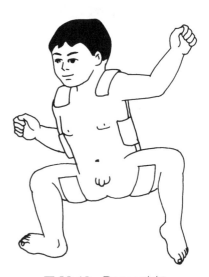

图 26-18　Rosen 支架

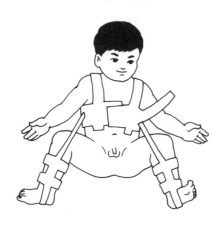

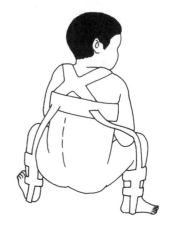

图 26-19　Pavlik 支具

2. 3个月以上,2~3岁以下　因脱位时间长,髋周的软组织有不同程度的挛缩,因而在复位之前,应先作牵引。如肌肉挛缩比较明显者,须在复位前手术松解,如内收肌切断、髂腰肌延长等,而后经X线片证实,股骨头的位置已与髋臼水平,再于全麻下行手法复位。如复位后位置满意,则行髋人字石膏固定。为适应小儿生长发育,应每2~3个月更换石膏。每次更换石膏均应使大腿逐步内收,至髋臼发育正常后,才能拆除石膏固定。如复位失败,应考虑髋臼内有脂肪纤维组织增生、圆韧带肥厚或哑铃状关节囊等情况存在,阻碍股骨头进入髋臼,需行切开复位。

3. 3~8岁　该组患儿脱位时间更长,软组织挛缩更为明显,髋臼发育更差,手法复位极为困难,需行切开复位。但在切开复位前须行牵引2~3周,直至股骨头牵引到髋臼平面才可手术治疗,如不能牵引到髋臼平面,说明软组织挛缩明显,为避免复位后股骨头缺血性坏死可能,须先作软组织松解,再行牵引。切开复位后,可根据不同情况附加行其他手术:

(1)股骨头加盖手术:一般适用于髋臼发育差,股骨头不能完全被覆盖的患儿。这类手术主要有三种:

1)骨盆截骨术(Salter手术):适用于6岁以下,髋臼指数45°以下,以前缘为主的髋臼发育不良(图26-20)。术毕行石膏固定,于4周拆除,3个月内不能负重,3个月后股骨头无缺血性坏死改变方可试行下地,行功能锻炼。

2)骨盆内移截骨术(Chiari手术):适用于年龄较大,髋臼指数45°以上。术前行骨牵引2~3周,必要时先做软组织松解。目前已较少采用此方法(图26-21)。

3)关节囊周围截骨术(Pemberton手术):适用于6岁以上,髋臼指数45°以上,Y形软骨骨骺尚未闭合者。术后石膏固定6~8周,负重时间推迟到3~6个月后(图26-22)。

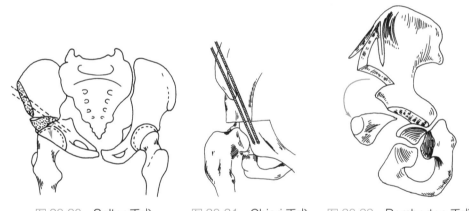

图26-20　Salter手术　　图26-21　Chiari手术　　图26-22　Pemberton手术

(2)股骨旋转截骨术:首先切开复位,加深髋臼。复位后,由于股骨颈前倾角较大(一般大于45°),下肢在极度内旋位才能得到复位,因而须在粗隆下作旋转截骨并固定,术后石膏固定(图26-23),4~6周后锻炼髋关节屈伸功能。X线片检查截骨处愈合后,可下床进行功能锻炼。

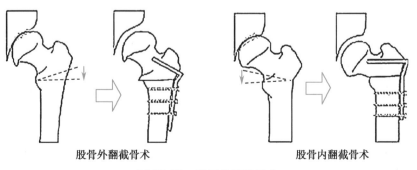

股骨外翻截骨术　　　　　　　股骨内翻截骨术

图26-23　股骨旋转截骨术

4. 8 岁以上   对于 8 岁以上的儿童,行切开复位均有困难,而且并发症多,故一般应用以稳定髋关节为目的的手术,如髋臼植骨加盖术、转子下分叉截骨术等。

对于成年的先天性髋关节脱位患者,由于不正常髋关节在长期负重下易造成创伤性关节炎,产生髋关节疼痛。对于这类病例,一般采用闭孔神经切断可暂时缓解疼痛,如果已影响髋关节功能,则可行人工全髋关节置换手术。

【并发症】

无论是保守治疗还是手术治疗,均可并发股骨头缺血性坏死,而手术治疗后还可发生再脱位和关节僵硬,需在治疗中注意预防。

1. **股骨头缺血性坏死**   此系医源性并发症,主要是机械性压力致动脉缺血所致。对此提出 5 条诊断标准:①复位后 1 年,股骨头骨骺核仍不出现;②复位后 1 年,现存骨骺核生长停滞;③复位后 1 年股骨颈部变宽;④股骨头变扁密度增加或出现碎裂现象;⑤股骨头残余畸形,包括头变扁、变大,扁平髋、髋内翻、股骨颈短宽等。

2. **术后再脱位**   术后再脱位虽然发病率不高,但一旦发生,预后不良,可出现股骨头坏死和关节僵硬。其产生的原因主要是关节囊紧缩不理想;其次为前倾角过大而未给予矫正;还有头臼不对称等。一旦发生,应及早手术处理。

3. **髋关节运动受限或僵硬**   此并发症较为常见。患者术前年龄越大,发生率越高;脱位股骨头位置越高,髋关节周围挛缩越重,越易发生髋关节运动受限或僵硬,特别是术后应用髋人字石膏固定者。应加强术后的早期关节功能锻炼,术后 1 周即应坐起练习活动,也可在石膏固定期满后,采用持续性被动活动(CPM 机)进行关节功能锻炼。

(刘　强)

第三节   臀肌挛缩症

臀肌挛缩症是儿童时期的臀部肌肉及筋膜发生纤维化挛缩引起的病症,继发引起髋关节外展、外旋,严重者出现髋关节屈曲障碍。1969 年 Volderrama 首先报告此病后,临床病例逐渐增多,国内已有一些论文报道了有关病因分析、治疗方法及效果。因对本病的发病原因目前仍有不同见解,其名称也较繁杂,有臀肌纤维化、臀肌筋膜挛缩症、儿童臀肌挛缩症等。我们认为本病虽以髋外展、外旋挛缩为主要表现,但实质是臀肌纤维化并挛缩所引起。臀部纤维化的肌肉不仅仅局限在臀大肌,还可涉及臀中、小肌,加之病因并不十分明了,故该病称臀肌挛缩症较合适。

【病因及发病机制】

1. **臀部接受反复多次的肌内注射**   该病均发生在儿童,绝大多数患儿有多次反复的臀部肌内注射史,所注射药物为抗生素。据文献报道注射针头的机械损伤可引起局部的出血、充血水肿和机化,发生肌纤维和继发性结缔组织增生,最后形成纤维瘢痕挛缩束带。注射用药物可刺激局部的肌纤维引起化学性损伤。注射药物沿肌纤维方向在肌间隙向远处扩散,这也是临床患者臀肌的挛缩束带总与肌纤维方向一致的原因。注射药物对组织的刺激程度有较大的差别,所造成的化学损伤强度也有明显的差别。青霉素类药物,尤其是钾盐青霉素刺激性较强,但苯甲醇的刺激作用更强。近年来,有人使用 2% 苯甲醇代替生理盐水稀释青霉素,可减轻肌注时的疼痛。苯甲醇有局麻和防腐作用,同一部位多次局部注射,出现药物吸收不良,肌肉小范围局限性变性、坏死、形成纤维化瘢痕及条索。另外肌内注射直接损伤可引起肌纤维出血、水肿、变性甚至坏死,其结局是肌肉纤维化及瘢痕挛缩。肌组织及其筋膜纤维样变,失去弹性和伸缩功能,形成挛缩纤维化条索,使臀部触之硬韧弹性差,并失去正常的膨隆外观,表现为尖臀。这些条索从内上斜向外下行走,导致髋关节外展、外旋畸形,内收、内旋运动能力受限,引起相应临床症状。多数人认为,注射药物的化学性损伤是臀肌挛缩症的主要病因。

2. **遗传及特发因素**　大约有近10%的患者没有反复多次的臀部肌内注射史,还有一些病例从未接受过臀肌注射。但他们有该病家族的高发病史,这使人们认为这些患者的发病与遗传有一定关系。还有少数患儿既无臀肌注射史,也无家族发病史,称为特发性。

3. **易感因素**　臀肌挛缩都发生在儿童,儿童是该病的易感人群。但接受长期反复肌注的儿童只有一部分患病,说明儿童对本病的易感性存在较大差异。瘢痕体质者接受臀肌注射后更易发病。

【临床表现】

本病儿童多见,男性多于女性,患者多为双侧发病。

1. **姿势和步态**　患者站立位,双下肢并拢时显得费力,严重者双足脚尖触不到一起。行走时呈现外八字脚。用力抬高足趾以代偿髋屈曲受限。迈步前进时,膝关节指向前外侧,患儿无法将膝关节提向正前方,表现出绕圈步态,跑步时尤为明显。严重的患儿自己穿裤子或袜子时特别困难,需坐在枕头或被子上才能自己穿裤子或袜子。

2. **臀部检查**　患者臀部外侧凹陷,失去正常臀部的膨隆圆滑之形态,髂嵴后部及大粗隆处显得较为凸出,臀部凹陷以外上方最为严重,此处可触及皮下较硬的纤维条索硬片,质韧无压疼,失去了臀部肌肉的正常弹性。被动下将髋内收、内旋时,臀外侧的纤维索条更加坚韧、明显。患儿下蹲后表现为尖臀畸形,臀的两侧扁平,甚至凹陷,内侧是膨隆的尖顶。

3. **髋关节运动范围检查**　主要包括以下几点:

(1)并膝下蹲试验:患儿直立,两腿并拢,然后下蹲,正常儿童可顺利做出此动作。该病患者在下蹲时,两膝必须分开才能蹲下,若两膝不分开则无法蹲下。较轻患儿蹲下后双膝又能并拢。较重患儿蹲下双膝仍不能并拢。呈现蛙式腿(frog leg)下蹲,极严重患儿屈髋受限,无法完全蹲下。

(2)二郎腿试验:正常人可轻松地跷起二郎腿。患儿取屈膝、屈髋坐位,无法将患肢股放到对侧股部上方,此时称二郎腿试验阳性。

(3)屈髋试验:受检者仰卧做屈髋、屈膝动作,正常人下肢可沿下肢矢状轴完成动作。患者在屈膝、屈髋时,髋关节必须外展,膝关节向外划一圆弧才能完成该动作。屈髋时大粗隆后上方常有弹动感,在屈膝、屈髋90°时,髋关节被迫外展,无法内收,此时髋外展畸形表现最明显。

(4)髂胫束试验(Ober征):患者健侧卧位,健侧屈髋屈膝,检查者一手固定骨盆,一手握踝,屈患髋膝达90°后,外展大腿并伸直患膝,大腿不能自然下落,并可于大腿外侧触及条索样物;或患侧主动内收,足尖不能触及床面,则为阳性。

4. **其他检查**　X线片检查一般无异常,但少数病例骨盆及髋关节有继发性改变。X线片可见髋臼指数增加,颈干角和前倾角增大;臀肌挛缩严重者继发髋关节半脱位。血清及常规化验均无异常。

【治疗】

本病一旦确诊,如无其他手术禁忌证就应采取手术治疗,手术越早效果越好。

手术采用经臀凹陷最严重处处于大粗隆上端的斜切口,切断松解所有纤维化挛缩的束带。手术松解成功的标准是患髋行Ober征检查阴性。术后第4d开始下床活动,练习并膝下蹲、患肢内旋交叉腿行走、坐位交替跷二郎腿等。

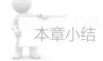

本章小结

总之,肢体畸形的诊治,关键在于早发现、早诊断、早治疗,这已经成为众所公认的事实。而我国目前初次就诊的肢体畸形的患儿,多数已错过了最佳的治愈年龄。部分原因是患儿得不到早期诊断。

而肢体畸形的早期诊断难度较大,究其原因是处于新生儿期甚至幼儿期的患儿依靠 X 线检查诊断并非十分可靠,因此,对患儿进行细致、耐心的体格检查显得尤为重要。一旦确诊,即应根据每个病例的临床特点制订合适的治疗方案,及早处理。

（贺西京）

思考题

1. 先天性肌性斜颈应与哪些疾病进行鉴别诊断?
2. 先天性肌性斜颈的诊断及治疗原则是什么?
3. 简述先天性髋关节脱位的病理改变过程。
4. 先天性髋关节脱位的诊断及治疗原则是什么?
5. 简述先天性髋关节脱位的鉴别诊断。
6. 简述臀肌挛缩症的临床表现与诊断。

参考文献

［1］陈孝平. 外科学. 北京 : 人民卫生出版社, 2009.

［2］胥少汀, 葛宝峰, 徐印坎. 实用骨科学. 北京 : 人民军医出版社, 2012.

［3］高宏, 王海强, 黄耀添, 等. 肌性斜颈病因及病理的历史与现状. 中国矫形外科杂志, 2000, 7 (7): 690-692.

［4］唐盛平, 刘正全, 全学模, 等. 胸锁乳突肌巨微解剖与先天性肌性斜颈的病因关系. 中华小儿外科杂志, 2001, 22 (1): 19-20, 65.

［5］高福堂, 唐盛平, 王帅, 等. 先天性肌性斜颈病变组织中脂肪增生与纤维化, 中华小儿外科. 2012, 33 (6): 408-412.

［6］孙元龙, 刘卫东, 吉士俊. 先天性髋关节脱位髋臼软骨的影像学研究. 中华小儿外科杂志, 1988, 19 (2): 102-104.

［7］谭志宏, 杨升平, 房伦光. 先天性髋关节脱位的手术治疗. 中华小儿外科杂志, 2000, 21 (4): 246-247.

［8］中华医学会骨科学分会. 发育性髋关节发育不良诊疗指南(2009 年版). 中国矫形外科杂志, 2013, 21 (9): 953-954.

［9］贺西京, 李浩鹏, 王栋, 等. 臀肌挛缩症的分级与治疗. 中华骨科杂志, 2003, 23 (2): 35-38.

第二十七章
手 足 畸 形

第一节　先天性手部畸形

先天性手和上肢畸形很常见,其发生率约为 1:626。而实际上,由于很多上肢畸形很轻微,没有得到家长的重视,上肢畸形的发生率比临床统计的要更高一些。了解上肢的正常生长发育过程对于理解畸形发生十分重要。儿童先天性手部畸形治疗的首要原则是重建功能,其次是重建外形。

在妊娠第 26d,从胚胎的外侧发出肢芽,手和上肢从同一个肢芽发出。肢芽由中胚层和外胚层细胞组成,从胚胎的背侧和腹侧的结合处发出。肢芽的中胚层来自胚体壁和侧板。胚体壁中胚层将形成肌肉、神经和血管,侧板中胚层形成骨、软骨和肌腱。

上肢发育由近端向远端形成,至妊娠第 8 周,上肢所有结构形成完成。间充质细胞在肢体芽的中部聚集形成骨骼原基。这些细胞后来分化为软骨细胞和成骨细胞前体。软骨骨化从妊娠第 36d 在肱骨开始,妊娠第 50d 于远节指骨结束(表 27-1)。

表 27-1　发育情况表

妊娠时间	胚胎时间	发育事件
21	9	脊索表达 Shh
26	12	上肢芽形成
31	14	上肢芽弯曲
33	15	手板形成,锁骨下 / 腋 / 肱动脉形成
36	16	神经干进入上肢;肱骨和前臂软骨化,肱盂关节开始形成
41	17	指骨形成,开始骨化,尺动脉形成
44	18	近节骨骨化,桡动脉形成,胸大肌形成
47	19	中节指骨骨化,指骨开始分离,关节形成
50	20	远节骨骨化,指骨分离
54	22	肱骨骨化,指骨完全分离
56	23	远节骨骨化,肱骨滋养血管形成

引自:Al-Qattan 等,JHS,2 009

手的功能依靠 5 个手指独立运动完成。在现代生活中,人类需要操作计算机,使用键盘,时时刻刻都需要手指进行屈曲、伸直、内收、外展等活动。当手指出现畸形时,这些活动将难以进行(表 27-2)。

表 27-2   手和上肢先天性畸形的分类

分型	分类	临床病例
I	形成不全	横向缺失;纵向缺失
II	分化不全	并指;尺桡骨融合;先天性指屈曲
III	复制	多指
IV	过度生长	巨指
V	生长不良	短指
VI	羊膜带综合征	羊膜带综合征
VII	系统性	关节挛缩;软骨发育不良

一、并指

也叫蹼指,是儿童手部最常见的畸形。常常需要通过手术治疗,来改善功能和外观。

【产生的原因和发病率】

单纯的并指,在新生儿的发生率约为 1∶3 000。男孩多见。其遗传方式为常染色体显性遗传,但其外显率是变化的,因此并指的病例并没有明显的家族聚集性。一般为双侧并指,也常常有双手、双足均有的。总之,最常见的并指发生在第三指间,其次是第四、第二和第一指间。其发病率依次为50%、30%、15% 和 5%。

并指是由于分化不全导致。在上肢发育过程中,从妊娠第五周开始形成手节。指间的裂隙通过细胞凋亡形成,由外胚层顶嵴介导,从远端向近端发生。指间分离失败或未分离就会导致并指发生。有研究者研究了并指的遗传和分子生物学机制,在常染色体显性遗传的并指患者中,其致病区域在二号染色体(2q24-q36)。其他的变异包括 *HOXD13* 基因变异。

【诊断要点】

并指的诊断并不难,通过临床查体,即可诊断。但是需要仔细查体,确定并指属于简单并指、复合并指,还是复杂并指。主要通过主动和被动活动之间关节时,是否出现皮肤自然褶皱确定。若出现自然褶皱,一般为简单并指。否则,就要怀疑患儿为复合或者复杂并指。

通过拍摄患肢的 X 线片,可以观察并指中骨组织的融合情况。如果同时合并有其他临床症状,比如 Poland 综合征、Apert 综合征或者羊膜带综合征,则需要同时评估整个上肢、胸廓、足部和头面部的畸形。

【分类】

主要依据其影响的组织范围。完全并指是指并指涉及整个指间。而不完全并指是指并指没有完全达到整个指间。简单并指是指指间仅有皮肤或者软组织相连接,甲板可能没有融合。复合并指是指相邻的指骨间有骨性融合。复杂并指是指涉及相邻掌骨附件,或者在指骨间有异常骨形成。在简单并指中,患肢的关节、韧带、肌腱一般是正常的。

【治疗方法】

除了十分轻微的不完全并指,几乎所有的并指都需要进行外科松解。手术适应证分明确。争议存在于“什么时候做手术时机最佳”和“如何进行松解”。在本书中我们只讨论手术时机的问题。

关于手术时机的问题,需要依据患儿的个体情况进行选择。一般来说,简单完全并指的手术松解可以在 18 个月以内进行,一般不会影响手部功能和精细动作。

二、多指

【分类、发病率和病因】

按照多指存在的位置,将多指分为轴前性多指、轴后性多指和中心性多指。

1. **轴前性多指** 是指"拇指多指",指在手部的桡侧多指,或者拇指分叉,在亚裔中发病率最高(图27-1)。轴前性多指的发病率为1:10 000。男孩多于女孩。多数病例为散发病例,影响单侧,一般为常染色体显性遗传。

2. **轴后性多指** 是指"第六指",指在手部的尺侧出现多指。在非洲裔人群中,发病率最高。在白种人,其发病率约为1:1 339,而在黑人中,其发病率为1:143。一般多为单纯的多指畸形。其遗传方式为常染色体隐性遗传。轴后性多指的确切病因不明。大量的研究发现其发病与7、13或者19号染色体的异常有关。

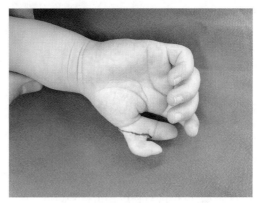

图 27-1 轴前性多指(拇指多指畸形)

3. **中心性多指** 是指在手掌中部出现的多指,发病率远远低于轴前性和轴后性多指。中心性多指常常影响患肢的抓握和张开功能。

【临床症状】

依据病史和体格检查对患儿的多指情况进行评估。考虑到遗传因素,需要详细询问患儿的家族史。有助于为治疗提供方向。仔细查体可以为治疗方案的制订提供详尽的信息。尤其需要注意多指是否与掌骨形成关节。对于与骨组织形成关节的多指,检查多指其屈伸时,指间关节的褶皱,可以为医师提供关节肌腱功能的信息。如果多指处于伸直位、僵硬、无皮纹,则提示该多指无肌腱附着。

【治疗方法】

在某些情况下,由于患儿家属个人原因,如宗教、文化等,并不愿意采用手术治疗。在大部分情况下,多指都需要进行手术治疗,以恢复手部功能,改善外形。但是对于中心性多指来说,手术处理后的效果是否优于其自然病程,是困扰临床医生的一个难题,需要仔细的临床检查才能决定是否手术。

三、拇指扳机指(拇指狭窄性腱鞘炎)

1岁儿童的扳机指发病率约为3:1 000(Kikuchi N,Ogino T.Incidence and development of trigger thumb in children.J Hand Surg Am,2006,31:541-543.)。扳机指的确切发病原因不明,多个研究评估了几千个新生儿后,明确发现,该疾病不出现在新生儿中。因此,不能称其为先天性疾病。

扳机指形成的原因是拇长屈肌腱与腱鞘大小不匹配,一般在第一掌指关节处出现环形缩窄。通过对缩窄处的腱鞘和肌腱进行组织病理学观察,未发现有炎症、感染或者退变发生。因此,迄今为止,儿童扳机指的病因不明。

其他手指也可能出现扳机指,但其发生率是拇指的1/10。其病因也不确切。

【临床症状】

扳机指患儿多在1岁半到3岁时就诊,其拇指有时固定在指间关节屈曲挛缩位置。其症状多被患儿家长、老师或者其他看护人员偶然发现。有时会被误认为是创伤所致,容易与关节脱位相混淆。其诊断依据为:当指间关节在固定在屈曲位置时,无疼痛;而当被动或者主动伸直指间关节时,会有短暂的疼痛。仔细查体可以发现拇长屈肌腱上的结(图27-2)。

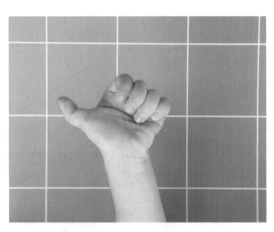

图 27-2   拇指扳机指

【治疗方法】

保守治疗可以缓解扳机指的症状,但是并不能从根本上治疗扳机指。对于保守治疗无效的扳机指,需要进行外科手术松解。外科手术的主要方式为将增生而卡压肌腱的腱鞘进行切开松解,一般不切除腱鞘,仅仅进行松解即可达到目的。

第二节   先天性马蹄内翻足

马蹄内翻足畸形是指一种复合畸形,是先天性足踝关节骨与关节的复合畸形。这些复合畸形包括:前足内收,后足内翻,高弓足(前足和后足跖屈),前足相对于中足内收。尽管先天性马蹄高弓内翻足的名称比较冗长,但是描述更加准确。

有四种马蹄足的分类,本章主要关注特发性的马蹄内翻足。特发性马蹄内翻足是最常见的一类马蹄内翻足,患儿无其他方面疾病,若不经治疗,其足部畸形不会减轻。第二类为姿势性的马蹄内翻足畸形,此类畸形不需要治疗,或者仅仅进行理疗、石膏矫形即可缓解。神经源性的马蹄内翻足畸形是指患儿同时有脊髓脊膜膨出。症状性的马蹄内翻足是指由其他疾病导致的马蹄内翻畸形。后两种类型的马蹄畸形比较僵硬,治疗效果不佳。

【流行病学】

马蹄内翻畸形的发病率与人种有关,在白种人中,新生儿的发病率为 0.93:1 000~1.5:1 000,亚洲人中为 0.6:1 000。男婴的发病率显著高于女婴,约为后者的 2 倍。50% 的患儿为双侧马蹄内翻畸形。

马蹄内翻畸形的发病有一定的遗传因素。患有马蹄内翻足畸形的父母,其子女患有马蹄内翻畸形的概率较健康人群高 17 倍。健康的父母,如果其第一个男孩为马蹄内翻畸形,那么第二个男孩患有马蹄内翻畸形的发病率为 1:40。同卵双胞胎同时患有马蹄内翻畸形的概率为 32.5%,而异卵双胞胎则为 2.9%。

【病因】

马蹄内翻足的病因十分复杂。其中遗传是一个较为明确的因素,目前的研究结果认为:马蹄内翻足为显性基因遗传,其外显率受到多种因素的影响。此外,通过实验证实了一些其他的学说,这些学说包括宫内挤压、肌肉损伤、骨骼畸形、血管损伤、宫内病毒感染、肌腱附着点异常和组织学异常。

环境因素可以影响基因的表达。研究发现在妊娠期间吸烟的孕妇,其子代发生马蹄内翻足的风险较高,且与每天抽烟的数量相关。马蹄内翻足家族史和妊娠期间吸烟的联合作用可以导致马蹄内翻足发病风险剧增,说明了马蹄内翻足发病的基因-环境相互作用的重要性。

【临床症状】

马蹄内翻足的典型畸形可以用"CAVE"来记忆,即:高弓(cavus,前足相对于后足跖屈),前足内收(adductus,前足相对于中足内收),内翻(varus,距下关节内翻),马蹄畸形(equinus,踝关节马蹄畸形)。这些畸形不能通过手法矫正,每个患足的畸形程度不尽相同。通常在那些双侧患病的患儿,其双侧畸形程度也不尽相同。

除了这些典型的畸形表现外,还有一些相关表现。一般在患儿的踝关节后侧,可见皮肤褶皱。由于患儿跟骨后侧有较厚的脂肪垫,因此难以触及跟骨。在中足,足弓下方可见一横行皮肤褶皱(图27-3)。

对于新生儿的检查,可以通过将检查者拇指放在婴儿足背外侧的距骨头上,作为支点,外翻距下关节。在特发性的马蹄内翻足畸形患儿,其舟骨一般不能与距骨头对齐。在单侧患病时,其患足和跟腱一般较健侧小,且患肢略短于健侧。对患儿畸形详细的体格检查,需排除神经源性和症状性的原因。同时要注意检查肌力和感觉,一般情况下,患儿前外侧的肌力和感觉会有异常。需要检查患儿的胫前肌、踇长伸肌、腓骨肌肌力。

依据查体结果,对患儿畸形的程度和僵硬程度进行评估,这对于治疗具有重要意义。对于马蹄内翻畸形的分类较多,然而目前尚没有一个统一的分类方法,现有的方法其主观性过强,且重复性差。目前常用的分类方法有两个,分别是Dimeglio方法(图27-4)和Pirani方法。这两个分类方法都是通过对查体结果进行评分,然后通过总的评分,对患儿的畸形程度进行分级,从而指导治疗。患儿初诊时,对畸形程度进行分类十分重要,这可以用来指导制订治疗方案,同时也可以用来对比不同治疗方法的疗效。

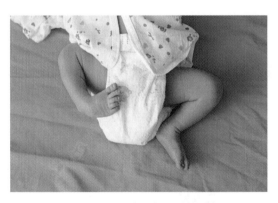

图27-3　右足先天性马蹄内翻足

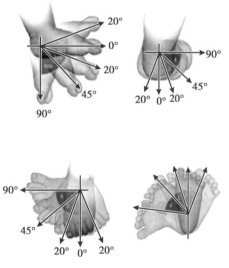

图27-4　Dimeglio评分方法

【影像学表现】

影像学对于先天性马蹄内翻足畸形的诊断和治疗意义存在争议。马蹄内翻足的诊断主要通过临床查体。影像学主要从骨骼的畸形方面来评价足部畸形,由于儿童足部软骨较多,因此影像学在诊断马蹄内翻足的意义十分有限(图27-5)。

尽管如此,影像学在评估患儿畸形位置和矫正效果方面有一定意义。在拍摄足部正位片时,将足部压在平板上,保持背伸和外旋,这样可以显示距下关节。在足部侧位片上,足背伸和最大限度外翻,确保获得准确的足部侧位片(在侧位片上,腓骨处于胫骨的后1/2处)。在正位片上,测量跟距角、距骨-

第一跖骨角。距骨和跟骨轴线有一定夹角,而距骨轴线和第一跖骨轴线在同一条直线上。在侧位片上测量胫距角和胫跟角。距骨轴线一般垂直于胫骨轴线。在侧位片上评估跟骨和骰骨的关系。

此外,超声目前也用于新生儿马蹄内翻足畸形的评估,但目前的应用十分有限。关节造影、CT、MRI 也用于评估畸形程度,但不作为特发性马蹄内翻足的常规评估方法。

【宫内诊断】

随着孕前检查的推广普及,以及胎儿超声技术的进步,越来越多的马蹄内翻足畸形在妊娠阶段即被发现。因此,常常有准爸爸、准妈妈就马蹄内翻足的症状、诊断、治疗、预后问题来咨询骨科医生。一般情况下,马蹄内翻足畸形在妊娠第 12 周即可通过超

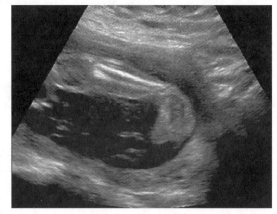

图 27-5　胎儿马蹄内翻足

声检查发现。超声诊断的标准为发现胎儿的足部固定于马蹄内翻位置。目前的三维超声可以比标准的超声提供更多、更准确的诊断信息。

在发现胎儿在宫内有马蹄内翻畸形后,应注意检查患儿是否合并其他畸形。如果为单纯的马蹄内翻畸形,在宫内不需要进行任何干预。骨科医生应向患儿父母讲清楚该疾病的病因、治疗和预后,减轻患儿父母的恐惧和不安,让患儿父母对是否继续妊娠做出自己的决定即可。

【病理解剖学】

马蹄内翻畸形产生的原因包括:足部骨骼排列畸形,足部骨骼形态畸形。

【自然病程】

未经治疗的马蹄内翻足会发展成为僵硬的畸形足。在患足的背外侧,其负重部位,可见一胼胝体或滑囊形成。在畸形严重的病例,其穿鞋有一定困难,但功能可能没有明显受限。未经治疗的成人马蹄内翻足畸形,疼痛不是常见症状。

【治疗方法】

(一) 非手术治疗

马蹄内翻足治疗的目的是重新获得一个柔软的、外形正常、功能正常、跖掌部着地的足,从而使得足底压力分布接近正常,不需要特制的鞋子。

自从 2300 年以前,Hippocretes 初次描述了这个畸形以来,出现很多种畸形矫正方法(图 27-6)。在过去的 200 年间,很多治疗方法(包括手术方法和非手术方法)都以失败告终。20 世纪 40 年代,Iowa 大学的 Ponseti 和 Smoley 提出了一种使用序列石膏治疗马蹄内翻足的方法。在经过半个世纪的临床检验后,于 20 世纪 90 年代其治疗方法得到了公认。其治疗方法为:首先通过 5~8 次手法按摩和序列石膏矫形(每次 5~7d),纠正患足内收、内翻、高弓、跖屈畸形;然后通过经皮跟腱切断术,术后石膏固定 3 周,纠正患足残余跖屈畸形;最后夜间佩戴足外展支具 3~5 年。一般情况下,<50% 的患儿在行走后,需要行胫前肌转位,以恢复肌力平衡。Ponseti 方法在治疗马蹄内翻足方面取得了十分好的结果,因此成为马蹄内翻畸形保守治疗的金标准。

Ponseti 治疗方法是基于马蹄内翻畸形的解剖病理基础进行的。手法按摩和石膏矫形的基础是:韧带和肌腱的胶原具有黏弹性的特点。在手法按摩过程中,韧带和肌腱中的胶原出现蠕变现象。蠕变现象是指随着作用力时间的延长,组织长度沿着力的作用方向增加,组织长度的增加一开始十分迅速,而后逐渐减慢。石膏固定就是为了巩固手法按摩的效果。在石膏固定过程中,胶原出现应力松弛现象。松弛现象是指将组织牵拉到一定的形变后,保持该形变,组织上的拉力会逐渐减小。直到进行下一次手法按摩时,胶原重新出现蠕变和松弛。

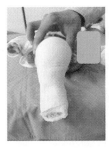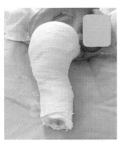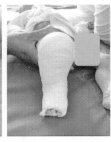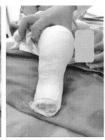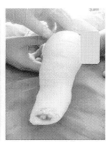

在逐步矫形过程中，距骨头重塑，挛缩的韧带重塑

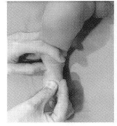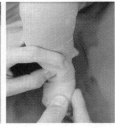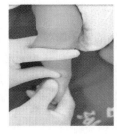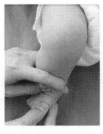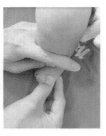

图 27-6　从左至右，足部内翻畸形逐步得到矫正

手法按摩和石膏固定应该尽早进行。一般建议在患儿满月后开始。但也有学者建议出生后尽早进行，越早越好。有个案报道提示数月内开始治疗的患儿和刚出生就开始治疗的患儿，其疗效无显著性差异。

跟腱切断术：Ponseti 方法中，使用手法按摩和石膏固定可以纠正 90% 患儿的高弓、内收和内翻畸形。然而，极少数患儿(<10%)的马蹄畸形得到足够矫正（背伸达到 10°）。对于那些马蹄畸形没有得到矫正的患儿，需要行经皮跟腱切断术。跟腱切断术后，使用石膏固定 3 周。在这 3 周中，将足部固定于背伸 15~20°，外旋（相对于小腿）70~75°。本阶段完成后，治疗的活动期就基本完成。

移除石膏后，进入维持期，开始佩戴足部外展支具（图 27-7）。外展支具为一双半限制的鞋子，用一根杆连接在一起。外展支具将足部固定外展位（患足外展 70°，健侧外展 45°）。杆有一定的弯度，背向患儿，从而使踝节轻度背伸。外展支具对于治疗十分重要，这一点应向患儿家属说明。

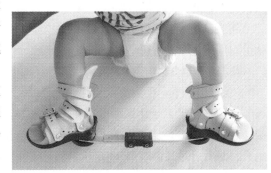

图 27-7　佩戴支具

（二）外科治疗

马蹄内翻足外科治疗适应证为非手术治疗效果不佳的患儿。传统的保守治疗方法效果不佳，外科手术率在 75%~100%。且外科治疗的并发症较多，包括伤口愈合问题，神经血管损伤，骨/软骨损伤，距骨和舟骨坏死，疼痛，僵硬，力量差，残余畸形，畸形复发，背侧拇囊炎，以及距舟关节、距下关节和跟距舟关节过度矫形等。从长期随访来看，外科治疗的效果较差。很多病例甚至需要多次手术进行，从而导致患足疼痛、僵硬，生活质量很低。

Ponseti 方法显著降低了特发性马蹄内翻足的手术率，但是仍然有部分患足需要手术治疗。手术治疗的适应证主要是畸形复发和残余畸形。手术方式主要为广泛的软组织松解，包括距下关节、距舟关节、跟骰关节等。

第三节　平　足　症

平足症,也叫扁平足,是指足在负重状态下,后足外翻,中足相对于纵弓跖屈,前足相对于后足旋后。足部具有一定的韧性,距下关节、足弓在负重状态下扁平,去除负重能够恢复其形态。

【流行病学】

由于临床上对平足症没有一个严格的基于影像学标准的定义,因此平足症的真实发病率不明确。目前缺乏对正常足弓高度的统一标准。但是,一般认为大部分儿童和约20%的成人有平足,这些人中,大部分的平足是柔软且稳定的,无明显不适。柔软性扁平足是指足部关节和软组织具有良好的柔韧性,大约占扁平足患者的2/3,一般不会导致残疾。部分扁平足是由于跟腱挛缩导致,这样会引起足部疼痛和功能障碍。此外,僵硬性扁平足比较少见,主要是由于距下关节活动性较差,常常导致距下关节融合、疼痛、残疾等。

研究发现足弓形成在3~5岁的儿童,扁平足的发病率为42%,而在青少年时期,则降至6%。大部分的婴儿出生时足弓比较扁平,随着生长发育,足弓逐渐出现。因此,研究认为,足弓高度在平均值的2个标准差范围内为正常。

【病因学】

关于柔软性扁平足的病因,主要有两种理论。有学者研究通过电刺激腓骨长肌促进儿童足弓发育,认为隐匿性的足部肌肉肌力降低是软性扁平足的病因。另外一部分学者认为距骨的形状、位置是导致扁平足的首要原因。

此外,扁平足患儿的软组织存在一定问题,包括韧带松弛、跟腱挛缩等。但是目前无法确定这些软组织疾病是原发的还是继发的。

环境因素也会影响扁平足发病率。中国和印度的学者研究发现:不穿鞋子的儿童,其扁平足发病率较低。

【临床症状】

评估扁平足主要从足踝形态和下肢功能两个方面进行。下肢功能主要评估其韧带松弛度、下肢旋转和行走步态。足踝的评估中,首先需要认识到:扁平足不是一个单纯的畸形。它是一系列畸形的组合,包括:后足外翻畸形、前足旋后畸形和小腿内旋畸形。其距下关节轴线向外侧倾斜,造成跟骨外翻、旋前。可以通过足趾站立试验和Jack抬趾试验评估距下关节的活动度和柔韧性。通过手法纠正后足外翻畸形后,前足旋后畸形一般会相应改善。通过背伸踝关节,牵拉跟腱,评估踝关节功能。距下关节外翻还包括跟骨相对于距骨背伸。因此,在评估踝关节功能时,需要将跟骨外翻纠正至中立位,屈曲膝关节,背伸踝关节,若踝关节背伸小于10°,提示跟腱挛缩。然后将膝关节伸直,继续维持踝关节最大背伸状态,再次评估踝关节背伸角度。如果在膝关节屈曲状态下,踝关节背伸大于10°,在膝关节伸直情况下,踝关节背伸小于10°,则仅有腓肠肌挛缩(图27-8)。

总之,在评估患儿扁平足畸形时,需要系统查体,评估下肢肌力,排除神经系统病变。评估下肢活动度、骨骼形态、肌力、感觉。需要特别注意跟腱的紧张度和足部畸形的柔软程度。

【影像学表现】

影像学对于扁平足的诊断意义不大,但是对于评估足弓高度和制订手术计划有帮助。对于柔软性扁平足,需要拍摄负重位的正、侧位片,而对于僵硬性扁平足,则需要额外拍摄跟骨轴位片和斜位X线片。非负重位片无法体现真正的畸形情况。X线片可以评估骨骼在静止状态下的相互关系,但是不能提供患足柔韧性方面的信息,不能作为手术的唯一依据。

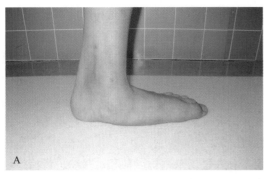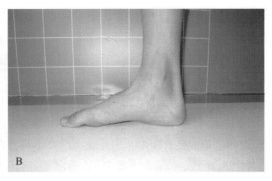

图 27-8 扁平足典型表现
A. 左足扁平足;B. 右足足弓正常。

扁平足的侧位片可以发现跟骨跖屈,表现为跟骨高度降低;同时有距骨跖屈角度变大,表现为距骨角改变。距骨跖屈、舟骨背伸导致中足凹陷,足弓下降,可以通过距骨—第一跖骨角评估。通过评估这些角度,可以为手术提供参考信息(图 27-9)。

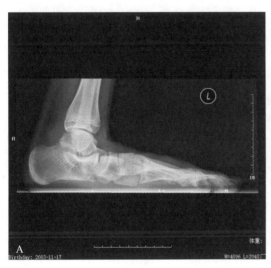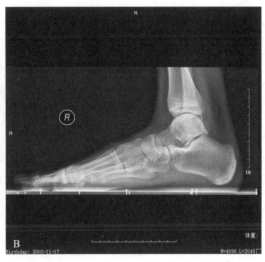

图 27-9 扁平足 X 线表现
A. 左足扁平足;B. 右足足弓正常。

儿童足部正位片,对评估扁平足畸形帮助不大。在平足畸形时,距下关节过度外翻;舟骨外展和背伸。从正位片上,跟骨轴线难以评估。因此,评估距舟关节显得尤为重要。但是,儿童的舟骨骨化中心从外侧开始,导致评估结果不可靠。从正位片上,评估距骨 - 第一跖骨角,也可以用来评估畸形情况。其交点一般位于距骨头或者距舟关节。

【自然病程】

婴儿期的扁平足属于正常现象。儿童的足弓高度显著低于成人。儿童在 10 岁以前,随着发育,其足弓显著增高,儿童期不同年龄的正常足弓高度差异很大。

研究发现那些有扁平足的孩子,在体育课上的表现不如同年龄的正常孩子。同时,扁平足与膝外翻、关节囊松弛有一定关系。柔软、稳定的扁平足一般不会导致疼痛和畸形。

【病理解剖学】

足的功能是为身体在站立和行走状态下,提供稳定的支撑。前足和后足之间的关节已简化为一个斜行的铰链。

距下关节是由三块骨头(距骨、跟骨、舟骨),多条韧带和多个关节囊组成的一个整体。距下关节的运动轴为一个斜行的轴,绕着该运动轴,足部可以做内翻和外翻运动。内翻活动包括跖屈、旋前、内旋。

外翻活动包括背伸、旋后、外旋。距下关节内翻状态称足内翻,多见于高弓足和马蹄内翻足。距下关节外翻状态称为足外翻,多见于扁平足。

柔软性扁平足在行走时,前半程可以实现外翻,但是在后半程,不能内翻。因此,容易造成软组织疲劳和损伤。

【治疗】

目前尚没有关于柔软性扁平足的长期、前瞻性临床研究。多数学者认为柔软性扁平足是一种解剖变异,不会造成残疾畸形。但是也有学者不同意此看法。

对于儿童无症状的扁平足患儿,不需要进行治疗。有人建议采用矫形鞋和足弓垫进行治疗。但目前的研究结果提示,这些方法的治疗效果与非治疗组无显著差异。因此,对于无症状的扁平足,主要是向患儿家属讲明病情,无须特殊处理。

对于活动时足部和小腿有疼痛的扁平足患儿,可以考虑采用矫形支具,包括矫形鞋、鞋垫、足弓垫治疗,以缓解活动带来的疼痛。

对于保守治疗效果不好的患者,可以进行手术治疗。手术治疗的方式很多,可以分为软组织折叠术、肌腱延长和转位、骨组织切除、截骨术、关节融合术和距下关节制动术。

本章小结

先天性手足畸形是临床上较为常见的一种疾病。先天性手部畸形包括并指、多指、扳机指。根据畸形的类型及可能造成功能丧失的严重程度,治疗首先是功能重建,其次是外形重塑。先天性马蹄内翻足畸形是一种足踝关节骨与关节的复合畸形,包括前足内收、后足内翻、高弓足、前足相对于中足内收。治疗原则为早期发现、早期治疗,方法简单,效果良好。平足症是指足在负重状态下,后足外翻,中足相对于纵弓跖屈,前足相对于后足旋后。其治疗包括支具矫形治疗和手术治疗。

(雷 伟)

思考题

1. 先天性手部畸形如何分类?
2. 先天性手部畸形的治疗原则和方法是什么?
3. 简述先天性马蹄内翻足的临床表现及治疗原则。
4. 简述平足症的定义、临床表现及治疗原则。

参考文献

[1] AL-QATTAN MM, YANG Y, KOZIN SH. Embryology of the upper limb. The Journal of hand surgery, 2009, 34: 1340-1350.

[2] BOSSE K, BETZ RC, LEE YA, et al. Localization of a gene for syndactyly type 1 to chromosome 2q34-q36. American journal of human genetics, 2000, 67: 492-497.

[3] MIURA T, NAKAMURA R, IMAMURA T. Polydactyly of the hands and feet. The Journal of hand

surgery, 1987, 12: 474-476.

[4] HORSNELL K, ALI M, MALIK S, et al. Clinical phenotype associated with homozygosity for a HOXD137-residue polyalanine tract expansion. European journal of medical genetics, 2006, 49: 396-401.

[5] KIKUCHI N, OGINO T. Incidence and development of trigger thumb in children. The Journal of hand surgery, 2006, 31: 541-543.

[6] DIMEGLIO A, BENSAHEL H, SOUCHET P, et al. Classification of clubfoot. Journal of pediatric orthopedics Part B, 1995, 4: 129-136.

[7] GAO R, TOMLINSON M, WALKER C. Correlation of Pirani and Dimeglio scores with number of Ponseti casts required for clubfoot correction. Journal of pediatric orthopedics, 2014, 34: 639-642.

[8] GLOTZBECKER MP, ESTROFF JA, SPENCER SA, et al. Prenatally diagnosed clubfeet: comparing ultrasonographic severity with objective clinical outcomes. Journal of pediatric orthopedics, 2010, 30: 606-611.

第二十八章
脑与脊髓疾病后遗症

第一节　大脑性瘫痪

大脑性瘫痪(cerebral palsy,CP)简称脑瘫,亦称Litter病,1843年由英国学者William John Litter首次提出。该病指自胎儿至婴儿期,多种病因引起的非进行性的脑损害及发育缺陷所致的中枢性运动及姿势发育的永久性障碍。患儿常伴有智力低下、感知觉障碍、语言、精神行为异常及癫痫等,是导致小儿运动残疾的主要疾病之一。

【病因及发病率】

脑瘫的病因复杂,主要分为出生前因素、出生时因素、出生后因素。出生前因素主要有先天性感染、中毒、接触放射线、孕妇营养不良、高危妊娠、遗传性因素等;出生时因素有早产、过期产、多胎、低出生体重、窒息、产伤等;出生后因素有新生儿期各种感染、外伤、颅内出血、胆红素脑病等。上述致病因素的患儿并非全部发生脑瘫,其中早产、低出生体重、多胎、出生时窒息、缺氧缺血性脑病、产伤、胆红素脑病、宫内感染等被视为可能发生脑瘫的高危因素。孕龄越小、出生体重越低,脑性瘫痪患病率越高。近年来,出生时窒息不再是脑瘫的常见病因,遗传因素在脑瘫中的作用逐渐被人们所重视。

脑瘫发病率国外报道为1.2‰~2.5‰,我国1995—1997年对浙江、江苏部分地区进行脑瘫流行病学调查,发现7岁以下小儿脑瘫患病率约为1.5‰~1.8‰。男孩多于女孩,男：女比为1.13∶1~1.57∶1。

【临床表现】

脑瘫的病理改变以弥散的不同程度的大脑皮质发育不良或萎缩性脑叶硬化为最多见,其中1/3的病例有肉眼可见的畸形,2/3的病例为显微镜下的结构异常。脑损害的病因复杂致使其临床症状复杂;即使是同一原因致病,因脑损害的时期、部位不同,症状表现亦不一样。

脑瘫的临床表现通常具有早期性、非进行性和障碍多重性三个特点。运动发育落后、肌张力异常、姿势异常和多种神经反射异常为其最基本的临床特征。通常患儿的粗大运动(竖颈、翻身、坐、爬、站立、行走)以及手指的精细动作发育等均落后于同龄正常儿。多数患儿肌张力升高;少数患儿肌肉松软,肌张力低下。可出现多种多样的姿势异常与肌张力不正常,与原始反射延迟消失有关。痉挛型脑瘫患儿腱反射活跃或亢进,有些巴氏征阳性及可引出踝阵挛。脑瘫患儿还常表现为原始反射、保护性反射减弱或延缓出现。临床分7个类型:

1. **痉挛型**　最为常见也最为典型,约占脑性瘫痪患儿的60%~70%。损害部位主要位于大脑皮质运动区和锥体束,临床特征是伸张反射亢进,不能完成大脑的运动指令,发生运动障碍和姿势异常。表现为肢体异常痉挛,随成长而发生关节挛缩变形,起立、行走时两腿呈交叉体位、剪刀步态,临床检查可见锥体束征;有的尚伴有智力障碍和癫痫。按照肢体受累部位不同尚可分为偏瘫、双侧瘫痪、四肢瘫痪、截瘫等类型;还有早期呈弛缓性瘫痪,2岁左右逐渐变为痉挛性瘫痪的特殊类型。

2. **强直型**　四肢呈僵硬状态,其伸张反射特殊亢进,做被动运动时其四肢无论屈伸都有抵抗,犹如弯铅管、旋转齿轮样感觉。腱反射正常或减弱。常伴有智能发育障碍及癫痫。

3. **手足徐动型**　全身肢体活动难以用意志控制,包括颜面肌肉在内,手足不随意运动。发声、构音器官也多受累伴有语言障碍。上肢比下肢损害重,其病变以大脑深部基底核、锥体外系部分为主,约占脑性瘫痪的 20%。本型患儿智商较高,但由于上肢运动及语言障碍,较难独立生活。

4. 共济失调型　由于小脑、脑干损伤此型以平衡功能障碍为主,患儿肌紧张低下,不能完成正确的动作。手及头部可看到轻度震颤,上肢功能障碍明显。常伴有智能障碍,语言缺少抑扬声调,眼球常震颤,伴有触觉、知觉异常。

5. 震颤型　以肢体震颤为特点,此型在脑性瘫痪中极为罕见。

6. 肌张力低下型　该型为脑性瘫痪中最重者,随意运动、不随意运动均缺乏,且伴有智力障碍及癫痫。部分患儿幼儿期以后可转为手足徐动型等脑性瘫痪。

7. 混合型　上述各型脑性瘫痪典型症状混同存在者,称为混合型,以痉挛型和手足徐动型混合常见。

【诊断】

脑瘫应在婴儿时期就出现中枢性运动障碍症状,根据典型的围产期病史和患儿神经系统发育延迟及上运动神经元损害的表现,可早期做出诊断;一些患儿伴有智力低下、视、听觉障碍,有助于诊断。神经系统影像学检查,可发现颅脑结构异常,有助于脑瘫的病因学诊断及判断预后。确诊时需除外进行性退变性神经疾病、某些遗传性疾病、代谢性疾病所致的中枢性瘫痪及正常小儿暂时的运动发育落后。Werdnig-Hoffmann 型脊肌萎缩症、先天性肌营养不良性疾病亦应予以鉴别。

【治疗】

脑性瘫痪的治疗主要是充分发挥患儿的潜能,促进各系统功能的恢复和发育,减轻其伤残程度,其预后取决于智力障碍的程度。

婴幼儿运动系统处于快速发育阶段,早期发现运动异常,早期加以纠正,抑制异常运动,纠正异常姿势,促进正常运动发育。康复训练进行得越早,越容易取得较好疗效。

早期康复训练首先要对患儿进行正确评估,然后在医生指导下按小儿运动发育规律进行功能训练,循序渐进促使小儿产生正确运动。对智力低下、语言障碍及行为异常也需同时进行全方位干预,还要注重患儿对日常生活、社会交往及将来从事某种职业能力的培养。

1. 功能训练　包括躯体训练(physical therapy,PT)、技能训练(occupational therapy,OT)和语言训练,利用机械性、物理性方法,针对脑瘫所致的各种运动障碍及异常姿势进行的一系列训练,常需用一些辅助器材和支具,矫正患儿异常姿势。如行走矫形器可促进足踝骨骼的生理排列,可降低关节周围肌肉的紧张度,提高生活和就业能力。

脑性瘫痪的康复是一项长期、艰苦的工作,医生和家长负有同样的责任。要根据小儿运动发育的规律,适时、循序渐进地进行功能训练。患儿是否接受过长期、严格、正规的康复训练,其预后有着天壤之别。早期发现异常,尽早地进行科学的评估及干预,最大限度地发挥患儿潜能,需要全社会的共同努力。

2. 手术治疗　主要适用于痉挛型脑瘫患儿,目的在于矫正畸形、改善肌张力、恢复或改善肌力平衡。各类的外科手术,如选择性脊神经后根切断术、闭孔神经前支切除术、肌腱延长术、肌腱转移术、骨关节截骨术等都有其特定的手术适应证;当合并肢体畸形、关节脱位挛缩、脊柱侧弯等往往需要手术矫形以保持和增进肢体的稳定,纠正异常姿势,减轻其伤残程度。

患儿 2~6 岁,可行选择性脊神经后根切断术(selective posterior rhizotomy,SPR)治疗肢体痉挛,7~14 岁前根据病情可选择肌腱等软组织手术,骨骼发育基本成熟后方可考虑骨与关节的矫形手术。

脑性瘫痪临床表现复杂,外科治疗脑瘫需要术前科学地评估肢体的功能状况,切合实际地制订个性化治疗方案及精准的手术操作,才能够达到预期效果。

3. 药物治疗　目前尚无治疗脑瘫的特效药物,但有些针对症状的药物可以试用。如小剂量苯海索(安坦)可缓解手足徐动型的多动,改善肌张力;苯二氮䓬类药物对于缓解痉挛有一定效果。

此外,高压氧、针灸、电疗、中药等治疗,对脑瘫的康复也有益处。

第二节   脊髓灰质炎后遗症

【流行病学】

脊髓灰质炎（poliomyelitis），是由脊髓灰质炎病毒引起的以选择性累及脊髓与脑的运动神经元并导致随意肌非对称性弛缓性瘫痪为特征的急性传染病。好发于儿童，5 岁以下患儿占多数，尤其以 6 个月至 3 岁的小儿多见，常遗留肢体瘫痪，故又称小儿麻痹症。人类是脊髓灰质炎病毒唯一的天然宿主，患者和健康病毒携带者是疾病主要传染源，主要传播途径为粪 - 口传播，以消化道和呼吸道传播为主。脊髓灰质炎在世界各国都有发病，主要发生于热带和亚热带发展中国家，我国农村多于城市；自从脊髓灰质炎疫苗被广泛应用以来，急性脊髓灰质炎的发病率陡然下降。

【病理】

脊髓灰质炎病毒为嗜神经毒性病毒，主要侵犯中枢神经系统。病理变化主要在脊髓前角、延髓、脑桥和中脑，以脊髓损害为主，脊髓损害主要以胸腰段前角灰质部最多见，颈段占第二位，导致运动神经元纤维变性，使其支配的肌肉产生弛缓性瘫痪。其特点是不按周围神经干支配区域分布，双侧不对称；不伴有感觉障碍的四肢瘫痪。瘫痪及其恢复程度主要由神经细胞病变的程度和部位决定，起病 3~4 周后，随水肿、炎症消退神经细胞功能逐渐恢复。

【诊断】

脊髓灰质炎好发于夏秋季。本病分三期：①急性期：自感染开始到肢体瘫痪为止，经历潜伏期和全身反应期，为 2~3 周。主要表现是发热、头痛、呕吐、肌痛、肢体痛觉过敏。体温在 2~5d 后恢复正常，之后突然出现肌肉瘫痪。②恢复期：从患儿体温降至正常至病后 1 年半左右，此阶段全身症状消失，脊髓前角炎症逐渐消退，受累细胞恢复功能，肌肉瘫痪程度逐渐减退。肌力恢复多在急性发病后的 2~3 周，肌肉的恢复是从小肌开始，渐渐发展到大肌恢复。此后逐渐减缓，但多数在 6 个月内可全部恢复，恢复过程可持续 2 年。③后遗症期：发病后 2 年若瘫痪肌肉不再恢复即开始进入后遗症期，神经功能恢复一般从手指和足趾开始渐向近端呈上行性扩延；此期受累脊髓细胞已不再恢复，甚至会恶化，相应神经支配的肌肉麻痹，出现各种畸形及功能障碍，少数病变严重者终生难以恢复，留下永久性后遗症。

【临床特点】

脊髓灰质炎后遗症的特点是肌瘫痪多数不对称，按神经节段性分布；影响骨骼发育，会遗留下明显的肢体畸形及功能障碍。单一肢体受累多见，下肢多于上肢。常见的瘫痪肌有：胫前、后肌，腓骨长、短肌，股四头肌，阔筋膜张肌和臀肌等。上肢发生少，以三角肌、前臂肌、手内在肌瘫痪较多见，脊柱周围肌瘫痪者更加少见。常见畸形有足部的马蹄内、外翻足，高弓足，仰趾、爪形趾；膝部的膝内、外翻、反屈；髋部屈曲、外展、外旋；上肢常发生肩关节半脱位、一侧上肢下垂、爪形手等畸形，肘部畸形较少。脊柱周围肌瘫痪者可发生脊柱侧凸畸形。患者常见跛行、肩部外展功能丧失等肢体功能障碍。肌肉瘫痪先重后轻，不伴有感觉和大小便功能异常，根据上述特点较易与其他疾病相鉴别，一般不需特殊检查便可明确诊断。

尽管脊髓灰质炎后遗症的临床表现与肢体的先天性、姿态性畸形基本相似，但前者为神经源性肌力平衡失调，导致骨质或关节畸形，肌肉瘫痪为不可逆性病变；后者则为先天骨质畸形或姿势不正，被动牵拉某些肌肉功能消失，非神经源性，畸形矫正或经训练，肌功能可以有不同程度恢复，为可逆性。

【治疗】

脊髓灰质炎后遗症的肌肉萎缩目前尚无有效方法治疗,主要通过选择手术矫形,以恢复肢体正常功能。

骨科对脊髓灰质炎后遗症的治疗应从肌瘫痪开始,需贯穿于整个治疗过程;本病一经确诊即开始针对肌肉瘫痪的康复治疗,促进瘫痪肌得到最大程度的回复,增强肌力,防止肢体畸形的发生,减少肢体残疾程度;而不是在已形成了肢体畸形后再去矫正,这样不利于患者的恢复。早期可以使用支具保护患肢、矫正畸形;晚期则可采取手术治疗。手术的目的是预防和矫正肢体畸形,稳定瘫痪的关节,重新分配肌力,平衡肢体,争取不再依靠支具和支撑物。

手术大致分为矫正畸形、平衡肌力、稳定关节和均衡肢体长度4大类。

一般认为软组织挛缩的松解手术可在5岁以前施行。肌腱移位等手术在5~7岁以后施行较为合适。因为5~7岁以前小儿难以配合术前检查和术后训练,从而影响手术效果。骨关节手术最好在骨骼发育相对成熟,即12岁以后进行。

手术时机的选择除考虑患者的年龄外,还应考虑畸形发展速度。有的畸形进展很快,用矫形器等保守治疗很难控制,称为运动性畸形,如马蹄内翻足。这类畸形多数存在肌力不平衡或早期软组织挛缩,手术应早期进行。

另外一类畸形进展较慢,可应用矫形器等保护患肢,尽可能防止并矫正畸形,直至合适年龄再施行手术。若患者同时存在多种畸形,手术可择期分次进行。手术顺序是先施行畸形矫正术,再行肌力平衡手术及稳定关节手术。肢体不同部位畸形施术顺序不同,上肢以手、前臂的灵活性为主,而肩部为上肢活动提供稳定的支点,所以施行上肢不同部位畸形的矫正手术时,手术顺序应从远端到近端,即先行手部手术,后行肘、肩部手术。而下肢以负重为主,必须有可靠的稳定性,以保证良好的负重及行走功能,故下肢的手术顺序一般从近端到远端,即先行髋部手术,后依次为膝、足部手术。

1. **畸形矫正**　脊髓灰质炎后遗症肢体畸形是运动功能障碍的主要问题,必须矫正畸形后才能进行下一步治疗。

下肢畸形发生较多,由于其功能主要是负重、站立和行走,所以畸形矫正手术在下肢尤为重要。手术的关键在于恢复下肢正常负重轴线。常见的下肢畸形有:髋关节屈曲、膝关节屈曲、膝外翻、马蹄足、外翻足等。畸形可分为软组织型与骨关节型两种。软组织型是指早期病例,仅有软组织挛缩,X线片检查无骨关节变形的骨骺尚存者。骨关节型是指病程较长,不仅有软组织挛缩,还有骨关节变形,骺线已消失者。前者可先行康复训练及支具矫正等保守治疗;若畸形不能得到纠正,可做跟腱延长或切断术、筋膜切断术、关节囊切开及剥离术以及肌肉起止点剥离术等;后者常需配合行骨关节截骨矫形手术。

2. **平衡肌力**　脊髓灰质炎后遗症因肌肉瘫痪而造成肌力不平衡,由于肢体负重、肌肉牵拉及不良体位的影响,导致肢体发生各种畸形。因此平衡瘫痪肢体的肌力是治疗的重点之一。常用的手术是肌腱移位术,即用正常肌来替代瘫痪的肌肉。必须选择合适的肌肉替代,往往肌腱移位以后,其肌力减弱1级。

3. **稳定关节**　关节稳定性是肢体进行功能活动的前提,尤其是下肢关节,其稳定性可保障下肢负重,以完成站立和行走功能。关节的稳定性主要靠关节内在结构及肌肉维持;肌瘫痪后,关节失去控制而变得松弛且不稳定,称为连枷关节。这种关节的稳定性只能依靠关节周围韧带的牵张和关节面的挤压来维持。

关节融合术须待患儿年龄达12岁以上、骨骼发育成熟后才能进行。对于单关节,为稳定关节而施行融合术时,应慎重。如膝关节融合后髋关节与踝关节间为一直线,易引起骨折,且影响患者下蹲和坐立等正常活动。此类患者可选用下肢矫形器。该装置的膝关节处有锁定结构,患者站立及步行时可保持膝关节伸直稳定;在膝关节屈曲时,矫形器锁定装置可自行打开,关节可自由弯曲,保证其既有稳定性,又有灵活性。

4. 下肢均衡手术　在后遗症期,患肢的骨骼由于肌力减弱,负重减少,缺少应力性刺激以及营养等因素而致发育不良,造成肢体短缩。瘫痪愈严重,其缩短愈明显。肢体缩短后可致跛行、继发性骨盆倾斜和脊柱侧凸等。轻度肢体缩短,可用垫高鞋跟的方法治疗,但严重者需通过手术矫正。

手术方法:①骨延长术,在患肢进行。一般是通过外固定器在患肢的股骨或胫腓骨作牵拉延长,但骨延长的程度有限,一般在 4~5cm 左右,太长容易引起血管神经损伤。②骨骺延长术,一般以胫骨上端骨骺为主,应在骨骺融合前(12~13 岁)施行。有时也可在股骨下端骨骺进行。③骨短缩术,一般在健肢股骨进行,短缩长度不宜超过 5cm,否则将影响股四头肌的肌力。④骨骺生长阻滞术,比较简单且很少产生并发症,分为永久性和暂时性两种。永久性骨骺生长阻滞术需要根据肢体的生长速度和长度,选择在适当的年龄施行。手术方法是破坏健肢股骨下端和胫骨上端的骨骺软骨,使骨骺发生早期融合,抑制肢体的增长,以达到两下肢等长的目的。暂时性骨骺生长阻滞术,不必估计肢体的生长速度和长度,只需在患者骨骺尚未闭合前,在健肢股骨下端和胫骨上端骨骺软骨的两侧插入金属 U 形钉即可,以阻止该骨骺的生长。待两下肢等长后,可以随时拔除 U 形钉,被阻滞的骨骺可继续生长。

5. 下肢功能重建手术　脊髓灰质炎后遗症因肢体广泛肌肉瘫痪,关节活动动力障碍、肢体多关节严重畸形的制约、前期各类修复手术破坏了原有解剖功能等原因以及人工关节技术本身的限制,是否能够通过关节挛缩松解、截骨、人工关节置换使下肢功能得到重建,是对外科领域的挑战。目前,利用全膝关节置换术(total knee replacement,TKR)行下肢关节功能重建的手术效果差异甚大;尽管脊髓灰质炎后遗症已经不再被认为是 TKR 手术的禁忌证,但作为脊髓灰质炎症后遗症的 TKR 手术适应证目前尚未明确界定。

术者进行技术、假体和理论的充分准备,制订周密合理的治疗方案以及与患者及其家属充分沟通极为重要。所以从人体的整体观点,生物力学的原理出发,根据患者具体的病情的各自特点,如何发挥其最大残存功能应是外科医生考量的重点。

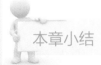

本章小结

脑瘫是指从胎儿至婴儿期由多种病因引起的非进行性脑损害及发育缺陷所致的中枢性运动及姿势发育的永久性障碍。主要的临床表现有运动发育落后、肌张力异常、姿势异常和多种神经反射异常等为其最基本的临床特征。治疗主要是通过充分发挥患儿的潜能,促进各系统功能的恢复和发育,减轻其伤残程度。

脊髓灰质炎是由脊髓灰质炎病毒引起的以选择性累及脊髓与脑的运动神经元并导致随意肌非对称性弛缓性瘫痪为特征的急性传染病。好发于儿童,5 岁以下患儿占多数,尤其以 6 个月至 3 岁的小儿多见,常遗留肢体瘫痪,故又称小儿麻痹症。临床上主要分急性期、恢复期、后遗症期,其主要危害往往出现在后遗症期,主要表现为肌肉瘫痪多数不对称,按神经节段性分布;影响骨骼发育,会遗留下明显的肢体畸形及功能障碍。

(李中实)

思考题

1. 痉挛性脑瘫的临床特点有哪些?
2. 各年龄段脑瘫患儿手术方式选择有什么不同?
3. 小儿麻痹症的病因是什么?
4. 脊髓灰质炎的临床表现特征是什么?

参考文献

［1］吴江 . 神经病学 . 北京：人民卫生出版社 , 2010.

［2］易著 . 儿科学 . 北京：人民卫生出版社 , 2010.

［3］薛辛东 . 儿科学北京：人民卫生出版社 , 2010.

［4］秦泗河 . 脑性瘫痪的外科治疗 . 北京：人民卫生出版社 , 2008.

［5］秦泗河 . 脊髓灰质炎后遗症外科治疗 . 北京：人民卫生出版社 , 2006.

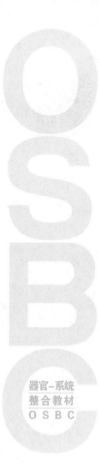

第七篇
肿　瘤

第二十九章

概　　论

　　肌肉骨骼系统的肿瘤分为原发肿瘤和转移瘤,其中,原发肿瘤又分为良性和恶性,恶性的也被称为肉瘤。肌肉骨骼系统的肿瘤生物学行为差异大,预后也有较大不同,因此在骨科疾病中,肿瘤的诊治颇具挑战性。

一、流行病学

　　国内在肌肉骨骼系统肿瘤流行病方面的研究很少。因为许多良性肿瘤没有症状,患者不会就医,所以原发良性肌肉骨骼肿瘤的真实发生率难以统计。骨的原发恶性肿瘤(肉瘤)罕见,在基于 SEER1975—2008 年的癌症统计数据中,其发生率仅占同期登记的人群全身各部位肿瘤总和的 0.2%。在北美和欧洲,人群骨原发恶性肿瘤的发病率大约为 0.8 个 /(100 000 人·年)。在 SEER1973—1987 年收集的病例中,骨肉瘤在原发恶性骨肿瘤中发病率最高,约占 35%,占 26% 的软骨肉瘤紧随其后,尤因肉瘤只占 16%。这组病例中,尤因肉瘤分别各自占白种人及黑种人原发恶性骨肿瘤的 17.2% 和 3.8%,提示各种骨肿瘤在不同种族间发病率的可能存在差异。一般认为,软组织肉瘤的发生率是上述骨原发恶性肿瘤的 10 倍。起源于其他系统的恶性肿瘤多数可以转移到骨骼系统,临床上骨转移瘤远比原发肌肉骨骼系统恶性肿瘤多见。

　　良性骨肿瘤中常见的有骨软骨瘤、软骨瘤、软骨母细胞瘤、骨瘤、骨样骨瘤、骨母细胞瘤、软骨黏液样纤维瘤、非骨化性纤维瘤等。原发恶性骨肿瘤中,骨肉瘤、软骨肉瘤、骨髓瘤、尤因肉瘤、脊索瘤、恶性淋巴瘤等常见。骨的原发恶性肿瘤按年龄分布有两个发病高峰。第一个高峰发生在 10~20 岁之间,第二个高峰发生在 60 岁以上。骨的瘤样病变有纤维结构不良、孤立性骨囊肿、嗜酸性肉芽肿、动脉瘤样骨囊肿等。

　　良性软组织肿瘤中至少 30% 为脂肪瘤,30% 为纤维组织细胞瘤或纤维瘤,10% 为血管源性肿瘤,5% 左右为神经鞘瘤。这些良性软组织肿瘤中,99% 的肿瘤位于浅筋膜,95% 的肿瘤长轴小于 5cm。75% 软组织肉瘤发生于肢体(最常见于大腿),10% 位于躯干,10% 位于腹膜后。肢体和躯干的软组织肉瘤中,30% 位于浅筋膜,平均直径 5cm;60% 位于深层(深筋膜下),平均直径 9cm。常见的软组织肉瘤为未分化多形性肉瘤(旧名称为恶性纤维组织细胞瘤)、脂肪肉瘤、平滑肌肉瘤、滑膜肉瘤以及恶性外周神经鞘瘤。

　　骨转移性肿瘤多见于老年人。超过 2/3 的转移性恶性骨肿瘤患者的年龄在 40~60 岁之间。常见的原发癌症部位是:肺、乳腺、前列腺、甲状腺和肾。骨转移最常发生的部位是脊柱,骨盆,肋骨和肢体的近端,一般为多发。骨转移癌发生在膝和肘以远的部位少见。

二、诊断

　　根据患者的年龄、病变部位、临床表现、影像学资料可以获得初步诊断。确诊通过活检做病理检查。

1. **临床表现**

（1）疼痛：是肌肉骨骼系统恶性肿瘤的主要症状，疾病早期疼痛为间歇性，后发展为持续性，夜间明显。良性肿瘤病程缓慢，疼痛多不明显。然而，骨样骨瘤可有明显疼痛，其可用非甾体消炎药缓解，这个特点有诊断意义。发生在脊柱的肿瘤可以引起神经放射性疼痛。

（2）逐渐长大的包块：恶性肿瘤包块生长快，可有皮温增高和浅表静脉曲张。良性肿瘤包块生长缓慢，常偶然发现。

（3）轻微外伤引起病理骨折：少部分肌肉骨骼系统肿瘤患者以病理骨折为首发表现。这种病理性骨折与单纯外伤骨折一样具有肿胀、疼痛、畸形和异常活动。

（4）骨转移瘤患者多有其他系统恶性肿瘤病史。部分患者没有恶性肿瘤病史，骨转移导致的疼痛或骨折为首发临床表现。

2. **影像学表现**

（1）X线检查：优质的X线平片是骨肿瘤影像学诊断的基础。良性骨肿瘤的主要X线征象包括：①骨皮质完整：生长于髓内的肿瘤，皮质膨胀变薄但完整。生长于皮质的肿瘤，皮质骨破坏的同时，有骨内、外膜新生骨形成，皮质增厚。②骨破坏边界清晰锐利，多数有硬化环包绕，病变与正常骨分界清晰。③大部分没有骨膜反应。④多数无骨外软组织肿块。恶性骨肿瘤主要X线征象包括：①骨皮质不完整，无膨胀；②浸润状骨破坏：无确切的破坏边界，无硬化环包绕，肿瘤与正常骨间逐渐移行；③形态各异的骨膜反应，如葱皮样、梳状、多层状等；④肿瘤突破皮质形成软组织肿块影。

（2）CT：可以精确显示骨皮质被肿瘤侵犯的范围，是诊断恶性骨肿瘤的一种常用手段。CT仅能行横断面成像，在测量肿瘤的纵向侵袭范围上明显不足，并且有些肿瘤与正常松质骨、骨髓或软组织分界不清，影响对肿瘤范围的判断。

（3）MRI：可行任意方向扫描，可纵向显示骨髓的全貌以及直接显示关节面和关节腔、对肿瘤的侵犯范围、肿瘤周围水肿的范围、肿瘤与邻近血管及关节的关系均能较好地显示。因此，它对明确骨与软组织肿瘤的良恶性、生长率、活检部位、分期、评价化疗反应等均有重要意义，对确定骨与软组织肿瘤的外科手术切除范围具有重要的指导作用。

肌肉骨骼系统恶性肿瘤患者要通过影像学检查明确肺部（CT或X线平片）及全身骨骼（全身骨扫描）有无转移病灶。PET-CT可以有效显示全身骨、软组织、内脏受累的情况，但费用昂贵。

3. **实验室检查**　　肌肉骨骼系统的原发肿瘤多缺乏特异性血清标志物。血清肿瘤标志物对确定骨转移瘤相应原发肿瘤的病理诊断有帮助。

钙磷代谢障碍特别是甲状旁腺素（PTH）水平增高可以帮助诊断棕色瘤。M蛋白阳性可提示骨髓瘤的存在。

4. **活体组织检查**　　活体组织检查（biopsy）简称活检，是在治疗前取组织做病理学检查，获得组织学诊断，指导治疗。分为穿刺活检和切开活检。穿刺活检包括细针抽吸活检（fine needle aspiration biopsy）和套管针活检（core needle aspiration biopsy）两种。由于细针抽吸活检，难以得到足量的病变组织以供切片分析，临床上应用较广的是套管针穿刺。切开活检能在直视下切取肿瘤组织，获得组织学诊断。无论哪种活检，不恰当的操作造成的肢体肿瘤污染均可导致不必要的截肢。

三、临床分期

肌肉骨骼系统的原发肿瘤，特别是肉瘤具有与癌不同的生物学行为。在明确肿瘤病理诊断后，需要进行临床分期指导治疗。

骨与软组织肉瘤在生长过程中挤压周围组织会形成由反应组织和正常组织组成的反应区，肉瘤可侵入反应区形成微小的卫星灶。在极少一部分骨与软组织肉瘤，在反应区外、同一个解剖间室内还可同时存在跳跃病灶。骨与软组织肉瘤多发源于骨内或软组织间室内，早期局限在一个解剖间室内，很少突破骨和筋膜组成的间室界面。恶性程度高的肉瘤可以较迅速地突破原发的解剖间室扩展到周围的解剖间室。不恰当的活检或肉瘤切除手术也可导致肉瘤扩散到周围间室。

　　Enneking 经过长期研究,大量观察肌肉骨骼系统的原发肿瘤与宿主之间的相互作用,并基于病理组织学观察,提出了一套非常实用的良、恶性肌肉骨骼肿瘤分期系统。该系统综合了骨与软组织肿瘤患者的临床发展、影像特征;明确了肿瘤发展阶段,按局部复发及远隔转移的危险性分出层次级别,为外科治疗提供依据;将肿瘤分期与手术指征、辅助治疗联系起来;为肿瘤的手术或非手术疗法效果比较提供了相同医学参数。

　　Enneking 分期系统中,良、恶性肿瘤分别用阿拉伯数字(1、2、3)和罗马数字(Ⅰ、Ⅱ、Ⅲ)分为 3 期。该分期系统的指标包括:肿瘤的组织学分级(G)、解剖部位(T)和有无转移(M)(表 29-1)。在肿瘤的发展过程中,其分期有可能发生改变(表 29-1)。

　　其中 G 分为 G_0(良性)、G_1(低度恶性)和 G_2(高度恶性)。良性病变是分化好的,没有细胞异型性,没有核分裂象、位于囊内、周围没有反应带,很少破坏自然屏障。虽然一些侵袭性稍大的病变,可穿透包囊并侵入囊外的组织,但是没有卫星灶和区域性跳跃转移或远隔血源或淋巴转移。低度恶性病变相当于 Broders Ⅰ、Ⅱ级,它们分化相对良好,细胞 / 基质比例低,有几个分裂象和中度的细胞异型性;不完全的被假性囊包裹,并有中度的反应带;瘤体生长缓慢,局部侵犯可导致死亡,但短期内转移发生率较低。高度恶性病变相当于 Broders Ⅲ、Ⅳ级,镜下分化不良,细胞 / 基质比例高,分裂象多,常有坏死和微血管的侵入;它们突破了假囊壁,周围有厚的反应带,新生血管和炎症浸润明显,容易穿过自然屏障延伸,转移的危险性大。

　　T 分为 T_0(囊内)、T_1(囊外间室内)和 T_2(囊外间室外)。肿瘤局部范围或外科解剖部位(T)是指病变是否限制在一个解剖的间室内,即在限制肿瘤扩展的自然屏障内。T0 为良性肿瘤肿瘤包膜内。恶性肿瘤位于解剖间室内(T_1)还是间室外(T_2),对预后是重要的因素。自然的结缔组织屏障包括皮质骨、关节软骨、关节囊、腱鞘囊等。由于所有的主要血管神经位于间室外空隙内,侵犯它们的病变,容易快速且不受限的扩展。起源于间室外组织或从间室内病变扩展到间室外的属于间室外病变,切除不完全常导致复发。

　　M 分为 M_0(未转移)和 M_1(有转移)。有无转移与预后和手术的计划有关。肉瘤转移的主要部位是肺脏,局部淋巴转移少见。存在转移患者预后差。

表 29-1　肌肉骨骼系统的原发肿瘤的 Enneking 分期

类型	分期	描述	等级	部位	转移
良性	1	潜在的	G_0	T_0	M_0
	2	活动的	G_0	T_0	M_O
	3	侵袭性	G_0	T_{1-2}	M_{0-1}
恶性	Ⅰ	低度恶性			
	Ⅰ A	间室内	G_1	T_1	M_0
	Ⅰ B	间室外	G_1	T_2	M_0
	Ⅱ	高度恶性			
	Ⅱ A	间室内	G_2	T_1	M_0
	Ⅱ B	间室外	G_2	T_2	M_0
	Ⅲ	远隔转移			
	Ⅲ A	间室内	G_{1-2}	T_1	M_1
	Ⅲ B	间室外	G_{1-2}	T_2	M_1

肌肉骨骼系统原发良性肿瘤的 Enneking 分期：1 期，潜伏期的良性骨肿瘤，侵袭性最低，多保持静止或潜伏于骨内，甚至有自愈趋势，典型肿瘤是非骨化性纤维瘤；2 期，活动期的良性肿瘤，不具有自愈性和自限性，骨母细胞瘤、软骨母细胞瘤多属于此期；3 期，肿瘤在诊断时即具有侵袭性，可扩展至囊外，有结节性的微小病灶突入肿瘤周围的反应带，偶有转移，典型肿瘤是骨巨细胞瘤。

肌肉骨骼系统原发恶性肿瘤的 Enneking 分期，分为 I 期（低度恶性）、II 期（高度恶性）和 III 期（远隔转移）。而肿瘤无论分级高低，间室内或间室外如有转移均属 III 期。每一期又分为 A（间室内）和 B（间室外）两组，以区分位于自然屏障之内或外。

四、治疗

除了 Enneking 1 期的良性骨肿瘤可以观察外，其余原发肌肉骨骼系统的肿瘤需要手术治疗。对于良性肿瘤来讲，单纯手术可能治愈肿瘤。骨与软组织肉瘤治疗起来比较复杂，需要综合考虑肿瘤具体的病理类型、临床分期、与重要解剖结构的关系等，制订个性化的治疗综合方案。虽然这些方案会包含化疗和 / 或放疗等辅助治疗手段，但是手术切除肿瘤依然是主要的治疗手段。

1. **肌肉骨骼系统原发肿瘤的外科切除边界**　恰当的手术切除边界，要做到尽可能彻底切除肿瘤、降低复发率，又要将功能损失降到最低、将骨与软组织重建的复杂性降至最低。根据手术切除边界与肿瘤包块的解剖关系，手术分为：病灶内（囊内）切除；边缘性切除；广泛性切除；根治性切除（表 29-2）。前两种切除方式对于良性骨肿瘤最为常用，后两种则更多用于治疗恶性骨肿瘤。

表 29-2　肌肉骨骼系统原发肿瘤的外科切除边界

类型	切除界面	肿瘤切缘的组织学所见
囊内	肿瘤内	边界有肿瘤组织
边缘性	肿瘤反应区	反应组织，可有微卫星灶
广泛性	反应区外、间室内正常组织	正常组织，可有跳跃病灶
根治性	间室外正常组织	正常组织

目前大部分肢体恶性骨肿瘤可以实施保肢手术。保肢术的适应证包括：① Enneking 分期 I 期、II A 期，对化疗反应好的 II B 期，主要神经、血管未受累；②全身情况及局部软组织条件允许，可以达到广泛性切除；③无转移病灶或转移病灶可以治愈；④患者有强烈的保肢愿望；⑤经济上能承受高强度的化疗。保肢手术中，骨肿瘤切除后骨关节缺损重建的方法包括：肿瘤型人工假体置换、关节融合、生物性关节成形（旋转成形术）、异体骨移植、灭活再植等。

截肢手术在 20 世纪曾经在骨肿瘤领域被广泛应用。目前，只有少部分无法满足上述保肢条件的患者需要截肢。然而截肢术不等于根治性手术，截肢手术的外科切除边界同样可以分为囊内切除、边缘切除、广泛切除和根治切除。

由于解剖关系的原因，发生于脊柱、骨盆、腹膜后等部位的骨与软组织肉瘤手术难度大，可获得的外科切除边界也相对差。

2. **不同骨与软组织恶性肿瘤的综合治疗策略**　原发肌肉骨骼系统肿瘤多达几十个类别，不同骨与软组织肉瘤的综合治疗方案差别很大。比如软骨肉瘤以手术为主，放化疗基本无效。而多数 Enneking II B 期骨肉瘤患者在就诊时就已经存在全身的微小转移，合理应用系统大剂量化疗加手术的方案，60%~70% 的患者可以治愈。化疗对尤因肉瘤也同样重要，但其原发肿瘤的处理与骨肉瘤不同。除手术治疗外，尤因肉瘤对放疗也比较敏感。

其他系统的恶性肿瘤转移到骨骼时，全身治疗方案由原发肿瘤治疗团队制订。骨科干预的主要目的是增强骨强度、预防和处理脊柱和四肢病理骨折,提高患者生活质量。

本章小结

　　原发肌肉骨骼肿瘤发病率较低,种类繁多。最常见的原发良、恶性骨肿瘤分别为骨软骨瘤和骨肉瘤。骨转移瘤多见于老年人,原发肿瘤多为肺癌、乳腺癌、前列腺癌等。临床、影像、病理三结合有助于明确诊断。Enneking 分期系统明确了原发肌肉骨骼肿瘤的发展阶段,按局部复发及远隔转移的危险性分出层次级别,为外科治疗提供了依据。手术治疗是骨肿瘤的主要治疗方式,病灶内(囊内)切除、边缘性切除多用于良性肿瘤;广泛性切除;根治性切除适用于恶性肿瘤。大部分肢体恶性肿瘤患者可以保肢治疗。

(郭　卫)

思考题

　　1. 简述肌肉骨骼原发肿瘤的 Enneking 分期。
　　2. 简述保肢手术的适应证和禁忌证。
　　3. 简述肌肉骨骼原发肿瘤外科切除边界的分类及适应证。

参考文献

[1] NCI (2011). SEER Cancer statistics review, 1975-2008. National Cancer Institute, Bethesda Bethesda: National Cancer Institute (http://seer. cancer. gov/csr/1975_2008)

[2] 郭卫 . 中华骨科学 - 骨肿瘤卷 . 北京 : 人民卫生出版社 , 2010.

[3] ENNEKING WF, SPANIER SS, GOODMAN MA. A system for the surgical staging of musculoskeletal sarcoma. Clin Orthop Relat Res, 1980 (153): 106-120.

[4] 徐万鹏 . 骨与软组织肿瘤学 . 北京 : 人民卫生出版社 , 2008.

[5] SINGLA A, GELLER DS. Musculoskeletal Tumors. Pediatr Clin North Am, 2020, 67 (1): 227-245.

[6] IN FLETCHER C, BRIDGE J, HOGENDOORN P. WHO classification of tumours of soft tissue and bone. Pathology and genetics of tumours of soft tissue and bone. Lyon (France): IARC Press, 2013.

第三十章
良性肿瘤

第一节 骨　瘤

一、定义

骨瘤（osteoma）是骨面上突出的良性肿物，内部为间充质细胞产生的正常成熟的骨结构，即致密的正常骨。病灶几乎全都在颅骨和下颌骨。起源于骨髓腔内时，叫作内生骨疣，可见于长骨骨骺或干骺端，骨盆或椎体。多发性骨瘤伴有结肠息肉、软组织纤维瘤和皮肤的皮样囊肿，被称为 Gardner 综合征，是一种常染色体显性遗传疾病。

二、临床表现

骨瘤的发病年龄以 30~50 岁多见，男女比例为 2:1，发病部位 70% 在额窦和筛窦内。患者无症状，肿瘤发展缓慢。偶尔堵塞鼻窦，引起局部肿胀。

三、影像学表现

普通的 X 线表现为肿瘤骨均匀高密度，圆形或椭圆形，边缘清晰，周围无反应性软组织肿胀，周围无骨膜反应（图 30-1）。

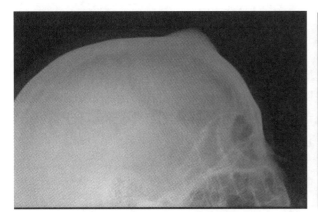
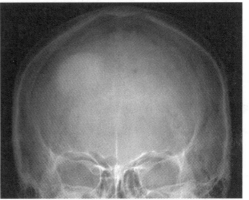

图 30-1　女性，45 岁，颅骨骨瘤，X 线正侧位显示额骨圆形高密度肿物，突出颅骨表面

四、病理学表现

镜下见致密粗大的骨小梁，骨小梁成熟同正常骨的板层，少见或见不到中央管，骨细胞的数量不一。

五、治疗

无症状的骨瘤可不予治疗,有邻近组织构成压迫出现相应症状者,可行手术切除,切除包括少量正常骨质。术后很少复发。

第二节　骨样骨瘤

一、定义

骨样骨瘤(osteoid osteoma)是一种成骨性良性肿瘤,由异常骨样组织、成骨细胞组成,生长潜能有限,范围小于 2cm,其外包绕着反应性骨质。

二、临床表现

典型的表现是患者长骨有持续数月的钝痛,夜间加重,服用水杨酸制剂或非甾体消炎药可缓解。年龄在 5~20 岁,男性较女性为多。70%~80% 的病损在长骨,最常见于股骨、胫骨和肱骨的骨干或骨骺端,其次是脊柱、足和手骨。

三、影像学表现

大多数在骨干皮质内,呈现小的圆形或椭圆形的放射透明巢,直径很少超过 1cm,常有致密的硬化骨包绕。CT 对发现瘤巢最有价值,可显示一个局限的小的低密度的瘤,周围包绕着大范围的高密度反应骨的形成,需与疲劳骨折、骨髓炎、骨脓肿、骨岛鉴别(图 30-2)。

四、病理学表现

大体标本,骨样骨瘤是一小的、圆形或椭圆形,樱桃红或红棕色,直径为 1cm 或更小的肿瘤。
组织学上,骨样骨瘤由界限清楚的交织呈网状的不规则的骨小梁和骨样矿化基质组成,可见局灶性骨母细胞在骨小梁边缘排列,有大量扩张毛细血管的纤维血管结构提供给肿瘤血运,骨样骨瘤的疼痛是由大量的瘤巢内的无髓神经轴索传导的。

五、治疗

骨样骨瘤的标准治疗是完整切除瘤巢,外科治疗是极为有效的,可以立即完全消除症状。也可CT 引导下取得标本后行热消融。切除或消融不彻底可以导致症状复发。

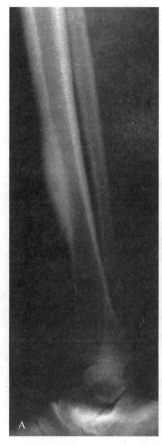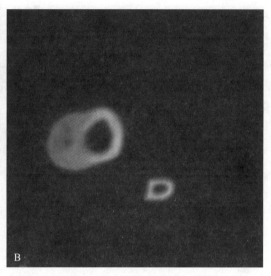

图 30-2　女性，17 岁，右胫骨下段骨样骨瘤，X 线片（A）显示局限性皮质增厚，可见瘤巢，CT 片（B）更清楚地显示瘤巢和周围反应骨

第三节　骨母细胞瘤

一、定义

骨母细胞瘤（osteoblastoma）是一种良性成骨性肿瘤，其特点为产生大量的矿化不良的肿瘤性骨样基质。这是一种活跃程度差别很大的肿瘤，可以相对静止，也可呈很强的侵袭性（Enneking 骨肿瘤分期的 2 期到 3 期）。

二、临床表现

男女比例为 2 : 1 左右，高峰年龄在 15~30 岁。发病最多见的部位是脊柱的附件，胫骨干次之，股骨、颌骨、手足骨也可见到。

逐渐加重的疼痛是最常见的症状。肢体疼痛定位不准确，夜间疼痛不明显，服用水杨酸类药物也缓解不明显。脊柱的病变可产生渐进性的脊柱侧弯，伴有神经根刺激症状，少部分较大肿瘤可引起感觉和运动障碍，甚至截瘫。

三、影像学表现

脊柱病变绝大部分位于椎弓、椎板和棘突，椎体受累极少见。肿物直径一般在 2~10cm，X 线为类圆形低密度区，膨胀性，边缘有薄的硬化壳。破坏区内有片状钙化或骨化影。周围的反应骨较骨样骨瘤要少得多。CT 能清晰显示肿瘤内的结构和骨壳清晰的边界（图 30-3）。MRI 检查大多表现为膨胀性生长。病灶强化多较明显。

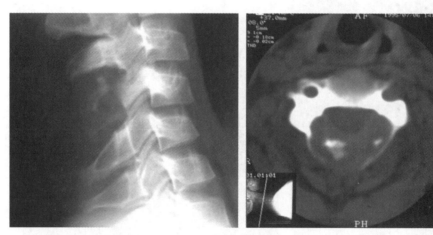

图 30-3　男性，20 岁，颈椎附件骨母细胞瘤，X 线侧位及 CT
可见附件病变，膨胀性生长，边界清楚

四、病理表现

肿瘤的直径一般是 2~10cm。组织学上，良性的骨母细胞瘤与骨样骨瘤极为相似。因其与骨样骨瘤临床表现和影像差异很大，现仍认为它们是不同的肿瘤。

五、治疗

骨母细胞瘤的治疗多为病灶刮除术。3 期病灶如条件允许，可行整块切除，尽量降低复发率。多数骨母细胞瘤行病灶刮除或者切除后预后较好。部分病例，特别是脊柱部位的病灶具有局部侵袭性，术后复发率较高。本肿瘤远处转移少见，偶有骨母细胞瘤恶变为骨肉瘤报道。

第四节　内生软骨瘤

一、定义

内生软骨瘤（enchondroma）位于髓内中心部位，是第二位常见的良性骨肿瘤，由分化良好的软骨小叶组成，以形成成熟的透明软骨为特征。

二、临床表现

男女发病率相同,临床上可见于任何年龄组。手和足的短管状骨是内生软骨瘤的最常见部位,占40%~60%,但也可见于肱骨、股骨、胫骨和肋骨。

内生软骨瘤生长缓慢,几乎无血管,故长期无症状。若有症状,主要是因为部位表浅,如手部的管状骨易因骨膨胀刺激引起局部肿痛,或因病理骨折引起疼痛。而在四肢长骨,大部分内生软骨瘤均无症状,仅因其他疾病或病理骨折在拍 X 线片时被发现。

三、影像学表现

内生软骨瘤表现为边界清楚的溶骨区,有时由于肿瘤软骨的分叶状结构形成多环状,肿瘤生长较慢,有硬化缘,骨皮质变薄、有轻度膨胀(图 30-4)。位于长骨的内生软骨瘤在干骺端呈中心性或偏心性生长,大小不等,以溶骨为主,可伴有钙化阴影。

CT 上病变表现为烟圈样或爆米花样,比 X 线平片更能明确钙化的情况。MRI 能清晰显示髓腔内侵犯范围。骨扫描提示病变处浓聚。肿瘤生长活跃阶段,浓聚更明显。

四、病理学表现

由于其主要为透明软骨,故在肉眼下很有特点。肿瘤组织由白而亮的透明软骨形成分叶状,几乎无血液。镜下为分化良好的成熟软骨组织,软骨细胞分布疏松,呈圆形,核浓染,细胞群成串排列,多为单核,双核细胞罕见。病变区域内可有黏液组织,可见梭形细胞与黏液。

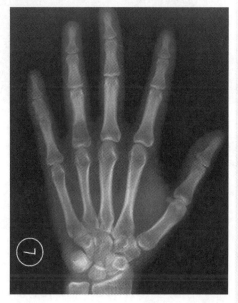

图 30-4　女性,28 岁,左环指近节指骨内生软骨瘤,X 线显示近端溶骨膨胀,皮质变薄,边界清楚

五、治疗

长骨和扁骨的内生软骨瘤偶然发现时,若病灶较小,无症状,不侵犯骨皮质,无病理骨折风险,可以暂不手术,给予长期随访。否则可行刮除植骨术。由于刮除时可能有肿瘤组织残留,所以手术时如能将硬化边缘一并切除则效果更好,残腔可用酒精、石炭酸等处理,以减少术后复发。如果内生软骨瘤病变在影像上难以确定良性还是低度恶性,建议活检。多数短管状骨内生软骨瘤就诊时伴有病理骨折或濒临病理骨折,可考虑刮除植骨术。单发内生软骨瘤刮除后预后好,复发率低。

附 1:多发内生软骨瘤病(Ollier's disease;enchondromatosis)

多发内生软骨瘤病于 1899 年由 Ollier 首先描述,故称为 Ollier 病,与多发骨软骨瘤不同。本病无遗传倾向。病变同单发内生软骨瘤相类似,但呈多发性、不对称性分布,多在身体的一侧发病,男多于女(图 30-5)。与单发性软骨瘤不同,多发内生软骨瘤潜伏期短,近 90% 的病例发生在 30 岁以前。

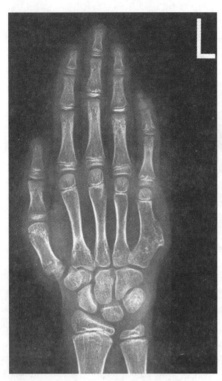
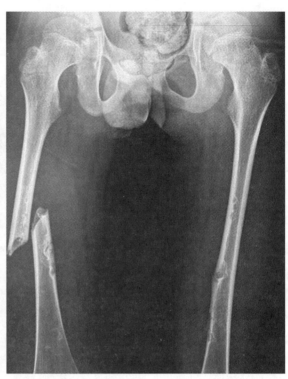

图 30-5　男性,13 岁,多发内生软骨瘤病。X 线片显示左手第五掌骨及双侧股骨多发内生软骨瘤,
伴右股骨干病理性骨折

　　引起症状的多发内生软骨瘤需外科治疗,有时需切除或截肢,特别是发生于一列或多列指。骨畸形可通过截骨矫正。有骨折倾向的,可以进行病灶切除,相应内固定。疑有恶变的病例,可行广泛切除。

　　多发内生软骨瘤容易发生恶变,恶变率为 30%~50%,通常恶变为软骨肉瘤,也有纤维肉瘤、恶性纤维组织细胞瘤、骨肉瘤。

附 2 :Maffucci 综合征(Maffucci's syndrome)

　　Maffucci 综合征是一种以多发的内生软骨瘤合并软组织血管瘤为特点的、少见的先天性、非遗传性中胚层发育不良。Maffucci 综合征男、女发病率相同,发病年龄及部位分布特点与 Ollier 病相同。除了有 Ollier 病所具有的临床体征外,还具有软组织多发血管瘤,肢体的短缩、畸形常是最易见到的体征。易恶变为软骨肉瘤。治疗原则同多发内生软骨瘤病。

第五节　骨 软 骨 瘤

一、定义

　　骨软骨瘤(osteochondroma)是最常见的一种良性软骨肿瘤,其由来自骨表面的骨性突起和覆盖在骨性突起顶端的软骨帽组成。骨性突起具有骨髓腔,后者和其发源骨的骨髓腔相通。分为单发与多发。

二、临床表现

单发性骨软骨瘤(solitary osteochondroma)常见于儿童或青少年,男性多见。肿瘤生长缓慢,疼痛轻微或完全无症状,局部探查可触及一硬性包块,无压痛,骨软骨瘤在长骨的干骺端,特别是股骨下端、胫骨上端、肱骨上端最为好发。下肢发病多于上肢。骨盆、肩胛骨、脊柱相对少见。位于关节附近的可引起关节活动受限,也可以压迫邻近神经血管而引起临床症状。骨软骨瘤常可发生骨折引起局部疼痛,骨软骨瘤的恶变率约为1%。

三、影像学表现

典型的影像学表现是在骺板附近骨表面的骨性突起与受累骨皮质相连部可有窄蒂和宽基底两种,但其特点是受累骨与骨软骨瘤皮质相连续,之间没有间断,病变的松质骨与邻近的骨干髓腔相通。骨软骨瘤的生长趋向与肌腱或韧带所产生力的方向一致,一般是骨骺端向骨干方向生长。肿瘤表面有透明软骨覆盖,称为软骨帽,其厚薄不一。薄者,X线不易显影;厚者则可见菜花样致密阴影,但边界清楚(图30-6)。软骨帽的厚薄与生长年龄相关。年轻的患者,软骨帽可相对较厚,成年时则较薄。儿童软骨帽超过3cm时才考虑恶性变的可能,而成年人软骨帽超过1cm则有恶性变的可能。

四、病理学表现

肿瘤的纵切面中,显示三层典型结构:①表层为血管稀少的胶原结缔组织,与周围骨膜衔接并与周围组织隔开;②中层为灰蓝色的透明软骨,即软骨帽盖,类似于正常的软骨,一般为几毫米厚;③基层为肿瘤的主体,外缘为皮质骨与正常骨相连,内部为松质骨,与宿主骨髓腔相通。镜下生长期骨软骨瘤患者的软骨帽的组织学表现类似于骺板。

五、治疗

无症状或发展缓慢者可以不做手术,密切观察。外科手术指征:成年后持续生长;出现疼痛;影响关节活动;肿瘤较大影响外观;有邻近骨骼、血管、神经压迫;位于中轴部位,如骨盆、肩胛骨、脊柱等;怀疑有恶变倾向。手术时应做骨软骨瘤的膜外游离,充分显露,并于基底部周围的正常骨边缘做整块切除。基底部切除过少,局部可遗留有骨性突起。软骨帽切除不净,易于复发。位于中轴骨骼(即躯干、头颅、胸廓骨骼)的骨软骨瘤,即使没有恶变征象,手术切除也应相对广泛,以减少术后复发。

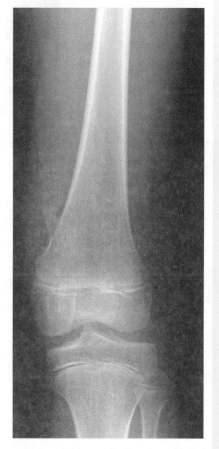

图30-6　女性,11岁,左股骨下端骨软骨瘤。X线片显示股骨内侧外生性肿物,与骨皮质相连,肿物外周有典型的软骨帽

附:遗传性多发骨软骨瘤(hereditary multiple osteochondroma)

多发性骨软骨瘤主要有三个特征:①遗传性;②骨短缩与畸形;③易恶变为软骨肉瘤。其发病率

为单发性骨软骨瘤的十分之一左右。发病年龄较单发性骨软骨瘤早,20 岁以后少见。男性多于女性,
发病比率约为 3∶1。多发性骨性包块通常较对称是本瘤最重要的症状和体征(图 30-7)。

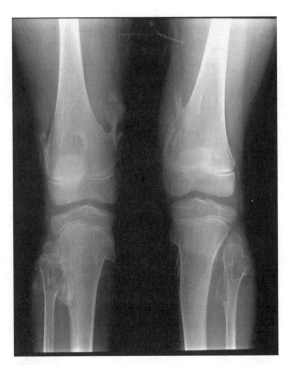

图 30-7　男性,15 岁,双侧股骨下端、胫腓骨上端多发骨软骨瘤 X 线表现

大约 2/3 的患者具有明显的遗传性。

多发性骨软骨瘤与单发骨软骨瘤一样,随人体生长,骺闭合后也停止生长。由于其多发性,外科
治疗难以做到全部切除,所以选择外科手术的指征是:①肿瘤较大影响美观;②有临床症状,压迫邻近
血管神经;③引起邻近关节活动障碍;④存在畸形,切除肿瘤纠正畸形;⑤肿瘤有恶变征象,瘤体在成
年后继续生长或突然生长,影像学提示有恶变或那些位于中轴骨骼的骨软骨瘤。多发性骨软骨瘤的
预后与单发相同。手术后效果好,局部复发率低。手术应完整切除软骨帽。本病的恶变率明显高于
单发,多为单个肿瘤恶变为周围性软骨肉瘤。文献报道其恶变率为 5%~25%。需长期随诊观察。

第六节　软骨母细胞瘤

一、定义

软骨母细胞瘤是由成软骨细胞组成,能够产生软骨样基质的、发生在骨骼未成熟患者骨骺或骨突
处的良性肿瘤。

二、临床表现

由于肿瘤生长缓慢,症状常出现较晚,较轻。多数患者 20 岁左右因疼痛就诊。文献报告中最小

年龄为 3 岁,最大者为 70 岁。男、女之比为 2∶1。典型部位为股骨两端骨骺或大转子、肱骨大结节和胫骨近端等。

主要表现为局部疼痛、肿胀伴有明显压痛,可因创伤等原因加重。可出现类似关节滑膜炎的表现:关节肿胀、疼痛、积液(出现关节积液的约占 30%)。

三、影像学表现

典型 X 线特点:发生于长骨骺或骨突处,中心性或偏心性的溶骨病变,直径 1~6cm 不等。病变边缘清楚,呈圆形或卵圆形(图 30-8)。有时肿瘤周围硬化缘。在偏心膨胀生长或侵袭性较高的病例中,骨破坏明显,无反应骨,病灶可侵入软组织。少部分病变有钙化灶。MRI 常见病灶周围水肿带。

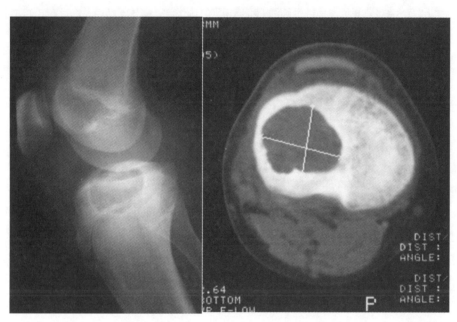

图 30-8　男性,16 岁,右胫骨近端骨母细胞瘤。病灶边缘清晰,可见未闭合的骨骺线

四、病理表现

成软骨细胞瘤与周围骨分界清楚。有砂砾状的黄色钙化灶及坏死区,有时可见微白色的纤维区和软骨区。位于骨骺内的肿瘤经常侵犯关节软骨,使其受压变薄。少数情况下,可穿破关节软骨,侵犯关节。镜下所见:肿瘤由成熟的软骨基质结节构成,基质周围被大量圆形、卵圆形或多边形的成软骨细胞样细胞包绕,有时界限不清。细胞间常有纤细的、格子状的基质钙化。

五、治疗

一般采用肿瘤刮除术。当病变位于软骨下或邻近关节,手术应注意勿损伤骺板,勿进入关节腔。为了减少术后复发,残腔可用石炭酸、酒精等化学药物处理。可用自体骨、异体骨、人工骨或骨水泥填充骨缺损。多数可以通过刮除治愈。

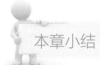

本章小结

　　本章论述了常见原发良性骨肿瘤的定义、临床表现、影像学特点、病理学特点及治疗方式,通过临床、影像、病理三结合能更加准确地诊断常见原发良性骨肿瘤,选择正确的治疗方式。

(郭　卫)

思考题

　　简述各种常见原发良性骨肿瘤的临床表现、影像学、病理学特点及治疗方式。

参考文献

［1］郭卫.中华骨科学-骨肿瘤卷.北京:人民卫生出版社,2010.

［2］SINGLA A, GELLER DS. Musculoskeletal Tumors. Pediatr Clin North Am, 2020, 67 (1): 227-245.

［3］徐万鹏.骨与软组织肿瘤学.北京:人民卫生出版社,2008.

［4］FLETCHER C, BRIDGE J, HOGENDOORN P. WHO classification of tumours of soft tissue and bone. Pathology and genetics of tumours of soft tissue and bone. Lyon (France): IARC Press, 2013.

［5］K KRISHNANUNNI, CARRIE Y INWARDS. Dahlin's Bone Tumors: General Aspects and Data on 10, 165 Cases. 6th edition. Wolters Kluwer, Lippincott Williams & Wilkins, Philadelphia, 2010.

第三十一章

骨巨细胞瘤

骨巨细胞瘤（giant cell tumor，GCT）是最常见的原发性骨肿瘤之一。GCT 多为良性，可局部侵袭性生长，具有潜在恶性，术后复发率高；可多中心生长：1%~3% 可发生肺转移，一般非致命性；1%~3% 可恶变，成为骨肉瘤、纤维肉瘤、未分化多形性肉瘤。Cooper 和 Travers 在 1818 年首先描述了 GCT。

【发病特征】

GCT 好发年龄多为 20~40 岁，少见于青少年及 65 岁以上的老年患者，罕见于儿童。北京积水潭医院报告骨巨细胞瘤 621 例，男女比例约为 1.4∶1，平均发病年龄 31 岁（范围：11~71 岁），占原发骨肿瘤的 13.7%，3.4% 出现肺转移。国外报告女性稍常见，男女比例约为 1∶1.2。

GCT 在东亚人群中发病率更高。在国人中，GCT 是最常见的原发肿瘤之一。1957—1988 年国内 40 家医院登记的原发骨肿瘤中，骨巨细胞瘤占良性骨肿瘤的 18.4%，占所有肿瘤的 10.3%（3 996/38 959）；1972—1990 年日本骨肿瘤登记病例中 GCT 占 7.4%（1 505/20 272）；1973—1987 年美国梅奥诊所（Mayo Clinic）登记骨肿瘤中 GCT 占 5.4%（603/11 087）。

GCT 多见于长骨的骨端（股骨远端、胫骨近端和桡骨远端），约 50% 见于膝关节周围。在骺线未闭合的儿童中，病灶多位于干骺端，临近骺线。GCT 7%~9% 发生于中轴骨，最常见于骶骨；在脊柱上，GCT 多见于椎体，也可累及附件；其他少见的部位是手、足、髌骨、距骨等。

一般来说，GCT 的边界清晰。在骨髓腔中，病变通常没有明显的硬化边缘，偶可表现为虫蚀样。关节软骨是一种良好的肿瘤屏障，如 GCT 侵蚀软骨下骨，关节软骨往往浮在肿瘤表面，阻挡肿瘤进入关节。GCT 膨胀性生长，周边的骨壳往往菲薄，骨壳可能有局灶性缺损（S_3），一般骨膜反应不明显。即便 GCT 侵及邻近的软组织，软组织肿块外缘往往可见薄层的骨壳。

【组织来源和发病机制】

目前仍不甚清楚。GCT 可能来源于髓腔内未分化的间叶组织细胞。病变内的破骨细胞样巨细胞是反应细胞，真正的肿瘤细胞是其中的单核基质细胞。P53 的高表达可能与恶性 GCT 有关。GCT 的单核基质细胞表达 RANKL（核因子 κB 配体的受体激活剂，receptor activator of NF-κB ligand），巨细胞表达 RANKL 的受体，提示 NF-κB 信号通路调节与 GCT 形成密切相关。

【临床表现】

疼痛最为常见，多为静息痛或夜间痛（肿瘤生长刺激骨膜），也可出现活动痛（骨骼支撑能力不足）。从出现症状到确诊，一般需 3~6 个月。溶骨性破坏可导致承重骨出现病理骨折。体格检查可表现为局部压痛，偶有软组织肿胀。需要与关节炎、韧带损伤等鉴别。

脊柱 GCT 的临床症状无明显特异性。可出现疼痛、肿胀、活动轻度受限等；若肿瘤压迫神经，可出现相应的神经症状（神经根损害、脊髓损害、马尾损害），如疼痛、麻木、无力、括约肌功能障碍等；部分颈椎 GCT 患者可出现呼吸及吞咽功能障碍；偶见肿块压迫颈交感神经节，出现 Horner 综合征。

【影像学检查】

骨巨细胞瘤的病理学分期已经取消，仍在使用影像学分期（Enneking 分期与 Campanacci 分级，详见第七篇第二十九章）。静止期（S_1）病变少见，大多数肢体的 GCT 为活动期（S_2），部分为侵袭期（S_3）。

GCT 多为侵袭性、膨胀性、偏心性溶骨性病灶(图 31-1)。病灶直径一般数厘米,偶见巨大病灶(直径超过 15cm)。偶有关节旁病变通过韧带(如十字韧带、后纵韧带等)、跨越关节间隙侵及相邻的骨,甚至累及相邻椎体。

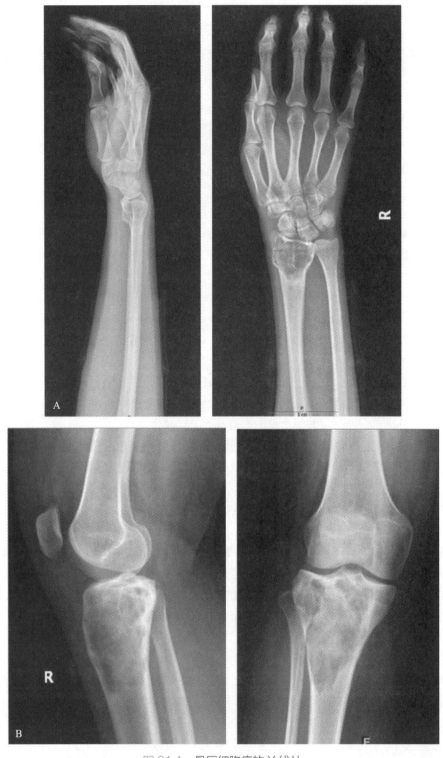

图 31-1 骨巨细胞瘤的 X 线片
A. 胫骨近端;B. 桡骨远端(由北京大学第三医院放射科张立华提供)。

在 X 线上骨巨细胞瘤的典型表现是位于骨端的膨胀性、偏心性、溶骨性病灶。GCT 的病灶经常从软骨下骨延伸到干骺端和骨骺。如病灶进展增大,还可累及邻近的骨干、侵蚀局部骨皮质、侵及邻近的软组织;一般没有骨膜反应。部分病灶可见囊性变,也可伴发动脉瘤样骨囊肿,可出现相应的影像学表现。

CT 上,四肢 GCT 多表现为偏心膨胀性骨质破坏,呈皂泡样改变,骨壳完整或部分缺失,内部一般无钙化;少数周围可见软组织肿块;增强扫描呈不均匀强化(图 31-2)。

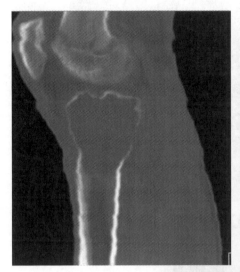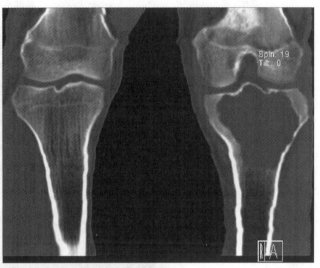

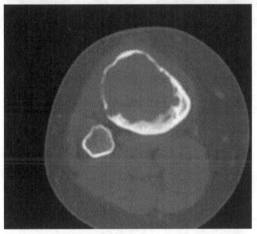

图 31-2　胫骨骨巨细胞瘤的 CT,冠状面、矢状面与横断面(由北京大学第三医院放射科张立华提供)

在 MRI 上,病灶边界相对清楚,但形态往往不规则,骨皮质完整或部分中断,多数病灶内呈囊实性混杂信号;囊性部分可分隔成多个小囊状、网格状病灶,囊壁较薄,囊液大多较为均匀。在 T_1 加权像上,GCT 表现出低到中等的不均匀信号,偶可见高信号区域(往往提示亚急性出血)。在 T_2 加权像上,肿瘤的实心区表现低到中等信号,囊性区域表现为高信号,偶而可见液平面。增强时显示病灶实性部分明显强化。病灶中可见液 - 液平面,部分是伴发的动脉瘤样骨囊肿;此时需鉴别原发或继发 ABC 和毛细血管扩张型骨肉瘤(图 31-3)。

脊柱 GCT 多为椎体膨胀性溶骨性骨破坏,往往可累及附件,骨破坏区内可见残存骨嵴;周围骨壳往往不完整,骨破坏周围可伴有较大椎旁组织肿块。骶骨 GCT 表现为中线两侧溶骨性骨破坏,可累及骶髂关节;需要与骨髓瘤、动脉瘤样骨囊肿、脊索瘤等病变鉴别。

在治疗前,需要先活检,以明确病理诊断。活检前,需完善相关检查(MRI、骨扫描、胸片等)。如果先活检,再做上述影像学检查,其表现将有所不同,难以分析、诊断。CT 引导下穿刺活检的正确率约为 85%。

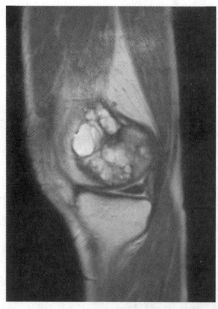
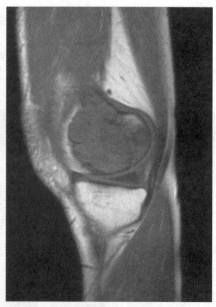
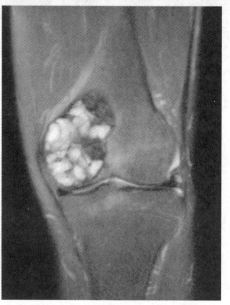

图 31-3　股骨远端骨巨细胞瘤的 MRI，T_1 加权像、T_2 加权像与抑脂像
（由北京大学第三医院放射科张立华提供）

【病理学检查】

肉眼观察 GCT 为棕褐色的肉芽样组织，由质软的血管及纤维组织构成，富于 I 型和 II 型胶原纤维；坏死和出血可能导致肿瘤囊性变，多为特有的巧克力色，呈海绵状，易碎；由于含有铁血黄素，可见由淡黄色向橘色褪变的囊腔，腔内经常充满血液，此时需与动脉瘤样骨囊肿鉴别。

显微镜下，GCT 由密集的单核基质细胞（椭圆形、多边形或短梭形）及破骨细胞样的多核巨细胞组成。多核巨细胞均匀散布于单核基质细胞中。多核巨细胞的核数量可以高达 50 个，多位于细胞中央，周围包绕着丰富的嗜酸性胞质；细胞核呈卵圆形或泡状，核仁位于中央。GCT 单核基质细胞的边界欠清晰，嗜酸性胞质较少。细胞核为圆形或卵形，核仁位于中央，在形态上与巨细胞的细胞核相同。核分裂多少不等，有时可每高倍视野大于 20 个。间质常血管丰富，可富于胶原。约 10% 病例可继发动脉瘤样骨囊肿（图 31-4）。

需要注意的是，骨巨细胞瘤中的主要肿瘤细胞是基质细胞，而非巨细胞。含有多核破骨细胞样巨细胞丰富的骨性病变常见于反应性病变和局部侵袭性肿瘤,需要鉴别诊断的病变包括骨巨细胞瘤(恶性和良性)、动脉瘤样骨囊肿(ABC)、巨细胞型骨肉瘤、软骨母细胞瘤、甲状旁腺功能亢进导致的棕色瘤(brown tumor)、巨细胞修复性肉芽肿(giantcell reparative granuloma)等。

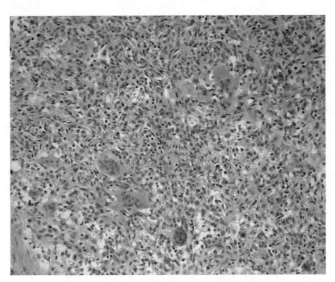

图 31-4　骨巨细胞瘤的显微镜下表现
(由北京大学医学部病理系杨邵敏提供)

WHO 将骨巨细胞瘤分为两种:①巨细胞瘤,组织形态为良性,但局部侵袭性生长,少数也可发生远处转移,但死亡率低;②恶性巨细胞瘤,组织学及预后相当于高恶性级别的肉瘤。以往 Jaffe 与 Lichtenstein 根据多核细胞的多少和间质细胞的分化程度将骨巨细胞瘤分为三级:Ⅰ级良性,Ⅱ级交界性,Ⅲ级恶性。多核细胞甚多,间质细胞分化良好者属Ⅰ级(良性);多核细胞很少,间质细胞分化较差,有丝分裂象多者属Ⅲ级(恶性);介于两者之间者属Ⅱ级。然而大量研究结果证实,这一分级系统不能准确地反映 GCT 的生物学行为,不能指示肿瘤有无复发或者恶变倾向,因此临床上不再使用。

【治疗】

目前其治疗以手术治疗为主,辅以放射治疗、药物治疗(地舒单抗、双膦酸盐、干扰素等)。四肢 GCT 的主流术式是扩大刮除术,而脊柱 GCT 首选整块切除术。

(一) 四肢 GCT 的手术治疗

早期首选病灶刮除术,复发率高达 40%~60%。20 年前改为首选切除术,局部复发率为 0~5%,其缺点是切除后的重建较为复杂,且术后并发症发生率较高。为了避免上述术式的缺点,近年来多数医生选择扩大刮除术。

1. 扩大刮除术(extensive curettage)　技术要求是:①扩大骨窗以便直视病灶,避免残留死角;②高速磨钻(high-speed burr)磨除硬化的病灶边缘;③使用骨水泥填充空腔。侵袭性 GCT 首选扩大刮除术。刮除术还可辅以局部辅助治疗(adjuvant treatment),进一步降低局部复发率。辅助治疗包括物理治疗(如激光、冷冻等)和药物治疗(如人工骨水泥、苯酚、过氧化氢、氯化锌等)。麻省总医院比较了蒸馏水、95% 乙醇、5% 苯酚、3% 过氧化氢、50% 氯化锌对 GCT 细胞的作用;他们发现蒸馏水的作用最差。一般认为,无水乙醇与苯酚的疗效相仿,相比之下,前者使用简便、更为安全。与激光烧灼相比,冷冻(液氮)可杀死刮除边缘的更深层细胞;因其作用深在,可能殃及周边的正常组织,其并发症包括病理骨折、血管和神经损伤。

Blackley 等人报告,使用高速磨钻可使 GCT 的术后局部复发率降至 12%。牛晓辉等报告常规刮除术的复发率为 56.1%,而扩大刮除术为 8.6%。Miller 等报告 677 例 GCT 的治疗结果,经瘤刮除及植骨融合术的复发率高达 45%,而辅以辅助治疗(如液氮、苯酚、骨水泥)后,局部复发率降低至 17%。在扩大刮除术的基础上,Malawer 等人报告冷冻治疗(cryotherapy)可将复发率降低至 8%。

2. **整块广泛切除**(enbloc wide resection)　适用于顽固性复发或部分侵袭性(S_3)病例。切除术后往往需要功能重建,包括骨质重建及软组织重建。骨质重建常需使用大块异体骨或者定制人工关节,有时需两者结合。此术式还可用于位于不重要的骨的病灶(如锁骨、尺骨远端、近端和中段腓骨),这不会对患者的功能产生明显伤害。

3. **复发病灶**　四肢 GCT 初次术后复发的患者,如能保留关节,建议尽量采用囊内刮除植骨的治疗方式;对于一些肿瘤范围较大(超过横断面 50%)、不能彻底刮除者,可采取整块切除。术后还可辅以放疗。华西医院屠重棋等报告 GCT 复发再次手术病例,采用囊内刮除植骨结合辅助治疗的再复发率为 24.3%(9/37),而整块切除为 7.1%(3/42)。国外报告的复发病灶经刮除治疗后的复发率为 22%~45%,而切除术为 8%。

4. **脊柱 GCT 的手术治疗**　与四肢病变相比,脊柱 GCT 的解剖结构更为复杂(周围血管、神经丰富),且部位深在,发现偏晚,绝大多数为 S_3 期。S_2 期病变首选刮除术。对于 S_3 期病变,刮除术不易将瘤体彻底切除,扩大刮除术实施困难;因此首选全脊椎整块切除术(total en-bloc spondyloectomy,TES)。另外,与四肢病变相比,脊柱的活动性相对小,且复发病变更难处理。

因需保护肿瘤临近的脊髓、神经根、大血管(如主动脉、椎动脉、髂动脉)等重要解剖结构,脊柱的 TES 手术往往是经瘤手术,而非肿瘤学意义上的广泛切除、根治切除。不同学者使用了不同的 TES 术式,最为常见的是意大利的 Boriani 术式和日本的 Tomita 术式(图 31-5)。Boriani 强调"不经瘤"的整块切除,其要点在于肿瘤包膜完整;而 Tomita 强调标准化的 TES,经椎弓根、将病椎分两大块切除。Boriani 等人报告脊柱 GCT 患者的术后复发率 22%,其中经瘤刮除术组复发率为 62%(8/13),TES 组为 9%(1/11)。国内北京大学第三医院也有类似报告。郭卫等人回顾了骶骨 GCT,术后局部复发率为 29.2%(7/24)。

(二) 放射治疗

不是首选的治疗方式。GCT 对放疗相对敏感,适用于肿瘤巨大、切除困难或术后复发者。因早期的放疗技术问题,放疗后 GCT 恶变率高达 15%,随着放疗技术的进步,目前放疗恶变率 <1%。麻省总医院报告大剂量放疗治疗 20 例脊柱及骶骨 GCT,随访 10 年,85% 的病灶没有进展。

(三) 药物治疗

一般认为化疗对骨巨细胞瘤的效果并不满意,应谨慎使用。

1. **地舒单抗**(denosumab)　是 RANKL 的单克隆抗体,是目前最有前景的药物。它在欧美已获得广泛的使用,此药物在国内尚属临床试验阶段。它可使 GCT 病灶成骨、病灶缩小,但无法治愈;故患者需长期用药。地舒单抗也可用于侵袭性巨大病灶,待治疗后病灶缩小、边界清晰时,再彻底切除病灶。

2010 年 Thomas 等人报告地舒单抗治疗 37 例复发或不能切除的 GCT 的一期临床结果,有效率为 86%;第二期临床试验 169 例,随访 13 个月,96% 的病灶没有进展,其中 5% 完全缓解,36% 部分缓解。其最常见的严重并发症是颌骨骨坏死、骨髓炎。

2. **双膦酸盐**(diphosphonate)　治疗 GCT 也属探索阶段。偶有使用唑来膦酸后病灶消失的个案报告。一般认为它可降低 GCT 术后复发率、延缓病情进展。双膦酸盐可以诱导基质细胞的凋亡,使肿瘤缩小,抑制骨的破坏,诱导基质细胞向成骨细胞分化,且这种作用是时间和剂量依赖的。其并发症与地舒单抗相仿。

3. **干扰素**(Interferon,INF)　可用于治疗骨巨细胞瘤的局部病灶和远隔转移,有一定治疗意义。INF 的作用机制可能是抗血管生成(antiangiogenic)。它可抑制肿瘤细胞内增殖蛋白,诱导肿瘤细胞凋亡,抑制肿瘤血管形成,增强机体对肿瘤细胞的反应。干扰素在 GCT 的临床应用均为小规模的病例报告。

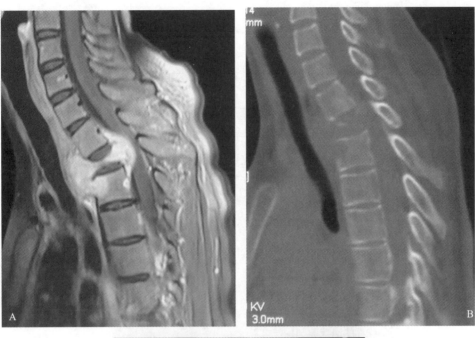

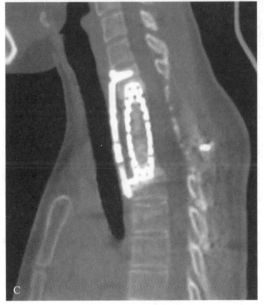

图 31-5　脊柱骨巨细胞瘤

A.术前 CT 矢状面显示胸椎椎体破坏；B.术前磁共振矢状面，显示巨大的椎管内外软组织肿块包绕相邻椎体；C.术后 2 年随访时的 CT 矢状面，显示肿瘤彻底切除，内固定位置好，植骨融合。

　　麻省总医院首先将 INF 用于治疗 GCT，发现 INF-α 对颌骨 GCT 疗效好，尤其是巨细胞修复性肉芽肿。在 GCT 的躯干骨病例及转移病例中，其有效率约为 50%。YaskoAW 报告干扰素治疗 12 例脊柱、骶骨、骨盆及转移 GCT，用药 3~12 个月；6 例有效，疗效可持续约 6 年。北京大学第三医院报道了干扰素 α-2b 治疗复发性和转移性 GCT 共 4 例，2 例有效。长期、大剂量注射干扰素，患者可能出现发热、皮疹、脱发等并发症，约 50% 患者无法耐受。

本章小结

1. 骨巨细胞瘤是最常见的原发性骨肿瘤之一,侵袭性生长,具有潜在恶性;少见多中心生长、肺转移或恶变。

2. 其临床表现无明显特异性,多见疼痛(静息痛或夜间痛)。

3. 在 X 线片上骨巨细胞瘤的典型表现是位于干骺端的膨胀性、偏心性、溶骨性病灶。

4. 骨巨细胞瘤的治疗以手术治疗为主,辅以放射治疗、药物治疗(地舒单抗、双膦酸盐、干扰素等)。四肢 GCT 的主流术式是扩大刮除术,而脊柱 GCT 首选整块切除术。

(刘忠军)

思考题

1. 骨巨细胞瘤的典型临床表现与影像学表现是什么?
2. 骨巨细胞瘤的治疗原则是什么?

参考文献

[1] RASKIN KA, SCHWAB JH, MANKIN HJ, et al. Giant cell tumor of bone. J Am Acad Orthop Surg, 2013, 21: 118–126.

[2] AGARWAL MG, GUNDAVDA MK, GUPTA R, et al. Does Denosumab Change the Giant Cell Tumor Treatment Strategy？ Lessons Learned From Early Experience. Clin Orthop Relat Res, 2018, 476: 1773-1782.

[3] NIU X, ZHANG Q, HAO L, et al. Giant cell tumor of the extremity: retrospective analysis of 621 Chinese patients from one institution. J Bone Joint Surg Am, 2012, 94: 461-467.

[4] GUO W, XU W, HUVOS AG, et al. Comparative frequency of bone sarcomas among different racial groups. Chin Med J, 1999, 112: 1101-1104.

[5] 石磊 , 姜亮 , 刘晓光 , 等 . 胸腰椎骨巨细胞瘤手术治疗后复发的原因分析 . 中国脊柱脊髓杂志 , 2013, 23 (9): 815-820.

[6] BORIANI S, BANDIERA S, CASADEI R, et al. Giant Cell Tumor of the Mobile Spine: a review of 49 cases. Spine, 2012, 37: 37-45.

[7] WEI F, LIU X, LIU Z, et al. Interferon alfa-2b for recurrent and metastatic giant cell tumor of the spine: report of two cases. Spine, 2010, 35: 1418-1422.

[8] CHAKRAVARTI A, SPIRO IJ, HUG EB, et al. Megavoltage radiation therapy for axial and inoperable giant-cell tumor of bone. J Bone Joint Surg A, 1999, 81: 1566-1573.

[9] KLENKE FM, WENGER DE, INWARDS CY, et al. Recurrent giant cell tumor of long bones: analysis of surgical management. Clin Orthop Relat Res, 2011, 469: 1181-1187.

[10] 吴志鹏 , 肖建如 , 杨兴海 , 等 . 脊柱骨巨细胞瘤外科治疗复发相关因素的回顾性分析 . 国际骨科学杂志 , 2010, 31: 387-391.

第三十二章
恶性肿瘤

第一节 骨肉瘤

一、概述

骨肉瘤（osteosarcoma）也被称为成骨肉瘤，是源于间叶组织的恶性肿瘤，以增殖的恶性细胞能产生骨样基质为特征。虽然在肿瘤中也可以见到纤维或软骨组织，或两种都有，但只要见到肉瘤细胞直接产生骨样基质，无论量多少，就决定了肿瘤为骨肉瘤。

骨肉瘤是最常见的原发恶性骨肿瘤，是严重影响青壮年身心健康的恶性肿瘤。骨肉瘤占原发恶性骨肿瘤的20%，每年发病率为(1~3)/100万人。发病率与人种和种族无重要关联。

按照其生物学行为进行准确的分类，对诊断及治疗有重要的指导作用。骨肉瘤分为原发与继发两大类（表32-1）。多数骨肉瘤病因不明，为原发骨肉瘤；一些骨肉瘤会继发于畸形性骨炎等或继发于放射治疗，为继发骨肉瘤。根据发生部位，可将骨肉瘤分为髓内、骨表面和骨外三种类型。

表 32-1　骨肉瘤的分类

---

1. 原发

（1）髓内型（95%）

　　1）高度恶性（传统性骨肉瘤，占90%）

　　　　骨母细胞型（占50%）

　　　　软骨母细胞型

　　　　纤维母细胞型

　　　　毛细血管扩张型

　　　　小圆细胞型

　　2）低度恶性（占10%）

（2）表面型（5%）

　　　　骨旁骨肉瘤（占90%）

　　　　骨膜骨肉瘤（占1%）

　　　　高度恶性表面骨肉瘤（占9%）

2. 继发

　　畸形性骨炎

　　放射源性

　　继发于其他肿瘤

二、髓内高度恶性骨肉瘤

1. **定义** 髓内高度恶性骨肉瘤,是一种骨内高度恶性肿瘤,增殖的肿瘤细胞直接形成骨或骨样组织。习惯性也被称为经典骨肉瘤或传统骨肉瘤。

2. **流行病学** 髓内高度恶性骨肉瘤约占骨肉瘤总体的80%,最常发生在10~20岁阶段,60%发生在25岁以下(图32-1)。30%的患者发病年龄在40岁以上。老年人患继发性骨肉瘤的可能性更高:放疗后骨肉瘤多见于40岁以上患者;60岁以上的骨肉瘤患者中,约有50%患有畸形性骨炎。男性好发髓内高度恶性骨肉瘤,与女性的发病率的比值为3:2。

3. **病因学** 髓内高度恶性骨肉瘤准确的病因还是未知的。创伤史不是肿瘤的病因。成骨肉瘤的病因复杂。与尤因肉瘤不同,成骨肉瘤没有明确的染色体异位。目前已知高度恶性的经典骨肉瘤存在明显的多倍体改变及多发染色体异常。至今已发现几个重要的基因改变与成骨肉瘤的发生有关。视网膜母细胞瘤基

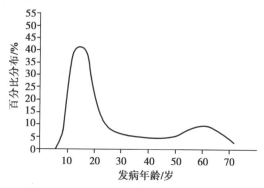

图 32-1 骨肉瘤年龄分布
横坐标:年龄;纵坐标:分布百分比。

因(*RB*基因)的改变是视神经母细胞瘤发生的原因。患视网膜母细胞瘤的儿童,如果能存活,发生骨肉瘤(第二原发恶性肿瘤)的危险性高,约占视网膜母细胞瘤患者的38%。60%~75%的成骨肉瘤患者存在*RB*基因的异常。丢失一个*RB*等位基因的骨肉瘤比带有正常*RB*基因的骨肉瘤更具恶性。患有Li-Fraumeni综合征(乳腺癌合并软组织肉瘤)女性生育的儿童,骨肉瘤发生的机会也增高,这与遗传性*p53*基因突变有关。*p53*基因的突变约发生于50%的成骨肉瘤患者中。其他基因的改变,进一步促成了成骨肉瘤的发生,如*C-myc*及*C-fos*基因的扩增及高表达。MDM2是一个*p53*基因的调节蛋白。*MDM2*基因的扩增可抑制*p53*基因的活性,使细胞丧失*p53*基因调节的生长控制,从而导致肿瘤的发生。然而Rb基因和p53基因不能完全解释成骨肉瘤的病因,其他肿瘤表达基因,如*P16*、*P21*、*ras*、*met*、*sis*和*myc*等,也可能是成骨肉瘤的病因。

4. **发病部位** 髓内高度恶性骨肉瘤好发于四肢长骨,尤其是股骨远端、胫骨近端和肱骨近端。这种肿瘤好发于干骺端(91%)或是骨干(9%)。尽管长骨是髓内高度恶性骨肉瘤最常见的发病部位,但是非长骨(如下颌骨、盆骨、脊柱和颅骨等)的病变随年龄的增长发病率可能增长,很少见发生在腕部和踝部的病变。在所有部位骨肉瘤病例中颅面骨受累病例约占7%。大多数颅面骨骨肉瘤患者的年龄要大于其他部位骨肉瘤患者。发生于脊柱的骨肉瘤少见(图32-2)。

骨肉瘤绝大多数为单发,极少数为单肢体或多肢体两个病灶以上。骨干和骨盆骨肉瘤需要与尤因肉瘤鉴别。脊柱骨肉瘤,尤其是儿童,有时与骨母细胞瘤鉴别有困难,骨母细胞瘤多发生于椎体附件,向椎体延伸,而骨肉瘤多发生于椎体,向后方侵入附件。

5. **临床表现** 症状基本上持续超过几周或几个月。骨肉瘤最常见的临床表现是疼痛和肿块。疼痛可放射至邻近关节,初期疼痛多为间断性隐痛,随病情发展疼痛逐渐加重,多发展为持续性疼痛,

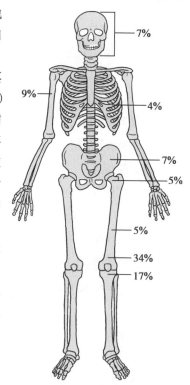

图 32-2 骨肉瘤部位分布

休息、制动或者一般止痛药无法缓解。疼痛部位可以触及肿块,可伴有关节活动受限,但关节积液并不常见。体格检查发现可能有局限肿块,压痛和关节活动受限。在病情进展期,常见到局部炎症表现和静脉曲张,局部发热和毛细血管扩张及听诊上的血管杂音。病理性骨折发生于 5%~10% 的患者中,多见于以溶骨性病变为主的骨肉瘤。肿瘤突然增大要怀疑继发的改变,如囊内出血。骨骺虽是骨肉瘤进入骺端的屏障,但极少数病例中,肿瘤侵及或穿透骨骺,出现关节积液,有些病例可经骨骺穿入关节。

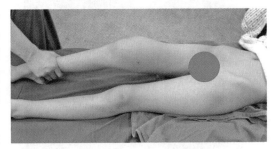

图 32-3　股骨下段骨肉瘤体位像

　　肿瘤晚期可有局部淋巴结肿大,一般为吸收所致的淋巴结炎,个别见于淋巴结转移或受侵。早期一般状态较好,消瘦、精神萎靡及贫血常在出现肺转移以后发生(图 32-3~ 图 32-5)。

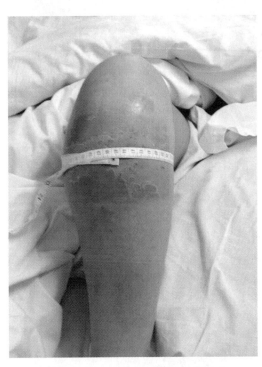

图 32-4　胫骨上段骨肉瘤体位像

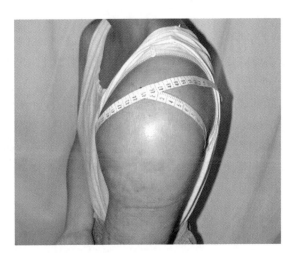

图 32-5　肱骨上段骨肉瘤体位像

　　6. **实验室检查**　血浆碱性磷酸酶(AKP)、乳酸脱氢酶(LDH)中度至大幅度的升高,大多数病例可以观察到碱性磷酸酶的升高,且与肿瘤细胞的成骨活动有关,但是肿瘤组织中 AKP 水平和血浆中 AKP 水平没有确切的数量关系。较 AKP 的诊断价值更为重要的是该指标对于预后的意义,如果手术完整切除肿瘤后,AKP 可以下降至正常水平;如果术后该指标没有下降到正常水平,或仍处于较高水平则多提示存在肿瘤转移或肿瘤有残留。

　　7. **影像学表现**　相对于表面型骨肉瘤,髓内高度恶性骨肉瘤病变多起源于髓质,随病变发展破坏骨皮质,而后侵入骨旁软组织。影像学上一些骨肉瘤成骨明显(“成骨型”);另一些则以溶骨性破坏为主,可见呈蜂窝状,退行性变或呈毛细血管扩张样改变的肿瘤,影像学表现为边界不清的筛孔样或虫蚀样透亮度增高区(“溶骨型”)。但骨肉瘤大多数病例影像学表现为成骨及溶骨混合样改变(图 32-6~ 图 32-8)。

　　当肿瘤穿破皮质,侵入到软组织内形成最具特征的影像学改变,即特征性骨膜反应:

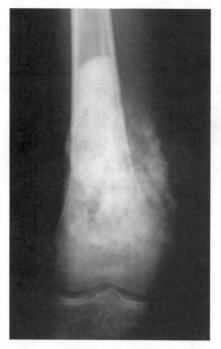

图 32-6　股骨下段骨肉瘤 X 线平片表现,可见成骨性骨破坏和日光射线现象

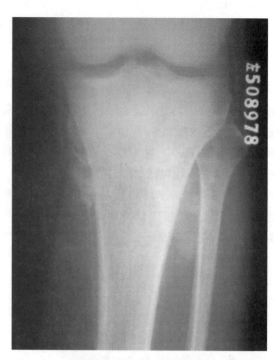

图 32-7　胫骨上段骨肉瘤 X 线平片表现,可见成骨性骨破坏和日光射线现象

（1）日光放射征:垂直于骨膜呈放射样平行排列的针状骨膜反应,即怒发冲冠征,或排列成由骨膜上一点向外放射,即日光放射征。

（2）Codman 三角:此种骨膜反应是由反应骨形成,后者位于被穿破皮质肿瘤组织所顶起的正常骨外膜和肿瘤向骨外浸润部位周围移行带皮质骨之间。尽管 Codman 三角很有特点,但并不是骨肉瘤所特有的影像学表现,它可见于任何侵袭性肿瘤性病变(如尤因肉瘤),甚至一些良性病变,如骨髓炎,当有骨外软组织浸润后可有类似的影像学表现。

CT 扫描可以更清晰地显示肿瘤骨的病变范围,软组织侵袭情况及肿瘤与主要血管的关系,是外科手术界限制订的重要依据之一(图 32-9)。

MRI 在观察骨肉瘤软组织侵袭范围方面起到积极的作用,还是显示髓腔内浸润范围的最好方法。在保肢手术中,对瘤骨扩大切除长度定位有关键的指导作用(图 32-10)。

图 32-8　肱骨上段骨肉瘤 X 线平片表现,可见成骨性骨破坏和日光射线现象

骨肉瘤在同位素骨扫描上表现为放射性浓聚,浓聚范围往往大于实际病变。在骨肉瘤的定性或定位诊断方面,只起到一定的参考作用。对肿瘤有无其他骨的转移,是否多发病变以及有无跳跃灶的判断很有帮助(图 32-11)。

PET-CT 可以评估肿瘤是否存在远处转移(包括骨、肺、脑、肝、肾上腺等)和原发间室内的跳跃灶,缺点是费用昂贵。

血管造影在骨肉瘤诊断上的意义为:①可以了解肿瘤的血管丰富程度,观察肿瘤的软组织浸润范围;②判断肿瘤的血管来源,是动脉插管化疗必需的检查;③由于肿瘤内部的血管分布与肿瘤坏死程

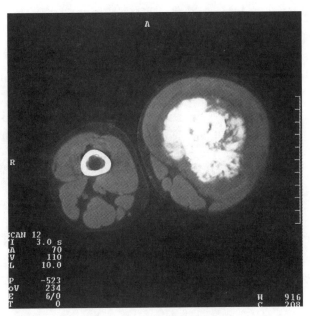

图 32-9 骨肉瘤 CT 表现

CT 是成骨性骨破坏,包绕股骨。

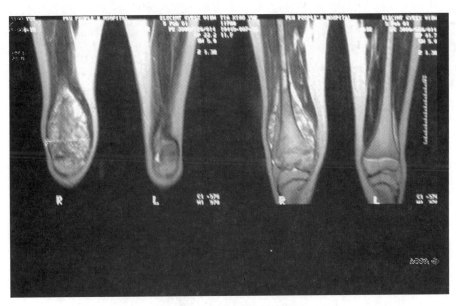

图 32-10 骨肉瘤 MRI 表现

MRI 更清楚显示肿瘤包块和髓腔内范围。

度直接相关,化疗前后血管造影的对比可以作为评价化疗效果的重要指标;④血管是否被肿瘤推压移位或被肿瘤包绕;⑤切除肿瘤时是否需要切除血管并做修复的准备(图 32-12)。CTA 技术可以部分替代血管造影。

8. **病理学特征**

(1)大体标本:肿瘤的外观表现不一,取决于肿瘤发生的部位、肿瘤骨质及反应骨质形成的多少、原有骨质破坏以及出血、坏死灶的范围等。切面上瘤组织底色为灰红色。黄白色明显处提示为肿瘤骨质形成的部位,半透明区为形成软骨的部位,灰黄色为坏死灶,暗红色为出血区。同一瘤体内这几种不同颜色混合。

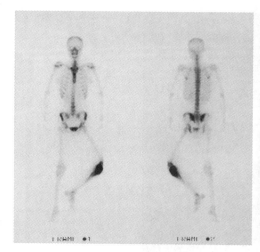

图 32-11 骨肉瘤骨扫描表现
骨扫描是局部异常核素浓聚,并可排除全身其他
部位骨骼可以的转移灶。

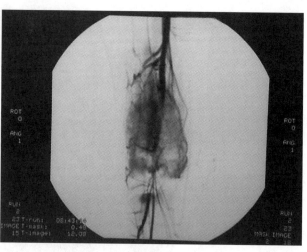

图 32-12 股骨下段骨肉瘤血管造影,由于肿瘤内大量新
生异常血管,显示"瘤湖",即造影剂排泄延迟

(2)显微镜下:成骨肉瘤的组织学特征是由恶性梭形细胞产生的骨样基质,梭形细胞需紧邻骨样基质,正常的成骨细胞排列在骨样基质周围。肿瘤组织细胞多种多样,肿瘤细胞呈梭形或不规则形,细胞体积较大,核深染,核质比例增加,核分裂,特点是肿瘤细胞的异型性。病理学诊断的关键有赖于肿瘤基质细胞产生的骨样基质(嗜酸性透明物质)的存在(图 32-13)。原发高度恶性骨肉瘤的亚型(成骨型、成软骨型、成纤维型、毛细血管扩张型和小圆细胞型)依占优势的组织而定。不同亚型的预后是否不同还未确定,各亚型间的生存率也无明显差别。

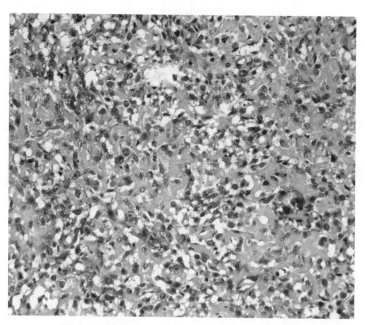

图 32-13 典型骨肉瘤病理表现——梭形细胞肉瘤,红染的骨样基质明显

成骨肉瘤的组织学诊断比较困难。骨折后的骨痂,特别是纤维性肿瘤的病理性骨折后容易误认为成骨肉瘤。有些成骨肉瘤几乎没有骨样基质产生,即便是有,因为骨样基质不易染色,也很难发现。此外,毛细血管扩张型成骨肉瘤容易与骨囊性动脉瘤混淆;小圆细胞型与尤因肉瘤等圆细胞型肿瘤容易混淆;成软骨型与软骨肉瘤容易混淆。

9. 鉴别诊断

(1)慢性骨髓炎:慢性骨髓炎发病隐匿,患者主诉轻至中度骨痛,无全身症状,很少有功能障碍。实验室检查很少有阳性发现,大部分患者血沉轻度增快,血培养很少阳性。X线表现为干骺端髓腔内斑片状、虫蚀样骨破坏和层状葱皮样的骨膜反应。骨髓炎的骨破坏同时有骨质增生,骨破坏与修复性、反应性增生同时存在。当骨破坏广泛后则多有死骨出现,死骨是诊断骨髓炎的特殊征象。骨髓炎的破坏有向骨骺蔓延的倾向。骨髓炎的病程进展后软组织肿胀可逐渐消退,无软组织包块出现。活检有助于诊断。

(2)尤因肉瘤:尤因肉瘤是儿童第二位常见的原发恶性骨肿瘤,常发生于长骨和骨盆,经常侵犯骨干。骨膜反应可呈葱皮样改变,但增生的骨膜中多可见到不规则的骨破坏,邻近软组织也往往有瘤组织侵入,CT和MRI可清楚显示。临床上多疼痛剧烈,伴有发热、白细胞轻度升高。

(3)骨巨细胞瘤:好发年龄为20~40岁,常见于长骨骨端,偏心的圆形或椭圆形溶骨性破坏,逐渐向四周膨胀性发展,但以横向发展更明显。肿瘤膨胀改变明显后受侵骨皮质变薄,骨外膜在皮质外有新生骨形成,形成薄的骨包壳。包壳可呈分页状、多房状,则X线平片表现为多房样,包绕溶骨性破坏密度减低区,其内不见钙化或骨化致密影。

(4)疲劳骨折:多见于新兵和各种运动员,发病部位以跖趾骨多见,其次为胫骨。主要表现为局部隐痛或钝痛,负重行走后加重,休息后好转。查体见局部压痛,有时有局部软组织肿胀,少数患者可触及硬块。X线表现为局限性大量平行骨膜反应、骨痂及大量骨髓内新生骨痂,MRI可发现骨折线。

10. 分期　Enneking Ⅰ期或ⅡA肿瘤相对少见,大多数病例属于ⅡB期。

躯干骨和骨盆肿瘤的预后比四肢差,这与肿瘤边缘切除不净有关。一项研究中显示人种差异也很重要,美国黑种人预后差。继发性成骨肉瘤,尤其是继发于放疗或Paget病的预后差。有跳跃灶的病例小于5%,预后差。

分期时应参考胸部CT,因为肺转移最常见。骨扫描可显示骨转移,骨转移是第二常见的转移部位。铊核素扫描可检测病变活动性,反映化疗效果及远处转移。实验室检查中最重要的是AKP及LDH水平。

11. 治疗　目前骨肉瘤采用以手术和化疗为主的综合治疗。在20世纪80年代前,主要采用以截肢为主的单纯手术治疗,患者5年生存率为10%~20%。后渐引入手术后辅助化疗。1982年Rosen等又提出新辅助化疗概念,即在手术前进行化疗,该方法可以缩小肿瘤体积,为保肢术提供条件。目前,骨肉瘤的术前化疗—手术—术后化疗的模式已被广泛认可。外科手术占主导地位,但化疗成为手术不可缺少的一部分,患者生存率的提高更多的是依赖于系统、正规化化疗的应用。目前,经过正规的化疗—手术—化疗,患者5年生存率已达到60%~80%。

(1)原发肿瘤手术治疗包括截肢和保肢:截肢术仍是目前临床上治疗骨肉瘤的重要手段之一,截肢术包括高位截肢和关节离断术。截肢的优点在于能最大限度地切除原发病灶,手术操作相对简单,无须特别技术及设备,术后即可尽快施行化疗控制转移。但其缺点是肢体功能障碍,生活质量受到一定程度的影响。而且,幻肢痛是截肢术后常见的并发症。慢性、长期的幻肢痛严重影响患者的功能和心理康复,降低了患者的生活质量。

目前,肢体骨肉瘤患者的保肢手术率提高至90%~95%。保肢术的适应证见第二十九章概论。保肢术中的重建方法包括:关节融合、生物性关节成形、异体骨移植、灭活再植、假体置换等。人工假体置换是目前应用最多的重建方法。

对于儿童,由于骨骼继续发育,植入人工假体后会导致肢体不等长,目前的解决方法主要有:肿瘤切除后植入可延长的假体,延长方式可分为手术延长和非手术延长两种;骨延长术或适时的骨骺闭合;对胫骨上端或股骨下端的肿瘤行胫骨旋转成形术。

(2)化疗:对骨肉瘤的化疗始于20世纪70年代,主要在手术后辅以化疗药物,称为辅助化疗,阿霉素(doxorubicin,DOX)、顺铂(cisplatin,CDP)、甲氨蝶呤(methotrexate,MTX)是最有效的化疗药物。

1982 年 Rosen 等又提出新辅助化疗概念,即在手术前进行化疗,该方法可以缩小肿瘤体积,为保肢术提供条件。术后对标本进行肿瘤坏死率检查,评估化疗敏感性。

常用的化疗药物有以下几种:甲氨蝶呤(MTX)。迄今为止大剂量 MTX(HDMTX)被认为是单药有效率最高的抗骨肉瘤药物;阿霉素(ADM,DOX)对骨肉瘤有较好疗效,但 ADM 对心脏有较大的毒性;目前顺铂(CDP)主要与 ADM 联合应用,也是骨肉瘤滋养动脉内给药的首选药物;异环磷酰胺(IFO)也是治疗骨肉瘤的关键药物。多药物联合化疗常引起急性及长期并发症。

三、低度恶性髓内骨肉瘤

低度恶性髓内骨肉瘤较少见,常被误诊为良性肿瘤,因此常有多次手术多次复发史,复发后的肿瘤更具侵袭性,增加转移的潜能性。

70% 的患者在 18~40 岁,最常见部位为股骨远端、胫骨近端和远端的干骺端,典型 X 线片为界限不清的慢性病损,侵犯至软骨下常见,可使皮质膨胀或侵蚀皮质,导致皮质不规则的骨小梁结构。X线片的鉴别诊断包括纤维异常增殖、骨巨细胞瘤、侵袭性纤维瘤病和低度恶性纤维肉瘤。鉴于低度恶性髓内骨肉瘤的低转移潜能,宜单独行广泛切除,不需辅助化疗。

四、毛细血管扩张性骨肉瘤

毛细血管扩张性骨肉瘤是髓内高度恶性骨肉瘤的变异。其特点是 X 线表现为病损以溶骨性为主;肉眼检查时肿瘤呈动脉瘤或血袋结构,包括有隔膜隔开的血管腔;组织学是充满着血或肿瘤细胞,它们被恶性梭形细胞形成的隔膜分隔开,骨样产物很少。

临床上,发病年龄、分布部位和髓内高度恶性骨肉瘤相似,干骺端的部位伴有骨骺侵犯较常见,但也可在骨干。X线片上,肿瘤较大,界限不清,可有骨皮质、骺内骨破坏及软组织肿块。病理性骨折常见,约占患者的 25%。

本病鉴别诊断的意义并非与传统骨肉瘤区别,因二者治疗原则相同,关键在于如何与动脉瘤样骨囊肿等良性病变区别,选择适当的治疗措施,有的动脉瘤样骨囊肿短时间生长迅速,包块大,易误认为恶性肿瘤;而毛细血管扩张型骨肉瘤 X 线表现膨胀性空腔状改变,类似良性病变,位于长骨骨端的膨胀性病灶更易与骨巨细胞瘤相混淆;此时应注意骨皮质虫蚀样破坏,以及病灶边界不清等恶性肿瘤的征象。明确的诊断依据是组织形态学表现,活检时需要多点取材,仍有误诊为动脉瘤样骨囊肿和骨巨细胞瘤的可能。

治疗和髓内高度恶性骨肉瘤相同,生存率也与髓内高度恶性骨肉瘤相同。

五、小圆细胞型骨肉瘤

小圆细胞型骨肉瘤是少见的高度恶性骨肉瘤的一种变异,以小圆细胞为特征,和尤因肉瘤或其他恶性圆细胞肉瘤相似,常更具有多形性,鉴别更困难,需免疫组化或电镜来作诊断。

小细胞型骨肉瘤的恶性度较髓内高度恶性骨肉瘤高,治疗原则与后者相同。预后比较差,但对化疗的反应较敏感,所以早期诊断显得相当重要。

六、骨表面(近皮质)骨肉瘤

骨表面(近皮质)骨肉瘤(surface or juxtacortical osteosarcoma)源于骨表面外层,有三个亚型:骨旁骨肉瘤、骨膜骨肉瘤、高度恶性表面骨肉瘤。

1. 骨旁骨肉瘤　为低度恶性肿瘤。发生于骨的外面,不刺激产生骨膜反应。组织学上,由纤维基质组成的肿瘤的增殖部分,考虑来自骨膜外层纤维。占所有骨肉瘤的 5%,是骨表面骨肉瘤中最常见的,大多数(70%)患者小于 30 岁。最常见的部位是股骨远端干骺端后方(占 65%),其他包括肱骨、胫骨、股骨上端。常无痛或有模糊的疼痛。肿瘤慢性发展,可触及肿块,关节活动受限是患者就医的原因。

肿瘤特点为大的骨性肿块,有宽的皮质基底,易和软骨瘤混淆。当肿瘤沿着骨表面生长时,能环绕骨面。介于骨皮质和肿瘤之间的骨膜和纤维组织可构成透 X 线的区域,X 线片上难以看到,CT 上可见。骨膜透亮区在诊断上有意义,但并不是所有的骨旁骨肉瘤都有,有些可有与骨软骨瘤相似的软骨帽。

组织学上,细胞表现低度恶性,有成纤维细胞的基质,其中包含较多不同成熟程度的骨小梁,如编织骨和板层骨。肿瘤可有软骨灶,特别是外周。

低度恶性骨旁骨肉瘤的治疗是广泛切除,包括明确邻近的神经血管的移位、皮质和髓内受侵的程度。一般无须化疗,术后复发率约 5%,转移的危险在 5%~10%。肿瘤复发可以去分化为高度恶性肿瘤。

2. 骨膜骨肉瘤　骨膜骨肉瘤(periosteal osteosarcoma)是发生于骨皮质表面、中度恶性的原发骨肉瘤,起源于骨膜组织。最常见于胫骨、股骨。垂直于骨干形成骨针和成软骨基质是其特点,皮质侵犯常见,有典型的日光照射表现。

治疗主要是广泛切除。一般无须术前或预防性化疗,但在有肺转移并且手术能切除肺转移灶的情况或者病变侵犯骨髓腔时,可辅以化疗。

3. 高度恶性表面骨肉瘤(high-grade surface osteosarcoma)　是一种位于骨表面的高度恶性骨肉瘤,临床上少见。最常见于 20~30 岁。高度恶性表面骨肉瘤常有软组织包块,组织学上由能产生骨样组织的高度恶性梭形细胞组成。治疗同高度恶性髓内骨肉瘤。

七、继发骨肉瘤

1. Paget 肉瘤　在 Paget 病的病变区中发生的骨肉瘤称作 Paget 肉瘤。在西方国家是骨肉瘤的第二个发病高峰期(50~70 岁)的主要原因。Paget 病(Paget's Disease),又被称为畸形性骨炎(osteitis deformans),是一种原因不明的慢性进行性骨病,骨的吸收和骨的生成都增加,尿中的羟脯氨酸和血清的碱性磷酸酶水平都上升。Paget 病的病程虽较缓慢,但可累及大部分骨骼系统。虽然是一种良性病,但通常被认为是癌前状态。

Paget 病几乎都见于白种人,男性比女性的发病率略高。Paget 病发生恶变的比率为 1%~2%,以头颅、骨盆及长骨病变发生恶变者多见,恶变为骨肉瘤者最常见,也有少数恶变为纤维肉瘤、网状细胞肉瘤、软骨肉瘤等。邻近软组织内出现肿物是恶变的一个征象,恶变为骨肉瘤时碱性磷酸酶明显增高。长管状骨的 Paget 骨肉瘤的 X 线检查表现为界限不清的、形状模糊的阴影,以溶骨性破坏为主,软组织肿块常见。

Paget 骨肉瘤的治疗包括外科切除。对不能接受手术的患者,放射治疗是首选的方法。化疗是无效的。本病预后很差,5 年以上存活率低,患者常在 2~3 年内死亡。

2. 放射性诱导性骨肉瘤　对无关的既往病变放射治疗引起的继发性骨肉瘤。最常见的部位是股骨和肱骨,骨盆和肩胛带骨,颅面部骨也可发病。患者多为成年人。

放射剂量与放射后肉瘤的相关性目前尚无明确的结论,从接受放疗至恶变时间从几年到数十年,平均时间为 10 年左右。放射后骨肉瘤的影像学检查可呈现各种各样的骨破坏,常见的是混合型或纯溶骨性的破坏,周围有明显的硬化骨,骨膜反应少见。

治疗为广泛切除或根治手术。化疗效果未知。总体预后差,10 年生存率低于 20%。

第二节　软　骨　肉　瘤

一、概述

软骨肉瘤（chondrosarcoma）是一类能够产生软骨样基质、完全不含骨样基质的肉瘤。可以分为原发性软骨肉瘤和继发性软骨肉瘤两大类。按部位软骨肉瘤可分为：中心型（发生于骨内）、周围型（发生于骨外已存在的骨疣）及骨膜型（或骨旁）。按细胞组织学特点可分为普通型软骨肉瘤、间叶型软骨肉瘤和透明细胞软骨肉瘤、去分化软骨肉瘤。

软骨肉瘤有不同的组织学恶性度分级（Ⅰ、Ⅱ、Ⅲ级），这种分级与预后和治疗相关。软骨肉瘤可以从一个较低组织学分级向高度恶性肉瘤转化。

软骨肉瘤的预后主要取决于两个方面：是否能广泛切除及组织学分级。周围型及骨膜型软骨肉瘤的组织学恶性度分级低于中心型软骨肉瘤，即使组织学分级一致，它们的预后也明显好于中心型软骨肉瘤。某些软骨肉瘤生长缓慢，即使在切除原发肿瘤10年以后还可以发生局部复发和转移。

二、中心型软骨肉瘤（central chondrosarcoma）

1. **定义及流行病学**　中心型软骨肉瘤是一种起源于骨内的软骨肉瘤。也被称为普通型软骨肉瘤。男性好发，男女之比为1.5∶1~2∶1。好发年龄30~70岁之间，平均年龄40~50岁，是一种典型的成人肿瘤。

2. **好发部位**　依次为股骨（尤其是近端）、骨盆、肱骨近端、肩胛骨、胫骨近端。在长管状骨，中心型软骨肉瘤发生于骨干一端或干骺端。在成人因为生长软骨已消失而导致中心型软骨肉瘤常侵犯骺端，有时侵及关节。中心型软骨肉瘤很少发生于骨干中部。在骨盆那些围绕髋臼的部位好发。在肩胛骨多见于喙突关节盂处。

3. **临床表现**　临床症状不明显、发展缓慢。病史常较长，并时常表现为软骨瘤样肿痛。因病变深在，而软组织又通常未形成肿瘤包块，所以临床不能触及，仅表现为轻微的骨膨大。晚期可形成大的、能触及的软组织肿块。发生于脊柱、骶骨、肋骨或骨盆的病例可引起严重疼痛，可因为压迫神经而引起放射性疼痛。偶尔有肿瘤经骺端而侵入关节引起关节症状，病理性骨折少见。有些病例肿瘤突然迅速生长、破入软组织，应考虑为去分化征象或恶性升级。

4. **影像学表现**　溶骨性病灶伴有钙盐沉着。在干骺端可表现为偏心生长，在骨干为中心型生长。钙化为无结构且特征性的，表现为不规则散布的颗粒样、结节样或球状特点。钙化最明显的为高分化的中心型软骨肉瘤，去分化型则很少有钙化。CT扫描可更清晰地显示基质钙化和骨皮质破坏情况（图32-14）。MRI有助于描绘肿瘤的范围和明确软组织受累情况。

5. **病理表现**　低度恶性的中心型软骨肉瘤（Ⅰ级）骨皮质可表现正常或轻度膨胀而无肿瘤浸润。后者与软骨瘤的表现并无太大差别。在Ⅱ~Ⅲ级的中心型软骨肉瘤骨皮质几乎都被浸润或破坏，肿瘤表现为白色、不透明，可见坏死，囊性或出血性液化，钙盐沉积可以清楚地看到。

基于肿瘤细胞核的大小，核的染色（浓染）和细胞数目，软骨肉瘤分为Ⅰ~Ⅲ级。在Björnsson的研究中，Ⅰ级软骨肉瘤占61%，Ⅱ级占36%，Ⅲ级仅占3%。Ⅰ级总是有分化良好的软骨，可以有黏液区。

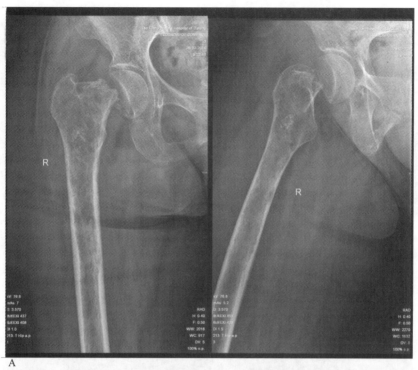

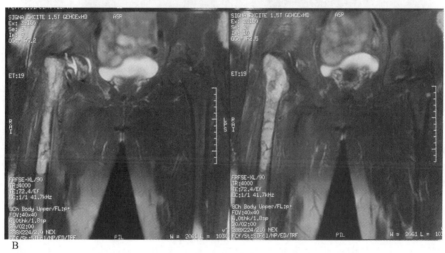

图 32-14 患者女性,59 岁,右股骨中上段软骨肉瘤并股骨颈病理性骨折

A. X 线片显示股骨中上段溶骨性骨破坏,髓腔扩大,上段髓腔可见结节状钙化,边界不清,骨皮质无膨胀,无骨膜及软组织肿块;B. MRI(T_2加权像)示中上段髓腔被软骨肿瘤替代,并股骨颈病理性骨折。

其区别于内生软骨瘤的细胞特征如下:①轻度增大的核;②核大小不等,大多保持圆形;③常有双核细胞;④同大多数软骨瘤相比较有较多的细胞数(图 32-15)。

Ⅱ级软骨肉瘤的软骨组织表现明显的异型性,核大,且染色深,双核细胞十分普遍,偶可见有丝分裂象。肿瘤可以部分或全部呈黏液样,肿瘤细胞呈梭形,有时呈圆形,它们散在或聚集成小群,或是多层状重叠。细胞质透明,有丰富的黏液伴轻度的嗜碱性基质(图 32-16)。

Ⅲ级的软骨肉瘤的软骨细胞呈明显非典型性增生,数量很多,以明显异型性及核深染为特点,它们通常为巨核,为正常的 5~10 倍,细胞有 3 个或更多的核且核形怪异,可见到有丝分裂向(图 32-17)。

6. **诊断与鉴别诊断** 在诊断中心型软骨肉瘤时要考虑到临床及放射学资料,包括年龄、部位、症状、放射学检查、骨扫描和 CT 特征。中心型软骨肉瘤常生长缓慢,症状多不严重,且它常发生于松质

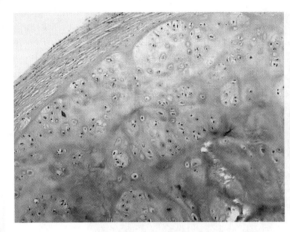

图 32-15　软骨肉瘤Ⅰ级,大小形状不同的软
骨细胞伴细胞数目少量增加

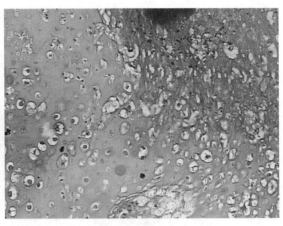

图 32-16　软骨肉瘤Ⅱ级,软骨细胞数目显著
增加伴多形核

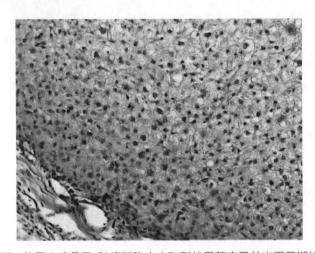

图 32-17　软骨肉瘤Ⅲ级,肿瘤细胞大小和形状显著变异并出现早期梭形细胞

骨,放射学上难以发现(躯干及肢带骨),早期诊断较困难,并常被误诊为肩周炎、椎间盘突出症、骨性关节病等。MRI 可以清晰地显示病变范围。

鉴别诊断中,中心型软骨肉瘤首先要与软骨瘤相区别。软骨瘤好发于儿童,在成人病变静止。进一步,软骨瘤无痛,除非有病理性骨折,通常为中等大小,可引起骨皮质内侧面的贝壳样改变,不破坏骨皮质,不引起软组织肿胀。位于手的软骨性肿瘤几乎总是良性。相反,躯干部位的软骨性肿瘤常为恶性,应高度怀疑为中心型软骨肉瘤。

部分多发软骨瘤的病灶可长到很大体积,可持续生长到成年,组织学表现以活跃增生为特点,常恶变为中心型软骨肉瘤。当成年患者症状有改变及有新的影像学改变时,应高度怀疑为恶变,可通过活检加以证实。

临床、病史及放射学检查可能提示去分化软骨肉瘤的诊断(恶性纤维组织细胞瘤、骨肉瘤、高度恶性纤维肉瘤)。若怀疑时应采取特定活检加以证实。去分化软骨肉瘤预后差,要按照高度恶性肉瘤治疗。部分患者术前活检无法确诊,只有在术后对整个肿瘤标本广泛取材,行组织学检查后方可诊断。

7. **治疗**　软骨肉瘤主要是外科治疗。软骨肉瘤切除不彻底非常容易局部复发。约 10% 肿瘤复发后其恶性程度会增加。

对于普通型Ⅰ级软骨肉瘤,有意见认为可以采取相对保守的外科治疗方法。位于骨干内的Ⅰ级中心型软骨肉瘤可行彻底的囊内切除,残腔采用石炭酸、酒精、液氮等化学药物处理,可获得较满意的肢体功能,但仍有局部复发的危险。更适合的治疗方法是边缘或广泛切除。整段切除肿瘤后,根据骨缺损的部位,采取不同的方法进行相应重建。

对于Ⅱ、Ⅲ级软骨肉瘤及去分化软骨肉瘤则更应采取广泛切除,有时甚至是根治性切除。去分化软骨肉瘤可配合化疗。中心型软骨肉瘤预后主要取决于两个因素:组织学分级和手术边界是否充分。躯干部位的高度恶性软骨肉瘤广泛切除较为困难,预后也相对不好。

Ⅰ级软骨肉瘤的5年生存率为83%,死因多是颅骨、躯干等部位肿瘤无法获得足够的切除边界。Ⅱ、Ⅲ级软骨肉瘤的总体5年生存率为53%,转移少见,并且多发生在晚期。最常见的转移部位为肺脏,其他的少见部位包括骨、肝、淋巴结转移。

三、周围型软骨肉瘤(peripheral chondrosarcoma)

1. 定义及流行病学 周围型软骨肉瘤是一种发生于骨外的软骨肉瘤,常继发于骨软骨瘤,特别是那些多发的骨软骨瘤。位于股骨近端、骨盆、脊柱及肋骨的骨软骨瘤,也要排除周围型软骨肉瘤的可能。周围型软骨肉瘤的发生率低于中心型软骨肉瘤。男性好发,男女比约为2:1,多发生于成人。青少年时期的骨软骨瘤在成年后继续生长则提示周围型软骨肉瘤。

2. 好发部位 骨盆,以下依次为股骨近端、脊柱及骶骨、肱骨近端、肋骨、肩胛骨、股骨远端、胫骨近端。同中心型软骨肉瘤相比,周围型软骨肉瘤更好发于骨盆和脊柱骨,一般不发生于膝肘关节以远的骨骼。

3. 临床表现 周围型软骨肉瘤生长缓慢,临床症状轻微,患者在早期不易发现,明确诊断时肿瘤往往已经长到较大。主要体征为包块。包块位于软组织中,表面圆形,呈凹凸不平,为骨性硬度,与软组织不粘连。

4. 影像学表现 与中心型软骨肉瘤相比较,其影像学表现为明显不透光的骨外团块,边界不清,凹凸不平的菜花样外观。病灶内钙化可呈结节样、点状、环状、菜花状阴影分布(图32-18)。

5. 病理学表现 肉眼瘤体较大,表面常不平,如菜花或蘑菇样,周围有纤维性薄的假包膜,病变可包绕骨赘基底及宿主骨。钙化表现为颗粒状,环状,不规则点状,黄白色外观,质硬。在恶性度较低的病例(Ⅰ级)钙化-骨化常很致密而广泛,除了某些表层的软骨区域外,整个周围型软骨肉瘤呈象牙样质地。生长较快(Ⅱ~Ⅲ级)的周围型软骨肉瘤质软。由大的多液样小叶构成,含半透明软骨。在小叶中心常见到黏液样钙化。

组织学检查必须取样于非钙化区,与中心型软骨肉瘤不同,周围型软骨肉瘤总是由分化良好的软骨组成,可有黏液区,其软骨小叶是活跃的、不断增生的软骨。周围型软骨肉瘤也包含三种不同恶性度的分级。Ⅰ级占2/3,Ⅱ级占1/3,Ⅲ级少见。

6. 诊断与鉴别诊断 依靠放射学影像容易对周围型软骨肉瘤做出初步诊断。X线中成年人的骨软骨瘤有继续生长倾向提示恶性可能。组织学诊断必须要考虑到临床、放射学及大体标本资料。如果在儿童,软骨组织覆盖骨软骨瘤,增厚和某些活跃增生并不表示恶性。

与骨旁骨肉瘤鉴别。骨旁骨肉瘤好发部位常在股骨下端后方,有致密的骨性不透光区,典型的组织学表现可以区分。

7. 治疗 周围型软骨肉瘤放疗和化疗无效,预后取决于广泛切除的可能性及恶性度的组织学分级。去分化软骨肉瘤必须广泛或根治切除,并行辅助化疗。

四、透明细胞软骨肉瘤(clear-cell chondrosarcoma)

软骨肉瘤的一个少见的类型,特点是增殖的肿瘤细胞含有透明胞质。好发年龄30~50岁,男女发病比率相同,多发生于骺端或骨突,常位于股骨近端或肱骨近端或在扁平骨、短骨。

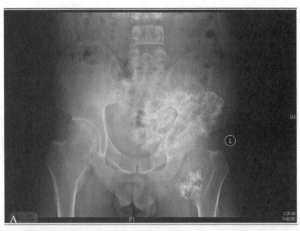

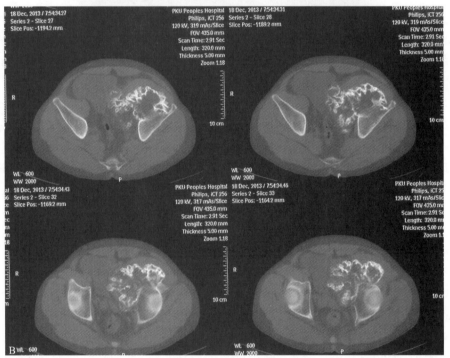

图 32-18　患者男性,29 岁,周围型软骨肉瘤

A. X线平片左侧骨盆髂骨大部已被密度增高的肿瘤影替代,外侧可见软组织包块,边界不清,病灶内钙化明显,向盆腔内生长,同时股骨上端内侧可见同样病变;B. CT 显示肿物自髂骨内板和髋臼顶部向盆腔内生长肿块,成菜花状,可见较多的片状钙化。

　　肿瘤发展缓慢,病程较长。放射学检查溶骨区有明显界限,周围有硬化,若不治疗可表现出明显的侵袭性特征。肿瘤可含有钙化,生长缓慢。组织学上呈分叶状组织,含透明细胞区,细胞周围为透明细胞质,PAS 染色强阳性,有明显或较多的异型性。少有有丝分裂象。

　　治疗以广泛切除为主,边缘切除的可以复发。可以转移到肺和骨。

五、间叶型软骨肉瘤(interstitial chondrosarcoma)

　　间叶型软骨肉瘤是一种少见的恶性肿瘤,特点是有两种组织学形态的组合,一种是间变的小细胞组成的多细胞区域,另一种是岛状的分化好的透明软骨区域。其发生率不到所有软骨肉瘤的 3%。好发年龄 20~30 岁,性别发生率无差异,好发于躯干骨及颅面骨。1/5~1/3 发生于软组织。偶尔见于脑膜、内脏。

疼痛和局部肿胀多见。放射学以溶骨性破坏为主,钙化影较普通型软骨肉瘤少,很难与普通型软骨肉瘤相区分。

镜下则具有特征性表现,分化好的岛状软骨与一种小圆形、卵圆形细胞的恶性病变相邻。致密圆形细胞增生似尤因肉瘤(细胞含糖原)淋巴瘤及特殊的血管外皮细胞瘤。

治疗基于广泛或外科根治性切除。建议化疗,方案同尤因肉瘤。放疗效果未明。5 年总体生存率 51%。

六、去分化软骨肉瘤(undifferentiated chondrosarcoma)

去分化软骨肉瘤是软骨肉瘤中恶性程度较高的一个类型,特点是组织学上存在两种典型形态,即低级别的软骨肉瘤和高度恶性、无软骨基质的肉瘤,二者转换突然,分界明显。发生于 10%~15% 的中心型软骨肉瘤。好发于股骨、肱骨和骨盆。

典型表现为在原有 Ⅰ 或 Ⅱ 级软骨肉瘤的基础上,患者局部疼痛突然加剧,肿块迅速增大并伴压痛。肿瘤恶性度高,预后极差。

组织学上,有两种截然不同的组织,一种是 Ⅰ 级或 Ⅱ 级的中心型软骨肉瘤,其余为恶性纤维组织细胞瘤或骨肉瘤或纤维肉瘤,以高度恶性为特征。两种组织间的转变很突然。

去分化软骨肉瘤需广泛性或根治性切除。放化疗无法改善预后。5 年生存率为 7%~24%。

第三节 尤因肉瘤

一、定义

尤因肉瘤(Ewing sarcoma)是一种小圆细胞肉瘤,具有特异性的分子表现,光镜、电镜或免疫组化表现出不同程度的神经外胚层分化。1921 年 Ewing 首先描述。几乎所有病例都存在特征性新型融合癌基因,即染色体易位导致的由 22 号染色体 *EWSR1* 基因和转录因子 ETS 家族成员组成的融合基因。这个基因在肿瘤的发生过程中起了关键作用。这组肿瘤还包括原始神经外胚瘤(PNET)、Askin 瘤等,现在对于尤因肉瘤和 PNET 已不再区分,统称为 Ewing/PNET。

二、流行病学

尤因肉瘤是儿童第二常见的原发恶性骨肿瘤。将近 80% 的患者小于 20 岁,而发病高峰年龄为 10~20 岁,大于 30 岁的患者很少见,男女比例为 1.6∶1。Ewing 肉瘤 / 原发性神经外胚层肿瘤很多见于白色人种,黑色人种少见,中国人的发病率较低。

三、临床表现

最常见的表现是疼痛,可在 90% 的患者中出现,疼痛可为间断性。近 70% 有肿胀。1/5 出现发热,血沉快,常误认为骨髓炎。尤因肉瘤常发生在长骨骨干和骨盆,少见的如长骨干骺端、肋骨、肩胛骨、脊柱、足、颅面部,上颌骨较下颌骨多。如侵犯活动椎体(颈椎、腰椎)的常出现神经症状。长骨病变有5%~10% 就诊时就有病理性骨折。肺脏、骨和骨髓是最常见的转移部位,近四分之一的患者出现转移病灶,与其他肉瘤一样,出现转移的患者提示预后不佳。

四、实验室检查

包括血清 LDH 升高,白细胞增多,发热和血沉增快也对诊断有帮助。血清 LDH 已经可以作为预测预后的肿瘤标志物。

五、影像学表现

尤因肉瘤的 X 线所见,在骨肿瘤中是最多样化的。基本的 X 线所见有以下几点:①虫蚀状(moth-eaten)、浸透状(permeation)的溶骨性破坏;②骨皮质有破坏;③骨膜反应,如葱皮征(onion-peel sign),也可出现 Codman 三角等;④缺少钙化的骨外软组织阴影。整体所见是上述诸项的不规律组合。长骨骨干的“葱皮样”多层骨膜反应也是其特征之一,肿瘤的皮质也可以厚薄不均(图 32-19)。大约 10% 病例中肿瘤以成骨为主要表现,导致大量反应骨形成。

尤因肉瘤 CT 的骨外软组织肿物内部质地比较均匀,信号强度与肌肉相似,在很多部位与周围的肌肉界线不明确,MRI 在确定病变边界上更有意义。T_1 像显示与肌肉相同或稍高的信号,而在 T_2 像呈现明显的高信号。

尤因肉瘤瘤体的骨外软组织肿物本身没有同位素浓集,但骨膜反应区域可见浓集。反应性成骨和病理性骨折一般显示中度到强度的不规则浓集。尤因肉瘤骨转移频率高,全身骨扫描是非常必要的,但对骨以外的脏器转移没有诊断上的帮助。PET-CT 可以显示全身骨和内脏及软组织转移情况。

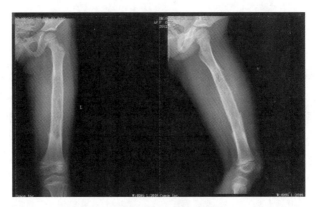

图 32-19　女性,6 岁,左股骨中段尤因肉瘤 X 线表现,可见大段
浸透状溶骨破坏及葱皮样骨膜反应和 Codman 三角

六、病理学特征

镜下尤因肉瘤显示致密的瘤巢,有异型的小圆形细胞,细胞核深染(图 32-20)。采用 PAS 染色肿瘤细胞内糖原染色阳性。虽然 CD99 并不是特异性标志,但它还是表现在大多数有特点的细胞膜上。多数细胞中的 Vimentin 和神经标志物(如神经特异性烯醇酶)也常常得以表达。

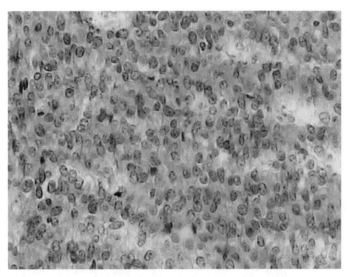

图 32-20　尤因肉瘤的普通病理切片表现,可见大量小圆细胞

Ewing 肉瘤的家族是以染色体易位导致的由 22 号染色体 *EWSR1* 基因和转录因子 ETS 家族成员组成的融合基因为特征的。这些融合基因中,t(11 ;22)(q24 :q12)导致的癌基因 *EWSR-FLI1* 最为常见,85% 的病例中都能观察到。t(21 ;22)(q22 ;q12)、t(7 ;22)(p22 ;q12),t(17 ;22)(q21 ;q12)、t(2 ;22)(q35 ;q12)等均可产生相应的融合癌基因。基因诊断的方法包括染色体分析、细胞间期杂交部位荧光染色、RT-PCR 及 DNA 印迹法(southern blotting),并且建议使用一种以上的诊断方法。

七、治疗

治疗策略为术前化疗 - 原发病灶局部治疗 - 化疗模式。化疗药物包括长春新碱、环磷酰胺、阿霉素、异环磷酰胺和依托泊苷等。

原发病灶局部治疗包括放疗、手术或二者联合治疗。早期文献多选择放疗。近年来的文献认为局部病灶具有可切除的明确的边界时,手术可增加局部控制的机会,明显增加患者 5 年生存率。对于局部复发风险高的患者应手术和放疗合用,但这样也可增加伤口并发症。对于无法手术切除的患者,放疗可能为唯一选择。部分患者经过术前放疗和新辅助化疗后,病变可能缩小而变得能够手术切除。

经过上述综合治疗,未转移的尤因肉瘤患者的 5 年无瘤生存率已经由不足 10% 增加到了接近50%,总生存率提高到了 70%。

第四节　多发性骨髓瘤

一、定义

多发性骨髓瘤(multiple myeloma)是由于骨髓中克隆性浆细胞异常增生,分泌单克隆免疫球蛋白或其片段(M 蛋白),导致相关器官或组织损伤。常见临床表现为骨痛、贫血、肾功能不全、感染以及高钙血症和继发淀粉样变性引起的相应症状。

二、流行病学

多发性骨髓瘤是一种成年人常见的骨肿瘤。年发病率为 1.3/10 万 ~5/10 万,在许多国家是发病率位居第二的血液恶性肿瘤。男性多于女性,中位发病年龄 57~63 岁,随着我国老龄化社会的进程,可以预期中国的发病率将会进一步上升。

三、临床表现

患者的临床表现大多是非特异的。

骨疼痛是最主要的首发症状,大于 75% 的患者在病程早期就有此表现。髓瘤首先侵犯的往往是那些在成年后仍保留红骨髓的骨骼,好发部位依次为:脊椎、肋骨、颅骨、骨盆、股骨、锁骨和肩胛骨。疼痛最初轻微而短暂似乎无原因解释,而且多与既往损伤无关。疼痛白天明显,卧床可缓解,负重、活动可加剧疼痛。低位的后背疼痛常隐藏着多发骨髓瘤,患者在得到正确诊断之前,常被当作椎间盘突出、坐骨神经痛或腰痛治疗。病程继续进展,会出现由于多发骨折导致的剧痛,体重下降,贫血。广泛累及椎骨、肋骨、胸骨,会导致胸廓畸形,脊柱后侧凸,身高短缩。椎体压缩骨折后肿瘤会进入椎管,引起脊髓和神经根受压。肋骨和其他长骨的骨折也很常见。患者容易发生自发骨折,这一点查体时需要特别注意。

感染和肾功能衰竭是导致患者死亡的前两位原因。前者表现为反复发作的肺部感染、泌尿系感染等。肾功能不全患者可出现蛋白尿,表现为尿中泡沫增多,血尿、水肿等。很多病例伴随贫血导致的虚弱、乏力、上下楼梯耐力下降,面色苍白。异常出血倾向、消瘦、发热等症状也很常见。

高钙血症的患者可出现便秘、淡漠甚至嗜睡的症状。

四、实验室检查

1. **血清及尿液蛋白检测**　95% 的患者血清总蛋白超过正常,球蛋白增多,白球比倒置。血清蛋白电泳可见一窄底高峰带。免疫电泳可鉴定其为单克隆蛋白,即 M 蛋白,并可判断其类别。轻链型患者球蛋白降低,而尿中出现大量轻链蛋白(本周蛋白)。3% 的患者血清及尿中无 M 蛋白,为"不分泌型 MM"。

2. **其他检查**　如血常规、肝肾功能、血钙、血磷、C 反应蛋白、β_2 微球蛋白、24h 尿蛋白定量等,对于明确分期、判断预后具有重要意义。

五、影像学特征

骨髓瘤的特征性表现为大量显著的溶骨性"筛孔状"骨质破坏伴随很少的或没有周围骨反应,而且骨皮质很薄。这些溶骨性损害常不规则且大小不等。在扁平骨中,骨质破坏区通常为圆形或椭圆形,周缘没有骨反应。"筛孔样"溶骨性损害是多发性骨髓瘤的标志。累及椎体的骨髓瘤会发生无结构的弥散破坏,与脊柱的骨质疏松很难区别。CT 可明确骨质的破坏程度,MRI 对于髓腔内肿瘤浸润和软组织包块显示清楚。骨扫描在多发骨髓瘤病灶中可能表现为冷区(图 32-21)。

在多数病例中,癌的溶骨性骨转移与多发性骨髓瘤在影像学特征上无法区别。

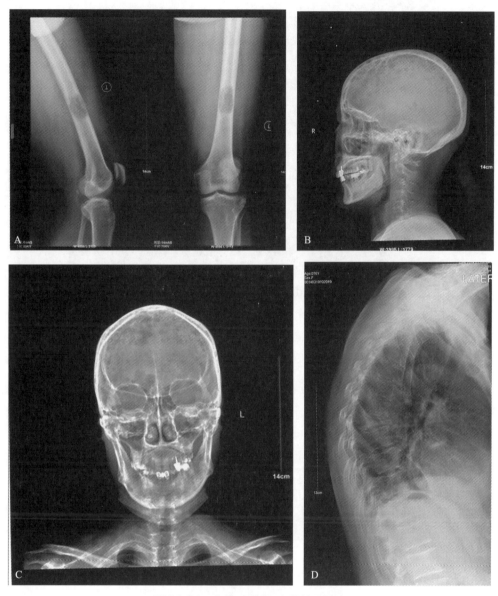

图 32-21　女性,56 岁,多发性骨髓瘤
A. 股骨下段溶骨性破坏,无骨膜反应和成骨;B、C. 颅骨为典型的筛孔样溶骨性破坏;
D. T$_7$ 椎体病理性压缩骨折,呈楔形改变。

六、病理特征

骨髓穿刺(活检)对本病诊断有决定性意义。早期患者瘤细胞可呈灶性分布,因此有时需多部位、多次穿刺才有助于诊断。正常骨髓内浆细胞为 1%~1.5%,MM 异常浆细胞增多,一般在 15% 以上,亦可在 10% 以下,最高可达 70%~95%,且瘤细胞的形态和成熟程度与正常浆细胞明显不同。肿瘤细胞很像浆细胞且胞质为嗜碱性,可被甲基蓝、苯氧胺染料染成玫瑰红色。瘤细胞核呈偏心状,染色质簇集于四周,常显示呈车辐状,核仁明显可见。瘤细胞胞质中堆积的免疫球蛋白呈桑葚状,或花斑状。细胞外聚合的免疫球蛋白小体,即 Russell 小体,也可以看到(图 32-22)。

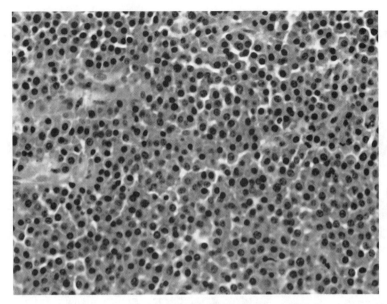

图 32-22　病理切片可见弥漫浸润的浆细胞样成分

七、诊断与鉴别诊断

多发性骨髓瘤分为活动性（症状性）和无症状（冒烟型），各自的诊断标准见表 32-2、表 32-3、表 32-4。

表 32-2　活动性（症状性）多发性骨髓瘤诊断标准

（满足第 1 条、第 2 条及第 3 条中的任一项）

---

1. 骨髓单克隆浆细胞比例 ≥ 10% 和 / 或组织活检证明有浆细胞瘤

2. 血清和 / 或尿出现单克隆 M 蛋白 [a]

3. 骨髓瘤引起的相关表现：

  靶器官损害（至少 1 项或者多项）[b]

  [C]校正血清钙 [c]>2.75mmol/L

  [R]肾功能损害（肌酐清除率 <40mL/min 或肌酐 >177μmol/L）

  [A]贫血（血红蛋白低于正常下限 20g/L 或 <100g/L）

  [B]溶骨性破坏，通过影像学检查（X 线片、CT 或 PET-CT）显示 1 处或多处溶骨性病变

  无靶器官损害，但出现以下 1 项或多项指标异常（SLiM）

  [S]骨髓单克隆浆细胞比例 ≥ 60%[d]

  [Li]受累 / 非受累血清游离轻链比 ≥ 100[e]

  [M]MRI 检查出现 >1 处 5mm 以上局灶性骨质破坏

注：

a）无血、尿 M 蛋白量的限制；如未检测出 M 蛋白（诊断不分泌型 MM），则需骨髓瘤单克隆浆细胞 ≥ 30% 或活检为浆细胞瘤并需要行免疫组化等证实 κ 或 λ 轻链限制性表达。

b）其他类型的终末器官损害也偶有发生，且需要治疗。若证实这些脏器的损害与骨髓瘤相关，可进一步支持诊断和分类。

c）校正血清钙（mmol/L）= 血清总钙（mmol/L）−0.025× 血清白蛋白浓度（g/L）+1.0mmol/L，或校正血清钙（mg/dl）= 血清总钙（mg/dl）− 血清白蛋白浓度（g/L）+4.0mg/dl。

d）浆细胞单克隆性可通过流式细胞学、免疫组化、免疫荧光的方法鉴定其轻链 κ/λ 限制性表达。骨髓浆细胞比例优先于骨髓细胞涂片和骨髓活检方法，在穿刺和活检比例不一致时，选用浆细胞比例高的数值。

e）建议使用英国 The Binding Site Group（Birmingham,UK）的检测技术，需要受累轻链数值至少 ≥ 100mg/L

表 32-3　无症状骨髓瘤（冒烟型骨髓瘤）诊断标准

和／或	血清单克隆 M 蛋白 ≥ 30g/L，24h 尿轻链 ≥ 1g
	骨髓单克隆浆细胞比例 ≥ 10%~60%
	无相关器官及组织的损害（无 Slim CRAB 等终末器官损害表现，包括溶骨改变）

表 32-4　Durie-Salmon 分期体系

分期	条件
Ⅰ期	满足以下所有条件： 1. 血红蛋白 >100g/L； 2. 血清钙 ≤ 2.65mmol/L（11.5mg/dl）； 3. 骨骼 X 线片：骨骼结构正常或孤立性骨浆细胞瘤； 4. 血清骨髓瘤蛋白产生率低：① IgG<50g/L；② IgA<30g/L；③本周蛋白 <4g/24h
Ⅱ期	不符合 Ⅰ 和Ⅲ期的所有患者
Ⅲ期	满足以下 1 个或多个条件： 1. 血红蛋白 <85g/L； 2. 血清钙 >2.65mmol/L（11.5mg/dl）； 3. 骨骼检查中溶骨病变大于 3 处； 4. 血清或尿骨髓瘤蛋白产生率高：① IgG>70g/L；② IgA>50g/L；③本周蛋白 >12g/24h
亚型	
A 亚型	肾功能正常［肌酐清除率 >40mL/min 或血清肌酐水平 <177μmol/L（2.0mg/dl）］
B 亚型	肾功能不全［肌酐清除率 ≤ 40mL/min 或血清肌酐水平 ≥ 177μmol/L（2.0mg/dl）］

多发性骨髓瘤需要与以下疾病鉴别：①意义未明的单克隆免疫球蛋白血症；②转移性骨肿瘤；③反应性浆细胞增多症；④慢性肾炎；⑤ POEMS 综合征；⑥原发性巨球蛋白血症。

附：孤立性浆细胞瘤

孤立性浆细胞瘤是指由浆细胞组成的单发病灶的肿瘤。发病率很低，并且正确诊断的很少，因为好多被认为是孤立性浆细胞瘤的患者最终被发现存在隐匿的病灶。一般认为孤立性浆细胞瘤要符合以下特点：X 线、MRI 等影像学资料显示为单个溶骨性病变或软组织病变；肿瘤组织活检证实为浆细胞瘤；其他多部位骨髓穿刺为正常骨髓象；一般不伴有单克隆免疫球蛋白增多，若有增多，则应随孤立性浆细胞瘤的根治（放射治疗或手术切除加放射治疗）而消失。孤立性浆细胞瘤根据来源又分为骨内和软组织两型。前者发病率高于后者。

八、治疗

1. **支持治疗**　包括输血、防治感染、缓解骨痛以及使用双磷酸盐类药物、保护肾功能以及针对高黏滞综合征及高钙血症的治疗。

2. **化疗**　MP 方案（马法兰、泼尼松）和改良 M2 方案（长春新碱、马法兰、环磷酰胺、泼尼松）。马法兰会影响干细胞采集，在有条件进行移植的患者不宜采用。VAD 方案（长春新碱、阿霉素、地塞米松）可适用于伴有肾功能不全的患者。

3. **免疫调节剂**　包括沙利度胺（反应停）、来那度胺、泊马度胺等。这类药物通过抑制血管新生、增强 T 细胞以及 NK 细胞对肿瘤的杀伤等机制抑制肿瘤增殖，沙利度胺常见的毒副作用有困倦、便秘等。来那度胺的主要副作用为白细胞下降、感染等。

4. 蛋白酶体抑制剂 包括硼替佐米、卡非佐米、艾沙佐米。该类药物主要抑制细胞内的蛋白酶体，常见副作用包括周围神经病变、血小板下降、病毒激活等。

5. 造血干细胞移植 包括自体和异基因造血干细胞移植。自体造血干细胞移植可使 65 岁以下患者及早获益。所有有条件的患者均推荐进行自体造血干细胞移植，部分年轻高危的患者可以酌情考虑异体造血干细胞移植。

6. 其他内科治疗 包括单抗类药物和细胞免疫治疗。

7. 放射治疗 主要用于局部治疗改善骨痛症状以及髓外浆细胞瘤的控制。孤立性浆细胞瘤的放疗效果较好，推荐剂量 40~50Gy。

8. 骨科干预 多发骨髓瘤患者骨科干预的指征与骨转移瘤是相同的。患者一旦脊柱病理骨折引起截瘫、神经根症状或骨盆、下肢等其他承重骨发生病理骨折，患者的生存质量会急剧恶化。骨折的各种并发症会间接影响患者的生存率。上述骨折一旦发生，要根据患者生存预期和一般情况制订相应的骨科干预方案。另外，多发骨髓瘤患者应定期评估全身骨强度，筛选出病理性骨折的高危患者，实施预防性手术，避免病理性骨折。四肢病灶的患者，可以应用 Mirels 评分系统进行病理骨折风险评估。脊柱病灶引起脊柱不稳、进行性脊髓或神经功能受损、内科治疗无效的疼痛时，可根据脊柱病理骨折的部位、数量、有无神经根压迫症状、是否伴有（或濒临）截瘫以及脊柱的稳定性选用微创手术（PKP，PVP）或开放手术。

孤立性骨髓瘤广泛切除后部分患者可以治愈。手术无法获得广泛切除边界时，可以考虑追加放疗。

第五节 脊 索 瘤

一、定义

脊索瘤（chordoma）是一种缓慢生长的呈脊索样分化的恶性肿瘤。

二、流行病学

脊索瘤的发生率占原发恶性肿瘤的 3%~4%。大于 50 岁者为好发年龄段男女之比为 1.8：1。

三、临床表现

肿瘤好发于脊椎两端，即颅底与骶椎，前者为 35%，后者为 50%，其他椎骨为 15%。发生在中轴骨骼以外者罕见。

骶部肿瘤压迫症状出现较晚，典型症状是慢性腰腿疼，常长期误诊为腰椎间盘突出症或腰椎管狭窄症，疼痛呈持续性，夜间加重，病史可长达半年到一年。缓慢生长的肿瘤包块多数向前方膨胀生长，骶前肿块可以压迫直肠、膀胱和其他盆腔结构，产生排尿和排便困难。当然，肿瘤引起的神经损害也可能引起排尿和排便困难。在晚期，当肿瘤向后破入臀肌、骶棘肌或皮下才被发现，下腹部也可触及肿块。怀疑有骶骨肿瘤时，肛门指诊尤为重要。

颅骨脊索瘤出现症状的原因是缓慢扩展和侵袭性发展的肿瘤破坏了颅骨基底与之相邻的骨结

构,并且压迫大脑、脊髓和它们发出的神经。发生于蝶枕骨区域的脊索瘤经常导致慢性头痛和因压迫脑神经出现相关症状。视神经最易受累。

四、影像学表现

脊索瘤 X 线片表现为溶骨性破坏,好发于下位骶骨或全骶骨,前后位片在骶骨中央,侧位片在前方,偏心位生长者少见。几个椎体的破坏连成一体,向前膨胀生长的肿块可推移盆腔脏器压迫直肠和膀胱(图 32-23);向两侧扩展延伸可侵及骶髂关节,向上侵犯腰椎者并不多见。

MRI 最能显示软组织的侵袭和肿瘤与周围解剖结构的关系。在 MRI 上,T_1 加权像显示肿瘤呈低或中等强度的信号,然而在 T_2 加权像上高强度的信号(图 32-23)。CT 可清晰显示脊索瘤骨破坏和软组织阴影与马尾神经、大血管及周围组织的关系(图 32-23)。骶骨脊索瘤的骨扫描检查常为核素浓聚不明显或冷区,检查时要除外重叠的膀胱阴影,为此检查前应使膀胱排空或做侧位扫描。

颅内脊索瘤多数侵及颅骨,表现为斜坡、鞍背和后鞍突受到破坏,或者鞍底或蝶窦受到破坏。

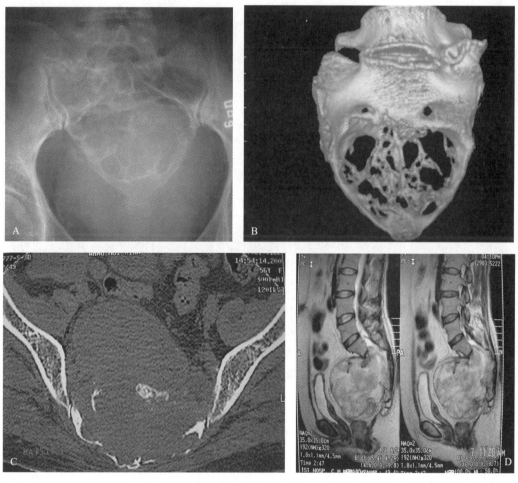

图 32-23　患者女性,54 岁,骶骨脊索瘤

A. X 线片显示骶骨溶骨性破坏,病灶位于骶 1 以下,边界清楚,周围可见残留的骨壳;B、C. CT 检查可见病变呈溶骨性破坏,周围可见硬化的骨性包壳,肿瘤向前方突破出骨皮质,进入盆腔后的间隙,形成巨大的软组织肿块,病灶的前方和直肠关系密切,两侧的髂骨未受侵犯,CT 重建显像可见骶骨残留的骨质情况;D. 矢状面 MRI　T_2 像可见肿瘤呈中高信号,边界相对比较清楚,肿瘤呈分叶状,向前方突出形成巨大的软组织肿块,向后方突入椎管。

五、病理学表现

肿瘤由纤维组织将其分隔成典型分叶状结构,由星形细胞、液滴状细胞组成。在丰富的黏液样背景中,肿瘤细胞排列成片状、索条状,或漂浮在黏液基质中(图32-24)。肿瘤细胞有丰富单染的空泡状的胞质(图32-25),这是脊索瘤的突出特点("含空泡的细胞")。核分裂象并不常见。

骶尾部脊索瘤和分泌黏液的直肠乙状结肠癌的鉴别诊断:脊索瘤的细胞不仅含有黏液,而且含有大量的糖原。

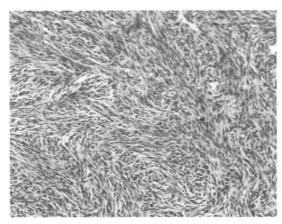
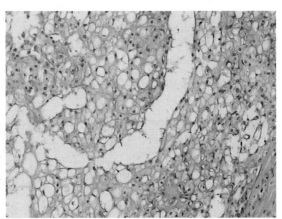

图 32-24　脊索瘤,黏液样背景中漂浮着索条及巢状的肿瘤细胞

图 32-25　脊索瘤,高倍镜显示肿瘤细胞呈空泡状

六、诊断与鉴别诊断

骶骨脊索瘤的诊断并不困难,40~60 岁的男性患者,慢性腰腿疼,持续性夜间加重,病史可长达半年到一年,肛门指诊常在骶骨前方触及肿块,X 线平片为溶骨性破坏,位于骶骨中央和骶骨前部。确诊需要活检:参照 X 线片和 CT,通常用的穿刺点在后部正中骨质破坏严重的部位,透视下避开神经。

鉴别诊断包括骨巨细胞瘤、神经纤维瘤、骶骨高度恶性肿瘤(包括转移瘤)等。骨巨细胞瘤多发生于 20~40 岁的青壮年,病变部位有明显的偏心性;神经纤维瘤的破坏围绕神经孔,使之变大、消失,病变周围有硬化骨。骶骨高度恶性肿瘤具有病史短,疼痛剧烈,影响睡眠,卧位不起呈强迫体位的特点,患者很快出现精神不振、体重下降、消瘦、贫血和发热。X 线片肿瘤破坏发展较快,呈溶骨性或成骨性或混合性,很少有膨胀。

七、治疗

脊索瘤为ⅠB 期肿瘤,早期行合适的外科切除者预后较好。广泛切除可以达到良好的局部控制和预防转移。为了保留神经功能而行边缘切除,复发率高,而囊内刮除对控制肿瘤几乎没有帮助。近年来随着外科技术的进步和提高,骶骨脊索瘤可以进行手术整块切除,但患者需要面对骶神经功能损失、脊柱 - 骨盆稳定性丧失等问题。获得广泛切除边界的患者复发率低。累及相邻骨或同时侵犯周围软组织的病例不易获得广泛切除边界,复发率较高。

化疗无效。大剂量放疗(70Gy 以上)可以抑制局部肿瘤生长。

脊索瘤局部复发率高。在一组文献报道中,骶尾部脊索瘤的 5 年、10 年和 15 年局部复发率分别为 30%、46% 和 57%。远处转移多见于病程晚期,典型的转移部位是肺。也可以有局部淋巴结的转移。偶有皮肤转移者。在少数情况下,脊索瘤出现侵袭性较强的生物学行为,临床早期出现远处转移和大量瘤栓栓塞血管。

第六节 滑 膜 肉 瘤

一、定义

滑膜肉瘤(synovial sarcoma)是一种间质肿瘤,表现出不同程度的上皮样分化,包括腺体形成等,具有特征性的染色体易位 t(X;18)(p11;q11),形成 *SS18-SSX* 融合基因。

二、流行病学

滑膜肉瘤约占 10~18 岁人群所有软组织肉瘤的 15%;在 50 岁以上年龄组,它的百分率为 1.6%。

本病多发生在 15~40 岁之间,平均发病年龄 30 岁,男性多于女性,约 3:2。多发生于四肢大关节的附近,约占 90%,其中下肢最多,约占 65%,以膝、踝部最常见。上肢约占 25%,以肘、腕部常见,亦可见于脊柱。本病也可发生于无滑膜组织的部位,如肌肉、前腹壁、腹膜后、颈部及咽喉部等。

三、临床表现

本病的病程随肿瘤恶性度不同而不同,可数月至数年。早期表现为深在的无痛性肿物、大小不一、可稍活动、质韧、边界清。随着肿块的增长,可出现疼痛,活动度差,边界不清,有压痛,严重时压迫或侵犯周围的组织,出现相应的症状与体征。关节周围者可引起关节功能障碍,如肿块增长迅速,可出现皮肤静脉曲张,局部皮肤温度升高,甚至皮肤溃烂,继发感染。

四、影像学表现

滑膜肉瘤的基本 X 线表现为软组织肿块、局部骨质破坏和肿瘤钙化及骨化。肿瘤钙化的出现率为 1/3~2/3。彩超检查可以见肿瘤内部存在血流信号。CT 可清楚地显示肿块的大小、范围及与周围组织的关系,以及 X 线片不能显示的钙化。MRI 能清楚显示软组织位置,可以清晰地显示肿瘤周围的炎症反应区,明确淋巴结是否有肿大、转移(图 32-26)。

五、病理学表现

组织学上滑膜肉瘤分为单相型和双相型。双相型滑膜肉瘤中,可见有异型性和多形性的梭形细胞与立方形或柱状的上皮样细胞共存,后者排列成腺体样或裂隙。裂隙内有时可见无定形的 PAS 阳性的黏液样物质。如果肿瘤显示双相分化,诊断并不困难(图 32-27);但有时只见梭形细胞而看不到上皮成分,即所谓单相性滑膜肉瘤,可用免疫组织化学方法标记角质素来证实。

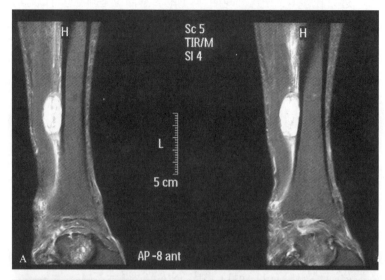

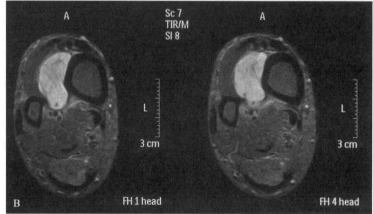

图 32-26　男性,40 岁,左小腿下段无痛性软组织肿块,活动度差,无压痛。MRI(A、B)示胫骨外侧与腓骨之间肌肉深层软组织包块,与骨膜紧贴,边界清晰

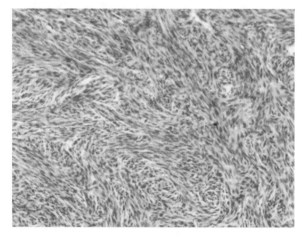

图 32-27　双相型滑膜肉瘤,可见梭形细胞及排列成腺体样的上皮样细胞

由于 95% 以上的病例具有 t(X;18)(p11;q11)形成的 *SS18-SSX* 融合基因,可以通过 FISH 或 RT-PCR 的方法确诊。

六、诊断与鉴别诊断

彩超、MRI 等可以提示软组织肿瘤可能为恶性。多数软组织肉瘤缺乏特征性改变，确诊依赖病理。鉴别诊断包括骨化性肌炎、血肿、软组织间叶型软骨肉瘤、腱鞘巨细胞瘤等。

七、治疗

一般确诊后，应根据情况给予局部广泛切除或根治性切除，肿大的区域淋巴结应作淋巴结清扫术。部分患者预后很差，即使行截肢手术及淋巴结清扫，也难以控制局部发展。

术后辅以放疗或化疗。

19 岁以下人群，5 年和 10 年的生存率分别为 83% 和 75%；在成人，其分别为 62% 和 52%。肿瘤转移是主要死因。局部复发大多在治疗后 2 年内，少数病例可于 10 年后出现肿瘤复发或转移。转移途径：肺转移 81.1%，淋巴结转移 23%，骨转移 20%。

本章小结

本章论述了各种常见原发恶性骨肿瘤的临床表现、影像学、病理学特点及治疗方式。骨肉瘤、尤因肉瘤等原发恶性骨肿瘤的治疗是以手术治疗为主的综合治疗。而软骨肉瘤、脊索瘤等肿瘤的治疗是以手术治疗为主。保肢治疗是当前主流的手术方式。

（郭 卫）

思考题

1. 试述髓内高度恶性骨肉瘤的临床表现（包括发病部位、影像学特点）。
2. 试述软骨肉瘤分类及治疗。
3. 简述尤因肉瘤 / 原始神经外胚层肿瘤的 X 线特点。
4. 如何诊断多发性骨髓瘤?
5. 滑膜肉瘤的病理学表现是什么?
6. 骶骨脊索瘤的影像学诊断、鉴别诊断要点有哪些?

参考文献

[1] K KRISHNAN UNNI, CARRIE Y INWARDS. Dahlin's Bone Tumors: General Aspects and Data on 10, 165 Cases. 6th edition. Wolters Kluwer, Lippincott Williams & Wilkins, Philadelphia, 2010.

[2] FLETCHER C, BRIDGE J, HOGENDOORN P. WHO classification of tumours of soft tissue and bone. Pathology and genetics of tumours of soft tissue and bone. Lyon (France): IARC Press, 2013.

[3] KLEIN MJ, SIEGAL GP. Osteosarcoma: anatomic and histologic variants. Am J Clin Pathol, 2006, 125: 555-581.

［4］郭卫 . 中华骨科学 - 骨肿瘤卷 . 北京 : 人民卫生出版社 , 2010.

［5］徐万鹏 . 骨与软组织肿瘤学 . 北京 : 人民卫生出版社 , 2008.

［6］BJÖRNSSON J, MCLEOD RA, UNNI KK, et al. Primary chondrosarcoma of long bones and limb girdles. Cancer, 1998, 83 (10): 2105-2119.

［7］GRIMER RJ, GOSHEGER G, TAMINIAU A, et al. Dedifferentiated chondrosarcoma: prognostic factors and outcome from a European group. Eur J Cancer, 2007, 43 (14): 2060-2065. Epub 2007 Aug 27.

［8］STACCHIOTTI S, GRONCHI A, FOSSATI P, et al. Best practices for the management of local-regional recurrent chordoma: a position paper by the Chordoma Global Consensus Group. Ann Oncol, 2017, 28 (6): 1230-1242.

第三十三章
转 移 瘤

肿瘤发生骨转移（bone metastasis）非常普遍，在晚期肿瘤患者中的发生率为 30%~70%。骨骼是第三位最常见的转移部位，仅次于肺与肝转移。乳腺癌、前列腺癌和肺癌患者死亡时，高达 85% 的患者在尸检时可发现骨转移。骨转移常见于中老年肿瘤患者，可使患者生活质量下降，如活动受限、行走困难。

有的学者将血液源性肿瘤（骨髓瘤、淋巴瘤）也列入骨转移瘤，因为其治疗原则与转移瘤相仿；另一些学者则将其列入原发骨肿瘤，因其发源于骨骼本身，而非转移至骨骼。本书在另外章节中专门讨论此类疾患。

以往对于转移瘤，医生和患者均较为悲观，因为骨转移属于原发肿瘤的晚期。随着药物治疗的迅猛进步，转移瘤患者的生存期明显延长，例如肺癌脊柱转移瘤患者的 1 年生存率从 2005 年的 9% 提高至 2010 年的 30%。因而骨转移瘤的外科治疗越来越积极。为了提高此类患者的生活质量、更好地辅助全身治疗，需要从不同的层面了解骨转移的机制与特点，以便及时、合理地诊断并治疗。

【流行病学】

脊柱、骨盆的骨转移最常见，其次为肋骨、股骨和颅骨。首诊时 75%~90% 的患者存在多发骨转移。脊柱转移瘤中，胸椎约占 70%，腰骶椎占 20%，10% 累及颈椎；病变常累及多个节段的椎体。

骨转移常见的原发肿瘤为乳腺癌、肺癌、前列腺癌、甲状腺癌、肾癌；而胃肠癌相对少见，仅 5% 发生骨转移。这种发生率的差异可能源于不同肿瘤细胞对不同组织的亲和力不同，也与肿瘤患者的存活时间（从诊断到死亡）长短不同有关。因为乳腺癌、前列腺癌、甲状腺癌患者的生存期较长，所以临床中其骨转移较为常见，约占所有骨转移肿瘤的 80%。瘤体能产生甲状旁腺激素相关肽的乳腺癌患者的骨转移发病率较高，且瘤体的类固醇受体阳性或分化良好；而在前列腺癌中，骨转移多为低分化的肿瘤。

原发肿瘤可转移至远隔骨骼，也可直接侵入周边骨组织（这种情况下属于直接侵袭，而非骨转移）；绝大多数骨转移是经血源性播散，经淋巴播散少见。经静脉途径的骨转移比经动脉途径更为常见，最经典的是经腹腔椎旁的 Batson 静脉丛。中轴骨和长骨近端是常见的转移部位，因为它们在成年后仍有红骨髓。

癌细胞对骨髓细胞的细胞膜受体有亲和力，可种植到骨，并扰乱骨转换（bone turnover）的正常过程，骨转换可增高 5 倍。骨吸收（resorption）首先增加，随后骨形成（formation）才增加。血液中的甲状旁腺激素和骨化三醇水平可能降低，可抑制成骨细胞的活性，导致高钙血症（hypercalcemia）。肿瘤坏死因子和白介素也可直接抑制成骨细胞的活性。综合因素导致骨量减少、骨强度下降。早期出现骨小梁破坏，导致微小骨折，最终表现为骨的连续性中断，即病理骨折。

【临床表现】

多数患者有明确的肿瘤病史，在确诊原发肿瘤之后才发现转移瘤，诊断较明确；10% 的肿瘤患者既往无肿瘤病史，首发症状即为骨转移症状；10%~30% 的骨转移瘤的原发灶无法确诊。此时明确诊断比较困难。

骨转移症状中，疼痛最常见。如转移导致病理骨折或肿瘤挤压神经，还可伴有神经损害（脊髓损害、马尾神经损害、神经根损害等）。28%的住院临终关怀肿瘤患者存在骨转移疼痛；癌症疼痛门诊中，34%的患者存在骨转移疼痛。溶骨性病变是导致局部疼痛的主要原因。10%的转移瘤患者的颈腰痛是由脊柱不稳定导致的。骨转移不一定出现症状，例如三分之二的乳腺癌骨转移患者没有疼痛。疼痛多为持续性钝痛、休息不能缓解，且在数周或数月中症状逐渐加重。疼痛还可表现为夜间痛或活动痛；发生病理骨折时则为剧痛。疼痛一般局限，也可表现为放射痛：肿瘤侵犯上颈椎时的疼痛可放射至枕部，患者直立时往往需用手托起下颌，以减轻病痛；病变累及胸腰段（T_{12} 和 L_1）时，疼痛可放射至髂嵴或骶髂关节；髋部病灶的疼痛可放射至膝关节。

【影像学检查】

1. **X线片**　主要用于筛查，可了解有症状部位的骨质情况；其优点是经济实用，缺点是敏感度低，易于漏诊。骨质破坏约达40%时，X线片才能显示出异常。按照X线表现，可将骨转移分为溶骨性（osteolytic）、成骨性（osteosclerotic）和混合性（mixed）。①绝大多数的骨转移病灶为溶骨性，以骨吸收为主，新骨形成少；容易伴发病理骨折；常见于乳腺癌、肺癌、甲状腺癌、肾和胃肠道恶性肿瘤。②如病灶中成骨细胞活性增加更明显，则局部骨量增加，表现为成骨性；病理骨折不易发生；多见于前列腺癌转移。前列腺癌的细胞可产生成骨细胞刺激因子；在破骨细胞骨吸收之前，新骨已在骨小梁表面形成。③如骨吸收与骨形成均增加，在X线上可表现为混合性；可见于部分乳腺癌、肺癌、类癌、前列腺癌转移等。乳腺癌骨转移灶经过成功的药物治疗，溶骨性病灶可转变为成骨性。

2. **全身骨扫描**　较为敏感，但缺乏特异性；适用于筛查无症状的转移瘤患者，也适用于此类患者的随访。放射性核素的浓聚反映了局部骨代谢（骨转换）活跃，可见于原发骨肿瘤、骨转移瘤、外伤、感染、关节退变等。它可较早发现骨质破坏，骨质变化5%~10%时，即可检出；但它对单纯溶骨性（不成骨）病灶不敏感。骨转移患者中，如X线片未发现异常，14%~34%的骨扫描结果为阳性。转移瘤患者中，骨扫描的假阳性率约为30%，多为退变性疾患。PET-CT将核素扫描与CT两种检查结合，可更早发现转移灶，更全面的判断病情；其缺点是价格高昂，且对胃肠道、颅脑等病变不敏感。

3. **CT检查**　可在X线片或骨扫描发现骨质异常情况后，协助确认可疑病灶；适用于判断局部的骨质强度、预测病理骨折。当转移瘤沿骨小梁间隙浸润性生长、骨小梁破坏不明显时，CT难以发现骨转移。

4. **MRI检查**　对骨转移敏感，尤其适用于检查脊柱与骨盆的骨转移。MRI可清晰显示软组织肿块与骨髓异常。在 T_1 加权像上，骨髓中富含脂肪，为均质的高信号，而转移瘤为局灶性低信号。MRI有助于区分转移瘤与骨质疏松导致的病理骨折。

【预后与评估】

骨转移出现时已经属于原发瘤的晚期。总的来说，预后不佳，难以治愈；此时的治疗原则主要是姑息治疗。对于部分寡转移病灶（oligometastases），即全身仅1~2处转移灶，也可选择积极的手术切除。

如拟选择最为恰当的治疗方案，需先全面评估患者情况，包括原发瘤的病理类型、转移瘤的数量与部位、患者的全身情况、骨转移的局部情况等。

1. **病理类型**　不同类型的肿瘤预后不同。乳腺癌患者出现骨转移时，平均存活期为34个月（范围1~90个月），相比之下前列腺癌骨转移的平均存活期为24个月，而肺癌患者平均存活期不足12个月。

2. **转移瘤的部位与数量**　也影响预后。例如甲状腺癌无转移者的10年生存率为80%~95%，发生肺转移者降低为40%，而骨转移者为13%~21%；而乳腺癌患者单纯发生骨转移时平均生存期约34个月，伴有内脏转移时缩短为9个月。

3. **全身情况**　评估肿瘤患者全身情况的指标主要有 Karnofsky 机能评估（Karnofsky performance status scale，KPS）（表33-1）、东部肿瘤协作组机能评估（Eastern Cooperative Oncology Group Performance Status Scale，ECOG-PS）（表33-2）等。KPS评分范围0~100分，每10分为一个级别；而ECOG-PS评分更为精简，分为0~5级。

表 33-1　Karnofsky 机能评估量表

	评分	功能状况
能够进行正常的活动和工作,无须特殊照顾	100 分	正常,无症状和体征
	90 分	能进行正常活动,有轻微症状和体征
	80 分	勉强进行正常活动,有一些症状或体征
无法工作;能住在家中,生活大部分自理,需要不同程度的帮助	70 分	生活能自理,但不能正常生活和工作
	60 分	生活能大部分自理,但偶需帮助
	50 分	常需人照料,需经常就诊
生活不能自理;需要医疗机构护理,疾病可能迅速进展	40 分	生活不能自理,需要特别照顾和帮助
	30 分	生活严重不能自理,需住院,无生命危险
	20 分	病重,需住院,需积极的支持治疗
	10 分	病危,濒临死亡
	0 分	死亡

表 33-2　ECOG 机能评估量表[*]

级别	功能状况
0	活动能力完全正常,与起病前无任何差异
1	自由走动,可从事轻体力活动(家务或办公室工作),不能从事较重的体力活动
2	自由走动,生活自理,但已丧失工作能力,日间一半时间以上可起床活动
3	仅部分生活自理,日间一半时间以上需卧床
4	卧床不起,生活不能自理
5	死亡

*ECOG:Eastern Cooperative Oncology Group,东部肿瘤协作组。

4. **局部评估**　包括患者的疼痛程度、神经损害程度、骨折情况或可能性等。①疼痛视觉评分(visual analogue scale,VAS)是最常用的评价疼痛程度的方法,范围是从 0 分(无痛)到 10 分(最剧烈的疼痛)。②评价脊髓功能最常用的方法为 Frankel 分级和 ASIA 残损分级(American Spinal Injury Association,ASIA)。ASIA 残损分级是一种改良的 Frankel 分级(表 33-3),可详细记录躯体各个皮节与关键肌的情况,并将脊髓功能分为 5 级,从 A 级(完全瘫痪)到 E 级(完全正常)。③临床上,已有多种方案预测四肢与脊柱骨折的可能性。如出现病理骨折,这将严重影响转移瘤患者的生活质量。例如,一般认为椎体横断面上骨质破坏面积大于 40%,就有可能发生椎体压缩骨折。近年来脊柱肿瘤研究协会提出了脊柱肿瘤不稳定评分(spinal instability neoplastic score,SINS)(表 33-4);该评分共包括 6 项参数,分别是肿瘤位置、疼痛、骨损害性质、脊柱力线、椎体塌陷程度和脊柱后外侧结构受累情况;总分 18 分,分为稳定(0~6 分,无须外科治疗)、可能不稳定(7~12 分,需密切观察,可能需外科治疗)和不稳定(13~18 分,需外科治疗)。

表 33-3　ASIA 残损分级

分级		功能情况
A	完全性损伤	在骶段 S_4~S_5 无任何感觉或运动功能保留
B	不完全性损伤	在损伤平面以下(包括骶段 S_4~S_5)存在感觉功能,但无运动功能
C	不完全性损伤	在损伤平面以下存在运动功能,且平面以下一半以上的关键肌肌力 <3 级
D	不完全性损伤	在损伤平面以下存在运动功能,且平面以下至少一半的关键肌肌力 ≥ 3 级
E	正常	感觉和运动功能正常

表 33-4　脊柱肿瘤不稳定评分（SINS）

	项目	得分
病变位置	交界区（C_0~C_2，C_7~T_2，T_{11}~L_1，L_5~S_1）	3
	活动区（C_3~C_6，L_2~L_4）	2
	半活动区（T_3~T_{10}）	1
	固定区（S_2~S_5）	0
疼痛（活动痛/负重痛/休息缓解）	有	3
	偶尔，但不是活动性疼痛	1
	无	0
骨破坏性质	溶骨性	2
	混合性	1
	成骨性	0
影像学检查脊柱顺列	半脱位、移位	4
	新出现的畸形（后凸或侧弯）	2
	正常	0
椎体压缩	>50%	3
	<50%	2
	无压缩，但椎体侵犯 >50%	1
	无上述情况	0
附件（关节突、椎弓根、肋椎关节骨折或破坏）	双侧	3
	单侧	1
	无	0

注：C 颈椎，T 胸椎，L 腰椎，S 骶骨。

5. 预后评分　在上述评价的基础上，学者们对不同部位的转移瘤提出了各种转移瘤预后评分。例如，脊柱转移瘤最为常用的是改良 Tokuhashi 预后评分和改良 Tomita 预后评分。相比之下，改良 Tomita 预后评分简便易行，仅包括 3 个参数；而改良 Tokuhashi 预后评分更为准确（表 33-5）。改良 Tokuhashi 预后评分系统包括 6 个参数：全身情况、脊椎转移数量、脊柱外骨转移数量、重要脏器转移情况、原发肿瘤性质和脊髓功能；总分越高，则预后越佳。改良 Tokuhashi 评分总分 0~8 者，预计生存期 <6 个月；总分 9~11 分者，预计生存期 ≥ 6 个月；总分 12 分以上者，预计生存期 ≥ 1 年。

表 33-5　改良 Tokuhashi 脊柱转移瘤预后评分

预测项目		得分
全身情况		
Karnofsky 机能评估	差 10%~40%	0
	中等 50%~70%	1
	良好 80%~100%	2
脊柱外骨转移数量	≥ 3	0
	1~2	1
	0	2
椎体骨转移数量	≥ 3	0
	2	1
	1	2

预测项目		得分
主要内脏器官转移	不能切除	0
	可以切除	1
	无转移	2
原发肿瘤部位	肺、骨肉瘤、胃、膀胱、食管、胰腺	0
	肝、胆囊、来源不明	1
	其他	2
	肾、子宫	3
	直肠	4
	甲状腺、乳腺、前列腺、类癌	5
脊髓功能（分级）	完全性（Frankel A/B）	0
	不完全性（Frankel C/D 级）	1
	正常（Frankel E 级）	2

【诊断】

骨转移的诊断比较复杂,需遵从临床、影像与病理三结合的原则。需尽早、全面、细致地诊断,以便制订适当的、个体化的治疗方案。以往对转移瘤的全面诊断不够重视,仅行骨扫描、胸部 X 线片、腹腔和 / 或盆腔超声检查。目前需要详细的收集病史、细致的影像学检查(全身骨扫描或者 PET-CT、局部的 MRI 及 CT 检查等)、血液学检查(肿瘤标志物等)和病理检查。活检病理极其重要,一般可选择经皮 CT 引导下粗针穿刺(percutaneous CT guided trocar biopsy),也可使用超声或 MRI 监测下活检,其病理准确率约为 85%。

【治疗】

骨转移是全身性疾患,应多学科协同治疗(multiple disciplinary team,MDT),兼顾多个方面;切忌过度强调手术。其综合治疗包括外科治疗、局部辅助治疗(如动脉栓塞、放射治疗、冷冻治疗等)和全身治疗(化学治疗、靶向治疗、激素治疗、免疫治疗、核医学治疗、抑制骨质破坏药物等)。如疼痛严重,可按照 WHO 三阶梯镇痛原则使用止痛药。如患者伴有过度的焦虑、恐惧、抑郁等心理异常,还需辅以心理治疗。

1. 随着药物治疗的迅速进步,患者的生存期显著延长、骨相关事件发生率明显降低,这是骨转移的局部治疗的基础。例如非小细胞肺癌晚期患者中,如其表皮生长因子受体(epidermal growth factor receptor,EGFR)突变阳性,使用靶向药物 EGFR 抑制剂(吉非替尼、厄洛替尼等)可显著延长患者生存期。抑制骨质破坏的药物[双膦酸盐(如唑来膦酸)和 RANKL 单克隆抗体(地舒单抗,Denosumab)]等,可有效地减少疼痛、脊髓压迫、病理性骨折和高钙血症等骨相关事件(skeletal-related events,SREs)的发生。药物治疗请详见相关专著,本章不再赘述。

2. 放射治疗(放疗)可使 50%~80% 的骨转移瘤患者的局部疼痛明显好转,10%~35% 疼痛感完全消失,止痛的疗效可持续 6 个月以上。普通放疗对脊柱肿瘤的疗效欠佳,存在放射性脊髓病的风险。立体定向放疗(stereotactic radiotherapy)、射波刀(cyberknife)、质子放疗(proton radiotherapy)等新技术被称为放射手术(radiosurgery),可提高放疗精度、减少副作用,尤其适用于脊柱肿瘤。放射性粒子植入还可进一步增加放疗的强度、提高疗效。单纯累及椎体的病灶,可以首选放疗;如肿物侵入椎管、挤压脊髓,且原发瘤对放疗不敏感(如肝癌、肾癌等),则不建议首选放疗。

3. 核医学治疗是内放射治疗,适用于多发转移;常用的核素包括 ^{89}Sr、^{153}Sm、^{131}I。放射碘是治疗甲状腺癌骨转移的基本疗法。^{131}I 进入转移灶后可逐步释放 β 射线、破坏肿瘤细胞。对 ^{131}I 敏感患者的 5 年、10 年和 15 年的生存率分别为 96%、93% 和 85%;而不敏感者的相应生存率仅为 37%、14% 和 8%。

4. 外科治疗的目的是缓解疼痛、改善神经功能、预防骨折。治疗措施包括卧床休息、支具保护、手术（刮除术、稳定手术及切除术）、微创手术（经皮椎体成形术、射频和冷冻治疗）等。绝大多数手术治疗为姑息性。手术指征为：①严重的疼痛，且保守治疗无效（外固定、止疼药、放射治疗等）；②病理骨折已经发生或发生可能性大，需要治疗或预防；③肿瘤进展导致的神经损害症状进行性加重，或者预防瘫痪；④肿瘤对放射治疗不敏感。如患者全身情况不能耐受手术、存在手术禁忌证或预期生存期 <3 个月，则首选保守治疗、临终关怀。

　　随着经济发展、医疗技术的进步，目前对于骨转移的外科治疗越来越积极。对于已经或即将发生病理性骨折者，外科治疗可提高局部的稳定性（内固定手术和 / 或椎体成形术）。对于严重神经损害者，可手术解除局部的压迫（图 33-1）。对于部分预测生存期较长的寡转移，也可尝试手术切除（图 33-2）。

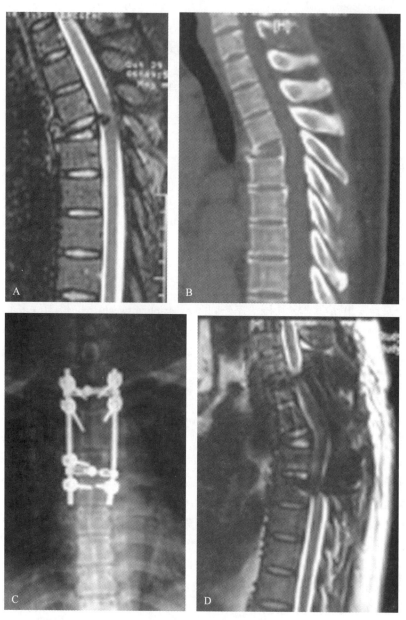

图 33-1　乳腺癌胸椎转移，导致胸椎压缩骨折，下肢瘫痪进行性加重，Frankel C。术后恢复行走（Frankel E）。给予后路手术，解除脊髓压迫、稳定脊柱；术后化学治疗、激素治疗、局部放射治疗
A. MRI 矢状面，显示脊髓受压；B. CT 矢状面显示病椎压缩骨折；C. 术后 X 线正位显示内固定；D. 术后 MRI 矢状面显示脊髓减压充分。

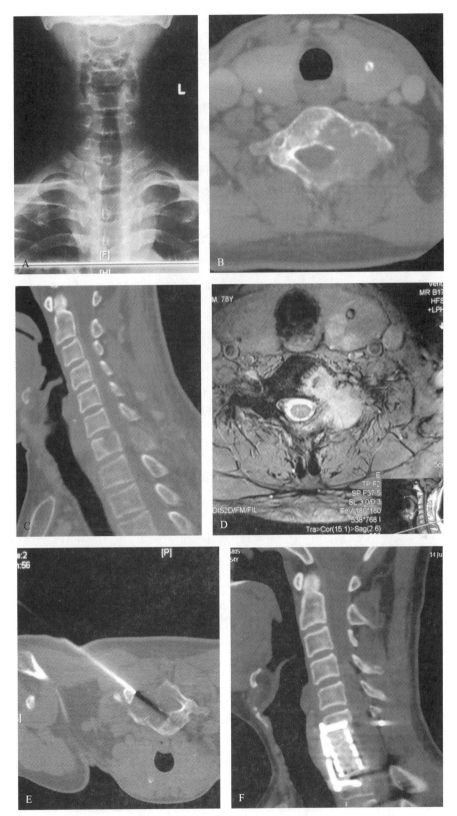

图 33-2　颈部疼痛,检查发现颈椎病变;PET-CT 显示全身单发病灶;既往无肿瘤病史。
行颈椎病灶穿刺活检,确诊为甲状腺癌骨转移

A. X 线片正位,显示颈 7 椎体的左侧椎弓根破坏。B,C. CT 的横断面与矢状面显示 C_7 左侧
椎体、椎弓根、椎板骨质破坏。D. MRI 横断面未见椎旁软组织肿块。E. CT 引导下 C_7 病灶的
穿刺活检。先普通外科手术切除甲状腺,再脊柱外科手术切除 C_7 转移瘤,接着预防性全身 [131]I
治疗,终身服用甲状腺素。F. 术后 2 年随访的 CT 与 MRI,未见肿瘤复发或转移。

针对脊柱转移瘤，美国 MSKCC 的 Bilsky 团队提出 NOMS 治疗框架和分离手术（separation surgery）；NOMS 是神经功能、病理类型、脊柱稳定性与全身情况的缩写，基于上述 4 种情况综合决定治疗方案；分离手术是扩大的减压术，需要彻底切除与硬膜囊距离为 2~3mm 的所有肿物，术后大剂量放射治疗残余的肿瘤，其每年局部复发率低于 10%。

多中心研究显示，围术期死亡率 5.8%，并发症发生率为 21%；其中术中并发症（脑脊液漏、胸导管损伤、食管损伤）占 7.2%，内固定失败为 2.2%，伤口并发症为 4%，深静脉血栓、肺炎及尿道感染等占 7.6%。

药物治疗是影响骨转移患者生存期的主要因素，外科治疗可改善患者生活质量，而对生存期一般无明显影响。对有手术指征、拟行手术治疗的患者，外科医师应向患者及家属客观说明手术价值，避免患者对手术的过度期望。

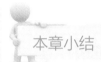

本章小结

骨转移在晚期肿瘤患者中的发生率为 30%~70%。骨骼是第三位最常见的转移部位，发生率可高达 85%。脊柱、骨盆的骨转移最常见，其次为肋骨、股骨和颅骨。首诊时 75%~90% 的患者存在多发骨转移。骨转移导致骨骼相关事件（疼痛、脊髓压迫、病理性骨折和高钙血症等）。可将骨转移分为溶骨性、成骨性和混合性。经皮 CT 引导下粗针穿刺，活检病理准确率约为 85%。骨转移是全身性疾患，应全面分析病情，重视多学科诊疗（MDT），提供个性化治疗；切忌过度强调手术。

（刘忠军）

思考题

1. 肿瘤转移至骨骼时，如何导致骨质破坏？
2. 骨转移的诊断与治疗原则是什么？

参考文献

[1] 郭卫.骨转移性肿瘤外科学.北京：人民卫生出版社，2013：120-123.

[2] GDOWSKI AS, RANJAN A, VISHWANATHA JK. Current concepts in bone metastasis, contemporary therapeutic strategies and ongoing clinical trials. J Exp Clin Cancer Res, 2017, 11; 36 (1): 108.

[3] FORNETTI J, WELM AL, STEWART SA. Understanding the Bone in Cancer Metastasis. J Bone Miner Res, 2018, 33 (12): 2099-2113.

[4] 李彦，姜亮，刘晓光，等.肺癌脊柱转移瘤的手术治疗疗效及生存分析.北京大学学报(医学版)，2014，46(1)：138-143.

[5] CHOW E, HARRIS K, FAN G, et al. Palliative radiotherapy trials for bone metastases: a systematic review. J ClinOncol, 2007, 25 (11): 1423-1436.

[6] LAUFER I, RUBIN DG, LIS E, et al. The NOMS framework: approach to the treatment of spinal metastatic tumors. Oncologist, 2013, 18 (6): 744-751.

[7] MURAKAMI H, KAWAHARA N, DEMURA S, et al. Total en bloc spondylectomy for lung cancer metastasis to the spine. J Neurosurg Spine, 2010, 13 (4): 414-417.

[8] IBRAHIM A, CROCKARD A, ANTONIETTI P, et al. Does spinal surgery improve the quality of life for those with extradural (spinal) osseous metastases?An international multicenter prospective observational study of 223 patients. J Neurosurg Spine, 2008, 8 (3): 271-278.

[9] MORGEN SS, LUND-ANDERSEN C, LARSEN CF, et al. Prognosis in patients with symptomatic metastatic spinal cord compression (MSCC)-Survival in different cancer diagnosis in a cohort of 2321 patients. Spine, 2013, 38 (16): 1362-1367.

[10] GERSZTEN PC, BURTON SA, OZHASOGLU C, et al. Radiosurgery for spinal metastases: clinical experience in 500 cases from a single institution. Spine, 2 007, 32 (2): 193-199.

[11] SCIUBBA DM, PETTEYS RJ, DEKUTOSKI MB, et al. Diagnosis and management of metastatic spine disease. J Neurosurg Spine, 2 010, 13 (1): 94-108.

[12] DEMURA S, KAWAHARA N, MURAKAMI H, et al. Total en bloc spondylectomy for spinal metastases in thyroid carcinoma. J Neurosurg Spine, 2 011, 14 (2): 172-176.

第三十四章
其他肿瘤及瘤样病变

第一节 骨 囊 肿

骨囊肿（bone cyst）也称为孤立性骨囊肿（solitary bone cyst）、单纯性骨囊肿（simple bone cyst）、单房性骨囊肿（unicameral bone cyst），是一种良性骨病变，好发于儿童和青少年，多见于四肢的长管状骨。

【病理】

大体所见，骨囊肿多为多个囊性结构，囊壁光滑，内有淡黄色澄清囊液，若合并有病理骨折时可为血性囊液。镜下所见，骨壁为正常骨结构，囊肿由结缔组织膜覆盖。大多数单房性骨囊肿含有肉芽组织、陈旧性出血、纤维素、钙盐沉着、胆固醇、吞噬细胞及少数炎症细胞。活动性和潜伏性骨囊肿在组织学上相似。

【临床表现】

临床上骨囊肿多无症状，部分患者有隐痛、轻度压痛等，部分患者可见局部包块或者骨增粗，病理性骨折是最常见的并发症，也是常见的首发症状，常因发生病理性骨折而就诊。骨囊肿可分为两型：①活动型，年龄在 10 岁以下，囊肿与骨骺板接近，距离 <5mm，这种病变正处在发展过程中，任何治疗方法都易于复发；②静止型，年龄在 10 岁以上，囊肿距离骨骺板较远，距离 >5mm，这种病变较稳定，治疗后复发率较低。

【影像学检查】

1. **X 线片** 为纯溶骨性改变，膨胀性生长，皮质变薄，形成椭圆形透光区，周围没有骨膜反应，无软组织侵犯。囊肿位于骨干时多沿骨干纵轴生长，部分囊肿可见骨嵴形成，显示为多房性影像（图 34-1）。骨折后游离骨片落入囊内，即 McGlynn 提出的"碎片陷落征"（fallen fragment sign），也称"落叶征"。有时骨片不能从骨皮质上完全游离而出现"铰链碎片征"（hinged fragment sign）。典型活动型骨囊肿有以下影像特点：①囊肿为靠近骺板的干骺部中心位置，病变不会超过骺板；②囊肿呈椭圆形，长轴与骨干一致，显示为基底在骨骺板侧的截面呈圆锥体形；③横径通常不大于骨骺。非长管状骨如跟骨、髌骨、髂骨等部位的囊肿多呈圆形，边缘轻度硬化。

2. **CT** 可用于非典型部位的辅助诊断，对于鉴别诊断很有帮助，在非管状骨多房性病变有较大价值。囊肿的 CT 值较低，有较大临床意义。

3. **MRI** 显示 T_1 像低信号，T_2 像高信号，可呈现多囊性，但信号均一为其特点。骨皮质外多无异常影像表现。

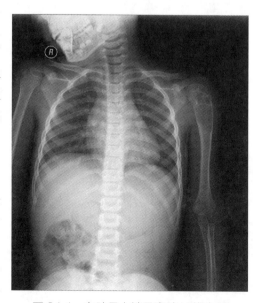

图 34-1 左肱骨上端骨囊肿 X 线表现

4. **ECT**　当出现病理骨折、骨修复及囊肿周围反应性骨增生时可有放射性浓聚。

【鉴别诊断】

应该与下述疾病进行鉴别。

1. **动脉瘤样骨囊肿**　好发于青少年，两者在 X 线片上相似，但动脉瘤样骨囊肿多为偏心性生长，具有中度侵蚀性，可以穿破骨皮质，边缘轮廓不清晰，呈虫蚀样改变。典型 X 线片表现为皮质膨胀呈气球，可见斑片状或点状钙化。穿刺压力测量可见囊液搏动，可抽出血性液体。

2. **骨巨细胞瘤**　高发于 20~40 岁成人患者，病变呈偏心，多膨胀性生长，高发于股骨远端与胫骨近端，与骨囊肿好发部位不同。骨巨细胞瘤可形成软组织包块。

3. **非骨化纤维瘤**　发病年龄与骨囊肿相似，在 10~20 岁。多位于股骨远端，胫腓骨两端，巨大病变可占据整个髓腔，需要与潜伏性单纯骨囊肿区别。

4. **内生软骨瘤**　多位于手、足等短管状骨，当生长在长骨干骺端时与骨囊肿相似，但是密度高于骨囊肿。

5. **骨结核**　小儿骨结核多位于干骺端的近侧，并可形成圆形骨破坏，多位于骨干骺端中央，但是局部通常会有压痛。MRI 可见周围骨髓内水肿，T_2 像呈高信号表现。实验室检查有助于鉴别。

【治疗】

目的在于消灭囊腔，彻底清除病灶，防止病理骨折及畸形的发生，恢复骨的正常强度。病灶清除及植骨术是静止型骨囊肿的首选治疗方法，复发率低；而对于活动型骨囊肿，术后复发率可高达 50%，并且有损伤骺板可能，应采用保守治疗；合并病理性骨折的，可待骨折愈合后再作进一步治疗。

1. **非手术治疗**　可以采用激素囊内注射治疗，近年来多采用甲泼尼龙囊内注射。适用于活动型，也可用于静止型，病理性骨折风险小的患者。已有病理性骨折的患者不宜注射激素，需要待骨折愈合后再行治疗。

2. **手术治疗**　以开窗、病灶刮除及植骨术为主。一般不需要内固定。开窗要足够大，不能留有死角以致囊壁内膜不能彻底刮除，造成复发。对于不易彻底清除的病灶，可以使用氯化锌或无水乙醇烧灼囊壁以降低复发可能。开窗取下的骨板同法处理后可以植骨再覆盖骨窗。对于应力集中部位，如股骨粗隆间区，清除病灶后可采用内固定以防病理骨折及继发畸形形成。

【预后与随访】

正确认识病灶分期，采取正确的治疗方法并密切随访，可以有效降低复发率，病理骨折及畸形等并发症。术后应保护患肢不少于 6 个月。随访应至病灶术后达到骨性愈合，一般不少于 6 个月。

第二节　动脉瘤样骨囊肿

动脉瘤样骨囊肿（aneurysmal bone cyst，ABC）可以是原发的病变，但是在很多情况是其他病变的一部分，可以继发于创伤，更多情况是继发于其他一些骨病，如软骨母细胞瘤、骨母细胞瘤、骨巨细胞瘤及骨肉瘤等。病变因其放射学表现而命名。

【病理】

大体所见，病变呈充血的囊腔，有完整骨膜附于病变骨上，囊壁可为薄骨壳，也可以仅由一层骨膜构成。显微镜下，可见到典型的海绵状结构，由充满血液的管腔和实性区域交替组成。这些腔隙大小不一，其中除了含有不凝固的血液外，还有血浆、细胞及骨质碎片，很少能发现内皮性覆衬细胞及其他血管成分。管腔周围的实性组织由血管丰富的纤维结缔组织构成,富有小毛细血管及多核巨细胞。另外,囊壁内表面或深层结缔组织中可见原始编织骨的骨板,常见含铁血黄素沉积。

【临床表现】

好发于青少年(10~20岁),女性多于男性,比例为2:1。病变多见于长管状骨的干骺端(50%)(如股骨远端、胫骨、肱骨、尺骨等)和脊柱附件(20%~30%)。本病症状轻微,为进行性局部疼痛,皮温增高和肿胀等,也可合并病理性骨折。发生在脊柱特别是骶骨时可以有较明显的疼痛,可出现椎体骨折和脊髓压迫。

【影像学检查】

X线片上呈膨胀性生长,边界清楚,内部骨小梁将其分割成血腔。早期病变轻度膨胀,边缘清楚;进展期呈明显骨质破坏,骨壳中断,有突入软组织的包块,此时易与恶性肿瘤混淆;稳定期骨壳较厚且不规整,骨的反应性增生明显;愈合期呈进行性钙化骨化,病变缩小。常见发病部位为四肢长骨干骺端,偏心性生长时突出于骨外如"气球样"膨胀,表面为一薄层骨壳,病变呈局限性透光区,有蜂窝状的特点(图34-2)。病变位于中心时,呈卵圆形膨胀性生长,与骨纵轴一致。位于脊柱的病变可侵犯后方附件,也可累及椎体和邻近节段,也呈局部膨胀性特点,可有病理性骨折发生,在CT或MRI上可看到典型的液平面(图34-3)。

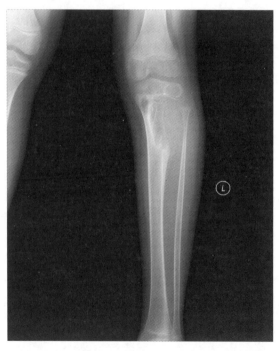

图34-2　左胫骨上端动脉瘤样骨囊肿X线表现

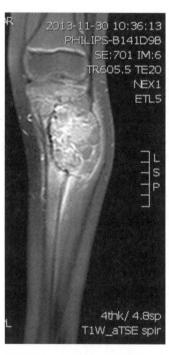

图34-3　左胫骨上端动脉瘤样骨囊肿MRI表现

【诊断】

年龄特点在诊断时是重要参考依据,一般发病年龄在20岁以下,多见于四肢长骨干骺端及椎板等附件,临床症状不重,有时也有明显疼痛,特别是在骶骨。结合"气球样"膨胀性生长的特点应该考虑动脉瘤样骨囊肿的存在。动脉瘤性骨囊肿有时诊断十分困难,需要进行病灶穿刺以获得更有力的依据。穿刺病理往往是阴性结果,最终诊断多依靠手术后的病理结果。

【鉴别诊断】

当考虑诊断动脉瘤样骨囊肿时,如生长速度过快,可见骨侵蚀及皮质破坏,或即使没有这些表现也应与毛细血管扩张型骨肉瘤相鉴别。有时在病理上很难鉴别动脉瘤样骨囊肿的良恶性,由于毛细血管扩张型骨肉瘤具有极高恶性度,可疑时需要严格随诊以防误诊。由于动脉瘤样骨囊肿在很多情况下是继发性改变,同时还伴有其他骨肿瘤性疾病如骨巨细胞瘤、骨肉瘤等,因此在鉴别时还要考虑其他疾病的存在,不能完全依赖于病理检查结果。同时,动脉瘤样骨囊肿也可因出现病理性骨折等改变而被误诊为骨肉瘤等恶性肿瘤。

【治疗】

位于四肢长骨的动脉瘤样骨囊肿因为缓慢生长及并发病理性骨折等特点,应该采取手术治疗。中央型可行刮除术,偏心型可行整块切除,骨缺损需植骨以利于骨愈合。肢体动脉瘤样骨囊肿手术应在止血带下进行以利控制出血,病灶去除后出血会明显减少。若病变在脊柱,特别是骶骨等不易手术部位可选择放疗,可有效控制病变发展。但是由于很多情况下动脉瘤样骨囊肿的诊断具有很大不确定性,单纯根据形态确定诊断即行放疗有很大误治可能,如为恶性病变,会贻误治疗时机,因此动脉瘤样骨囊肿的治疗应该首先选择手术切除,手术前穿刺活检有利于发现原发恶性病变并继发动脉瘤样骨囊肿的情况,对于肢体功能严重丧失的晚期动脉瘤样骨囊肿截肢有时是较好的选择。本病术后有较高复发率,主要是因为不能有效地认识病变范围而遗漏所致,因此应术前常规行 MRI 检查以明确病变范围,做到整块切除,对于可刮除病灶,根据 MRI 影像提供的病变范围彻底刮除后还应常规采用深低温冷冻、无水酒精浸泡、石炭酸烧灼等方法灭活囊壁以减少复发。

【预后与随访】

有些动脉瘤样骨囊肿,即使是病理诊断,有时也易于误诊为恶性病变,或漏诊恶性病变。因此在手术后半年内应该每个月随访 1 次,半年后每 2~3 个月随访一次直至骨愈合。多数情况下原发动脉瘤样骨囊肿预后良好,对于继发性 ABC,预后应依据原发病而定。

第三节　骨嗜酸性肉芽肿

骨嗜酸性肉芽肿(eosinophilic granuloma of bone)在 WHO 骨肿瘤分类中属于朗格汉斯细胞增多症的一种,是以组织细胞增生和嗜酸性细胞浸润为特征的良性病变。

【病理】

大体所见,嗜酸性肉芽肿为发生于髓腔内,呈实体性,较软、肉芽状、胶质状的组织。颜色棕红、褐色或者灰白色,骨皮质呈膨胀性改变,周围硬化。镜下见,嗜酸性肉芽肿内部由嗜酸性粒细胞和朗格汉斯细胞组成,排列松散,胞质嗜酸性,核呈圆形、不规则或分叶状,有典型核沟。电镜下见这些细胞与朗格汉斯细胞一样都含有浆内的颗粒状小体:Birbeck 颗粒。镜下见病灶内散在数量不等的淋巴细胞,嗜酸性细胞和多核巨细胞,并可见灶性坏死及纤维化。免疫组化显示朗格汉斯细胞 CDIa(Leu6)及 S-100 阳性,少数细胞 CDIc 阳性。

【临床表现】

临床表现为疼痛、肿胀,好发于儿童及青年,男性多于女性,发病率约为 2:1。可累及全身任何骨,最常累及的是颅骨,其次是长管状骨(股骨、胫骨)、扁骨(肩胛骨、肋骨、下颌骨)以及脊柱,手足等短管状骨少见病变侵犯。病变部位与发病年龄有关,20 岁以上多见扁平骨受累,20 岁以下多见长管状骨侵犯。病变可单发或多发,以单发者较多见。发生在脊柱时最多见于胸椎,其次为腰椎及颈椎。由于椎体的溶骨性破坏,造成椎体病理骨折,引起背痛,是脊柱病变最常见的症状,也可压迫脊髓导致继发截瘫,是严重并发症。承重骨由于强度下降导致病理骨折,骨折可自行愈合。多有血沉加快,全血细胞计数及嗜酸性粒细胞计数增高。除骨病外,尚可合并有骨外脏器的损害。

【影像学检查】

X 线片上表现为长管状骨的溶骨性及扁骨的穿凿样骨破坏。发生在扁骨如颅骨的嗜酸性肉芽肿,表现为大小不等的单个圆形、类圆形穿凿样骨破坏,并可融合,称为地图颅,为典型影像特征。发生在长骨的破坏自髓腔开始,沿纵轴发展,呈梭形、长圆形边界清楚的缺损,病损可以造成骨内、骨膜的反应(图 34-4)。在脊柱的病变可为单发或多发,早期为椎体溶骨性破坏,后期可发生椎体对称性塌陷,常表现为明显的"扁平椎""铜钱征"(图 34-5)。因椎弓根多正常,故椎体向后方突出者较少见。CT 检查可显示骨质破坏、骨膜反应和病灶边缘。MRI 检查表现呈多样性,常见的表现是:局灶性病变周围,来自骨髓或软组织的、大范围边界不清的信号,呈长 T_1WI、长 T_2WI 的特点。

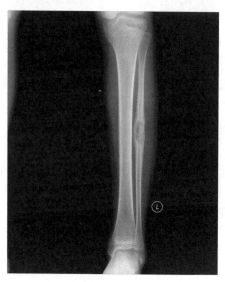

图 34-4　左腓骨中段嗜酸性肉芽肿
X 线表现

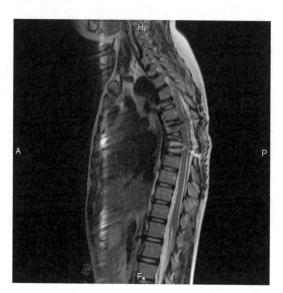

图 34-5　胸椎多个椎体嗜酸性肉芽肿 MRI 表现

【诊断与鉴别诊断】

影像学诊断单发患者需要与慢性骨髓炎、结核、骨恶性肿瘤鉴别,多发者需与尤因肉瘤、骨髓瘤、转移瘤鉴别。很多情况需要活检才能明确诊断。

【治疗】

本病单发病灶侵犯椎体及骨干有一定的自限性,有自愈倾向。明显的压缩骨折可愈合在原位,甚至高度可得以部分恢复,故多以非手术治疗为主。对于较小病灶,可用泼尼松向病灶内缓慢注射。病灶刮除或切除适用于有病理骨折危险的病患,病灶刮除后需要植骨,极少复发。对于非功能部位的骨侵犯可行骨病变段截除,如肋骨、腓骨等。脊柱病变导致畸形或脊髓压迫,以及可能出现恶变者也需手术治疗,主要目的是切除肿物,维持脊柱的稳定性,保护神经功能,缓解疼痛,改善预后,防止二次复发。对于脊柱椎体手术不易切除的部位可行放射治疗或术后辅助放射治疗。对于多发病灶不宜手术及放疗者建议行化疗。

第四节　骨纤维异样增殖症

骨纤维异样增殖症(fibrous dysplasia of bone,FD)又称骨纤维结构不良,是发生于形成骨间充质的发育畸形,骨的发育停止在未成熟的编织骨节段,而不能形成正常的骨小梁,被增生的纤维组织替代。病变可分为单发性、多发型和 Albright 综合征。

【病理】

大体上,以成骨为主的病变没有明显的骨松质结构,被大量增生的硬化骨取代,质地坚硬且易碎,有机质含量少。而溶骨表现的可见病变为含纤维成分质韧的团块状组织,与周围骨组织界限清楚。在成骨与溶骨共存的病例,病变组织呈黄白色,捻搓有明显柔韧和沙粒感,这是因为纤维组织中含比例不等的异常骨小梁结构,部分区域可见囊性变,与正常骨之间有明显界限,极少侵犯软组织。显微镜下,典型的环形、半环形不成熟骨小梁取代正常骨松质结构,在细小的骨小梁结构间有成束的成纤维组织,看不到正常小梁结构。其中富含组织成纤维细胞,有时排列成轮辐状,有时含多核巨细胞。骨样组织和骨小梁一般比较稀疏,周边无骨母细胞排列,病变周围可看到反应性增生的板层骨。

【临床表现】

多数患者可无临床症状,有症状者症状是轻微的疼痛、肿胀及局部深压痛,累及下肢骨可出现步态异常。部分患者以骨折为首发症状,骨折也是疼痛的重要原因之一。对于病变广泛侵蚀,骨强度下降,在持续应力作用下可以出现相应的弯曲,最常见于股骨近端及胫骨近端。根据发病及累及的范围,临床上将骨纤维异常增殖症分为 3 种类型,即单发型(monostotic forms)、多发型(polyostotic forms)和 Albright 综合征。表现差异较大,但跛行、疼痛、畸形、骨折等均会发生。

1. **单发型**　多为良性,缺乏明显的临床症状,多在检查中偶然发现或出现骨折后发现。病变波及皮质骨膨胀生长明显时可出现受累部位酸困感。负重部位可逐渐出现畸形、跛行等。

2. **多发型**　症状出现早晚和严重度与病变范围相关。病变常累及一侧肢体,双侧受累时不具有对称性,可以产生各种畸形,畸形会因病理骨折而加重。发生在股骨,因病理骨折及应力性骨折等产生畸形,形成髋内翻,严重的形成牧羊杖(shepherd's crook)畸形并跛行。偶可发生在脊柱,多为腰椎,颈胸椎受累更少见,可产生后凸、侧凸畸形。病理性骨折可在同一部位反复发生,多发型可见皮肤色素沉着。

3. **Albright 综合征**　多骨受累并同时伴有性早熟及其他内分泌异常表现。

【影像学检查】

X 线片上,单发型主要表现为骨皮质变薄形成缺损,在管状骨多发生在骨干或骨骺端,沿长轴方向发展,呈模糊的髓腔内放射透明(低密度)区,被形容为"磨砂玻璃状"(图 34-6)。多发型常累及数骨,并可侵犯邻近骨。四肢长骨病变常累及骨的全部,髓腔宽窄不均,其增宽处骨皮质变薄并扩张。除非出现病理性骨折,否则没有骨膜反应。CT 对于病变组织更直观地发现密度变化特点,皮质受累变薄程度,反应性成骨及骨内囊性变等。CTA 增强有利于了解病变骨内血供情况,如含血量丰富手术时会大量出血。MRI 可以直观反映病变范围、内部信号变化及形态。纤维组织含量、骨小梁变化、囊性区、细胞含量、胶原含量及出血等变化均可在 T_1、T_2 及 T_1 增强像中反映。该病有恶变可能,恶变的发生与单发和多发关系不大,与以往放射治疗史有关。

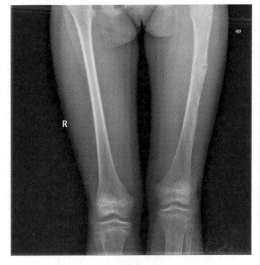

图 34-6　左股骨中段骨纤维异样增
殖症 X 线表现

【鉴别诊断】

骨纤维异样增殖症应该与非骨化性纤维瘤、骨性纤维结构不良、骨囊肿、造釉细胞瘤、Paget 病等相鉴别。

1. **骨囊肿**　X 线片密度比异样增殖症更低,呈膨胀性改变,有薄层骨壳包裹。而典型的异样增殖症呈磨砂玻璃样改变,穿刺活检有助于明确诊断。

2. **非骨化性纤维瘤**　属于良性纤维性病变,多见于生长期干骺端,通常无临床症状,成年后可自愈。影像学有特殊表现:干骺端皮质骨内小的溶骨性病变,随骨骼生长,病变沿长轴增大,呈扇贝样改变。

3. 骨性纤维结构不良或称骨化性纤维瘤　常见于胫腓骨远端 1/3,10 岁以下儿童,与 FD 主要区别为骨化性纤维瘤位于皮质内。

4. 造釉细胞瘤　属于低度恶性肿瘤,几乎均发生于胫骨内,由于细胞来源和影像特点相似,有学者认为其为 FD 的恶性表现形式。

5. Paget 病　多发生于中年,与 FD 不同,本病侵犯范围更广,长骨弓形改变及颅骨增厚为典型表现,血清 AKP 水平明显升高是主要鉴别点。

【治疗】

对于无症状的体检时摄 X 线片偶然发现的病例,特别是成年人病变,具有典型影像表现且无病理性骨折风险时,可考虑每 6 个月摄 X 线片检查而不需要手术治疗。对于症状明显的单发 FD,当出现病理性骨折、继发畸形及恶性变考虑时,应手术病灶刮除植骨。病灶清除彻底,多可治愈,复发率低。对于出现病理性骨折患者,可保护伤肢待骨折愈合后再行手术刮除病灶植骨,有利于减少创伤。对于畸形明显的患者,可行病灶清除同时截骨矫正畸形。如果骨强度能够维持,一般不需要行内固定,患肢保护至骨愈合即可进行负重下功能锻炼。

【预后与随访】

骨纤维异常增殖症属于基因突变性疾病,且发病部位在发现骨病变后还会增大并出现其他部位病变。随访中的复发病例多数是因为没有彻底刮除的病灶发展而致,并非病灶的真正复发,应该手术后每 3 个月复查 X 线片,了解病灶植骨的骨再生修复情况以指导患者的功能锻炼及康复。本病文献报道有 0.4%~4% 的恶变率,恶变与接受放射治疗关系密切。因此,对于活跃病灶应该积极手术刮除并严密随访不少于 5 年。

第五节　滑膜软骨瘤病

滑膜软骨瘤病又称滑膜骨软骨瘤病(synovial osteochondromatosis),是一种滑膜来源的肿瘤样病变,发生于具有滑膜组织的关节囊、滑囊内。其病因可能为滑膜深层未分化间叶细胞化生为软骨体或骨软骨体,当其与滑膜相连的蒂断裂后,形成的关节腔内游离体。

【病理】

大体所见,病变滑膜肥厚,关节腔内可见大量游离体,呈白色、透亮、光滑、大小不等,部分软骨样游离体有蒂与滑膜相连为其典型表现。镜下见滑膜内出现软骨样结节,含孤立或成群软骨细胞。软骨细胞数量多,体积较大,核肥大。常见双核、多形核细胞。与Ⅰ级或Ⅱ级软骨肉瘤相似。滑膜下纤维组织增生,毛细血管扩张,有的部位出现软骨基质钙化或骨化。

【临床表现】

本病发生于 14~60 岁,但多见于 20~40 岁,男性多于女性,约为 2:1。本病可累及任何关节,以滑膜丰富的关节多见,如膝关节、肘关节、髋关节、肩关节次之。表现为受累关节进行性疼痛、肿胀、肥大、活动受限,可以出现绞锁现象,休息或改变位置后可自动解锁。游离体多时可扪及滑膜囊内结节样颗粒,还可出现滑膜增厚肥大形成的肿块,关节常有少量积液,检查有响声,发生在膝关节时可有股四头肌萎缩。根据来源可分为原发滑膜软骨瘤病及继发滑膜软骨瘤病。多时可达数百软骨颗粒。一般将其分为 3 期:1 期为病变局限于滑膜内,无脱落软骨小体,X 线片阴性;2 期软骨小体形成并开始与滑膜分离,X 线片可见少量骨化小体;3 期广泛大量小体形成,看不到明显的滑膜内小体形成过程。

【影像学检查】

X 线片检查 1 期无钙化显影,年龄大时可有非特异的关节退变,2 期、3 期可见关节内钙化游离体,大小在 3~20mm,数目不定,圆形、卵圆形或盘形,典型影像表现为中央高密度钙化核心,周围为软骨基质钙化形成致密环。有时滑膜包裹游离体突破关节囊在关节邻近结构中形成包裹性质软肿块(图 34-7)。骨软骨体可对邻近骨造成压迫性破坏。CT 或 MRI 可以发现早期 X 线片上表现阴性的多发钙化小体。

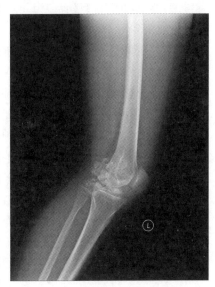

图 34-7　左膝关节滑膜软骨瘤病 X 线表现

【诊断与鉴别诊断】

临床表现为受累关节进行性疼痛、肿胀、肥大、活动受限,出现交锁现象,可扪及滑膜囊内结节样颗粒,还可出现滑膜增厚肥大形成的肿块,关节有少量积液。X 线片发现关节内典型钙化游离体,并通过 CT 及 MRI 发现多发钙化小体时可考虑该病变,关节镜检查可以确定诊断。应与以下疾病相鉴别:

1. **剥脱性骨软骨痛**　本病是一种病因不明的局限性软骨缺损,可有外伤史,以青壮年男性多见,关节肿胀不明显,滑膜肥厚不明显,游离体形成仅 1~2 个。关节镜下可以鉴别滑膜软骨瘤病与剥脱性骨软骨病。

2. **退行性关节炎**　X 线片上表现为关节边缘唇样增生,关节间隙变窄,骨赘形成,软骨退变,关节内可见游离体位于非关节面对应的周边间隙。滑膜也可以有增生肥厚,但游离体与滑膜无关。

3. **神经营养性关节病**　本病是一种继发于中枢或周围神经病变导致关节神经营养障碍,如脊髓空洞症、周围神经损伤等。表现为关节破坏并软骨损伤,半脱位等关节内有大量不规则碎片,滑膜病变不显著。

【治疗】

手术是该病唯一治疗手段,关节镜下可以清除所有关节内游离的软骨小体,同时彻底切除增厚病变滑膜,有利于减少复发。对疑为滑膜软骨瘤病,如果术中发现滑膜正常,只需将关节内游离体摘除,而不需切除滑膜,这些游离体并非来自滑膜,可能来自骨关节病。手术后应该进行持续被动活动(continuous passive motion,CPM)锻炼,尽量减少关节活动障碍程度。如不及时治疗会导致关节加速退变,晚期关节软骨破坏严重时可行人工关节置换手术或关节融合术。

第六节　色素沉着性绒毛结节性滑膜炎

色素沉着性绒毛结节性滑膜炎(pigmented villonodular synovitis,PVS)为来源于关节和腱鞘内衬组织的一组良性肿瘤,可发生于关节或腱鞘组织周围。

【病理】

大体上,肿瘤为滑膜绒毛突起或呈卵圆形、分叶状团块,剖面可呈灰黄色或红棕色,为含有含铁血黄素所致。镜下可见滑膜增生形成绒毛,在绒毛表面覆以上皮细胞,可见有血管增生、出血、含铁血黄素沉积。绒毛增生形成结节,部分结节融合,可见有淋巴细胞、浆细胞浸润。有时可见有巢状或大片状泡沫细胞,细胞间可见胶原性间质。

【临床表现】

在临床上由于发病部位及病变范围的不同,可分为弥漫型和局限型两种。位于关节滑膜者多呈弥漫型,位于腱鞘及滑囊者多为局限型。病变在一处者为单发,病变在两处以上者为多发。临床上以单发性病变多见,多发者少。

本病发病缓慢,多发于青壮年,80%以上的病例发生在 20~40 岁,男性多于女性,膝关节及髋关节为多发部位。由于本病受累部位不一,因而发病部位及症状体征临床表现也各异。病变侵犯腱鞘滑膜者,由于滑膜细胞高度增殖,致使病变处形成固体性肿瘤样病损,故在临床上常于手、足部肌腱外,出现一生长缓慢的肿块。其肿块质地硬韧,有轻度压痛,或单一或呈串珠状,与皮肤无粘连,与肌腱关系密切,可随肌腱活动而移动,可有神经肌腱受压、关节活动受限等症状。

当病变累及关节时,由于滑膜受累程度和范围的不同,临床上分为局限型和弥漫型两种。弥漫型常表现为受累关节呈周期性、慢性疼痛、肿胀,局部皮温增高但不红,肌肉萎缩,触之有如海绵样或面包样弹性感觉,并有弥漫性压痛,有时在关节周围亦可触及大小不等、基底稍有移动的硬韧结节。

局限型者,由于病变以结节状为主,或绒毛结节状,其结节多数有蒂相连,所以常使关节活动受限,甚至出现交锁或弹响,为此常伴有急性疼痛,然压痛较局限,肿胀不明显,因此此型膝关节病变,在临床上很难与半月板损伤、膝关节内游离体、髌骨软化症相鉴别。

【影像学检查及其他辅助检查】

1. **关节抽出液检查**　对本病的诊断极为重要。关节抽出液多呈黄褐色或暗红色,稀薄而有黏性,含红细胞,结核菌及细菌培养阴性。

2. **关节镜检查**　可以在直视条件下了解关节滑膜情况,并可摄影记录其病变。同时还可取滑膜组织做病理检查明确诊断。

3. **X 线片**　膝关节的侧位 X 线上多显示关节周围有软组织结节状阴影,此种阴影是一种密度增高的滑膜结节影,表现为髌上囊区可见圆形、椭圆形或其他密度增高的阴影。而踝关节、肘关节等部位多表现为骨关节的改变,包括关节面呈现锯齿状缺损,关节间隙狭窄,结节状病变附近的出现囊状透明区,其周围有硬化缘,界限清楚。发生这种差异的原因在于膝关节囊宽大,增殖的滑膜向囊腔内扩张的允许范围大,骨质不易受压或仅有轻微受压。而踝、肘关节的关节腔小,增生的滑膜绒毛因相互摩擦挤压,容易形成结节,使其邻近疏松骨质受压腐蚀,这种骨关节的病理改变,多为侵蚀性骨缺损。

4. **MRI 检查**　MRI 检查除可显示滑膜肥厚外,在膝关节矢状位 T_2 加权像,其关节腔内可看到多个圆形信号强度减低区。髌上囊也可见数个结节状低信号区。

【诊断】

通过仔细询问病史,认真分析临床表现,结合关节穿刺液的性质和影像学检查,可以做出初步诊断。

【治疗】

将病变滑膜彻底切除,是治疗本病的有效方法,但手术务必彻底,任何残留均可引起病变复发,复发病例仍可再手术。对于弥漫型,手术无法切除全部滑膜时,可配合放射治疗。合并骨质损害者,需采用搔刮及植骨术,放疗应在植骨成活后进行。如病变广泛,破坏严重,可考虑行人工关节置换术或广泛切除后行关节融合术。少数病例有恶变为滑膜肉瘤可能。

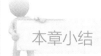
本章小结

本章主要介绍讨论了骨与软组织肿瘤中一类常见的类似于骨肿瘤而非骨肿瘤的病变,包括骨囊肿、动脉瘤样骨囊肿、骨嗜酸性肉芽肿、骨纤维异样增殖症、滑膜软骨瘤病、色素沉着性绒毛结节性滑膜炎等，这些病变多为良性，但会造成骨畸形、病理骨折、疼痛等，邻近关节时常可引起相应关节的症状，有些具有一定的恶变可能。读者需要熟悉各病的临床表现、诊断、鉴别诊断以及治疗原则等。

（吕国华）

思考题

1. 骨囊肿需要与哪些疾病相鉴别？
2. 滑膜软骨瘤病与退行性关节炎的区别有哪些？

参考文献

［1］陈孝平 . 外科学 . 北京：人民卫生出版社，2010.

［2］胥少汀，葛宝丰，徐印坎 . 实用骨科学 . 4 版 . 北京：人民军医出版社，2012.

［3］Tanaka N, Fujimoto Y, Okuda T, et al. Langerhans cell histiocytosis of the atlas a report of three casesp. J Bone Joint Surg (Am), 2005, 87 (10): 2313-2317.

［4］Bertram C, Madert J, Eggers C. Eosinophilic granuloma of the cervical spine. Spine, 2002, 27 (13): 1408-1413.

［5］Jiang L, Liu XG, Zhong WQ, et al. Langerhans cell histiocytosis with multiple spinal involvement. Eur Spine J, 2011, 20 (11): 1961-1969.

中英文名词对照索引